图书在版编目（CIP）数据

普外科疾病诊疗与并发症防治 / 李步军等主编. --
哈尔滨：黑龙江科学技术出版社，2022.7
ISBN 978-7-5719-1529-2

Ⅰ．①普… Ⅱ．①李… Ⅲ．①外科－疾病－诊疗②外
科手术－并发症－防治 Ⅳ．①R6

中国版本图书馆CIP数据核字（2022）第135924号

普外科疾病诊疗与并发症防治
PUWAIKE JIBING ZHENLIAO YU BINGFAZHENG FANGZHI

主　　编　李步军　孙小钧　廉恩英　徐文朝　崔国伟　李建忠　陶园园
责任编辑　陈兆红
封面设计　宗　宁
出　　版　黑龙江科学技术出版社
　　　　　地址：哈尔滨市南岗区公安街70-2号　邮编：150007
　　　　　电话：（0451）53642106　传真：（0451）53642143
　　　　　网址：www.lkcbs.cn
发　　行　全国新华书店
印　　刷　山东麦德森文化传媒有限公司
开　　本　787 mm×1092 mm　1/16
印　　张　29.75
字　　数　755千字
版　　次　2022年7月第1版
印　　次　2023年1月第1次印刷
书　　号　ISBN 978-7-5719-1529-2
定　　价　198.00元

编委会

主　编

李步军　孙小钧　廉恩英　徐文朝

崔国伟　李建忠　陶园园

副主编

陈士同　姚成礼　卢旭强　林建波

洪立生　翟振洪

编　委（按姓氏笔画排序）

卢旭强（普宁市人民医院）

孙小钧（滨州医学院烟台附属医院）

李步军（宁津县人民医院）

李建忠（滕州市中医医院）

陈士同（山东省东平县第一人民医院）

林建波（东营市人民医院）

洪立生（32152部队卫生队）

姚成礼（北京中医药大学东直门医院）

徐文朝（巨野县北城医院）

陶园园（江山市人民医院）

崔国伟（山东省寿光市人民医院）

廉恩英（汶上县人民医院）

翟振洪（单县中心医院）

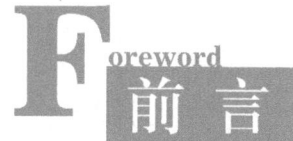

前　言

　　普外科是外科学的基础，又是外科中极不"普通"的一个学科。它涉及面广，从头到脚，从体表到内脏，病种繁多，因此普外科的专业发展更加深入，现已经细化为不同的亚专科。这势必要求普外科临床工作者的知识更广博、专业技术水平更精深，以提高普外科疾病的临床诊断准确率，降低并发症的发生率，适应我国新医政的深入进行。为此，我们特组织具有多年临床经验的普外科专家、学者，抽出宝贵时间，辛勤耕耘，共同编写了《普外科疾病诊疗与并发症防治》一书。

　　本书重点讲述了普外科常见病的诊治，包括两腺疾病、胃肠疾病、肝胆胰疾病、腹外疝、血管外科疾病等，从疾病的生理、病理、病因、发病机制、临床表现、辅助检查方法、诊断标准、鉴别诊断方法、治疗方法、术式选择、手术并发症的防治、预后等方面逐一阐述。作为各级医院普外科医师、相关专业人员和医学院校师生的参考书，本书重点讲述疾病的诊断方法、治疗手段与并发症防治，旨在帮助普外科临床工作者提高自身诊疗水平，达到提高普外科疾病治愈率、减少并发症发生率的目的。

　　不同编者对疾病进行深入研究和讨论的角度不同，观点和写作风格也不同，不足之处在所难免，望各位读者见谅，诚恳地希望各位读者提出宝贵意见，以供再版时修改。

《普外科疾病诊疗与并发症防治》编委会

2022 年 5 月

Contents
目 录

第一章

外科患者体液和酸碱平衡失调

第一节 体液代谢的失调

体液代谢失调可以分为三类:容量失调、浓度失调和成分失调。容量失调是指体液量的等渗性减少或增加,仅引起细胞外液量的改变。浓度失调是指细胞外液内水分的增加或减少,以致渗透微粒的浓度发生改变,也就是渗透压发生改变,如低钠血症和高钠血症。细胞外液内其他离子的浓度改变虽能产生各自的病理生理影响,但因量少而不致明显改变细胞外液的渗透压,故仅造成成分失调,如低钾血症或高钾血症、低钙血症或高钙血症及酸中毒或碱中毒等。

一、水代谢异常

(一)容量不足

1.病因和发病机制

细胞外液容量不足是由体内总钠的净含量降低引起。体内失钠总是伴有水丢失,失钠的最终结果是细胞外液容量丢失。伴随着容量丢失,是否存在血钠浓度降低、不变或增加主要决定于容量丧失途径(如胃肠道、肾脏)和补充液体种类。其他因素,如抗利尿激素(antidiuretic hormone,ADH)分泌或某些物质进入远端肾小管导致水潴留同样可以影响容量丧失时血钠的浓度。细胞外液容量不足的主要病因如下。①肾外因素:有以下几种。a.胃肠道:呕吐、腹泻、胃肠减压、胆管引流。b.皮肤:出汗。c.透析:血透、腹透。d.呼吸道:气管切开合并无雾化的辅助呼吸。e.第三间隙丢失:大量胸腔或腹水。②肾或肾上腺因素:有以下几种。a.急性肾衰竭:恢复过程中多尿期。b.慢性肾衰竭:梗阻性肾病梗阻解除后,血液透析。c.利尿剂。d.糖尿病酮症酸中毒。e.肾上腺病:糖皮质激素缺乏,醛固酮缺乏症。

2.临床表现

主要临床表现为乏力、口干、心悸等。患者皮肤干燥、无弹性,直立性低血压[直立时收缩压降低>1.33 kPa(10 mmHg)],心动过速和中心静脉压(central venous pressure,CVP)低是比较可靠的体征。轻度细胞外液容量丢失,唯一的体征是皮肤弹性降低和眼球下陷。中度容量不足可以表现为心动过速或直立性低血压。严重容量丢失可以导致精神紊乱和明显的休克症状。

实验室检查可见血液浓缩,血细胞比容增高,白细胞计数可轻度增高。严重单纯肾外因素引起者,尿量减少,尿比重增加,血尿素氮和肌酐均可轻度增高。血钠浓度可以是降低、正常或过高。尿钠浓度根据基本病因而不同,经肾外因素丢失者可低于 10 mmol/L,如果是经肾丢失者,则可达 20 mmol/L。

3.治疗

容量不足的原发病因必须纠正。轻至中度容量不足,如果患者神志清楚,无胃肠功能紊乱,可以口服钠和水而纠正。如果失水较明显或肠道吸收障碍,可以静脉输入等渗生理盐水。严重容量不足时,特别伴有严重营养不良,应尽快纠正容量不足,同时补充胶体溶液,如清蛋白或血浆容量不足的准确定量较为困难,但可根据前述的临床表现做出大致判断。轻度不足时,约丧失体重的 4%;中度不足丧失体重的6%~8%;重度不足约丧失体重的 10%。补液治疗应根据患者的反应和严密的临床观察进行调整,如容量不足的体征是否纠正,血压、脉率是否稳定,CVP是否正常和每小时尿量多少等,并纠正可能同时存在的浓度或成分异常。

输液速度需根据体液紊乱的类型和程度,以及是否继续丢失及心脏状况而定。在严重容量不足时,开始以每小时 1 000 mL 的速度输入,待循环状况改善后即减速。伴有心血管疾病的老年人,纠正容量不足时,需缓慢、谨慎地在适当监测下进行,包括监测中心静脉压或肺动脉楔压,并适当使用相应的心血管药物。

在严重容量不足或休克状态下,从静脉内输给大量等渗盐水,有导致血氯过高,引起高氯性酸中毒的危险。因平衡盐溶液的电解质含量和血浆内含量相仿,用来治疗容量不足更加符合生理。

(二)水过多

机体入水总量超过排出量,以致水在体内潴留,引起血液渗透压下降和循环血量增多,又称水中毒或稀释性低钠血症。

1.病因和发病机制

水过多较少发生,仅在抗利尿激素分泌过多或肾功能不全的情况下,机体摄入水分过多或接受过多的静脉输液,才造成水在体内蓄积,导致水中毒。水中毒时,细胞外液量增大,血清钠浓度降低,渗透压下降。因细胞内液的渗透压相对较高,水移向细胞内,结果是细胞内、外液的渗透压均降低,量增大。此外,增大的细胞外液量能抑制醛固酮的分泌,使远曲肾小管减少对 Na^+ 的重吸收,Na^+ 从尿内排出增多,因而血清钠浓度更加降低。

2.临床表现

急性水中毒时,因为脑细胞肿胀和脑组织水肿造成内压增高,引起各种神经精神症状,如头痛、失语、精神错乱、定向力失常、嗜睡、躁动、惊厥、谵妄,甚至昏迷。有时可发生脑疝,造成呼吸、心搏骤停。

慢性水中毒时,症状一般不明显。患者可出现软弱无力、恶心、呕吐、嗜睡等,但往往被原发疾病的症状所掩盖。患者的体重明显增加,皮肤苍白而湿润。有时唾液、泪液增多。

实验室检查可发现红细胞计数、血细胞比容、红细胞平均血红蛋白浓度、血红蛋白量和血浆蛋白量均降低,血浆渗透压降低,红细胞平均容积增加。

3.治疗

预防重于治疗。对容易发生 ADH 分泌过多的患者,如经历疼痛、失血、休克、创伤和大手术等情况;急性肾功能不全和慢性心功能不全的患者,应严格限制入水量。对水中毒患者,应立即停止水分摄入,在机体排出多余的水分后,程度较轻者,水中毒即可解除。程度较重者,除禁水外,还要用利尿剂促进水分排出。一般用渗透性利尿剂,如20%甘露醇静脉内快速滴注,以减轻脑细胞水肿和增加水分排出。也可静脉注射袢利尿剂,如呋塞米。注意监测血钠浓度变化,防止血钠浓度变化过快过大导致脑神经元脱髓鞘病变。

二、钠代谢异常

水和钠的正常代谢及平衡是维持人体内环境稳定的一个重要方面。细胞外液中90%的渗透微粒是Na^+,故Na^+浓度的改变会引起细胞外液渗透压的改变,因此血钠浓度是血浆渗透压的主要决定因素。血钠的正常值是135~145 mmol/L,平均为142 mmol/L,<135 mmol/L为低钠血症,超过145 mmol/L为高钠血症。

(一)低钠血症

1.病因和发病机制

低钠血症反映出体内总体水量相对多于总体钠含量,按其病因可分为低血容量、稀释性和高血容量低钠血症。

低血容量低钠血症是以缺水和缺钠为特征,但缺钠多于缺水,血浆渗透压低于正常。当体液丢失时,如持续呕吐、严重腹泻、肠道引流、造瘘或由于胰腺炎、腹膜炎、小肠梗阻等原因导致液体潴留在第三间隙,仅补充葡萄糖水或低渗液体可能发生低钠血症。正常肾脏对容量丧失的反应是保留钠,典型者其尿钠的浓度<10 mmol/L。

稀释性低钠血症又称水潴留性低钠血症,其特征是体内总体水含量增加而总体钠含量无明显增加,血浆渗透压低于正常。由血内ADH过多或肾脏对ADH的作用特别敏感所致,如抗利尿激素不适当分泌综合征(syndrome of inappropriate ADH secretion,SIADH)。其发病机制是由外周产生的ADH(或类似物质)或由病理性刺激而致ADH中央性释放所引起的持续性抗利尿作用,促使水慢性潴留,以致所有体液间隙的容量增大。细胞外液的增加可抑制钠在肾小管内的重吸收,使钠排出增加。其他病因有疼痛、应激、手术麻醉或利尿剂使用不当等。甲状腺功能减退和糖皮质激素缺乏也会导致稀释性低钠血症的发生。

高血容量低钠血症以体内总体钠含量增多,但总体水含量增多更甚为特征,血浆渗透压低于正常。患者常有明显的水肿。常发生在肾衰竭的患者中,另外心功能不全和肝硬化等也会引起高血容量低钠血症。这些疾病由于有效循环容量不足导致ADH和血管紧张素释放,降低肾小球滤过率,影响肾排水,同时可兴奋口渴中枢,大量饮水,产生低钠血症。

2.临床表现

由于缺钠时细胞内、外均呈低渗状态,所以无口渴表现。低血钠表现可能不典型,然而因为其症状主要是由于低渗状态引起的,导致水分进入脑及其他细胞,所以临床上主要是精神状态改变,包括性格改变、嗜睡和意识不清。当血浆钠<135 mmol/L,患者仅表现为疲乏、头晕和手足麻木;当血浆钠<130 mmol/L,除上述症状外,还有食欲缺乏、恶心、脉搏细速、视力模糊和直立性昏倒;当血浆钠<120 mmol/L,可以有木僵、神经肌肉兴奋性增高、癫痫、长时间昏迷和死亡。低钠血症的症状取决于血钠下降的程度及速度,下降程度越大,速度越快,症状越严重。低钠血症性脑病通常是可以完全恢复的,但血浆钠浓度急剧降低可导致永久性的神经系统损害及死亡。

如果有效血浆渗透压正常或升高,而血浆钠浓度降低,应考虑假性低钠血症。由于血钠实际

3

上仅存在于血浆中占血浆量的93%的含水部分中,血浆中脂肪等并不含水,如果血中脂肪含量相对过高时,血浆中实际含水部分便缩减,测得的血钠浓度下降,形成假性低钠血症。类似情况也可发生在血液内含有大量球蛋白时,如多发性骨髓瘤、巨球蛋白血症等。

3.治疗

首先要积极处理病因。轻度或无症状性低钠血症一般不必治疗,严重低钠血症,或伴有明显症状的低钠血症则应及时加以处理。不同类型的低钠血症,低钠的纠正也有所区别。

低血容量低钠血症:针对细胞外液缺钠多于缺水和血容量不足的情况,首先补充血容量,采用含盐溶液或高渗盐水静脉输注,以纠正体液的低渗状态,高渗盐水一般为5%氯化钠溶液。需要补充的钠含量一般按下列公式计算:需补充的钠盐量(mmol)=[血钠的正常值(mmol/L)−血钠测得值(mmol/L)]×体重(kg)×0.60(女性为0.50)。按17 mmol Na^+ =1 g钠盐计算补给氯化钠的量。当天补给计算用量的1/2和日需量4.5 g,其中2/3的量以5%氯化钠溶液输给,其余量以等渗盐水补给。以后测定血清 Na^+ 、K^+ 、Cl^- 和血气分析,作为进一步治疗时的参考。

稀释性低钠血症:治疗方法可参阅水过多的有关内容。对持续性SIADH的长期治疗可以采用地美环素或碳酸锂。前者疗效较好,但对肝硬化患者会引起急性肾衰竭,应尽量避免应用。

高血容量低钠血症:以治疗原发病为主,限制入水量在10 mL/(kg·d)以下。一般不需要补钠,因为补钠可能会加重水肿。同时可用利尿剂尽快排出体内过多水分,难治患者可采用透析治疗等方法。少数低钠血症有严重症状者,应先补充高张溶液,以更快地改善血浆低渗状态。

过快纠正低钠血症后最重要的神经后遗症是中心性脑桥脱髓鞘病变。脱髓鞘同样可影响中枢其他部分,在数天至数周内出现四肢麻痹和舌无力,损伤常常是永久性的。一般认为低钠血症已持续24小时以上,并有症状,使用高张溶液时,血钠浓度提高不应快于每小时1 mmol/L,24小时内血钠浓度提高不超过12 mmol/L,在给盐水时应密切注意心脏功能变化。

(二)高钠血症

1.病因和发病机制

高钠血症较低钠血症少见,在成年人中,高钠血症是最严重的电解质紊乱,已报告死亡率介于40%～60%。因为钠是细胞外液渗透压主要决定因素,高钠血症意味着细胞外液高渗透压。细胞外液相对高张于细胞内液,导致细胞内水向细胞外运动,直至二者间张力相等。水可以单独丢失或与钠一起丢失,因此高钠血症可有细胞外液容量丢失(低容性)、细胞外液浓缩和容量过负荷(潴钠性)。高钠血症的常见原因见表1-1。

表1-1 高钠血症的主要原因

低溶性高钠血症	浓缩性高钠血症	潴留性高钠血症
总体水和钠均减少,水减少相对较多	总体水减少,总体钠接近正常	总体钠和水均增加,钠增加相对较多
胃肠道:呕吐、腹泻	呼吸道:呼吸加快	补给高张液体
皮肤:烧伤,过度出汗	皮肤:发热、出汗	碳酸氢钠过多
利尿剂	中枢性尿崩症	全胃肠外营养
尿浓缩功能障碍	肾性尿崩症	醛固酮增多症
	不能获得水	Cushing综合征

2.临床表现

高钠血症的主要症状是口渴。有意识的高钠血症患者如果无口渴感觉往往提示口渴中枢障碍。高钠血症的主要体征是由于脑细胞皱缩引起的中枢神经系统功能紊乱,早期表现为嗜睡、软弱无力及烦躁;后为易激动、震颤、动作笨拙、腱反射亢进、肌张力增高;进一步发展为抽搐、惊厥、昏迷及死亡。严重高钠血症脑体积因脱水而显著缩小时,颅骨与脑皮质之间的血管张力增大,因而可导致静脉破裂而出现局部脑内出血和蛛网膜下腔出血。对于慢性高钠血症,由于中枢神经细胞内液渗透性物质增加,脑细胞脱水程度和中枢症状在慢性高钠血症较急性高钠血症轻。

3.治疗

首先要纠正病因,同时补充水分。如果患者神志清楚而且无明显胃肠道功能紊乱,直接饮水效果最好。因持续呕吐或精神状态变化不能饮水的患者,可以静脉补充5%葡萄糖溶液或0.45%氯化钠溶液。如果容量严重不足发生休克时,在给予葡萄糖水或低张盐水纠正高钠血症前,需用生理盐水或平衡液和胶体溶液增加血容量。对潴钠性高钠血症,有时需用利尿剂。

为了避免因血浆渗透压很快恢复到正常水平而导致的脑水肿,血钠浓度纠正不宜过快,一般以每小时下降 1 mmol/L 为宜。如果高钠血症时间<24 小时,可在 24 小时内加以纠正;如果不知道高钠血症持续了多少时间或慢性高钠血症,纠正时间应延长到 48 小时内。如果高钠血症已经得到改善,但中枢神经系统症状反而加剧,应想到急性脑水肿的存在。

水分补充量一般可按下列公式计算:补水量(mL)=[血钠测得值(mmol/L)-血钠正常值(mmol/L)]×体重(kg)×4。通常可先补充计算量的 1/2,以后根据血钠下降情况再决定。在纠正高钠血症的过程中,应随时注意血浆各种电解质浓度的变化,通常每 8 小时测定一次。

三、混合性容量和浓度异常

混合性容量及浓度异常可由多种疾病或者不适当的静脉输液所造成。几种液体异常并存时,其临床表现为各个异常症状和体征的代数和。相同的异常症状可起叠加作用,相反的异常症状可相互抵消。

细胞外液不足伴低钠血症是外科常见的一种混合性异常,当患者大量丢失胃肠液的同时,仅补充水分,容易发生这种情况。手术后,在胃肠液丧失时仅用5%葡萄糖水补充,也易发生这种情况。大量失水或低渗液的丧失(如大量出汗,渗透性利尿)可造成细胞外液容量不足伴高钠血症。

过量补充钠盐可导致细胞外液容量过多和高钠血症,如在单纯性失水(经皮肤和肺的无知觉失水)时仅补充含钠溶液,或为了对抗乳酸酸中毒而滴注过多的高浓度碳酸氢钠。对少尿性肾衰竭患者补充过量水或低张盐液,可导致细胞外液容量过多和低钠血症。

肾功能正常时,能在一定程度上减轻上述变化,并代偿不恰当补液造成的失误。无尿或少尿性肾衰竭患者则容易发生上述混合性容量和浓度异常。肾功能处于边缘状态的老年患者,轻度容量不足就能发生少尿、血清尿素氮和肌酐增高。这些变化经早期恰当地纠正细胞外液容量不足后,一般均可逆转。

四、钾代谢异常

钾是细胞内最多的阳离子,仅约 2%总体钾在细胞外。因为大部分细胞内钾在骨骼肌细胞内,所以总体钾与身体肌肉呈粗略的比例关系,平均 70 kg 体重成人约有钾 3 500 mmol。

钾是细胞内渗透压的主要决定因素,细胞内外液钾离子浓度变化强烈影响细胞膜极化,依次影响重要的细胞程序,如神经冲动传导和肌肉(包括心肌)收缩。

许多因素影响钾在细胞内外液间的分布,其中最重要的是血液中胰岛素水平。有胰岛素,钾向细胞内移动,降低血钾浓度。当胰岛素缺乏时,即使有总体钾缺乏,钾仍可向细胞外移动,提高血钾浓度。交感神经系统兴奋同样影响细胞内钾运动。β-受体激动剂,特别是选择性 $β_2$-受体激动剂,能促使细胞吸取钾,而 β 受体阻滞剂或 α-受体激动剂能促使钾向细胞外移动。血钾浓度同样明显受血浆 pH 影响。急性酸中毒促使钾向细胞外移动,而急性碱中毒则促使钾向细胞内移动。

正常人从饮食摄入钾常波动于 40～150 mmol/d。生理状态下,摄入的钾 90% 经肾从尿排出,少量随粪便(5～10 mmol)和汗液(0～10 mmol)排出。肾排钾量因摄入量不同而有很大差异:摄入量增加,排钾量增加;摄入量减少,排钾量减少。但是,肾保钾能力不如保钠能力强,以致在低钾血症情况下,虽然肾排钾量减少,但每天仍继续排钾 15～20 mmol,几天后可发生明显的低钾血症。正常血清钾浓度为3.5～5.5 mmol/L。

(一)低钾血症

血清钾浓度<3.5 mmol/L 称为低钾血症。血清钾浓度降低除体内钾分布异常外,常同时有机体总钾含量缺乏。

1.病因

低钾血症可分为急性和慢性。急性低钾血症在外科治疗过程中很少发生,除非患者发生严重糖尿病并发症而使用大量胰岛素后。在外科治疗过程中经常碰到的是慢性低钾血症。慢性腹泻、胃肠道外瘘(如十二指肠瘘,回肠造瘘等)等消化液的丢失、长期胃肠道外营养补充无钾溶液是外科常见原因。利尿剂是导致低钾血症的最常用药物之一。排钾利尿剂,包括噻嗪类、襻利尿剂和渗透性利尿剂,能阻止钠在近、远端肾小管回吸收,到达远端肾小管钾分泌部位的尿量增加,促进钾分泌。

2.临床表现

低钾血症可引起多种功能和代谢变化,这些变化的严重程度与钾缺乏程度密切相关,但不同个体间也显示出明显差异。一般而言,严重低钾血症(血清钾<3 mmol/L)才出现严重的临床症状。

肌无力为最早表现,以四肢近端肌肉最多见。少数患者有手指发硬、持物费力、腿沉、头抬不起和眼睑下垂症状。进而呼吸肌(主要是膈肌)软弱无力而引起呼吸困难。严重的病例,二头肌、三头肌、膝和跟腱反射均可完全消失。其他肌肉功能紊乱包括痉挛,肌束自发性收缩和横纹肌溶解。通过自主神经可引起肠麻痹而发生腹胀或肠梗阻。持续性低钾血症可损害肾浓缩功能,引起多尿伴继发性烦渴。常常有代谢性碱中毒和反常性酸性尿。

血清钾水平<3 mmol/L 之前通常对心脏影响甚微,心脏受累主要表现为传导和节律异常。典型的心电图改变为早期出现 T 波降低、变宽、双相或倒置,随后出现 ST 段降低、QT 间期延长和 U 波。但低钾血症患者不一定出现心电图改变,故不能单纯依赖心电图改变来判定有无低钾血症的存在。应该注意,患者伴有严重的细胞外液减少时,低钾血症的一些临床表现有时可以很不明显,而仅出现缺水、缺钠所致的症状,但在纠正缺水后,由于钾进一步被稀释,可出现低钾血症的症状。

一般可根据病史和临床表现做出低钾血症的诊断。心电图检查虽有助于诊断,但一般不宜等待心电图显示出典型改变后才肯定诊断。血清钾测定常降低。

3.治疗

应尽早治疗造成低钾血症的病因,减少或中止钾的继续丧失。

轻度低钾血症或必须持续服用排钾药物的患者,可口服含钾药物补充钾离子,如氯化钾口服液、钾碱合剂或氯化钾缓释片等。口服补钾较静脉补钾更为安全。

当低血钾严重(<3 mmol/L),症状明显或对口服补钾无反应时,必须静脉补钾。临床上常用10%氯化钾溶液来补充钾,每克氯化钾含钾13.4 mmol。静脉补钾应注意以下几点:①补钾量可根据血清钾测定结果初步确定。如果血清钾<3 mmol/L,给予钾200～400 mmol,一般能提高血清钾1 mmol/L。如果血清钾为3.0～4.5 mmol/L时,给予钾100～200 mmol,一般能提高血清钾1 mmol/L。②钾离子进入细胞缓慢,而细胞外液的钾总量仅为60 mmol,如果从静脉输入含钾溶液过快,可在短时间内使血钾增高很多,引起致命的后果。所以补钾不宜过多过快,一般速度不应超过20 mmol/h,每天的补钾总量则不宜超过100～150 mmol。③静脉补钾浓度以每升溶液中含钾量不超过40 mmol为宜,但现代精确的静脉微灌注泵已大大减少了高浓度氯化钾溶液的危险。④患者如有休克,应先输入晶体和胶体溶液,以尽快恢复血容量。待每小时尿量超过40 mL后,再从静脉输给氯化钾溶液,"见尿补钾"是治疗的原则。⑤为了补充氯化钾,常选用生理盐水,葡萄糖液不是理想选择,因为使用葡萄糖液后患者血浆胰岛素水平的增高可导致一过性低钾血症加重,症状加剧。⑥细胞内钾恢复较慢,有时需补钾4～6天后细胞内外的钾才能达到平衡,严重者需补钾15天以上。因此,治疗钾缺乏不可操之过急。

低钾血症常合并低镁血症,镁与钾在生理功能上有协同作用,如果两者的血清含量均低,会出现尿钾排出量增加,出现顽固性低钾血症,同时增加心律失常的发生率。所以出现顽固性低钾血症时,应在补钾的同时适当补镁。

包括手术在内的各种创伤,由于组织被破坏,大量钾释放到体液中,肾排钾增加以维持血浆钾平衡,此过程可在术后持续一段时间,因此,除非术前已存在严重缺钾,术后48小时内一般不会发生低钾血症,不需补钾。但是,钾是一个相当关键的细胞内阳离子,在患者术后早期就应该严密监测其变化。

(二)高钾血症

血清钾浓度高于5.5 mmol/L称为高钾血症。

1.病因

大致可分为以下3类。

(1)肾排钾减少:这是引起高钾血症最主要的原因,可见于急慢性肾衰竭、Ⅳ型肾小管酸中毒、盐皮质激素缺乏和长期应用潴钾类利尿剂。

(2)钾摄入过多:在肾功能正常的情况下,高钾饮食引起的高钾血症极为罕见,只有当静脉内补钾过多过快,特别在肾功能低下时,才能引起高钾血症。

(3)细胞内钾移到细胞外:见于胰岛素缺乏和高血糖、组织损伤、酸中毒和高钾性周期性肌麻痹等。

2.临床表现

一般无特异性症状,轻度高钾血症可出现四肢感觉异常、刺痛等症状,严重高钾血症可出现吞咽、发音及呼吸困难,甚至上行性麻痹,松弛性四肢瘫痪。中枢神经系统可表现为烦躁不安、昏厥及神志不清。高钾血症最初心电图改变是QT间期缩短和高耸、对称"T"波峰,当血钾超过6.5 mmol/L时产生结性和室性心律不齐,QRS波群增宽,PR间期延长和"P"波消失,最后,QRS

波群衰变为正弦波和室性停搏或室性纤颤。

有引起高钾血症原因的患者出现一些不能用原发病来解释的临床表现时,即应考虑有高钾血症的可能,并应做心电图检查,血清钾测定常升高。

3.治疗

高钾血症的治疗包括尽可能纠正原发病因、停止外源钾摄入、降低血清钾的浓度和促进钾的排泄。

为了暂时对抗血钾突然升高对心肌的作用,在心电监护下,静脉注射10%葡萄糖酸钙溶液20 mL,可重复应用;或将10%葡萄糖酸钙30~40 mL加入静脉补液内滴注。输入葡萄糖可刺激胰岛素的释放,进而增加细胞钾摄入,可用加有胰岛素的碳酸氢钠葡萄糖溶液(45 mmol 碳酸氢钠溶于10%葡萄糖溶液1 000 mL中,加20 U胰岛素)来暂时降低血清钾水平,必要时可以重复使用。如果肾功能不全,不能输液过多者,可用10%葡萄糖酸钙溶液100 mL,11.2%乳酸钠溶液50 mL,25%葡萄糖溶液400 mL,加入胰岛素30 U,静脉持续滴注24小时,每分钟6滴。

以上措施可争取时间,而要彻底清除体内过多的钾可采用以下方法:口服阳离子交换树脂,每次15~30 g,4~6小时1次,可从消化道排出钾离子。为防止便秘、粪块阻塞,可同时口服山梨醇或甘露醇导泻。如果肠梗阻或其他原因不能服药的患者,可用同等剂量树脂与10%葡萄糖溶液200 mL混匀后做保留灌肠。每克树脂约移去1 mmol钾,但治疗作用缓慢。肾衰竭患者紧急治疗无效后应迅速进行血液透析,腹膜透析除钾效果相对较差。

五、镁代谢异常

镁在含量上是机体内第四位的阳离子,仅次于钠、钾和钙;在细胞内,镁的含量仅次于钾而占第二位。正常成年人体内约有1 000 mmol镁,约合镁23.5g。其中50%存在于骨内,不易和其他部位交换,细胞外液镁分布仅占1%,其余在细胞内。正常血镁浓度为0.70~1.10 mmol/L。镁的主要来源为绿叶蔬菜,正常人每天需摄入0.3 mmol/kg。镁主要由小肠吸收,钙和镁在肠的吸收有竞争作用。肾脏排镁同排钾情况相似,即虽有血清镁浓度降低,肾排镁并不停止。

镁可催化或活化机体325种以上的酶,在能量传递、贮存和利用上起关键作用。镁又是Na^+、K^--ATP酶的重要辅酶因子,因此,缺镁可影响钾的平衡。此外,镁能维持细胞膜稳定,对中枢和周围神经系统、心肌、骨骼肌及血管和胃肠的平滑肌均有抑制作用。

(一)低镁血症

长期的胃肠道消化液丧失,如肠瘘或大部小肠切除术后,加上进食少,是造成缺镁的主要原因。其他原因有长期应用静脉营养未加适量镁作补充、甲状腺功能亢进、甲状旁腺功能低下、急性胰腺炎等。

低镁血症的主要临床表现为神经肌肉应激性增加,如肌肉抽搐,甚至惊厥,也有焦虑、激动、烦躁、精神错乱等中枢神经系统症状,以及心律不齐、心动过速、室性期前收缩、室颤等心血管系统表现。外科术后心律失常与低钾和低镁血症有关。

血清镁浓度的测定一般对确诊无多少价值。因为镁缺乏不一定出现血清镁过低,而血清镁过低也不一定表示有镁缺乏。必要时,可做镁负荷试验,有助于镁缺乏的诊断。正常人静脉输入氯化镁或硫酸镁0.25 mmol/kg后,注入量的90%很快地从尿内排出,如果排出量不超过60%,可诊断为低镁。

一般可按0.25 mmol/(kg·d)的剂量补充镁盐。如患者的肾功能正常,而镁缺乏又严重时,可按 1 mmol/(kg·d) 补充镁盐。输液后,细胞外液镁离子浓度升高,能部分或完全缓解症状,为补足细胞内镁离子,需继续补给 1~3 周,一般用量为每天补充 5~10 mmol 镁盐。镁中毒可导致心搏骤停,大剂量静脉给镁离子时应注意急性镁中毒的可能,严密监测心率、呼吸及心电图,观察有无镁中毒的征象,备好氯化钙或葡萄糖酸钙,以对抗镁浓度升高时产生的不良作用。

临床上常用 25% 硫酸镁溶液补充镁离子,25% 硫酸镁溶液 10 mL 大约含 10 mmol 镁。长期完全胃肠外营养患者,每天应加入 25% 硫酸镁 6~7 mL,防止低镁血症的发生。

(二)高镁血症

高镁血症相当少见,主要发生在肾功能不全时,也可发生在低镁血症的治疗过程中。

临床表现早期症状和体征有嗜睡、软弱无力及腱反射进行性消失。随着血镁水平增高,出现心脏传导异常,心电图显示 PR 间期延长,QRS 波群增宽,T 波升高。随着高镁血症加重,可以出现低血压,呼吸抑制和麻醉状态,甚至心搏骤停。

治疗应先从静脉缓慢给予 10% 葡萄糖酸钙 10~20 mL 或 10% 氯化钙 5~10 mL,能迅速改善高镁的毒性作用,如注射后 2 分钟仍未见效,应重复治疗,同时积极纠正酸中毒,补充细胞外液容量不足和停止给镁,并治疗其原发病因。如果容量充足和肾功能良好,静脉给予呋塞米可以增加镁从肾脏排泄。对治疗效果不佳的严重高血镁,应及早采用血液透析或腹膜透析。

六、钙代谢异常

成人体内总钙量 1 000~1 200 g,大部分以磷酸盐和碳酸盐的形式存在于骨骼中,细胞外液钙仅占总钙量 0.1%。血清钙浓度的正常值为 2.25~2.75 mmol/L,其中约半数为与血清蛋白相结合的非离子化钙,另外 5% 非离子化钙与血浆和组织间液中其他物质相结合,还有 45% 离子化钙维持着神经肌肉的稳定性。离子化与非离子化钙的比率受 pH 影响,酸中毒时离子化部分增加,而碱中毒时减少。外科患者一般很少发生钙代谢紊乱。

(一)低钙血症

可发生在急性胰腺炎、慢性肾衰竭、甲状旁腺功能减退、维生素 D 代谢障碍、大量输库存血、消化道瘘等疾病中。

慢性、轻中度的低血钙可不伴有症状,但血清钙离子严重而迅速下降可致明显症状。临床表现主要由神经肌肉兴奋性升高引起,可出现手足抽搐、肌痉挛、喉鸣和惊厥,严重者有癫痫发作,体检有腱反射亢进,Chvostek 征和 Trousseau 征阳性。心电图上表现为 QT 时间延长、ST 段延长及 T 波平坦或倒置。

血清钙测定低于 2 mmol/L 时,基本上可确定诊断。治疗上,应治疗原发疾病,纠正碱中毒,同时补充缺失。静脉注射葡萄糖酸钙或氯化钙可缓解急性症状(1 g 葡萄糖酸钙含 Ca^{2+} 22.5 mmol;1 g 氯化钙含 Ca^{2+} 10 mmol),必要时可多次给药。需长期补钙的患者可口服钙剂,或同时应用维生素 D。

(二)高钙血症

甲状旁腺功能亢进是高血钙的主要原因,其次是骨转移性癌,多见于转移性乳腺癌的患者。

高钙血症临床表现主要有便秘、厌食、恶心、呕吐、腹痛、多尿、夜尿。轻度高钙血症,许多患者常无症状。血清钙超过 3 mmol/L 时,常伴有情绪不稳定、意识模糊、谵妄、木僵和昏迷。血清钙增高达 4~5 mmol/L 时,即有生命危险。

轻度高钙血症若无明显的临床症状可不予治疗,控制钙和维生素 D 的摄入即可。有明显症状的高钙血症应及时治疗。大量输液可纠正脱水,促进钙的排泄;使用药物降低血钙,如糖皮质激素、呋塞米、降钙素等;对甲状旁腺功能亢进症应进行手术治疗,才能根本解决高钙血症。

七、磷代谢异常

成人体内磷酸盐含量为 $700\sim800$ g,$80\%\sim85\%$ 存在于骨骼中,其余大部分在细胞内作为缓冲阴离子。正常成人血清无机磷浓度为 $0.96\sim1.62$ mmol/L。肾脏为排磷的主要途径,正常饮食者磷缺乏罕见。

(一)低磷血症

血清无机磷浓度 <0.96 mmol/L 称为低磷血症,<0.5 mmol/L 时为重度低磷血症。但磷缺乏者,血磷不一定降低,仍可正常。

主要发生在长期经静脉或胃肠补充不含磷营养物的患者。甲状旁腺功能亢进症由于大量无机磷从肾排泄,可引起低磷血症。另外,严重的感染、烧伤患者也可见血磷降低。

低磷血症一般无明确特异的症状,但厌食、肌肉软弱和软骨病可以发生在严重慢性磷缺失。严重低磷血症可出现神经系统和精神症状,如躁动、易激动、精神错乱、抽搐、木僵,甚至昏迷。横纹肌可出现溶解。血液学异常包括溶血性贫血,血红蛋白氧释放减少,白细胞和血小板功能下降。

如果存在发生低磷血症的原因,出现上述神经、肌肉和血液系统症状而不能用其他原因解释时,应考虑有本病可能。治疗是经验性的,除积极治疗病因外,可口服或静脉滴注磷酸盐。对需长期静脉输液者,溶液中应每天补充磷 10 mmol。如患者合并肾衰竭,补磷应慎重,以免导致高磷血症。原发性甲状旁腺功能亢进症如有指征,须手术治疗。

(二)高磷血症

成人血清无机磷浓度 >1.62 mmol/L 为高磷血症。

主要发生在肾衰竭和甲状旁腺功能减退患者。大多数高磷血症患者无症状,如果同时有低钙血症,可以出现低钙血症引起的各种症状。治疗上,应治疗原发病,治疗低血钙。肾衰竭所致高血磷可用透析治疗。氢氧化铝凝胶和磷形成不溶解的化合物,口服后能阻止磷从肠道吸收。

(廉恩英)

第二节　酸碱平衡的失调

一、血气分析各种指标及其临床意义

(一)血液 pH

血液 pH 是反映血液中 H^+ 浓度的指标,正常人动脉血 pH 为 $7.35\sim7.45$。单凭一项 pH 仅能说明是否有酸中毒(<7.35)或碱中毒(>7.45),只有结合其他酸碱指标、生化指标(如钾、氯、钙)及病史,才能正确判断是何种类型的酸中毒、碱中毒还是复合型酸碱中毒。

(二)动脉血二氧化碳分压($PaCO_2$)

血浆中呈物理溶解状态的二氧化碳所产生的压力,是反映酸碱平衡中的呼吸因素的指标。通气不足时增高,表示有二氧化碳潴留,通气过度时二氧化碳排出过多则降低。正常值为 $4.53\sim$

6.00 kPa(34～45 mmHg)，平均为 5.33 kPa (40 mmHg)，在代谢性酸碱平衡紊乱时可有代偿性改变。

(三)标准碳酸氢盐和实际碳酸氢盐

1.标准碳酸氢盐(standard bicarbonate，SB)

SB 指在标准条件下(37 ℃，$PaCO_2$ 5.33 kPa，血红蛋白充分氧合)测得的血浆 HCO_3^- 含量。因为已排除呼吸性因素的影响，所以 SB 是反映酸碱平衡代谢性因素的指标，正常值为 22～27 mmol/L，平均为24 mmol/L。

2.实际碳酸氢盐(actual bicarbonate，AB)

AB 是隔绝空气的血液在实际 $PaCO_2$ 和血氧饱和度条件下测得的血浆 HCO_3^- 含量(血气报告中的 HCO_3^- 即指 AB)，它同时受呼吸与代谢两种因素的影响。正常人 AB 与 SB 相等，AB 与 SB 的差值反映呼吸性因素对酸碱平衡的影响。

(四)缓冲碱(buffer base，BB)

BB 指血液中所有具有缓冲作用的阴离子总和，包括 HCO_3^-、HPO_4^{2-}、血浆蛋白及血红蛋白阴离子等，通常以氧饱和的全血测定，正常值为 45～55 mmol/L。BB 不受呼吸性因素影响，所以是反映代谢性因素的指标。

(五)碱剩余(base excess，BE)

BE 是指在温度为 37 ℃，$PaCO_2$ 5.33 kPa、血红蛋白完全氧合的情况下，将 1 L 全血 pH 滴定至 7.4 所需加入的酸或碱量。如需用酸滴定，表明受测血样缓冲碱量高，为碱剩余，用正值表示(即＋BE)，见于代谢性碱中毒。如用碱滴定，表明受测血样缓冲碱量低，为碱缺失，用负值表示(即－BE)，见于代谢性酸中毒。BE 正常值为－3～＋3 mmol/L。

(六)阴离子间隙(anion gap，AG)

AG 是指血浆中未测定的阴离子(UA)与未测定的阳离子(UC)的差值，即 AG＝UA－UC。由于细胞外液阴阳离子总当量数相等，故 AG 可用血浆中的可测定阳离子与可测定阴离子的差算出，即 $AG＝Na^+－(HCO_3^-＋Cl^-)$，正常值为10～15 mmol/L。一般情况下，UC 含量相对较小且较稳定，故 AG 高低主要取决于 UA 含量的变化。

二、代谢性酸中毒

代谢性酸中毒是最常见的酸碱平衡紊乱，其病理生理基础是血浆 HCO_3^- 的浓度原发性减少。

(一)病因

造成 HCO_3^- 浓度减少的原因很多，根据 AG 值的变化，可将代谢性酸中毒分为两类：AG 增高型和 AG 正常型。

1.AG 增高型代谢性酸中毒

AG 增高型是指除了含氯以外的任何固定酸的血浆浓度增大时的代谢性酸中毒。如乳酸酸中毒、酮症酸中毒、磷酸和硫酸排泄障碍在体内蓄积和水杨酸中毒等。其固定酸的 H^+ 被 HCO_3^- 缓冲，其酸根(乳酸根、β-羟丁酸跟、$H_2PO_4^-$、SO_4^{2-}、水杨酸根)增高。这部分酸根均属于阴离子，所以 AG 增大，而 Cl^- 值正常。故又称正常氯性代谢性酸中毒。

2.AG 正常型代谢性酸中毒

当 HCO_3^- 浓度降低，同时伴有 Cl^- 浓度代偿性升高时，则呈 AG 正常型或高血氯性代谢性酸中毒。常见于消化道直接丢失 HCO_3^-；轻度或中度肾功能衰竭分泌 H^+ 减少；肾小管酸中毒 HCO_3^- 重吸收减少或分泌 H^+ 障碍，使用碳酸酐酶抑制剂及含氯的酸性盐摄入过多的情况下。

(二)临床表现

酸中毒的主要表现由于与原发病症状难以区别，常常不明显。轻度酸中毒可以无症状或有模糊不清的疲劳，恶心和呕吐。严重代谢性酸中毒($pH<7.20$，$HCO_3^-<10\ mmol/L$)最具特征性症状是通气增加，作为呼吸性代偿重要部分。开始，呼吸深度轻度增加；随后可见呼吸深而快、张口呼吸(Kussmaul 呼吸)，呼吸辅助肌有力收缩，有时呼气中带有烂苹果味。患者面颊潮红，心率加快，血压常偏低，可出现神志不清或昏迷，常伴有严重缺水的一些症状。代谢性酸中毒可降低心肌收缩力和周围血管对儿茶酚胺的敏感性，患者容易发生心律失常、急性肾功能不全和休克。

血气分析显示 $pH<7.35$，BE 负值增大，起初 $PaCO_2$ 正常，SB、AB、BB 均降低。代偿期通过 $PaCO_2$ 一定程度的降低使血 pH 可在正常范围内。单纯代谢性酸中毒，$PaCO_2$ 的降低和血浆 HCO_3^- 的降低存在一定的比例，平均血浆 HCO_3^- 每降低 $1\ mmol/L$，$PaCO_2$ 代偿性地下降 $0.133\sim0.173\ kPa(1\sim1.3\ mmHg)$。大于或小于预期的 $PaCO_2$ 降低分别提示同时有原发性呼吸性碱中毒或呼吸性酸中毒或其他混合型酸碱平衡紊乱。

(三)治疗

以消除引起代谢性酸中毒的原发病因为主要措施。由于肺部和肾脏对酸碱平衡有较强的调节能力，病因被消除、缺水被纠正后，轻度酸中毒(血浆 HCO_3^- 为 $16\sim18\ mmol/L$)常可自行纠正，不必应用碱剂治疗。

低血容量休克可导致代谢性酸中毒，在补充血容量，组织灌注恢复后，轻度酸中毒也随之被纠正，这类患者不宜过早使用碱剂，否则可能会造成重度代谢性碱中毒。

对血浆 HCO_3^- 浓度低于 $10\ mmol/L$ 的重度代谢性酸中毒的患者，应立刻用液体和碱剂进行治疗。临床上常用碱性溶液为 5%碳酸氢钠溶液，其进入体液后，即解离为 Na^+ 和 HCO_3^-；HCO_3^- 与体液中的 H^+ 化合成 H_2CO_3，再解离为 H_2O 和 CO_2。CO_2 自肺部排出，体内 H^+ 减少，可改善酸中毒；Na^+ 留于体内，可提高细胞外液渗透压和增加血容量。5%碳酸氢钠溶液每毫升含有 Na^+ 和 HCO_3^- 各 $0.6\ mmol$。因为 5%碳酸氢钠溶液为高渗性，为避免过快输入导致血渗透压升高，可稀释成 1.25%溶液后再应用。下列公式可计算拟提高血浆 HCO_3^- 浓度所需的 $NaHCO_3$ 的量。

HCO_3^- 需要量(mmol)＝[HCO_3^- 正常值(mmol/L)－HCO_3^- 测得值(mmol/L)]×体重(kg)×0.4。

一般可将应输给量的 1/2 在 $2\sim4$ 小时内输完。

按公式法计算的碳酸氢钠输入量仅供参考，临床上在用后 $2\sim4$ 小时复查动脉血气分析和电解质浓度，根据测定结果和病情变化再决定是否需继续输入碳酸氢钠。边治疗边观察，逐步纠正酸中毒是治疗的原则。酸中毒纠正后，要注意防治低钙血症和低钾血症。

三、代谢性碱中毒

代谢性碱中毒是由于体内 H^+ 丢失或 HCO_3^- 原发性增多所引起。

(一)病因

引起代谢性碱中毒的病因，通常按给予盐水后代谢性碱中毒能否得到纠正而将其分为两大类：盐水反应性和盐水抵抗性。盐水反应性碱中毒多见，常合并细胞外液容量不足，盐水抵抗性碱中毒细胞外液容量一般正常或稍增加(表 1-2)。

表 1-2 代谢性碱中毒的原因

病因	原因
盐水反应性	呕吐,幽门梗阻或鼻胃管引流
	滥用泻药
	髓襻利尿药(呋塞米)或噻嗪类利尿药
	先天性氯腹泻症,结肠绒毛状腺瘤
	慢性高碳酸血症快速纠正后
盐水抵抗性	碳酸氢盐等碱性药物摄入过多
	原发性醛固酮增多症,Cushing 综合征
	慢性低钾血症或低镁血症
	大量输入库存血液
	食用含有甘草酸的物质,如甘草和某些烟草

外科患者中发生代谢性碱中毒的最常见原因是胃液丢失过多。在严重呕吐或长期胃肠减压状况下,大量 H^+ 丢失,肠液中 HCO_3^- 不能被酸中和,于是 HCO_3^- 被重吸收入血,使血浆 HCO_3^- 增高。另外,由于 Cl^- 丢失过多,血 Cl^- 降低,引起 HCO_3^- 在肾小管内的再吸收增加,大量胃液丢失也丧失了 Na^+,在代偿的过程中,K^+ 和 Na^+ 的交换及 H^+ 和 Na^+ 的交换增加,引起 H^+ 和 K^+ 丧失过多,造成代谢性碱中毒和低钾血症。

(二)临床表现

代谢性碱中毒患者通常无症状,或出现与碱中毒无直接关系的表现,如因细胞外液减少而引起的无力、肌痉挛或直立性眩晕;因低钾血症引起的口渴、肠麻痹等。但是,严重的代谢性碱中毒可出现许多功能变化。

严重的代谢性碱中毒患者常出现中枢神经系统兴奋症状,如烦躁不安、精神错乱和意识障碍等。神经肌肉兴奋性增高,可出现面部和肢体肌肉抽动,手足抽搐等症状。另外,由于血红蛋白氧离曲线左移,血红蛋白不易将结合的氧释放,因而虽然患者的血氧含量和氧饱和度仍正常,但组织仍可发生缺氧。

血气分析显示 pH>7.35,BE 正值增大,起初 $PaCO_2$ 正常,SB、AB、BB 均升高。代偿期通过 $PaCO_2$ 一定程度的升高使血 pH 接近正常。在单纯的代谢性碱中毒,$PaCO_2$ 的增高和血浆内 HCO_3^- 的增高存在一定的比例,平均血浆 HCO_3^- 每增高 1 mmol/L,$PaCO_2$ 代偿性地提高 $0.067\sim0.093$ kPa($0.5\sim0.7$ mmHg)。大于或小于预期的 $PaCO_2$ 增高分别提示同时有原发性呼吸性酸中毒或呼吸性碱中毒或其他混合型酸碱平衡紊乱。

(三)治疗

应积极治疗原发病,尤其对盐水抵抗性碱中毒。对盐水反应性碱中毒,通过输入等渗盐水或葡萄糖盐水,恢复细胞外液量和补充 Cl^-,轻症低氯性碱中毒可被纠正,使 pH 恢复正常。

碱中毒时几乎都同时存在低钾血症,故须考虑同时补给钾盐,才能加速碱中毒的纠正,但应在患者尿量超过 40 mL/h 后再补给钾盐。对缺钾性碱中毒,补充钾才能纠正细胞内外离子的异常交换和终止从尿中继续排酸。补钾只有补充氯化钾才能同时纠正低钾血症和碱中毒,如用碳酸氢钾、醋酸钾或柠檬酸钾替代氯化钾,因能促进 H^+ 排出,碱中毒反而得不到纠正。

严重代谢性碱中毒(血浆 HCO_3^- 45~50 mmol/L、pH>7.65),上述方法不能充分纠正或无反应,可从中心静脉缓慢滴注 0.1 mmol/L 的等渗盐酸溶液(25~50 mL/h)。切忌将该溶液经周围静脉输入,因一旦溶液渗漏,会导致皮下软组织坏死的严重后果。输注盐酸溶液的目的是尽快补充 H^+ 和 Cl^-,迅速清除碳酸氢钠。也可用盐酸精氨酸纠正碱中毒,1 g 盐酸精氨酸含 H^+ 和 Cl^- 各4.8 mmol,既可补充 Cl^-,又可中和过多的 HCO_3^-,但能引起血钾升高,治疗期间注意血钾浓度。盐酸或盐酸精氨酸输入量可按下列公式计算。第一个公式是需要补给的 Cl^- 量(mmol)=[Cl^- 的正常值(mmol/L)−Cl^- 的测得值(mmol/L)]×体重(kg)×0.2。第二个公式是需要补给的 H^+ 量(mmol)=[HCO_3^- 的测得值(mmol/L)−HCO_3^- 的正常值(mmol/L)×体重(kg)×0.4。第1个24 小时内一般可给计算所得的补给量1/2,必要时第二天重复治疗。

代谢性碱中毒纠正不宜过快,一般也不要求完全纠正,关键是解除病因。治疗期间,应经常进行血气分析、电解质、尿液 pH 或尿 Cl^- 的测定,以观察疗效。

四、呼吸性酸中毒

呼吸性酸中毒是指肺泡通气功能下降,不能充分地排出体内生成的 CO_2,使 $PaCO_2$ 增高,引起高碳酸血症。

(一)病因

呼吸性酸中毒的常见病因有:①异物、喉痉挛等造成的气道阻塞。②药物,麻醉,神经性疾病等造成的呼吸中枢抑制。③多发性脊髓炎,重症肌无力,重症低钾血症等造成呼吸肌麻痹。④胸部挤压伤、严重气胸、大量胸腔积液等造成的胸廓活动异常。⑤呼吸机使用不当,通气量过小。⑥广泛的肺组织病变,如严重支气管哮喘、成人呼吸窘迫综合征、急性心源性肺水肿和慢性阻塞性肺疾病都可由于肺通气障碍引起高碳酸血症。外科患者如果合并存在这些肺部慢性疾病,在手术后更容易产生呼吸性酸中毒。

(二)临床表现

患者可有呼吸困难,全身乏力和换气不足,有时有气促、发绀、头痛、胸闷等症状。随着酸中毒的加重,患者可有血压下降、谵妄、昏迷等。如果没有低氧性脑损伤,脑病通常可以逆转。

在急性呼吸性酸中毒,血气分析显示由于 $PaCO_2$ 急性升高导致的 pH 降低,HCO_3^- 可以正常或轻度增加。虽然存在缓冲,但是由于 $PaCO_2$ 每升高0.133 kPa(1 mmHg),血浆 HCO_3^- 仅升高 0.1 mmol/L,而且其总量增加不超过 3 mmol/L,不足以维持血浆 HCO_3^- 和 H_2CO_3 浓度的正常比值,因此急性呼吸性酸中毒往往是失代偿的。在慢性呼吸性酸中毒,由于肾脏的代偿作用,血浆 HCO_3^- 增高,pH 下降减弱,大致 $PaCO_2$ 每升高 0.133 kPa(1 mmHg),血浆 HCO_3^- 增加 0.3~0.4 mmol/L,大于或小于预期血浆 HCO_3^- 增加提示分别同时存在原发性代谢性碱中毒或代谢性酸中毒或其他混合型酸碱平衡紊乱。

(三)治疗

急性呼吸性酸中毒时,应迅速去除引起通气障碍的原因,改善通气功能,使积蓄的 CO_2 尽快排出。必要时,做气管插管或气管切开术,使用呼吸机,以改善换气。如果因呼吸机使用不当而发生酸中毒,则应调整呼吸机的频率、压力或容量。

碳酸氢钠是常用碱性药物,但此药能产生更多的二氧化碳,所以在治疗急性呼吸性酸中毒中不常规使用,其使用指征仅限于:①pH 低于 7.10,$PaCO_2$ 又一时不能控制者,可用小量碳酸氢钠(44~88 mmol)。②严重哮喘发作状态,因 pH 低,气管对支气管舒张药的反应性降低,用碳酸氢钠调整 pH 后能产生支气管扩张效应。但必须注意治疗反应,若用药后支气管痉挛不减轻或 $PaCO_2$ 增高,则应停药或同时使用机械通气。

引起慢性呼吸性酸中毒的基础病大多难以治愈,因此强调预防,加强围手术期处理,如控制呼吸道感染、体位引流、促进排痰和应用小支气管扩张剂等。严重慢性呼吸性酸中毒患者,因低 PaO_2 成为呼吸中枢唯一有效的刺激因素,而且由于血浆 HCO_3^- 代偿性地增高,CO_2 如果排出过快,将导致代谢性碱中毒,血红蛋白氧离曲线左移,血钾减低,脑血管和冠状血管收缩,致使病情恶化,所以通常给予持续低流量吸氧(0.5~2.0 L/min 或吸入氧浓度为 0.24~0.35)和/或使用机械通气,逐步降低 $PaCO_2$(每小时不超过0.67~0.8 kPa),同时监测血钾浓度。

五、呼吸性碱中毒

呼吸性碱中毒是指肺泡通气过度,体内生成的 CO_2 排出过多,以致血的 $PaCO_2$ 降低,引起低碳酸血症。

(一)病因

引起通气过度的原因很多,例如分离(转换)障碍、疼痛、低氧血症、水杨酸或氨中毒、肝硬化、肝性脑病、发热、革兰氏阴性菌败血症和呼吸机辅助通气过度等。

(二)临床表现

通常呼吸的深度和频率明显增加,患者常诉焦虑,胸部紧缩感或胸痛,可有口周、肢端麻木和针刺感,手足搐搦,头晕,轻度头痛,晕厥等症状。危重患者发生急性呼吸性碱中毒,常提示预后不良,或将发生急性呼吸窘迫综合征。

急性呼吸性碱中毒时,血浆 pH 升高,$PaCO_2$ 迅速降低,HCO_3^- 正常或略微降低,一般 $PaCO_2$ 每下降 0.133 kPa(1 mmHg),血浆 HCO_3^- 浓度仅降低0.2 mmol/L,而且其总量降低不超过 3~4 mmol/L,不足以完全代偿。慢性呼吸性碱中毒时,由于肾脏的代偿作用,血浆 HCO_3^- 降低,pH 下降减弱,平均 $PaCO_2$ 每下降 0.133 kPa(1 mmHg),血浆 HCO_3^- 降低 0.4~0.5 mmol/L,大于或小于预期 HCO_3^- 降低提示同时存在原发性代谢性酸中毒或代谢性碱中毒或其他混合型酸碱平衡紊乱。

(三)治疗

应防治原发病和去除引起通气过度的原因。急性呼吸性碱中毒患者可吸入含 5% CO_2 的氧气,或用纸袋罩于患者口鼻使其再吸入呼出的气体以维持血浆 H_2CO_3 的浓度。对精神性通气过度患者可用镇静剂。机械通气患者,应调整呼吸机的频率、压力或容量,增加呼吸道无效腔。手足搐搦者可静脉注射葡萄糖酸钙。

六、混合型酸碱平衡紊乱

混合型酸碱平衡紊乱是指同一患者有两种或两种以上的单纯型酸碱平衡紊乱同时存在。混合型酸碱紊乱的病理生理变化比较复杂,临床表现不典型,会给诊断带来较大的困难。遇到酸碱平衡紊乱的患者,如果 $PaCO_2$ 和血浆 HCO_3^- 测定的结果不符合两者变化的比例关系时,应考虑有混合型酸碱紊乱的可能。此外,阴离子间隙的测定有助于判断是否同时存在代谢性酸中毒和代谢性碱中毒。

(徐文朝)

第二章

外 科 感 染

第一节 全身感染

当前,外科全身感染是指脓毒症和菌血症。脓毒症是有全身性炎症反应表现,如体温、循环、呼吸等明显改变的外科感染的统称。菌血症是脓毒症中的一种,即血培养检出病原菌、有明显感染症状者。

一、诊断

(一)临床表现

骤起寒战,继以高热可为 $40\sim41\ ℃$,或低温,起病急、病情重,发展迅速;头痛、头晕、恶心、呕吐、腹胀、面色苍白或潮红、出冷汗、神志淡漠或烦躁、谵妄和昏迷;心跳加快、脉搏细速,呼吸急促或困难;肝脾可肿大,严重者出现黄疸或皮下出血瘀斑等。

(二)实验室检查

白细胞计数明显增高,一般常可在 $(20\sim30)\times10^9/L$ 以上,或降低、左移、幼稚型增多,出现毒性颗粒;可有不同程度的酸中毒、氮质血症、溶血、尿中出现蛋白、血细胞、酮体等,代谢失衡和肝、肾受损征象;寒战发热时抽血进行细菌培养,较易发现细菌。

二、治疗

应用综合性治疗,包括处理原发感染灶、抑制和杀灭致病菌和全身支持疗法。

(一)原发感染灶的处理

清除坏死组织和异物、消灭无效腔、脓肿引流等;解除病因,如血流障碍、梗阻等因素;注意潜在的感染源和感染途径,拔除静脉导管等。

(二)抗菌药物的应用

抗菌药物可先根据原发感染灶的性质及早联合应用估计有效的两种抗生素,再根据细菌培养及抗生素敏感试验结果,选用敏感抗菌药物;对真菌性脓毒症,应尽量停用广谱抗生素,使用有效的窄谱抗生素,并全身应用抗真菌药物。抗菌药物应足量、足够疗程,一般在体温下降、临床表现好转和局部病灶控制1~2周后停药。

(三)支持疗法

补充血容量、输注新鲜血、纠正低蛋白血症、补充维生素等。

(四)对症治疗

如控制高热、纠正电解质乱和维持酸碱平衡等;对心、肺、肝、肾等重要脏器受累,以及原有的合并症给予相应处理。

(五)其他疗法

冬眠疗法可用于病情严重者,但对伴有心血管疾病、血容量不足或呼吸功能不足者应慎用或不用;对危重患者早期应用肾上腺皮激素有一定效果,应在短期内大剂量冲击用药,并和抗菌药物同时应用。

(廉恩英)

第二节 局部感染

一、疖

疖是指单个毛囊及其所属皮脂腺的急性化脓性感染。累及周围及皮下组织时可成为疖肿;局限于毛囊或局限于皮脂腺的感染分别称为毛囊炎和皮脂腺炎。多数疖同时出现或反复出现且不易治愈者称为疖病。

(一)病因与病理

疖的致病菌大多数为金黄色葡萄球菌及表皮葡萄球菌。局部皮肤擦伤、不清洁、经常受到摩擦或刺激等可诱发疖,多发生在头面部、颈部、背部、腋窝、腹股沟及会阴等毛囊和皮脂腺丰富的部位。疖病常发生于免疫力较低的小儿、营养不良或糖尿病患者。

(二)临床表现

发病初期,局部出现红、肿、痛的圆形小结节,以后逐渐肿大;数天后结节中央因组织坏死而变软,出现黄白色小脓栓,继而表皮溃破、脓栓脱落、脓液排出而愈。有的疖无脓栓,自溃缓慢。一般无全身症状,但如局部炎症较重或全身抵抗力降低时可引起发冷、发热、头痛、乏力等。

发生于面部,特别是上唇、鼻及鼻唇沟周围(危险三角区)的疖,临床症状较重,被挤压、碰撞后感染易沿内眦静脉和眼静脉进入颅内海绵状静脉窦而引起海绵窦炎,出现颜面部进行性肿胀,同时伴寒战、高热、头痛,甚至昏迷和死亡。

(三)诊断与鉴别诊断

依据临床表现,本病易于诊断,如有发热等全身反应,应做血常规检查;疖病患者还应检查血糖和尿糖,做脓液细菌培养及药敏试验。

本病需与痈、皮脂腺囊肿并发感染、痤疮伴有轻度感染相鉴别。痈的病变范围明显比疖大,可有数个脓栓,除红、肿、疼痛外,全身症状明显。痤疮病变范围小且顶端有点状凝脂。

(四)治疗

以局部治疗为主。早期红肿可用热敷、超短波、红外线等理疗,也可用中药金黄散、玉露散、鱼石脂软膏等促使炎症消退。脓栓出现时在其顶部涂以碳酸或2.5％碘酒,促进其坏死脱落。局部成脓变软、波动感明显时可切开引流。颜面部特别是危险三角区的疖切忌挤压,应注意休息,避免多说话,使用抗生素如青霉素或复方磺胺甲噁唑(复方新诺明)治疗,辅以中药仙方活命饮、普济消毒饮等;糖尿病患者给予口服降糖药物或注射胰岛素作相应治疗。

(五)预防

保持皮肤清洁,防止皮肤损伤,常用金银花、菊花等泡水代茶饮,少食辛辣、甜腻食物。

二、痈

痈是指多个相邻的毛囊及其所属的皮脂腺或汗腺同时或先后发生的急性化脓性感染。好发于皮肤厚韧的颈项、背部。

(一)病因与病理

痈的致病菌多为金黄色葡萄球菌,常因摩擦、压迫等招致感染。感染常先从一个毛囊底部开始,沿阻力较小的皮下组织蔓延,再沿深筋膜向外周扩散,上传入毛囊群而形成多个脓头,形似蜂窝的痈。

(二)临床表现

早期在局部出现大片稍微隆起的紫红色炎症浸润区,质地坚韧,边界不清;随后中央区皮肤坏死,可见多个粟粒状脓栓,破溃后呈蜂窝状;中央组织坏死溶解后可见大量脓液;病灶易向四周及深部组织浸润发展,周围出现浸润性水肿,局部淋巴结肿大、疼痛。

除感染局部有持续性疼痛外,大多数患者有畏寒、发热、食欲不振,白细胞计数增高等全身表现。发生于唇部的痈称为唇痈,表现为口唇极度肿胀、张口困难,易引起颅内海绵窦炎,应高度重视。

(三)诊断与鉴别诊断

依据临床表现,本病诊断不难。白细胞计数明显增加,做脓液培养与药敏试验可为选择抗菌药物提供依据。注意患者有无糖尿病、低蛋白血症、心脑血管病等全身性疾病。

(四)治疗

1.局部治疗

初起可用热敷、理疗、药物外敷。成脓后切开引流,切开时行"十"字切口或双"十"字切口,切口线应超出病变边缘少许,以脓液可彻底引流通畅为目的;切开后尽量彻底清除脓液和坏死组织,创口每天换药。创面过大者待肉芽生长良好时可植皮,以缩短愈合时间。

2.全身治疗

注意休息;加强营养支持,补充维生素;静脉使用抗生素;必要时给予镇静止痛剂。糖尿病患者控制血糖。

三、急性蜂窝织炎

急性蜂窝织炎是发生于皮下、筋膜下、肌间隙或深部疏松结缔组织的急性弥漫性化脓性感染。

（一）病因与病理

急性蜂窝织炎致病菌主要是溶血性链球菌，其次是金黄色葡萄球菌，也可为厌氧性细菌。炎症可由皮肤或软组织损伤后感染引起，也可由邻近化脓性感染灶直接扩散或经淋巴、血液传播而发生。其特点是病变不易局限，扩散迅速，与正常组织无明显界限。溶血性链球菌引起的急性蜂窝织炎由于链激酶和透明质酸酶的作用，病变扩展迅速，脓液稀薄、血性，可引起广泛的组织坏死，有时引起脓毒症；金黄色葡萄球菌引起者由于凝固酶的作用，比较容易局限为脓肿，脓液呈乳黄色、稠厚；由厌氧菌引起的急性蜂窝织炎可出现捻发音，常见于被肠道、泌尿道内容物污染的会阴部、腹部伤口，脓液恶臭。

（二）临床表现

临床症状因致病菌种类与毒性不同、感染原因与部位不同、患者情况不同而异。

1.皮下蜂窝织炎

致病菌以溶血性链球菌、金黄色葡萄球菌为多。患者可先有皮肤损伤或手、足等处的化脓性感染；继之患处肿胀疼痛、表皮发红，压之可稍褪色，红肿边缘界限不清楚，邻近病变部位的淋巴结常有肿痛。病变加重时皮肤部分呈褐色，可有水疱或破溃出脓。患者常有畏寒、发热等全身不适；严重时体温增高明显或过低，甚至出现意识改变。

2.产气性蜂窝织炎

致病菌为厌氧性链球菌、拟杆菌和多种肠道杆菌。下腹与会阴部比较多见，常在皮肤受损伤且污染较重的情况下发生。病变主要局限于皮下结缔组织，不侵及肌层。初期表现类似一般性蜂窝织炎，但病变发展快且可触感皮下捻发音，又称捻发音性蜂窝织炎，破溃后脓液恶臭。全身症状重。

3.新生儿皮下坏疽

致病菌多为金黄色葡萄球菌，好发于新生儿易受压的背部或腰骶部。新生儿的皮肤在组织学上发育不成熟，屏障作用和防御能力低，在冬季受压、受潮后容易发病。起病初期以发热、哭闹和拒食为主要表现，局部皮肤发红、质地较硬、稍有肿胀，界限不清，发红皮肤受压后颜色变白；在数小时至1天内病变即可迅速扩展，皮肤变软，中央部分颜色转为暗红，皮肤与皮下组织分离，触诊时有皮肤漂浮感，脓液积聚较多时可有波动感。晚期皮下组织和皮肤广泛坏死而脱落。严重者可并发支气管肺炎、肺脓肿和脓毒症，出现高热、呼吸困难、出血倾向，甚至昏迷。

4.口底、颌下和颈部急性蜂窝织炎

小儿多见。感染起源于口腔或面部，炎症水肿扩展迅速，可发生喉头水肿和气管压迫，病情危急。除口底、颌下和颈部局部肿胀疼痛外，患者可出现高热、吞咽困难、呼吸窘迫甚至窒息。

（三）诊断与鉴别诊断

根据病史、临床表现和体征，诊断多不困难。白细胞计数增多，有浆液性或脓性分泌物时可涂片检查细菌种类，病情较重时可做血或脓液细菌培养加药敏试验。

产气性皮下蜂窝织炎需与气性坏疽鉴别，后者发病前创伤常累及肌肉，病变以坏死性肌炎为主，X线摄片示肌肉间可见气体影。新生儿皮下坏疽初期皮肤质地变硬时应与硬皮病区别，后者皮肤不发红、体温不高。小儿颌下急性蜂窝织炎呼吸急促、不能进食时应与急性咽喉炎区别，后者颌下肿胀轻、口咽内红肿明显。

（四）治疗

1.局部治疗

早期局部治疗与痈相同。一旦脓肿形成，应及时切开引流。口底或颌下急性蜂窝织炎应早期切开减压,以防喉头水肿,引起窒息。产气性皮下蜂窝织炎亦应早期广泛切开引流,切除坏死组织并用3%过氧化氢液冲洗和湿敷伤口。

2.全身治疗

加强营养支持;合理应用抗生素控制感染;必要时做细菌培养加药敏试验,以利于选用敏感、有效的抗生素。

四、丹毒

丹毒是指皮肤或黏膜内网状淋巴管的急性感染,故亦称为网状淋巴管炎。好发于下肢及头面部。

(一)病因与病理

丹毒的致病菌为乙型溶血性链球菌,毒力很强,可从皮肤或黏膜细小伤口入侵皮内的网状淋巴管,并累及皮下组织,感染蔓延迅速,如无其他感染并存,一般不化脓,也很少有组织坏死。下肢丹毒常和足癣、丝虫病有关。

(二)临床表现

一般发病较急,患者多有畏寒、发热、头痛等全身不适症状,白细胞计数增高。局部表现呈片状红斑,颜色鲜红,中间较淡,边缘清楚,略微隆起;手指轻压可使红色消退,放手后红色即恢复;在红肿向周围蔓延时,中央红色逐渐消退、脱屑,变为棕黄色;红肿区有时可发生水疱,局部疼痛呈烧灼样;附近淋巴结常肿大、疼痛。足癣或丝虫感染可引起下肢丹毒反复发作,有时可导致淋巴肿,甚至发展为象皮肿。

(三)治疗

注意休息,抬高患处;局部及周围皮肤用50%硫酸镁溶液湿热敷或者用1%依沙吖啶湿敷;全身应用抗生素,并在全身和局部症状消失后继续用药3～5天,以免复发;下肢丹毒伴有足癣者应积极治疗足癣,以减少丹毒复发。还应注意隔离,防止交叉感染。

五、急性淋巴管炎和淋巴结炎

急性淋巴管炎是致病菌从破损的皮肤黏膜侵入,或从其他感染灶经组织淋巴间隙进入淋巴管内,引起淋巴管及其周围的炎症。急性淋巴结炎是急性淋巴管炎继续扩散,经淋巴管蔓延到所属区域淋巴结引起的急性化脓性感染。

(一)病因与病理

急性淋巴管炎和淋巴结炎的致病菌多为金黄色葡萄球菌和溶血性链球菌。致病菌从损伤破裂的皮肤黏膜侵入,或从其他感染性病灶如疖、足癣等处侵入,经组织的淋巴间隙进入淋巴管内,引起淋巴管及其周围急性炎症,即急性淋巴管炎。淋巴管炎往往累及所属淋巴结,引起急性淋巴结炎。如头面部、口腔、颈部和肩部的感染可引起颌下及颈部的淋巴结炎,上肢、乳腺、胸壁、背部和脐以上腹壁的感染可引起腋部淋巴结炎。

(二)临床表现

急性淋巴管炎分为网状淋巴管炎和管状淋巴管炎。丹毒即为网状淋巴管炎。管状淋巴管炎常见于四肢,以下肢为多,常继发于足癣感染。

管状淋巴管炎可分为深、浅两种。浅层淋巴管受累时常在伤口近侧出现一条或多条"红线",硬而有压痛。深层淋巴管受累,不出现红线,但患肢出现肿胀、压痛。两种淋巴管炎都可有全身不适、畏寒、发热、头痛、乏力和食欲不振等临床表现,白细胞计数增高。

急性淋巴结炎,轻者仅有局部淋巴结肿大和压痛;较重者局部有红、肿、热、痛并伴有全身症状;炎症扩展至淋巴结周围可使几个淋巴结粘连成团,也可发展为脓肿;脓肿形成后局部疼痛加剧,皮肤转为暗红,压痛明显。

(三)治疗

主要是及时治疗原发病灶。注意休息、抬高患肢、早期应用抗菌药物等均有利于炎症的控制。脓肿形成后应切开引流。

六、脓肿

脓肿是急性感染后组织、器官或体腔内病变组织坏死、液化形成的局限性脓液积聚,并有一完整的脓壁。

(一)病因与病理

急性感染的致病菌多为金黄色葡萄球菌。脓肿常继发于各种化脓性感染,如急性蜂窝织炎、急性淋巴结炎、疖等,也可发生在局部损伤的血肿或异物存留处,还可从远处感染灶经血流转移而形成。

(二)临床表现

浅表脓肿可见局部隆起,具有红、肿、热、痛的典型症状,与正常组织分界清楚,压之剧痛,有波动感。深部脓肿则红肿和波动感不明显,但局部有疼痛和压痛,并在疼痛区某一部位可出现凹陷性水肿,患处常有功能障碍。在压痛或水肿最明显处用粗针头试行穿刺,可抽出脓液即可确诊。浅表小脓肿多无全身症状,大的或深部脓肿常有明显的全身症状,如发热、头痛、食欲减退、白细胞计数增高等。体腔内脓肿如膈下脓肿、肠间隙脓肿等大多有明显的毒血症症状。

(三)治疗

1.局部治疗

脓肿尚未形成时治疗与疖、痈相同;脓肿形成后应及时切开引流。大的脓肿切开时应防止休克发生,必要时补液、输血。脓肿切开引流的原则及注意事项。

(1)切口部位:应选在脓肿最低位,以利于体位引流。浅部脓肿在波动最明显处切开;深部脓肿应在穿刺抽得脓液后,保留穿刺针头,切开皮肤,沿穿刺针指引方向钝性进入脓腔,引导切开或置管引流。

(2)切口长度:切口要有足够长度,以利于引流通畅,但不可超过脓腔壁而达正常组织,以免感染扩散。对巨大脓肿,必要时可做对口切开引流。

(3)切口方向:一般要与皮纹、血管、神经和导管平行,以免伤及这些组织。亦不可做经关节区的纵向切口,以免瘢痕挛缩,影响关节功能。

(4)引流充分:脓肿切开后应用手指探查脓腔,并将脓腔内所有纤维间隔分开,尽量清除坏死组织和脓液,不宜用剪刀或血管钳在深部盲目撑剪;根据脓腔大小、深浅选择合适的引流物如凡士林纱条、橡皮管。

2.全身治疗

使用有效抗生素;症状较严重的深部脓肿、大脓肿应给予支持疗法;严重中毒症状如寒战、高热,甚至中毒性休克,应予相应处理,必要时在大剂量抗生素的配合下使用激素,以减轻中毒反应。

(廉恩英)

第三章

外 科 休 克

第一节　创伤性休克

创伤性休克见于严重的外伤，如复杂性骨折、挤压伤或大手术等。虽然创伤性休克与失血性休克同属低血容量性休克，但病理生理过程有其特殊性。此时可有血液或血浆的丧失，损伤处又有炎性肿胀和体液渗出，这些体液不再参与循环。另外，受损组织产生的组胺、蛋白酶等血管活性物质可引起微血管扩张和通透性增高，又使有效循环血量进一步降低。损伤还可刺激神经系统，引起疼痛和神经-内分泌系统反应，影响心血管功能。有的创伤本身可使内环境紊乱，如胸部伤可直接影响心肺功能，截瘫可使回心血量暂时减少，颅脑伤可使血压下降等。

创伤性休克的治疗原则与失血性休克基本相同，但也有些特殊性。

一、补充血容量

判断创伤性休克者的低血容量程度有的一定难度，除可见的外出血之外，创伤区域的组织内出血、水肿和渗出等都是导致血容量降低的原因。因此，对实际失液量的估计往往不足。为此，应强调对补充血容量后的结果进行认真的监测和分析，然后修正治疗方案，以免因补液不足而使休克不能及时被纠正。至于补充血容量的具体方法和成分，与失血性休克基本相同。

二、纠正酸碱失调

创伤后早期因患者疼痛所致的过度换气及神经-内分泌反应所致的留钠排钾，常会发生碱中毒。但在后期，由于组织缺氧和继发感染，产生大量酸性代谢产物，代谢性酸中毒转而替代了早期的碱中毒。由此可见，创伤患者早期应用碱性药物的做法是不恰当的，因为当时实际上很可能并不存在酸中毒。有一个原则必须强调：应用碱性药物都必须具有动脉血气分析的依据。

三、手术治疗

对危及生命的创伤,如开放性或张力性气胸、连枷胸等,应作紧急处理。创伤的其他手术治疗一般都是在休克被纠正之后进行。

(廉恩英)

第二节 失血性休克

失血性休克在外科休克中很常见。多见于大血管破裂、腹部损伤引起的肝、脾破裂,胃、十二指肠出血、门静脉高压症所致的食管、胃底曲张静脉破裂出血等。通常在迅速失血超过全身总血量的 15%～20% 时,即出现休克。主要表现为中心静脉压降低、回心血量减少和 CO 下降所造成的低血压。在神经-内分泌机制作用下可引起外周血管收缩、血管阻力增加和心率加快。最终因微循环障碍而造成各组织器官功能不全和衰竭。及时补充血容量、治疗其病因并制止其继续失血是治疗失血性休克的关键。

补充血容量和积极制止出血是治疗的关键。两者不能偏废,否则病情将无法控制。

一、补充血容量

失血性休克者所丢失的血量并非都是可见血,可根据血压和脉率的变化来估计失血量。虽然失血性休克时,丧失的主要是血液,但补充血容量时,并不需要全部补充血液。关键是应抓紧时机及时增加静脉回流量。临床处理时,可先经静脉快速(30～45 分钟内)滴注等渗盐水或平衡盐溶液 1 000～2 000 mL。若患者血压可恢复正常并维持,表明失血量较小且已不再继续出血。此时如果患者的血细胞比容超过 25%,表明能够满足患者的生理需要(携氧能力),可不必输血。如上述治疗仍不能维持循环容量、血压仍很低时,表明其失血量很大,或有继续失血。则应输入血浆代用品(羟乙基淀粉)500～1 000 mL 以快速补充循环血量。若急性出血量＞总血容量的 15%(约 750 mL),Hb＜70 g/L,则应同时输注适量血制品,包括全血或浓缩红细胞等,以保证携氧功能,防止组织缺氧。失血性休克时补给适量等渗盐水或平衡盐溶液具有重要意义,可补充因钠和水进入细胞内所引起的功能性细胞外液减少,降低血细胞比容和纤维蛋白原浓度,降低毛细血管内血液黏度和改善微循环的灌流。临床上,可根据动脉血压和中心静脉压两个参数作综合分析,判断其异常现象的原因,并进行相应的处理(表 3-1)。

表 3-1 中心静脉压与补液的关系

中心静脉压	血压	原因	处理原则
低	低	血容量严重不足	充分补液
低	正常	血容量不足	适当补液
高	低	心功能不全或血容量相对过多	给强心药物,纠正酸中毒,舒张血管
高	正常	容量血管过度收缩	舒张血管

续表

中心静脉压	血压	原因	处理原则
正常	低	心功能不全或血容量不足	补液试验*

*补液试验:取等渗盐水 250 mL,于 5～10 分钟内经静脉注入。如血压升高而中心静脉压不变,提示血容量不足;如血压不变而中心静脉压升高 0.29～0.49 kPa(3～5 cmH₂O),则提示心功能不全

二、止血

对失血性休克者做积极的止血处理显然极为重要。否则,尽管补充体液,仍难以保持循环的稳定,休克不可能被纠正。能见效的临时止血措施有重要的临床意义。例如用指压法控制体表动脉大出血、用三腔双气囊管压迫控制门脉高压食管静脉曲张破裂大出血等,可为进行彻底的手术治疗赢得宝贵的时间。对于多数内脏出血(例如肝、脾破裂出血),手术才是根本性的处理。休克状态下进行手术固然有其危险性,但如果犹豫不决则可能因此而丧失手术时机。对于急性活动性出血病例,应在积极补充血容量的同时做好手术准备,及早施行手术止血。即使血压还不稳定,仍有手术指征。

(廉恩英)

第三节　脓毒性休克

脓毒性休克在外科较常见,而且在治疗上相当困难,病死率可超过 50%。常见于急性腹膜炎、胆管感染、绞窄性肠梗阻及泌尿系统感染等。其主要致病菌为革兰氏阴性杆菌,释放的内毒素成为导致休克的主要因素,故又可称其为内毒素性休克。内毒素与体内的补体、抗体或其他成分结合后,可刺激交感神经引起血管痉挛并损伤血管内皮细胞。同时,内毒素可促使组胺、激肽、前列腺素及溶酶体酶等炎性介质释放,引起全身性炎症反应,最终可导致微循环障碍、代谢紊乱及器官功能不全等。

脓毒性休克患者血流动力学的变化比较复杂,心排血量、血容量和周围血管阻力三方面都会受累。休克早期,大多有心排血量的显著增加(可增加数倍之多),后期则均显著减少。少数重症者在早期就有心排血量的明显减少。由于体液的异常分布,脓毒性休克患者的有效循环血量均有减少,只是在程度上有所不同。周围血管阻力变化的差异性就更大,有些患者阻力明显增加,表现为肢端皮肤湿冷;反之则皮肤暖和。以往的"暖休克"和"冷休克"之说,无非是反映了周围血管阻力的状态,难以由此而作出病因诊断。因为无论是革兰氏阳性菌还是革兰氏阴性菌所致的脓毒症,在休克早期都可能由于发热、周围血管扩张而表现为肢端皮肤温暖;而在休克后期则都表现为湿冷。而且患者血流动力学状态会随其病情的发展过程(好转或恶化)而发生变化。因此,临床医师在处理时还是要全面地掌握患者当时的血流动力学状态(包括心功能、血容量及周围血管阻力),针对性地制定抗休克措施,才能取得较好的治疗效果。

感染性休克的病理生理变化比较复杂,治疗也就比较困难。治疗原则是纠正休克与控制感染并重。要把抗休克措施放在首位,再兼顾抗感染治疗。在休克纠正后,则控制感染成为重点。

一、补充血容量

先宜输注平衡盐溶液,再配合输注适当的胶体液(血浆代用品、血浆或全血等),以恢复足够的循环血量。中心静脉压(CVP)的监测应列为常规。为保证正常的心脏充盈压、动脉血氧含量和较理想的血黏度,将血红蛋白浓度调节至 $70\sim80$ g/L,血细胞比容达 $25\%\sim30\%$ 为最佳状态。感染性休克患者常有心、肾功能受损,应警惕因输液过多而导致的不良后果。

二、控制感染

若患者的病原菌尚未确定,可根据临床规律和经验推测最可能的致病菌种,据此选用敏感的抗菌药物,或选用强效的广谱抗生素。例如多数的腹腔内感染是肠道内细菌所致,可考虑选用第三代或第四代头孢菌素,如头孢哌酮钠、头孢他啶或西司他丁(泰能),加用甲硝唑或替硝唑等,也可加用青霉素或广谱青霉素等。已知致病菌种时,则应选用敏感而抗菌谱较窄的抗生素。感染性休克的外科患者大多有明确的原发感染病灶,例如弥漫性腹膜炎、肝脓肿、梗阻性化脓性胆管炎等,应尽早处理,其中包括必要的手术(如脓肿或胆管的引流)。及时的手术处理可能成为纠正休克的转折点。

三、纠正酸碱失衡

感染性休克时经常伴有严重的酸中毒,而且发生较早,需予以及时纠正。可在补充血容量的同时,从另一静脉途径滴注 5% 碳酸氢钠 200 mL。约 1 小时后复查动脉血气分析,根据结果再决定是否需追加用量。

四、心血管药物的应用

当补充血容量、纠正酸中毒后,若休克仍未见好转,应加用血管扩张药物。有时可用以 α 受体兴奋为主,兼有轻度兴奋 β 受体的血管收缩剂,再联合应用兼有兴奋 β 受体作用的 α 受体阻滞剂,以抵消血管收缩作用,保持、增强 β 受体兴奋作用,而又不致使心率过于增速,例如山莨菪碱、多巴胺等。或者去甲肾上腺素与多巴胺(或多巴酚丁胺)的联合应用。最近还有报道,当联用上述两药仍不见效时,可考虑加用小剂量垂体后叶素(加压素),对于脓毒性休克者可达到提高平均动脉压的效果。

感染性休克时,心功能常受损害。改善心功能可给予强心苷。

五、皮质激素治疗

糖皮质激素是促炎细胞因子产生的重要自然抑制体,可在所有层次上调节宿主的防御反应。能抑制多种炎性介质的释放和稳定溶酶体膜,缓解全身炎症反应综合征(SIRS)。糖皮质激素应尽量在病程的早期使用,用量宜大,可达正常用量的 $10\sim20$ 倍。一般主张短期使用,不超过 48 小时。但也有人认为延长用药时间可提高治疗效果。

六、其他治疗

包括营养支持,对重要器官功能不全的处理等。

(廉恩英)

第四章

甲状腺疾病

第一节　甲状腺功能亢进症

甲状腺功能亢进症简称甲亢,也称甲状腺毒症,是指由于各种原因导致的甲状腺呈高功能状态,引起甲状腺激素分泌增多,造成机体各系统兴奋性增高,以代谢亢进为主要表现的临床综合征。

一、病因及发病机制

据研究证明,甲亢是在遗传基础上,因感染、精神创伤等应激因素而诱发,属于抑制性 T 淋巴细胞功能缺陷所导致的一种器官特异性自身免疫病,与自身免疫性甲状腺炎等同属自身免疫性甲状腺疾病。妊娠、碘化物过多、锂盐的治疗等因素也可能诱发甲亢。

(一)遗传因素

甲亢的发病与遗传显著相关,并与一定的 HLA 类型有关,家族中有甲亢病史者,其发病率明显高于非遗传病史者。本病发病与人白细胞抗原(HLA 二类抗原)有关。中国人发病与HLA-B46 明显相关。

(二)自身免疫

毒性弥漫性甲状腺肿(GD)时免疫耐受、识别和调节功能减退,抗原特异或非特异性抑制性 T 淋巴细胞(Ts 细胞)功能缺陷,机体不能控制针对自身组织的免疫反应,减弱了 Ts 细胞对辅助性 T 淋巴细胞(Th 细胞)的抑制,特异 B 淋巴细胞在特异 Th 细胞辅助下,产生特异性免疫球蛋白(自身抗体)。甲状腺自身组织抗原或抗原成分主要有 TSH、TSH 受体、甲状腺球蛋白(Tg)、甲状腺过氧化物酶(TPO)及 Na^+/I^- 同向转运蛋白等。毒性弥漫性甲状腺肿患者血清中可检出甲状腺特异性抗体,即 TSH 受体抗体(TRAb)。TRAb 分为甲状腺兴奋性抗体(TSAb)和 TSH阻断性抗体(TBAb)。TSAb 与 TSH 受体结合后,主要通过腺苷酸环化酶-cAMP 和磷脂酰肌醇-Ca^{2+} 两个级联反应途径产生与 TSH 一样的生物学效应,T_3、T_4 合成和分泌增加导致毒性弥漫性甲状腺肿。毒性弥漫性甲状腺肿浸润性突眼主要与细胞免疫有关。血液循环中针对甲状腺滤泡上皮细胞抗原的 T 细胞识别球后成纤维细胞或眼外肌细胞上的抗原,浸润眶部。被激活的 T 细胞与局部成纤维细胞或眼肌细胞表达免疫调节蛋白,增强眶部结缔组织的自身免疫反应,刺激成纤维细胞增殖,分泌大量的糖胺聚糖聚积于球后,继之水肿。

(三)环境因素

病毒或细菌感染、应激反应、皮质醇升高、性腺激素等方面的变化,可改变抑制或辅助性 T 淋巴细胞的功能,增强免疫反应,诱发甲亢的发病。

(四)其他

妊娠、碘化物过多、锂盐的治疗等因素可能激发毒性弥漫性甲状腺肿的免疫反应。长期服用含碘药物如胺碘酮者可引起碘蓄积,导致甲亢。

二、病理生理

当甲状腺分泌过多的甲状腺激素时,甲状腺激素可以促进磷酸化,主要通过刺激细胞膜的 Na^+-K^+-ATP 酶(即 Na^+-K^+ 泵),后者在维持细胞内外的 Na^+-K^+ 梯度的过程中需要大量能量以促进 Na^+ 的主动转移,以致 ATP 水解增多,从而促进线粒体氧化磷酸化反应,结果氧耗和产热均增加。甲状腺激素的作用虽是多方面的,但主要体现在促进蛋白质的合成,促进产热作用,以及与儿茶酚胺具有相互促进作用,从而影响各种代谢和脏器的功能。如甲状腺激素能增加基础代谢率,加速多种营养物质、肌肉的消耗。甲状腺激素和儿茶酚胺的协同作用加强,使神经系统、心血管和胃肠道等脏器的兴奋性增加,导致交感神经兴奋性增加,患者出现怕热多汗,心率增快,胃肠蠕动加快及手颤和肌颤等。此外,由于甲亢的发生与自身免疫反应有关,部分患者可出现不同程度的突眼。

三、分类

(一)甲状腺性甲亢

由于甲状腺本身的病变所致的甲状腺功能亢进。有甲亢症状,血 T_3、T_4、FT_3、FT_4 升高,TSH 降低。

1.弥漫性甲状腺肿伴甲亢

弥漫性甲状腺肿伴甲亢又称 Graves 病,本病发生的家庭聚集现象非常明显,与同卵双胎间的关系显著一致,与人类白细胞抗原显著相关,并且感染、应激和性腺激素等变化均可成为诱因。精神因素是一个常见的诱因,强烈的突发的精神刺激可使肾上腺皮质激素急剧升高,改变抑制或辅助性 T 淋巴细胞的功能,增强免疫功能,发生甲亢。患者可出现典型的甲亢症状,伴有甲状腺弥漫性肿大,部分伴有突眼,患者体内的 TRAb、TSAb 阳性。

2.甲状腺自主性高功能腺瘤

原因未明,结节可呈多个或单个,起病缓慢,无突眼。甲状腺扫描呈热结节,且不受 TSH 调节,故系自主性功能亢进,结节外甲状腺组织摄碘功能因垂体分泌 TSH 功能受甲状腺激素所抑制而减低,甚至消失。

3.多结节性甲状腺肿伴甲亢(毒性多结节性甲状腺肿)

病因不明。常于甲状腺呈结节性肿大多年后出现甲亢,甲状腺结节所具有结构上的异质性和功能上的自主性,开始时甲状腺功能处于正常状态,随着甲状腺结节的病程延长,自主功能的程度逐渐增加,使病情从功能正常逐渐发展至功能亢进,发生甲亢。患者有甲亢症状,但部分患者症状较轻,甲状腺超声检查示甲状腺呈结节样改变,甲状腺扫描特点为摄碘功能呈不均匀分布,并不浓集于结节。

4.慢性淋巴细胞性甲状腺炎伴甲亢

慢性淋巴细胞性甲状腺炎伴甲亢又称桥本甲亢,其发病原因可能是在自身免疫性甲状腺炎的情况下,由于病变对甲状腺腺体的破坏,使甲状腺激素的释放增多,同时也可能存在有兴奋甲状腺的受体抗体的作用,刺激腺体组织,使甲状腺激素分泌增多。患者的甲亢症状较轻,甲状腺质地韧,血中的抗体 TgAb、TPOAb 升高。

5.甲状腺癌伴甲亢

因甲状腺内功能自主性病灶产生过多甲状腺激素而引起甲亢。甲状腺肿大呈不规则性,质地硬,表面不光滑,可有结节,癌肿有转移者可出现甲状腺周围的淋巴结肿大。甲状腺 B 超、CT 及甲状腺扫描可示癌肿的改变,检测血甲状腺球蛋白、降钙素(CT)及 CEA 等肿瘤指标可有助于诊断。

(二)垂体性甲亢

少见,由于垂体瘤分泌促甲状腺激素(TSH)过多而致甲亢。血 TSH 升高,使 T_3、T_4、FT_3、FT_4 升高。

(三)异位 TSH 综合征

异位 TSH 综合征是因甲状腺外的肿瘤如肺、胃、肠、胰、绒毛膜等脏器的恶性肿瘤分泌 TSH 或类 TSH 物质,而促使甲状腺分泌甲状腺激素增多。

(四)绒毛膜促性腺激素相关性甲亢

如绒毛膜上皮癌、葡萄胎、侵蚀性葡萄胎、多胎妊娠等。卵巢皮样肿瘤中的毒性腺瘤可致甲亢,绒毛膜促性腺激素分泌增多也可致甲亢。

(五)碘甲亢

由于各种原因摄入了过多的甲状腺激素而引起甲亢。服用含碘药物和制剂等,如应用胺碘酮控制心律失常,可使血中的甲状腺激素水平升高;在治疗甲亢过程中加用的甲状腺激素量过大,导致甲亢病情反复;甲状腺功能减退症在应用甲状腺激素治疗的过程中,服用甲状腺素时间过长未及时调整剂量或服用量过大,可致血中甲状腺激素水平升高,部分患者出现甲亢症状。

四、病理

(一)甲状腺

多呈不同程度的弥漫性肿大,病程长者可呈结节状,质地软或韧,甲状腺内血管增生、充血,滤泡增生明显,细胞核可有分裂象,高尔基器肥大,线粒体增多。

(二)浸润性突眼

浸润性突眼者的球后组织中常有脂肪浸润,纤维组织增生,黏多糖和糖胺聚糖沉积,透明质酸增多,可见淋巴细胞和浆细胞浸润。眼肌纤维增粗,肌纤维透明变性,肌细胞内黏多糖增多。

(三)胫前黏液性水肿

病变部位见黏蛋白样透明质酸沉积,伴肥大细胞、吞噬细胞和内质网粗大的成纤维细胞浸润。

(四)其他

骨骼肌、心肌可有类似眼肌的改变,久病者可有肝内脂肪浸润、坏死。少数患者可伴有骨质疏松。

五、临床表现

甲亢的临床表现可轻可重,有的表现为典型甲亢,有的为亚临床甲亢,有的甲亢患者长期得不到诊治,待发生甲状腺危象后才急症入院。甲亢多见于女性,男女发病之比为 1∶(4~6),以 20~40 岁为多,但儿童及老年人均可发病。

(一)症状

典型的表现为甲状腺毒症表现及各系统代谢亢进的表现。

1.高代谢综合征

典型的甲亢症状主要为高代谢综合征,由于甲状腺激素分泌增多导致交感神经兴奋性增高、新陈代谢亢进,患者出现乏力、怕热多汗,尤其在夏季,重症患者会大汗淋漓。患者经常有饥饿感,进食多反而体重减轻。

2.精神神经系统

患者烦躁易怒,有的出现性情改变,记忆力减退,睡眠差、失眠多梦,还可出现手颤或肌颤。

3.心血管系统

甲亢时高水平的甲状腺激素使患者出现心动过速、心悸气短,血压升高、头晕、胸闷等,剧烈活动后症状明显。

4.消化系统

由于肠蠕动增快,患者出现大便次数增加、稀便,严重者出现腹泻、黄疸、肝功能损害。有的患者既往便秘,患甲亢后便秘消失,大便每天 1 次,这也是大便次数增多的表现,应注意鉴别。

5.肌肉骨骼系统

主要表现为甲状腺毒症周期性瘫痪,好发于 20~40 岁的亚洲男性甲亢患者,也可能为甲亢首发的明显的症状,以此就诊而诊断甲亢。有低钾血症,主要累及下肢,出现肌无力,多在清晨起床时不能站立、跌倒,双下肢瘫痪,几十分钟至几小时后可恢复;有的反复发作。甲亢时少数患者还可出现甲亢性肌病、重症肌无力,胫前黏液性水肿,属于自身免疫病。

6.生殖系统

女性患者常有月经减少或闭经,有的到妇产科就诊而发现为甲亢;男性常有阳痿。

7.造血系统

循环血中淋巴细胞比例增加,白细胞总数及粒细胞降低;偶有血小板计数减少。

(二)体征

查体可见皮肤温暖潮湿,少数患者出现低热。收缩压可升高,脉压增大,出现颈动脉搏动、水冲脉等周围血管征。可有手颤或舌颤,病情重者出现全身肌颤。部分患者有不同程度的甲状腺肿大及突眼。

1.眼征

部分患者出现突眼,出现上眼睑挛缩,睑裂增宽,眼球运动异常。当突眼度<19 mm 者为非浸润性突眼,突眼度>19 mm 者为浸润性突眼。并可出现不同程度的眼征。

(1)Stellwag 征:瞬目减少,两眼炯炯发亮。

(2)Von Graefe 征:双眼向下看时,由于上眼睑不能随眼球下落,呈现白色巩膜。

(3)Joffroy 征:眼球向上看时,前额皮肤不能皱起。

（4）Mobius征：双眼看近物时，眼球辐辏不良。

突眼严重者可出现眼内异物感、胀痛，畏光流泪，睡眠时眼睑不能闭合，导致角膜炎、复视、斜视等。

2.甲状腺肿

多数患者有不同程度的甲状腺肿大，尤其是在年轻患者，多呈弥漫性、对称性肿大，质地软，无压痛；久病者质地较韧，还可出现结节。桥本甲亢者的甲状腺质地韧；甲状腺癌者甲状腺质地硬，且伴有结节，边缘不规整，甲状腺周围可触及肿大的淋巴结。明显甲亢患者的甲状腺左右叶上下极可触及震颤，闻及血管杂音。

3.心脏体征

甲亢时心率快，第一心音亢进，少数患者，尤其是老年患者可出现房性心律失常或心房颤动。久病患者可出现心浊音界扩大，心尖区闻及收缩期杂音。

4.其他体征

有肠鸣音活跃或亢进；少数患者有胫前黏液性水肿，在双侧胫骨前皮肤呈非凹陷性水肿，皮肤增粗、增厚。有肌病者出现肌无力、肌腱反射减弱。

六、实验室检查

（一）甲状腺功能测定

1.总甲状腺激素测定

总甲状腺激素（TT_3、TT_4）仅能代表血中的总甲状腺激素水平，受甲状腺素结合球蛋白（TBG）的影响，在典型甲亢时可明显升高；在亚临床甲亢时可以表现升高不明显。临床有影响TBG的因素（如妊娠、服用雌激素、肝病、肾病、低蛋白血症、使用糖皮质激素等）存在时，应测定游离甲状腺激素。

2.游离甲状腺激素测定

游离甲状腺激素（FT_3、FT_4）不受TBG影响，较TT_3、TT_4测定能更准确地反映甲状腺的功能状态，是诊断甲亢的敏感指标。甲亢时明显升高，在亚临床甲亢时可有轻度升高，或在正常高限。

3.反T_3测定

反T_3（$r\text{-}T_3$）是T_4在外周组织的降解产物，其浓度的变化与T_3、T_4维持一定比例，尤其与T_4一致，是反映甲状腺功能的一项指标。在甲亢及复发的早期，仅有$r\text{-}T_3$的升高。

（二）超敏TSH（sTSH）测定

超敏TSH测定采用免疫放射分析法（IRMA）。甲亢时sTSH降低。采用免疫放射分析法测定TSH优于放射免疫法，其灵敏度为0.1～0.2 mU/L，能测定出低于正常的值。近年来，采用免疫化学发光法（ICMA）测定，其灵敏度更高，sTSH成为筛查甲状腺性甲亢的一线指标，甲状腺性甲亢时TSH通常＜0.1 mU/L，由于其灵敏度高，在甲状腺激素水平正常或在正常高限时，TSH水平已经有改变，sTSH是诊断甲状腺性甲亢、亚临床甲亢的敏感指标。但是在垂体性甲亢时不降低或升高。

（三）甲状腺自身抗体测定

1.TRAb

应用放射受体法测定，是鉴别甲亢病因、诊断Graves病的指标之一。因TRAb中包括

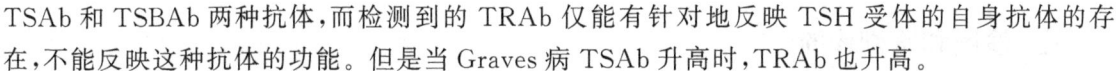

TSAb 和 TSBAb 两种抗体,而检测到的 TRAb 仅能有针对地反映 TSH 受体的自身抗体的存在,不能反映这种抗体的功能。但是当 Graves 病 TSAb 升高时,TRAb 也升高。

2.TSAb

TSAb 是 Graves 病的致病性抗体,该抗体阳性提示甲亢的病因是 Graves 病,是诊断 Graves 病的重要指标之一。Graves 病时 TSAb 升高,反映了这种抗体不仅与 TSH 受体结合,而且这种抗体产生了对甲状腺细胞的刺激功能。阳性率在 $80\%\sim100\%$,对 Graves 病,尤其是早期甲亢有诊断意义;并且对判断病情活动、是否复发有意义,是甲亢治疗后停药的重要指标。TSAb 可以通过胎盘导致新生儿甲亢,所以对新生儿甲亢有预测作用。

(四)甲状腺球蛋白抗体(TgAb)和甲状腺过氧化物酶抗体(TPOAb)测定

这两种抗体升高提示为自身免疫性甲状腺病。在桥本病时此抗体升高。甲亢患者这两种抗体升高时,提示桥本甲亢。如此抗体长期持续阳性,提示患者有进展为自身免疫性甲减的可能。

(五)甲状腺球蛋白和降钙素测定

对于甲亢患者合并有甲状腺结节者,甲状腺 B 超疑有甲状腺结节恶变者,需测定这些抗体,升高时提示甲状腺结节有恶变的可能,需进一步检查。在甲状腺癌术后的患者甲状腺球蛋白升高,提示有癌肿复发的可能;血降钙素升高提示应排除甲状腺髓样癌。

(六)甲状腺摄^{131}I率测定

^{131}I摄取率是诊断甲亢的传统方法,甲亢时甲状腺摄^{131}I率升高,且高峰前移,3 小时摄^{131}I率$>25\%$,24 小时$>45\%$。做甲状腺摄^{131}I率时应禁食含碘的食物和药物,孕妇和哺乳期妇女禁用此检查。目前由于甲状腺激素及 sTSH 测定技术的开展,大多数甲亢患者不需再做甲状腺摄^{131}I率,但是在诊断亚急性甲状腺炎时甲状腺摄^{131}I率测定具有重要的诊断意义。亚急性甲状腺炎伴甲亢时测定甲状腺激素水平升高但甲状腺摄^{131}I率降低,是诊断亚急性甲状腺炎的特征性指标。

(七)甲状腺超声检查

可明确甲状腺肿大的性质,是弥漫性肿大,还是结节性肿大,还可明确甲状腺内有无肿瘤、出血、囊肿等情况。

(八)甲状腺核素静态显像

对甲状腺肿大呈多结节性、或呈单结节者、或甲状腺有压痛疑诊为甲状腺炎等情况者,可进行甲状腺核素静态显像,明确甲状腺结节为凉结节,还是热结节,对高功能腺瘤的诊断有帮助。根据甲状腺摄取锝的情况,还可判断是否有桥本甲状腺炎、亚急性甲状腺炎的可能。甲状腺核素静态显像有助于胸骨后甲状腺肿的诊断,还对甲状腺结节的性质有一定的诊断价值。

(九)甲状腺 CT 或 MRI 检查

有助于甲状腺肿、异位甲状腺、甲状腺结节和甲状腺癌的诊断;还可明确突眼的原因、球后病变的性质,评估眼外肌受累的情况。

(十)血常规检查

周围血液循环中淋巴细胞绝对值和百分比及单核细胞增多,但白细胞总数偏低。血小板寿命较短,可显示轻度贫血。

(十一)血生化检查

甲亢时可有血糖的轻度升高,有的患者处于糖耐量异常阶段;少数患者出现低血钾、肝功能异常及电解质紊乱。

七、诊断和鉴别诊断

(一)诊断

典型病例经详细询问病史,依靠临床表现即可拟诊。不典型病例、小儿、老人及亚临床甲亢患者,往往症状不明显,易被漏诊或误诊。

1.临床甲亢的诊断

具有以下表现时,应考虑诊断为甲亢。

(1)具有高代谢的症状,并具有相关的体征,如体重减轻、乏力、怕热出汗、低热、大便次数增多、手抖和肌颤、心动过速等。

(2)甲状腺呈不同程度的肿大,部分患者伴有甲状腺结节,少数患者无甲状腺肿大。

(3)甲状腺功能测定示 T_3、T_4、FT_3、FT_4、r-T_3 升高。甲状腺性甲亢时 TSH 降低(一般<0.1 mU/L);下丘脑、垂体性甲亢时 TSH 升高。

2.Graves 病的诊断标准

(1)有临床甲亢的症状和体征。

(2)甲状腺呈弥漫性肿大,少数病例可无甲状腺肿大。

(3)测定甲状腺激素水平升高,TSH 降低。

(4)部分患者有不同程度的眼球突出和浸润性眼征。

(5)部分患者有胫前黏液性水肿。

(6)甲状腺 TSH 受体抗体(TRAb 或 TSAb)阳性。

以上标准中,前 3 项为诊断必备条件,后 3 项为诊断辅助条件。

3.其他类型甲亢

除了有甲亢的临床表现和甲状腺激素升高外,各种类型的甲亢具有其特点。

(1)桥本甲亢:甲状腺质地韧,TgAb、TPOAb 可明显升高。也有少数桥本甲状腺炎患者在早期因炎症破坏甲状腺滤泡,甲状腺激素漏出而呈一过性甲亢,可称为桥本假性甲亢或桥本一过性甲状腺毒症。此类患者虽然有甲亢的症状,TT_3、TT_4 升高,但是甲状腺 [131]I 摄取率降低,甲亢症状通常在短期内消失,甲状腺穿刺活检呈典型的桥本甲状腺炎的病理改变。

(2)高功能腺瘤:触诊发现甲状腺的单一结节,甲状腺核素静态显像有显著特征,显示"热结节"。

(3)结节性甲状腺肿伴甲亢:甲状腺肿大伴多结节,也可以表现为 T_3 型甲亢,如果有功能的结节,甲状腺核素静态显像可呈"热结节",周围和对侧甲状腺组织受抑制或者不显像。

(4)甲状腺癌伴甲亢:甲状腺质地韧偏硬,可触及单一结节或多结节,且与周围组织有粘连,或伴有周围及颈部淋巴结肿大。有的查血降钙素升高,提示有甲状腺髓样癌的可能。甲状腺针吸活检有助于明确诊断。

在甲亢症状不典型或根据甲状腺功能结果不能确诊者,可做 TRH 兴奋试验:静脉应用 TRH 200 μg 后,TSH 不受 TRH 兴奋,提示为甲状腺性甲亢;还可做 T_3 抑制试验:试验前先做甲状腺摄 [131]I 率,然后服 T_3 片 20 μg,每天 3 次,共服 7 天,服药后的甲状腺摄 [131]I 率较服药前降低 50% 以下考虑甲亢,>50% 者可排除甲亢。

(二)鉴别诊断

1.甲状腺炎伴甲亢

(1)亚急性甲状腺炎伴甲亢:是在病毒等感染后发生了甲状腺炎,使甲状腺滤泡破坏,释放出甲状腺激素,出现一过性甲亢。患者出现发热、咽痛等上呼吸道感染的症状,甲状腺疼痛伴有局部压痛,检测甲状腺功能可升高,但甲状腺吸碘率降低,这是亚急性甲状腺炎伴甲亢的一个典型表现。在甲状腺毒症期过后可有一过性甲减,然后甲状腺功能逐渐恢复正常。

(2)安静型甲状腺炎:是自身免疫性甲状腺炎的一个亚型,甲状腺肿大不伴疼痛,大部分患者要经历一个由甲状腺毒症至甲减的过程,然后甲状腺功能恢复正常。

2.服用过多甲状腺激素所致甲亢

有服用过多甲状腺激素的病史,甲状腺可无肿大,测定甲状腺激素水平升高。通过测定甲状腺球蛋白可进行鉴别,外源甲状腺激素引起的甲状腺毒症甲状腺球蛋白水平很低或测不出,而甲状腺炎时甲状腺球蛋白水平明显升高。

3.神经官能症

此症患者多有精神受刺激史,睡眠差、多梦,重者失眠、可有精神障碍。由于长期睡眠少、食欲缺乏,可引起消化不良、体重减轻、消瘦,这些表现易与甲亢的症状相混淆,应及时检测甲状腺功能明确诊断。

4.嗜铬细胞瘤

由于肿瘤分泌肾上腺素、去甲肾上腺素增多,引起高代谢综合征如出汗、手抖、消瘦、乏力等,还可出现心动过速、神经精神症状,有时酷似甲亢,但嗜铬细胞瘤的主要表现为高血压,血压可呈阵发性升高,或呈持续性高血压阵发性加重,而无甲状腺肿及突眼。测甲状腺功能正常,血和尿儿茶酚胺升高,肾上腺影像学检查可以显示肾上腺肿瘤,以此可进行鉴别。

5.症状的鉴别

(1)消瘦:引起消瘦的原因很多,如恶性肿瘤、结核病、糖尿病、嗜铬细胞瘤等,应鉴别。

(2)低热:常见的伴有低热的疾病有结核病、恶性肿瘤晚期、风湿病、慢性感染等。

(3)腹泻:常见于溃疡性结肠炎、慢性肠炎、肠道激惹综合征等疾病。

(4)心律失常:应与冠心病、风湿性心脏病、高血压性心脏病、心肌病、肺心病等相鉴别。

6.体征的鉴别

(1)脉压增大:应与高血压、主动脉瓣关闭不全、贫血等鉴别。

(2)突眼:单侧突眼者应排除眶内肿瘤;双侧突眼应与肺心病等疾病相鉴别。

(3)甲状腺肿:应与单纯性甲状腺肿、结节性甲状腺肿、桥本甲状腺炎、甲状腺肿瘤等相鉴别。

八、治疗

包括一般治疗、抗甲状腺药物及辅助药物治疗、放射性^{131}I治疗及手术治疗。应根据患者的具体情况,选用适当的治疗方案。

(一)一般治疗

应予适当休息。饮食要补充足够热量和营养,包括糖、蛋白质和B族维生素等。精神紧张、不安或失眠者,可给予安定类镇静剂。禁食含碘食物如海带、紫菜等。

(二)药物治疗

1.抗甲状腺药物的治疗

(1)适应证:①病情轻、甲状腺轻中度肿大的甲亢患者;②年龄在20岁以下,妇女妊娠期、年迈体弱或合并严重心、肝、肾等疾病而不宜手术者;③重症甲亢、甲状腺危象的治疗;④甲亢的术前准备;⑤甲状腺次全切除后复发而不宜用^{131}I治疗者;⑥作为放射性^{131}I治疗前的辅助治疗;

⑦经放射性[131]I治疗后甲亢复发者。

（2）常用药物有以下几种。①硫脲类：甲硫氧嘧啶（MTU）及丙硫氧嘧啶（PTU）。②咪唑类：甲巯咪唑（MM）、卡比马唑（CMZ）。这些抗甲状腺药物都能抑制甲状腺素的合成，抑制甲状腺过氧化物酶活性，抑制碘化物形成活性碘，影响酪氨酸残基碘化，抑制碘化酪氨酸耦联形成碘甲状腺原氨酸；抗甲状腺药物还可抑制免疫球蛋白的生成，使甲状腺中淋巴细胞减少，TSAb下降。PTU还在外周组织抑制脱碘酶从而阻抑 T_4 向 T_3 的转换，所以在重症甲亢及甲状腺危象时首选应用。

（3）剂量与疗程：长程治疗分初治期、减量期及维持期，按病情轻重决定剂量。

初治期：MTU 或 PTU 300～450 mg/d 或 MM、CMZ 30～40 mg/d，分 2～3 次口服，妊娠期甲亢患者以选择 PTU 为宜。服药至症状减轻后酌情减量至常规剂量。初治期治疗至症状缓解或 T_3、T_4、FT_3、FT_4、r-T_3 恢复正常或接近正常时即可减量，进入减量期。

减量期：根据病情及症状控制情况每 2～4 周减量 1 次。MTU 或 PTU 每次减 50～100 mg，MM 或 CMZ 每次减 5～10 mg。待症状完全消除，体征明显好转后根据甲状腺激素水平调整用药剂量，逐渐减量至最小维持量。

维持量期：经逐渐减少药物剂量后，患者的病情比较稳定，药物剂量服用较长时间调整很小，此时则进入维持量期，MTU 或 PTU 50～100 mg/d，MM 或 CMZ 5～10 mg/d，如此治疗至甲状腺功能较长期稳定在正常水平，以至停药。

疗程中除非有较严重反应，一般不宜中断，并定期随访。

（4）不良反应及处理如下所述。①粒细胞计数减少：是常见的不良反应，发生率较高，所以在治疗过程中应经常检测血常规，如白细胞计数低于 $3.0×10^9$/L 或中性粒计数细胞低于 $1.5×10^9$/L 则应考虑停药，并应加强观察，试用升白细胞药物如维生素 B_4、鲨肝醇、利血生等，必要时给予泼尼松 30 mg/d 口服。粒细胞缺乏伴发热、咽痛、皮疹时，须即停药抢救，应用重组人粒细胞集落刺激因子（GRAN），使白细胞上升后再继续用药或改用另一种抗甲状腺药物，或改用其他治疗方案。②药疹：较常见，可用抗组胺药控制，不必停药，但应严密观察，如皮疹加重，则应立即停药，以免发生剥脱性皮炎。③中毒性肝病：其发生率 0.1%～0.2%，多在用药后 3 周左右发生，表现为变态反应性肝炎，转氨酶升高。用药所致的肝功能损害应与甲亢本身所致的转氨酶升高相鉴别，所以在应用抗甲状腺药物前应先检测肝功能，以区别肝功能损害是否为抗甲状腺药物所致。还有罕见的 MM 导致的胆汁淤积性肝病，在停药后可逐渐恢复正常。如出现重症肝炎，应立即停药抢救。④血管炎：罕见，由抗甲状腺药物引起的药物性狼疮，查抗中性粒细胞胞浆抗体（ANCA）阳性。多见于中年女性患者，表现为急性肾功能异常，关节炎，皮肤溃疡，血管炎性皮疹等。停药后多数患者可恢复；少数严重病例需要应用大剂量糖皮质激素、免疫抑制剂或血液透析治疗。

（5）停药的指征：甲亢经用药物治疗完全缓解后何时停药，应考虑以下指标：甲亢的症状消失，突眼、甲状腺肿等体征得到缓解；检测甲状腺功能已多次正常，T_3、T_4、FT_3、FT_4、r-T_3 等长期稳定在正常范围；sTSH 恢复正常且稳定；TSAb 下降至正常。

（6）甲亢复发：复发主要指甲亢经药物治疗后病情完全缓解，在停药后又有复发者。复发主要发生在停药后的第 1～2 年，3 年后复发率降低。甲亢复发后要寻找复发的诱因，以控制诱因，并可继续药物治疗。对药物治疗有不良反应者，或不能坚持服药者，应考虑改用放射性[131]I治疗或手术等其他治疗。

达到以上指标后再停药,停药后复发率小。

2.其他药物治疗

(1)碘剂:能抑制甲状腺激素从甲状腺释放,能减少甲状腺充血,但作用属暂时性。于给药后2～3周内症状逐渐减轻,但以后又可使甲亢症状加重,并影响抗甲状腺药物的疗效。所以仅适用于:①甲状腺手术前的准备;②甲状腺危象的治疗;③甲亢患者接受急诊外科手术。碘剂通常与抗甲状腺药物同时应用。控制甲亢的碘剂量大约为 6 mg/d;或复方碘溶液(Lugol 液)3～5 滴口服,每天 3 次。

(2)普萘洛尔:不仅作为 β 受体阻滞剂用于甲亢初治期(每次 10～20 mg,每天 3～4 次),而且还有阻抑 T_4 转换成 T_3 的作用,近期改善症状疗效显著。此药可与碘剂等合用于术前准备,也可用于 [131]I 治疗前后及甲状腺危象时。哮喘患者禁用,可用阿替洛尔、美托洛尔。

(3)碳酸锂:可以抑制甲状腺激素分泌。但是与碘剂不同,不干扰甲状腺对放射性碘的摄取,主要用于对抗甲状腺药物和碘剂均过敏者,由于不良反应大,仅适于临时、短期应用控制甲亢。300～500 mg,每8 小时 1 次。

(4)促进白细胞增生药:主要用于有白细胞计数减少的甲亢患者。常用的有以下几种。①维生素 B_4:是核酸的组成成分,参与 RNA 和 DNA 的合成,能促进白细胞的增生。口服每次 10～20 mg,每天 3 次。②鲨肝醇:有促进白细胞增生及抗放射作用,口服每次 50 mg,每天 3 次。③利血生:为半胱氨酸的衍生物,能促进骨髓内粒细胞的生长和成熟,刺激白细胞及血小板增生,每次 20 mg 口服,每天 3 次。④重组人粒细胞集落刺激因子:主要刺激粒细胞系造血祖细胞的增殖、分化、成熟与释放。作用迅速,一般用于白细胞计数少于 3.0×10^9/L 时,此时应停用抗甲状腺药物,每天 75 μg 皮下注射,有变态反应者禁用。用促进白细胞增生药应定期监测血象。

(5)甲状腺激素:甲亢治疗过程中加用甲状腺素主要为预防药物性甲减,甲状腺素可反馈抑制 TSH 的分泌,防止甲状腺肿大和突眼,一般在抗甲状腺药物减量阶段应用。治疗中如症状缓解而甲状腺肿或突眼反而加重时,抗甲状腺药物可酌情减量,并可加用甲状腺片 40～60 mg/d或 L-T_4 12.5～50 μg/d,以后根据患者的具体病情决定抗甲状腺药物和甲状腺素的剂量。有的患者在加用甲状腺素后突眼和甲状腺肿得到缓解,而有些患者则在甲状腺素用量过大后会导致心悸、出汗、甲亢症状加重等,此时需停用甲状腺素,调整抗甲状腺药物剂量。

(三)放射性[131]I 治疗

放射性[131]I 能被甲状腺高度摄取,[131]I 释放出 β 射线对甲状腺有毁损效应,使甲状腺滤泡上皮破坏而减少甲状腺素的分泌,同时还可抑制甲状腺内淋巴细胞的抗体生成,达到治疗甲亢的目的。

1.适应证

(1)成人 Graves 甲亢伴甲状腺肿大Ⅱ度以上。

(2)应用抗甲状腺药治疗失败或复发或对药物过敏者。

(3)甲亢手术治疗后复发者。

(4)伴有甲亢性心脏病或伴其他病因的心脏病的甲亢患者。

(5)甲亢合并白细胞计数减少或全血细胞计数减少者。

(6)老年甲亢。

(7)甲亢合并糖尿病。

(8)毒性多结节性甲状腺肿。

(9)自主功能性甲状腺结节合并甲亢。

2.相对适应证

(1)青少年和儿童甲亢,应用抗甲状腺药物治疗失败或复发,而不适宜手术者。

(2)甲亢合并肝、肾等脏器功能损害。

(3)轻度和稳定期的中度浸润性突眼的甲亢患者。

3.禁忌证

妊娠及哺乳期妇女禁用;严重心、肝、肾衰竭者;肺结核患者;重症浸润性突眼及甲状腺危象等患者禁用。

4.放射性^{131}I治疗的并发症

主要的并发症为甲减,早期由于腺体破坏,后期由于自身免疫反应所致。一般在治疗后第1年的发生率为4%～5%,以后每年递增1%～2%。另外,可有放射性甲状腺炎等并发症。

5.注意事项

青少年甲亢患者在甲亢初治时,尽量不首先选用放射性^{131}I治疗,防止导致永久性甲减。

由于采用放射性^{131}I治疗较采用药物治疗简单、方便,减少了长期服药的麻烦,近年来采用放射性^{131}I治疗的患者明显增多,治疗较安全,疗效明显。重症甲亢患者在行放射性^{131}I治疗前需用抗甲状腺药物治疗,控制甲亢,防止在放射性^{131}I治疗未显效前发生甲状腺危象。

(四)手术治疗

实行甲状腺次全切除术可使甲亢的治愈率达到70%左右。

1.适应证

(1)中、重度甲亢,长期服药效果不佳。

(2)停药后复发,或不能坚持长期服药,甲状腺明显肿大者。

(3)甲状腺巨大有压迫症状者。

(4)胸骨后甲状腺肿伴甲亢。

(5)多结节性甲状腺肿伴甲亢者。

(6)疑似与甲状腺癌并存者。

(7)儿童、青少年甲亢应用抗甲状腺药物治疗失败或效果差者。

2.禁忌证

伴有重症突眼的Graves病患者,严重心、肝、肾衰竭不能耐受手术者,妊娠早期及晚期,以及轻症患者禁忌手术治疗。

3.术前准备

进行手术前必须用抗甲状腺药物充分治疗至症状控制,心率在80次/分钟左右,T_3、T_4、FT_3、FT_4、r-T_3在正常范围。手术前2周开始加服复方碘溶液,每次3～5滴,每天1～3次,术前1～2天停药。

4.手术治疗的并发症

(1)永久性甲减:由于手术损伤、Graves病本身的自身免疫性损伤所致。

(2)甲状旁腺功能减退:手术中甲状旁腺部分损伤或供应血管损伤可导致一过性甲状旁腺功能减退,以后可逐渐恢复;如为甲状旁腺误切或大部分损伤,则可导致永久性甲状旁腺功能减退。

（3）喉返神经损伤：单侧损伤表现为发音困难、声音嘶哑；双侧损伤可出现气道阻塞，需要紧急处理。

（4）手术创口出血、感染。

（5）甲状腺危象：多由于术前准备不充分所致。术后短时间内出现甲亢症状加重，还可出现肺水肿、心功能不全、休克等，需立即抢救。

九、甲亢特殊的临床类型及诊治

甲亢时还有一些特殊的临床表现和类型，应予重视；根据病情选择合理的治疗方案。

（一）甲状腺危象

甲状腺危象也称甲亢危象，是甲亢急性加重的临床综合征。

1.常见的诱因

（1）甲状腺危象多发生在甲亢未得到及时治疗的患者，尤其是在夏季、高温作业等，患者出汗多，脱水重。

（2）重症甲亢患者，未经药物治疗控制甲亢病情就进行放射性^{131}I治疗，在放射性碘治疗后，放射性^{131}I还未发挥作用、未控制过高的甲状腺激素水平而发生甲状腺危象。

（3）在感染、劳累、应激、急性胃肠炎、脱水、严重精神创伤等诱因情况下发生甲状腺危象。

（4）严重的躯体疾病：如充血性心力衰竭、低血糖症、败血症、脑血管意外、急腹症或重度创伤等。

（5）口服过量的甲状腺激素制剂。

（6）甲亢患者未做充分的术前准备，未应用足够的抗甲状腺药物治疗，甲状腺功能仍明显升高时就行甲状腺手术者，手术时使已合成的甲状腺激素释放到血液循环中，使血中的甲状腺激素水平进一步升高，在术后短时间内就发生甲状腺危象，多见于老年人。近年来由于对甲亢的深入认识，大多数需要行手术治疗的甲亢患者，在术前都做了充分准备，已很少有此种现象发生。

2.发病机制

甲状腺危象的发生与血中的甲状腺激素水平明显升高有重要关系。甲亢时血中的甲状腺激素水平明显升高，其中FT_3、FT_4的升高速度比其浓度的升高更为重要，短期内具有生物活性的游离甲状腺激素水平升高是导致甲状腺危象发生的重要因素。甲亢时内环境发生紊乱，机体对甲状腺激素的耐受性下降，高水平甲状腺激素的作用更加明显。过多的甲状腺激素使肾上腺素能受体数目增加，使肾上腺素能神经兴奋性增高，导致儿茶酚胺的反应性增强，进一步刺激了甲状腺激素的合成和释放，表现出过高的甲状腺激素在各系统的作用。

3.临床表现

原有的甲亢症状加重，并且伴有高热，体温＞39 ℃，心率＞140 次/分钟，血压可升高或降低。患者神情紧张，烦躁不安，呼吸急促，大汗淋漓，全身乏力。出现全身肌颤、手颤，并伴有恶心、呕吐、腹泻，体重较前明显减轻。部分患者出现心律失常如心房纤颤、频繁期前收缩等。由于短时间内甲状腺激素的迅速升高，使心率明显增快，多数患者，尤其是年龄较大的患者都伴有不同程度的心功能不全，双肺闻及湿啰音或满布干湿性啰音，出现心源性哮喘、肺水肿、急性左心衰竭的表现。甲状腺危象患者如未得到及时诊断和治疗，在短时间内会出现血容量减少、血压下降、休克，甚至昏迷。如不及时抢救，死亡率高。

4.诊断

根据患者既往的甲亢病史及就诊时的临床表现,诊断一般不难。甲状腺激素水平明显升高,甲状腺性甲亢时 TSH 明显降低,白细胞总数及中性粒细胞计数常升高。

但是对于无甲亢诊治史的患者,诊断甲状腺危象主要根据临床表现;根据临床表现考虑为甲状腺危象时,可以抽血送检进行甲状腺功能、血常规等必要的检查;但是在危重患者,可能没有时间等待甲状腺功能的结果,应立即进行输液、吸氧、用药等抢救措施,抓住抢救时机,挽救患者的生命。

甲状腺危象时的甲状腺功能测定示甲状腺激素水平明显升高,但病情轻重与血甲状腺激素浓度无平行关系,所以仅根据甲状腺激素水平不能判断是否存在甲状腺危象,诊断主要依靠临床表现。

5.治疗

甲亢患者病情加重,一旦发生危象则急需抢救。

(1)抑制甲状腺激素合成:是治疗甲状腺危象的重要抢救措施。首选 PTU,能抑制 T_4、T_3 合成和由 T_4 转化为 T_3。首次剂量 600 mg 口服或经胃管注入。如无 PTU 时可用等量 MM 60 mg。继用 PTU 每次 200 mg 或 MM 每次 20 mg,每天口服 3 次,待症状控制后减量至常用治疗量。

(2)抑制甲状腺激素释放:病情严重者在服 PTU 1 小时后使用碘剂,复方碘溶液 5 滴,每 6 小时 1 次;或用碘化钠 0.5～1.0 g,加入 500 mL 液体中静脉滴注,第一个 24 小时可用 1～3 g,要避光静脉滴注。

(3)降低周围组织对甲状腺激素的反应:选用肾上腺素能阻滞剂,如无心功能不全和哮喘者,可用大剂量普萘洛尔 20～30 mg,每 6～8 小时口服 1 次,或 1 mg 经稀释后缓慢静脉注射,视需要可间断给予 3～5 次。但应从小剂量开始,监测心率并注意窦房结功能,防止心率过慢;发生心功能不全者停用,及时监测心率及血压。

(4)拮抗应激:应用糖皮质激素能抑制甲状腺激素的释放,降低周围组织对甲状腺激素的反应,并增强机体的应激能力。可给予氢化可的松 50～100 mg 加入液体中静脉滴注,每 6～8 小时 1 次;或用地塞米松 5 mg 加入液体中静脉滴注,每天 2～3 次。

(5)液体疗法:甲状腺危象时患者出现高热、出汗多、呕吐、腹泻等,使体液量丢失过多,造成脱水,甚至血压低,所以在应用抗甲状腺药物进行治疗的同时,需立即给予补液。可以先给予 5% 葡萄糖盐水静脉滴注,根据患者失水的程度及心功能的情况决定补液量。如果有尿,无肾功能不全,可以给予 10% 氯化钾加入液体中静脉滴注。测定血电解质,纠正低钠、低钾血症等。有低血糖者,可以应用 10% 葡萄糖液静脉滴注,也可将 50% 葡萄糖 40～60 mL 加入等渗液体中静脉滴注。开通静脉通道,有利于静脉滴注糖皮质激素、碘剂等。静脉滴注碘剂时需配制成 3‰ 浓度,避光静脉滴注。

(6)对症治疗:高热者可给予物理降温或药物降温,试用异丙嗪、哌替啶各 50 mg 静脉滴注;供氧;同时监护心、肾等功能。甲状腺危象时多数患者有不同程度的心功能不全,在给予抗甲状腺药物治疗的同时,急性左心衰竭时需高流量吸氧,根据病情选择急救药如哌替啶(25～50 mg)或吗啡(5 mg)静脉应用;急性肺水肿可选用快速利尿剂如呋塞米 20～40 mg 或血管扩张剂等,注意改善微循环。防治感染,由感染诱发者,需针对感染的类型选择有效的抗菌药物。监测血电解质及血气,纠正电解质、酸碱平衡紊乱。及时处理各种并发症。

6.甲状腺危象的预防

甲状腺危象一旦发生,死亡率较高。尤其在老年人,伴有高血压、冠心病、心肾功能不全的患者,其死亡率更高,所以关键在于预防。防止甲状腺危象发生的预防措施有以下几种。

(1)出现心悸、烦躁、怕热多汗、食欲亢进、消瘦乏力等症状时,应及时就诊,得到早期诊治。

(2)已经诊断为甲亢的患者,应在专业医师指导下进行规律的有效治疗,尽早控制病情。

(3)应用口服抗甲状腺药物治疗的甲亢患者,应按时服药和随诊,不能随意停药,防止甲亢复发,导致甲状腺危象的发生。

(4)甲亢患者在发生感染、创伤、施行手术、应激等情况时,要及时监控甲亢病情,根据病情程度调整用药,防止危象发生。

(5)在炎热天气、高温作业、长途旅行等情况时,要注意水分的补充,防止脱水,并合理用药控制甲亢。

(6)甲亢手术治疗前应用抗甲状腺药物做好术前准备;重症甲亢行放射性¹³¹I治疗前先用抗甲状腺药物控制病情。

(二)甲状腺毒症性心脏病

1.发病机制

甲状腺毒症时甲状腺激素分泌增多,对心脏有3个作用:①增强心脏β受体对儿茶酚胺的敏感性;②直接作用于心肌收缩蛋白,增强心肌的正性肌力作用;③继发于甲状腺激素的外周血管扩张,阻力下降,心脏输出量代偿性增加。上述作用导致心动过速、心脏排出量增加、心房纤颤和心力衰竭。多见于长期甲亢未得到很好控制的患者或老年甲亢患者。

2.临床表现

除典型的甲亢表现外,可以出现心界扩大、心脏杂音,有的出现心律失常,以心房纤颤、房性期前收缩为常见。甲亢长期得不到控制者,心律失常不易纠正,易发生甲亢性心肌病,心肌损害,心力衰竭。

心力衰竭分为两种类型:一类是心动过速和心脏排出量增加导致的心力衰竭。主要发生在年轻甲亢患者。此类心力衰竭非心脏泵衰竭所致,而是由于心脏高排出量后失代偿引起,称为"高心脏排出量型心力衰竭"。常随甲亢控制,心力衰竭恢复。另一类是诱发和加重已有的或潜在的缺血性心脏病发生的心力衰竭,多发生在老年患者。此类心力衰竭是心脏泵衰竭。心房纤颤也是影响心脏功能的因素之一。甲亢患者中10%～15%发生心房纤颤。甲亢患者发生心力衰竭时,30%～50%与心房纤颤并存。

3.治疗

(1)应用抗甲状腺药物治疗:立即给予足量抗甲状腺药物,控制甲状腺功能至正常。

(2)¹³¹I治疗:经抗甲状腺药物控制甲状腺毒症症状后,尽早给予放射性¹³¹I破坏甲状腺组织,控制甲亢,防止高甲状腺激素对心脏的进一步影响。为防止放射性损伤后引起的一过性高甲状腺激素血症加重心脏病变,给予¹³¹I的同时可给予β受体阻滞剂保护心脏;¹³¹I治疗后2周恢复抗甲状腺药物治疗,等待¹³¹I发挥作用;¹³¹I治疗后要监测甲状腺功能,如甲状腺激素水平仍高于正常,要应用抗甲状腺药物治疗,严格控制甲状腺功能在正常范围;如果发生¹³¹I治疗后甲减,应用尽量小剂量的L-T$_4$控制血清TSH在正常范围,避免过量。

(3)β受体阻滞剂:普萘洛尔可以控制心动过速,减少心脏耗氧,适用于心率快、交感神经兴奋性增强的患者。

(4)心房颤动的治疗:对于甲亢伴有快速心房颤动者,给予β受体阻滞剂可有助于控制心率,减少心肌耗氧,如应用美托洛尔 25～50 mg,每天 1～2 次,也可应用抗心律失常药物如普罗帕酮等。对于有心力衰竭的慢性心房颤动,也可应用小剂量的洋地黄制剂,如地高辛 0.125～0.25 mg/d,减慢心率,纠正心功能。

(5)心力衰竭的治疗:处理甲亢合并的充血性心力衰竭的措施与未合并甲亢者相同。但是纠正的难度加大。给予吸氧;减少回心血量,肺水肿者需用呋塞米 20～40 mg,或应用血管扩张剂酚妥拉明等。在减少外周阻力的情况下,可应用洋地黄制剂,纠正心力衰竭。

(三)淡漠型甲亢

多见于老年患者。起病隐匿,临床症状较轻,无明显眼征和甲状腺肿。表现为表情淡漠、嗜睡、反应迟钝等,不易诊断。但大部分患者有心悸头晕,体重减轻、消瘦乏力。还可有腹泻、厌食,可伴有心房颤动、肌病等。所以在老年人,短时期内出现不明原因的消瘦,由便秘转成稀便,近期出现的心房颤动,由良好睡眠到睡眠差等,应考虑有甲亢的可能。根据甲状腺功能,判断甲亢的病情轻重,决定抗甲状腺药物的剂量。

(四)T_3 型甲状腺毒症

多见于结节性甲状腺肿、自主高功能性腺瘤、淡漠型甲亢或缺碘地区的甲亢患者。由于甲亢时 T_3 和 T_4 生成的比例失调,T_3 产生量过多所致。症状较轻,可能仅有乏力、心悸、大便次数增多等表现;也可能有部分甲亢症状,但是大多数体重无明显减轻。查 TT_3、FT_3 升高,而 TT_4、FT_4 正常。甲状腺摄 ^{131}I 率正常或偏高,但不受外源性 T_3 抑制。治疗此型甲亢时,抗甲状腺药物的剂量应适当减少,治疗疗程可能不如 Graves 病长,需根据病情及时调整药量,防止发生甲减。

(五)亚临床甲亢

多见于甲亢早期,或发生在结节性甲状腺肿、甲状腺毒性腺瘤早期。可无明显甲亢症状,测定 T_3、T_4、FT_3、FT_4 在正常高限或高于正常,TSH 降低。根据 TSH 降低的程度,划分为:①TSH部分抑制,血清 TSH 在 0.1～0.4 mU/L;②TSH 完全抑制,血清 TSH<0.1 mU/L。遇到有不典型甲亢症状的患者,及时查甲状腺功能,还可测定 TRAb,可以早期诊断亚临床甲亢,防止发展为临床甲亢。

诊断亚临床甲亢时需排除其他原因引起的 TSH 降低,如下丘脑-垂体疾病、非甲状腺疾病、外源性甲状腺激素替代治疗等情况。早期诊断甲亢治疗相对容易,仅需要应用口服抗甲状腺药物就可控制,应用剂量较小,疗程较短。

(六)妊娠与甲亢

1.妊娠一过性甲状腺毒症

GTT 在妊娠妇女的发生率是 2%～3%。本病发生与人绒毛膜促性腺激素的浓度增高有关。HCG 与 TSH 有相同的 α 亚单位、相似的 β 亚单位和受体亚单位,所以 HCG 对甲状腺细胞 TSH 受体有轻度的刺激作用。本症血清 TSH 水平减低、FT_4 或 FT_3 增高。

临床表现为甲亢症状,妊娠期的体重增加可掩盖甲亢所致的体重减轻,同时还由于妊娠期的生理性高代谢综合征、高雌激素血症所致的 TBG、T_3、T_4 升高,给甲亢的诊断带来困难。如患者有心悸、乏力、四肢近端消瘦,体重不随妊娠月份而相应增加,应疑诊甲亢,做甲状腺功能检查明确诊断。病情的程度与血清 HCG 水平增高程度相关,但是无突眼,甲状腺自身抗体阴性。严重病例出现剧烈恶心、呕吐,体重下降 5% 以上,严重时出现脱水和酮症,也称为妊娠剧吐一过性甲亢。多数病例仅需对症治疗,严重病例需要短时间应用抗甲状腺药物治疗。

2.妊娠 Graves 病的诊断

妊娠期具有生理性甲状腺素分泌增多的阶段,可出现甲状腺肿和相应的高代谢综合征,由于甲状腺激素结合球蛋白升高,血 TT_3、TT_4 也可相应升高,与 Graves 病相似,对于甲亢的诊断相对困难。此时需结合以下征象考虑为 Graves 病:①有心悸,出汗多,手颤,大便次数增多,体重不随妊娠月份而相应增加,四肢近端消瘦,乏力等症状;②查体示甲状腺肿大,甲状腺区闻及血管杂音,或有不同程度的突眼,有肌震颤等;③甲状腺功能示 FT_3、FT_4 升高,TSH 降低;④血清 TRAb 或 TSAb 升高。

3.甲亢与妊娠

未控制的甲亢使妊娠妇女流产、早产、先兆子痫、胎盘早剥等病症的发生率增高;早产儿、胎儿宫内生长迟缓、足月小样儿等的危险性升高。母体的甲状腺刺激抗体(TSAb)可以通过胎盘刺激胎儿的甲状腺引起胎儿或新生儿甲亢。所以,如果患者甲亢未控制,建议不要妊娠;如果患者正在接受抗甲状腺药物(ATD)治疗,血清 TT_3 或 FT_3、TT_4 或 FT_4 达到正常范围,停 ATD 后可以怀孕;如果患者为妊娠期间发现甲亢,或在妊娠前患甲亢已控制良好而在妊娠期间甲亢复发者,在告知妊娠及胎儿可能存在的风险后,如患者选择继续妊娠,则首选抗甲状腺药物如 PTU 治疗;病情不能控制并有手术指征者,可考虑在妊娠 4~6 个月期间手术治疗。妊娠期间应监测胎儿发育。有效地控制甲亢可以减少高甲状腺激素对胎儿的影响。

4.妊娠期的 ATD 治疗

一过性甲亢患者有的仅需对症治疗;有明显的甲亢表现、血甲状腺激素水平明显升高者需要应用抗甲状腺药物治疗。因为 PTU 与血浆蛋白结合比例高,胎盘通过率低于 MM,PTU 通过胎盘的量仅是 MM 的 1/4;另外 MM 所致的皮肤发育不全较 PTU 多见,所以治疗妊娠期甲亢优先选择 PTU,MM 可作为第二线药物。ATD 治疗妊娠期甲亢的目标是使用最小有效剂量的 ATD,在尽可能短的时间内达到和维持血清 FT_4 在正常值的上限,避免 ATD 通过胎盘影响胎儿的脑发育。起始剂量 PTU 50~100 mg,每天3次口服,监测甲状腺功能,及时减少药物剂量。治疗初期每 2~3 周检查甲状腺功能,以后延长至 3~4 周。血清 FT_4 达到正常后数周 TSH 水平仍可处于抑制状态,因此 TSH 水平不能作为治疗时的监测指标。根据甲状腺激素水平的控制,逐渐减少 ATD 剂量;而不主张合并应用 L-T_4 同时增加 ATD 的剂量。如果 ATD 治疗效果不佳,或对 ATD 过敏,或者甲状腺肿大明显,需要大剂量 ATD 才能控制甲亢时可以考虑手术治疗。手术时机一般选择在妊娠 4~6 个月;不适宜在妊娠早期和晚期行手术治疗,因为容易引起流产。β受体阻滞剂如普萘洛尔与自发性流产有关,还可能引起胎儿宫内生长迟缓、产程延长、新生儿心动过缓等并发症,故应慎用或不用。

5.哺乳期的 ATD 治疗

近 20 年的研究表明,哺乳期 ATD 的应用对于后代是安全的,哺乳期使用 PTU 150 mg/d 或 MM 10 mg/d 对婴儿脑发育没有明显影响,但是应当监测婴儿的甲状腺功能;哺乳期应用 ATD 进行治疗的母亲,其后代未发现有粒细胞减少、肝功能损害等并发症。MM 的乳汁排泌量是 PTU 的 7 倍,所以哺乳期治疗甲亢,PTU 应当作为首选。

6.妊娠期和哺乳期妇女禁用[131]I 治疗甲亢

育龄妇女在行[131]I 治疗前一定要确定未孕。如果选择[131]I 治疗,治疗后的 6 个月内应当避免怀孕。

(七)新生儿甲亢

本病的患病率为1‰～2‰。一项230例Graves病妊娠报告,新生儿甲亢的发生率是5.6%。Graves病母亲的TSAb可以通过胎盘到达胎儿,引起新生儿甲亢。TRAb的滴度超过30%或TSAb明显升高时容易发生本病。有的母亲其甲亢已经得到控制,但是由于血液循环中TSAb存在,依然可以引起新生儿甲亢。妊娠25～30周时胎儿的胎音＞160次/分钟提示本病。新生儿甲亢一般在出生后数天发作。表现为易激惹,皮肤潮红,高血压,体重增加缓慢,甲状腺肿大,突眼,心动过速,黄疸,心力衰竭。诊断依赖新生儿血清TT_4、FT_4、TT_3的增高。新生儿甲亢呈一过性,随着抗体消失,疾病自发性缓解,临床病程一般在3～12周。

新生儿甲亢一经诊断,需要用ATD治疗,目的是尽快降低新生儿循环血内的甲状腺激素浓度。PTU 5～10 mg/(kg·d);或MM 0.5～1.0 mg/(kg·d)。如心率过快,可应用普萘洛尔1～2 mg/d,减慢心率和缓解症状。根据病情调整ATD剂量。

(八)胫前黏液性水肿

在甲亢中不多见。少数甲亢患者在双胫骨前出现皮肤增厚、变粗、水肿,可有大小不等的斑块或结节,与Graves病同属于自身免疫病。随着应用抗甲状腺药物治疗控制甲亢,水肿可逐渐消失,仅少数可留有皮肤粗厚。

(九)Graves 眼病

患者出现突眼,眼部肿痛,畏光流泪,并可出现复视或斜视;严重者出现眼球活动受限,眼睑闭合不全,角膜外露可发生角膜溃疡。Graves眼病可与甲亢同时发生,也可在甲亢之后,有的患者合并亚临床甲亢;仅有少数患者有突眼而甲状腺功能正常,称之为甲状腺功能正常的GO。

十、甲亢的个体化治疗方案选择

(一)新发病的甲亢

对新发病者,要根据年龄、有无突眼,甲状腺肿大程度及病情轻重来选择治疗方案。

1.年轻的、未婚的轻中度甲亢患者

初诊甲亢时,多采用口服抗甲状腺药物治疗。因为应用口服药物可以根据病情轻重变化及时调整剂量,使甲亢逐渐控制以至停药。治疗时间不太长者,一般不导致甲减。如果采用放射性^{131}I治疗,甲亢可以治愈,但是如果剂量不当,有导致甲减的可能,以后需要长期补充甲状腺激素;在需要生育时还要考虑甲状腺激素补充的问题,并需要长期监测甲状腺功能。

口服ATD治疗时应防止服药时间过长而未调整剂量,发生甲状腺功能减退,使突眼及甲状腺肿加重。长程治疗对轻、中度患者的缓解率约为60%;短程治疗的缓解率约为40%。

2.已婚、已育的甲亢患者

初诊甲亢时,根据患者的具体情况选择治疗方案。Graves病患者,尤其是条件受限制,不能经常到医院复诊及检查者,或不能坚持长期服药及监测甲状腺功能等指标者,非桥本甲亢、无重症浸润性突眼、无碘过敏者,可以选择放射性^{131}I治疗。

病情中度或轻症者,可以选择应用口服抗甲状腺药物治疗,因为有些甲亢患者,尤其是桥本甲亢患者,用药短时间内甲状腺功能就恢复正常,如选择应用放射性^{131}I治疗,可能在较小剂量时就可能出现甲减。开始可服用MTU或PTU 6片/天,待症状减轻后逐渐减量。伴有明显突眼的患者,初始治疗宜先选用口服抗甲状腺药物,经用药物突眼有所减轻,如不能坚持长期服药,或有抗甲状腺药物所致白细胞计数减少或肝功能损害者,可以再选择放射性[131]I治疗。甲状腺明显肿大有压迫症状、或有甲状腺高功能腺瘤、或有甲状腺结节伴甲亢者,可以在应用抗甲状腺药物治疗控制甲亢后行手术治疗。

3.重症甲亢患者

需要先应用抗甲状腺药物控制甲亢的病情,待病情缓解后可以继续口服药物治疗,也可以根据病情选择放射性[131]I治疗。口服药宜选择PTU,因其药物起效快,控制症状作用明显。剂量为每天8~12片,个别重症或甲状腺危象前期患者初始药物剂量可达每天12~15片。

4.桥本甲亢患者

桥本甲亢表现为甲状腺质地韧,血中TgA、TPOAb可明显升高。初发甲亢时血甲状腺激素水平也可明显升高,但是应用ATD治疗后,在较短时间(如1~3个月)甲状腺功能可逐渐恢复正常,有的甚至出现甲减,所以初治时以选择ATD口服为宜,尽量在初治时不首选放射性[131]I治疗,防止出现永久性甲减。在应用ATD期间,应严密监测病情及甲状腺功能,及时调整药物剂量,防止用药过量。

(二)甲亢复发

对于应用口服ATD或放射性[131]I或手术治疗后甲亢复发的患者,应根据复发时病情的轻重及患者目前的状况选择治疗方案。

1.应用口服抗甲状腺药物治疗后甲亢复发者

多为Graves病患者。经过系统、足够疗程治疗后又复发、无严重突眼者,可以考虑应用放射性[131]I治疗;如果未实行系统治疗、治疗不规律者,桥本甲亢可以继续应用口服药治疗。Graves病无严重突眼者,建议应用放射性[131]I治疗;伴有严重突眼者,建议继续应用口服药治疗。甲状腺肿大明显的复发甲亢,在应用抗甲状腺药物治疗、甲亢控制后,可以考虑手术治疗;或直接应用放射性[131]I治疗。

2.应用放射性[131]I治疗后甲亢复发者

应用过1次放射性[131]I治疗后甲亢复发者,说明当时放射性[131]I的量偏小一些,放射性[131]I治疗后甲亢复发,最好不要急于进行第2次放射性[131]I治疗,因为两次的放射性[131]I的量累积可以导致甲减,应先用口服药物治疗。根据治疗所需的药物剂量和疗程,可以判断出病情的轻重及是否需要进行第2次放射性[131]I治疗。有些患者甲亢复发应用很短时间的抗甲状腺药物治疗,甲状腺功能即可恢复正常,这种患者如果应用第2次放射性[131]I治疗,势必导致甲减的发生;而有些患者应用口服药病情仍有波动,且在短时间内不能减量,治疗疗程长,有的停药后又复发,这些患者可以做第2次放射性[131]I治疗。

3.甲亢经手术治疗后复发者

初诊甲亢经手术治疗后甲亢复发者,多数为Graves病患者,宜先给予口服抗甲状腺药物治疗,大部分患者的甲亢可以控制并逐渐治愈,因为手术后甲状腺的总体积减小,多数患者复发后呈现轻度甲亢,较少出现重症甲亢,在应用药物治疗后即可控制病情。部分患者的病情重,应用口服药物甲亢难以控制,或出现甲状腺结节(经诊断无癌变征象),如无禁忌证,需应用放射性[131]I治疗,尽量争取既控制甲亢、又不引起甲减的效果。

4.应用口服抗甲状腺药物甲亢反复复发者

此类患者并不少见。多数因为长年服药不能坚持,时服时停,病程长了缺乏对疾病的重视,导致甲亢多年不愈。对于这些患者,无严重突眼者、无放射性[131]I治疗禁忌证者,应选择放射性^{131}I治疗,控制甲亢,防止多年甲亢所致的并发症发生,如甲亢性心脏病、严重突眼等。如甲状腺明显肿大有压迫症状者,可以先应用抗甲状腺药物治疗,然后行手术治疗。

(孙小钧)

第二节　甲状腺功能减退症

甲状腺功能减退症(简称甲减)是指由于不同原因引起的甲状腺激素合成、分泌或生物效应不足所致的机体代谢减低的综合征。各种年龄均可发生,以女性居多。按起病年龄分三型,起病于胎儿或新生儿者,称呆小病;起病于儿童者,称幼年型甲减;起病于成年者,称成年型甲减。病情严重时均可出现黏液性水肿,引发昏迷者称黏液水肿昏迷。

甲减可以发生在各个年龄,从刚出生的新生儿至老年人都可发生甲减,以老年为多见。随着诊断技术的发展和普及,在大多数的医院都可测得甲状腺激素,近年来甲减的检出率明显升高,使大部分的患者能早期得到诊断和治疗,避免了甲减重症病例的出现。甲减在男女都可发病,但女性多见,男女比例为1:(4~5),临床甲减的患病率男性约为0.1%,女性约为1.9%。而亚临床甲减的患病率增高,男性约为2.7%,女性约为7.1%。

一、病因及发病机制

引起甲减的原因很多,不同原因引起的甲减因地域和环境因素(饮食中碘含量,致甲状腺肿物质,遗传及年龄等)不同而有差别。

(一)原发性(甲状腺性)甲状腺功能减退

原发性甲状腺功能减退较多见,约占甲减的96%,是由甲状腺本身的病变所引起,常见病因有以下几种。

1.慢性淋巴细胞性甲状腺炎

慢性淋巴细胞性甲状腺炎又称桥本甲状腺炎、桥本病,是引起甲减的常见原因,占原发性甲减的大多数。由于甲状腺呈慢性自身免疫性甲状腺炎,随着病情进展,甲状腺滤泡的功能逐渐减退,导致甲减。

2.甲亢治疗后甲减

甲亢长期应用抗甲状腺药物治疗,抑制了甲状腺的功能,部分患者在甲亢治愈后逐渐出现甲状腺功能减退。

3.甲亢应用放射性碘治疗

甲亢行放射性碘治疗,最常见的并发症就是甲减,尤其是桥本甲亢患者应用放射性碘治疗,甲减的发生率更高。放射性碘破坏了甲状腺组织,使甲状腺的储备功能减低,随着应用放射性碘治疗后每年甲减的发生率在递增。

4.甲状腺手术

由于甲状腺结节、腺瘤或甲状腺癌行甲状腺手术治疗后,部分患者发生甲减,尤其是甲状腺癌的患者,甲状腺手术将大部分,甚至全部切除,术后需服用甲状腺素替代治疗。

5.颈部经放射线照射后

由于某些肿瘤如淋巴瘤行颈部放射线外照射治疗后,造成甲状腺滤泡的破坏,也可发生甲减。

6.甲状腺肿

患者地方性甲状腺肿发病有地域性、人群聚集性,有流行病学特征,人们的食物中含碘量低,每天摄碘量＜25 μg,呈地方性碘缺乏,并常有家族性。甲状腺肿大明显,甲状腺功能多减退。散发性甲状腺肿可由于甲状腺发育不全或缺如所致;自身免疫性疾病或服用过量抗甲状腺药物所致;也可因甲状腺激素合成酶系异常,引起甲状腺摄碘功能障碍、酪氨酸碘化和碘化酪氨酸耦联缺陷或甲状腺球蛋白合成和水解异常等所致。少数高碘地区也可发生甲状腺肿和甲减,据统计,每天摄入碘化物超过 6 mg 者易发生。

7.药物诱发

某些药物如锂盐、硫脲类、磺胺类、对氨基水杨酸钠、过氯酸盐、硫氰酸盐等可诱发甲减。

8.甲状腺先天发育异常

多有家族倾向;甲状腺激素合成障碍系常染色体隐性遗传,占先天性甲状腺功能减退的 25%～30%。

9.产后甲状腺炎或无痛性甲状腺炎

产后出现甲状腺部位疼痛,甲状腺滤泡破坏,导致甲状腺功能减退。

10.致甲状腺肿物质

如含单价阴离子(SCN^-、ClO_4^-、NO_3^-)的盐类和含 SCN^- 前体的食物可抑制甲状腺摄碘,引起甲状腺肿和甲减。长期大量食用某些白菜、芜菁、甘蓝、木薯等也可致甲状腺肿大。

11.激素合成障碍性甲减

分为:①甲状腺球蛋白合成和分解异常;②甲状腺浓聚碘功能障碍;③甲状腺碘有机化障碍;④碘化酪氨酸脱碘酶缺乏;⑤碘化酪氨酸耦联缺陷。

12.甲状腺癌破坏甲状腺组织

导致甲状腺功能障碍。

(二)继发性(垂体性)甲状腺功能减退

继发性甲状腺功能减退较少见,是由垂体疾病使 TSH 分泌减少所致。

1.垂体肿瘤

成人的病因多由于垂体部位的肿瘤较大,压迫了分泌 TSH 的细胞,使 TSH 分泌受阻,引起垂体性甲减。儿童的病因多源于颅咽管瘤。

2.垂体手术或放射治疗后

垂体瘤经手术切除或放射治疗后,可引起垂体功能减退,不仅有甲状腺功能减退,还会导致促性腺激素、促肾上腺皮质激素分泌减少,导致腺垂体功能减退。

3.席汉综合征

席汉综合征是由一百多年前席汉(Sheehan)发现的一种临床综合征。多由于孕妇产后发生大出血,休克时间过长,易引起供应垂体血供的血管发生血栓,使垂体细胞缺血、缺氧,最终导致腺垂体发生坏死,出现腺垂体功能减退,垂体分泌促性腺激素、促甲状腺激素、促肾上腺皮质激素均降低,出现各靶腺功能减退。

4.垂体卒中

垂体卒中是垂体肿瘤突发瘤内出血、梗死、坏死,致瘤体膨大引起的急性神经内分泌病变称垂体卒中。垂体腺瘤为垂体卒中最常见的原因,在垂体腺瘤基础上出现的垂体卒中多起病急骤,常有头痛、呕吐、视野缺损、眼运动神经麻痹、蝶鞍扩大等表现,可称为垂体腺瘤急性出血综合征。垂体卒中压迫垂体组织细胞,可引起腺垂体功能减退。

(三)三发性(下丘脑性)甲状腺功能减退

三发性甲状腺功能减退罕见,由于下丘脑产生 TRH 的减少,使垂体 TSH 的分泌减少而引起甲减,如鞍上肿瘤及先天性 TRH 缺乏等。

(四)甲状腺激素抵抗综合征

核受体缺乏、T_3 或 T_4 受体的结合障碍及受体后缺陷等,可使甲状腺激素在外周组织实现生物效应障碍引起甲减。

(五)促甲状腺激素不敏感综合征

由于甲状腺对 TSH 有抵抗所致,常呈家族发病倾向,部分与遗传有关,为常染色体隐性遗传病。可能是由于 TSH 受体基因突变或 TSH 信息传递中 cAMP 生成障碍所致。

(六)甲状腺激素不敏感综合征

呈常染色体显性或隐性遗传,有家族发病倾向。

二、病理

(一)甲状腺

由于病因的不同,甲状腺体积可以缩小或肿大。

甲状腺萎缩性病变多见于慢性淋巴细胞性甲状腺炎,早期甲状腺腺体内有大量淋巴细胞、浆细胞浸润;久之甲状腺滤泡及胶质可见部分或全部消失,出现致密透明样的纤维组织。呆小病者的甲状腺多半呈萎缩性病变,甲状腺发育不全或缺如。伴甲状腺肿者,在早期可见滤泡细胞增生、肥大,胶质减少或消失;久病者甲状腺肿呈现结节状,镜下见滤泡充满胶质,滤泡上皮细胞呈扁平状。

(二)垂体

原发性甲减时腺垂体增大,甚至呈结节状增生,这是由于甲状腺激素分泌减少以后反馈至腺垂体,使之过多地分泌 TSH 所致。垂体性甲减患者的垂体萎缩,或有肉芽肿等病变。

(三)黏液性水肿

含透明质酸、黏蛋白、黏多糖的液体在组织内浸润。在皮下浸润致使皮肤肿胀,表皮萎缩、角化;肌纤维的浸润引起骨骼肌及心肌退行性变,以致坏死;全身的组织细胞核酸与蛋白质合成、代谢及酶系统的活力均减弱,浆膜腔积液;脑细胞可萎缩,呈退行性变。

三、临床表现

按发病年龄可分为呆小病、幼年型甲减、成人甲减;严重的甲减可出现黏液性水肿或昏迷。

(一)呆小病

发生在胎儿期或出生 2 个月内的甲减称为呆小病或称克汀病。呆小病分为地方性和散发性两种。地方性呆小病是由于地方性碘缺乏,母体摄入碘不足,造成胎儿严重甲状腺功能低减,损害胎儿的神经系统发育和听力,出生后表现痴呆和聋哑为主,造成不可逆的神经系统损害,临床上多见到的是散发性呆小病。

患儿出生后表现少动作、嗜睡、主动吃奶差,很少啼哭;新生儿黄疸期长,便秘,对外界刺激反应差。随着时间的延长,患儿头面部表现为头大、头发稀疏、眼睑水肿、面色黄而虚肿、唇厚、舌大、流涎、表情淡漠、傻笑或痴呆。皮肤干燥而粗厚,皮温低。前囟闭合晚,出牙迟,牙齿发育不良。智力低下,反应差,伴有听觉和语言障碍,下肢呈痉挛步态,心脏扩大,心音低钝,血压低等。

(二)幼年型甲减

幼年型甲减是指在幼年时期(儿童时期)发生的甲减,除了有代谢低减的表现外,主要影响儿童的生长发育。在儿童时期发病早者表现为生长发育迟缓、智力低下、活动少、便秘等症状;发病较晚者的症状常不典型,多数以甲状腺肿大来就诊。

(三)成人甲减

甲减发生在成人期,临床以代谢减低为主要表现,是临床最为常见的甲减。

1.代谢减慢的表现

典型的表现为怕冷,乏力,少汗,表情淡漠皮肤苍白、发凉;颜面水肿、唇厚舌大、声音粗,食欲缺乏,大便干燥,反而体重增加。皮肤干燥、粗厚有脱屑,有下肢水肿。甲状腺可有肿大或萎缩。

2.神经精神系统

患者出现反应迟钝,记忆力减退,反应慢,抑郁,嗜睡;重者伴痴呆、幻想、木僵、昏睡等。

3.呼吸循环系统

患者出现心率慢,心音低,血压偏低,病情较重者常觉胸闷、气短,有心脏扩大,心动过缓,低血压;有时伴有心包、胸腔甚或腹腔等多浆膜腔积液。部分患者出现睡眠呼吸暂停,甚至呼吸衰竭,是导致甲减患者死亡的主要原因。

4.消化系统

甲状腺激素缺乏使食欲减退,胃酸分泌减少,肠蠕动减弱,出现顽固性便秘,甚可出现麻痹性肠梗阻。

5.性功能

女患者可有月经量过多,经期延长,不易怀孕,泌乳和多毛;男性出现阳痿,性功能减退。

6.肌肉与关节

主要表现为肌软弱无力,并可出现肌萎缩。腱反射减弱,关节活动度减小。跟腱反射的半弛缓时间延长对本病有诊断价值。

7.血液系统

由于甲状腺激素不足,影响红细胞生成素合成,骨髓造血功能减低,可致轻、中度的贫血,多数为正常细胞型正常色素性贫血。

(四)亚临床型甲状腺功能减退

此症患者既无明显的甲状腺功能减退症状,也缺少典型的甲状腺功能减退体征,其血中的甲状腺激素也在正常范围,仅血中 TSH 水平高于正常。亚临床甲减常见的原因有慢性淋巴细胞性甲状腺炎、放射性碘及手术治疗后的 Graves 病、甲减时不适当的替代治疗、碳酸锂治疗、碘及含碘药物及颈部的外照射等。

四、实验室检查

(一)血清 TSH 测定

血清 TSH 升高是原发性甲减的早期表现,是诊断的敏感指标。如仅有 TSH 升高而 TT_3、TT_4 正常时,常为亚临床型甲减。下丘脑、垂体性甲减 TSH 正常或低于正常。

(二)血清甲状腺激素测定

血清 TT_3、TT_4、FT_3、FT_4 降低,TT_4、FT_4 降低更明显为甲减的可靠诊断指标。$r\text{-}T_3$ 明显低于正常[正常值(47±10)ng/dL]。

(三)TRH 兴奋试验

行 TRH 兴奋试验后,TSH 明显升高,提示原发性甲减。TSH 水平降低,提示继发性或三发性甲减。TSH 延迟升高(反复给予 TRH 后),往往提示下丘脑性甲减。

(四)甲状腺抗体测定

血甲状腺球蛋白抗体(TgAb)和甲状腺过氧化物酶抗体(TPOAb)是确定原发性甲减病因的重要指标,是诊断自身免疫性甲状腺炎(包括桥本甲状腺炎、萎缩性甲状腺炎)的主要指标。一般认为 TPOAb 的意义较为肯定。当 TPOAb>50 IU/mL 和 TgAb>50 IU/mL 者,临床甲减和亚临床甲减的发生率显著增加。

(五)血脂测定

血胆固醇、甘油三酯和 β 脂蛋白升高。

(六)婴儿血或脐带血甲状腺功能测定

在地方性甲状腺肿流行地区,可采用测婴儿血或脐带血的 FT_4 和 TSH,以达到早期诊断先天性甲减的目的。

(七)甲状腺 B 超

通过甲状腺 B 超检查,有助于明确甲减的原因,B 超可显示单纯性甲状腺肿、结节性甲状腺肿、桥本甲状腺炎、甲状腺萎缩等征象。

(八)影像学检查

可行颅骨 X 线、CT、MRI 检查,对下丘脑、垂体病变诊断有帮助。

(九)血常规

可显示血红蛋白有不同程度的降低。

五、诊断和鉴别诊断

(一)诊断

典型的甲状腺功能减退患者,结合临床表现与常采用的实验室检查,一般不难作出诊断,血清 TSH 和 TT_4、FT_4 是诊断甲减的第一线指标。文献报道亚临床甲减的发生率并不低,此症临床表现不明显,实验室检查仅见血中 TSH 升高。血中 TSH 测定,对于确定甲减的病变是由原发性或是继发性原因引起的是十分有意义的,前者测定数值可明显高于正常,后者是降低的;而 TRH 兴奋试验则用于进一步鉴别甲状腺功能减退继发于垂体或是由于下丘脑的疾病所致,下丘脑病变者在注射 TRH 后,TSH 较注射前明显升高。慢性淋巴性甲状腺炎是引起原发性甲减的常见原因之一,对其中的大多数患者,进行血中抗甲状腺抗体测定,可得以诊断。

（二）鉴别诊断

1.中枢性甲减与原发性甲减鉴别

根据基础 TSH 水平即可鉴别。中枢性甲减时 TSH 降低，而原发性甲减时 TSH 升高。当中枢性甲减表现为 TSH 正常或轻度升高时，需要做 TRH 兴奋试验鉴别。

2.贫血

贫血可由各种原因所引起。由血液系统疾病引起者如再生障碍性贫血表现为三系减少；缺铁性贫血具有一定的病因，表现为小细胞、低色素性贫血。而甲状腺功能减退引起的贫血仅有血色素降低，而无粒细胞、血小板的减少，同时还有甲减的表现可鉴别。

3.慢性肾炎

表现为蛋白尿，尿中可有颗粒管型，伴有高血压、肾性贫血，水肿呈凹陷性，由低蛋白血症所致。而甲减一般无蛋白尿及高血压，呈黏液性水肿。

4.肥胖症

多有肥胖、高血压、糖尿病等家族遗传史，呈单纯性肥胖，而无水肿及贫血等表现。

5.特发性水肿

无明显病因可寻，水肿但不伴有高血压、贫血、蛋白尿等表现，查血浆蛋白、甲状腺功能均正常。

六、治疗

应根据引起甲状腺功能减退的病因，进行相应的处理。甲状腺制剂的长期替代是本病主要和有效的治疗方法，常用的制剂如下。

（一）左甲状腺素钠片（L-T$_4$）

作用较慢且持久。由于起效时间较缓慢，患者容易耐受，剂量易于掌握，是治疗甲减较理想的制剂，目前已是本病的主要替代治疗药物。治疗的剂量取决于患者的病情、年龄、体重和个体差异。一般开始可从每天 25～50 μg 口服，以后根据病情逐渐调整剂量至生理需要量，一般为 50～150 μg/d。婴儿及儿童可根据体重计算每天所需的完全替代剂量：6 个月以内 6～8 μg/kg；6～12 个月 6 μg/kg；1～5 岁 5 μg/kg；6～12 岁 4 μg/kg。开始时应用完全替代量的 1/3～1/2，以后根据甲状腺功能及病情逐渐加至机体所需用的合适剂量。老年患者需要适当减少剂量，从每天 12.5～25 μg 开始应用，逐渐加至生理需要量。妊娠时适当增加剂量 20%～30%。甲状腺癌术后患者每天的需要量为 2～2.2 μg/kg，以达到甲状腺激素水平正常，抑制 TSH，防止肿瘤复发。

（二）甲状腺片

甲状腺片是由家畜甲状腺的干燥粉末加工而成，其中含有 T$_4$ 为 T$_3$ 的 2.5 倍（猪）或 4 倍（牛），价格便宜。因其甲状腺激素含量不稳定和 T$_4$ 含量偏少，T$_3$ 含量偏多，目前较少应用。在无 L-T$_4$ 的偏远地区，可应用甲状腺片，一般每天从 10～20 mg 开始应用，根据甲状腺功能调整剂量至生理需要量，维持量一般在每天 40～120 mg。对已有心脏病的老年患者，从小剂量开始应用，逐渐加至生理需要量。

（三）三碘甲腺原氨酸（甲碘胺）

作用出现快，且药效维持时间较短，适用于黏液性水肿昏迷患者的抢救。成人开始时每天 10～20 μg，分 2～3 次口服，逐渐增加剂量，维持量每天 25～50 μg。儿童体重在 7 kg 以下者，开始时每天2.5 μg;7 kg以上者,每天5 μg;维持量每天15～20 μg,分2～3次口服。

除了抗甲状腺药及甲状腺部分切除术后引起的暂时性的甲状腺功能减退,其他原因导致的甲状腺功能减退,应长期服用甲状腺制剂。在治疗中可根据患者的症状、体征及血中 TSH、T_3 及 T_4 的结果,来调整药物的剂量。当有妊娠或遇有应激情况时,不可停药。因为寒冷刺激可以增加 TSH 的分泌,进而促使甲状腺分泌甲状腺激素增多,以适应环境的改变,所以在气候寒冷时适当增加药量。甲状腺功能减退患者对镇静安眠药较敏感,应慎用。

七、甲减的特殊类型

(一)甲状腺功能减退性心脏病

甲状腺功能减退性心脏病是指甲状腺功能减退患者伴有心肌改变或心包积液,或者两者并存,临床上见有心脏扩大、心搏出量减少及心电图示肢体导联低电压等。

1.诊断依据

(1)有甲状腺功能减退的临床症状和体征,部分患者出现心绞痛或心功能不全。实验室检查符合甲减。

(2)70%～80%甲状腺功能减退患者有心电图的改变,包括心动过缓、肢体导联低电压、PR 间期延长、T 波平坦或倒置等。

(3)X 线检查示心脏有不同程度的扩大,可能是心肌有黏液性水肿及(或)心包有积液所致。

(4)超声心动图可示心包积液。收缩时间间期(STI)测定显示心率减慢及心排出量减少,且心搏出量及心肌耗氧量下降。STI 与甲状腺激素水平明显相关。

(5)心内膜心肌活检对了解心内膜心肌的病变及病变的程度有意义。

2.治疗

甲状腺功能减退患者易有高血压及冠心病,故降低血压及治疗高脂血症是有益的。如伴有心包积液,应尽早用甲状腺激素;有心绞痛者,可用硝酸甘油、长效硝酸酯类及 β 受体阻滞剂。如同时存在冠心病,甲状腺激素的应用必须谨慎,甲状腺片从每天 10 mg 开始,缓慢增加剂量,必要时应进行心电监护。L-T_4 起效慢,更适合于对此种患者的治疗,每天12.5～50 μg,根据病情决定用量。为缓解症状,防止心脏压塞,有时对大量心包积液的患者,可行心包穿刺。当甲状腺功能恢复正常、心包积液仍不消退,或出现心脏压塞,必要时考虑心包切开手术。若合并心力衰竭,应用洋地黄治疗应慎重,因甲减时洋地黄分解代谢缓慢,且心脏对洋地黄的耐受性差,极易蓄积中毒。

(二)黏液性水肿昏迷

黏液性水肿昏迷又称甲状腺功能减退性昏迷,是甲减未能及时诊治,病情发展的晚期阶段。其特点除有严重的甲状腺功能减退表现以外,尚有低体温、昏迷,有时发生休克。本病常发生于老年女性患者。不论甲减是由哪一种病因引起的,凡是甲状腺功能减退的病情发展到末期,均可以导致黏液性水肿昏迷的发生。

1.发病诱因

黏液性水肿昏迷以老年患者居多,其发病年龄可从 10 岁到 90 岁,多在 61～70 岁。男女比例为 1:3.5。绝大多数患者昏迷发生在寒冷季节,肺部感染及心力衰竭为主要诱发因素。肺部感染也可以是昏迷后的并发症。镇静药、安眠药、麻醉剂等可诱发昏迷。一些代谢紊乱也是本症的诱发因素。黏液性水肿昏迷的诱发因素包括低温、胃肠道出血、感染(如肺部感染)、外伤、充血性心力衰竭、手术、药物、脑血管意外、镇静剂使用、安眠药、碳酸锂、胺碘酮及麻醉剂等药物使用、代谢障碍及电解质紊乱如低钠血症、高碳酸血症、酸中毒和低血糖等。

2.临床表现

患者可表现为昏迷,或先为嗜睡,以后短时间内逐渐发展为昏迷。前驱症状主要有对寒冷不能耐受及疲乏。通常发病前的数月已感疲乏及嗜睡,有的患者一天的睡眠时间可长达20小时以上,以至于进餐也受到影响。有些患者以便秘、听力减退或感觉异常为主诉。本病常有典型的甲状腺功能减退临床表现,黏液性水肿时患者水肿明显,反应差,神志清或恍惚,食欲缺乏,大便干燥,腹胀,有的出现不完全性肠梗阻。查体示血压低,体温低,皮肤干而粗糙,眼睑和面部水肿,眼裂变小,舌肥大,说话吐字不清。多数患者的甲状腺无明显肿大。心动过缓,心音低钝。伴有心功能不全者肺底可有湿啰音,双下肢水肿明显。约30%的患者有心脏增大或心包积液、心动过缓、心音低钝、心律不齐,严重时出现室性心动过速。部分患者有胸腔积液,腱反射明显迟钝。

低体温是黏液性水肿昏迷的标志和特点,发生率约占80%,不少患者体温低至27 ℃以下,这种体温提示已达疾病末期,病情难以恢复。约有20%患者的体温可以正常或高于正常。本症患者虽体温低,但不伴有战栗。多数患者昏迷时血压较低,约半数患者低于13.3/8 kPa(100/60 mmHg),可接近休克时水平,但也有30%患者不低于16.0/10.7 kPa(120/80 mmHg)。有些患者先有脑部症状,如智能低下、健忘、情绪变化、嗜睡、手不灵活、共济失调步态、轮替动作不能。有的有精神障碍,如幻觉、妄想及定向障碍,部分患者于昏迷开始时有癫痫大发作。肠道症状除有常见的便秘、腹胀以外,也可发生麻痹性肠梗阻及腹水。严重病例可发生休克、昏迷、严重的低氧血症、呼吸暂停等,不及时抢救可导致患者死亡。

3.实验室检查

(1)甲状腺功能检查:血中甲状腺激素水平明显减低,严重者血中总甲状腺素(TT$_4$)、游离甲状腺素(FT$_4$)及总三碘甲状腺原氨酸(TT$_3$)可降至零。

(2)其他血液检查:多数患者有明显贫血,查血色素降低。血钠、血氯正常或减低,血钾正常或升高。血糖大多数正常,少数病例降低,个别升高。血气分析可显示低氧血症、高碳酸血症及呼吸性或混合性酸中毒,CO_2结合力约在1/3患者升高。胆固醇常常升高,有1/3正常或降低。血尿素氮、肌酸磷酸激酶均可升高。血清乳酸脱氢酶也可增高。偶尔出现高血钙,其原因不明。

(3)心电图示心动过缓,各导联QRS波示低电压,QT间期延长,T波平坦或倒置。

(4)胸部X线检查可见心包积液引起的心影增大、胸腔积液。

(5)腹部B超检查可见腹水。

(6)脑电图示α波波率减慢,波幅普遍降低。

(7)脑脊液示蛋白质多异常升高,可高至3 g/L,压力偶可增高,可高达53.3 kPa(400 mmHg)。

4.诊断和鉴别诊断

(1)诊断:多数患者有长期甲状腺功能减退史,并有典型的甲状腺功能减退体征及发生黏液性水肿昏迷的诱因。但有些患者,由于起病缓慢,症状、体征不明显,不能确诊。凡是患者有低体温,临床存在不能解释的嗜睡、昏迷,应想到黏液性水肿昏迷的可能,尤其是在老年女性患者。如发现患者的颈前有手术切口痕,并有心动过缓、通气低下、皮肤粗糙、黏液水肿面容、舌大、低血压、反射迟缓以及心电图示低电压等,都是诊断本症的重要参考资料。对疑诊病例,应做血T$_3$、T$_4$、FT$_3$、FT$_4$及TSH检查。

(2)鉴别诊断:典型病例诊断并不困难,但对不典型的病例,急诊条件下常难证实。临床上本病易与其他系统疾病混淆,特别是一些循环、消化、神经系统疾病及其他常见的昏迷原因如脑血管意外、低血糖昏迷、代谢性脑病等,应尽快排除,便于治疗。一些全身性疾病引起的甲状腺激素减低综合征,在与本病鉴别时也需考虑。

5.治疗

当排除了产生昏迷的其他原因,临床确立诊断以后,应当尽早开始治疗。治疗的目的是提高甲状腺激素水平及控制威胁生命的并发症。

(1)甲状腺激素替代治疗:目的是尽早使血中 TT_4、TT_3 恢复正常。给药途径有口服和静脉给药。患者因肠道黏膜水肿,口服给药吸收不稳定,较满意的方法是静脉给药。静脉注入大剂量甲状腺素可以降低病死率。但此药有引起心律失常或心肌缺血等不良反应,如患者有冠状动脉硬化性心脏病,处理较困难,但这与危及生命的黏液性水肿昏迷相比,后者更加重要。有人主张用甲状腺素而不用三碘甲状腺原氨酸,其理由如下。①甲状腺素有静脉注射制剂;②其半寿期较长,每天给一次药即可;③甲状腺素在末梢血中经脱碘作用,稳定的转化为三碘甲状腺原氨酸,血中浓度波动少;④甲状腺素容易监测。具体用法为开始静脉应用 L-T_4 200~400 μg,此法可在24 小时内使血中 T_4 升至正常水平,第 2 天用 100 μg,第 3 天以后给予 50 μg,直至病情好转能够口服药物,可减为通常维持量。也有人主张开始静脉推注 L-T_4 200~400 μg,同时或随后每 6~8 小时用三碘甲状腺原氨酸 10~25 μg。理由是此种患者的末梢血中 T_4 转换为 T_3 的能力也减低,特别是当存在明显的并发症时,于几天内这种治疗均应加用少量 T_3。用甲状腺激素治疗时进行心电监护是必要的,如出现心律不齐或缺血性改变,需及时减少用量。

(2)糖皮质激素:原发性甲状腺功能减退者,肾上腺皮质储备功能差;垂体功能减退者,除可有甲状腺功能减退,也存在肾上腺皮质功能减退,需按照腺垂体功能减退的治疗补充肾上腺皮质激素及甲状腺激素。为避免肾上腺危象的发生,在用甲状腺激素的同时,应加用糖皮质激素如氢化可的松 100~2 00 mg 静脉滴注,以后视病情调整用量。

(3)一般疗法及支持疗法。①纠正低氧血症:黏液性水肿昏迷患者的换气能力降低,呼吸率下降,产生高碳酸血症及缺氧时,应行血气监护。如发生二氧化碳潴留,必须给氧。有时需气管切开、气管内插管或用人工呼吸器。②纠正心功能不全:有充血性心力衰竭时应用洋地黄制剂。③抗休克:如有低血压及休克,需用抗休克治疗及补液,必要时应予输血。④控制液体入量:甲状腺功能减退严重者,液体需要量较正常人少,如患者无发热,每天 500~1 000 mL 已足够。低血钠时应注意补充钠盐,减少液体量,如血钠很低时,可补充少量高渗盐水。但须注意,过多高渗盐水可引起心力衰竭。⑤纠正低血糖:开始用 50% 葡萄糖液,以后用 5%~10% 葡萄糖液静脉点滴。⑥防治感染:积极寻找感染灶,包括血、尿培养及胸片检查,对体温不高的患者,更要注意。不少患者对感染的反应差,体温常不升高,白细胞计数升高也不明显,为防止潜在感染灶的存在,常需加用抗菌药物。⑦治疗肠梗阻:因甲减时肠蠕动减慢,有些患者可出现不完全性肠梗阻,可插胃管,有时需做盲肠造口。⑧其他治疗及护理:低体温患者,仅用甲状腺激素替代治疗,体温可恢复正常。一般保暖只需盖上毛毯或被子或稍加升高室温即可。温度过高可使周围血管扩张,增加耗氧,易致循环衰竭,甚至死亡。有尿潴留者可放置导尿管引流。对黏液性水肿昏迷的患者需做好护理,保持呼吸道通畅,防止窒息。有呼吸暂停者,应加强观察,必要时行气管插管,呼吸机辅助呼吸。要定时翻身,保持皮肤清洁,防止压疮发生。

6.预后

最初 48 小时的救治对本病至关重要。呼吸衰竭是主要的死亡原因。过去本病死亡率高达

80%,目前已降至50%~60%。许多因素如体温明显降低、昏迷时间延长、低血压、恶病质及未能识别和未及时处理等均会影响预后。实验室检查结果,对判断预后的价值不大。

7.黏液性水肿昏迷的预防

黏液性水肿昏迷一旦发生,死亡率较高,尤其在老年人,伴有高血压、冠心病、心肾功能不全的患者,其死亡率更高,所以关键在于预防。防止黏液性水肿昏迷发生的预防措施如下。

(1)出现乏力、心动过缓、怕冷、食欲缺乏、大便干燥、体重增加等表现时,应及时就诊,得到早期诊治。

(2)已经诊断为甲减的患者,应在专业医师指导下进行规律的有效治疗,及时调整甲状腺激素的用量,尽早控制病情。

(3)永久性甲减患者应按时服药和随诊,不能随意停药,防止甲减病情加重,导致黏液性水肿昏迷的发生。

(4)甲减患者在发生感染、创伤、施行手术、应激等情况时,要及时监控甲减病情,根据病情程度调整甲状腺激素的用量,防止病情加重。

(5)在寒冷天气、室外作业、长途旅行等情况时,要注意甲状腺激素剂量的调整,防止药物剂量不足。

(三)亚临床甲减

根据各文献报道,亚临床甲减的患病率随年龄增长而增高,女性多见。亚临床甲减时多数无明显的临床症状和体征,有些妇女随增龄而体重逐渐增加,多不被患者所察觉,所以在中老年妇女定期测定甲状腺功能有助于亚临床甲减的早期发现。

1.亚临床甲减的危害

(1)血脂异常:主要表现为低密度脂蛋白胆固醇、血清总胆固醇升高、高密度脂蛋白胆固醇降低。亚临床甲减时血脂代谢异常,导致动脉硬化,是缺血性心脏病发生的危险因素。

(2)发展为临床甲减:英国Whickham前瞻性研究证实,单纯甲状腺自身抗体阳性、单纯亚临床甲减、甲状腺自身抗体阳性合并亚临床甲减每年发展为临床甲减的发生率分别为2%、3%和5%。

(3)妊娠期亚临床甲减:能影响胎儿的脑发育及神经智力发育。

2.亚临床甲减的自然转归

我国学者随访100例未接受甲状腺激素治疗的亚临床甲减患者5年,约29%的患者仍维持亚临床甲减状态;约5%发展为临床甲减;其余66%的患者甲状腺功能恢复正常。

3.亚临床甲减患者甲状腺功能不易恢复正常的影响因素

Logistic回归分析显示,初访时TSH>6 mU/L,甲状腺自身抗体阳性,以及碘缺乏、补碘至碘超足量,是亚临床甲减患者甲状腺功能不易恢复正常的影响因素。

4.亚临床甲减的治疗

关于亚临床甲减的治疗有不同的认识,一直存在争论。2004年,美国甲状腺学会(ATA)、美国临床内分泌医师学会(AACE)和美国内分泌学会(ASE)召开会议,达成以下共识:①TSH>10 mU/L,主张给予L-T₄替代治疗;治疗过程中监测TSH浓度,防止用药过量。②TSH处于4.0~10 mU/L,不主张给予L-T₄治疗,但是要定期监测TSH的变化。对于TSH 4.0~10 mU/L伴TPOAb阳性的患者,应密切观察TSH的变化,如继续升高,适合应用L-T₄进行替代治疗。

(四)妊娠与甲减

妊娠妇女合并甲减,包括两种情况:①在妊娠前就已经确诊甲减;②在妊娠期间诊断了甲减。

1.母体甲状腺激素水平降低对胎儿的影响

临床甲减的患者生育能力降低;在妊娠早期存在甲减,对胎儿脑发育第一阶段有明显影响。在妊娠的4~5个月内,胎儿的甲状腺功能尚未完全建立,胎儿的初期脑发育所需的甲状腺激素主要来源于母体,直接依赖于母体循环中的 T_4 水平。如果此时母体的甲状腺激素缺乏,可以影响胎儿的脑发育,导致后代的智力发育障碍。美国学者发现,妊娠17周患甲减的母亲,未给予 L-T_4 治疗组母亲的后代在7~9岁时的智商(IQ)较正常对照组母亲的后代降低7分;而给予 L-T_4 治疗组的后代的 IQ 与正常对照组后代无明显差别。

2.妊娠期甲减的诊断及甲状腺功能评估

(1)妊娠期甲减的诊断:妊娠期间由于受多种因素的影响,TSH 和甲状腺激素的参考范围与普通人群不同。一般认为在妊娠早期 TSH 参考范围应该低于非妊娠人群30%~50%,目前国际上部分学者提出 2.5 mU/L 作为妊娠早期 TSH 正常范围的上限,超过这个上限可以诊断为妊娠期甲减。

(2)妊娠期甲状腺功能评估:由于妊娠期 FT_4 波动较大,国际上推荐应用 TT_4 评估孕妇的甲状腺功能。妊娠期间 TT_4 浓度增加,大约为非妊娠时正常值的1.5倍。如妊娠期间 TSH 正常(0.3~2.5 mU/L),仅 TT_4 低于 100 nmol/L,可以诊断为低 T_4 血症。

3.治疗

(1)妊娠前已诊断为甲减者,需要调整 L-T_4 的量,使血清 TSH 在 2.5 mU/L 以下,再考虑怀孕。

(2)在妊娠期一旦诊断甲减,需立即进行 L-T_4 治疗,使升高的 TSH 降低,维持在 0.3~2.5 mU/L 为宜。每 2~4 周需测定一次甲状腺功能,及时调整 L-T_4 剂量,使甲状腺功能始终维持正常。

4.对妊娠妇女甲减的筛查

由于甲减对后代的不良影响,主张对可能患甲减的高危人群做妊娠前的筛查,测定甲状腺功能、TSH。甲减的高危人群包括有甲状腺疾病个人史和家族史者;有甲状腺肿大;有甲状腺手术和 [131]I 治疗史者;有自身免疫性疾病个人史和家族史者,如系统性红斑狼疮、1型糖尿病、类风湿性关节炎等。美国临床内分泌医师学会主张对妊娠妇女进行 TSH 常规检查,以及时发现和治疗临床甲减和亚临床甲减。

(五)新生儿甲减

其发生率是 1/4 000,主要原因有甲状腺发育不良、甲状腺激素合成异常、下丘脑-垂体性 TSH 缺乏、一过性甲减。一过性甲减的原因有药物性、高碘、母体甲状腺刺激阻断性抗体(TSBAb)通过胎盘,抑制胎儿的甲状腺功能。

1.新生儿甲减的筛查

我国对新生儿实行甲减的常规筛查制度,测定新生儿足跟血 TSH(试纸法)是最可靠的筛查方法。新生儿足跟血 TSH 的正常值<9.2 mU/L,如果测定值偏高,需要进一步测定血清 TSH 及甲状腺激素。新生儿甲减的诊断标准:新生儿 1~4 周期间,TSH>7 mU/L,TT_4 <84 nmol/L。采集标本时间应当在产后 3~5 天内。

2.治疗

宜早期诊断,早期治疗。应选用 L-T_4,每天 6~8 μg/kg。应用过程中监测甲状腺功能,使

TT_4恢复正常。甲状腺激素水平维持正常一段时间后,TSH可逐渐降至正常。根据甲状腺功能情况决定患者维持用药的时间,一般需服药2～3年。但是如果是由于甲状腺发育异常所致者,则需要长期服药。

八、甲减的个体化治疗方案

甲状腺功能减退一旦诊断,需要应用甲状腺激素治疗。除了一过性甲减外,大部分甲减患者需要长期应用甲状腺激素替代治疗。仅应用甲状腺激素,看似比较简单,但是需要在治疗中找到每位患者合适的替代量,在不同的生理时期还需要调整剂量,以满足机体的需要。

(一)甲状腺切除后所致的甲减

因甲状腺肿瘤或结节或甲状腺癌行甲状腺大部分切除或全部切除者,甲状腺功能出现明显减低,在术后就需要应用甲状腺激素替代治疗,而且应用剂量较大,如左甲状腺素每天100～200 μg不等,要长期服用。

(二)桥本病所致的甲减

桥本病病程短者,甲状腺功能多在正常范围,开始一般不需要应用甲状腺激素。随着病情发展,逐渐出现TSH的升高,由亚临床甲减逐渐发展至临床甲减,所以甲状腺激素的量也是由小剂量开始应用,如$L-T_4$每天25～50 μg,随着病程延长、甲状腺功能的下降,需要逐渐增加甲状腺激素的剂量。

(三)呆小症、幼年型甲减

因自幼甲状腺功能就明显减退,所以初始治疗甲状腺激素的量就偏大,而且一直需要维持较大剂量的甲状腺激素替代治疗。

(四)下丘脑-垂体性甲减

在有甲状腺功能减退的同时,还存在肾上腺皮质功能及性腺功能的减退,需要同时补充甲状腺激素及糖皮质激素,生育期患者还需要补充性激素。需要甲状腺激素的量多为中等剂量,如$L-T_4$每天100～150 μg,要长期服用。

(五)女性甲减患者需要妊娠时

当甲减的女性患者需要生育时,在妊娠前需应用甲状腺素替代治疗,使甲状腺激素的水平保持正常,以满足机体代谢的需要,甲状腺性甲减患者的TSH以保持在正常水平(TSH<2.5 mU/L)后再考虑妊娠。

(六)根据季节变换及生理需要调整甲状腺激素的剂量

在天冷季节,人体的代谢减慢,对于甲减患者,有的则表现出原来服用甲状腺激素剂量的不足,需要适当增加小剂量;在各种应激状态时,甲减患者由于其甲状腺的储备功能差,有可能需要增加剂量。

(七)应用放射性[131]I治疗后的甲减

如甲亢或甲状腺肿瘤应用放射性[131]I治疗后发生甲减,开始甲状腺素替代治疗的量不大,如$L-T_4$每天25～50 μg;但是随着病程延长,甲状腺滤泡破坏,储备功能下降,甲状腺激素的治疗量有可能要随之逐渐增加,如$L-T_4$每天100～150 μg。

(孙小钧)

第三节　单纯性甲状腺肿

单纯性甲状腺肿是指非炎症和非肿瘤原因所致的、不伴有临床甲状腺功能异常的甲状腺肿。单纯性甲状腺肿患病率约占人群的 5%，可由多种因素所致。常见的外源性因素包括机体缺碘、存在致甲状腺肿物质、某些药物所致；常见的内源性因素包括儿童先天性甲状腺激素合成障碍，以及甲状腺激素合成酶缺陷而引起的代偿性甲状腺增生肿大，一般无甲状腺功能异常。根据发病的流行情况分为 3 类。①地方性甲状腺肿：主要由缺碘所致，呈地方性分布。流行于离海较远，海拔较高的山区，是一种多见于世界各地的地方性多发病，我国西南、西北、华北等地均有分布。②散发性甲状腺肿：主要由先天性甲状腺激素合成障碍或致甲状腺肿物质所引起，散发于全国各地。③高碘性甲状腺肿：是由长期摄入超过生理需求量的高碘水或高碘食物所引起。

单纯性甲状腺肿在任何年龄均可患病，但以青少年患病率高，女性多于男性，男女发病率之比为 1：(1.5～3)。

一、病因

(一)缺碘

缺碘是地方性甲状腺肿最常见的原因。国内主要见于西南、西北、华北等地区。主要由于土壤、水源、食物中含碘很低，特别在生长发育、妊娠、哺乳时，不能满足机体对碘的需要，因而影响甲状腺激素的合成。有些地区由于摄入碘过多，也可引起甲状腺肿，可能由于碘过多可抑制甲状腺有机碘形成，因而甲状腺激素合成发生障碍。

(二)致甲状腺肿物质

某些物质可阻碍甲状腺激素合成，从而引起甲状腺肿，称为致甲状腺肿物质。常见者有硫氰酸盐、保泰松、碳酸锂等。硫脲类药物用于治疗甲状腺功能亢进症(甲亢)，如剂量过大，常可过分抑制甲状腺激素的合成而引起甲状腺肿大。长期服用含碘药物可阻碍甲状腺内碘的有机化，可引起甲状腺肿。木薯中含有氰基，在肠道内分解形成硫氰酸盐，抑制甲状腺摄碘。致甲状腺肿物质所引起的甲状腺肿常呈散发性，但也可呈地方性或加重地方性甲状腺肿。

(三)高碘

在自然界含碘丰富的地区也有地方性甲状腺肿流行，主要是因为摄入碘过多，从而阻碍了甲状腺内碘的有机化过程抑制 T_4 的合成，促使 TSH 分泌增加而产生甲状腺肿，称为高碘性地方性甲状腺肿。

(四)先天性甲状腺激素合成障碍

甲状腺激素生物合成的过程包括下列各步骤：将碘运输入甲状腺，碘和甲状腺球蛋白中的酪氨酸相结合，碘化酪氨酸的耦联，甲状腺球蛋白水解释放出碘化酪氨酸及甲状腺激素，甲状腺内碘化酪氨酸的脱碘作用及其碘的再利用，甲状腺激素释入血液循环。在上述进程的各个步骤中可因一些特殊的酶的缺陷而引起甲状腺激素合成的障碍，迄今已知至少有五种不同的激素生成缺陷，可导致 TSH 的分泌亢进，引起甲状腺肿。有些病例由于存在的缺陷是部分性的，故可通过组织的增生肥大而使甲状腺功能得到代偿，因此临床上只有甲状腺肿大而甲状腺功能仍正常；

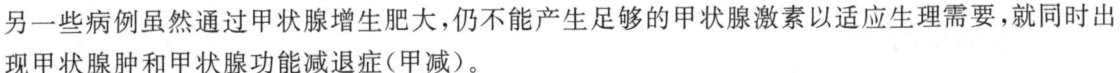

另一些病例虽然通过甲状腺增生肥大,仍不能产生足够的甲状腺激素以适应生理需要,就同时出现甲状腺肿和甲状腺功能减退症(甲减)。

1.甲状腺摄取碘的缺陷

在这些患者,甲状腺难于从血浆中浓集碘,除甲状腺外,碘也不能运输入唾液及胃液。给正常人示踪剂量的放射性碘后2小时测定唾液碘浓度和血浆中碘浓度的比值为10~100,而患者的比值为1。这种缺陷病因不明,可能是碘进入甲状腺细胞所需能量不足,也可能是甲状腺细胞碘受体或载体异常。

2.碘的有机化缺陷

在这些患者,碘能运输入甲状腺,但不能和酪氨酸结合入甲状腺球蛋白而形成有机复合物,系缺少过氧化物酶所致。放射性碘可迅速聚集在甲状腺内,但由于甲状腺内碘未能进行有机结合而是处于游离状态,所以在给过氯酸钾或硫氰酸盐后可使碘迅速地自甲状腺释出。当血浆中碘逐渐由尿中排出,甲状腺内的碘随即回入血浆。这些患者的碘摄取率在刚给放射性碘后是高的,而在24小时后却是低的。甲状腺内含碘量显著减少,没有含碘有机复合物形成,血清蛋白结合碘浓度低。在给予放射性碘追踪剂量后2小时,给予1 g过氯酸钾或硫氰酸盐能使患者甲状腺内存在的游离碘释入血浆,2小时后若20%以上的碘被释出,试验即为阳性。

3.碘化酪氨酸耦联缺陷

在此缺陷中,碘化酪氨酸不能缩合成具有激素活力的碘化甲腺原氨酸(主要为甲状腺素和三碘甲腺原氨酸)。甲状腺内有大量的碘化酪氨酸,但很少有碘化甲腺原氨酸,甲状腺球蛋白内有大量的一碘酪氨酸(MIT)及二碘酪氨酸(DIT),血浆中甲状腺激素含量低。此缺陷与耦联过程的酶缺乏或者甲状腺球蛋白结构异常,不利于碘化酪氨酸耦联有关。

4.碘化酪氨酸脱碘作用的缺陷

此缺陷在于碘一旦结合成一碘酪氨酸或二碘酪氨酸后,不能被再利用。正常甲状腺能对碘化酪氨酸进行脱碘作用,将碘再利用。脱碘作用的缺陷系由于缺乏脱卤素酶,因而一碘酪氨酸及二碘酪氨酸直接由甲状腺释入血液循环,由尿液排出,造成内生性的碘损耗,临床出现甲状腺肿大及功能降低。对这些患者可予放射性碘后测定血浆及尿中放射标记的碘化酪氨酸而获得诊断。

5.异常碘化蛋白质的形成和释放

正常人血清酸化至很低 pH 时,正丁醇能提出它的全部碘(即甲状腺激素所含碘)。在有此缺陷患者的血清中,正丁醇仅能提出部分的血清碘,余下的为一种异常的有机复合物,它和甲状腺球蛋白不同,没有代谢作用,也不能抑制 TSH 的产生和释放,这种碘蛋白质主要含有一碘酪氨酸及二碘酪氨酸,而没有甲状腺素和三碘甲腺原氨酸。本病的基本缺陷尚未弄清,可能为甲状腺球蛋白分子结构的改变,也可能为甲状腺内蛋白分解酶的异常,使碘化而未成熟完备的甲状腺球蛋白释入血液循环,也可能是正常甲状腺球蛋白产生不足,有时其他蛋白质进入甲状腺被碘化。

(五)肾脏碘清除率增高

引起肾脏碘清除率增高的原因较多,常受内分泌激素和代谢因素的影响。青春发育期和妊娠期碘清除率均增高,造成碘的过量丧失,使机体处于相对缺碘状态,诱发单纯性甲状腺肿。碘清除率增高可表现为家族性,患者常伴有皮质功能亢进症状。Addison病及腺垂体功能减退症使碘清除率降低,甲状腺激素 TSH 和雄激素对碘清除率影响较小。

二、发病机制

(一)甲状腺合成、分泌甲状腺激素减少

传统的观点认为,不同病因引起的甲状腺肿反映了共同的发病机制,即一个或几个因素造成甲状腺合成、分泌甲状腺激素减少,继而 TSH 分泌增多,高水平的 TSH 刺激甲状腺生长和甲状腺激素合成,最终甲状腺激素分泌速率恢复正常,患者代谢水平正常,但甲状腺肿大。当疾病严重时,包括 TSH 分泌增多的代偿性反应仍不能使分泌的甲状腺激素适应生理需要时,此时患者既有甲状腺肿又有甲减。因此,单纯性甲状腺肿与具有甲状腺肿的甲减仅是程度上的不同,在发病机制方面不能完全分开,单纯性甲状腺肿的特殊原因可能与甲减一起存在或分别存在。与上述观点不一致的是,临床发现大多数单纯性甲状腺肿患者的血清 TSH 水平并不增高。然而,给予抑制剂量的甲状腺激素后,甲状腺肿缩小。这一事实说明 TSH 对甲状腺肿的发生和维持确有作用。对这种矛盾现象的解释有三。①一种可能的机制是如果存在某些因素使甲状腺对碘的利用发生障碍,即使 TSH 水平正常,甲状腺肿仍可在其刺激下逐渐发生。对此观点最有利支持的动物实验是,切除大鼠垂体,观察其甲状腺重量对标准剂量的外源 TSH 的反应。结果显示,凡实验前存在有碘耗竭的甲状腺,给予 TSH 后其甲状腺增生显著。②第二种可能性为血清 TSH 浓度仅有轻度增加,目前所使用的放射免疫测定方法难以检测出来。③第三种推测为检测患者血清 TSH 时,甲状腺肿已经形成,当初造成甲状腺肿的刺激——高浓度的 TSH 已不再存在,此时已降至正常的 TSH,即可维持甲状腺肿。

(二)甲状腺生长免疫球蛋白

近年对单纯性甲状腺肿中甲状腺增大的机制提出了一种新的观点,认为在一些患者中可能存在一种"甲状腺生长免疫球蛋白"(TGI),它具有 TSH 样的能刺激甲状腺生长的作用,但又不具有 TSH 或 TRAb 能促进甲状腺功能的作用,因此患者无甲状腺功能亢进。这种自身免疫机制所致的单纯性甲状腺肿患者及其亲属易患自身免疫疾病。另外,患者行甲状腺次全切除术后,甲状腺肿易复发。不过,对此观点支持的资料不多,尚需进一步研究证实。对单纯性甲状腺肿中多结节性甲状腺肿发生机制的认识,单纯性甲状腺肿早期为弥漫性甲状腺肿,以后变为多结节性甲状腺肿。多结节性甲状腺肿具有解剖结构和功能上的不均一性,且倾向于发生功能自主性区域。目前对多结节性甲状腺肿发生机制的认识主要有两种意见,一种观点认为长期的 TSH 刺激或高度刺激与复旧的反复循环,造成了多结节性甲状腺肿的发生,同时也导致了某些增生区域的功能自主性。局部的出血、坏死、纤维化及钙化,更加重了结构和功能上的不均一性。另一种观点主要依据对多结节性甲状腺肿的放射自显影和临床研究的结果,认为在疾病开始时甲状腺内就已经存在解剖和功能上的不均一性的基础,后来由于受到长期刺激而变得更趋明显。由于多结节性甲状腺肿存在有自主性的高功能区域,因此当患者接受碘负荷时,易发生甲状腺毒症。为此,对单纯性多结节性甲状腺肿患者,应避免使用含碘药物;在必需使用含碘造影剂的放射学检查后,应密切观察,甚至有人提出应给予抗甲状腺药物(尤其在缺碘地区),以防甲亢发生。

三、病理改变

早期由于甲状腺激素合成和分泌减少,使垂体促甲状腺激素分泌增多,刺激甲状腺滤泡上皮增生,甲状腺呈对称性肿大,表面光滑,重量 60～800 g 不等。切面可见结节、出血、纤维化或钙化。镜下滤泡上皮轻度或高度增生。病变进一步发展,滤泡发生复旧。此时上皮细胞变成矮立

方型或扁平型。滤泡腔由于胶质蓄积而高度扩张,称为胶性甲状腺肿或单纯性甲状腺肿。由于长期反复增生与复旧,则形成结节性甲状腺肿。

肉眼及镜下可见直径几毫米至数厘米大小不等的结节形成,结节间是散在的正常甲状腺组织。结节表面有时可见明显的纤维组织包膜。结节结构极不一致,滤泡呈实心或含丰富的胶质,滤泡上皮矮立方型。部分上皮增生形成乳头状突起伸入滤泡腔内,间质结缔组织增生、透明性变及钙盐沉着,也可有淋巴细胞浸润,有时可见新鲜或陈旧性出血及坏死所引起的机化、胆固醇结晶沉着、巨噬细胞及异物巨细胞浸润等改变。

四、临床表现

单纯性甲状腺肿多见于女性,本病常发生于青春期和妊娠期内,根据国外资料,约 1% 的男孩和 4% 的女孩在 12 岁时有单纯性甲状腺肿。一般人群发病率约 4%。还有些患者主诉其甲状腺肿见于情感应激时或月经期,但这尚未证实。

(一)症状

单纯性甲状腺肿患者早期常无任何症状,偶然被家人或同事发现,或体格检查时发现甲状腺肿大。病程长者,随着病情的发展,甲状腺可逐渐增大,发展至重度肿大时可引起压迫症状。压迫气管可引起咳嗽与呼吸困难、咽下困难、声音嘶哑;压迫血管致血液回流障碍可出现面部青紫、水肿,颈部与胸部浅表静脉扩张。患者还可有头晕,甚至晕厥发生,但均较少见。

(二)体征

甲状腺一般呈弥漫性的轻、中度肿大,质地软,早期无结节,几年后可有大小不等、质地不一的结节,大多数无血管杂音,少数可闻及血管杂音。有多年的单纯性甲状腺肿病史者,甲状腺肿大常不对称,表面不光滑,呈小叶状或结节状。结节为多发性,境界常不清楚。当甲状腺肿发展成较大时,可造成食管和/或气管的受压、移位。胸廓入口处狭窄可影响头、颈和上肢的静脉回流,造成静脉充血,当患者上臂举起时,这种阻塞表现加重(Pemberton 征)。

(三)并发症

甲状腺内出血可造成伴有疼痛的急性甲状腺肿大,常可引起或加重阻塞、压迫症状。单纯性甲状腺肿多年后可以发生一个或几个结节的结节性甲状腺肿,并可导致甲状腺功能亢进或甲状腺功能减退。结节性甲状腺肿的另一并发症为癌变,如果甲状腺肿的一部分突然增大,质地坚硬,患者出现喉返神经受压所致的声音嘶哑,或在甲状腺旁出现淋巴结肿大,应注意除外甲状腺癌的可能。

五、实验室检查

(一)甲状腺激素及抗体测定

甲状腺功能检查一般是正常的,部分患者 TT_4 正常低值或轻度下降,但 T_3/T_4 比值常增高,这可能是患者甲状腺球蛋白的碘化作用有缺陷所致。弥漫性甲状腺肿患者血清 TSH 和 TRH 兴奋试验正常,甲状腺素抑制试验阳性。病程较长的单纯性多结节性甲状腺肿患者,其功能自主性的倾向可表现为基础 TSH 水平降低或 TRH 兴奋试验时 TSH 反应减弱或缺乏。部分患者甲状腺素抑制试验可不受抑制。病程长者还可有甲状腺激素水平的降低。抗甲状腺球蛋白抗体和抗微粒体抗体阴性。大多数单纯性甲状腺肿患者的血清甲状腺球蛋白(Tg)水平增高,增高的程度与甲状腺肿的体积呈正相关。

(二)甲状腺摄碘率

放射性碘摄取率一般正常,但部分患者由于轻度碘缺乏或甲状腺激素生物合成缺陷,甲状腺摄碘率增高,但高峰不提前,可被 T_3 所抑制,但当甲状腺结节有自主性功能时,可不被其抑制。

(三)甲状腺 B 超

可示甲状腺弥漫性肿大,部分血流丰富;病程长者,可见有结节。

(四)甲状腺扫描

甲状腺放射性核素显像可见甲状腺弥漫性肿大,放射性分布均匀,如为结节性甲状腺肿,放射性分布不均,可呈现有功能的或无功能的结节。

六、诊断

(一)初步诊断

根据甲状腺肿大及实验室检查、影像学检查特点,基本可以确定诊断。

(1)在非地方性甲状腺肿地区,甲状腺肿大无明显症状者,首先应考虑散发性甲状腺肿。

(2)血清 T_3 和 T_4 水平正常,TSH 水平正常或稍低,TRH 兴奋试验 TSH 反应正常或减弱。为明确是否伴有功能亢进,还是由于缺乏甲状腺激素或缺碘引起,还可做甲状腺素抑制试验。TRAb、TPOAb 阴性。

(3)放射性碘摄取率一般正常,少数患者可呈现[131]I 摄取率增高,但高峰无前移。

(4)影像学检查显示甲状腺弥漫性肿大,结节性患者质地常不均匀。

(二)病因诊断

在诊断了甲状腺肿后,还要根据病史、临床检查等特点,明确甲状腺肿的病因。

有长期服用抑制甲状腺激素合成的药物史者,考虑为药物性甲状腺肿。青春期、妊娠期、哺乳期、外伤及慢性消耗性疾病所致者,常有明显的生理、病理特征。对一些代谢缺陷引起的甲状腺肿,则需行进一步的实验室检查才能确诊为何种缺陷。如碘摄取缺陷时,做放射性碘摄取率检查,发现甲状腺不能浓集碘,唾液中也缺乏碘的浓集;过氧化物酶缺陷时,过氯酸钾释放试验为阳性,血中甲状腺激素水平降低;耦联缺陷时,层析测定甲状腺组织标本可发现甲状腺内大量碘化酪氨酸;碘化酪氨酸脱卤素酶缺陷时,在给患者示踪剂量的放射性碘后,用层析法可显示血浆及尿中碘化酪氨酸;正丁醇不溶性蛋白缺陷时,血清蛋白结合碘及正丁醇提取碘,或蛋白结合碘及血清甲状腺激素碘间差别超过 20%;碘和异常蛋白质结合时,可在给放射性碘后于血浆及尿中测得碘和异常蛋白结合的复合物。

七、鉴别诊断

(一)慢性淋巴细胞性甲状腺炎

也称为桥本病,表现为甲状腺弥漫性肿大,但是质地较韧,查甲状腺过氧化物酶抗体和球蛋白抗体常明显增高,提示是一种自身免疫性的甲状腺炎。特别是儿童患者,当抗甲状腺球蛋白抗体和抗微粒体抗体阳性者,应考虑慢性淋巴细胞性甲状腺炎。

(二)甲状腺癌

甲状腺癌时甲状腺肿大,质地韧或偏硬,表面不光滑,有结节,且结节活动度差,周围可有肿大的淋巴结。查 B 超可示多个不规则结节,甲状腺扫描显示冷结节,查血甲状腺球蛋白、降钙素可升高,甲状腺针吸活检有助于诊断。

(三)亚急性甲状腺炎

多在病毒、细菌感染后引发了自身免疫反应。患者可有发热、咽痛,甲状腺肿大,质地韧或偏硬,压痛明显。查甲状腺功能可以升高,而甲状腺扫描示甲状腺区域显影差,摄碘率降低,这是诊断亚急性甲状腺炎的重要依据。亚急性甲状腺炎时红细胞沉降率快,合并感染时血象可升高。

(四)结节性甲状腺肿

病史多较长,甲状腺呈结节样肿大,可以发生 T_3 型甲亢,也可以出现甲减。单纯性甲状腺肿随着病程延长,进展至多结节阶段时,自主性功能的病灶可出现,部分患者可从临床甲状腺功能正常逐渐发展为甲状腺功能亢进(毒性多结节性甲状腺肿)。

(五)Graves 病

单纯性甲状腺肿的弥漫性肿大阶段类似于 Graves 病或桥本病的甲状腺特点。如果 Graves 病未处于活动的甲状腺毒症阶段和缺乏眼征表现,单纯性甲状腺肿很难与其区分开,后者 TRAb 多升高。

八、治疗

(一)内科治疗

大多数单纯性甲状腺肿患者无明确病因可寻,但无论何因,其共同发病机制是甲状腺素合成减少,所以甲状腺激素是最为有效的药物治疗。治疗前必须检测 TSH 基础水平或 TRH 兴奋试验,只有无血清 TSH 浓度降低,或 TSH 对 TRH 反应良好时,才可以用甲状腺激素治疗。较年轻的单纯性弥漫性甲状腺肿患者的血清 TSH 水平多正常或稍增高,是使用甲状腺激素治疗的指征。常用左甲状腺素(L-T$_4$)治疗,根据病情选择用药剂量,如每天 $50\sim100$ μg,能取得较好效果,使甲状腺逐渐缩小。病程长的多结节性甲状腺肿患者,血清基础 TSH 浓度常<0.5 mU/L,应做 TRH 兴奋试验,如 TSH 反应降低或无反应,表示甲状腺已有自主性功能,不宜用甲状腺激素治疗。

使用甲状腺激素替代治疗,所给予的剂量应不使 TSH 浓度降低至与甲状腺毒症者相似为宜,即稍小于 TSH 完全抑制的剂量(<0.1 mU/L)。早期单纯性弥漫性甲状腺肿阶段的年轻患者,可每天用 $50\sim100$ μg 的 L-T$_4$ 治疗。对老年患者,每天 50 μg 的 L-T$_4$ 足以使 TSH 抑制到适宜的程度(0.2~0.5 mU/L)。

对有明确病因者,应针对病因治疗。如对缺碘或使用致甲状腺肿物质者,应补充碘或停用致甲状腺肿物质,甲状腺肿自然消失。对单纯性甲状腺肿患者补碘应慎重,对无明确证据证实为碘缺乏者,补碘不但无效,而且还有可能引起甲状腺毒症。治疗结果极多样化。早期较小弥漫性增生的甲状腺肿反应良好,3~6 个月内消退或者消失。晚期,较大的多结节性甲状腺肿,自主性生长的滤泡细胞比例较高,故药物治疗反应较差,仅约 1/3 的病例腺体体积明显缩小;而其他 2/3 病例中,抑制治疗可防止腺体进一步生长。结节间组织退化,比结节本身的退化更为常见。因此,在治疗期间结节可显现得似乎更为突出。甲状腺最大限度地恢复后,抑制药物可减少到最小剂量,长期维持或有时停止服用。甲状腺肿可保持缩小,也可以复发,难以预测。如复发,应重新开始并无限期地进行抑制性治疗。对甲状腺功能正常的多结节性甲状腺肿患者,至少应每年复查甲状腺功能,并做全面体检,根据需要行影像学检查。

(二)放射性^{131}I 治疗

对于血清 TSH 浓度降低的、甲状腺激素水平偏高的单纯性甲状腺肿可给予小剂量放射性[131]I治疗。治疗前除测定甲状腺的[131]I摄取率外,还应做甲状腺扫描,以估计甲状腺的功能情况,有放射性[131]I治疗适应证者方可进行治疗。单纯性甲状腺肿一般不需快速治疗,因此可采取小剂量给予放射性碘。由于患者多为老年人,故应警惕放射性碘所引起的甲状腺激素急剧释放这一少见但可能发生的治疗并发症。如患者有冠心病等不能耐受一时性甲亢的疾病,可于放射性碘治疗前先给予抗甲状腺药物。

(三)外科治疗

对单纯性甲状腺肿的外科治疗无生理学依据,一般而言,不应行外科手术治疗,因为甲状腺的部分切除将更进一步限制甲状腺对激素需要增多的适应能力。但若出现压迫阻塞症状,且给予甲状腺激素治疗无效时,手术是指征。有些患者有肿瘤迹象时,应做相应检查,怀疑有恶变时有手术适应证。术后应给予甲状腺激素替代治疗。替代剂量为 L-T_4 约 1.8 $\mu g/kg$,以抑制再生性增生和进一步的致甲状腺肿作用。

九、单纯性甲状腺肿的预防

减少单纯性甲状腺肿发生的根本在于预防。多年来,我国为了降低缺碘地区甲状腺肿的发生率,提倡食用碘盐。通过补碘,使缺碘性甲状腺肿的发病率明显降低。少部分患者是由高碘引起的甲状腺肿,在明确病因后可得到较好的预防。如由缺碘引起者,尤其在青春期、妊娠期、哺乳期等生理性需碘量增加时应注意碘的补充,多吃一些海带、紫菜等含碘的食物,防止在这些时期发生甲状腺肿。服用的药物应避免对甲状腺摄碘的影响。

(孙小钧)

第四节　结节性甲状腺肿

结节性甲状腺肿是一种常见的甲状腺病症,又称腺瘤样甲状腺肿,发病率很高,有学者报道可达人群中的 4%,以中年女性多见。多数患者在发现结节性甲状腺肿时,已有多年的病史;部分是由单纯性甲状腺肿发展而来,患者可能无不适感觉,仅少数患者诉说有颈部胀感,待甲状腺肿大至一定程度时才发现。部分是地方性甲状腺肿和散发性甲状腺肿晚期所形成的多发结节。临床表现为甲状腺肿大,并可见到或触及大小不等的多个结节,结节的质地多为中等硬度。临床症状不多,仅为颈前区不适。甲状腺功能多数正常。甲状腺扫描,甲状腺 B 超可以明确诊断。

一、病因与发病机制

结节性甲状腺肿是一种良性疾病,由于机体内甲状腺激素相对不足,致使垂体 TSH 分泌增多,在这种增多的 TSH 长时期的刺激下,甲状腺反复增生,伴有各种退行性变,最终形成结节。甲状腺结节的发病机制与病因目前仍不明了,很可能系多因素所致,如遗传、放射、免疫、地理环境因素、致甲状腺肿因素、碘缺乏、化学物质刺激及内分泌变化等多方面综合刺激所致。

致甲状腺肿物质包括某些食物、药物、水源污染、土壤污染及环境污染等;碘缺乏地区有甲状腺肿伴结节性甲状腺肿流行;放射性损伤可以致癌,但应用[131]I治疗后数十年经验与统计证明,放射性[131]I治疗的主要不良反应不是致癌,而是甲状腺功能减退,尤其是远期功能低下。在某些多结节性甲状腺肿患者的 TGA 及 TMA 检测中发现有 54.7% 的阳性率,单结节阳性率为 16.9%。结节性甲状腺肿患者有先天性代谢性缺陷,导致甲状腺肿代偿性增生过度。环境中缺少硒、氟、钙、氯及镁等微量元素的摄人等。

有人提出"触发因子-促进因子"理论,系由于甲状腺本身在致甲状腺肿物质与放射性损伤或致癌物质促进下,引起患者甲状腺组织细胞内 DNA 性质变化,促使 TSH 或其他免疫球蛋白物质基因突变,不断发展变化,可导致甲状腺组织增生,甚至癌变。早期未发生自主性功能变化以前,经过治疗可获良效,增生的甲状腺结节可以消退,晚期由于自主性功能结节形成或发生其他变化,则用药物治疗难以取效,必须手术切除结节为宜。总之,结节性甲状腺肿发病机制比较复杂,目前仍不确切,有待研究。

二、临床表现

(1)患者有长期单纯性甲状腺肿的病史,发病年龄一般＞30 岁。女性多于男性。甲状腺肿大程度不一,多不对称。结节数目及大小不等,一般为多发性结节,早期也可能只有一个结节。结节质软或稍硬,光滑,无触痛。有时结节境界不清,触摸甲状腺表面仅有不规则或分叶状感觉。病情进展缓慢,多数患者无症状。较大的结节性甲状腺肿可引起压迫症状,出现呼吸困难、吞咽困难和声音嘶哑等。结节内急性出血可致肿块突然增大及疼痛,症状可于几天内消退,增大的肿块可在几周或更长时间内减小。主要表现为甲状腺肿大,并可触及大小不等的多个结节,结节的质地多为中等硬度,活动度好,无压痛;在少数患者仅能扪及单个结节。

(2)结节性甲状腺肿出现甲状腺功能亢进(Plummer 病),患者有乏力、体重下降、心悸、心律失常、怕热多汗、易激动等症状,但甲状腺局部无血管杂音及震颤,突眼少见,手指震颤亦少见。老年患者症状常不典型。

(3)注意患者有无接受放射线史,口服药物史及家族史,患者来自地区是否为地方性甲状腺肿流行区等。一般结节性甲状腺肿病史较长,无压迫症状,无甲状腺功能亢进症状,患者多不在意,无意中发现甲状腺结节而来就诊检查。

(4)如为热结节又称毒性结节时,患者年龄多在 50 岁以上,结节性质为中等硬度,有甲亢症状,甚至发生心房纤维性颤动及其他心律失常表现,如有出血时可有痛感,甚至发热。结节较大时可出现压迫症状,如发音障碍,呼吸不畅,胸闷、气短及刺激性咳嗽等症状。

(5)如来自碘缺乏地区的结节性甲状腺肿患者,其甲状腺功能可有低下表现,临床上也可发生心率减慢,水肿与皮肤粗糙及贫血表现等。少数患者也可癌变。结节性质为温结节者比较多见,可用甲状腺制剂治疗,肿大的腺体可呈缩小。冷结节比较少见,有临床甲减者可用甲状腺制剂治疗,但往往需要手术治疗。

三、辅助检查

发现甲状腺呈结节性肿大时,需做以下检查。

(一)甲状腺 B 超

可显示甲状腺肿大,有多个低回声区,还可显示甲状腺结节的大小,有无钙化等。甲状腺 B 超可以明确甲状腺结节为实质性或囊肿性,诊断率达 95%。伴有囊肿的甲状腺结节多为良性结节,可用抽吸治愈或缩小结节。实质性结节者还应进行甲状腺扫描或穿刺病理检查等。具有高分辨力的超声图像检查可以分析结节至 1 mm 病灶,临床上认为单结节者,常可发现为多结节,接近于尸检所见,大多数囊肿病变并非真正囊性,而是具有实性组织的病变,并能显示混合性回声波群。

(二)甲状腺扫描

常用的甲状腺扫描有放射性核素^{131}I 和^{99m}Tc,即^{131}I 扫描、^{99m}Tc 扫描。甲状腺结节因对碘的摄取能力不同而图像不同,^{99m}Tc 可像碘一样被甲状腺所摄取,但不能转化。甲状腺扫描可显示甲状腺的吸碘率,有利于判断甲状腺功能;结节性甲状腺肿时可显示有多个稀疏区,稍大的结节可呈凉结节或冷结节。恶性结节不能摄取碘,恶变区将出现放射稀疏区,根据其摄碘能力,可分为无功能的冷结节,正常功能的温结节和高功能的热结节。放射性核素或^{99m}Tc 扫描的缺点是不能完全区分良性或恶性结节,而仅是一个初步判断分析。

(三)甲状腺功能

测定甲状腺功能大多正常。但是要注意 TSH,如升高提示甲状腺功能偏低,需要补充甲状腺激素治疗;如降低需排除合并甲亢的可能。如甲状腺球蛋白抗体(TGA)或甲状腺过氧化物酶抗体(TPOAb)升高,提示有桥本病的可能。

(四)血甲状腺球蛋白和降钙素测定

这两项指标有助于排除甲状腺癌。当甲状腺有结节时,需进行测定。甲状腺癌时甲状腺球蛋白可升高;降钙素升高是甲状腺髓样癌的特异性指标。

(五)甲状腺 CT 或 MRI

当怀疑有甲状腺癌的可能时,需做甲状腺 CT 或 MRI 辅助诊断。

(六)甲状腺吸^{131}I 率

结节性甲状腺肿吸^{131}I 率正常或增高,但无高峰前移。出现 Plummer 病时,吸^{131}I 率升高,或虽在正常范围内而高峰前移。

(七)甲状腺穿刺组织病理检查

应用细针针吸活检术检查,对甲状腺结节的诊断有一定价值,比较安全。穿刺结果有助于手术治疗指征,其细胞学准确度达 50%～97%。但也可取样有误,特别是有囊性变患者及结节较小者,如<1 cm 的病变,穿刺准确度可有困难。细针活检不能确定,还可用粗针再穿刺活检,其结果可能更加准确。但穿刺针进入恶性结节癌肿以后,可将癌细胞扩散为其害处,应特别注意。为了术前明确结节性质,也可采用开放性甲状腺组织活检,以利全面分析。

四、鉴别诊断

(一)甲状腺腺瘤

尤其是与多发性腺瘤鉴别。结节性甲状腺肿患者年龄较大,病史较长,甲状腺肿大呈分叶状或多个大小不等的结节,边界不清,甲状腺激素治疗,腺体呈对称性缩小。多发甲状腺腺瘤甲状腺肿大不对称,可触及多个孤立性结节,如合并单纯性甲状腺肿,腺瘤结节边界亦较清楚,质地较周围组织略坚韧,甲状腺激素治疗,腺体组织缩小,结节更加突出。

(二)结节性甲状腺肿伴甲亢

与 Graves 病鉴别。前者地方性甲状腺肿流行区多见,年龄一般较大,多在 40 岁以上,常在出现结节多年后发病,甲状腺功能亢进症状较轻而不典型。Graves 病发病年龄多在 20～40 岁,两侧甲状腺弥漫肿大,眼球突出,手指震颤,甲状腺局部可触及震颤及听到血管杂音。甲状腺扫描发现一个或数个"热结节"。

(三)其他

1.甲状腺囊肿

甲状腺扫描为"冷结节",B超检查为囊性结节,细针穿刺可明确诊断。

2.甲状腺腺瘤

多数为单发,生长缓慢,无症状。甲状腺扫描为"温结节"。若为毒性腺瘤表现为"热结节"。腺瘤也可发生出血、坏死液化呈"冷结节"。

3.甲状腺癌

甲状腺癌早期除甲状腺结节外可无任何症状,此时与结节性甲状腺肿鉴别困难。可做针刺活组织检查,尤其粗针穿刺诊断意义很大。

4.毒性结节性甲状腺肿

老年人多见,无突眼,心脏异常多见。甲状腺扫描可见多个摄碘功能增强的结节,夹杂不规则的浅淡显影区。

5.甲状腺肿瘤

滤泡性甲状腺癌分泌甲状腺激素引起甲亢。局部可扪及肿块,核素扫描、超声检查及细针穿刺细胞学检查可协助诊断。

五、治疗

(一)甲状腺激素抑制治疗

TSH是甲状腺细胞生长增殖的主要刺激因子。甲状腺激素治疗可以抑制垂体TSH的分泌,减少对甲状腺的刺激,使结节性甲状腺肿停止发展并缩小。一般单纯性结节性甲状腺肿,无论是单结节及多发性结节,如果是温结节或冷结节都可使用甲状腺制剂进行治疗。给甲状腺粉(片)每天40～80 mg口服;或用左甲状腺素钠(L-T$_4$)片,每天50～100 μg口服。治疗后肿大的结节缩小者可继续使用至完全消失,有效的甲状腺激素治疗应能抑制TSH的分泌,使其维持在正常范围的低限为宜,但不宜过度抑制引起甲亢。对老年人特别是有心脏病者应适当减量。治疗至少3～6个月。实质性甲状腺结节用甲状腺素治疗效果尚不理想,仅有30%～40%的患者有效,结节缩小。如治疗过程中结节变大应考虑手术治疗。

(二)手术治疗

当结节性甲状腺肿经做相应鉴别诊断的检查,或做甲状腺针吸活检怀疑有恶变时,目前主张手术治疗。

手术指征:①结节性甲状腺肿较大,有压迫症状者;②结节迅速增大,或有颈淋巴结肿大,疑恶变者。尽管诊断手段不断改进,多数手术治疗的甲状腺结节均为良性病变。因手术的并发症随手术范围扩大而增加,病变恶性程度的估计在计划手术范围中起主要作用。经细针穿刺、病理检查诊断为恶性者,应进行甲状腺全切;如穿刺结果为良性、而临床疑为恶性者可进行甲状腺叶切除。穿刺结果可疑者根据手术中冷冻切片结果决定手术范围。

(三)Plummer病治疗

主要用手术治疗和放射性碘治疗。手术治疗效果好,不易复发。手术前需用抗甲状腺药物治疗控制甲亢病情后再行手术治疗。该类甲状腺肿患者因只有结节具有较高的摄^{131}I功能,结节以外的甲状腺处于抑制状态,所以放射性碘治疗不会造成结节以外的甲状腺组织损伤。可用于老年患者,特别是有心脏病者。对于老年患者或有其他严重疾病而不能耐受手术者,可用抗甲状腺药物治疗。

(翟振洪)

第五节　甲状腺腺瘤

甲状腺腺瘤是起源于甲状腺滤泡细胞的良性肿瘤,目前认为本病多为单克隆性,是由与甲状腺癌相似的刺激所致。临床分滤泡状和乳头状实性腺瘤两种,前者多见。常为甲状腺囊内单个边界清楚的结节,有完整的包膜。

一、病因及发病机制

甲状腺腺瘤的病因未明,可能与性别、遗传因素、射线照射、TSH 过度刺激有关,也可能与地方性甲状腺肿疾病有关。

(一)性别

甲状腺腺瘤在女性的发病率为男性的 5～6 倍,提示可能性别因素与发病有关,但目前没有发现雌激素刺激肿瘤细胞生长的证据。

(二)癌基因

甲状腺腺瘤中可发现癌基因 $c\text{-}myc$ 的表达。腺瘤中还可发现癌基因 $H\text{-}ras$ 第 12、13、61 密码子的活化突变和过度表达。高功能腺瘤中还可发现 TSH-G 蛋白腺嘌呤环化酶信号传导通路所涉及蛋白的突变,包括 TSH 受体跨膜功能区的胞外和跨膜段的突变和刺激型 GTP 结合蛋白的突变。上述发现均表明腺瘤的发病可能与癌基因有关,但上述基因突变仅见于少部分腺瘤中。

(三)家族性肿瘤

甲状腺腺瘤可见于一些家族性肿瘤综合征中,包括 Cowden 病和 Catney 联合体病等。

(四)外部射线照射

幼年时期头、颈、胸部曾经进行过 X 线照射治疗的人群,其甲状腺癌发病率约增高 100 倍,而甲状腺腺瘤的发病率也明显增高。

(五)TSH 过度刺激

在部分甲状腺腺瘤患者可发现其血 TSH 水平增高,可能与其发病有关。实验发现,TSH 可刺激正常甲状腺细胞表达前癌基因 $c\text{-}myc$,从而促使细胞增生。

二、病理类型

(一)滤泡状腺瘤

滤泡状腺瘤是最常见的一种甲状腺良性肿瘤,根据其腺瘤实质组织的构成分为以下几种。

1.胚胎型腺瘤

由实体性细胞巢和细胞条索构成,无明显的滤泡和胶体形成。瘤细胞多为立方形,体积不大,细胞大小一致。胞浆少,嗜碱性,边界不甚清;胞核大,染色质多,位于细胞中央。间质很少,多有水肿。包膜和血管不受侵犯。

2.胎儿型腺瘤

胎儿型腺瘤主要由体积较小而均匀一致的小滤泡构成。滤泡可含或不含胶质。滤泡细胞较小,呈立方形,胞核染色深,其形态、大小和染色可有变异。滤泡分散于疏松水肿的结缔组织中,间质内有丰富的薄壁血管,常见出血和囊性变。

3.胶性腺瘤

胶性腺瘤又称巨滤泡性腺瘤,最多见,瘤组织由成熟滤泡构成,其细胞形态和胶质含量皆和正常甲状腺相似。但滤泡大小悬殊,排列紧密,亦可融合成囊。

4.单纯性腺瘤

滤泡形态和胶质含量与正常甲状腺相似。但滤泡排列较紧密,呈多角形,间质很少。

5.嗜酸性腺瘤

嗜酸性腺瘤又称 Hurthle 细胞瘤。瘤细胞大,呈多角形,胞浆内含嗜酸颗粒,排列成条或成簇,偶成滤泡或乳头状。

(二)乳头状腺瘤

良性乳头状腺瘤少见,多呈囊性,故又称乳头状囊腺病。甲状腺腺瘤中,具有乳头状结构者有较大的恶性倾向,良性乳头状腺瘤少见,多呈囊性,故又称乳头状囊腺瘤。乳头由单层立方或低柱状细胞覆于血管及结缔组织来构成,细胞形态和正常静止期的甲状腺上皮相似,乳头较短,分支较少,有时见乳头中含有胶质细胞。乳头突入大小不等的囊腔内,腔内有丰富的胶质。瘤细胞较小,形态一致,无明显多形性和核分裂象。甲状腺腺瘤中,具有乳头状结构者有较大的恶性倾向。

(三)不典型腺瘤

比较少见,腺瘤包膜完整,质地坚韧,切面细腻而无胶质光泽。镜下细胞丰富,密集,常呈片块状、巢状排列,结构不规则,多不形成滤泡。间质甚少。细胞具有明显的异形性,形状、大小不一致,可呈长方形、梭形;胞核也不规则,染色较深,亦可见有丝分裂象,故常疑为癌变,但无包膜、血管及淋巴管浸润。

(四)甲状腺囊肿

根据内容物不同可分为胶性囊肿、浆液性囊肿、坏死性囊肿、出血性囊肿。

(五)功能自主性甲状腺腺瘤

瘤实质区可见陈旧性出血、坏死、囊性变、玻璃样变、纤维化、钙化。瘤组织边界清楚,周围甲状腺组织常萎缩。

三、临床表现

甲状腺腺瘤可发生于任何年龄,但以青年女性多见;多数无自觉症状,往往在无意中发现颈前区肿块;大多为单个,无痛;包膜感明显,可随吞咽移动。肿瘤增长缓慢,一旦肿瘤内出血或囊变,体积可突然增大,且伴有疼痛和压痛,但过一时期又会缩小,甚至消失。少数增大的肿瘤逐渐压迫周围组织,引起气管移位,但气管狭窄罕见;患者会感到呼吸不畅,特别是平卧时为甚。胸骨后的甲状腺腺瘤压迫气管和大血管后可引起呼吸困难和上腔静脉压迫症。少数腺瘤可因钙化斑块使瘤体变得坚硬。典型的甲状腺腺瘤很容易做出临床诊断,甲状腺功能检查一般正常;核素扫描常显示温结节,但如有囊变或出血就显示冷结节。自主性高功能甲状腺腺瘤可表现不同程度的甲亢症状。

四、实验室及相关辅助检查

(一)甲状腺功能检查

血清 TT_3、FT_3、TT_4、FT_4、TSH 均正常。自主性高功能甲状腺腺瘤患者血清 TT_3、FT_3、TT_4、FT_4 增高，TSH 降低。

(二)X 线检查

如腺瘤较大，颈胸部 X 线检查可见气管受压移位，部分患者可见瘤体内钙化等。

(三)核素扫描

90%的腺瘤不能聚集放射性锝或碘，核素扫描多显示为"冷结节"，少数腺瘤有聚集放射性碘的能力，核素扫描示"温结节"；自主性高功能腺瘤表现为放射性浓聚的"热结节"；腺瘤发生出血、坏死等囊性变时则均呈"冷结节"。

(四)B 型超声检查

对诊断甲状腺腺瘤有较大价值，超声波下腺瘤和周围组织有明显界限，有助于辨别单发或多发，囊性或实性。

(五)甲状腺穿刺活检

有助于诊断，特别在区分良恶性病变时有较大价值，但属创伤性检查，不易常规进行。

五、诊断与鉴别诊断

甲状腺腺瘤的诊断可参考以下要点：①颈前单发结节，少数亦可为多发的圆形或椭圆形结节，表面光滑、质韧，随吞咽活动，多无自觉症状；②甲状腺功能检查正常；③颈部淋巴结无肿大；④服用甲状腺激素3～6 个月后，肿块不缩小或更明显突出。

甲状腺腺瘤需要与以下疾病相鉴别。

(一)结节性甲状腺肿

甲状腺腺瘤主要与结节性甲状腺肿相鉴别。后者虽有单发结节，但甲状腺多呈普遍肿大，在此情况下易于鉴别。一般来说，腺瘤的单发结节长期病程之间仍属单发，而结节性甲状腺肿经长期病程之后多成为多发结节。另外，甲状腺肿流行地区多诊断为结节性甲状腺肿，非流行地区多诊断为甲状腺腺瘤。在病理上，甲状腺腺瘤的单发结节有完整包膜，界限清楚。而结节性甲状腺肿的单发结节无完整包膜，界限也不清楚。

(二)甲状腺癌

甲状腺腺瘤还应与甲状腺癌相鉴别，后者可表现为甲状腺质硬，结节表面凹凸不平，边界不清，颈淋巴结肿大，并可伴有声嘶、霍纳综合征等。

六、治疗

(一)甲状腺激素治疗

能抑制垂体 TSH 的分泌，减少 TSH 对甲状腺腺瘤的刺激，从而使腺瘤逐渐缩小，甚至消失。从小剂量开始，逐渐加量。可用左甲状腺素 $50\sim150\ \mu g/d$ 或干甲状腺片 $40\sim120\ mg/d$，治疗3～4 个月。适于多发性结节或温结节、热结节等单结节患者。如效果不佳，应考虑手术治疗。

(二)手术治疗

甲状腺腺瘤有癌变可能的患者、或引起甲亢者，应行手术切除腺瘤。伴有甲亢的高功能腺瘤,需要先用抗甲状腺药物控制甲亢,待甲状腺功能正常后,行腺瘤切除术,可使甲亢得到治愈。

对于甲状腺腺瘤,手术切除是最有效的治疗方法,无论肿瘤大小,目前多主张做患侧腺叶切除或腺叶次全切除而不宜行腺瘤摘除术。其原因是临床上甲状腺腺瘤和某些甲状腺癌特别是早期甲状腺癌难以区别。另外约 25% 的甲状腺腺瘤为多发,临床上往往仅能查到较大的腺瘤,单纯腺瘤摘除会遗留小的腺瘤,日后造成复发。因甲状腺腺瘤有引起甲亢(发生率约为 20%)和恶变(发生率约为 10%)的可能,故应早期行包括腺瘤的患侧,甲状腺大部或部分(腺瘤小)切除。切除标本必须立即行冷冻切片检查,以判定有无恶变。

(翟振洪)

第六节 甲 状 腺 癌

甲状腺癌是最常见的内分泌恶性肿瘤。按照组织学特征,起源于甲状腺滤泡细胞可以分为分化型甲状腺癌和未分化甲状腺癌,占所有甲状腺癌的 95% 以上。分化型甲状腺癌包括乳头状甲状腺癌和滤泡型甲状腺癌,这类甲状腺癌通常是可治愈的。相反,未分化甲状腺癌来势凶猛,预后很差。近年来,甲状腺癌发病率逐年上升。年龄是一个影响甲状腺癌的重要因素,>45 岁的患者预后较差。甲状腺癌多见于女性,但男性患者预后较差。另外的危险因素包括颈部放疗史,直径 >4 cm 的肿瘤,原发灶外侵,淋巴结及远处转移。

起源于甲状腺滤泡旁 C 细胞的恶性肿瘤称为甲状腺髓样癌,占所有甲状腺癌的 3% 左右,其分为散发性髓样癌、家族性髓样癌、MEN 综合征。

一、概述

(一)甲状腺癌分期

2010 年甲状腺癌 UICC 分期如下。

1.TNM 分期

(1)T 分期。

T_x:无法对原发肿瘤做出估计。

T_0:未发现原发肿瘤。

T_1:原发肿瘤 $\leqslant$2 cm,局限于甲状腺内。

T_2:2 cm<原发肿瘤 $\leqslant$4 cm,局限于甲状腺内。

T_3:肿瘤 >4 cm,肿瘤局限在甲状腺内或有少量延伸到甲状腺外。

T_{4a}:肿瘤蔓延至甲状腺包膜以外,并侵犯皮下软组织、喉、气管、食管或喉返神经。

T_{4b}:肿瘤侵犯椎前筋膜、或包绕颈动脉或纵隔血管。

未分化癌均为 T_4。

T_{4a}:未分化癌,肿瘤限于甲状腺内,尚可外科切除。

T_{4b}:未分化癌,肿瘤已侵出包膜,外科难以切除。

(2)N 分期。

N_0:无淋巴结转移。

N_{1a}:肿瘤转移至Ⅵ区(气管前、气管旁和喉前淋巴结)。

N_{1b}:肿瘤转移至单侧、双侧、对侧颈部或上纵隔淋巴结。

(3)M分期。

M_0:无远处转移。

M_1:远处有转移。

2.不同甲状腺癌的临床分期

(1)甲状腺乳头状腺癌或滤泡状腺癌(45岁以下)。

Ⅰ期:任何T,任何NM_0。

Ⅱ期:任何T,任何NM_1。

(2)甲状腺乳头状腺癌或滤泡状腺癌(45岁以上)及髓样癌(任何年龄)。

Ⅰ期:$T_1N_0M_0$。

Ⅱ期:$T_2N_0M_0$。

Ⅲ期:$T_3N_0M_0$,$T_{1\sim3}N_{1a}M_0$。

ⅣA期:$T_{1\sim3}N_{1b}M_0$,$T_{4a}N_{0\sim1}M_0$。

ⅣB期:T_{4b}任何NM_0

ⅣC期:任何T任何NM_1。

(3)未分化癌(全部归Ⅳ期)。

ⅣA期:T_{4a}任何NM_0。

ⅣB期:T_{4b}任何NM_0。

ⅣC期:任何T任何NM_1。

(二)甲状腺癌危险因素

放射接触史,碘的不适当摄入,淋巴性甲状腺炎,激素原因和家族史都是可能引起甲状腺癌的危险因素。

1.放射接触史

放射接触史能够增加甲状腺乳头状癌的发生。这一现象,在广岛和长崎的原子弹爆炸,马绍尔群岛和内华达的核试验失误,以及切尔诺贝利核泄漏(后被观察及证实)出现。尤其在切尔诺贝利核泄漏后,受到核辐射的儿童发生了更多的乳头状甲状腺癌,这可能与儿童甲状腺更易受放射线影响,或者儿童食用了更多受核污染的牛奶有关。儿童时期因头颈部肿瘤接受过放射治疗,也会导致乳头状甲状腺癌发生风险的增加。

2.缺碘

碘是合成甲状腺激素的必需原料。缺碘引起甲状腺滤泡细胞代偿性增生,导致甲状腺肿。在缺碘地区,甲状腺滤泡性肿瘤发病率升高;而在碘摄入过多的地区,乳头状甲状腺癌则更易发生。在动物实验中,碘的过量摄入,能导致甲状腺癌由滤泡型向乳头状表型转换。但是碘的不适量摄入如何导致甲状腺癌发生依旧不明。

3.免疫因素

乳头状甲状腺癌中通常可见淋巴细胞浸润,这一现象可能提示免疫因子可能参与恶性肿瘤的发生发展。分子生物学分析提示淋巴细胞甲状腺炎可能是甲状腺恶性肿瘤的早期表现。但其确切机制依旧不明。

4.年龄因素

大多数分化型甲状腺癌发生于 20～50 岁患者,女性患者为男性患者的 2～4 倍。这一现象可能提示女性激素可能参与甲状腺癌的发生。并且,雌激素受体在甲状腺滤泡细胞膜上表达,雌激素可导致滤泡细胞的增殖。同样并没有明确的动物模型能够复制,甲状腺癌与妊娠或外源性雌激素使用的关系。

5.遗传因素

遗传性因素对于甲状腺癌的发生也是同样重要的。若父母患有甲状腺癌,则患肿瘤风险增加 3.2 倍;若同胞兄妹患有甲状腺癌,则患肿瘤风险增加 6.2 倍。非家族性髓样癌发生率为 3.5%～6.2%。

二、乳头状甲状腺癌

乳头状甲状腺癌(PTC)是最常见的甲状腺癌,占所有甲状腺癌的 70%～90%。乳头状癌有着其特征的组织学表现:"砂粒体"和"营养不良性钙化"。甲状腺乳头状癌以淋巴结转移为主,常以颈部肿大淋巴结为首发症状。

(一)临床表现

患者以女性为多,男与女之比为 1:2.7,年龄 6～72 岁,20 岁以后明显增多,31～40 岁组患病最多,占 30%,50 岁以后明显减少。乳头状癌淋巴结转移机会多,临床触不到淋巴结的患者,经选择性颈清扫术后,病理检查结果有 46%～72% 的病例有淋巴结转移。有些患者以颈部淋巴结肿大来就诊,甲状腺内肿物可能已经数月或数年。因甲状腺内肿物发展较慢,且无特殊体征,常被误诊为良性,肿物可以很小,仅 0.5～1.0 cm。晚期可以明显肿大,直径可达 10 cm 以上。呈囊性或部分呈囊性,侵犯气管或其他周围器官时肿物固定。侵犯喉返神经出现声音嘶哑,压迫气管移位或肿瘤侵入气管内出现呼吸困难。淋巴结转移多至颈深中组及颈深下组,晚期可转移至上纵隔。血行转移较少,有 4%～8%,多见于肺或骨。

(二)辅助检查

1.原发病变的诊断

无淋巴结转移的情况下,对甲状腺肿物的性质难以判断,在治疗前应进行如下的检查以明确病变的范围、与周围器官的关系、甲状腺功能的损伤程度、TSH 的分泌状况等。

(1)甲状腺核素扫描:大多数滤泡型腺癌和乳头状腺癌有吸碘功能,以往为术前主要手段,目前随着其他临床检查的发展已少用。

(2)B超检查:可发现甲状腺内肿物是多发或单发、有否囊性变、颈部有否淋巴结转移、颈部血管受侵情况等。

(3)CT 检查:显示甲状腺内肿瘤的位置、内部结构情况、钙化情况,无包膜恶性可能性大。虽不能做出定性诊断但对医师手术操作很有帮助,CT 能显示肿物距大血管的远近,距喉返神经、甲状旁腺、颈段食管的远近,肿瘤是否侵犯气管壁及侵入气管内、向胸骨后及上纵隔延伸情况,纵隔内淋巴转移情况。使外科医师术前心中有数,减少盲目性,能制三维成像的 CT 更好。

(4)磁共振成像(MRI):在无碘过敏患者中,不推荐使用。

(5)PET/CT:可判断肿瘤代谢情况,主要判断远处转移情况。

(6)针吸细胞学检查:近年来由于针吸细胞学诊断的进步,广泛应用于临床,但应用于甲状腺肿物的诊断有一定限度。

2.颈淋巴结转移的诊断

(1)临床触不到淋巴结而甲状腺内肿物高度怀疑癌,此为 N_0 病例,这类患者不一定没有淋巴结转移,应做 B 超或 CT 检查以发现手摸不到的肿大淋巴结。因有些患者脂肪厚,肌肉发达,淋巴结虽已很大且呈串也不易触及,如 B 超及 CT 检查怀疑转移,且甲状腺内肿物证实为癌应按联合根治术准备。

(2)甲状腺肿物合并颈淋巴结肿大时,淋巴结位于中、下颈深较多,位于胸锁乳突肌前缘或被覆盖,活动或固定,大致可判断为甲状腺癌颈转移,以乳头状癌为多见。如针吸细胞学阳性则可确诊。

(三)治疗

1.放射治疗

分化型甲状腺癌对放射治疗敏感性差,以手术治疗为主要手段,单纯体外放射治疗对甲状腺癌的治疗并无好处。^{131}I治疗:用于手术不能切除的分化型甲状腺癌或远处转移的甲状腺癌。

2.手术治疗

(1)原发癌的处理:①一侧腺叶切除加峡部切除加Ⅵ区淋巴结清扫为单侧甲状腺癌治疗的最小手术方式。②全甲状腺切除当病变涉及两侧腺叶时行全甲状腺切除术。考虑到甲状腺多灶性癌的存在,应注意同侧腺叶多灶肿瘤,易出现对侧甲状腺内微小病灶的发生。③高分化侵袭性甲状腺癌,应积极地予以手术治疗,治疗越早,预后越好。④微小癌的治疗目前甲状腺乳头状微癌的治疗方式尚不统一。

(2)淋巴结转移癌的处理:不论是传统式的颈清扫术还是保留功能的改良根治术都应将各区淋巴结不论大小彻底切除。

三、甲状腺滤泡型腺癌

滤泡型癌较乳头状癌发病率低,占甲状腺癌的 $10\%\sim15\%$,较乳头状癌发病年龄大,常见于中年人,平均年龄 45～50 岁,男女之比为 1∶3。其恶性程度介于乳头状癌和未分化癌之间,易出现血行转移,如肺、骨、肝、脑等处。很少出现淋巴结转移。转移的组织,很像正常甲状腺,因此有人称为"异位甲状腺"。

临床表现大多数是单发的,少数也可是多发的。容易误诊为甲状腺腺瘤。预后较乳头状癌差。影响预后的决定因素是远处转移,不是甲状腺包膜的侵犯。

四、甲状腺未分化癌

甲状腺未分化癌(ATC)在甲状腺癌中比例较少,占 $3\%\sim8\%$。

(一)临床表现

本病发病年龄较高,男性发病较高。病情发展较快,出现颈部肿物后增长迅速,1～2 周内肿物固定,声音嘶哑,呼吸困难。有 1/3 患者颈部肿物多年,近几个月来迅速增大,因此有学者认为此部分病例是在原有分化型甲状腺癌或良性肿物基础上的恶变。

(二)辅助检查

CT 及颈部 X 线片常见气管受压,或前后径变窄或左右径变窄,或气管受压移位,偏于一侧,椎前软组织增厚,表明肿瘤从食管后椎前包绕了气管、食管。常有颈淋巴结转移,有时颈部转移淋巴结和甲状腺的原发灶融合在一起。根据肿物形态及硬度常可确诊。

（三）治疗

大多数患者来诊较晚，失去根治性治疗机会。有时手术目的是为了解决呼吸道梗阻，仅做气管切开。对少部分原发肿瘤较小的病例，尽量给予切除，然后行气管切开或气管造瘘，术后给予放疗及化疗，有的患者有一定疗效，有40%的患者可获完全缓解。

五、甲状腺髓样癌

甲状腺髓样癌（MTC）起源于甲状腺滤泡旁细胞或称C细胞。癌细胞可分泌多种胺类和多肽类激素，降钙素等，此外还有5-羟色胺、组胺、前列腺素及ACTH样物质，导致部分患者出现顽固性腹泻，多为水样泄，但肠吸收障碍不严重，常伴有面部潮红。当肿瘤切除后腹泻即可消失，癌复发或转移时腹泻又可出现。

甲状腺髓样癌可分为散发性及家族性两种，前者约占80%，不伴有其他内分泌腺部位的肿瘤，没有特殊的临床表现，后者占20%，有明显家族史，分为两种类型：一类叫多发内分泌肿瘤ⅡA型，此型包括甲状腺髓样癌、嗜铬细胞瘤和甲状旁腺功能亢进，因是三十年前Sipple首先描述，被称为Sipple综合征。另一类叫多发内分泌肿瘤ⅡB型，此型包括甲状腺髓样癌、嗜铬细胞瘤及伴有多发性黏膜神经瘤，并有特征性的面部表现（嘴唇肥厚、宽鼻梁、脸外翻等）。

（一）临床表现

甲状腺髓样癌占甲状腺恶性肿瘤的6%～8%。除少数合并内分泌综合征外，大多数与其他类型的甲状腺癌相似，主要是甲状腺区肿块，有时有淋巴结肿大，可出现双侧颈转移，多数生长缓慢，病程长达10～20年，大多数1年左右。

（二）辅助检查

血清降钙素升高伴甲状腺结节患者，首先考虑甲状腺髓样癌，若无其他内分泌综合征及肿瘤可确诊。部分甲状腺髓样癌患者可有血清CEA升高。

（三）治疗

手术是治疗的有效手段。有淋巴结转移时行颈清扫手术，对于是否行预防性颈清扫术，目前有一定争议。目前有靶向药物针对甲状腺髓样癌，但疗效不明确。

六、甲状腺其他恶性肿瘤

甲状腺还有其他恶性肿瘤，如血管肉瘤、纤维肉瘤、癌肉瘤、骨肉瘤、恶性纤维组织细胞瘤等，均少见。其中值得注意的是恶性淋巴瘤，近年来文献报道有增多趋势。

恶性淋巴瘤少见，占所有甲状腺恶性肿瘤的0.6%～5%，占所有淋巴瘤的2.2%～2.5%。文献报道甲状腺恶性淋巴瘤合并慢性淋巴细胞性甲状腺炎高达95%～100%。所以细针穿刺应多方、多点穿刺。可疑者应做诊断性探查手术，术中制冷冻切片检查，确诊后根据情况行峡部切除或一叶切除，以免将来病变进一步发展压迫气管造成呼吸困难。

甲状腺恶性淋巴瘤是以放疗为主的综合治疗，配合以化疗。有低度恶性及高度恶性两种。其治疗效果优于甲状腺未分癌。

（翟振洪）

第五章

乳腺疾病

第一节　先天性乳房畸形

　　乳房是女性的性征标志,无论是外形还是心理上,乳房在女性的生活中都占有非常重要的地位。任何大小和形状的改变都难以被接受,会给女性特别是青春期女性带来负面影响。她们会因乳房畸形或缺失,表现为缺乏自信,感到羞愧、压抑,喜欢独居,在性关系和心理健康方面都会产生负面影响。由于乳房的畸形,在将来的哺乳功能方面也会产生障碍。

　　先天性乳房和胸壁畸形的分类:①乳头、乳晕复合体的畸形,包括多乳头、乳头内陷;②副乳腺;③不对称畸形,包括无乳房畸形、乳腺发育不全、乳腺萎缩;④乳房形状畸形,如管状乳房畸形;⑤胸壁的畸形,如 Poland 综合征、前胸壁发育不全。

一、乳头、乳晕复合体的畸形

(一)多乳头畸形

　　多乳头畸形多发生于孕期的前三个月,当乳腺的边缘不能退化到正常时;同样,在泌尿系统和其他系统的发育异常时也会伴发。1%～5%会出现副乳头畸形,男女发生比例比较一致。副乳头一般都沿乳头垂直线生长,90%都在乳房下皱襞水平。它可以是单侧,也可双侧,在某些病例副乳头周围有乳晕。有证据表明,多乳头畸形可能有家族遗传性,可以同时伴有泌尿道的畸形、睾丸癌和肾癌。因此,有泌尿专家提出,当出现多乳头畸形时,应检查是否有泌尿道畸形的发生。但是由于泌尿道畸形的表现明显,发病率低,而多乳头畸形很常见,故临床实践中并没有采用该方案。

(二)乳头内陷

　　50%的患者有家族史。胎儿在子宫内发育过程中,由于乳腺导管和纤维束的发育不良,引起乳头形成过短,造成乳头内陷的形成。乳头内陷可以发生于一侧,也可以发生于双侧。由于乳头内陷,使乳头发育不良,从而影响部分妇女的哺乳。但亦有部分妇女在产前通过外提乳头等,使乳头外翻,可以进行哺乳。也有部分患者,由于乳头内陷,造成乳管堵塞,引起乳腺的反复感染。

乳头内陷一般不需要特殊处理,一般要求患者在孕前外提乳头,尽量使乳头外翻,但多数效果不佳。部分患者亦因美学要求,或乳头内翻后引起反复感染,可以行乳头外翻整形术,但应告知患者将来不能哺乳,乳头感觉障碍,以及乳头坏死等风险。

二、副乳腺

副乳腺畸形的发生率为 1%～2%,女性多见,且某些有家族遗传性。1/3 患者是双侧发生,多见于腋窝。副乳腺多于青春期和妊娠时,由于卵巢雌二醇和胎盘雌三醇激素水平的增高,开始生长,增大,一般没有症状,但在妊娠和月经前可以有不适感和疼痛,哺乳时还可以有乳汁流出。副乳腺像正常乳房一样可以有乳头、乳晕,妊娠后副乳腺可以缩小,严重者哺乳后仍可见腋窝明显隆起的副乳腺。副乳腺可以发生与正常乳房一样的乳腺疾病,包括乳腺癌、纤维腺瘤、乳腺增生、乳腺炎等。对于副乳腺的外科切除治疗,一般不推荐。因为该手术可以引起腋窝切口瘢痕,上肢的运动受限,损伤肋间臂神经引起上臂内侧感觉异常、疼痛、血肿、切口裂开、切除副乳腺不全等并发症。对于部分患者,可以采用吸脂术。

三、乳房不对称畸形

(一)无乳房畸形

先天性一侧或双侧乳房缺失是在临床上非常少见的畸形。Froriep 在 1839 年首先描述了这一现象。1882 年,Gilly 报道一例双侧乳房缺失,同时伴有尺骨缺失和手的尺侧缺失的 30 岁女性患者。有关先天性畸形伴双侧乳头和乳腺组织缺失的病例少见。Trier 的总结发现有右侧胸肌萎缩,右侧尺骨和尺侧手的缺失等,单侧乳房缺失比双侧更常见,并多见于女性。这种缺失病变发生是由于胚胎第六周乳腺发育不全所致。Tier 发现乳房缺失与腭裂,宽鞍鼻,胸肌、尺骨、手、足、腭、耳、生殖泌尿系统缺失有关。有时,也可呈现家族遗传性。这种畸形的治疗可以采用扩张器,假体乳房重建或采用自体背阔肌肌皮瓣乳房重建。

(二)乳腺发育不全、乳腺萎缩

乳腺发育不全、乳腺萎缩可发生于一侧或双侧,也可同时伴有胸肌的缺损。乳房双侧一定程度的不对称较常见;但是,还是以乳腺发育不全最突出。治疗主要通过小乳房一侧使用假体或大乳房侧缩乳固定术。近年,已开始使用脂肪填充术保持双侧乳房对称。

四、管状乳房畸形

管状乳房畸形首先由 Rees 和 Aston 于 1976 年报道。形成管状乳房的基本原因是乳腺发育不全,通常在内下和外下象限发生。在形成乳晕周围的收缩性环的过程中,两层的乳腺带粘连引起了管状乳房的发生。这就造成疝样的腺体组织伸入到乳晕后间隙,这部分乳腺组织韧带松弛,缺乏阻力,因此引起乳晕过度肥大。

(一)管状乳房畸形的分类(Groleau 等)

(1)Ⅰ级:病变主要在下象限中份。

(2)Ⅱ级:病变主要累及内下和外下两个象限。

(3)Ⅲ级:病变主要累及全乳房。

(二)管状乳房畸形的临床表现

管状乳房畸形常开始于青春期,因此往往会引起性心理问题。这种管状小乳房会严重阻止女性接触社会。女孩对乳房感到羞愧的是怪异的乳房形状,而不是乳房大小本身。

管状乳房畸形可发生于单侧,也可发生于双侧。可以有乳房皮肤的缺失,乳房不对称,乳腺发育不全,圆锥形乳房,狭窄形乳房基底,疝样乳头乳晕复合体,肥大的乳晕。

(三)管状乳房畸形的处理

校正不正常的肥大乳晕和乳腺。但是也应该强调,外科干预对年轻患者应该尽量限制,对采用改变乳房体积和移位的外科手术应该尽量避免。

通常采用 Rees 的方法,切除肥大乳晕过多的皮肤,皮下分离乳腺,使乳腺基底部增宽。这种手术方式可以达到较好的美容效果,又没有改变腺体的完整性。

对已经发育好的乳腺,可以考虑切除肥大乳晕过多的皮肤和置入假体,以期有更好的美容效果;但是对于严重畸形的患者,由于没有足够的软组织覆盖,假体置入难以实施。采用 Muti 和 Ribeiro 的方法是恰当的,即真皮层切除肥大乳晕过多的皮肤,充分皮下游离乳房下象限直到设计的新下皱襞;从乳晕开始达胸大肌分离乳腺,下部形成以下部腺体为基底的转移瓣,将该转移瓣折叠塑形放置于下部所形成的腔并固定于下皱襞。这种方法的缺点是由于中心部分已被游离瓣占据,再放置假体几乎不可能进行。

现在较流行的手术技术是,首先将扩张器放置于腺体后分,然后更换假体,将假体的 2/3 放置于胸大肌后分,下 1/3 以乳腺组织覆盖。这样可以扩展乳腺的基底部,与传统的方式即将假体完全放置于胸大肌后分相比,可以得到较好的美容效果。

脂肪填充术常被用于管状乳腺发育畸形的后期处理。多用于矫正术后乳腺边缘轮廓的修复,同时可以对不对称的小乳房体积进行补充。

五、胸壁畸形(Poland 综合征)

(一)流行病学特点

1841 年,Alfred Poland 首先报道 1 例患者表现为肩胛带胸大小肌肉缺失和上肢畸形,同时还伴有外斜肌缺失和部分前锯肌的缺失。既后,又有多位学者报道类似的发现,同时还发现伴有乳头萎缩或乳头,肋软骨,肋骨 2、3、4 或 3、4、5 缺失,胸壁皮下组织萎缩和短并指/趾畸形。这种临床发现要么全部要么部分表现。现在把一侧胸壁的萎缩,加上同侧上肢畸形统称为 Poland 综合征,即是一侧肢体胚芽的第五周胚胎发育的第二个阶段的基因变异综合征,由于接近乳腺嵴的形成,因此这种畸形可能发生在乳腺、胸壁、胸肌、上肢和手。该综合征病发病率低,为 1∶7 000 到 1∶1 000 000,多见于男性。该病的病因不清楚,没有家族遗传性,可能因胚胎发育的 46 天,锁骨下轴的发育异常,造成锁骨下血管及其分支的血液供应阻挡,从而影响胚胎结构的发育。

(二)临床表现

Poland 综合征的临床表现各异,几乎很少在一个患者都表现出来。一般是单侧发生,常常发生于右侧。表现为乳房、乳头萎缩或缺失,胸肌缺失,胸壁畸形,上肢畸形,较常见的畸形是乳房外形的不全伴部分下分胸肌的缺损畸形。对于女性,由于部分或完全缺失胸大肌,表现为腋前皱襞的消失,这种非自然的外观要想隐藏是非常困难的。文献报道发现该综合征与黑素沉着斑有关。因为乳腺和黑素细胞都是来源于外胚层。乳腺异常萎缩和高色素沉着可能均来自此胚芽层。表现为一侧胸壁和/或乳腺萎缩,伴有高色素沉着斑,没有恶变倾向,故患者一般不要求对高色素沉着斑治疗。

尽管在 Poland 综合征的患者,乳腺发育不良,但仍然有文献报道发生乳腺癌。对于这种患者,虽然有解剖变异,但前哨淋巴结活检技术仍然可以采用。还有并发白血病的报道。

(三)治疗

由于这种疾病的表现各异,因此对这种患者的治疗往往会根据患者的不同表现采取不同的手术方式。多数患者对功能上的胸前肌肉缺乏和小乳房并不感到尴尬,只有一些严重的病例如胸廓或前肋缺失造成形态的畸形,表现为吸气时肺形成疝,呼气时胸壁形成深的凹陷腔,不论在形态和情感上都影响了患者的生活质量,才要求进行手术治疗。

手术目的包括以肌瓣覆盖的胸壁修复和乳房重建。常用的方法有假体,带蒂皮瓣和游离皮瓣,以及肌皮瓣都可以应用。

在制订手术方案中,Hurwitz 建议术前 CT 加三维重建对胸壁和乳房重建的手术方式选择有重要的帮助。

对该病的外科治疗程序应包括以下几个方面。

(1)带游离背阔肌或外斜肌瓣的骨膜下移植片。

(2)自体分离肋骨移植物。

(3)带骨膜的分离肋骨移植物。

(4)异种骨移植物。

(5)取对侧胸壁肋骨移植物用于患侧,再用金属网片固定。

(6)用常规乳房假体和胸壁假体修复困难病例。

Schneider 等推荐采用一步法修复 Poland 综合征的患者。他们采用背阔肌肌皮瓣修复胸壁和乳房的缺失,较以前传统方法有明显的优势,并发症更低,美容效果更好。近年,开始将内镜技术应用于该手术。

(孙小钧)

第二节 急性乳腺炎

急性乳腺炎是由细菌感染所致的乳腺的急性炎症,大多数发生在产后哺乳期的3～4周内,尤以初产妇多见。病原菌大多为金黄色葡萄球菌,少数是由链球菌引起。病菌一般从乳头破口或皲裂处侵入,也可直接侵入乳管,进而扩散至乳腺实质。一般来讲,急性乳腺炎病程较短,预后良好,但若治疗不当,也会使病程迁延,甚至可并发全身性化脓性感染。

一、病因和病理

(一)乳汁淤积

乳汁的淤积有利于入侵的细菌的繁殖。原因如下:乳头过小或内陷,妨碍哺乳,孕妇产前未能及时纠正乳头内陷;婴儿吸乳困难;乳汁过多,排空不完全,产妇未能将乳房内的乳汁及时排空;乳管不通或乳管本身炎症或肿瘤及外在的压迫;胸罩脱落的纤维也可以堵塞乳管,引起乳腺炎。

(二)细菌入侵

急性乳腺炎的感染途径:致病菌直接侵入乳管,上行到腺小叶,腺小叶中央有乳汁潴留,使细菌容易在局部繁殖,继而扩散到乳腺的实质引起炎症反应;金黄色葡萄球菌感染常常引起乳腺的脓肿,感染可沿乳腺纤维间隔蔓延,形成多房性的脓肿;致病菌直接由乳头表面的破损、皲裂侵入,沿着淋巴管迅速蔓延到腺叶或小叶间的脂肪、纤维组织,引起蜂窝织炎。金黄色葡萄球菌常常引起深部的脓肿,链球菌感染往往引起弥漫性的蜂窝织炎。

二、临床表现

(一)急性单纯性乳腺炎

发病初期阶段,常有乳头皲裂现象,哺乳时感觉乳头有刺痛,伴有乳汁淤积不畅或乳腺扪及有包块,继而乳房出现局部肿胀、触痛,患乳触及痛性肿块,界限不清,质地略硬,进一步发展则出现畏寒、发热、体温骤升、食欲缺乏、疲乏无力、感觉不适等全身症状。

(二)急性化脓性乳腺炎

患乳的局部皮肤红、肿、热、痛,出现较明显的结节,触痛明显,同时患者可出现寒战、高热、头痛、无力、脉快等全身症状。此时在患侧腋窝下可出现肿大的淋巴结,有触痛,严重时可合并败血症。

(三)脓肿形成

由于治疗措施不得力或病情进一步加重,局部组织发生坏死、液化,大小不等的感染灶相互融合形成脓肿。浅表的脓肿极易发现,而较深的脓肿波动感不明显,不易发现。脓肿的临床表现与脓肿位置的深浅有关。位置浅时,早期可有局部红肿、隆起,皮温高;深部脓肿早期局部表现常不明显,以局部疼痛和全身症状为主。脓肿形成后,浅部可扪及有波动感。脓肿可以是单房性或多房性,可以先后或同时形成;浅部脓肿破溃后自皮肤破溃口排出脓液,深部脓肿则可通过乳头排出,也可侵入乳腺后间隙中的疏松组织,形成乳腺后脓肿。如果乳腺炎患者的全身症状不明显、局部和全身性的治疗效果不明显时,可行疼痛部位穿刺,抽出脓液即可确诊。

三、辅助检查

血常规检查白细胞计数升高,中性粒细胞计数升高。影像学超声检查可探及乳腺包块,形成脓肿患者可探及有液性暗区。

四、诊断

急性乳腺炎多发生于初产妇的哺乳期,起病急,早期乳腺内出现一包块,有红、肿、热、痛,严重者可有畏寒、发热等全身中毒症状。病情如未得到及时的控制,数天后可在局部形成脓肿,有波动感,穿刺抽出脓液。

急性乳腺炎的包块注意与乳腺癌的肿块相鉴别。炎性乳腺癌患者乳房内可扪及肿块,皮肤红肿范围广,局部压痛及全身炎症反应轻,细胞学检查可鉴别。

五、治疗

(一)早期

注意休息,暂停患侧乳房哺乳,清洁乳头、乳晕,促进乳汁排泄(用吸乳器或吸吮),凡需切开引流者应终止哺乳。局部热敷或用鱼石脂软膏外敷,应用头孢或青霉素类广谱抗生素预防感染。

(二)手术治疗

对已有脓肿形成者,应及时切开引流。对深部脓肿波动感不明显者,可先B超探查,针头穿刺定位后再行切开引流,手术切口可沿乳管方向做放射状切口,避免乳管损伤引起乳瘘,乳晕周围的脓肿可沿乳晕做弧形切开引流。如果有数个脓腔,则应分开脓腔的间隔,充分引流,必要时可做对口或几个切口引流。深部脓肿或乳腺后脓肿,可以在乳腺下皱褶处做弧形切开,在乳腺后隙与胸肌筋膜间分离,直达脓腔,可避免损伤乳管。

1.手术适应证

乳头周围或乳腺周围的炎性肿块开始软化并出现波动感,且B超检查有深部脓肿或脓液穿破乳腺纤维囊进入乳房后蜂窝组织内者,需及时切开引流。

2.术前准备

应用广谱抗生素治疗感染,局部热敷促进脓肿局限化。

3.麻醉与体位

多采用局麻或硬膜外麻醉,患者取仰卧位或侧卧位,有利于彻底引流。局部麻醉镇痛效果差,适于浅表的脓肿引流。

4.手术步骤

(1)乳头平面以上部位的脓肿多做弧形切口,也可做放射状切口。乳头平面以下的脓肿多做放射状切口,切口两端不超过脓肿的边界,否则可引起乳瘘。乳头或乳晕周围的脓肿多做沿乳晕的弧形切口。深部的脓肿可做乳房皱襞下的胸部切口,引流畅通,瘢痕少。

(2)针头穿刺,抽出脓液后在脓腔顶部切开,适当分离皮下组织,插入血管钳直达脓腔,放出脓液。

(3)从切口伸入手指分离脓腔间隔,使小间隔完全贯通,排出分离的坏死组织。

(4)等渗盐水或过氧化氢冲洗脓腔,凡士林纱布或橡皮片引流。若脓肿较大,切口较高,则应在重力最佳位置再做切口,便于对口引流或放置引流管引流。

(5)脓液做细菌培养,对慢性乳房脓肿反复发作者应切取脓腔壁做病理检查,排除其他病变。

5.术后处理

伤口覆盖消毒敷料后,应用宽胸带或乳罩将乳腺托起以减轻坠痛感,继续给予抗生素等抗感染治疗,控制感染至患者体温正常。术后第2天更换纱布敷料和引流物。若放置引流管,可每天换药时用等渗温盐水冲洗脓腔。引流量逐渐减少,直到仅有少量分泌物时拔出引流物。术后可热敷或理疗促进炎症浸润块吸收。

6.注意

手术后伤口要及时换药,每1～2天更换1次敷料,保证有效引流,防止残留脓腔、经久不愈或切口闭合过早。创腔可用过氧化氢、生理盐水等冲洗,排出的脓液要送细菌培养,确定是何种细菌感染,指导临床用药。哺乳期应暂停吮吸哺乳,改用吸乳器时吸尽乳汁。如有漏乳或自愿断乳者,可口服乙烯雌酚5 mg每天3次,3～5天即可。对感染严重伴全身中毒症状者,应积极控制感染,给予全身支持疗法。

六、乳腺炎的预防

要防止乳头破裂,乳头破裂既容易乳汁淤积,又有可能因伤口而发生细菌感染。怀孕6个月以后,每天用毛巾蘸水擦洗乳头。不要让小儿养成含乳头睡眠的习惯。哺乳后,用水洗净乳头,用细软的布衬在乳头衣服之间,避免擦伤。要积极治疗乳头破裂,防止出现并发症。轻度乳头破裂仍可哺乳,但在哺乳后局部涂敷10%复方苯甲酸酊或10%鱼肝油铋剂,下次哺乳前清洗。重度乳头破裂,哺乳时疼痛剧烈,可用乳头罩间接哺乳或用吸奶器吸出后,用奶瓶哺食小儿。对乳头上的痂皮,不要强行撕去,可用植物油涂抹,待其变软,慢慢撕掉。防止乳汁淤积,产后应尽早哺乳。哺乳前热敷乳房以促进乳汁通畅。如果产妇感到乳房胀痛更要及时热敷,热敷后用手按捏乳房,提拔乳头。婴儿吸吮能力不足或婴儿食量小而乳汁分泌多者,要用吸奶器吸尽乳汁。宜常做自我按摩,产妇要养成自我按摩乳房的习惯。方法:一手用热毛巾托住乳房,另一手放在乳房的上侧,以顺时针方向转向按摩。如果乳房感到胀痛,或者乳房上有肿块时,手法可以重一些。

(廉恩英)

第三节　乳腺囊性增生病

乳腺囊性增生病是妇女常见的乳腺疾病。本病的特点是以乳腺小叶、小导管及末端导管高度扩张形成的囊肿,乳腺组成成分的增生,在结构、数量及组织形态上表现出异常。本病与单纯性乳腺增生相比较,乳腺增生与不典型增生共存,存在恶变的危险,应视为癌前病变。

一、病因

本病的发生与卵巢内分泌的刺激有关。早在1930年就有学者证明切除卵巢的家鼠注射雌激素后能产生乳腺囊性病。在人类中,雌激素不仅能刺激乳腺上皮增生,也能导致腺管扩张,形成囊肿。新近研究说明高泌乳素血症是乳腺囊性增生症的重要原因,国外学者报道绝经后妇女患乳腺囊性增生症常是不恰当应用雌激素替代治疗的结果。

二、病理

(一)大体形态

一侧或双侧乳腺组织内有大小不等、软硬不均的囊性结节或肿块。囊肿大小不一,大囊肿直径可达5 cm,呈灰白色或蓝色,又称蓝色圆顶囊肿或蓝顶囊肿。小囊肿多见于大囊肿周围,直径仅2 mm,甚至肉眼见不到,只有在显微镜下可见。切开大囊肿可见囊肿内容物为清亮无色、浆液性或棕黄色液体,有时为血性液体。其中含有蛋白质、激素(泌乳素、雌激素、雄激素、人绒毛膜促性腺激素、生长激素、卵泡刺激素、黄体化激素等)、糖类、矿物质及胆固醇。切面似蜂窝状,囊壁较厚,失去光泽,可有颗粒状或乳头状瘤样物向囊腔内突出。

(二)组织学形态

组织学形态可见5种不同的病变。

1.囊肿

末端导管和腺泡增生,小导管扩张和伸展,末端导管囊肿形成。末端导管上皮异常增殖,形成多层,从管壁向管腔呈乳头状生长,占据管腔大部分,以致管腔受阻,分泌物潴留而扩张形成囊肿。一种囊肿为单纯性囊肿,只有囊性扩张,而无上皮增生;另一种为乳头状囊肿,囊肿上皮增生,呈乳头状。

2.乳管上皮增生

扩张的导管及囊肿内上皮呈不同程度的增生,轻者上皮层次增多,重者呈乳头状突起,或彼此相连,呈网状或筛状、实体状、腺样。若囊肿上皮增生活跃,常见不典型增生或间变,有可能发展为癌。

3.乳头状瘤病

乳头状瘤病即在乳头状囊肿的囊性扩张基础上,囊壁上皮细胞多处呈乳头状增生,形成乳头状瘤病。根据乳头状瘤病受累范围、乳头密度及上皮细胞增生程度,可把乳头状瘤病分为轻度、中度及重度,临床上有实用意义。

4.腺管型腺病

小叶导管或腺泡导管化生并增生,增生的上皮细胞呈实性团块,纤维组织有不同程度的增生,而导管扩张及囊肿形成不明显,称为腺病形成。

5.大汗腺样化生

囊肿壁被覆上皮化生呈高柱状,胞浆丰富,其中有嗜酸性颗粒,似大汗腺细胞。此种细胞的出现,常是良性标志。此外,囊壁、导管、腺泡周围纤维组织增生,并形成纤维条索,挤压周围导管,产生阻塞,导致分泌物潴留,再引起导管扭曲或扩张。标本切面呈黄白色,质韧,无包膜。切面有时可见散在的小囊,实际是扩张的小导管。囊壁光滑,内有黄绿色或棕褐色黏稠的液体,有时可见黄白色乳酪样物质自乳管口溢出。

(三)病理诊断标准

乳腺囊性增生病具以上5种病变,它们并不同时存在。其中乳头状瘤病、腺管型腺病和囊肿是主要病变。各种病变的出现率与组织取材的部位、取材量的多少有关。如果切片中能见到5种病变中的3种,或3种主要病变的2种,即可诊断。在5种病变中囊肿性乳管上皮增生、乳头状瘤病、腺管型腺病所致的不典型增生,易导致癌变。

三、临床表现

(一)乳腺肿块

乳腺内肿块常为主要症状,可发生于一侧乳腺,也可发生于两侧乳腺,但以左侧乳腺较为显著。肿块可单发,也可为多个,其形状不一,可为单一结节,亦可为多个结节状。单一结节常呈球形,边界不甚清楚,可自由推动,有囊性感。多个结节者常累及双乳或全乳,结节大小不等,囊肿活动往往受限,硬度中等且有韧性,其中较大的囊肿位于近表面时常可触及囊性感。有的尚呈条索状沿乳管分布,直径多在 0.5～3.0 cm。

根据肿块分布的范围可分为弥漫型(即肿块分布于整个乳腺内)、混合型(即几种不同形态的肿块,如片状、结节状、条索状、颗粒状散在于全乳)。

（二）乳腺疼痛

本病乳痛多不明显,且与月经周期的关系也不密切,偶有多种表现的疼痛,如隐痛、刺痛、胸背痛和上肢痛。有的患者常有一侧或两侧乳房胀痛,如针刺样,可累及肩部、上肢或胸背部。一般在月经来潮前明显,来潮后疼痛减轻或消失,临床经验提示有此变化者多为良性。肿块增大迅速且质地坚硬者提示恶变可能。

（三）乳头溢液

本病 5%～15% 的患者可有乳头溢液,多为自发性乳头排液。常为草黄色浆液、棕色浆液、浆液血性或血性溢液。如果溢液为浆液血性或血性,往往标志着有乳管内乳头状瘤。

四、诊断

乳腺胀痛,轻者如针刺样,可累及肩部、上肢或胸背部。检查时在乳腺内有散在的圆形结节,大小不等,质韧,有时有触痛。结节与周围组织界限不清,不与皮肤或胸肌粘连,有时表现为边界不清的增厚区。病灶位于乳腺的外上象限较多,也可累及整个乳房。有的患者仅表现为乳头有溢液,常为棕色、浆液性或血性液体。根据病史、临床症状及体征所见,一般能作出临床诊断。如诊断困难可结合辅助检查,协助诊断。

五、辅助检查

（一）肿物细针吸取细胞学检查

乳腺囊性增生病肿物多呈两侧性、多肿块性,各肿块病变的进展情况不一。采取多点细针吸取细胞学检查常能全面反映各肿块的病变情况或性质。特别疑为癌的病例,能提供早期诊断意见。最后确诊还应取决于病理活检。

（二）乳头溢液细胞学检查

少数患者有乳头溢液,肉眼所见多为浆液性、浆液血性。涂片镜检可见导管上皮泡沫细胞、红细胞、少许炎症细胞及脂肪蛋白质等无形物。

（三）钼靶 X 线摄影检查

钼靶 X 线片上显示病变部位呈现棉花团或毛玻璃状边缘模糊不清的密度增高影或见条索状结缔组织穿越其间伴有囊性时,可见不规则增强阴影中有圆形透亮阴影。乳腺囊性增生病肿块需和乳腺癌的肿块鉴别,前者无血运增加、皮肤增厚和毛刺等恶性征象;若有钙化也多散在,不像乳腺癌那样密集。

（四）B 超检查

B 超诊断技术发展很快,诊断率不断提高。对本病检查时常显示增生部位呈不均匀低回声区和无肿块的回声囊肿区。

（五）近红外线乳腺扫描检查

本病在近红外线乳腺扫描屏幕上显示为散在点、片状灰影或条索状、云雾状灰影,血管增多、增粗,呈网状、树枝状等改变基础上常见蜂窝状不均匀透光区。

(六)磁共振成像(MRI)检查

典型的 MRI 图像表现为乳腺导管扩张,形态不规则,边界不清楚,扩张导管的信号强度在 T_1 加权像上低于正常腺体组织;病变局限于某一区,也可弥漫分布于整个区域或在整个乳腺。本病的 MRI 图像特点通常为对称性改变。

六、鉴别诊断

(一)乳痛症

乳痛症多见于 20～30 岁年轻妇女。大龄未婚或已婚未育发育差的小乳房,双侧乳腺周期性胀痛,乳腺内肿块多不明显或仅局限性增厚或呈细颗粒状,又称细颗粒状小乳腺。

(二)乳腺增生症

乳腺增生症多见于 30～35 岁女性。乳痛及肿块多随月经的变化呈周期性,肿块多呈结节状多个散在,大小较一致,无囊性感,一般无乳头溢液。

(三)乳腺纤维腺瘤

乳腺纤维腺瘤多见于青年女性,常为无痛性肿块,多为单发,少数为多发。肿块边界明显,移动良好无触痛,但有时乳腺囊性增生病可与纤维腺瘤并存,不易区别。

(四)乳腺导管内乳头状瘤

乳腺导管内乳头状瘤多见于中年女性。临床上常见乳头单孔溢液,肿块常位于乳晕部,压之有溢液。X 线乳腺导管造影显示充盈缺损,常可确诊。

(五)乳腺癌

乳腺癌常见于中老年妇女,乳腺内常为单一无痛性肿块。肿块细针吸取细胞学检查,多能找到癌细胞。乳腺囊性增生病伴有不典型增生、癌变时,常不易区别,需病理活检确诊。

七、治疗

囊性增生病多数可用非手术治疗。

(一)药物治疗

通过激素水平的调整,达到治疗的目的。常用的药物有黄体酮 5～10 mg/d,月经来潮前 5～10 天服用;丹那唑 200～400 mg/d,服 2～6 个月;溴隐亭 5 mg/d,疗程 3 个月;其中增生腺体病理检测雌激素受体阳性者,口服他莫昔芬(三苯氧胺)20 mg/d,2～3 个月。激素疗法不宜长期应用,以免造成月经失调等不良反应。绝经前期疼痛明显时,可在月经来潮前服用甲睾酮,每次 5 mg,每天 3 次,也可口服黄体酮,每天 5～10 mg,在月经前 7～10 天服用。近来应用维生素 E 治疗也可缓解疼痛。

(二)手术治疗

1.手术目的

明确诊断,避免乳癌漏诊和延误诊断。

2.适应证

患者经过药物治疗后疗效不明显,肿块增多、增大、质地坚实者;肿物针吸细胞学检查见导管上皮细胞增生活跃,并有不典型增生者;年龄在 40 岁以上,有乳癌家族史者,宜选择手术治疗。

3.手术方案选择

根据病变范围大小、肿块多少采用不同的手术方法。

(1)单纯肿块切除:肿块类型属于癌高发家庭成员者,肿块直径<3 cm 者,均可行包括部分正常组织在内的肿块切除。

(2)乳腺区段切除术:病变仅限于某局部,病理结果显示有上皮细胞高度增生、间变,年龄在40 岁以上者,可行乳腺区段切除。

(3)经皮下乳腺单纯切除术:有高度上皮细胞增生,且家族中有同类病史,尤其是一级亲属有乳腺癌,年龄在 45 岁以上者,应行乳腺单纯切除术。

(4)乳腺根治术:35 岁以下的不同类型的中等硬度的孤立肿块,长期治疗时好时坏,应行多点细针穿刺细胞学检查,阳性者应行乳腺癌根治术。阴性者可行肿块切除送病理,根据病理结果追加手术范围。

(5)乳腺腺叶区段切除术。

麻醉方法与体位:局部浸润麻醉或硬膜外麻醉,仰卧位,患侧肩胛下垫小枕,患侧上肢外展70°～80°,有利于显露病变部位。

手术切口:长度取决于肿瘤的部位及体积大小。乳腺上半部多采用弧形切口;乳腺下半部多采用放射状切口;乳房下半部位置深的可在乳腺下皱襞做弧形切口;当肿块与皮肤有较紧的粘连时,须做梭形切口,切除粘连的皮肤。

手术步骤:①消毒、铺无菌巾。②切开皮肤、皮下组织,确定肿块的范围。③组织钳夹持、牵引肿块,用电刀或手术刀在距离病变两侧 0.5～1 cm 处梭形切除乳腺组织。④彻底止血,缝合乳腺创缘,避免残留无效腔;缝合皮下组织及皮肤切开,覆盖敷料,加压包扎伤口。

注意事项:①梭形切除乳腺组织时,必须防止切入病变组织内。②创缘避免遗留无效腔。③创口较大时可放置引流片引流。

(6)全乳房切除术。

麻醉方法和体位:采用硬膜外麻醉或全麻,取仰卧位,患侧肩胛下垫小枕,有利于乳腺肿块的暴露,患侧上肢外展80°,固定于壁板上。

手术切口:根治肿块的位置选择以乳头为中心的环绕乳头的梭形切口,可选用横向或斜向切口。横切口形成的瘢痕较纤细,适用于乳腺较大且下垂的患者,斜向切口有利于术后创口的引流。

手术步骤:①消毒,铺无菌巾。②确定切口。③切开皮肤、皮下组织。④提起皮瓣边缘,沿皮下组织深面潜行锐性游离皮瓣,直到乳房边缘。若为恶性肿瘤,则皮瓣不保留脂肪,游离范围上起第2 或第 3 肋骨,下至第 6 或第 7 肋骨水平,内侧至胸骨缘,外侧达腋前线。⑤自上而下,由内而外,将整个乳房及周围脂肪组织自胸大肌筋膜表面切除。如为恶性肿瘤,应将乳房连同胸大肌筋膜一并切除。⑥创口止血,冲洗伤口,放置引流,按层缝合伤口,覆盖敷料。⑦加压包扎伤口。

注意事项:①术后 2～3 天,引流液减少至 10 mL 以下时拔引流管,再继续适当加压包扎。②隔天换药,术后 8～10 天拆线。③术后常规送病理检查。若为恶性肿瘤,则要行乳腺改良根治术,最迟不超过 2 周。

八、预防

乳腺囊性增生和乳腺癌的关系尚不明确,流行病学调查研究提示囊性增生病的患者以后发生乳腺癌的机会为正常人群的 2~4 倍。乳腺囊性增生病是癌前病变,在诊断和治疗后应给予严密的监测:每月1次的乳房自我检查;每年1次的乳腺 X 线摄影;每 4~6 个月1次的临床乳房检查等。对每个患者建立一套完整的随访监测计划,在临床实践中,努力探索更有价值的诊治技术,提高对癌前疾病恶性倾向的预测,以利早期发现乳腺癌。

(翟振洪)

第四节 乳腺纤维腺瘤

乳腺纤维腺瘤是乳腺疾病中最常见的良性肿瘤,可发生于青春期后的任何年龄,多在 20~30 岁。其发生与雌激素刺激有关,所以很少发生在月经来潮前或绝经期后的妇女,为乳腺良性肿瘤,少数可发生恶变。一般为单发,但有 15%~20% 的病例可以多发。单侧或双侧均可发生。一般为圆形、卵圆形,大的可呈分叶状。初期如黄豆大小,生长比较缓慢,可以数年无变化,因为无明显不适,因此很少引起患者的注意。肿块在不知不觉中逐渐长大,还有患者由于怕羞不愿找医师检查,直到肿块长得较大时,才不得不去医院诊治,耽误诊治。

一、病因和病理

乳腺纤维腺瘤的病因及发病机制尚不十分清楚,但多数学者认为与以下因素有关。

(一)雌激素水平失衡

多数患者有雌激素水平相对或绝对升高,雌激素水平的过度刺激可导致乳腺导管上皮和间质成分异常增生形成肿瘤。

(二)局部乳腺组织对雌激素过度敏感

正常乳腺的各部组织对雌激素敏感性高低不一,敏感性高的组织易患病,不同妇女乳腺组织对雌激素刺激的敏感性不同,对雌激素刺激敏感的妇女患病概率大大增加。

(三)饮食及身体因素

高脂肪及高能量饮食、肥胖、肝功能障碍等使体内雌激素增多,进而刺激乳腺导管上皮及间质纤维组织增生引起本病。

(四)遗传倾向

该病提示有一定的遗传因素。

二、临床表现

乳腺纤维腺瘤最主要的临床表现就是乳房肿块,而且多数情况下,乳房肿块是本病的唯一症状。乳腺纤维腺瘤的肿块多为患者无意间摸到或查体检查出来,一般不伴有疼痛感,亦不随月经周期而发生变化。少部分病例乳腺纤维腺瘤同时伴有乳腺增生,此时则可有经前乳房胀痛不适等症状。乳腺纤维腺瘤在乳腺的各个象限均可发生,尤其好发于乳房的外上象限。腺瘤常为单发,亦有多发者。腺瘤呈圆形或卵圆形,直径以 1～3 cm 者较为多见,偶可见巨大者表面光滑,质地坚韧,边界清楚,与皮肤和周围组织无粘连,活动度大。腋下淋巴结无肿大。腺瘤多无痛感,亦无触痛。通常生长缓慢,可以数年无变化,但在妊娠哺乳期可迅速增大,个别的可发生肉瘤样变。乳腺纤维腺瘤与乳腺癌的关系不大,其恶变的概率不大。

临床上见到的乳腺纤维瘤常有两种情况,一种是单纯的腺纤维瘤,另一种是乳腺增生伴发的腺纤维瘤。前者表面光滑,边缘清楚,质中等,活动度大,能在扪诊的手指下滑脱;后者则仅可扪及部分露在增生乳腺组织外的光滑瘤体,边缘不清,有一定的自限性,其活动性则随增生组织的活动而活动。

根据临床表现乳腺纤维腺瘤可分为 3 型。

(一)普通型纤维腺瘤

本型最常见,瘤体直径常在 1～3 cm,生长缓慢。

(二)青春型纤维腺瘤

本型较少见,月经初潮前发生,肿瘤生长速度快,瘤体较大,可致皮肤紧张变薄,皮肤静脉怒张。

(三)巨纤维腺瘤

本型亦称分叶型纤维腺瘤,多见于 15～18 岁青春期及 40 岁以上绝经前妇女。瘤体常超过 7 cm,甚至可达 20 cm,形状常呈分叶状。

三、诊断

乳腺纤维腺瘤最主要的临床表现就是乳房肿块,而且多数情况下,乳房肿块是本病的唯一症状,多为患者无意间发现,一般不伴有疼痛感,亦不随月经周期而发生变化。少部分病例乳腺纤维腺瘤与乳腺增生病共同存在,此时则可有经前乳房胀痛,肿块好发于乳房的外上象限。腺瘤常为单发(75%单发),亦有多发者。腺瘤呈圆形或卵圆形,直径以 1～3 cm 者较为多见,亦有巨大者。乳腺纤维瘤表面光滑,质地坚韧,边界清楚,与皮肤和周围组织无粘连,活动度大,触之有滑动感,表面皮肤无改变;腋下淋巴结无肿大。腺瘤多无痛感,亦无触痛。肿瘤大小、性状一般不随月经周期而变化。肿块通常生长缓慢,可以数年无变化,但在妊娠哺乳期可迅速增大,个别的可于此时发生肉瘤变。对于诊断困难者,借助乳腺的特殊检查,常可明确诊断。

四、辅助检查

(一)超声检查

B 超检查能显示乳腺各层次软组织结构及肿块的形态、大小和密度。纤维腺瘤的瘤体多为圆形或椭圆形低回声区,边界清晰整齐,内部回声分布均匀,呈弱光点,后壁线完整,有侧方声影。肿瘤后方回声增强,如有钙化时,钙化点后方可出现声影。近年,使用彩色 Doppler 超声检测乳腺肿瘤的供血状况判断肿瘤的良、恶性,对诊断本病甚有帮助。

(二)乳腺钼靶 X 线摄片检查

乳腺内脂肪较丰富者,纤维腺瘤表现为边缘光滑、锐利的圆形阴影,密度均匀,有的在瘤体周围见一层薄的透亮晕。无血管增多现象。致密型乳腺中,由于肿瘤与乳腺组织密度相似,在 X 线显示不清。有的肿瘤发生钙化,可为片状或轮廓不规则的粗颗粒钙化灶,大小 1～25 mm,与乳腺恶性肿瘤的细沙粒样钙化完全不同。

(三)细针穿刺细胞学检查

针感介于韧与脆之间,针吸细胞量常较多。导管上皮细胞分布多呈团片排列整齐,不重叠,如铺砖状,有较多双极裸核细胞。诊断符合率达90%以上,少数胞核较大,有明显异形性,染色质粗糙,细胞大小不等,可被误诊为癌,造成假阳性,应特别留意。

(四)红外线扫描检查

肿瘤与周围乳腺组织透光度基本一致,或呈相对边缘锐利的灰色阴影,无周围血管改变的暗影。

(五)局部组织切除病理组织学检查

1.大体标本

纤维腺瘤的巨体态极具特征,甚至肉眼下即可诊断。肿块大致呈圆形或椭圆形,直径一般为1～3 cm,但有时可达10 cm以上,巨大者多出现于青春期前后少女中。表面光滑、结节状,质韧、有弹性,边界清楚,有完整包膜,易于剥出。切面质地均匀,呈灰白或淡粉色。导管型(管内型)及分叶型纤维腺瘤的切面常呈黏液样,并有大小不等的裂隙。围管型纤维腺瘤切面呈颗粒状。病程长的纤维腺瘤的间质呈编织状而致密,有时还可见钙化或骨化区。囊性增生型纤维腺瘤的切面可见小囊肿。

2.镜下特点

根据肿瘤中的纤维组织和腺管结构的互相关系,分为导管型(管内型)纤维腺瘤、围管型(管周型)纤维腺瘤、混合型纤维腺瘤、囊性增生型腺纤维瘤和分叶型腺纤维瘤(巨腺纤维瘤)5型。

五、鉴别诊断

(一)乳腺增生

两者均可摸到乳腺内肿块,单发或多发,质地韧。乳腺纤维腺瘤的肿块以单侧单发者较为多见,多呈圆形或卵圆形,边界清楚,活动度大,肿块无痛感及触痛,与月经周期无明显关系,发病年龄以30岁以下者多见。乳腺增生的肿块以双侧多发者较为常见,可呈结节状、片块状或串珠颗粒状,质地略韧,肿块常有触痛,可随月经周期而发生变化,月经前整个乳腺常有胀感,经后可缓解,发病年龄以30岁以上者多见。必要时可行有关辅助检查予以鉴别,如乳腺X线摄片,乳腺纤维腺瘤常见到圆形或卵圆形密度均匀的阴影,其周围可见有圈环形的透明晕,据此可与乳腺增生病相鉴别。

(二)乳腺囊肿

两者均为无痛性的乳腺肿块,多为单侧单发,边界清楚,表面光滑。但乳腺纤维腺瘤的肿块质地较囊肿稍硬韧,活动度较囊肿为大,发病年龄以18～25岁最为多见;乳腺积乳囊肿的肿块有囊性感,活动度不似腺瘤那样大,且多发于妊娠哺乳期,乳腺单纯囊肿则除囊肿外尚有乳腺增生的临床特征。可行超声检查,超声检查对于囊性肿物和实性肿物的鉴别有很大的优势。

(三)乳腺癌

两者均可见到无痛性乳腺肿块,多为单发。乳腺纤维腺瘤的肿块呈圆形或卵圆形,质地韧实,表面光滑,边界清楚,活动度大。肿块生长缓慢,一般以1～3 cm大者较常见,超过5 cm者少见。同侧腋窝淋巴结无肿大,发病年龄以30岁以下者为多见。乳腺癌的乳腺肿块可呈圆形或卵圆形,亦可呈不规则形,质地较硬,肿块表面欠光滑,活动度差,易与皮肤及周围组织发生粘连。肿块可迅速生长,同侧腋窝淋巴结常有肿大。发病年龄多见于 35 岁以上者,尤以中老年妇女多见。乳腺 X 线摄片,纤维腺瘤可见圆形或卵圆形密度均匀的阴影及其周围的环行透明晕;而乳腺癌可见肿块影、细小钙化点、异常血管影及毛刺、皮肤有凹陷、乳头内陷等。必要时活组织病理检查可提供组织学证据进行鉴别。

六、治疗

乳腺纤维腺瘤虽属良性肿瘤,但极少数有恶变的可能性,而且这种恶变的危险性为累积性增加。故多数学者主张,一旦诊断,原则上均应手术切除。各类药物治疗,效果多不可靠。妊娠、哺乳期内分泌环境急骤变化时,有的乳腺纤维瘤会加速生长,故应早期切除。乳腺纤维瘤如完整切除,多可治愈。由于致病的内分泌环境持续存在,10%～25%的患者可同时多发,也可先后多发,不应将这种多发性倾向视为复发。

乳腺纤维腺瘤最有效的治疗方法就是手术,但并不是一发现腺瘤就需立即手术,而是应严格掌握手术时机及手术适应证:20 岁左右的未婚女性,如果腺瘤不大,约 1 cm,甚至更小,则不宜立即手术,因腺瘤体积过小,且活动度较大,手术时不容易找到;未婚的年轻女性,因小的腺瘤手术使乳房部皮肤留下了瘢痕,影响了美观;如果在观察过程中,乳腺纤维瘤不停地在缓慢增长,已长至 1.5 cm 左右,采用保守法治疗无效者,则宜考虑手术切除,以免腺瘤长得较大后,手术创伤较大,瘢痕亦较明显,而且如果继续长大亦有发生恶变的可能;如果腺瘤刚发现时就较大,超过 2 cm,或患者年龄超过 35 岁,则主张一发现就立即手术,因为往往在妊娠哺乳期,由于体内雌性激素的大幅度增加,可能刺激腺瘤迅速增长,甚至可能诱发肉瘤变;如果乳腺纤维瘤为多发性的,可同时多个切除;除诊断为乳腺纤维瘤外,乳房有乳管内乳头状瘤、乳腺囊肿、乳腺小叶增生、乳腺脂肪瘤、寄生虫性囊肿,因性质未明确而怀疑乳腺纤维瘤时均可做切除术。

乳腺纤维瘤手术切除的禁忌证:乳房及其周围皮肤上有急性感染者暂不做手术;乳腺纤维瘤的诊断不明确时,可穿刺诊断,暂不立即手术;乳腺纤维瘤的疗效判定标准有变化时暂不手术。

(一)乳腺纤维腺瘤手术方法

1.乳房纤维瘤摘除术

乳房纤维瘤摘除术传统的方法是在瘤体表面做放射状切口,目的是避免损伤乳腺管,但势必会留有瘢痕。将传统的放射切口选择性地改良为乳晕切口,效果满意。

(1)传统手术切除:手术切口的设计应考虑美学与功能的需要。如需要哺乳者,应做以乳头为中心的放射状切口。若以后不需要哺乳者,可沿乳晕边缘行弧形切口。如是多发者可行乳腺下缘与胸壁交界处切口或沿乳晕切口。①在瘤体表面用亚甲蓝画一个瘤体大小的圆圈,然后由圆圈的中点至乳头用亚甲蓝画一直线,用细长针注射 0.5%利多卡因做局部浸润麻醉,始为乳晕部做半月形浸润麻醉,而后自乳晕部进针,沿亚甲蓝直线浸润麻醉至瘤体周围。②沿所画切口切开皮肤、皮下组织,分离浅筋膜,用血管钳或爱力斯夹住切口外侧筋膜,用血管钳沿乳腺组织表面分离至瘤体部位,爱力斯或缝线将瘤体牵引至直视下分离切除瘤体。③彻底止血,瘤体创面乳腺组织间断缝合数针。④皮内缝合或间断缝合乳晕切口。乳房表面用绷带适当加压包扎 24～48 小时,切除的肿块常规应做病理检查。⑤注意事项。手术时最好将整个肿瘤及其周围部分正常乳腺组织一并切除,在被切除的肿瘤以外的乳腺内,或对侧乳腺内术后再发生同样的肿瘤,不应认为复发,严格地说应为多发倾向。在原位又重新出现此种肿瘤者为复发,反复复发应警惕叶状肿瘤的可能。这种术式会在乳腺上留下瘢痕,影响美观,对于乳腺多个象限内的多个肿物不能完全切除。

(2)微创手术切除:在腋下或乳晕等隐蔽的地方戳孔(约 3 mm),在超声或钼靶引导下应用旋切针将肿物旋切出来,痛苦小,术后只留下一个 3 mm 左右大小的印痕,恢复快,不需住院,不用拆线。而且可以通过一个切口一次性同时切除多个肿瘤,多发肿物或临床触摸不到的微小肿物的患者特别适合采用这种手术。微创旋切的技术优势还体现在对于性质不明的肿块可以在B超定位下进行活检和病理检查,对3 mm微小的肿瘤也可精确切除,这对于乳腺癌的早期诊断和治疗无疑也是一种非常好的方法。缺点是费用高,对于接近乳头、皮肤、乳腺边缘的肿物无法保证完全切除,易有残留等。

2.多发性乳腺纤维腺瘤的处理

多发性乳腺纤维腺瘤是指乳房部有 2 个以上的纤维腺瘤者,其发生的比例约为 15%。因为多发的乳腺纤维腺瘤可相互邻近而彼此融合,亦可散布于一侧或两侧的多个部位,手术全部切除有一定的困难,所以对于那些腺瘤体积不太大的多发腺瘤,临床可予以观察,腺瘤体积有所缩小,继续观察;如肿物继续生长,体积较大,超过 2 cm 的腺瘤,则可考虑将其切除。切除时如果附近尚有 1 cm 左右的纤维腺瘤亦可一并切除,而距离较远且腺瘤体积较小者,则可以继续对其进行观察。由于多发性乳腺纤维腺瘤切除后,有些仍可于原部位再发,或于其他部位继续有新发的纤维腺瘤出现,因此,可在腺瘤手术切除后,即服用一段时间的中药,防止其再发。

(二)其他治疗

还有激素疗法等病因治疗。

七、预防

(1)保持良好的心态和健康的生活方式,克服不良的饮食习惯和嗜好,有规律的工作、生活是预防乳腺疾病发生的有效方法。

(2)少穿束胸或紧身衣,合理使用文胸。型号合适的文胸对乳房健康很重要,最好能选用柔软、透气、吸水性强的棉质文胸。平时能不戴文胸时尽量不戴,不要戴文胸睡觉。

(3)慎用含雌激素类药物和保健品,慎用丰胸产品。

(4)洗澡时避免长时间用热水刺激乳房,更不要在热水中长时间浸泡,洗澡时的水温以27 ℃ 左右为宜。规律的性生活能促进乳房的血液循环、性激素分泌的增加,有利于女性乳房的健康。

(5)保持适量的运动。运动不仅有助于乳房健美,还能降低乳腺疾病的发病率。

(6)每月进行乳房自检,每年进行专业检查。一般月经后的1周到2周是检查的最佳时期。如果发现乳房有肿块、乳房局部皮肤或乳头凹陷、腋窝淋巴结肿大,一定要及时就诊。

(廉恩英)

第五节　乳腺导管内乳头状瘤

乳腺导管内乳头状瘤是发生于乳腺导管上皮的良性肿瘤,大多发生在乳晕下方的输乳管内,肉眼可见导管内壁有米粒大小的乳头状结节突入管腔。其瘤体较小,直径仅数毫米,带蒂及绒毛,瘤体血管丰富,易出血。根据其病灶的多少及发生部位可将其分为单发性、大导管内乳头状瘤和多发性、中小导管内乳头状瘤两种类型。前者源于输乳管的壶腹部内,多为单发,位于乳晕下区,恶变者较少见;后者源于乳腺的末梢导管,常为多发,位于乳腺的周边区,此类较易发生恶变。此病发生于青春期后任何年龄的女性,以经产妇多见,尤其多发于 40～50 岁妇女。本病有一定的恶变率。一般认为本病与雌激素的过度刺激有关。

一、病理改变

(一)大体形态

大导管内乳头状瘤类型的瘤体位于乳头或乳晕下的大导管内,肿瘤直径一般为 0.5～1.0 cm,边界清楚,无纤维性包膜,多数为单发,少数可同时在几个大乳腺导管内发生,瘤体自导管腔内突出,由许多细小的树枝状或乳头状突起粘连在一起而形成"杨梅样"结节。结节常有粗细、长短不同的蒂,亦可无蒂。一般粗短的乳头状瘤纤维成分较多,切面呈灰白色,质韧。细长且顶端呈颗粒状鲜红的乳头状瘤,质脆,容易出血,易恶变。瘤体所在的部位导管扩张,内有浅黄色或咖啡色的液体残留,有时可伴有黏液或血性液体。中小导管内乳头状瘤类型位于中小乳腺导管内,瘤体呈白色半透明小颗粒状,无蒂,附着于管壁上,质韧,上皮生长旺盛,属癌前病变,癌变率达 5%～10%。

(二)组织形态

由导管上皮细胞及间质增生形成的乳头状肿物突入由扩张导管围成的腔内,在以纤维组织和血管构成乳头的轴心外覆盖 1～2 层柱状上皮细胞。根据乳头状瘤细胞分化的程度及间质细胞的多少,可将其分为以下 3 种类型。①纤维型管内乳头状瘤:其特点为乳头粗短,间质内纤维组织层丰富,乳头的表面被覆的多为立方上皮或柱状上皮,也可为上皮与肌上皮双层细胞。细胞排列整齐,分化良好,无异形性。由于瘤体内纤维组织成分较多,故称纤维型管内乳头状瘤,是临床上较为常见的一种。②腺型管内乳头状瘤:导管增生的上皮细胞构成细小的乳头,反复分支,相互吻合形成不规则的腺样结构,间质内纤维组织较少,常呈细条索状夹杂在上皮细胞之间。③移行型管内乳头瘤:其特点为导管上皮高度增生,形成乳头,突入管腔。增生的上皮为立方或低柱状上皮细胞,细胞排列均匀一致,无异形性,排列类似移行上皮。

二、临床表现

乳腺导管内乳头状瘤以间歇性、自主性乳头溢液为主要临床表现,溢液可为黄色、暗棕色或血性液体。也可在挤压乳晕区或乳头时,从乳头溢出液体。部分患者在乳晕下方可触及小结节,质地较软,可推动。绝大多数为单侧乳房发病。①单发性大导管内乳头状瘤:该类型肿瘤组织比较脆弱,血管丰富,导管内积血积液,轻微的挤压即可引起出血或分泌铁锈色液体,这是本病呈血性溢液的最常见的原因。在乳晕下或乳晕边缘部位能触及到长约1 cm的索状肿块,或扪及枣核大小结节,本病常为间歇性自发溢液,或挤压、碰撞后溢液。多数患者以发现内衣上留下棕黄色的污迹而就诊。当肿瘤阻塞大导管时,可有乳头、乳晕区胀痛,并发现乳晕下或乳晕附近小肿块,一旦积血、积液排出后,肿块即变小或消失,疼痛缓解,该症状可反复出现,此类型恶变较少见。②多发性、中小导管内乳头状瘤:此类型源于末梢乳腺导管,是由于中小导管内的腺上皮增生而形成。乳头溢液较少见。此时患者多无特殊不适感。体检时,约2/3患者不能触及肿块,仅在压迫乳晕区附近某处时,可见血液或浆液血性液从乳头相应乳管溢出。1/3患者可扪及乳晕区小肿块,1~2 cm大小,圆形、质韧、光滑、活动度好,压迫该肿块时上述液体可溢出,随即肿块变小或消失。腋窝淋巴结通常不肿大。部分有溢液症状,溢液呈血样、黄色水样、咖啡样。本病恶变率可达5%~10%,为癌前病变,诊断时应予以高度重视。

三、诊断

在乳晕下方或周边扪及一小肿块或结节,轻压时有血性或浆液性液体溢出,即可作出诊断。如未能扪及肿块,以示指尖围绕乳头按压乳晕区,如见到乳头乳腺导管口有溢液,也可作出诊断。部分病例虽可触及结节,但按压时乳头无溢液。乳腺X线钼靶摄影检查、乳腺导管造影可显示肿瘤所在部位及大小。乳腺导管内镜检查可以对乳管内乳头状病变作出明确诊断和定位,是乳头溢液病因诊断的有效方法。乳头溢液细胞学检查亦可明确诊断。凡发现乳头有血性溢液者,应先明确出血导管的部位和性质,再根据具体情况确定手术方案。术前准确定位是手术成功的关键。

四、鉴别诊断

(一)乳腺导管内乳头状癌

本病与乳腺导管内乳头状癌均可见到自发的、无痛性乳头血性溢液,均可扪及乳晕部肿块,且按压该肿块时可自乳管开口处溢出血性液体。由于两者的临床表现及形态学特征都非常相似,故两者的鉴别诊断十分困难。一般认为,乳腺导管内乳头状瘤的溢液可为血性,亦可为浆液血性或浆液性。而乳头状癌的溢液则以血性者为多见,且多为单侧单孔。乳头状瘤的肿块多位于乳晕区,质地较软,肿块一般不大于1 cm,同侧腋窝淋巴结无肿大。而乳头状癌的肿块多位于乳晕区以外,质地硬,表面不光滑,活动度差,易与皮肤粘连,肿块一般大于1 cm,同侧腋窝可见肿大的淋巴结。乳腺导管造影显示导管突然中断,断端呈光滑杯口状,近侧导管显示明显扩张,有时为圆形或卵圆形充盈缺损,导管柔软、光整者,多为导管内乳头状瘤;若发现断端不整齐,近侧导管轻度扩张、扭曲、排列紊乱、充盈缺损或完全性阻塞、导管失去自然柔软度而变得僵硬等情况时,则多为导管内癌。溢液涂片细胞学检查乳头状癌可找到癌细胞。最终确立诊断则以病理诊断为准,而且应做石蜡切片,避免因冰冻切片的局限性造成假阴性或假阳性结果。

(二)乳腺导管扩张综合征

两者在溢液期均可以乳头溢液为主要症状,但导管扩张综合征常伴有先天性乳头凹陷,溢液多为双侧多孔,性状可呈水样、乳汁样、浆液样、脓血性或血性。乳头状瘤与导管扩张综合征在肿块期均可见到乳晕下肿块,但后者的肿块常较前者为大,且肿块形状不规则,质地硬韧,可与皮肤粘连,常发生红肿疼痛,后期可发生溃破和流脓。导管扩张综合征还可见患侧腋窝淋巴结肿大、压痛。乳腺导管造影显示导管突然中断,有规则的充盈缺损者,多为乳头状瘤。若较大导管呈明显扩张,导管粗细不均匀,失去正常规则的树枝状外形者,则多为导管扩张综合征。必要时可行肿块针吸细胞学检查或活组织病理检查。

五、治疗

(一)手术治疗

手术治疗是本病的首选治疗方法。通常认为乳管内乳头状瘤属良性,但6%~8%的病例可发生恶变,尤其对起源于小乳管的乳头状瘤应警惕其恶变的可能。故应在早期手术治疗。对单发的乳管内乳头状瘤应切除病变的乳管系统。术前需正确定位,可先循乳头溢血口插入细探针,尔后沿探针切开乳管,寻找肿瘤,予以切除;或可经探针注入少许亚甲蓝注射液,然后依染色所示的乳管分布范围和方向做腺体的楔形切除,切除部位包括病变乳管及其周围组织。年龄较大的患者,可考虑行患乳单纯切除。切除标本应送常规病理检查,如有恶变应施行乳腺癌根治术。对年龄较大、乳管上皮增生活跃或渐变者,可行单纯乳房切除术。

(二)中医中药治疗

因本病多以乳头溢血、溢液为主要症状,故中医称之为"乳衄"。中医认为患者因脾虚失摄肝气郁结、瘀血阻络则引致乳头局部肿硬,郁热日久、热伤血络则乳头溢血。故治疗多采用疏肝解郁、清泄肝火及益气健脾、养血摄血等法。

六、预后

虽然导管内乳头状瘤是一种良性疾病,是否会发生恶变尚有争议,但临床确有发现,管内乳头状瘤无论发生于大、中、小导管内,都有一定的恶变概率。一般认为多发性导管乳头状瘤病理生物学特性倾向恶变,故称癌前病变,乳头状瘤癌变一般恶性度较低,生长缓慢,但因处理不当而致复发或转移,造成不良后果并不少见。因此,及早就诊、慎重采取治疗措施甚为重要。有少数患者,由于致病内环境存在,手术后仍可在其他导管内新生导管内乳头状瘤,应视为多发性而非原肿瘤复发。

(孙小钧)

第六节　乳腺脂肪瘤

乳腺脂肪瘤同身体其他部位脂肪瘤一样,其肿块较软,边界清楚,生长缓慢无特殊不适,极少恶变。

一、临床表现

本病可发生于任何年龄,多见于40~60岁妇女,好发于脂肪丰富的肥大乳房内。本病发病率低,多为圆形、椭圆形,质地柔软,有分叶,直径多在5 cm以下,也有达10 cm者。根据肿瘤在乳房内位置不同分为:①乳房皮下脂肪瘤;②乳房内脂肪瘤;③乳腺外脂肪瘤。

二、病理改变

(一)大体所见

肿物质地软,有完整包膜,呈结节状或分叶状,形态不规则,多为圆形或椭圆形,瘤组织与正常乳腺内脂肪极为相似。其颜色较正常脂肪黄。脂肪瘤组织有包膜与乳房皮下脂肪组织及乳房脂肪小叶不同。

(二)镜下

瘤体由分化良好的成熟脂肪组织所构成。有时混有少许幼稚的脂肪细胞,细胞核小且位于细胞中央,细胞质内充有丰富的脂滴,瘤细胞间有少许纤维组织及小血管。根据肿瘤组织的所含成分,乳房脂肪瘤可分为:乳腺单纯性脂肪瘤、乳腺内血管型脂肪瘤、乳腺纤维型脂肪瘤、乳腺腺脂肪瘤。

三、X线表现

可行X光照片鉴别肿瘤的性质。恶性者,在肿块周围有毛刷状阴影出现,良性则无此现象。脂肪瘤的X射线表现为边界清楚、密度较低的肿块阴影,呈圆形或卵圆形,也有呈分叶状的。有时病变位居皮下,其密度与脂肪组织相似,因此往往不能在X片上显示。位居乳房内的脂肪瘤,可显示乳腺内占他性病变。边缘呈现薄层纤维脂肪包膜的透亮带,将邻近的乳腺条索状结缔组织推开,以此作为诊断参考。

四、治疗

乳房的脂肪瘤与其他部位的脂肪瘤一样,为良性肿瘤,很少发生恶变,且生长缓慢,对机体的危害不大。若瘤体不大,无须处理。对于乳腺间脂肪瘤,因手术探查遇到本病可随即摘除。位于乳房后的脂肪瘤,如诊断清楚,瘤体又不大,不影响其乳房功能者,不必手术。而对瘤体较大,明显压迫周围组织,甚至影响乳腺功能者,或继发癌变者,以手术切除为原则。

(孙小钧)

第七节　乳房血管瘤

乳房血管瘤发生在乳腺的很少,主要见于乳房皮肤或皮下,病变处皮肤呈青紫色,或皮肤正常少有隆起,以及皮肤的毛细血管样红色小结节。可单发也可多发,肿物大小、深浅不定,没有包膜,质地柔软有弹性,可以压平,无明显症状。血管瘤大多数为先天性,生长缓慢,很少有恶变。病因与雌激素增高有关。发生在乳腺上的血管瘤,依其组织结构、形态特点可分为:毛细血管瘤和海绵状血管瘤。根据临床症状和体征诊断本病不难。

一、乳房毛细血管型血管瘤

(一)临床表现

毛细血管型血管瘤又称莓状痣。是一种良性自限性病变,可发展为海绵状血管瘤。呈鲜红色,高出皮表,也可为紫红色或青紫色,界限清楚,表面为细颗粒状或皱襞状,压迫退色,生长缓慢。有报道其发病率为乳房疾病的 1.2% 左右。

(二)病理改变

1.大体所见

血管瘤多发生在乳腺的真皮内,大小不定,表皮隆起,质地柔软无包膜,呈暗紫红色,切面暗红有血液渗出。

2.镜下所见

镜下见大量排列方向不一的细胞,在血管之间有少量的疏松纤维组织增生。

(三)治疗

毛细血管瘤是一种自限性病变,一般不需治疗,但要密切观察。如病变小还是以手术切除为好,但幼儿时不宜手术。也可用 X 射线或低电压 X 射线超短距离照射,一般一次 2.58×10^{-2} C/kg,每周 2 次,$0.20 \sim 0.26$ C/kg 为 1 个疗程。放射性 ^{32}P 贴敷,1 个疗程成人可 0.9 C/kg,必要时间隔 3 个月后再贴敷 1 次,均可收到明显效果。

二、乳房海绵状血管瘤

本病除在体表及四肢多见外,肝脏也可见到,乳房内则少见,常与乳房毛细血管瘤混合存在。

(一)临床表现

乳房海绵状血管瘤位于皮下,瘤组织软,多为稍隆起的圆形,边界不太清楚,状如海绵有压缩性。病变处表皮正常,对于表浅的海绵状血管瘤,可以透过皮肤看到蓝色团块状瘤,亦可呈青紫色,常与毛细血管瘤并存,构成混合性血管瘤。穿刺有血抽出,最大者可达 6 cm×8 cm,X 线偶尔见成人血管瘤内血管腔钙化。

(二)病理改变

1.大体所见

海绵状血管瘤可见于乳腺皮下或深层组织。瘤组织大小不一,质地柔软。切面紫红色可见有大小不等的血管腔,管壁厚薄不均,内含较多的血液。

2.镜下特点

瘤组织由大小不等、形态不规则的血管构成。管腔内有较多的血液,管壁仅有一层内皮细胞,无平滑肌,血管间可见有不等量的纤维间隔。

三、治疗

(一)治疗原则

(1)因乳房血管瘤为良性肿瘤,可呈浸润性生长,但有的可停止生长或缩小,一些幼儿的血管瘤经过一段时间可以自行消退。故对婴幼儿,此病可以观察,不宜过早处理。

(2)血管瘤对放疗也很敏感,有些可以完全治愈,但对婴幼儿身体及乳腺都有损害,甚至乳腺终生不发育,故应慎重应用或不过早使用。

(3)海绵状血管瘤手术切除时,须小心谨慎逐一结扎外围血管,以防出血过多。

（4）海绵状血管瘤须硬化治疗者,在少年时为宜,但必须根据肿瘤生长状况而定。

（5）对生长迅速的血管瘤以尽早处理为宜,以手术切除为主。

（二）具体方法

（1）X射线放射治疗:海绵状血管瘤对X射线颇为敏感,一般常用浅层X射线治疗机,每周照射1～2次,每次$(1.29～2.58)×10^{-2}$ C/kg,总量可达0.20～0.26 C/kg,有条件者可用镭盒接触治疗。

（2）硬化剂:硬化剂注射,可用5％～10％高渗盐水或5％色肝油酸钠等,注入肿瘤下方及周围。切勿注入瘤内或上方,否则可引起破溃。剂量一般不超过0.5～1.0 mL,每周1次,数次后可见效果。

（3）手术切除:手术治疗时要注意止血,术后效果良好,但能在硬化后尽量少切乳房或部分切除乳房,也不做乳房全切,以作整形基础。

（孙小钧）

第八节　乳腺平滑肌瘤

乳腺的平滑肌瘤来源于乳腺的平滑肌组织。可见于乳头、乳晕区内的平滑肌及腺内血管平滑肌组织。乳腺平滑肌瘤生长缓慢,可对瘤周围组织产生压迫,阻碍乳腺的正常功能。如果生长迅速者,应考虑平滑肌瘤恶变或是平滑肌肉瘤。发生于乳腺上的平滑肌瘤可分为乳头平滑肌瘤和乳腺平滑肌瘤。乳腺平滑肌瘤又可分为3型:即浅表型、血管型和腺型。浅表型平滑肌瘤来自乳腺区真皮内的平滑肌;血管型平滑肌瘤来源于乳腺本身血管壁上的平滑肌;腺型平滑肌瘤来自深层血管的平滑肌,也可能来源于管周平滑肌。

一、乳头平滑肌瘤

源自乳头的平滑肌细胞(乳头及乳晕处无皮下组织,而主要是平滑肌构成)。一般肿物不超过1 cm。发病年龄为20～40岁女性,多数单发,偶尔见多发者。

（一）临床表现

肿物位于乳头内,直径一般不大于1 cm。触之较硬,富于弹性,活动性差,时而疼痛,生长缓慢,可有局部压迫症状,如在哺乳期可影响哺乳,肿瘤压迫乳管使乳汁流出不畅。可继发乳腺炎,使乳腺出现红肿、疼痛等炎性表现。

（二）病理改变

1.大体所见

乳头内有平滑肌瘤生长,使其肿胀增粗,触之呈结节状,质地坚实,体积不大,直径一般均小于1.0 cm,切面隆起,呈灰红色。如果瘤内含纤维成分增多则呈乳白色,包膜可有可无。

2.镜下所见

平滑肌瘤由分化比较成熟的平滑肌细胞所构成。瘤细胞呈长梭形、胞质丰富,红染,边界清楚。细胞核呈杆状,两端钝圆,位于细胞中央,少见或不见核分裂。瘤细胞排列成束状或编织状,有时可见瘤细胞呈栅栏状排列,间质为少量的纤维组织。

二、乳腺内平滑肌瘤

(一)临床表现

乳腺内平滑肌瘤罕见,有些特点与乳头平滑肌瘤相似,不同的是它可以发生在乳头以外的乳腺任何部位,呈圆形或椭圆形,有时扁平,直径为 0.5~2.5 cm,生长缓慢,无疼痛。由于生长部位及来源和结构不同,可分为三型。①浅表型平滑肌瘤:本瘤发生于乳晕区真皮内,与皮下组织无关,皮肤包膜隆起呈结节状,大量分化良好的平滑肌细胞呈编织状排列。②血管型平滑肌瘤:起源于乳腺血管平滑肌细胞,肿瘤边界清楚,有完整包膜,间质略软,大小不超过 2.5 cm。③腺样型平滑肌瘤:此型肿瘤由平滑肌细胞和上皮细胞构成,肿瘤大小不定,一般直径在 3 cm 以下。

(二)诊断

乳腺内平滑肌瘤少见,早期患者无症状,瘤组织生长缓慢,多见于乳头、乳晕区。1 个或数个 1~3 cm 大小的圆形或椭圆形肿块,质地硬韧,有弹性,周界清楚。由于肿瘤呈膨胀性生长,压迫乳腺导管,使乳汁潴留可继发乳腺炎。少数患者主诉乳腺有阵痛。

1.表浅型平滑肌瘤

(1)肿瘤生长在乳头内,使乳头变粗变硬。

(2)瘤细胞呈梭形,胞质丰富而红染,核呈杆棒状,平直而两端钝圆,位于细胞中央。

2.血管型平滑肌瘤

(1)瘤组织由平滑肌和厚壁的血管构成。

(2)血管大小不等。

3.腺型平滑肌瘤

(1)肿瘤较大,直径可达 3 cm,在乳腺皮下较深处。

(2)肿瘤由平滑肌和腺泡或腺上皮细胞所构成。

(三)X 射线摄片

可见有边界清楚、整齐、锐利、瘤体直径 1~3 cm 的高密度阴影区。

(四)鉴别诊断

1.平滑肌瘤与平滑肌肉瘤相鉴别

鉴别点:①平滑肌肉瘤一般体积较大,无完整包膜,侵犯周围组织,切面呈鱼肉状。②平滑肌肉瘤的瘤细胞间变明显,每高倍视野可见 1 个以上核分裂。平滑肌瘤几乎不见核分裂现象。③平滑肌肉瘤可发生转移,术后易复发。

2.平滑肌瘤与皮肤纤维瘤相鉴别

鉴别点:①皮肤纤维瘤细胞界限不清,常见胶原成纤维细胞。②皮肤纤维瘤细胞核两端尖锐呈枣核状。③Masson 染色,胶原纤维染成绿色,平滑肌细胞呈红色。VG 染色,纤维组织呈红色,而平滑肌细胞呈黄色。

(四)治疗

乳腺的平滑肌瘤是良性肿瘤,手术切除预后良好。如果瘤体较大,生长迅速,疼痛加剧,说明有恶变的可能,则应及早做乳腺单纯切除或区段切除。平滑肌瘤恶变最重要的指征是瘤细胞的核分裂数量,对决定其良、恶性有极为重要的意义。一般认为高倍视野(×400)能找到一个肯定的病理性核分裂,即可作出低度恶性的诊断;如果查到 5～25 个核分裂,可以认为是中度恶性平滑肌瘤;若 25 个以上核分裂,可定为高度恶性肿瘤。

(孙小钧)

第九节 乳 腺 癌

乳腺癌是女性常见的恶性肿瘤之一,发病率位居女性恶性肿瘤的首位。发病原因不明,雌激素为主的内分泌激素与乳腺癌的发病密切相关。目前,通过采用综合治疗手段,乳腺癌已成为疗效较好的实体肿瘤之一。

一、病因

乳腺癌的病因尚不清楚。乳腺是多种内分泌激素的靶器官,如雌激素、孕激素及泌乳素等,其中雌酮及雌二醇对乳腺癌的发病有直接关系。20 岁前本病少见,20 岁以后发病率迅速上升,45～50 岁较高,绝经后发病率继续上升,可能与年老者雌酮含量提高相关。月经初潮年龄早、绝经年龄晚、不孕及初次足月产的年龄与乳腺癌发病均有关。一级亲属中有乳腺癌病史者,发病危险性是普通人群的 2～3 倍。乳腺良性疾病与乳腺癌的关系尚有争论,多数认为乳腺小叶有上皮高度增生或不典型增生者可能与乳腺癌发病有关。另外,营养过剩、肥胖、脂肪饮食,可加强或延长雌激素对乳腺上皮细胞的刺激,从而增加发病机会。北美、北欧地区乳腺癌发病率约为亚、非、拉美地区的 4 倍,而低发地区居民移居至高发地区后,第二、三代移民的乳腺癌发病率逐渐升高,提示环境因素及生活方式与乳腺癌的发病有一定关系。

二、病理类型

乳腺癌有多种分型方法,目前国内多采用以下病理分型。

(1)非浸润性癌。包括导管内癌(癌细胞未突破导管壁基膜)、小叶原位癌(癌细胞未突破末梢乳管或腺泡基膜)及乳头湿疹样乳腺癌。此型属早期,预后较好。

(2)早期浸润性癌。早期浸润是指癌的浸润成分＜10％。包括早期浸润性导管癌(癌细胞突破管壁基膜开始向间质浸润)、早期浸润性小叶癌(癌细胞突破末梢乳管或腺泡基膜开始向间质浸润,但仍局限于小叶内)。此型仍属早期,预后较好。

(3)浸润性特殊癌。包括乳头状癌、髓样癌(伴大量淋巴细胞浸润)、小管癌(高分化腺癌)、腺样囊性癌、黏液腺癌、大汗腺样癌、鳞状细胞癌等。此型分化一般较高,预后尚好。

(4)浸润性非特殊癌。包括浸润性小叶癌、浸润性导管癌、硬癌、髓样癌(无大量淋巴细胞浸润)、单纯癌、腺癌等。此型一般分化低,预后较上述类型差,且是乳腺癌中最常见的类型,占80％,但判断预后尚需结合疾病分期等因素。

(5)其他罕见癌。

三、转移途径

(一)局部扩展

癌细胞沿导管或筋膜间隙蔓延,继而侵及 Cooper 韧带和皮肤。

(二)淋巴转移

主要途径有:①癌细胞经胸大肌外侧缘淋巴管侵入同侧腋窝淋巴结,然后侵入锁骨下淋巴结以至锁骨上淋巴结,进而可经胸导管(左)或右淋巴管侵入静脉血流而向远处转移;②癌细胞向内侧淋巴管,沿着乳内血管的肋间穿支引流到胸骨旁淋巴结,继而达到锁骨上淋巴结,并可通过同样途径侵入血流。一般第 1 条途径为多数,根据我国各地乳腺癌扩大根治术后病理检查结果,腋窝淋巴结转移约 60%,胸骨旁淋巴结转移率为 20%~30%。后者原发灶大多数在乳房内侧和中央区。癌细胞也可通过逆行途径转移到对侧腋窝或腹股沟淋巴结。

(三)血运转移

以往认为血运转移多发生在晚期、这一概念已被否定,因为现在一致认为乳腺癌是一个全身性疾病。研究发现有些早期乳腺癌已有血运转移。癌细胞可经淋巴途径进入静脉,也可直接侵入血液循环而致远处转移。最常见的远处转移依次为肺、骨、肝。

四、临床表现

早期乳腺癌不具备典型症状和体征,不易引起患者重视,常通过体检或乳腺癌筛查发现。

(一)临床症状、体征

1.乳腺肿块

80%的乳腺癌患者以乳腺肿块首诊。患者常无意中发现肿块,多为单发,质硬,边缘不规则,表面欠光滑。大多数乳腺癌为无痛性肿块,仅少数伴有不同程度的隐痛或刺痛。

2.乳头溢液

非妊娠期从乳头流出血液、浆液、乳汁、脓液,或停止哺乳半年以上仍有乳汁流出者,称为乳头溢液。引起乳头溢液的原因很多,常见的疾病有导管内乳头状瘤、乳腺增生、乳腺导管扩张症和乳腺癌。单侧单孔的血性溢液应进一步检查,若伴有乳腺肿块更应重视。

3.皮肤改变

乳腺癌引起皮肤改变可出现多种体征,最常见的是肿瘤侵犯 Cooper 韧带后与皮肤粘连,出现"酒窝征"。若癌细胞阻塞了淋巴管,则会出现"橘皮样改变"。乳腺癌晚期,癌细胞沿淋巴管、腺管或纤维组织浸润到皮内并生长,形成"皮肤卫星结节"。

4.乳头、乳晕异常

肿瘤位于或接近乳头深部,可引起乳头回缩。肿瘤距乳头较远,乳腺内的大导管受到侵犯而短缩时,也可引起乳头回缩或抬高。乳头湿疹样癌,即乳头 Paget 病,表现为乳头皮肤瘙痒、糜烂、破溃、结痂、脱屑,伴灼痛,至乳头回缩。

5.腋窝淋巴结肿大

隐匿性乳腺癌乳腺体检摸不到肿块,常以腋窝淋巴结肿大为首发症状。医院收治的乳腺癌患者 1/3 以上有腋窝淋巴结转移。初期可出现同侧腋窝淋巴结肿大,肿大的淋巴结质硬、散在、可推动。随着病情发展,淋巴结逐渐融合,并与皮肤和周围组织粘连、固定。晚期可在锁骨上和对侧腋窝摸到转移的淋巴结。

(二)乳腺触诊

(1)方法:遵循先视诊后触诊,先健侧后患侧的原则。触诊时应采用手指指腹侧,按一定顺序,不遗漏乳头、乳晕区及腋窝部位,可双手结合。

(2)大多数乳腺癌触诊时可以触到肿块,查体时应重视乳腺局部腺体增厚变硬、乳头糜烂、乳头溢液,以及乳头轻度回缩、乳房皮肤轻度凹陷等,必要时可活检行细胞学诊断。

五、诊断

详细询问病史及临床检查后,大多数乳房肿块可得出诊断。但乳腺组织在不同年龄及月经周期中可出现多种变化,因而应注意查体方法及检查时距月经期的时间。乳腺有明确的肿块时诊断一般不困难,但不能忽视一些早期乳腺癌的体征,如局部乳腺腺体增厚、乳头溢液、乳头糜烂、局部皮肤内陷等,以及对有高危因素的妇女,可应用一些辅助检查。诊断时应与下列疾病鉴别。

(一)纤维腺瘤

常见于青年妇女,肿瘤大多为圆形或椭圆形,边界清楚,活动度大,发展缓慢,一般易于诊断。但 40 岁以后的妇女不要轻易诊断为纤维腺瘤,必须排除恶性肿瘤的可能。

(二)乳腺囊生增生病

多见于中年妇女,特点是乳房胀痛、肿块可呈周期性,与月经周期有关。肿块或局部乳腺增厚与周围乳腺组织分界不明显。可观察一至数个月经周期,若月经来潮后肿块缩小、变软,则可继续观察,如无明显消退,可考虑做手术切除及活检。

(三)浆细胞性乳腺炎

浆细胞性乳腺炎是乳腺组织的无菌性炎症,炎性细胞中以浆细胞为主。临床上 60% 呈急性炎症表现,肿块大时皮肤可呈橘皮样改变。40% 的患者开始即为慢性炎症,表现为乳晕旁肿块,边界不清,可有皮肤粘连和乳头凹陷。急性期应予抗感染治疗,炎症消退后若肿块仍存在,则需手术切除,做包括周围部分正常乳腺组织的肿块切除术。

(四)乳腺结核

乳腺结核是由结核杆菌所致乳腺组织的慢性炎症。好发于中、青年女性。病程较长,发展较缓慢。局部表现为乳房内肿块,肿块质硬偏韧,部分区域可有囊性感。肿块境界有时不清楚,活动度可受限,可有疼痛,但无周期性。治疗包括全身治疗及局部治疗,可作包括周围正常乳腺组织在内的乳腺区段切除。

六、临床分期

由于分期是依据疾病的严重程度,所以肿瘤的分期是最重要的预后指标之一。美国癌症委员会和癌症国际联合中心已制订了一个统一的乳癌分类系统:TNM 分期系统。在一个原位及浸润混合性病灶,肿瘤的大小取决于浸润成分的大小。微浸润乳腺癌指的是浸润成分 <2 mm。小浸润乳癌通常指 <1 cm 的病灶(T_{1a}、T_{1b}),而早期乳腺癌指的是 I 和 II 期的病灶。生存率与分期呈负相关:I 期乳腺癌 5 年生存率大约为 90%,而 IV 期患者诊断后很少能活过 5 年。

TNM 分期系统。

原发灶(T)。

T_X:原发灶无法评价。

T_0:无原发灶。

T_{is}:原位癌:导管内癌,小叶原位癌,或未发现肿块的 Paget 病。

T_1:肿瘤最大径≤2 cm。

T_{1mic}:最大径≤0.1 cm 的微浸润。

T_{1a}:肿瘤最大径>0.1 cm,但≤0.5 cm。

T_{1b}:肿瘤最大径>0.5 cm,但≤1 cm。

T_{1c}:肿瘤最大径>1 cm,但≤2 cm。

T_2:肿瘤最大径>2 cm,但≤5 cm。

T_3:肿瘤最大径>5 cm。

T_4:肿瘤大小不计,直接侵犯(a)胸壁或(b)皮肤,如下。

T_{4a}:侵犯胸壁。

T_{4b}:水肿(包括橘皮样改变)或乳腺皮肤溃疡或限于同侧乳腺的卫星结节。

T_{4c}:两者都有(T_{4a}和 T_{4b})。

T_{4d}:炎性乳癌。

区域淋巴结(N)。

N_X:区域淋巴结无法评价(如已切除)。

N_0:无区域淋巴结转移。

N_1:同侧腋窝淋巴结转移但可推动。

N_2:同侧腋窝淋巴结转移,彼此或与其他结构固定。

N_3:对侧乳腺淋巴结转移。

病理分类(PN)。

PN_X:区域淋巴结无法评价(如已切除或未切取供病理分析)。

PN_0:无区域淋巴结转移。

PN_1:同侧腋窝淋巴结转移,但可推动。

PN_{1a}:仅有微转移(≤0.2 cm)。

PN_{1b}:任何超过 0.2 cm 的淋巴结转移。

PN_{1bI}:1~3 个淋巴结转移,最大径>0.2 cm、但≤2 cm。

PN_{1bII}:>4 个淋巴结转移,最大径>0.2 cm、但<2 cm。

PN_{1bIII}:肿瘤扩散超出淋巴结包膜,最大径<2 cm。

PN_{1bIV}:有淋巴结转移,最大径≥2 cm。

PN_2:同侧腋窝淋巴结转移,彼此或与其他结构固定。

PN_3:同侧内乳淋巴结转移。

远处转移(M)。

M_X:远处转移无法评价。

M_0:无远处转移。

M_1:有远处转移(包括同侧锁骨上淋巴结转移)。

临床分期。

0 期 :$T_{is}N_0M_0$。

Ⅰ 期 :$T_1N_0M_0$。

Ⅱ A 期 :$T_0N_1M_0$,$T_1^{②}N_1^{③}M_0$,$T_2N_0M_0$。

Ⅱ B 期 :$T_2N_1M_0$,$T_3N_0M_0$。

Ⅲ A 期 :$T_0N_2M_0$,$T_1^{②}N_2M_0$,$T_2N_2M_0$,$T_3N_1M_0$,$T_3N_2M_0$。

Ⅲ B 期 :T_4任何 NM_0,任何 TN_3M_0。

Ⅳ 期 :任何 T 任何 NM_1。

注:①有肿块的 Paget's 病分类根据肿瘤大小。②包括 $T_{1\,mic}$。③N_{1a}患者预后同 PN_0患者。以上分期以临床检查为依据,实际上并不精确,还应结合术后病理检查结果进行校正。

七、预防

乳腺癌病因尚不清楚,目前尚难以提出确切的病因学预防(一级预防)。但重视乳腺癌的早期发现(二级预防),经普查检出病例,将提高乳腺癌的生存率。不过乳腺癌普查是一项复杂的工作,要有周密的设计、实施计划及随访,才能收到效果。目前一般认为乳房钼靶摄片是最有效的检出方法。

八、治疗

乳腺癌是一种全身性疾病,其治疗原则是采取以手术为主的局部治疗和全身治疗相结合的综合治疗,局部治疗包括手术和放射等治疗,全身治疗主要是化疗、内分泌治疗和生物治疗。

(一)手术治疗

外科手术是乳腺癌的主要治疗手段。1894 年 Halsted 建立了经典乳腺癌根治术(称为 Halsted 或 Halsted-Meyer 乳腺癌根治性),给乳腺癌和其他肿瘤的治疗带来了一场革命。但随着对乳腺癌认识的深入,以及早期诊断和辅助治疗技术的提高,该术式现已少用。乳腺癌根治切除的手术方式较多,对不能根治的晚期乳腺癌也可行姑息性手术,以改善患者的生活质量。

1.保留乳房手术

保留乳房手术即对病灶较小的乳腺癌行局部扩大切除,保留大部分乳房,是否行腋窝清扫视腋窝转移情况而定。该术式已成为西方发达国家的主要手术方式,国内应用也越来越多。主要适应证为单个肿瘤、最大径≤3 cm、腋窝淋巴结转移少或无转移,且残留乳房无其他病变。如肿瘤距乳晕边缘距离≥2 cm,可保留乳头乳晕;位于乳头乳晕区的乳腺癌,如病灶小,也可行中央区局部扩大切除,保留剩余乳房。对肿瘤直径>3 cm 者,经术前化疗缩小后也可考虑保留乳房。循证医学证明,如手术指征选择恰当,切缘距肿瘤边缘 1 cm 以上,保留乳房手术能获得与改良根治术相同的疗效,但术中必须对所有切缘进行病检以保证无癌残留,且术后需行全乳放疗。

2.单纯乳房切除术

单纯乳房切除术又名全乳切除术,即只切除整个乳房而不行腋窝清扫。适用于前哨淋巴结活检(SNB)无转移者、年老体弱不能耐受根治手术者及晚期乳腺癌姑息性切除。

前哨淋巴结(SLN/SN)是指最先接受原发肿瘤的淋巴引流并最早发生癌转移的特定区域淋巴结。前哨淋巴结无转移时,其所在的区域淋巴结一般无转移。因此,通过行腋窝前哨淋巴结活检可以判断腋窝淋巴结有无转移,进而确定腋窝清扫是否必要。如前哨淋巴结阴性,通常不必清扫腋窝,反之应行腋窝清扫。临床上,一般采用染料法和核素示踪法结合显示前哨淋巴结,其准确性在 95% 以上,假阴性率<5%。

3.乳腺癌改良根治术

乳腺癌改良根治术也称简化根治术,是指在全乳切除的同时行腋窝清扫,其与乳腺癌根治术的不同之处在于保留胸大小肌。又分两种术式:一种是胸大、小肌均保留(Auchincloss 手术),另一种是保留胸大肌,切除胸小肌(Patey 手术)。适用于胸大肌无侵犯的乳腺癌。随着保留乳房手术的兴起,该术式逐渐减少。

4.Halsted 乳腺癌根治术

手术切除整个乳房,胸大、小肌,腋窝和锁骨下淋巴结。切除范围上至锁骨下,下到肋缘,外至背阔肌前缘,内达骨旁。根据病变的部位可选择纵或横梭形切口。该手术适用于肿瘤较大、已侵犯胸大肌或腋窝、锁骨下淋巴结转移较多的乳腺癌患者。

5.乳腺癌扩大根治术

在乳腺癌根治术的同时切除 2、3、4 肋软骨,清扫内乳淋巴结即为扩大根治术。适用于有内乳淋巴结转移的乳腺癌患者。根据是否切除局部胸膜又分为胸膜外扩大根治术(Margotini 手术)和胸膜内扩大根治术(Urban 手术),前者不切胸膜,不进胸腔,创伤相对要小,故应用多于后者。

乳腺癌的手术方式还有保留胸大小肌同时清扫内乳淋巴结的改良扩大根治术、皮下乳腺切除及腔镜乳腺癌手术等。手术完毕应找出切除的全部淋巴结,按部位分别送病检,以便确定淋巴结转移状况和分期,合理制订治疗计划。

(二)化疗

乳腺癌是对化疗敏感的肿瘤之一,因此,化疗是乳腺癌的重要治疗手段。一般认为,除原位癌、微浸润癌及部分低危的乳腺癌外,年龄在 70 岁以下的浸润性乳腺癌术后都应化疗。在用药上,主张联合或序贯给药,其效果较单一药物好。

对乳腺癌疗效较好的常用化疗药物有:环磷酰胺、氟尿嘧啶、氨甲蝶呤、表柔比星或多柔比星、紫杉醇和多希紫杉醇、吉西他滨、长春瑞滨、卡培他滨等。常用的化疗方案有:环磷酰胺+氨甲蝶呤+氟尿嘧啶(CMF)、氟尿嘧啶+表柔比星+环磷酰胺(FEC)、紫杉醇或多希紫杉醇+表柔比星(TE)或再加环磷酰胺(TEC)等,一般每 3 周为 1 个周期,对体质较好的高危患者也可采用剂量或强度密度化疗,通常连用 6 个周期。化疗期间应经常检查肝功能和白细胞计数。如白细胞计数低于正常,可注射粒细胞刺激因子,白细胞严重减少时应停药。

对局部晚期乳腺癌及具备其他保留乳房的条件但肿瘤偏大的患者,可采用新辅助化疗,即在术前先予化疗数个周期,待肿瘤缩小和分期下降后进行手术,术后再行化疗。新辅助化疗可增加保留乳房的概率,变不可手术为可手术,或使难切除的肿瘤变得容易切除,并可减少术后复发。

(三)放疗

主要用于手术后辅助治疗及晚期患者的转移灶放疗。术后辅助放疗一般在全部化疗结束后进行,其指征有:原发病变≥5 cm;有局部皮肤或深部肌肉浸润;手术证实腋窝淋巴结转移≥4 个或超过切除淋巴结数的一半;锁骨下或内乳淋巴结转移;保留乳房手术后等。对早期乳癌确无淋巴转移的患者,不必常规进行放疗,以免对人体造成损害。

(四)内分泌治疗

内分泌治疗又称激素治疗。50%～70%的乳腺癌属激素依赖性肿瘤,雌激素可刺激其生长和增殖。内分泌治疗的机制在于减少雌激素的来源、阻断雌激素受体,对抗雌激素对乳腺癌的促生长作用,其特点是不良反应较轻,疗效较持久,但起效慢。内分泌治疗适用于雌激素受体(ER)或孕激素受体(PR)阳性的乳腺癌患者,术后内分泌治疗一般在全部放、化疗结束后开始,常规使用5年,如出现复发等耐药现象,应及时换药。在绝经前,女性体内的雌激素主要来自卵巢的分泌,绝经后,卵巢功能消退,雌激素主要来源于肾上腺皮质分泌的雄激素转化而来,在转化过程中需要芳香酶的参与。据此,内分泌治疗可采用不同的方法。卵巢去势适用于绝经前ER阳性的乳腺癌,对骨、肺转移效果较好,对肝、脑转移效果差,现已少用。也可用深部X线照射毁坏卵巢,达到去势的效果,但起效慢,6～8周后才见效果。促黄体生成激素释放激素(LHRH)类似物(如诺雷德)能抑制垂体前叶促性腺激素的分泌,从而达到卵巢抑制的效果,称为药物性去势,适用于绝经前ER阳性或PR阳性的患者。抗雌激素治疗是利用选择性雌激素受体调节剂(SERM)或拮抗剂竞争性结合雌激素受体,从而阻断雌激素与受体结合发挥作用,适用于绝经前或绝经后ER阳性或PR阳性者,最常用的药物是他莫昔芬(三苯氧胺),一般10～20 mg,2次/天。芳香酶(环氧化酶)抑制剂(AI)如来曲唑和阿那曲唑能抑制芳香酶活性,从而阻断雄激素转化为雌激素,减少雌激素的来源,适用于绝经后ER阳性或PR阳性者;芳香酶抑制剂也可同LHRH类似物联合用于绝经前ER阳性或PR阳性者。孕激素和雄激素用于晚期乳腺癌的治疗,可以改善患者的骨转移性疼痛和恶病质,对ER阳性者更有效。

(五)生物治疗

Her2是表皮生长因子家族的成员,有近40%的乳腺癌呈Her2强阳性,Her2强阳性提示预后较差。赫赛汀是抗Her2的人源化单克隆抗体,与Her2结合后可抑制乳腺癌的增生。

(六)核素治疗

用于晚期乳腺癌骨转移,能抑制肿瘤生长,缓解疼痛,可与双磷酸盐结合使用。

九、预后

乳腺癌的预后与患者年龄、肿瘤大小、淋巴结转移情况、组织学类型、病理分级和ER、PR状况有关,ER、PR阳性对内分泌治疗有效,预后相对较好。其他可能有意义的预后指标包括Her2、p53、肿瘤血管侵犯和血管生成等。早期乳腺癌手术后5年生存率可达90%以上,因此,早期发现对乳腺癌的预后有重要意义。

(孙小钧)

第六章

胃十二指肠疾病

第一节　胃食管反流病

上消化道有两种常见的反流性疾病,一为胃食管反流,一为十二指肠胃反流。两种反流同属消化道动力学障碍,在病理生理及临床上有同异。相似之处如:①两种反流均可在生理情况下发生;②食管下端括约肌(lower esophageal sphincter,LES)和幽门均可因张力低下,手术或病理改变影响其解剖和功能,并改变了食管、胃及十二指肠的 pH 环境,构成病理性反流;一定浓度和数量反流物,及其滞留在上述器官达一定时间,均可导致反流性食管炎及胃炎;故反流性食管炎及碱性反流性胃炎的疼痛症状分别由用酸和碱的灌注所激发。

胃食管反流病(gastroesophageal reflux disease,GERD)是胃、十二指肠内容物反流入食管引起不适症状和/或食管黏膜病理改变的一类临床状态,为常见的消化道疾病。根据是否导致食管黏膜糜烂溃疡,分为反流性食管炎(reflux esophagitis,RE)及非糜烂性反流病(nonerosive reflux disease,NERD)。胃食管反流既为一种生理现象,又是病理表现。两者的区别在于病理性胃食管反流产生症状且有食管组织学改变,生理性食管反流则否。

GERD 大多数患者症状轻微,可以通过改变生活方式及药物治疗得到控制,而其中的10%～30%会出现严重的食管炎等并发症而需要考虑外科治疗。

由于胃食管反流作为一种病理生理基础可累及多个领域和学科,例如呼吸科、心血管科、儿科、口腔科、耳鼻喉科、加强病房的危重患者及需要接受手术治疗的腹/胸外科。因此,对 GERD 的研究逐渐成为国际上研究的热点,在国内业已引起密切关注。

一、病因及病理生理

食管抗反流功能的机制:①膈肌脚纤维(右脚为主)环绕下端食管收缩时的钳夹作用;②食管与胃底成锐角(His 角);③食管进入胃的入口处,其纵向皱襞形成的瓣膜作用;④腹腔内段食管受腹内压的挤压作用;⑤食管下端括约肌的作用,食管下端括约肌张力为最重要的食管抗反流因素,食管下端括约肌出现功能障碍时,则出现两种病理现象:贲门失弛缓症和胃食管反流。

GERD 是由多种因素造成的以食管下端括约肌功能障碍为主的胃食管动力障碍性疾病,直接损伤因素是胃酸、胃蛋白酶及胆汁(非结合胆盐和胰酶)等反流物。

如胃食管连接部抗反流机制中的一种或数种发生障碍(抗反流屏障结构与功能异常、食管清除作用降低、食管黏膜屏障功能降低)即可发生胃食管反流。在酸性胃内容物反流食管时,患者感觉"胃灼热"。由于炎症使食管壁变僵硬,导致食管清除酸的时间延缓,使食管下端括约肌压力下降。如此恶性循环,其结果使更多的酸易于进入食管,引起消化性食管炎,使食管应激性增强,造成继发性痉挛,该过程就是刺激、痉挛、炎症,逐渐形成瘢痕、狭窄、出血、穿孔,假憩室,Barrett 食管,或许发生食管裂孔疝。

胃食管反流患者食管以外可造成损害。过多反流,夜间刺激咽喉黏膜,引起气道吸入,发生哮喘、肺炎,婴儿及儿童则继发呼吸道感染,并发缺铁性贫血及发育障碍。

也应该指出,食管的反流液中有胆汁比无胆汁的食管炎症更为严重。Kranendonk 研究十二指肠液对鼠食管的作用,发现单独胃液不产生黏膜损害,单独胆汁或胰液能产生食管溃疡,若两者同时存在,损害更大。胃内胆盐的浓度对胃食管反流和食管炎症状的发生很重要。

二、临床表现

临床上 GERD 表现多样,轻重不一。

(一)胃灼热和反流是本病最常见的典型症状

胃灼热是指胸骨后或剑突下烧灼感;反流是指胃内容物向咽部或口腔方向流动的感觉。胃灼热和反流常在餐后 1 小时出现,姿势性或反流性胃灼热,由于扭曲弯腰、咳嗽、妊娠、腹水、用力排便、穿紧身外衣和围腰、头低位、仰卧等姿势均可诱发或加重胃灼热。由于进食过量或摄入茶、酒、咖啡、果汁、阿司匹林等物质而诱发。部分患者胃灼热和反流症状可在夜间入睡时发生。

(二)非典型症状

胸痛、上腹痛、上腹部烧灼感、嗳气等为 GERD 的不典型症状。胸痛由反流物刺激食管引起,发生在胸骨后或心窝部,严重时可为剧烈刺痛,放射到后背、胸部、肩部甚至耳后,如同心绞痛或心肌炎,可伴有或不伴有胃灼热和反流。这种由 GERD 引起的非心源性胸痛占 80%。病程初期由于炎症造成食管局限性痉挛,可发生间歇性咽下困难和呕吐;少数患者吞咽困难是由食管狭窄引起,呈持续或进行性加重。

(三)食管外症状

食管外症状包括咳嗽、咽喉症状、哮喘和牙蚀症等,无论患儿或成人均可出现吸入性肺炎甚至窒息,即食管外综合征。2006 年蒙特利尔共识意见提出,尽管以上症状已确认与 GERD 存在关联,但这些症状的发生为多因素作用的结果,GERD 并不一定是唯一的因素。另外,有 59% 的低通气睡眠呼吸暂停患者由明显的胃食管反流引起。

(四)早产儿、婴幼儿发育障碍

婴幼儿特别是早产儿的食管下端括约肌发育不成熟,极易发生胃食管反流,临床上常表现为厌食、拒奶、体重不增或消瘦明显、哭闹、呼吸暂停;稍大儿童主要表现为呕吐、甚至可出现反复的喷射性呕吐、生长发育迟缓、营养不良。

(五)并发症

1.上消化道出血

浅表糜烂性食管炎常为少量持久性出血,伴有不同程度的缺铁性贫血。如发生边界性溃疡甚至穿孔或大出血。

2.食管狭窄

长期反复胃食管反流可引起食管炎,食管黏膜充血、水肿、糜烂、溃疡,纤维组织增生,瘢痕形成,食管壁的顺应性降低,食管狭窄,痉挛引起吞咽困难。

3.Barrett 食管

反复的食管炎使食管下段鳞状上皮被化生的柱状上皮替代,称之为 Barrett 食管。其腺癌的发生率较正常人高 10～20 倍。

三、诊断

腹部外科医师必须加强对 GERD 的认识,GERD 的常用诊断方法主要包括症状评估、内镜检查和食管 pH 检测等,但主要还是基于临床症状。典型症状为胃灼热及反流,典型症状者占88%,有典型症状者,不管其是否存在食管炎症均可用抗酸药物试验治疗,如治疗有效,则可进一步证实本病诊断;对症状不典型或有典型症状而抗酸药物治疗无效者,应做胃镜检查、24 小时食管 pH 监测进行综合分析来做出诊断。

(一)质子泵抑制剂(PPI)试验

PPI 试验作为 GERD 的诊断试验方法简便、有效,敏感度可达 78%,但特异度较低。具体方法为对于有胃灼热、反流症状且内镜检查阴性疑似 GERD 的患者,可给予标准剂量 PPI 口服2 次/天,治疗 1～2 周,如症状减轻 50% 以上,则可判断为 PPI 试验阳性。

(二)内镜

与欧美国家建议初诊患者先行 PPI 试验相比,我国共识意见对内镜检查的推荐更为积极。我国共识意见建议具有反流症状的患者在初诊时即行内镜检查。

上消化道内镜(又称食管胃十二指肠镜,EGD 镜)检查时常可发现胆汁带着泡沫自幽门反喷入胃内,将黏液池染黄;可因内镜刺激导致胃肠痉挛、恶心、呕吐,并非真正 GERD,故有一定假阳性和假阴性。另则胃镜为有刺激检查,症状较轻的患者有时不能耐受,依从性差,影响检查的次数和观察的时间有限,其应用价值有一定局限性,但对食管黏膜已发生病理改变者,则可以判断反流性食管炎的严重程度和有无并发症,结合活检可与其他原因引起的食管炎和其他食管病变做鉴别。胃镜下反流性食管炎分级(Savary-Miller 4 期分级法)。Ⅰ期:贲门上方一处或多处非融合性的黏膜损害,红斑伴/或不伴有渗出或浅表糜烂。Ⅱ期:融合性糜烂,渗出病变,但未完全累及食管环形皱襞。Ⅲ期:融合性糜烂,渗出病变,已完全累及食管环形皱襞,导致食管壁炎性浸润,但未引起狭窄。Ⅳ期:慢性黏膜病变,如溃疡,壁纤维化,狭窄,短缩,瘢痕化,Barrett 食管。

食管黏膜活检诊断反流性食管炎的标准:①鳞状上皮基底细胞层增厚;②乳突向上皮表面延长,超过正常厚度的 2/3;③固有膜内中性粒细胞浸润。

(三)食管反流监测

食管反流监测是 GERD 的有效检查方法,是 GERD 诊断的客观依据,包括食管 pH 检测、食管阻抗-pH 监测和无线胶囊监测等方法。24 小时食管 pH 监测能记录白天和夜间及 24 小时食管内的 pH<4 的百分比、pH<4 的次数、持续 5 分钟以上的次数、最长持续时间等观察指标。这些参数能帮助确定在生理活动状态下有无过多的反流，并有助于阐明胸痛和酸反流的关系。未使用 PPI 的患者可选择单纯 pH 监测；若正在使用 PPI 治疗则需加阻抗监测以检测包括弱酸和弱碱反流在内的所有非酸反流，meta 分析提示服用 PPI 后行反流监测，弱酸反流是最常见的反流形式，为 PPI 疗效欠佳的重要原因。无线胶囊监测可使监测延长至 48 小时甚至 96 小时。

(四)食管 X 线钡餐

传统的食管钡餐检查将胃食管影像学和动力学结合起来，可发现食管下段黏膜皱襞增粗、不光滑，可见龛影、狭窄，食管蠕动减弱；并可显示有无钡剂从胃反流至食管，因此对诊断有互补的作用，但其敏感性较低。2014 年中国胃食管反流病专家共识提出，如患者不存在吞咽困难等症状，不推荐行食管钡剂造影。

(五)食管测压

食管测压可了解食管动力状态，用于术前评估，但不能作为 GERD 的诊断手段。由于食管下端括约肌压力低下及食管蠕动障碍等动力学异常并非 GERD 的特异性表现，因此食管测压诊断 GERD 的价值有限。但通过食管测压可对食管下端括约肌进行定位，有利于置放食管反流监测导管；而且在行抗反流手术前可排除其他食管动力障碍性疾病，如贲门失弛缓症、硬皮病引起的严重食管动力低下等。因此，食管测压在临床上有利于评估食管功能。

(六)核素胃食管反流检查

用同位素标记液体，显示在平卧位及腹部加压时有过多的核素胃食管反流。如肺内显示核素增强时，表明有过多的反流，常是肺部病变的原因。由于操作烦琐，且有放射性污染，目前临床已很少使用。

四、治疗

目的在于控制症状、治愈食管炎、减少复发和防治并发症。

(一)改变生活方式

改变生活方式是 GERD 治疗的一部分，可以减轻症状、防止复发、且无须花钱。体位方法包括餐后保持直立位，避免用力提物、弯腰低头；避免睡前小吃或饱餐，少进水，应用促动力药；睡觉时垫高上半身15～20 cm。防止食管下括约肌基础压力降低的措施，包括尽量减少饮食中脂肪、巧克力、酒精和咖啡的摄入以减少反流和加重胃灼热症状。吸烟增加胃食管反流和促使十二指肠胃反流，因此需戒烟。减少引起腹压增高的因素，肥胖者需减肥，有证明体重下降 4.5～6.8 kg 可明显减轻症状；不穿紧身衣服。避免服促进反流药物，如抗胆碱能药物、钙通道阻断剂及硝酸甘油等使食管收缩力减弱及引起胃排空延迟。

(二)药物治疗

目的是减低胃内容物的酸度，减少胃食管反流，保护食管黏膜。常用药物有抗分泌剂、抗酸剂、促动力药、黏膜覆盖药，临床上常联合用药。

抗分泌剂包括 PPI 和 H_2 受体拮抗剂。多项分析显示，PPI 对食管炎愈合率、愈合速度和反流症状的缓解率均优于 H_2 受体拮抗剂，是治疗 GERD 的首选药物，70%～80%的反流性食管炎患者和 60%的非糜烂性反流病患者经8 周PPI 治疗后可获得完全缓解。2014 年中国胃食管反流病专家共识建议，如单剂量 PPI 治疗无效可换用双倍剂量；如一种 PPI 治疗无效，可选用其他

PPI 进行治疗。研究显示,GERD 治疗中最优胃酸抑制需要在 24 小时中使胃内 pH>4 的时间达到 16 小时,在疗程方面,共识意见认为 PPI 治疗 GERD 使用疗程至少 8 周。与治疗 4 周相比,治疗 8 周可将症状缓解率和食管炎愈合率提高 10% 以上。合并食管裂孔疝的 GERD 患者以及 Savary-Miller 分级 Ⅲ 期、Ⅳ 期的患者,PPI 剂量应加倍。PPI 包括埃索美拉唑、奥美拉唑、泮托拉唑、兰索拉唑等;H_2 受体拮抗剂有西咪替丁、雷尼替丁、法莫替丁、尼沙替丁等。

促动力药包括多潘立酮(吗丁啉)、莫沙必利、依托比利等,这类药物可能通过改变食管下端括约肌压力、改善食管蠕动功能、促进胃排空,从而达到减少胃内容物向食管反流及减少其在食管的滞留时间。但此类药物疗效不确定,因此只适用于轻症患者,或作为联合用药。

抗酸剂包括氢氧化铝、氧化镁、三硅酸镁、碳酸钙等。目前认为,长期服用含铝镁的抗酸剂应慎重,短期应用是安全的。

黏膜覆盖有硫糖铝、藻酸盐制剂、枸橼酸铋钾、蒙脱石散(思密达)等,起到一定的黏膜保护作用,可作为辅助用药。

(三)维持治疗

GERD 具有慢性复发倾向,为减少症状复发,防止食管炎复发引起的并发症,可给予维持治疗。

维持治疗方法主要包括以下几种。①持续维持:指当症状缓解后维持原剂量或半量 PPI 每天 1 次,长期使用。②间歇治疗:指 PPI 剂量保持不变,但延长用药周期,最常应用的是隔天疗法;在维持治疗中,若症状反复出现,应增至足量 PPI 维持。③按需治疗:是指经初始治疗成功后停药观察,一旦出现胃灼热、反流症状,随即再用药至症状消失。2014 年中国胃食管反流病专家共识指出,非糜烂性反流病和轻度食管炎(Savary-Miller 分级 Ⅰ 期和 Ⅱ 期)患者可采用按需治疗和间歇治疗,PPI 为首选药物,抗酸剂是可选药物;重度食管炎(Savary-Miller 分级 Ⅲ 期、Ⅳ 期)及 Barrett 食管患者通常需要 PPI 持续维持。但西方国家认为长期使用 PPI 有造成难辨梭状芽孢杆菌感染的可能,我国尚无此类研究证实。

(四)手术治疗

大多数患者症状轻微,可以通过改变生活方式及药物治疗得到控制、其中的 10%～30% 会出现严重的食管炎及其并发症而需要接受手术治疗。治疗病例数目虽然明显低于保守治疗,然而手术治疗却是胃食管反流治疗方法中最重要的一部分。过去认为重度反流性食管炎、出血、狭窄及部分 Barrett 食管病例,均是外科治疗的适应证。《胃食管反流病诊治指南》指出"对 PPI 治疗有效但需长期服药的患者,抗反流手术是另一种治疗选择"。

外科手术方法不下数十种,但不外把食管末端的一部分缝合到胃上,以便在腹内压力升高时,经胃传导压力,使缝合部起一抗反流活瓣作用,另一作用是提高食管末端压力。抗反流手术的术式,基本上有三大类:全胃底折叠术、部分胃底折叠术和贲门固定术。

1956 年 Nissen 报告了他设计的全胃底折叠术(360°胃底折叠术),以后屡经改进,1977 年发表了最后一篇报道。"Nissen 胃底折叠术"实际泛指传统和改良的 Nissen 手术许多术式。其目的明显减少了咽下困难和胃膨胀综合征(亦即气顶综合征,GBS)的发生。

河北医科大学第四医院王其彰自 20 世纪 80 年代就开始研究 GERD,根据胃食管结合部的解剖结构设计了贲门斜行套叠术,临床应用已上百例,全部病例术后反流症状消失,经食管 pH 监测未见食管异常反流,食管下括约肌压力亦显回升。此手术有效地建立了抗反流屏障,效果确实,易于掌握,有推广价值。

近年随着微创外科蓬勃发展,腹腔镜抗反流手术[食管裂孔疝修补和/或胃底折叠术]以其只需重建(不需切除且无须取标本)、图像放大、光照良好、可在狭小间隙内操作的突出优势而迅速成为 GERD 的首选手术方式。用腹腔镜治疗 GERD 首先由加拿大医师 Gegeal 于 1991 年开始,不久 Dallemagne 等于 1991 年在比利时开会报道 12 例治疗效果。腹腔镜下施行的手术以Nissen 手术为主,此项技术以其创伤小、恢复快、近远期疗效与开放式 Nissen 手术相当等优点,因此,临床上愿意接受此项手术的患者数量急剧上升,在美国等国家,每年施行此项手术患者5 万~7 万例。已迅速成为治疗食管裂孔疝的首选式术。在欧美国家已成为除腹腔镜胆囊切除术以外的另一标准手术。国内也已开展了此项技术。微创技术的发展,使手术治疗更为安全、简便、有效。中国对于 GERD 诊治的专家共识演变过程是 2007 年多数倾向为手术治疗应综合考虑,由有经验的外科医师慎重决定;2009 年认为抗反流手术与药物治疗相当,但手术并发症和病死率与外科医师经验相关;2014 年趋于一致的意见是抗反流手术在缓解症状和愈合食管炎方面的疗效在一定程度上优于药物治疗,应得到更多的认可和推广。

(五)内镜治疗

目前 GERD 内镜下治疗手段主要分为射频治疗、注射或植入技术和内镜腔内胃食管成形术。其中射频治疗和经口不切开胃底折叠术(transoral incisionless fundoplication,TIF)是近年研究的热点。

射频治疗技术是近几年才出现的治疗 GERD 的新方法。该技术具有操作简单、微创、安全、有效、不良反应少、恢复快等特点,易于被患者接受,为临床上药物疗效不理想的患者提供了新的微创治疗方法。术后 2 小时即可进流质,活动无限制,术后 2 天内可出院。关于射频治疗目前已有 4 项随机对照试验(RCT),随访 3~6 个月,结果显示手术组症状改善和生活质量评分均优于假手术组,但上述研究均缺乏长期随访的结果。此外,大部分患者术后虽然症状改善,但仍有反流症状,术后仍需使用 PPI,而 pH 监测参数和食管炎愈合率等客观指标改善不明显。因此,射频治疗的长期有效性仍需进一步研究证实。

TIF 是近年新兴的内镜下抗反流手术,近期一项随机多中心交叉对照研究纳入了 63 例GERD 患者,结果显示术后 6 个月手术组症状缓解率和食管炎愈合率均优于高剂量 PPI 组。但其长期疗效仍需进一步研究证实。

(六)并发症的治疗

1.食管狭窄

食管慢性溃疡性炎性反应改变可导致瘢痕形成和食管狭窄,临床上尤以食管下段多见。GERD 相关食管狭窄的主要治疗方法为气囊扩张,但术后复发率较高,故合并食管狭窄的患者经扩张后需 PPI 维持治疗,以改善吞咽困难的症状和减少再次扩张的需要,对年轻患者亦可考虑抗反流手术。

2.Barrett 食管

Barrett 食管是常见的 GERD 相关并发症,也是与食管腺癌发病密切相关的癌前病变之一,有 64% 的食管腺癌患者伴有 Barrett 食管,故应使用 PPI 及长程维持治疗,定期随访是目前预防Barrett 食管癌变的唯一方法。早期识别不典型增生或早期食管癌应及时手术切除。

(陈士同)

第二节　急性胃扩张

急性胃扩张是指短期内由于大量气体和液体积聚，胃和十二指肠上段的高度扩张而致的一种综合征。由 Von Rokitansky 于 1982 年首次报道。其发病原因可能是胃运动功能失调或机械性梗阻，通常为某些内外科疾病或麻醉手术的严重并发症，国内报道多因暴饮暴食所致。任何年龄均可发病，但以 21～40 岁男性多见。

一、病因学

急性胃扩张通常发生于外科手术后，也可见于非手术疾病包括暴饮暴食、延髓型脊髓灰质炎、慢性消耗性疾病、伤寒、机械性梗阻及分娩等。常见的病因可以归纳为两大类。

（一）胃及肠壁神经肌肉麻痹

引起胃及肠壁神经肌肉麻痹的主要原因：①创伤、麻醉和外科手术，尤其是腹腔、盆腔手术及迷走神经切断术，均可直接刺激躯体或内脏神经，引起胃的自主神经功能失调，胃壁的反射性抑制，造成胃平滑肌弛缓，进而形成扩张。麻醉时气管插管，术后给氧和胃管鼻饲，亦可使大量气体进入胃内，形成扩张。②中枢神经损伤。③腹腔及腹膜后的严重感染。④慢性肺源性心脏病、尿毒症、肝性脑病是毒血症及缺钾为主的电解质紊乱。⑤情绪紧张、精神抑郁、营养不良所致的自主神经功能紊乱，使胃的张力减低和排空延迟。⑥糖尿病神经病变、抗胆碱药物的应用均可影响胃的张力和胃排空。⑦暴饮暴食可导致胃壁肌肉突然受到过度牵拉而引起反射性麻痹，也可产生胃扩张。⑧各种外伤产生的应激状态，尤其是上腹部挫伤或严重复合伤，其发生与腹腔神经丛受强烈刺激有关。

（二）机械性梗阻

正常解剖中腹主动脉与肠系膜上动脉之间成一锐角，十二指肠横部位于其中。此段十二指肠又由 Treitz 韧带将十二指肠空肠曲固定而不易活动。胃扭转及各种原因所致的十二指肠壅积症、十二指肠肿瘤、异物等均可引起胃潴留和急性胃扩张；幽门附近的病变，如脊柱畸形、环状胰腺、胰腺癌等偶可压迫胃的输出道引起急性胃扩张；躯体部上石膏套后 1～2 天引起的所谓"石膏套综合征"，可引起脊柱伸展过度，十二指肠受肠系膜上动脉压迫引起急性胃扩张。

有人认为神经肌肉麻痹和机械性梗阻两者可能同时存在，而胃壁肌肉麻痹可能占主导作用。

除了吞气症外，其他疾病所致的急性胃扩张的发病机制均不明确。术后急性胃扩张的发病机制与麻醉性肠梗阻相似。糖尿病酮症酸中毒时，代谢及电解质紊乱可能参与急性胃扩张的发病。外源性中枢去神经支配及平滑肌变性在神经源性胃扩张中起重要作用。

急性胃扩张的发生、发展是一个连续性的过程。胃及十二指肠受到各种病因的刺激，其自主神经反射性抑制，平滑肌张力减低，运动减弱，排空延缓。胃内气体增加，胃内压升高。当胃扩张到一定程度时，胃壁肌肉张力减弱，使食管与贲门、胃与十二指肠交界处形成锐角，阻碍胃内容物的排出。膨大的胃可压迫十二指肠，并将肠系膜及小肠挤向盆腔，导致肠系膜及肠系膜上动脉受牵拉压迫十二指肠，造成幽门远端梗阻。胃液、胆汁、胰液及十二指肠液分泌增多并积存于胃及十二指肠却不被重吸收，加上吞咽及发酵产生的气体，胃、十二指肠进一步扩张。扩张进一步引起肠系膜被牵拉而刺激腹腔神经丛,加重胃肠麻痹,形成恶性循环。

二、病理解剖和病理生理学

病理解剖发现胃及十二指肠高度扩张,可以占据几乎整个腹腔。早期胃壁因过度扩展而变薄,黏膜变平,表面血管扩张、充血,胃壁黏膜层至浆膜层均可见出血,少数血管可见血栓形成。由于炎症和潴留胃液的刺激,胃壁逐渐水肿、变厚。后期胃高度扩张而处于麻痹状态,血液循环障碍,在早期胃黏膜炎症的基础上可发生胃壁全层充血、水肿、微血栓形成、坏死和穿孔。

病程中由于大量胃液、胆汁、胰液及十二指肠液积存于胃及十二指肠却不被重吸收,胃内液体可达6 000～7 000 mL;又可因大量呕吐、禁食和胃肠减压引流,引起不同程度的水和电解质紊乱。扩张的胃还可以机械地压迫门静脉,使血液淤滞于腹腔内脏,亦可压迫下腔静脉,使回心血量减少,最后可导致严重的周围循环衰竭。扩张的胃还可以使膈肌抬高,使呼吸受限而变得浅快,过度通气导致呼吸性碱中毒。

三、临床表现

大多数起病慢,手术后的急性胃扩张可发生于手术期或术后任何时间,迷走神经切断术者常于术后第2周开始进行流质饮食后发病。

主要临床症状有上腹部饱胀或不适,上腹部或脐周胀痛,可阵发性加重,但多不剧烈。由于上腹部膨胀,患者常有恶心、频繁呕吐甚至持续性呕吐,为溢出性,呕吐物初为胃液和食物,以后混有胆汁,并逐渐变为黑褐色或咖啡样液体,呕吐后腹胀、腹痛临床症状并不减轻。随着病情的加重,全身情况进行性恶化,严重时可出现脱水、碱中毒,并表现为烦躁不安、呼吸急促、手足抽搐、血压下降和休克。

突出的体征为上腹膨胀,呈不对称性,可见毫无蠕动的胃轮廓,局部有压痛,叩诊过度回响,胃鼓音区扩大,有振水声,肠鸣音多减弱或消失。膈肌高位,心脏可被推向上方。典型病例于脐右侧偏上出现局限性包块,外观隆起,触之光滑有弹性、轻压痛,其右下边界较清,此为极度扩张的胃窦,称"巨胃窦症",乃是急性胃扩张特有的重要体征,可作为临床诊断的有力佐证。本病可因胃壁坏死发生急性胃穿孔和急性腹膜炎。

四、辅助检查

潜血试验常为强阳性,并含有胆汁。因周围循环障碍、肾脏缺血,可出现尿少、蛋白尿及管型,尿比重增高。可出现血液浓缩、血红蛋白、红细胞计数升高,白细胞总数常不高,但胃穿孔后白细胞总数及中性粒细胞比例可明显升高。血液生化分析可发现低血钾、低血钠、低血氯和二氧化碳结合力升高,严重者可有尿素氮升高。

立位腹部 X 线片可见左上腹巨大液平面和充满腹腔的特大胃影及左膈肌抬高。腹部 B 超可见胃高度扩张,胃壁变薄,若胃内为大量潴留液,可测出其量的多少和在表的投影,若为大量气体,与肠胀气不易区分。

五、诊断与鉴别诊断

根据病史、体征,结合实验室检查和腹部 X 线征象及腹部 B 超,诊断一般不难。手术后发生的胃扩张常因临床症状不典型而与术后一般胃肠病临床症状相混淆造成误诊。如胃肠减压引流出大量液体(3～4 L)可协助诊断。本病需与以下疾病鉴别。

(一)高位机械性肠梗阻

常有急性发作性腹部绞痛,可出现高亢的肠鸣音,腹胀早期不显著,呕吐物为肠内容物,有臭味。除绞窄性肠梗阻外,周围循环衰竭一般出现较晚。腹部立位 X 线片可见多数扩大的呈梯形的液平面。

(二)弥漫型腹膜炎

本病常有原发病灶可寻,全身感染中毒临床症状较重,体温升高。腹部可普遍膨隆,胃肠减压后并不消失,有腹膜炎体征及移动性浊音。腹部诊断性穿刺往往可抽出脓性腹水。应注意与急性胃扩张并穿孔时鉴别。

(三)胃扭转

起病急,上腹膨胀呈球状,脐下平坦,下胸部及背部有牵扯感,呕吐频繁,呕吐物量少,并不含胆汁,胃管不能插入胃内。腹部立位 X 线平片可见胃显著扩大,其内出现一个或两个宽大的液平面,钡餐检查显示钡剂在食管下段受阻不能进入胃内,梗阻端呈尖削影。

(四)急性胃炎

胃扩张好发于饱餐之后,因有频繁呕吐及上腹痛而易与急性胃炎相混淆,但急性胃炎时腹胀并不显著,呕吐后腹部疼痛可缓解,急诊内镜可确诊。

(五)幽门梗阻

有消化性溃疡病史,多为渐进性,以恶心、呕吐和上腹痛临床症状为主,呕吐物为隔天或隔顿食物。体检可见胃型和自左向右的胃蠕动波,X 线检查可发现幽门梗阻。

(六)胃轻瘫

多由于胃动力缺乏所致,一般病史较长,反复发生,可有糖尿病、系统性红斑狼疮、系统性硬化症等病史。以呕吐为主要表现,呕吐物为数小时前的食物或宿食,伴上腹胀痛,性质以钝痛、绞痛、烧灼痛为主。上腹部膨隆或胃型,无蠕动波,表明胃张力缺乏。上消化道造影提示 4 小时胃内钡剂残留 50%,6 小时后仍见钡剂残留。

六、治疗

本病以预防为主。如上腹部手术后即采用胃肠减压,避免暴饮暴食,对于预防急性胃扩张很重要。

(一)内科治疗

暂时禁食,放置胃管持续胃肠减压,经常变换卧位姿势,以解除十二指肠横部的压迫,促进胃内容物的引流。纠正脱水、电解质紊乱和酸碱代谢平衡失调。低钾血症常因血液浓缩而被掩盖,应予注意。病情好转 24 小时后,可于胃管内注入少量液体,如无潴留,即可开始少量进食。

(二)外科治疗

以简单有效为原则,可采取的术式有胃壁切开术、胃壁内翻缝合术、胃部分切除术手术、十二指肠-空肠吻合术。以下情况发生为外科手术指征:①饱餐后极度胃扩张,胃内容物无法吸出;②内科治疗 8～12 小时后,临床症状改善不明显;③十二指肠机械性梗阻因素存在,无法解除;④合并有胃穿孔或大量胃出血;⑤胃功能长期不能恢复,静脉高营养不能长期维持者。

术后处理与其他胃部手术相同,进食不宜过早,逐渐增加食量。若经胃肠减压后胃功能仍长期不恢复而无法进食时,可做空肠造瘘术以维持营养。

七、预后

伴有休克、胃穿孔、胃大出血等严重并发症者,预后较差,病死率高达 60%。近代外科在腹部大手术后多放置胃管,并多变换体位。注意水、电解质及酸碱平衡,急性胃扩张发生率及病死率已大为降低。

(李建忠)

第三节 胃 扭 转

胃扭转是由于胃固定机制发生障碍,或因胃本身及其周围系膜(器官)的异常,使胃沿不同轴向发生部分或完全的扭转。胃扭转最早于 1866 年由 Berti 在尸检中发现。

本病可发生于任何年龄,多见于 30~60 岁,男女性别无差异。15%~20% 胃扭转发生于儿童,多见于 1 岁以前,常同先天性膈缺损有关。2/3 的胃扭转病例为继发性,最常见的是食管旁疝的并发症,也可能同其他先天性或获得性腹部异常有关。

一、分类

(一)按病因分类

1.原发性胃扭转

致病因素主要是胃的支持韧带有先天性松弛或过长,再加上胃运动功能异常,如饱餐后胃的重量增加,容易导致胃扭转。除解剖学因素外,急性胃扩张、剧烈呕吐、横结肠胀气等亦是胃扭转的诱因。

2.继发性胃扭转

为胃本身或周围脏器的病变造成,如食管裂孔疝、先天及后天性膈肌缺损、胃穿透性溃疡、胃肿瘤、脾大等疾病,亦可由胆囊炎、肝脓肿等造成胃粘连牵拉引起胃扭转。

(二)以胃扭转的轴心分类

1.器官轴(纵轴)型胃扭转

此类型较少见。胃沿贲门至幽门的连线为轴心向上旋转。造成胃大弯向上、向左移位,位于胃小弯上方,贲门和胃底的位置基本无变化,幽门则指向下。横结肠也可随胃大弯向上移位。这种类型的旋转可以在胃的前方或胃的后方,但以前方多见。

2.系膜轴型(横轴)胃扭转

此类型最常见。胃沿着从大、小弯中点的连线为轴发生旋转。又可分为两个亚型:一个亚型是幽门由右向上向左旋转,胃窦转至胃体之前,有时幽门可达到贲门水平,右侧横结肠也可随胃幽门窦部移至左上腹;另一亚型是胃底由左向下向右旋转,胃体移至胃窦之前。系膜轴型扭转造成胃前后对折,使胃形成两个小腔。这类扭转中膈肌异常不常见,多为胃部手术并发症或为特发性,典型的为慢性不完全扭转,食管胃连接部并无梗阻,胃管或内镜多可通过。

3.混合型胃扭转

较常见,兼有器官轴型扭转及系膜轴型扭转两者的特点。

(三)按扭转范围分为完全型和部分型胃扭转

1.完全型扭转

整个胃除与横膈相附着的部分以外都发生扭转。

2.部分型扭转

仅胃的一部分发生扭转,通常是胃幽门终末部发生扭转。

(四)按扭转的性质分为急性胃扭转和慢性胃扭转

1.急性胃扭转

发病急,呈急腹症表现。常与胃解剖学异常有密切关系,在不同的诱因激发下起病。如食管裂孔疝、膈疝、胃下垂、胃的韧带松弛或过长。剧烈呕吐、急性胃扩张、胃巨大肿瘤、横结肠显著胀气等可成为胃的位置突然改变而发生扭转的诱因。

2.慢性胃扭转

有上腹部不适,偶有呕吐等临床表现,可以反复发作。多为继发性,除膈肌的病变外,胃本身或上腹部邻近器官的疾病,如穿透性溃疡、肝脓肿、胆道感染、膈创伤等亦可成为慢性胃扭转的诱因。

二、临床表现

胃扭转的临床表现与扭转范围、程度及发病的快慢有关。

(一)急性胃扭转

表现为上腹部突然剧烈疼痛,可放射至背部及左胸部。有时甚至放射到肩部、颈部并伴随呼吸困难,有时可有心电图改变,有可能被误诊为心肌梗死。急性胃扭转常伴有持续性呕吐,呕吐物量不多,不含胆汁,以后有难以消除的干呕,进食后可立即呕出,这是因为胃扭转使贲门口完全闭塞的结果。上腹部进行性膨胀,下腹部平坦柔软。大多数患者不能经食管插入胃管。急性胃扭转晚期可发生血管闭塞和胃壁缺血坏死,以致发生休克。

查体可发现上腹膨隆及局限性压痛,下腹平坦,全身情况无大变化,若伴有全身情况改变,提示胃部有血液循环障碍。反复干呕、上腹局限压痛、胃管不能插入胃内,这是急性胃扭转的三大特征,称为"急性胃扭转三联症"(Borchardt 三联症)。但这三联症在扭转程度较轻时,不一定存在。

(二)慢性胃扭转

较急性胃扭转多见,临床表现不典型,多为间断性胃灼热感、嗳气、腹胀、腹鸣、腹痛,进食后尤甚。主要临床症状是间断发作的上腹部疼痛,有的病史可长达数年。亦可无临床症状,仅在钡餐检查时才被发现。对于食管旁疝患者发生间断性上腹痛,特别是伴有呕吐或干呕者应考虑慢性间断性胃扭转。

三、辅助检查

(一)X 线检查

1.立位胸腹部 X 线平片

可见两个液气平面,若出现气腹则提示并发胃穿孔。

2.上消化道钡餐

上消化道X线钡餐不仅能明确有无扭转,且能了解扭转的轴向、范围和方向,有时还可了解扭转的病因。器官轴型表现为胃大弯、胃底向前、从左侧转向右侧,胃大弯朝向膈面,胃小弯向下,后壁向前呈倒置胃,食管远端梗阻呈尖削影,腹食管段延长,胃底与膈分离,食管与胃黏膜呈十字形交叉。系膜轴型表现为食管胃连接处位于膈下的异常低位,而远端位于头侧,胃体、胃窦重叠,贲门和幽门可在同一水平面上。

(二)内镜检查

内镜检查有一定难度,进镜时需慎重。胃镜进入贲门口时可见到齿状线扭曲现象,贲门充血、水肿,胃腔正常解剖位置改变,胃前后壁或大、小弯位置改变,有些患者可发现食管炎、肿瘤或溃疡。

四、诊断与鉴别诊断

(一)诊断

诊断标准:①临床表现以间歇性腹胀、间断发作的上腹痛、恶心、轻度呕吐为主要临床症状,病程短者数天,长者选数年,进食可诱发。②胃镜检查时,内镜通过贲门后,盘滞于胃底或胃体腔,并见远端黏膜皱襞呈螺旋或折叠状,镜端难通过到达胃窦,见不到幽门。③胃镜下复位后,患者即感临床症状减轻,尤以腹胀减轻为主。④上消化道X线钡剂检查示:胃囊部有两个液平;胃倒转,大弯在小弯之上;贲门幽门在同一水平面,幽门和十二指肠面向下;胃黏膜皱襞可见扭曲或交叉,腹腔段食管比正常增长等。符合上述1~3或1~4条可诊断胃扭转。

(二)鉴别诊断

1.食管裂孔疝

主要临床症状为胸骨后灼痛或烧灼感,伴有嗳气或呃逆。常于餐后1小时内出现,可产生压迫临床症状如气促、心悸、咳嗽等。有时胃扭转可合并有疝,X线钡餐检查有助于鉴别。

2.急性胃扩张

本病腹痛不严重,以上腹胀为主,有频繁的呕吐,呕吐量大且常含有胆汁。可插入胃管抽出大量气体及胃液。患者常有脱水及碱中毒征象。

3.粘连性肠梗阻

常有腹部手术史,表现为突然阵发性腹痛,排气排便停止,呕吐物有粪臭味,X线检查可见肠腔呈梯形的液平面。

4.胃癌

多见于中老年,腹部疼痛较轻,查体于上腹部可触及节结形包块,多伴有消瘦、贫血等慢性消耗性表现。通过X线征象或内镜检查可与胃扭转相鉴别。

5.幽门梗阻

都有消化性溃疡病史,可呕吐宿食,呕吐物量较多。X线检查发现幽门梗阻,内镜检查可见溃疡及幽门梗阻。

6.慢性胆囊炎

非急性发作时,表现为上腹部隐痛及消化不良的临床症状,进油腻食物诱发。可向右肩部放射,Murphy征阳性,但无剧烈腹痛、干呕。可以顺利插入胃管,胆囊B超、胆囊造影、十二指肠引流可有阳性发现。

7.心肌梗死

多发生于中老年患者,常有基础病史,发作前有心悸、心绞痛等先兆,伴有严重的心律失常,特征性心电图、心肌酶学检查可协助鉴别。

五、治疗

急性胃扭转多以急腹症入外科治疗,手术通常是必需的。术前可先试行放置胃管行胃肠减压,可提高手术的成功率;在插入胃管时也有损伤食管下段的危险,操作时应注意。急性绞窄性胃扭转致胃缺血、坏疽或胃肠减压失败时需要尽早应用广谱抗生素和补液。如胃管不能插入,应尽早手术。在解除胃扭转后根据患者情况可进一步作胃固定或胃造瘘术,必要时须行胃大部切除术。术后需持续胃肠减压直至胃肠道功能恢复正常。近年来有人报道内镜下胃造瘘术,但主要适用于无须纠正解剖异常的系膜扭转型患者或少数手术指征不明显的慢性器官轴型扭转。

对于慢性胃扭转,医师和患者应权衡手术利弊。如果患者不愿意接受手术时,应使患者清楚病情有发展为急性胃扭转及其并发症的可能性。如果全胃位于胸腔或存在于食管旁疝,应施行手术预防急性发作。目前手术治疗慢性复发性胃扭转建议行胃扭转的复位术、胃固定术。对因膈向腹腔突出造成的胃扭转行膈下结肠移位术。合并有食管裂孔疝或膈疝者应作胃固定术及膈疝修补术。对有胸腹裂孔疝的儿童,应经腹关闭缺陷。伴有胃溃疡或胃肿瘤者可作胃大部切除。

另有一些急性和慢性胃扭转患者可通过内镜扭转复位。对可耐受手术的患者,行内镜减压可作为暂时性的处理,但不推荐用于治疗急性胃扭转。

六、预后

由于诊断和治疗措施的不断改进,急性胃扭转的死亡率已下降至15%~20%,急性胃扭转的急症手术死亡率约为40%,若发生绞榨则死亡率可达60%。已明确诊断的慢性胃扭转患者的死亡率为0~13%。

(李建忠)

第四节　胃　　癌

胃癌是来源于胃黏膜上皮的恶性肿瘤,占胃恶性肿瘤的90%~95%。我国是胃癌的高发地,发病率居全身各种恶性肿瘤的第2位,消化道肿瘤的首位,年死亡率居各种恶性肿瘤的首位,而且目前仍呈上升趋势。

一、病因

(一)癌前期疾病与病变

胃癌的发生与胃的良性慢性疾病和胃黏膜上皮异型增生有关。

1.慢性萎缩性胃炎

慢性萎缩性胃炎由于胃酸低下或缺乏,有利于胃内细菌的繁殖,增加了胃内致癌物质的浓度。常伴有肠上皮化生,并可出现非典型增生,继而发生癌变。

2.胃息肉

腺瘤性息肉的癌变率为 9%～59%,特别是直径超过 2 cm 者。增生性息肉是以胃黏膜上皮增生为主的炎性病变,很少恶变。

3.胃溃疡

虽可癌变,但恶变率并不高。以往不少被诊断为胃溃疡癌变的患者,其实是癌性溃疡,经药物治疗后症状暂时消失,甚至溃疡也能缩小、愈合,以致被误认为良性胃溃疡。

4.胃大部切除术后残胃

因良性病变行胃切除 15～20 年后残胃发生胃癌的危险性增加 2～6 倍;间隔时间越长,发病率越高。大多数病例发生在 Billroth Ⅱ式吻合术后。

5.胃巨皱襞症

癌变率约为 10%。

6.恶性贫血

有恶性贫血者发生胃癌的风险较正常人高 4 倍。

7.胃黏膜上皮异型增生

胃黏膜上皮异型增生是主要的癌前病变。分轻度、中度和重度 3 级,重度异型增生易与高分化腺癌混淆。有重度异型增生者 70%～80% 的患者可能发展成胃癌。

(二)流行病学因素

1.幽门螺杆菌感染

幽门螺杆菌是慢性活动性胃炎的病原菌和消化性溃疡的重要致病因子,还可能是胃癌的协同致癌因子,胃癌发病率与幽门螺杆菌感染率有平行关系。目前认为幽门螺杆菌感染是胃癌发病危险增加的标志,尤与肠型胃癌发病关系密切。幽门螺杆菌感染→慢性浅表性胃炎→慢性萎缩性胃炎→肠上皮化生及异型增生→肠型胃癌,此演变过程已经明确。

2.化学致癌物质

亚硝胺类化合物(N-亚硝基化合物)及多环芳香烃类化合物是强烈的致癌物质。

3.遗传因素

胃癌有家族集聚性。

4.饮食和环境因素

饮食习惯在胃癌发生中有重要影响。高盐饮食可损伤胃黏膜,对胃癌的发生与发展起促进作用,新鲜水果、蔬菜和牛奶富含维生素 C 和 β 胡萝卜素,可抑制胃内致癌物质形成、保护胃黏膜。外界环境因素如土壤、水质主要通过食物链进入人体对胃癌的发生产生影响。

5.微量元素

饮食中镍、铅含量增高与胃的发病率呈正相关;硒则能抑制某些致癌物质的致癌作用,血清硒的降低与胃癌的发病率呈正相关。

6.社会经济状况

流行病学调查发现,胃癌的发生和发展与社会经济状况有关,社会经济状况低的阶层胃癌发病率高、死亡率高。

(三)癌基因与抑癌基因

胃癌的发生和发展是化学、物理和生物等多种因素参与的多阶段、多步骤的演变过程,涉及到多种癌基因与抑癌基因的异常改变,是多基因变异积累的结果。癌基因的激活和/或抑癌基因的失活使细胞生长发育失控、功能紊乱,最终导致细胞增殖和分化的失衡而形成肿瘤。

二、病理

(一)大体类型

1.早期胃癌

癌变局限于黏膜或黏膜下层者,不论病灶大小、有无淋巴结转移均为早期胃癌,近年又称为Borrmann 0 型。早期胃癌主要见于胃的远端,肉眼形态分 3 型。①Ⅰ型:隆起型,癌灶隆起高度大于正常黏膜 2 倍,突出胃黏膜表面 5 mm 以上。②Ⅱ型:浅表型,癌灶微隆与低陷在 5 mm 以内。有 3 个亚型:Ⅱa 型浅表隆起型,癌灶隆起高度小于正常黏膜 2 倍,Ⅱb 型浅表平坦型,Ⅱc 浅表凹陷型,其中Ⅱc 型最为常见。③Ⅲ型:凹陷型,病变从胃黏膜表面凹陷深度超过 5mm。此外还有混合型,即单个癌灶有 1 个以上的基本类型,如Ⅱa+Ⅱc,Ⅱa+Ⅱc+Ⅲ 等。癌灶直径 0.6～1.0 cm 和＜0.5 cm 的早期胃癌分别称为小胃癌和微小胃癌。早期胃癌多中心性病灶不少见,占早期胃癌的 6％～10％,这些病灶常是小胃癌或微小胃癌。早期胃癌的 5 年生存率 70％～95％,主要影响因素是淋巴结是否转移。

2.进展期胃癌

癌变超过黏膜下层,浸润达肌层或浆膜,又称中、晚期胃癌。一般把癌组织浸润肌层称为中期胃癌,超出肌层称为晚期胃癌。依据肿瘤在黏膜面的形态和胃壁内浸润方式,Borrmann 分型法将其分为 4 型。①Borrmann Ⅰ型(结节蕈伞型):肿瘤呈结节、息肉状,表面可有浅溃疡,主要向胃腔内生长,切面边界清楚,生长慢,向深部组织浸润和转移较晚,此型最少见,预后佳;②Borrmann Ⅱ型(溃疡局限型):溃疡较深,边缘略隆起呈环堤样改变,肿块较局限,周围浸润不明显,切面边界清楚,易发生穿孔、出血,易向深部侵入淋巴管,此型最常见;③Borrmann Ⅲ型(溃疡浸润型):溃疡底较大,边缘不整齐,癌组织向周围及深部浸润明显,切面边界不清楚,此型较常见;④Borrmann Ⅳ型(弥漫浸润型):癌组织沿胃壁各层弥漫性浸润生长,胃壁增厚变硬,黏膜皱襞消失,有时伴浅溃疡,累及全胃时整个胃壁僵硬,胃腔狭窄,如皮革状,称皮革胃;恶性程度最高,发生淋巴转移早。全国胃癌协作组提出分为 9 型:结节蕈伞型、盘状蕈伞型、局部溃疡型、浸润溃疡型、局部浸润型、弥漫浸润型、表面扩散型、混合型和多发癌。进展期胃癌常有淋巴、远处转移或邻近组织器官的播散。

(二)组织学类型

1.WHO 分型法

依据肿瘤的组织结构、细胞性状和分化程度分为如下类型。①乳头状腺癌:癌细胞常呈高柱状,形成大型腺管,表面有明显的乳头状突起,多数为早期癌。②管状腺癌:癌细胞呈低柱状或立方状,形成小型或较大腺管。③低分化腺癌:可呈髓样癌、单纯癌、硬癌和索状癌等结构,癌细胞以立方形为主,呈单层或多层排列,有形成不规则腺管或腺泡的倾向。④黏液细胞(印戒细胞)癌:癌细胞呈圆形,胞质内含不等量黏液,有些黏液量较多将核挤压于一侧,形成新月状或印戒状。⑤黏液腺癌:癌细胞产生大量黏液,排出细胞外在间质中聚集成黏液池,癌细胞可漂浮于大片黏液之中。⑥未分化癌:癌细胞呈卵圆形或多边形,弥漫成片,与恶性淋巴瘤相似,但有成巢或条索状排列的倾向。⑦特殊型癌,包括腺鳞癌、鳞状细胞癌、类癌、小细胞癌(神经内分泌癌)等。

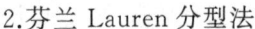

2.芬兰 Lauren 分型法

将胃癌分为 2 型：肠型和弥漫型，这种分类法具有流行病学特点，有助于判断预后。①肠型胃癌：为胃癌高发地区主要的组织形态，多见于老年，往往有较长期的癌前病变过程，以胃窦和贲门居多，局限生长，边界清楚，分化好，恶性程度较低，预后较好。②弥漫型胃癌：为胃癌低发病率地区主要的组织形态，多见于青中年，以胃体居多，浸润生长，边界不清，分化差，恶性程度较高，淋巴结侵犯和腹腔内转移更常见，预后不良。

3.Ming 生长方式分型

(1)膨胀型：癌细胞聚集成团块状，膨胀式生长，与周围组织界限比较清楚，多为分化高的腺癌。

(2)浸润型：癌细胞散在生长或呈条索状向周围浸润，与周围组织分界不清，以分化差的癌多见。

(3)中间型：难以划分膨胀型或浸润型，或两种类型并存于同一肿瘤。膨胀型预后最佳，中间型次之，浸润型最差。

(三)癌肿部位

胃癌好发于胃窦和幽门部，约占 50%。发生在贲门部和胃食管连接部者近年来呈明显上升趋势。10%～15% 的胃癌呈弥漫型(皮革胃)，小弯部较大弯部常见。

三、临床表现

(一)症状

早期胃癌多无明显症状，随病情发展可出现一些非特异性上消化道症状，类似胃炎或胃溃疡，包括上腹部饱胀不适或隐痛、消化不良、返酸、嗳气、恶心，偶有呕吐、黑便等。进展期胃癌除上述症状外，还可发生梗阻及上消化道出血。病灶位于贲门部可发生进行性吞咽困难。病灶位于幽门部可出现幽门梗阻症状，表现为食后上腹部饱胀、呕吐宿食。上消化道出血的发生率约为30%，表现为黑便或呕血，多数为慢性小量出血，可自行停止，但多有反复出血，大出血的发生率为 7%～9%，但有大出血并不意味着肿瘤已属晚期。胃癌常伴有胃酸低下或缺乏，约有 10% 患者出现腹泻，多为稀便，每天 2～4 次。多数进展期胃癌有厌食、消瘦、乏力等全身症状，严重者常伴有贫血、下肢水肿、发热、恶病质等。上腹部疼痛和体重下降是最常见的症状，发生率可达95% 和 62%，肿瘤侵及胰腺或后腹壁腹腔神经丛时出现上腹部持续性剧痛并可放射至腰背部，贲门或食管胃连接部肿瘤可有胸骨后或心前区疼痛。约 10% 的患者就诊时已有转移性症状，包括锁骨上或盆腔淋巴结肿大、腹水、黄疸或肝大。

(二)体征

早期胃癌多无明显体征，大多数体征是中、晚期胃癌的表现。部分患者上腹部有轻度压痛，位于幽门窦或胃体的进展期胃癌有时可扪及肿块，常呈结节状，质地硬。肿瘤浸润邻近脏器或组织时，肿块常固定，不能推动，提示手术切除可能性小。女性患者于中下腹部扪及可推动的肿块常提示为 Krukenberg 瘤可能。发生肝转移时，有时能在大的肝脏中触及结节状肿块。肝十二指肠韧带、胰十二指后淋巴结转移或原发灶直接浸润压迫胆总管时，可出现梗阻性黄疸。有幽门梗阻者上腹部可见胃蠕动波并可闻及震水音。胃癌经肝圆韧带转移至脐部时在脐孔处可触及质硬结节，经胸导管转移可出现左锁骨上淋巴结肿大。晚期胃癌有盆腔种植时直肠指检于膀胱(子宫)直肠窝内可触及结节，有腹膜转移时出现腹水。小肠或系膜转移使肠腔缩窄、胃癌腹膜腔

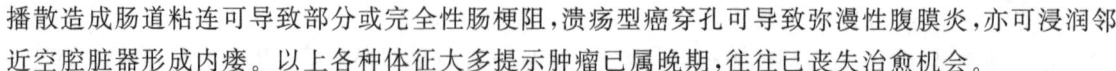

播散造成肠道粘连可导致部分或完全性肠梗阻,溃疡型癌穿孔可导致弥漫性腹膜炎,亦可浸润邻近空腔脏器形成内瘘。以上各种体征大多提示肿瘤已属晚期,往往已丧失治愈机会。

(三)发展与转归

胃癌一经发生,癌细胞即不断增殖并向周围组织浸润扩展或向远处播散转移,引起全身组织器官的衰竭而导致死亡。进展期胃癌的自然病程为 3~6 年,其发展的快慢主要取决于肿瘤的生物学行为及患者的免疫状态。一般来说,肿瘤呈团块状浸润或膨胀性生长者,淋巴结转移率较低,机体的免疫功能较强;而肿瘤呈浸润性生长者,淋巴结转移率较高,癌周免疫活性细胞反应不明显。因此,胃癌的转归与其类型、生物学行为、机体的免疫功能及治疗方法等因素密切相关。

四、转移途径

(一)直接浸润

直接浸润指肿瘤细胞沿组织间隙向四周的扩散,是胃癌扩散的主要方式之一。

(1)癌细胞最初局限于黏膜层,逐渐向纵深浸润发展,穿破浆膜后,直接侵犯大小网膜、肝、胰、横结肠、脾、腹壁等邻近组织脏器,是肿瘤切除困难和不能切除的主要原因。胃癌的浸润深度与预后关系密切。

(2)癌组织突破黏膜肌层侵入黏膜下层后,可沿黏膜下淋巴网和组织间隙向周围直接蔓延,直接蔓延部位与胃癌部位有关。由于胃贲门和食管的黏膜下淋巴管相通,贲门胃底癌常向上侵及食管引起吞咽困难,浸润距离可达 6 cm。胃窦部癌向十二指肠蔓延主要是经由肌肉层直接浸润或经由浆膜下层淋巴管,因此胃癌浸润至十二指肠的病例较少见,而且大多不超过幽门下3 cm。

(3)胃癌向胃壁浸润时,可侵入血管、淋巴管,形成癌栓。淋巴管有癌栓形成易有淋巴结转移,血管有癌栓形成易引起器官转移。

(二)淋巴转移

淋巴转移是指肿瘤细胞通过淋巴管向外播散的过程,是胃癌的主要转移途径。胃癌的浸润深度与淋巴结转移频度有明显的正相关关系,早期胃癌的淋巴结转移率为 3.3%~34%,多在10%左右;进展期胃癌的淋巴结转移率达 48%~89%,其中第 1 站淋巴结转移占 74%~88%,有第 2 站以上淋巴结转移的为 10%~20%。淋巴结转移的部位和程度与胃癌的部位、大小及组织学类别都有关系。

胃癌的淋巴结转移是以淋巴引流方向、动脉分支次序为分站的原则,并在此基础上根据原发肿瘤的不同部位,从胃壁开始由近及远将胃的区域淋巴结进行分组分站。胃癌细胞一般由原发部位经淋巴管网向紧贴胃壁的局部第 1 站淋巴结转移;进一步可伴随支配胃的血管,沿血管周围淋巴结向心性转移,为第 2 站转移;然后再向更远的第 3 站、第 4 站转移。转移率由近至远依次递减,最后汇集至腹主动脉周围,习惯上用 N_1、N_2、N_3、N_4 表示。淋巴转移既可是如上述的逐步转移,亦可有跳跃式转移,即第 1 站无转移而第 2 站有转移或未经过第 2 站就直接转移到了第3、4 站。恶性程度较高或较晚期的胃癌可经胸导管转移到左锁骨上淋巴结(Virchow 淋巴结),或经肝圆韧带转移到脐周淋巴结(Sister MaryJoseph 淋巴结)。进展期胃癌的胃周淋巴结转移与预后显著相关。

将胃大、小弯各 3 等分,连接其相应点,可将胃分成 3 区,即上区(胃底贲门,C 或 U)、中区(胃体,M)和下区(胃窦,A 或 L),食管和十二指肠分别以 E、D 表示。胃癌浸润仅限于 1 区者分

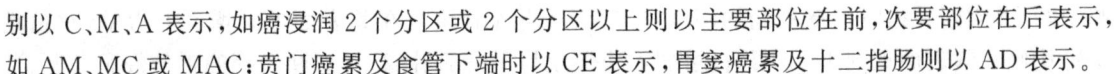

别以 C、M、A 表示,如癌浸润 2 个分区或 2 个分区以上则以主要部位在前,次要部位在后表示,如 AM、MC 或 MAC;贲门癌累及食管下端时以 CE 表示,胃窦癌累及十二指肠则以 AD 表示。

(三)血行转移

血行转移是指癌组织浸润破坏局部血管,癌细胞进入血流向远处播散形成新的肿瘤病灶的过程。胃癌晚期常发生血行转移。以肝转移最多见,主要是通过门静脉转移。其他依次为肺、胰、肾上腺、骨、肾、脑、脾、皮肤、甲状腺、扁桃体及乳腺。

(四)腹膜种植性转移

癌细胞穿破浆膜后,游离的癌细胞可脱落、种植于腹膜及其他脏器的浆膜面形成种植性转移,广泛播散可形成血性腹水。累及器官依次为卵巢、膈肌、肠、腹膜壁层、胆道,盆腔种植为 8.6%。癌细胞腹膜种植或血行转移至卵巢称为 Krukenberg 瘤,可为黏液细胞癌、低分化腺癌或管状腺癌,往往为双侧性。癌细胞脱落至直肠前窝(Douglas 窝),直肠指检可触及肿块。

五、诊断

早期发现、早期诊断、早期治疗是提高胃癌治疗效果的关键。但胃癌的早期诊断困难,85%～90% 的病例一经确诊即属中、晚期胃癌。

(一)X 线钡餐检查

X 线钡餐检查是胃癌早期诊断的主要手段之一,具有重要的定位和定性诊断价值,可以确定病灶的位置、形态、浸润范围,有助于术前评估手术切除的范围和术式。

1.早期胃癌

X 线气钡双重对比造影可观察胃黏膜微细改变,包括局限性隆起、胃小区和胃小凹的破坏消失、浅在龛影、周围黏膜中断和纠集等。早期胃癌的 X 线表现可分 4 型:①隆起型(Ⅰ型):肿瘤向腔内凸起形成充盈缺损,外形不整齐。②浅表型(Ⅱ型):X 线表现为不规则的轻微隆起或凹陷,包括浅表隆起型(Ⅱa)、浅表平坦型(Ⅱb)、浅表凹陷型(Ⅱc)3 个亚型。③凹陷型(Ⅲ型):肿瘤呈浅溃疡改变,X 线表现为大小不等的不规则龛影,边缘呈锯齿状。④混合型。

2.进展期胃癌

可表现为不规则充盈缺损或腔内龛影、黏膜中断、破坏、胃腔狭窄、胃壁僵硬、蠕动消失。进展期胃癌的 X 线表现与大体病理分型有密切关系,大致可分为 4 种类型。①增生型:肿瘤呈巨块状,向腔内生长为主,X 线表现为不规则充盈缺损、病灶边缘多清楚、胃壁僵硬蠕动差。②浸润型:肿瘤沿胃壁浸润生长,X 线表现为黏膜紊乱、破坏,胃腔狭窄、胃壁僵硬蠕动消失,严重者呈皮革胃改变。③溃疡型:肿瘤向胃壁生长,中心坏死形成溃疡,X 线表现为不规则腔内龛影。④混合型。

(二)纤维胃镜检查

纤维胃镜检查是目前胃癌定性诊断最准确有效的方法,可直接观察黏膜色泽改变,局部黏膜隆起、凹陷和糜烂,肿块或溃疡的部位、范围和大体形态,胃的扩张度等。多点取材与组织学检查联合应用,可使诊断准确率达 95%。对病变的定位不如 X 线钡餐精确。

(三)超声诊断

1.腹部 B 超

随着饮水充盈胃腔方法及胃超声显像液的应用,B 超用于胃癌的诊断日益受到重视。B 超将胃壁结构分为 5 层,可显示胃壁增厚、隆起、蠕动减缓甚至消失,肿瘤低回声或等回声,局部黏膜中断,并判断肿瘤对胃壁浸润的深度和广度;对胃外肿块可在其表面见到增厚的胃壁,对黏膜下肿块则在其表面见到1~3层胃壁结构,可鉴别胃平滑肌肿瘤;可判断胃癌的胃外侵犯及肝、淋巴结的转移情况。

2.胃镜超声检查

在观察内镜原有图像的同时,又能观察到胃壁各层次和胃邻近脏器的超声图像,判断胃壁浸润的深度及邻近器官受侵和淋巴结转移情况。同时也能在超声引导下通过胃镜进行深层组织和胃外脏器穿刺,达到组织细胞学诊断及明确胃周围肿大淋巴结有无转移的目的,有助于胃癌的术前临床分期(cTNM)。胃镜超声对胃癌 T 分期的准确率为80%~90%,N 分期为65%~70%,与分子生物学、免疫组化、胃癌组织血管计数等技术相结合,对胃癌的分期诊断及恶性度可进行综合判断。

(四)CT 检查

CT 诊断胃癌的最常见征象是胃壁增厚、肿块,并可显示肿瘤累及胃壁的范围和浸润深度、邻近组织器官侵犯及有无转移等。胃壁增厚的范围从 0.5~4 cm 不等,超过 2 cm 可确定为恶性。CT 检查能准确分辨直径>1cm 的淋巴结、直径>1~2 cm 的肝脏病变和受侵的邻近组织器官。几乎所有的胃癌患者都可以进行此项检查,对术前判断肿瘤能否切除有重要价值。根据CT 所见可将胃癌分为 4 期:Ⅰ期,腔内肿块,无胃壁增厚;Ⅱ期,胃壁增厚超过 1 cm,无直接扩散和转移征象;Ⅲ期,胃壁增厚,伴有直接扩散至胃周围脂肪层或邻近脏器,局部有或无淋巴结肿大,无远处转移;Ⅳ期,有远处转移。CT 所见胃癌淋巴结可分为 3 组。1 组:贲门旁,胃大小弯,幽门上下。2 组:脾门,脾动脉,肝总动脉,胃左动脉。3 组:腹腔动脉旁,腹主动脉和肠系膜血管根部。第 3 组淋巴结累及时,手术不能根治。

六、治疗

治疗原则:①根治性手术切除是目前唯一有可能治愈胃癌的方法,诊断一旦确立,只要患者全身及局部解剖条件许可,应争取及早手术治疗。②中晚期胃癌由于存在亚临床转移灶而有较高的复发及转移率,必须积极地辅以术前、后的化疗、放疗及生物治疗等综合治疗以提高疗效;综合治疗方法应根据病期、肿瘤的生物学特性及患者的全身状况综合考虑,选择应用。③如病期较晚或心、肺、肾等主要脏器有严重合并症而不能根治性切除,应视具体情况争取做原发灶的姑息性切除,以利进行综合治疗。④对无法切除的晚期胃癌,应积极采用综合治疗,多能取得改善症状、延长生命的效果。⑤应根据局部病灶特点及全身状况,按照胃癌的分期及个体化原则制定治疗方案。

综合治疗方案选择原则。①早期胃癌:无淋巴结转移的早期胃癌(Ⅰa 期),原发病灶切除后一般不需辅助治疗;有淋巴结转移者须行辅助化疗。②进展期胃癌:争取做根治性切除手术;对临床估计为Ⅲ期,尤其肿瘤较大、细胞分化较差者可行术前化疗或放疗,以提高手术切除率和术后疗效;所有进展期胃癌,尤其是浆膜面有明显浸润者应行术中腹腔内化疗;所有进展期胃癌,无论根治性切除或姑息性切除,术后均应进行辅助化疗;有条件者可对已做根治切除的Ⅱ、Ⅲ期胃癌行术中放疗;行姑息性切除者可于残留癌灶处以银夹标记定位,术后局部放疗。

(一)外科治疗

外科手术是治疗胃癌的主要手段,根据切除肿瘤的程度分为根治性手术和姑息性手术。根据病灶的位置、大小、大体形态选择合理的手术方式,施行彻底的淋巴结清除是提高疗效的重要环节。手术范围包括整块切除原发肿瘤和超越已有转移站别的淋巴结清除,根治程度取决于胃及其周围淋巴结的切除范围。胃切除和淋巴结清除范围以 D(dissection)表示,可分为 $D_0 \sim D_4$ 共5级;D_0 指姑息性手术,未能完全切除胃周淋巴结;D_1 表示完全切除胃周第1站淋巴结;D_2 表示完全切除第2站淋巴结;D_3 表示完全切除第3站淋巴结;D_4 是在 D_3 的基础上切除腹主动脉旁淋巴结;D_n 切除表示根据原发肿瘤的部位切除相应站别的淋巴结。

1.手术指征、术式选择

(1)手术指征:凡临床检查无明显转移征象,各重要脏器无明显器质性病变,估计全身营养状态、免疫功能能耐受麻醉和手术者,均应考虑根治性手术。即使有远处转移,但患者伴有梗阻、出血、穿孔等严重并发症而一般情况尚能耐受手术者,亦应进行姑息性切除,以缓解症状、减轻痛苦。但对于无梗阻、出血而有锁骨上和腹股沟淋巴结肿大、广泛的肝转移、脐周淋巴结肿大、盆腔包块等患者不应手术探查。

(2)早期胃癌的术式选择。①胃切除范围:早期胃癌手术治疗的复发率为 $2.7\% \sim 9\%$,其中切缘有癌残留为失败原因之一。由于早期胃癌在开腹探查时胃浆膜面无病灶可见,而且病灶微小或浅表,术者常无法扪摸清楚病灶的部位及范围,因此需手术前用胃镜行色素涂布或于胃壁内注射色素加以标记,或胃镜检查仔细描述病灶大小及病灶上、下缘距贲门、幽门的距离,以供术者作为确定切除线的依据。一般对分化型癌要求切缘距病灶至少 3 cm,未分化癌 5 cm。如疑有多发癌或浅表扩散型早期胃癌可能者,应做冰冻切片检查,以确保切缘无癌残留。②淋巴结清除范围:由于术时较难确定有无局部淋巴结转移,多数学者认为早期胃癌应做 D_2 根治术,但亦可根据病灶情况做恰当的改良,对仅浸润黏膜层早期胃窦部癌,做以胃左动脉干淋巴结清除为中心的选择性 D_2 根治术已足够。

(3)进展期胃癌的术式选择。①胃切除范围:贲门癌行近端胃次全切除时,下切缘距肿瘤边缘至少5 cm处断胃,上切缘切除 $4 \sim 5$ cm 食管下段,如癌累及食管下端,则应在肿瘤上缘 5 cm 处切断食管。幽门部癌行远端胃次全切除时,上切缘距肿瘤上方至少 5 cm 处断胃,下切缘应切除 $3 \sim 4$ cm 十二指肠。病灶浸润范围超过 2 个分区、皮革胃、贲门癌累及胃体或有远隔部位淋巴结转移者,如贲门癌有幽门上淋巴结转移、幽门部癌有贲门旁淋巴结转移均为全胃切除指征。②淋巴结清除范围:进展期胃癌至少应做 D_2 根治术。凡有 N_3 转移者应做 D_3 以上根治术,包括结扎切断腹腔动脉以彻底清除其周围淋巴结的 Appleby 式手术。

2.根治性手术

根治性手术是指将原发肿瘤连同转移淋巴结及受浸润的周围组织一并切除,从而有可能治愈的切除手术。根治的标准包括 3 个方面:远近切缘无肿瘤残留;淋巴结清除超越已有转移的淋巴结站别(D>N);邻近组织器官无肿瘤残留。

(1)远端胃次全切除术:胃下区及部分病灶较小的胃体远端癌适于做远端胃次全切除术。上腹正中切口,进入腹腔后先探查肝脏、盆腔有无转移或种植灶,最后探查原发灶及区域淋巴结情况。手术步骤:自横结肠缘分离大网膜、结肠系膜前叶及胰腺包膜至胰腺上缘,探查、清除 No15、14 组淋巴结;根部切断结扎胃网膜右动、静脉,清除 No6 幽门下淋巴结、No4d 胃大弯淋巴结;分离结肠肝曲,Kocher 切口切开十二指肠降部外侧腹膜,将十二指肠、胰头内翻,显露下腔静脉,清除 No13 胰头后淋巴结;切开脾结肠韧带,切断结扎胃网膜左动、静脉,分离脾胃韧带,切断结扎最后 $2 \sim 3$ 支胃短动脉,清除 No4s 胃大弯淋巴结;显露脾门,沿胰尾上缘探查脾动脉周围,如有No10 脾门淋巴结、No11 脾动脉干淋巴结肿大则一并清除;于幽门下 $3 \sim 4$ cm 切断十二指肠,近肝缘切开肝十二指肠韧带前叶及小网膜,清除肝固有动脉及胆总管旁脂肪、淋巴结 No12,根部切断结扎胃右动、静脉,清除 No5 幽门上淋巴结,沿肝固有动脉表面显露肝总动脉,清除 No8 肝总动脉旁淋巴结向左直达腹腔动脉周围;自贲门右侧向下沿胃小弯清除脂肪及 No1、3 组淋巴结至肿瘤上方 5 cm 处;根部结扎切断胃左动、静脉,清除 No7 胃左动脉干淋巴结、No9 腹腔干周围淋巴结;于肿瘤上方 5 cm 处切断胃,以 28 mm 管状吻合器做胃十二指肠端侧吻合,如肿瘤巨大胃切除范围广做 Billroth Ⅰ 式有困难时则宜行 Roux-en-Y 吻合。

(2)近端胃次全切除术:胃底贲门部癌病灶大小未超过 1 个分区者、小弯侧上 1/3 癌适于做近端胃次全切除术。一般以胸腹联合切口为首选手术径路,优点:①先在腹部做小切口探查腹部情况,如腹腔内已有广泛转移而不适于手术,可免除开胸;②手术野暴露良好,有利于病灶及淋巴结的彻底清除;③可切除足够的食管下段,减少切缘阳性的危险性。对病灶较小、未累及食管下段或因年迈伴有心肺功能不全者可考虑经腹手术,暴露不满意时可切除剑突甚或劈开胸骨。手术步骤:切开膈肌,游离食管下段,切断迷走神经前、后干,清除 No110 食管旁淋巴结;分离大网膜及结肠系膜前叶,探查、清除 No15、14 组淋巴结,显露胃网膜右动、静脉,沿大弯向左切开大网膜至肿瘤下缘 5 cm 处;近肝缘切开小网膜、右胃膈韧带及部分膈脚,清除 No1 贲门右淋巴结及 No3 胃小弯淋巴结,胃右动脉旁如无肿大淋巴结可予保留,沿小弯远端向近端分离小网膜至肿瘤下缘 5 cm 处;提起食管下段,切开左侧胃膈韧带、部分膈脚及脾胃韧带,切断结扎胃短动脉、胃网膜左动、静脉,游离胃上部大弯侧,清除 No2 贲门左淋巴结及 No4 胃大弯淋巴结;将已游离的胃、大网膜及结肠系膜前叶上翻,分离胰包膜至胰腺上缘,结扎切断胃后动脉,清除 No10 脾门淋巴结、No11 脾动脉周围淋巴结;于肿瘤上方 5 cm 切断食管,将近端胃向下翻,根部结扎切断胃左动、静脉,清除 No7 胃左动脉干淋巴结、No8 肝总动脉旁淋巴结及 No9 腹腔干周围淋巴结;于肿瘤下方 5 cm 切断胃,以 28 mm 管状吻合器做食管胃端侧吻合。近端胃大部切除的操作程序基本上同远端胃大部切除术,但保留远端胃及胃网膜右动、静脉,清除贲门左、脾门及脾动脉旁淋巴结。由于贲门癌浸润食管下端远远超过幽门部癌浸润至十二指肠,故宜于肿瘤上方 5 cm 处切断食管做胃食管端侧吻合术。

(3)全胃切除术:胃体部癌、癌侵及两个分区、皮革胃或下区癌有贲门旁淋巴结转移、上区癌有幽门上下淋巴结转移者均适于做全胃切除术。手术径路以胸腹联合切口暴露较好,操作方便。手术步骤:胃中、下部游离与淋巴结清除的步骤及方法同远端胃次全切除术,十二指肠于幽门下 3~4 cm 切断关闭;游离食管下段、贲门小弯侧、胃上部大弯侧及淋巴结清除同近端胃次全切除术;食管空肠端侧吻合完成消化道重建。当病灶直接侵及脾、胰实质或胰上淋巴结、脾动脉干淋巴结与胰实质融合成团而无法彻底清除时,则做全胃合并脾、胰体尾切除。

全胃切除后消化道重建的种类繁多,理想的消化道重建方式应达到以下功能:①代胃有较好的储存功能,使食糜不过早地排入空肠;②重建消化道尽量接近正常的生理通道;③防止十二指肠液的返流,减少返流性食管炎的发生;④保持较好的营养状况和生活质量;⑤手术安全、简便,手术死亡率低。各种重建的式式各有利弊。Rouxen-Y 吻合减少了十二指肠液返流,但储存功能较差;食管空肠襻式吻合操作简单,但十二指肠液返流发生率较高;双腔、三腔肠管代胃改善了食物的储存功能,但操作复杂、手术时间长。术者宜根据患者的具体情况,在术时选择合适的重建方法。

(4)Appleby 手术:是将腹腔动脉根部结扎后清除全部第 2 站淋巴结,连同全胃、脾、胰体尾部整块切除的根治性手术。手术操作与全胃切除合并脾、胰体尾切除术相似,所不同的是根部切断结扎腹腔动脉后可更彻底地清除腹腔动脉周围的淋巴结,并连同原发灶做整块切除。切断腹腔动脉后肝脏的血供全靠来自肠系膜上动脉的胰十二指肠前下动脉和后上动脉与胃十二指肠动脉吻合后的动脉弓供应肝固有动脉血液,因此在手术时必须确认胃十二指肠动脉并仔细保护免受损伤,肝总动脉必须在胃十二指肠动脉的左侧切断结扎。上述侧支循环的供血量常低于肝总动脉,术后易导致胆囊坏死,故行此术时常规做胆囊切除术。切除后的消化道重建同全胃切除术。肝硬化肝功能明显不全者不宜做此手术。

(5)胃癌合并受累脏器联合切除术:适用于肿瘤直接浸润邻近脏器或为了彻底清除转移淋巴结而需将邻近脏器合并切除者。60%以上是为清除脾动脉周围及脾门淋巴结而合并胰体、尾及脾切除的扩大根治术。由于脾的免疫功能因而丧失,对无明确脾门淋巴结转移者,做合并胰体、尾及脾切除的扩大根治术应持慎重态度。对胃癌直接浸润食管下端、横结肠、肝、胰等邻近脏器但无远处转移征象者,一般均主张积极将受累脏器合并切除。

(6)腹主动脉旁淋巴结清除术:癌肿已浸润至浆膜外或浸润至周围脏器伴第2、3站淋巴结明显转移者适于做此手术。手术步骤:切除大网膜及结肠系膜前叶至胰腺下缘,清除 No15 结肠中动脉周围淋巴结、No14 肠系膜上动静脉根部淋巴结;切断结扎胃网膜右动、静脉,清除 No4d 胃大弯淋巴结、No6 幽门下淋巴结;十二指肠降部外侧做 Kocher 切口,将十二指肠、胰头内翻,清除 No13 胰头后淋巴结,显露下腔静脉、腹主动脉,将结肠肝曲牵向左下,显露肠系膜下动脉,向上清除 No16b$_1$ 淋巴结;切除小网膜,清除 No12、5、7、8、9、1、3 淋巴结;游离食管下段,切开左侧胃膈韧带,切断腹段食管,清除 No2 贲门左淋巴结,切开脾胃韧带,切断结扎胃短动脉及胃网膜左动、静脉,清除 No4s、No19、No20 和 No16a$_1$ 淋巴结;将结肠系膜前叶及胰包膜分离至胰腺上缘,显露脾动脉,由脾门向右沿脾动脉清除 No10、No11 淋巴结至腹腔动脉根部,沿脾动脉根部下缘向右分离显露肝总动脉根部下缘,游离胰腺背侧,自脾动脉及肝总动脉根部下缘沿腹主动脉前向下分离至肠系膜上动脉及左肾静脉上缘,清除 No16a$_2$ 淋巴结;切断十二指肠,将全胃及 4 站淋巴结全部切除,消化道重建同全胃切除术。本术式称 D$_4$ 手术,日本学者报告伴有腹主动脉周围淋巴结转移者行 D$_4$ 手术后的 5 年生存率可达 10%~20%。但 D$_4$ 手术创伤大、手术时间长、术后并发症多,而且临床实践证明有第 4 站淋巴结转移者其 5 年生存率难以达到 20% 的良好效果,因此选择 D$_4$ 手术应持慎重态度。

3.姑息性手术

主要指姑息性切除,是仅切除原发病灶和部分转移病灶,尚有肿瘤残留的切除手术。

胃癌可因局部浸润、腹膜播散、远处淋巴结转移或血道播散而失去根治性手术的机会,只能做姑息性切除手术以缓解症状,防止或减少出血、穿孔、梗阻等严重并发症的发生。姑息性切除能减轻机体的肿瘤负荷,有利于提高术后化疗、生物治疗等综合治疗的疗效,有助于改善生活质量、延长生存时间。因此,除患者一般情况差不能耐受手术探查外,只要原发病灶局部解剖条件许可,应尽量做姑息性切除术。姑息性切除的原则:对患者的手术创伤愈小愈好;胃切除线不强求距肿瘤边缘 5 cm 以上,但也不可在切缘有明显的癌残留;淋巴结一般只清除胃周的 N$_1$ 淋巴结,对明显肿大而切除又无困难的 N$_2$ 淋巴结亦可予以摘除;切除后的消化道重建尽量采取简便易行的吻合方法,切忌手术时间冗长、复杂的重建方法;对姑息性全胃切除术应持慎重态度。对癌灶位于幽门部引起幽门梗阻者,如不能姑息性切除,可行胃-空肠吻合术缓解梗阻症状,可适当延长患者的生存时间。对梗阻性胃上部癌伴有转移者,可采用放置食管内支架或内镜激光治疗,也可采用空肠造瘘术,食管-空肠短路手术很少采用。

4.内镜手术

主要适用于无淋巴结转移的早期胃癌,手术方式包括内镜高频电切术、内镜剥离活检术、内镜双套息肉样切除术、局部注射加高频电切术等。由于癌组织的浸润深度和有无局部淋巴结转移难以估计,必须严格掌握指征:①隆起型、浅表隆起型、浅表平坦型,病灶未侵及黏膜肌层、直径<2 cm的高分化黏膜内早期胃癌;②浅表凹陷型,病灶未侵及黏膜肌层、<1 cm的中分化黏膜内早期胃癌;③浅表凹陷型,病灶未侵及黏膜肌层、<0.5 cm的低分化早期胃癌;④因年老体弱不愿意接受手术或伴有心、肺、肝、肾严重的器质性疾病不能耐受手术者。

5.腹腔镜手术

(1)腹腔镜胃局部切除术:适用于位于胃前壁<2 cm的早期胃癌。经胃镜将癌灶部胃悬吊后,插入腹腔镜自动切割缝合器切除病灶及其周围部分正常胃壁。优点为手术创伤小、失血少、恢复快、并发症少、术后生活质量高,但其远期疗效有待进一步证实。

(2)腹腔镜胃癌根治术:腹腔镜消化道肿瘤根治是目前腹腔镜技术领域中的热点问题,许多外科学者进行了腹腔镜手术治疗恶性胃肠道肿瘤的探索。腹腔镜胃癌根治术操作复杂,无论是游离胃体、清扫淋巴结、切除标本还是消化道重建,操作步骤及操作平面都较多,整个手术操作没有单一的间隙,需要多层面跳跃进行,使手术难度增加。而且目前有关腹腔镜胃癌根治术的研究均为小样本、非随机的短期试验,有待开展大宗病例的随机临床试验。

(二)化学治疗

化疗作为综合治疗的重要组成部分,是胃癌治疗的重要手段之一。

1.术前化疗(新辅助化疗)

对病期较晚的进展期胃癌,术前化疗可使肿瘤缩小,癌灶局限,消灭亚临床转移灶,增加手术切除率,减少术中播散和术后复发,提高手术治疗效果,延长生存期。

2.术中化疗

手术操作可能使癌细胞逸入血液循环而导致血道播散,浸润至浆膜或浆膜外的癌细胞易脱落而引起种植性播散,手术过程中被切断脉管内的癌栓随淋巴液和血液溢入腹腔内可造成腹膜种植,术中化疗为防止医源性播散的重要措施之一。常用药物为 MMC 20 mg 静脉注射,次日再静脉注射 MMC 10 mg。

消灭腹腔内脱落的癌细胞已成为进展期胃癌外科治疗的重要环节,为达此目的术中应进行腹腔内化疗。术中持续高温腹腔灌注化疗是近10余年来开展的新方法,利用腹腔灌洗、热效应及化疗药物作用杀灭腹腔内残存癌细胞,以预防或减少腹膜转移,具有控制腹水、减少局部复发和延长生存期的作用。

CHPP 的主要作用机制为:①与正常细胞相比,肿瘤细胞的热耐受性差;②腹腔化疗造成腹腔及门静脉药物高浓度,药物浓度越高,抗癌作用越强;③热疗与化疗药物有协同作用,可以增加肿瘤细胞对化疗药物的敏感性;④腹腔灌洗对腹腔内游离癌细胞具有机械性清除作用。

CHPP 的适应证:癌肿浸润至浆膜或浆膜外和/或伴有腹膜播散;术后腹膜复发,或伴有癌性腹水。

CHPP 的灌洗液温度:输入温度 44～45 ℃,腹腔内温度 42～43 ℃,输出温度 40～42 ℃。持续灌洗时间为 60～90 分钟。

常用化疗药物:MMC 20 mg/m^2,DDP 200 mg/m^2。

3.术后化疗

术后辅助化疗是胃癌最常采用的综合治疗方法,有淋巴结转移的早期胃癌和所有进展期胃癌术后均应做辅助化疗。一般于手术后 4 周开始,1～2 年内给 3～4 个疗程化疗。术后化疗多采用联合化疗,联合化疗方案的种类繁多,常用的有 FAM、EAP 及 FLP 方案。FAM 方案:5-Fu 500 mg/m² 静脉滴注,第 1、8、29、36 天;ADM 30 mg/m² 静脉注射,第 1、29 天;MMC 10 mg/m² 静脉注射,第 1 天;6 周为 1 疗程,ADM 总量不超过 550 mg。EAP 方案:ADM 20 mg/m² 静脉注射,第 1、7 天;Vp-16 100 mg/m² 静脉滴注,第 4～6 天;DDP 40 mg/m² 水化静脉滴注,第 2、8 天;3 周为 1 周期,3 周期为 1 疗程;EPA 方案疗效较好,但毒性反应明显。FLP 方案:CF 200 mg/m² 静脉注射,第 1～5 天;5-Fu 500 mg/m² 静脉滴注,第 1～5 天;DDP 30 mg/m² 水化静脉滴注,第 3～5 天;3 周为 1 周期,3 周期为 1 疗程。联合化疗既可用于术后辅助治疗,亦可用于不能切除及术后复发转移胃癌的姑息性化疗。

4.晚期胃癌化疗

对无法切除的晚期胃癌采用以化疗为主的综合治疗,可以缓解或减轻症状、改善生活质量、延长生存期。

(三)放射治疗

放射治疗是进展期胃癌的治疗手段之一,目的在于减少术后局部复发。

1.适应证及禁忌证

未分化癌、低分化癌、管状腺癌、乳头状腺癌均对放疗有一定敏感性;癌灶小而浅在、无溃疡者效果最好,可使肿瘤完全消退;有溃疡者亦可放疗,但肿瘤完全消退者少见。黏液腺癌及印戒细胞癌对放疗耐受,为放射治疗禁忌证。

2.术前放疗

进展期胃癌病灶直径＜6 cm 者适宜术前放疗,＞10 cm 者则不宜。术前放疗剂量以 40 Gy/4 周为宜,可使 60% 以上患者原发肿瘤有不同程度的缩小,手术切除率、生存率提高,局部复发率降低。术前放疗与手术的间隔以 2 周为宜,最迟不超过 3 周。

3.术中放疗

术中放疗的适应证:①Ⅱ、Ⅲ期胃癌原发灶已切除;②无腹膜及肝转移;③淋巴结转移在 2 站以内;④原发灶侵及浆膜面或累及胰腺。剂量以一次性照射 20～30 Gy 为宜,能减少术后局部复发和远处转移,提高生存率。

4.术后放疗

术后放疗一般不作为胃癌的常规辅助治疗手段,但对姑息性切除者,应在癌残留处以银夹标记定位,术后经病理证实其组织学类型非黏液腺癌或印戒细胞癌者可行局部补充放疗。剂量一般为 50 Gy/5 周,因应用较少,疗效无法肯定。

(四)生物治疗

生物治疗的适应证:①胃癌根治术后适合全身应用免疫刺激剂;②不能切除或姑息切除的病例可在残留癌内直接注射免疫刺激剂;③晚期患者伴有腹水者腹腔内注射免疫增强药物。目前主要有 2 类。

1.过继性免疫治疗

主要原理是给患者输注大量具有抗肿瘤效应的免疫活性细胞,以淋巴因子激活的杀伤细胞(LAK 细胞)和肿瘤浸润淋巴细胞为代表。

2.非特异性生物反应调节剂

通过增强机体总体免疫功能达到治疗目的。目前可能有疗效的有：①BCG（卡介苗）；②OK-432；③PS-K；④香菇多糖；⑤N-CWS（奴卡菌壁架）。

七、预后

胃癌是威胁生命健康最严重的恶性肿瘤之一，由于病情发展较快，如出现症状后不进行手术治疗，90％以上的患者在1年内死亡。近年来随着早期胃癌发现率的提高、手术方法的改进和综合治疗的应用，胃癌的治愈率有所提高，但总的5年生存率仍徘徊于20％～30％。

在影响预后的诸多因素中，病灶的浸润深度与淋巴结转移情况是最重要的因素。淋巴结转移与否对预后的影响极大，淋巴结转移的数量与预后的关系尤为密切，淋巴结转移数越多预后越差。其次是治疗方法包括手术类型、淋巴结清除范围、综合治疗措施等，其他如肿瘤的病理类型及生物学行为、患者的年龄性别等对预后亦有一定影响。

提高早期胃癌的诊断率和早期胃癌在治疗患者中的构成比，是改善胃癌预后最为有效的措施之一。合理选择手术方式及淋巴结清除范围，加强手术、化疗、放疗及生物治疗的综合治疗措施，亦是改善预后的方法之一。

（李建忠）

第五节　肥厚性幽门狭窄

肥厚性幽门狭窄是常见疾病，占消化道畸形的第3位。早在1888年丹麦医师Hirchsprung首先描述本病的病理特点和临床表现，但未找到有效治疗方法。1912年Ramstedt在前人研究基础上创用幽门肌切开术，从而使病死率明显降低，成为标准术式推行至今。目前手术病死率已降至1％以下。

依据地理、时令和种族，有不同的发病率。欧美国家较高，在美国每400个活产儿中1例患此病，非洲、亚洲地区发病率较低，我国发病率为1/3 000。男性居多，占90％，男女之比为（4～5）：1。多为足月产正常婴儿，未成熟儿较少见；第一胎多见，占总病例数的40％～60％。有家族聚集倾向，母患病，则子女患病可能性增加3倍。

一、病理解剖

主要病理改变是幽门肌层显著增厚和水肿，尤以环肌为著，纤维肥厚但数量没有增加。幽门部呈橄榄形，质硬有弹性。当肌肉痉挛时则更为坚硬。一般测量长2～2.5 cm，直径0.5～1 cm，肌层厚0.4～0.6 cm，在年长儿肿块还要大些。但肿块大小与症状严重程度和病程长短无关。肿块表面覆有腹膜且甚光滑，由于血供受压力影响，色泽显得苍白。肥厚的肌层挤压黏膜呈纵形皱襞，使管腔狭小，加上黏膜水肿，以后出现炎症，使管腔更显细小，在尸解标本上幽门仅能通过1 mm的探针。细窄的幽门管向胃窦部移行时腔隙呈锥形逐渐变宽，肥厚的肌层逐渐变薄，二者之间无精确的分界。但在十二指肠侧则界限明显，胃壁肌层与十二指肠肌层不相连续，肥厚的幽门肿块类似子宫颈样突入十二指肠。组织学检查见肌层肥厚，肌纤维排列紊乱，黏膜水肿、充血。

由于幽门梗阻,近侧胃扩张,胃壁增厚,黏膜皱襞增多且水肿,并因胃内容物滞留,常导致黏膜炎症和糜烂,甚至有溃疡。

肥厚性幽门狭窄病例合并先天畸形相当少见,7%左右。食管裂孔疝、胃食管反流和腹股沟疝是最常见的畸形,但未见有大量的病例报道。

二、病因

对幽门狭窄的病因和发病机制至今尚无定论,多年来进行大量研究,主要有以下几种观点。

(一)遗传因素

在病因学上起着很重要的作用。发病有明显的家族性,甚至一家中母亲和7个儿子同病,且在单卵双胎比双卵双胎多见。双亲中有一人患此病,子女发病率可高达6.9%。若母亲患病,其子发病率为19%,其女为7%;如父亲患病,则分别为5.5%和2.4%。经过研究指出幽门狭窄的遗传机制是多基因性,既非隐性遗传亦非伴性遗传,而是由一个显性基因和一个性修饰多因子构成的定向遗传基因。这种遗传倾向受一定的环境因素而起作用,如社会阶层、饮食种类、季节等。发病以春秋季为高,但其相关因素不明。常见于高体重的男婴,但与胎龄的长短无关。

(二)神经功能

从事幽门肠肌层神经丛研究的学者发现,神经节细胞直至生后2~4周才发育成熟。因此,许多学者认为神经节细胞发育不良是引起幽门肌肉肥厚的机制,否定了过去幽门神经节细胞变性导致病变的学说。但也有持不同意见者,其观察到幽门狭窄的神经节细胞数目减少不明显,但有神经节细胞分离、空化等改变,这些改变可能造成幽门肌肥厚。如神经节细胞发育不良是原因,则早产儿发病应多于足月儿,然而二者并无差异。近年研究认为肽能神经的结构改变和功能不全可能是主要病因之一,通过免疫荧光技术观察到环肌中含脑啡肽和血管活性肠肽神经纤维数量明显减少,应用放射免疫法测定组织中P物质含量减少,由此推测这些肽类神经的变化与发病有关。

(三)胃肠激素

幽门狭窄患儿术前血清促胃液素升高曾被认为是发病原因之一,经反复实验,目前并不能推断是幽门狭窄的原因还是后果。近年研究发现血清和胃液中前列腺素(PGS)浓度增高,由此提示发病机制是幽门肌层局部激素浓度增高使肌肉处于持续紧张状态,而致发病。亦有人对血清胆囊收缩素进行研究,结果无异常变化。近年来研究认为一氧化氮合成酶的减少也与其病因相关。幽门环肌中还原性辅酶Ⅱ(NADPHd)阳性纤维消失或减少,NO合酶明显减少,致NO产生减少,使幽门括约肌失松弛,导致胃输出道梗阻。

(四)肌肉功能性肥厚

有学者通过细致观察,发现有些出生7~10天的婴儿将凝乳块强行通过狭窄幽门管的征象。由此认为这种机械性刺激可造成黏膜水肿增厚。另一方面也导致大脑皮层对内脏的功能失调,使幽门发生痉挛。两种因素促使幽门狭窄形成严重梗阻而出现症状。但亦有持否定意见,认为幽门痉挛首先应引起某些先期症状,如呕吐,而在某些呕吐发作很早进行手术的病例中却发现肿块已经形成,且肥厚的肌肉主要是环肌,这与痉挛引起幽门肌肉的功能性肥厚是不相符的。

(五)环境因素

发病率有明显的季节性高峰,以春秋季为主,在活检组织切片中发现神经节细胞周围有白细胞浸润。推测可能与病毒感染有关,但检测患儿及其母亲的血、粪和咽部均未能分离出柯萨奇病毒,检测血清抗体亦无变化,用柯萨奇病毒感染动物亦未见相关病理改变。

三、临床表现

症状出现于生后3~6周,亦有更早的,极少数发生在4个月之后。呕吐是主要症状,最初仅是回奶,接着为喷射性呕吐。开始时偶有呕吐,随着梗阻加重,几乎每次喂奶后都要呕吐。呕吐物为黏液或乳汁,在胃内滞留时间较长则吐出凝乳,不含胆汁。少数病例由于刺激性胃炎,呕吐物含有新鲜或变性的血液。有报道幽门狭窄病例在新生儿高胃酸期发生胃溃疡及大量呕血者,亦有报告发生十二指肠溃疡者。在呕吐之后婴儿仍有很强的觅食欲,如再喂奶仍能用力吸吮。未成熟儿的症状常不典型,喷射性呕吐并不显著。

随呕吐加剧,由于奶和水摄入不足,体重起初不增,继之迅速下降,尿量明显减少,数天排便1次,量少且质硬,偶有排出棕绿色便,被称为饥饿性粪便。由于营养不良、脱水,婴儿明显消瘦,皮肤松弛有皱纹,皮下脂肪减少,精神抑郁呈苦恼面容。发病初期呕吐丧失大量胃酸,可引起碱中毒,呼吸变浅而慢,并可有喉痉挛及手足抽搐等症状,以后脱水严重,肾功能低下,酸性代谢产物滞留体内,部分碱性物质被中和,故很少有严重碱中毒者。如今,因就诊及时,严重营养不良的晚期病例已难以见到。

幽门狭窄伴有黄疸,发生率约2%。多数以非结合胆红素升高为主。一旦外科手术解除幽门梗阻后,黄疸就很快消退。因此,这种黄疸最初被认为是幽门肿块压迫肝外胆管引起,现代研究认为是肝酶不足的关系。高位胃肠梗阻伴黄疸婴儿的肝葡糖醛酸转移酶活性降低,但其不足的确切原因尚不明确。有人认为酶的抑制与碱中毒有关,但失水和碱中毒在幽门梗阻伴黄疸的病例中并不很严重。热能供给不足亦是一种可能原因,与Gilbert综合征的黄疸病例相似,在供给足够热量后患儿胆红素能很快降至正常水平。一般术后5~7天黄疸自然消退,无须特殊治疗。

腹部检查时将患儿置于舒适体位,腹部充分暴露,在明亮光线下,喂糖水时进行观察,可见胃型及蠕动波。检查者位于婴儿左侧,手法必须温柔,左手置于右胁缘下腹直肌外缘处,以示指和环指按压腹直肌,用中指指端轻轻向深部按压,可触到橄榄形、光滑质硬的幽门肿块,1~2 cm大小。在呕吐之后胃空瘪且腹肌暂时松弛时易于扪及。当腹肌不松弛或胃扩张明显时肿块可能扪不到,可先置胃管排空胃,再喂给糖水边吸吮边检查,要耐心反复检查,据经验多数病例均可扪到肿块。

实验室检查发现临床上有失水的婴儿,均有不同程度的低氯性碱中毒,血液PCO_2升高,pH升高和低氯血症。必须认识到代谢性碱中毒时常伴有低钾现象,其机制尚不清楚。小量的钾随胃液丢失外,在碱中毒时钾离子向细胞内移动,引起细胞内高钾,而细胞外低钾,同时肾远曲小管上皮细胞排钾增多,从而造成血钾降低。

四、诊断

依据典型的临床表现,见到胃蠕动波、扪及幽门肿块和喷射性呕吐等3项主要征象,诊断即可确定。其中最可靠的诊断依据是触及幽门肿块。同时可进行超声检查或钡餐检查以助明确。

(一)超声检查

诊断标准包括反映幽门肿块的3项指标:幽门肌层厚度≥4 mm,幽门管长度≥18 mm,幽门管直径≥15 mm。有人提出以狭窄指数(幽门厚度×2÷幽门管直径×100%)>50%作为诊断标准。超声下可注意观察幽门管的开闭和食物通过情况。

(二)钡餐检查

诊断的主要依据是幽门管腔增长(>1 cm)和管径狭窄(<0.2 cm),"线样征"。另可见胃扩张,胃蠕动增强,幽门口关闭呈"鸟喙状",胃排空延迟等征象。有报道随访复查幽门环肌切开术后的病例,这种征象尚可持续数天,以后幽门管逐渐变短而宽,然而有部分病例不能恢复至正常状态。术前患儿钡餐检查后须经胃管洗出钡剂,用温盐水洗胃以免呕吐而发生吸入性肺炎。

五、鉴别诊断

婴儿呕吐有各种病因,应与下列各种疾病相鉴别,如喂养不当、全身性或局部性感染、肺炎和先天性心脏病、颅内压增加的中枢神经系统疾病、进展性肾脏疾病、感染性胃肠炎、各种肠梗阻、内分泌疾病及胃食管反流和食管裂孔疝等。

六、治疗

(一)外科治疗

采用幽门环肌切开术是最好的治疗方法,疗程短,效果好。术前必须经过24~48小时的准备,纠正脱水和电解质紊乱,补充钾盐。营养不良者给静脉营养,改善全身情况。手术是在幽门前上方无血管区切开浆膜及部分肌层,切口远端不超过十二指肠端,以免切破黏膜,近端则应超过胃端以确保疗效,然后以钝器向深层划开肌层,暴露黏膜,撑开切口至5 mm以上宽度,使黏膜自由膨出,局部压迫止血即可。目前采用脐环内弧形切口和腹腔镜完成此项手术已被广泛接受和采纳。患儿术后进食在翌晨开始为妥,先进糖水,由少到多,24小时渐进奶,2~3天加至足量。术后呕吐大多是饮食增加太快的结果,应减量后再逐渐增加。

长期随访报道患儿术后胃肠功能正常,溃疡病的发病率并不增加;而X线复查见成功的幽门肌切开术后有时显示狭窄幽门存在7~10年之久。

(二)内科治疗

内科疗法包括细心喂养的饮食疗法,每隔2~3小时1次饮食,定时温盐水洗胃,每次进食前15~30分钟服用阿托品类解痉剂等3方面结合进行治疗。这种疗法需要长期护理,住院2~3个月,很易遭受感染,效果进展甚慢且不可靠。目前美国、日本有少数学者主张采用内科治疗,尤其对不能耐受手术的特殊患儿,保守治疗相对更安全。近年提倡硫酸阿托品静脉注射疗法,部分病例有效。

(陈士同)

第六节 胃十二指肠溃疡急性穿孔

急性穿孔是胃十二指肠溃疡的严重并发症,也是外科常见的急腹症之一。起病急、病情重、变化快是其特点,常需紧急处理,若诊治不当,可危及患者生命。

一、流行病学调查

近 30 年来,胃十二指肠溃疡的发生率下降,住院治疗的胃十二指肠溃疡患者数量明显减少,特别是胃十二指肠溃疡的选择性手术治疗数量尤为减少,但溃疡的急性并发症(穿孔、出血和梗阻)的发生率和需要手术率近 20 年并无明显改变。

溃疡穿孔每年的发病率为 0.7/万～1/万;穿孔病住院患者占溃疡病住院患者的 7%;穿孔多发生在 30～60 岁人群,占 75%。约 2%十二指肠溃疡患者中穿孔为首发症状。估计在诊断十二指肠溃疡后,在第 1 个 10 年中,每年约 0.3%患者发生穿孔。十二指肠溃疡穿孔多位于前壁,"前壁溃疡穿孔,后壁溃疡出血"。胃溃疡急性穿孔大多发生在近幽门的胃前壁,偏小弯侧,胃溃疡的穿孔一般较十二指肠溃疡略大。

二、病因及发病机制

胃十二指肠溃疡穿孔发生在慢性溃疡的基础上,患者有长期溃疡病史,但在少数情况下,急性溃疡也可以发生穿孔。下列因素可促进穿孔的发生。

(1)精神过度紧张或劳累,增加迷走神经兴奋程度,溃疡加重而穿孔。

(2)饮食过量,胃内压力增加,使溃疡穿孔。

(3)应用非甾体抗炎药(nonsteroidal anti-inflammtary durgs,NSAIDs)和十二指肠溃疡、胃溃疡的穿孔密切相关,现在研究显示,治疗患者时应用这类药物是主要的促进因素。

(4)免疫抑制,尤其在器官移植患者中应用激素治疗。

(5)其他因素包括患者年龄增加、慢性阻塞性肺疾病、创伤、大面积烧伤和多器官功能障碍。

三、病理生理

急性穿孔后,有强烈刺激性的胃酸、胆汁、胰液等消化液和食物溢入腹腔,引起化学性腹膜炎,导致剧烈的腹痛和大量腹腔渗出液,甚至可致血容量下降,低血容量性休克。6～8 小时后,细菌开始繁殖,并逐渐转变为化脓性腹膜炎,病原菌以大肠埃希菌及链球菌多见。在强烈的化学刺激,细胞外液丢失的基础上,大量毒素被吸收,可导致感染中毒性休克的发生。胃、十二指肠后壁溃疡可穿透全层,并与周围组织包裹,形成慢性穿透性溃疡。

四、临床表现

(一)症状

患者以往多有溃疡病症状或肯定溃疡病史,而且近期常有溃疡病活动的症状。可在饮食不当后或在清晨空腹时发作。典型的溃疡急性穿孔表现为骤发腹痛,十分剧烈,如刀割或烧灼样,为持续性,但也可有阵发加重。由于腹痛发作突然而猛烈,患者甚至有一时性昏厥感。疼痛初起部位多在上腹或心窝部,迅即延及全腹面,以上腹为重。由于腹后壁及膈肌腹膜受到刺激,有时可引起肩部或肩胛部牵涉性疼痛,可有恶心感及反射性呕吐,但一般不重。

(二)体征

患者仰卧拒动,急性痛苦病容,由于腹痛严重而致面色苍白、四肢凉、出冷汗、脉率快、呼吸浅。腹式呼吸因腹肌紧张而消失。在发病初期,血压仍正常,腹部有明显腹膜炎体征,全腹压痛明显,上腹更重,腹肌高度强直,即所谓板样强直。肠鸣音消失。如腹腔内有较多游离气体,则叩诊时肝浊音界不清楚或消失。随着腹腔内细菌感染的发展,患者的体温、脉搏、血压、血常规等周身感染中毒症状及肠麻痹、腹胀、腹水等腹膜炎症也越来越重。

溃疡穿孔后,临床表现的轻重与漏出至游离腹腔内的胃肠内容物的量有直接关系,亦即与穿孔的大小,穿孔时胃内容物的多少(空腹或饱餐后)及孔洞是否很快被邻近器官或组织粘连堵塞等因素有关。穿孔小或漏出的胃肠内容物少或孔洞很快即被堵塞,则漏出的胃肠液可限于上腹,或顺小肠系膜根部及升结肠旁沟流至右下腹,腹痛程度可以较轻,腹膜刺激征也限于上腹及右侧腹部。

五、辅助检查

如考虑为穿孔,应做必要的实验室检查,检查项目包括血常规、血清电解质和淀粉酶,穿孔时间较长的需检查肾功能、血清肌酐、肺功能并进行动脉血气分析、监测酸碱平衡。常见白细胞升高及核左移,但在免疫抑制和老年患者中有时没有。血清淀粉酶一般是正常的,但有时升高,通常小于正常的 3 倍。肝功能一般是正常的。除非就诊延迟,血清电解质和肾功能是正常的。

胸部 X 线片和立位及卧位腹部 X 线片是必需的。约70％的患者有腹腔游离气体,因此无游离气体的不能排除穿孔。当疑为穿孔但无气腹者,可做水溶性造影剂上消化道造影检查,确立诊断腹膜炎体征者,这种 X 线造影是不需要的。

诊断性腹腔穿刺在部分患者是有意义的,若抽出液中含有胆汁或食物残渣常提示有消化道穿孔。

六、诊断和鉴别诊断

(一)诊断标准

胃十二指肠溃疡急性穿孔后表现为急剧上腹痛,并迅速扩展为全腹痛,伴有显著的腹膜刺激征,结合 X 线检查发现腹部膈下游离气体,诊断性腹腔穿刺抽出液含有胆汁或食物残渣等特点,正确诊断一般不困难。在既往无典型溃疡病者,位于十二指肠及幽门后壁的溃疡小穿孔,胃后壁溃疡向小网膜腔内穿孔,老年体弱反应性差者的溃疡穿孔及空腹时发生的小穿孔等情况下,症状、体征不太典型,较难诊断。另需注意的是,X 线检查未发现膈下游离气体并不能排除溃疡穿孔的可能,因约有 20％患者穿孔后可以无气腹表现。

(二)鉴别诊断

1.急性胰腺炎

溃疡急性穿孔和急性胰腺炎都是上腹部突然受到强烈化学性刺激而引起的急腹症,因而在临床表现上有很多相似之处,在鉴别诊断上可能造成困难。急性胰腺炎的腹痛发作虽然也较突然,但多不如溃疡穿孔者急骤,腹痛开始时有由轻而重的过程,疼痛部位趋向于上腹偏左及背部,腹肌紧张程度也略轻。血清及腹腔渗液的淀粉酶含量在溃疡穿孔时可以有所增高,但其增高的数值尚不足以诊断。急性胰腺炎 X 线检查无膈下游离气体,B 超及 CT 提示胰腺肿胀。

2.胆石症、急性胆囊炎

胆绞痛发作以阵发性为主,压痛较局限于右上腹,而且压痛程度也较轻,腹肌紧张远不如溃疡穿孔者显著。腹膜炎体征多局限在右上腹,有时可触及肿大的胆囊,Murphy 征阳性,X 线检查无膈下游离气体，B超提示有胆囊结石，胆囊炎，如血清胆红素有增高，则可明确诊断。

3.急性阑尾炎

溃疡穿孔后胃、十二指肠内容物可顺升结肠旁沟或小肠系膜根部流至右下腹，引起右下腹腹膜炎症状和体征，易被误诊为急性阑尾炎穿孔。仔细询问病史当能发现急性阑尾炎开始发病时的上腹痛一般不十分剧烈，阑尾穿孔时腹痛的加重也不以上腹为主，腹膜炎体征则右下腹较上腹明显。

4.胃癌穿孔

胃癌急性穿孔所引起的腹内病理变化与溃疡穿孔相同，因而症状和体征也相似，术前难以鉴别。老年患者，特别是无溃疡病既往史而近期内有胃部不适或消化不良及消瘦、体力差等症状者，当出现溃疡急性穿孔的症状和体征时，应考虑到胃肠穿孔的可能。

七、治疗

对胃十二指肠溃疡急性穿孔的治疗原则首先是终止胃肠内容物继续漏入腹腔，使急性腹膜炎好转，以挽救患者的生命。经常述及的三个高危因素是：①术前存在休克。②穿孔时间超过24小时。③伴随严重内科疾病。这三类患者病死率高，可达5％～20％；而无上述高危因素者病死率<1％。故对此三类患者的处理更要积极、慎重。具体治疗方法有三种，即非手术治疗、手术修补穿孔及急症胃部分切除和迷走神经切断术，现在认为后者（胃部分切除术和迷走神经切断术）不是溃疡病的合理手术方式，已很少采用。术式选择主要依赖于患者一般状况、术中所见、局部解剖和穿孔损伤的严重程度。

（一）非手术治疗

近年来，特别是在我国，对溃疡急性穿孔采用非手术治疗累积了丰富经验，大量临床实践经验表明，连续胃肠吸引减压可以防止胃肠内容物继续漏向腹腔，有利于穿孔自行闭合及急性腹膜炎好转，从而使患者免遭手术痛苦。其病死率与手术缝合穿孔者无显著差别。为了能够得到满意的吸引减压，鼻胃管在胃内的位置要恰当，应处于最低位。非手术疗法的缺点是不能去除已漏入腹腔内的污染物，因此只适用于腹腔污染较轻的患者。其适应证：①患者无明显中毒症状，急性腹膜炎体征较轻，或范围较局限，或已趋向好转，表明漏出的胃肠内容物较少，穿孔已趋于自行闭合。②穿孔是在空腹情况下发生的，估计漏至腹腔内的胃肠内容物有限。③溃疡病本身不是根治性治疗的适应证。④有较重的心肺等重要脏器并存病，致使麻醉及手术有较大风险。但在70岁以上、诊断不能肯定、应用类固醇激素和正在进行溃疡治疗的患者，不能采取非手术治疗方法。

因为手术治疗的效果确切，非手术治疗的风险并不低（腹内感染、脓毒症等），一般认为非手术治疗要极慎重。在非手术治疗期间，需动态观察患者的全身情况和腹部体征，若病情无好转或有所加重，即需及时改用手术治疗。

（二）手术治疗

手术治疗包括单纯穿孔缝合术和确定性溃疡手术。

1.单纯穿孔缝合术

单纯穿孔缝合术是目前治疗溃疡病穿孔主要的手术方式。只要闭合穿孔不至引起胃出口梗阻，就应首先考虑。缝闭瘘口、中止胃肠内容物继续外漏后，彻底清除腹腔内的污染物及渗出液。术后须经过一时期内科治疗，溃疡可以愈合。缝合术的优点是操作简便，手术时间短，安全性高。

一般认为,以下为单纯穿孔缝合术的适应证:穿孔时间超过8小时,腹腔内感染及炎症水肿较重,有大量脓性渗出液;以往无溃疡病史或有溃疡病史未经正规内科治疗,无出血、梗阻并发症,特别是十二指肠溃疡;有其他系统器质性疾病而不能耐受彻底性溃疡手术。单纯穿孔缝合术通常采用经腹手术,穿孔以丝线间断横向缝合,再用大网膜覆盖,或以网膜补片修补;也可经腹腔镜行穿孔缝合大网膜覆盖修补。一定吸净腹腔内渗液,特别是膈下及盆腔内。吸除干净后,腹腔引流并非必须。对所有的胃溃疡穿孔患者,需做活检或术中快速病理学检查,若为恶性,应行根治性手术。单纯溃疡穿孔缝合术后仍需内科治疗,幽门螺杆菌感染者需根除幽门螺杆菌,以减少复发的机会,部分患者因溃疡未愈合仍需行彻底性溃疡手术。

利用腹腔镜技术缝合十二指肠溃疡穿孔为Nathanson等于1990年首先报道。后来Mouret等描述一种无缝合穿孔修补技术:以大网膜片和纤维蛋白胶封闭穿孔。以后相继报道了吸收性明胶海绵填塞、胃镜引导下肝圆韧带填塞等技术。无缝合技术效果不确切,其术后再漏的机会很大(10%左右),尤其在穿孔>5 mm者,因此应用要慎重。缝合技术有单纯穿孔缝合、缝合加大网膜补片加强和以大网膜补片缝合修补等。虽然腔镜手术具有微创特点,而且据报道术后切口的感染发生率较开腹手术低,但并未被广大外科医师普遍接受,原因是手术效果与开腹手术比较仍有争议,术后发生再漏需要手术处理者不少见,手术时间较长和花费高。以下情况不宜选择腹腔镜手术:①存在前述高危因素(术前存在休克、穿孔时间>24小时和伴随内科疾病)。②有其他溃疡并发症如出血和梗阻。③较大的穿孔(>10 mm)。④腹腔镜实施技术上有困难(上腹部手术史等)。

2.部分胃切除和迷走神经切断术

随着对溃疡病病因学的深入理解和内科治疗的良好效果,以往所谓的“确定”性手术方法——部分胃切除和迷走神经切断手术已经很少采用。尤其在急性穿孔有腹膜炎的情况下进行手术,其风险显然较穿孔修补术为大,因此需要严格掌握适应证。仅在以下情况时考虑所谓“确定性”手术:①需切除溃疡本身以治愈疾病。如急性穿孔并发出血;已有幽门瘢痕性狭窄等,在切除溃疡时可根据情况考虑做胃部分切除手术。②较大的胃溃疡穿孔,有癌可能,做胃部分切除。③幽门螺杆菌感染阴性、联合药物治疗无效或胃溃疡复发时,仍有做迷走神经切断术的报道。

(陈士同)

第七节　胃十二指肠溃疡大出血

胃十二指肠溃疡患者有大量呕血、柏油样黑粪,引起红细胞、血红蛋白和血细胞比容明显下降,脉率加快,血压下降,出现为休克前期症状或休克状态,称为溃疡大出血,不包括小量出血或仅有大便隐血阳性的患者。胃十二指肠溃疡出血,是上消化道大出血中最常见的原因,占50%以上。

一、流行病学

十二指肠溃疡并发症住院患者中,出血多于穿孔4倍。约20%的十二指肠溃疡患者在其病程中会发生出血,十二指肠溃疡患者出血较胃溃疡出血为多见。估计消化性溃疡患者约占全部上消化道出血住院患者的 50%。虽然 H_2 受体拮抗药和奥美拉唑药物治疗已减少难治性溃疡择期手术的病例数,但因合并出血患者的手术例数并无减少。

二、病因和发病机制

(一)非甾体抗炎药

应用 NSAIDs 是溃疡出血的一个重要因素,具有这部分危险因素的患者在增加。在西方国家多于 50% 以上消化道出血患者有新近应用 NSAIDs 史。在老年人口中,以前有胃肠道症状,并有短期 NSAIDs 治疗,这一危险因素正在增高。使用大剂量的阿司匹林(300 mg/d)预防一过性脑缺血发作的患者,其相对上消化道出血的危险性比用安慰剂治疗的高 7.7 倍,其他 NSAIDs 亦增加溃疡上消化道出血的危险性。

(二)甾体类皮质类固醇

皮质类固醇在是否引起消化性溃疡合并出血中的作用仍有争议。最近回顾性研究提示,同时应用 NSAIDs 是更重要的危险因素。合并应用皮质类固醇和 NSAIDs,上消化道出血的危险性升高 10 倍。

(三)危重疾病

危重患者是消化性溃疡大出血的危险人群,尤其是需要在重病监护病房治疗的。例如心脏手术后,这种并发症的发生率为 0.4%,这些患者大多数被证实为十二指肠溃疡,且这些溃疡常是大的或多发性的。加拿大一个大宗的多个医院联合研究发现,ICU 患者上消化道出血的发生率为 1.5%,病死率达 48%,这些患者常需用抗溃疡药预防。

(四)幽门螺杆菌

出血性溃疡患者的幽门螺杆菌感染为 15%~20%,低于非出血溃疡患者,因此幽门螺杆菌根治对于减少溃疡复发和再出血的长期危险是十分重要的。

三、病理生理学

溃疡基底的血管壁被侵蚀而导致破裂出血,大多数为动脉出血。引起大出血的十二指肠溃疡通常位于球部后壁,可侵蚀胃、十二指肠动脉或胰十二指肠上动脉及其分支引起大出血。胃溃疡大出血多数发生在胃小弯,出血源自胃左、右动脉及其分支。十二指肠前壁附近无大血管,故此处的溃疡常无大出血。溃疡基底部的血管侧壁破裂出血不易自行停止,可引发致命的动脉性出血。大出血后血容量减少、血压降低、血流变缓,可在血管破裂处形成血凝块而暂时止血。由于胃肠的蠕动和胃、十二指肠内容物与溃疡病灶的接触,暂时停止的出血有可能再次活动出血,应予高度重视。

溃疡大出血所引起的病理生理变化与其他原因所造成的失血相同,与失血量的多少及失血的速度有密切的关系。据实验证明,出血 50~80 mL 即可引起柏油样黑粪,如此少量失血不致发生其他显著症状,但持续性大量失血可以导致血容量减低、贫血、组织低氧、循环衰竭和死亡。

大量血液在胃肠道内可以引起血液化学上的变化,最显著的变化为血非蛋白氮增高,其主要原因是血红蛋白在胃肠内被消化吸收。有休克症状的患者,由于肾脏血液供应不足,肾功能受损,也是可能的原因。胃肠道大出血所致的血非蛋白氮增高在出血后 24~48 小时内即出现,如肾脏功能未受损害,增高的程度与失血量成正比,出血停止后 3~4 天内恢复至正常。

四、临床表现

胃十二指肠溃疡大出血的临床表现主要取决于出血的量及出血速度。

(一)症状

呕血和柏油样黑粪是胃十二指肠溃疡大出血的常见症状,多数患者只有黑粪而无呕血症状,迅猛的出血则为大量呕血与紫黑血粪。呕血前常有恶心症状,便血前后可有心悸、眼前发黑、乏力、全身疲软,甚至晕厥症状。患者过去多有典型溃疡病史,近期可有服用阿司匹林或 NSAIDs 药物等情况。

(二)体征

一般失血量在 400 mL 以上时,有循环系统代偿的现象,如苍白、脉搏增速但仍强有力,血压正常或稍增高。继续失血达 800 mL 后即可出现明显休克的体征,如出汗、皮肤凉湿、脉搏快弱、血压降低、呼吸急促等。患者意识清醒,表情焦虑或恐惧。腹部检查常无阳性体征,也可能有腹胀、上腹压痛、肠鸣音亢进等。约半数的患者体温增高。

五、辅助检查

大量出血早期,由于血液浓缩,血常规变化不大,以后红细胞计数、血红蛋白值、血细胞比容均呈进行性下降。

依据症状和体检不能准确确定出血的原因。约 75% 患者过去有消化性溃疡病史以证明溃疡是其出血的病因;干呕或呕吐发作后突然发生出血提示食管黏膜撕裂症(Mallory-Weiss Tear);病史及体检有肝硬化证据提示可能食管静脉曲张出血。为了正确诊断出血的来源,必须施行上消化道内镜检查。

内镜检查在上消化道出血患者中有各种作用。除可明确出血的来源,如来源于弥漫性出血性胃炎、静脉曲张、贲门黏膜撕裂症,或胃十二指肠溃疡出血外,内镜所见的胃十二指肠溃疡的外貌有估计的预后意义,在有小出血的患者,见到清洁的溃疡基底或着色的斑点预示复发出血率低,约为 2%,这些患者适合早期进食和出院治疗。相反,发现于溃疡基底可见血管或新鲜凝血块预示有较高的再出血率。大的溃疡(直径>1 cm)同样有高的复发再出血率。由于内镜下治疗技术的发展,非手术治疗的成功率已明显提高,手术的需要和病死率显著下降。

内镜下胃十二指肠溃疡出血病灶特征现多采用 Forrest 分级:FⅠa,可见溃疡病灶处喷血;FⅠb,可见病灶处渗血;FⅡa,病灶处可见裸露血管;FⅡb,病灶处有血凝块附着;FⅢ,溃疡病灶基底仅有白苔而无上述活动性出血征象。根据上述内镜表现除 FⅢ外,只要有其中一种表现均可确定为此次出血的病因及出血部位。

选择性腹腔动脉或肠系膜上动脉造影也可用于血流动力学稳定的活动性出血患者,可明确病因与出血部位,指导治疗,并可采取栓塞治疗或动脉内注射垂体加压素等介入性止血措施。

六、诊断和鉴别诊断

(一)诊断

有溃疡病史者,发生呕血与黑粪,诊断并不困难。10%～15% 的患者出血无溃疡病史,鉴别出血的来源较为困难。大出血时不宜行上消化道钡剂检查,因此,急诊纤维胃镜检查在胃十二指肠溃疡出血的诊断中有重要作用,可迅速明确出血部位和病因,出血 24 小时内胃镜检查检出率可达 70%～80%,超过 48 小时则检出率下降。

(二)鉴别诊断

胃十二指肠溃疡出血应与应激性溃疡出血、胃癌出血、食管静脉曲张破裂出血、贲门黏膜撕裂综合征和胆管出血相鉴别。上述疾病,除内镜下表现与胃十二指肠溃疡出血不同外,应结合其他临床表现相鉴别。如应激性溃疡出血多出现在重大手术或创伤后;食管静脉曲张破裂出血体检可发现蜘蛛痣、肝掌、腹壁静脉曲张、肝大、腹水、巩膜黄染等肝硬化的表现;贲门黏膜撕裂综合征多发生在剧烈呕吐或干呕之后;胆管大量出血常由肝内疾病(化脓性感染、胆石、肿瘤)所致,其典型表现为胆绞痛、便血或呕血、黄疸之三联征。

七、治疗

治疗原则是补充血容量,防止失血性休克,尽快明确出血部位,并采取有效的止血措施,防止再出血。总体上,治疗方式包括非手术及手术治疗。

(一)非手术治疗

主要是针对休克的治疗,主要措施如下:①补充血容量,建立可靠畅通的静脉通道,快速滴注平衡盐液,做输血配型试验。同时严密观察血压、脉搏、尿量和周围循环状况,并判断失血量,指导补液。失血量达全身总血量的 20% 时,应输注羟乙基淀粉、右旋糖酐或其他血浆代用品,用量在 1 000 mL 左右。出血量较大时可输注浓缩红细胞,也可输全血,并维持血细胞比容不低于 30%。输注液体中晶体与胶体之比以 3:1 为宜。监测生命体征,测定中心静脉压、尿量,维持循环功能稳定和良好呼吸、肾功能十分重要。②留置鼻胃管,用生理盐水冲洗胃腔,清除血凝块,直至胃液变清,持续低负压吸引,动态观察出血情况。可经胃管注入 200 mL 含 8 mg 去甲肾上腺素的生理盐水溶液,每 4～6 小时 1 次。③急诊纤维胃镜检查可明确出血病灶,还可同时施行内镜下电凝、激光灼凝、注射或喷洒药物等局部止血措施。检查前必须纠正患者的低血容量状态。④止血、制酸、生长抑素等药物的应用经静脉或肌内注射巴曲酶;静脉给予 H$_2$ 受体拮抗药(西咪替丁等)或质子泵抑制药(奥美拉唑等);静脉应用生长抑素(善宁、奥曲肽等)。

(二)手术治疗

内镜止血的成功率可达 90%,使急诊手术大为减少,且具有创伤小、极少并发穿孔和可重复实施的优点,适用于绝大多数溃疡病出血,特别是高危老年患者。即使不能止血的病例,内镜检查也明确了出血部位、原因,使后续的手术更有的放矢,成功率升高。内镜处理后发生再出血时仍建议首选内镜治疗,仅在以下患者考虑手术处理:①难以控制的大出血,出血速度快,短期内发生休克,或较短时间内(6～8 小时)需要输注较大量血液(>800 mL)方能维持血压和血细胞比容者。②纤维胃镜检查发现动脉搏动性出血,或溃疡底部血管显露再出血危险很大。③年龄在 60 岁以上,有心血管疾病、十二指肠球后溃疡及有过相应并发症者。④近期发生过类似的大出血或合并穿孔或幽门梗阻。⑤正在进行药物治疗的胃十二指肠溃疡患者发生大出血,表明溃疡侵蚀性大,非手术治疗难以止血。

手术治疗的目的在于止血抢救患者生命,而不在于治疗溃疡本身和术后的溃疡复发问题。手术介入的方式,经常采用的有:①单纯止血手术,即(胃)十二指肠切开+腔内血管缝扎,加或不加腔外血管结扎。结合术前胃镜和术中扪摸检查,一般可快速确定出血溃疡部位,即在溃疡对应的前壁切开,显露溃疡后稳妥缝扎止血。如是在幽门部切开,止血后要做幽门成形术(Heineke-Mikulicz法)。②部分胃切除术。③(选择性)迷走神经切断＋胃窦切除或幽门成形术。④介入血管栓塞术。胃部分切除术是前一段时间国内较常采用的一种手术,认为切除了出血灶本身止血可靠,同时切除了溃疡,也避免了术后溃疡的复发。但手术创伤大,在发生了大出血的患者施行,病死率及并发症发生率均高。由于内科治疗的进步和考虑到胃切除后可能的并发症和病死率,近年来更多地采用仅以止血为目的的较保守的一类手术,通过结扎溃疡出血点和/或阻断局部血管以达到止血目的,术后再辅以正规的内科治疗。因创伤较小,尤其适合老年和高危患者。血管栓塞术止血成功率也较高,但要求特殊设备和娴熟的血管介入技术。

(陈士同)

第八节 十二指肠内瘘

十二指肠内瘘是指在十二指肠与腹腔内的其他空腔脏器之间形成的病理性通道开口分别位于十二指肠及相应空腔脏器。十二指肠仅与单一脏器相沟通称"单纯性十二指肠内瘘",与2个或以上的脏器相沟通则称为"复杂性十二指肠内瘘"前者临床多见,后者较少发生。内瘘时十二指肠及相应空腔脏器的内容物可通过该异常通道相互交通,由此引起感染、出血体液丧失(腹泻呕吐)水电解质紊乱、器官功能受损及营养不良等一系列改变。

先天性十二指肠内瘘极为罕见,仅见少数个案报道十二指肠可与任何相邻的空腔脏器相沟通形成内瘘,但十二指肠胆囊瘘是最常见的一种类型,据统计其发生率占十二指肠内瘘的44%～83%,十二指肠胆总管瘘占胃胆道内瘘的5%～25%。韦靖江报道胆内瘘72例,其中十二指肠胆总管瘘,占8.3%(6/72)。其次为十二指肠结肠瘘,十二指肠胰腺瘘发生罕见。

一、病因

十二指肠内瘘形成的原因较多,如先天发育缺陷医源性损伤、创伤、疾病等。在疾病中,可由十二指肠病变所引致,如十二指肠憩室炎,亦可能是十二指肠毗邻器官的病变所造成,如慢性结肠炎胆结石等。一组资料报道,引起十二指肠内瘘最常见的病因是医源性损伤其次是结石、开放性和闭合性损伤。肿瘤、结核、溃疡病、克罗恩病及放射性肠炎等病理因素低于10%。

(一)先天因素

真正的先天性十二指肠内瘘极为罕见,仅见少数个案报道。许敏华等报道1例先天性胆囊十二指肠内瘘,术中见十二指肠与胆囊间存在异常通道,移行处黏膜均光滑,无瘢痕。

(二)医源性损伤

医源性损伤引起的十二指肠内瘘一般存在于十二指肠与胆总管之间,多见于胆管手术中使用硬质胆管探条探查胆总管下端所致,因解剖上胆总管下端较狭小,探查时用力过大穿破胆总管和十二指肠壁,形成胆总管十二指肠乳头旁瘘。薛兆祥等报道8例胆管术后发生胆总管十二指肠内瘘,原因均是由于胆总管炎性狭窄,胆管探条引入困难强行探查所致提示对胆总管炎性狭窄胆总管探查术中使用探条应慎重,不可暴力探查以减少医源性损伤。再者胆总管T形管引流时,T形管放置位置过低、置管时间过长、T形管压迫十二指肠壁致缺血坏死穿孔,引起胆总管十二指肠内瘘,亦属于医源性损伤。樊献军等报道2例胆管术后T形管压迫十二指肠穿孔胆总管T形管引流口与十二指肠穿孔处形成十二指肠内瘘,由此提示:胆总管T形管引流时位置不宜放置过低,或者在T形管与十二指肠之间放置小块大网膜并固定、隔断以免压迫十二指肠,造成继发性损伤。

(三)结石

十二指肠内瘘常发生于十二指肠与胆管系统间,大多数是被胆石穿破的结果。90%以上的胆囊十二指肠瘘,胆总管十二指肠瘘,胆囊十二指肠结肠瘘,均来自慢性胆囊炎、胆石症内瘘多在胆、胰十二指肠汇合区,与胆管胰腺疾病有着更多关系,胆囊炎、胆石症的反复发作导致胆囊或胆管与其周围某一器官之间的粘连,是后来形成内瘘的基础。在粘连的基础上,胆囊内的结石压迫胆囊壁引起胆囊壁缺血、坏死、穿孔并与另一器官相通形成内瘘。胆囊颈部是穿孔形成内瘘最常见部位之一,这与胆囊管比较细小、胆囊受炎症或结石刺激后强烈收缩、颈部承受压力较大有关。胆囊炎反复发作时最常累及的器官是十二指肠、结肠和胃,当胆管系统因炎症与十二指肠粘连,胆石即可压迫十二指肠造成肠壁的坏死、穿孔、自行减压引流,胆石被排到十二指肠从而形成胆囊十二指肠瘘、胆总管十二指肠瘘、胆囊十二指肠结肠瘘。这种因结石嵌顿、梗阻、感染导致十二指肠穿孔自行减压形成的内瘘,常常是机体自行排石的一种特殊过程或视为胆结石的一种并发症,有时可引起胆石性肠梗阻。

(四)消化性溃疡

十二指肠的慢性穿透性溃疡,常因慢性炎症向邻近脏器穿孔而形成内瘘,如溃疡位于十二指肠的前壁或侧壁者可穿入胆囊,形成胆囊十二指肠瘘。而溃疡位于十二指肠后壁者穿入胆总管,引起胆总管十二指肠瘘,十二指肠溃疡亦可向下穿入结肠引起十二指肠结肠瘘,或胆囊十二指肠结肠瘘。也有报道穿透性幽门旁溃疡所形成的胃、十二指肠瘘,肝门部动脉瘤与十二指肠降部紧密粘连向十二指肠内破溃而导致大出血的报道,亦是一种特殊的十二指肠内瘘。因抗分泌药对十二指肠溃疡的早期治疗作用,由十二指肠溃疡引起的十二指肠内瘘目前临床上已十分少见。

(五)恶性肿瘤

恶性肿瘤引起的十二指肠内瘘亦称为恶性十二指肠内瘘,主要是十二指肠癌浸润结肠肝曲或横结肠,或结肠肝区癌肿向十二指肠的第3、4段浸润穿孔所致。Hersheson收集37例十二指肠-结肠瘘,其中19例起源于结肠癌。近年国内有报道十二指肠结肠瘘是结肠癌的少见并发症,另外十二指肠或结肠的霍奇金病,或胆囊的癌肿也可引起十二指肠内瘘。随着肿瘤发病率的增高,由恶性肿瘤引起十二指肠内瘘的报道日益增多。

(六)炎性疾病

因慢性炎症向邻近脏器浸润穿孔可形成内瘘。炎性疾病包括十二指肠憩室炎、克罗恩病溃疡性结肠炎、放射性肠炎及肠道特异性感染,如腹腔结核等均可引起十二指肠结肠瘘或胆囊十二指肠结肠瘘。

二、发病机制

先天性十二指肠内瘘的病理改变:异常通道底部为胆囊黏膜,颈部为十二指肠腺体上方0.5 cm可见胆囊腺体与十二指肠腺体相移行证实为先天性异常。王元和谭卫林报道2例手术证实的先天性十二指肠结肠瘘均为成年女性。内瘘瘘管都发生在十二指肠第三部与横结肠之间。鉴于消化系统发生的胚胎学研究,十二指肠后1/3与横结肠前2/3同属中肠演化而来。因此从

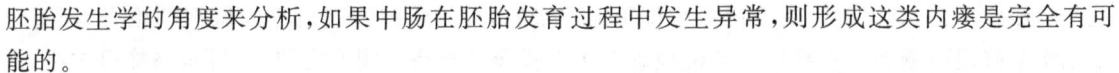

胚胎发生学的角度来分析,如果中肠在胚胎发育过程中发生异常,则形成这类内瘘是完全有可能的。

三、检查

(一)实验室检查
选择做血、尿、便、常规检查及电解质检查。

(二)其他辅助检查
1.X线检查

X线检查包括腹部透视、腹部平片和消化道钡剂造影。

(1)腹部透视和腹部平片:有时可见胆囊内积气,是诊断十二指肠内瘘的间接依据但要与产气杆菌引起的急性胆囊炎相鉴别。十二指肠肾盂(输尿管)瘘时,腹部平片可见肾区有空气阴影和不透X线的结石(占25%~50%)。

(2)消化道钡剂造影:消化道钡剂造影能提供内瘘存在的直接依据,可显示十二指肠内瘘瘘管的大小、走行方向、有无岔道及多发瘘。

上消化道钡剂造影:可见影像有以下几种。①胃、十二指肠瘘:胃幽门管畸形及与其平行的幽门管瘘管。②十二指肠胆囊瘘:胆囊或胆管有钡剂和/或气体,瘘管口有黏膜征象。以前者更具诊断意义此外,胆囊造瘘时不显影也为间接证据之一。③十二指肠结肠瘘:结肠有钡剂充盈。④十二指肠胰腺瘘:钡剂进入胰腺区域。

下消化道钡剂灌肠:可发现钡剂自结肠直接进入十二指肠或胆管系统,对十二指肠结肠瘘的正确诊断率可达90%以上做结肠气钡双重造影,可清楚地显示瘘管的位置,结合观察显示的黏膜纹,有助于鉴别十二指肠结肠瘘、空肠结肠瘘、结肠胰腺瘘和结肠肾盂瘘。

(3)静脉肾盂造影:十二指肠肾盂(输尿管)瘘患者行此检查时,因病肾的功能遭到破坏,常不能显示瘘的位置,但从病肾的病变可提供瘘的诊断线索;并且治疗也需要通过造影来了解健肾的功能,所以仍有造影的意义。

2.超声、CT、MRI检查

可从不同角度不同部位显示肝内外胆管结石及消化道病变的部位、范围及胆管的形态学变化,而对十二指肠内瘘的诊断只能提供间接的诊断依据。如胆管积气、结肠瘘浸润十二指肠等。

3.ERCP检查

内镜可直接观察到十二指肠内瘘的瘘口,同时注入造影剂,可显示瘘管的走行大小等全貌,确诊率可达100%,是十二指肠内瘘最可靠的诊断方法。

4.内镜检查

(1)肠镜检查:可发现胃肠道异常通道的开口,并做鉴别诊断。十二指肠镜进入十二指肠后见黏膜呈环形皱襞柔软光滑,乳头位于十二指肠降段内侧纵向隆起的皱襞上,一般瘘口位于乳头开口的上方,形态多呈不规则的星状形,无正常乳头形态及开口特征。当瘘口被黏膜覆盖时不易发现,但从乳头开口插管,导管可从瘘口折回至肠腔,改从乳头上方瘘口插管,异常通道显影而被确诊,此时将镜面靠近瘘口观察,可见胆汁或其他液体溢出。内镜下十二指肠内瘘应注意与十二指肠憩室相鉴别,憩室也可在十二指肠乳头附近有洞口,但边缘较整齐,开口多呈圆形,洞内常有食物残渣,拨开残渣后能见到憩室底部导管向洞内插入即折回肠腔注入造影剂可全部溢出,同时肠道内可见到造影剂,而无异常通道显影。一组资料报道47例胆总管十二指肠内瘘同时合并十二指肠憩室 5 例,有 1 例乳头及瘘口均位于大憩室的腔内,内镜检查后立即服钡剂检查,证实为十二指肠降段内侧大憩室纤维结肠镜检查对十二指肠结肠瘘可明确定位,并可观察瘘口大小,活组织检查以确定原发病灶的性质为选择手术方式提供依据。

(2)腹腔镜检查:亦可作为十二指肠内瘘诊断及治疗的手段且有广泛应用前景。

(3)膀胱镜检查:疑有十二指肠肾盂(输尿管)瘘时,此检查除可发现膀胱炎征象外,尚可在病侧输尿管开口处看到有气泡或脓性碎屑排出;或者经病侧输尿管的插管推注造影剂后摄片,可发现十二指肠内有造影剂。目前诊断主要依靠逆行肾盂造影,将近 2/3 的患者是阳性。

5.骨炭粉试验

口服骨炭粉,15～40 分钟后有黑色炭末自尿中排出。此项检查仅能肯定消化道与泌尿道之间的内瘘存在,但不能确定瘘的位置。

四、临床表现

十二指肠瘘发生以后,患者是否出现症状,应视与十二指肠相通的不同的空腔脏器而异。与十二指肠相交通的器官不同,内瘘给机体带来的后果亦不同,由此产生的症状常因被损害的器官的不同而差异较大,如十二指肠胆管瘘是以胆管感染为主要病变,故临床以肝脏损害症状为主;而十二指肠结肠瘘则以腹泻、呕吐、营养不良等消化道症状为主。

(一)胃、十二指肠瘘

胃、十二指肠瘘可发生于胃与十二指肠球部横部及升部之间,几乎都是由于良性胃溃疡继发感染、粘连继而穿孔破入与之粘连的十二指肠球部,或因胃穿孔后形成局部脓肿,继而破入十二指肠横部或升部。胃、十二指肠瘘形成后,对机体的生理功能干扰不大,一般多无明显症状。绝大部分患者都因长期严重的溃疡症状而掩盖了瘘的临床表现;少数患者偶尔发生胃输出道梗阻。

(二)十二指肠胆囊瘘

十二指肠胆囊瘘症状颇似胆囊炎如嗳气、恶心呕吐、厌食油类、消化不良,有时有寒战高热、腹痛,出现黄疸而酷似胆管炎、胆石症的表现。有时表现为十二指肠梗阻,也有因胆石下行到肠腔狭窄的末端回肠或回盲瓣处而发生梗阻,表现为急性机械性肠梗阻症状,如为癌症引起,则多属晚期,其症状较重,且很快出现恶病质。

(三)十二指肠胆总管瘘

通常只出现溃疡病的症状,有少数可发生急性化脓性胆管炎而急诊入院。

(四)十二指肠胰腺瘘

十二指肠胰腺瘘发生之前常先有胰腺脓肿或胰腺囊肿的症状,故可能追问出有上腹部肿块的病史。其次,多数有严重的消化道出血症状。手术前不易明确诊断。Berne 和 Edmondson 认为消化道胰腺瘘具有 3 个相关的临床经过,即胰腺炎后出现腹内肿块及突然出现严重的胃肠道出血,应警惕内瘘的发生;腹内肿块消失之时,常为内瘘形成之日,这个经验可供诊断时参考。

(五)十二指肠结肠瘘

良性十二指肠结肠瘘常有上腹部疼痛、体重减轻、乏力、胃纳增大,大便含有未消化的食物或严重的水泻。有的患者伴有呕吐,可闻到呕吐物中的粪臭结合既往病史有诊断意义。内瘘发生的时间,据统计从1周到32周,多数(70%以上)患者至少在内瘘发生3个月才被确诊而手术。内瘘存在时间越长,症状就越突然,后果也越严重。先天性十二指肠结肠瘘最突出的症状是腹泻,往往自出生即出现,病史中查不到腹膜炎、肿瘤和腹部手术的有关资料。由于先天性内瘘在十二指肠一侧开口位置较低而且内瘘远端不存在梗阻,故很少发生粪性呕吐与腹胀。如无并发症,则不产生腹痛。要注意与非先天性良性十二指肠结肠瘘的区别。若为恶性肿瘤浸润穿破所造成的十二指肠结肠瘘,除了基本具备上述症状外,病情较重,恶化较快,常同时又有恶性肿瘤的相应症状。

(六)十二指肠肾盂(输尿管)瘘

十二指肠肾盂(输尿管)瘘临床上可先发现有肾周围脓肿,即病侧腰痛局部有肿块疼痛向大腿或睾丸放射,腰大肌刺激征阳性。以后尿液可有气泡,或者尿液混浊,或有食物残渣,以及尿频、尿急尿痛等膀胱刺激症状。如果有突然发生水样、脓性腹泻同时伴有腰部肿块的消失,往往提示内瘘的发生。此时腰痛减轻,也常有脱水及血尿。此外尚有比较突出的消化道症状如恶心、呕吐和厌食肾结石自肛门排出甚为罕见未能得到及时治疗者呈慢性病容乏力和贫血,有时可以引起明显的脓毒血症,患者始终有泌尿道的感染症状,有的患者有高氯血症的酸中毒。宁天枢等曾报道1例先天性输尿管十二指肠瘘并发尿路蛔虫病,患者自4岁起发病到18岁就诊止估计自尿道排出蛔虫达400条左右,该例经手术证实且治愈。有报道1例5岁男性右输尿管十二指肠瘘的患者,也有排蛔虫史,由于排蛔虫,首先想到的是膀胱低位肠瘘,很容易造成误诊。该例手术发现不仅右输尿管上段与十二指肠间有一瘘管,而且右肾下极1 cm处有一交叉瘘管与十二指肠降部相通,实为特殊。故对尿路蛔虫病的分析不能只局限于膀胱低位肠瘘的诊断。

五、并发症

(1)感染是最常见的并发症,严重者可发生败血症。

(2)合并水、电解质紊乱。

(3)出血、贫血亦是常见并发症。

六、诊断

十二指肠内瘘,术前诊断较为困难,因为大部分十二指肠内瘘缺乏特征性表现,漏诊率极高。有学者报道10例胆囊十二指肠内瘘,术前诊断7例为胆囊炎胆囊结石,3例诊断为肠梗阻提高十二指肠内瘘的正确诊断率,应注意以下几个方面。

(一)病史

正确详细的既往史、现病史是临床诊断的可靠信息来源,有下列病史者应考虑有十二指肠内瘘存在的可能。

(1)既往有反复发作的胆管疾病史尤其是曾有胆绞痛黄疸后又突然消失的患者。

(2)既往彩超或B超提示胆囊内有较大结石,近期复查显示结石已消失,或移位在肠腔内。

(3)长期腹痛、腹泻消瘦、乏力伴程度不等的营养不良。

(二)辅助检查

十二指肠内瘘诊断的确定常需要借助影像学检查,如X线检查、彩超或B超、CT、MRI、ERCP等,能提供直接的或间接的影像学诊断依据,或内镜检查发现胃肠道异常通道的开口等即可明确诊断。

七、治疗

十二指肠内瘘的治疗分为手术治疗和非手术治疗,如何选择争议较大。

(一)非手术治疗

鉴于部分十二指肠内瘘可以自行痊愈,加之部分十二指肠内瘘可以长期存在而不发生症状,目前多数学者认为只对有临床症状的十二指肠内瘘行手术治疗,方属合理。一组资料报道13年行胆管手术186例,术后发生8例胆总管十二指肠内瘘(4.7%),经消炎、营养支持治疗,6例内瘘治愈(75%)仅有2例经非手术治疗不好转而改行手术治疗而治愈。非手术治疗包括纠正水电解质紊乱、选用有效足量的抗生素控制感染积极的静脉营养支持,必要时可加用生长激素严密观察生命体征及腹部情况,如临床表现不好转应转手术治疗。

(二)手术治疗

在输液(建立两条输液通道)输血、抗感染等积极抗休克与监护下施行剖腹探查术。

1.胃、十二指肠瘘

根据胃溃疡的部位和大小,做胃大部分切除术及妥善地缝闭十二指肠瘘口,疗效均较满意。若瘘口位于横部及升部,往往炎症粘连较重,手术时解剖、显露瘘口要特别小心避免损伤肠系膜上动脉或下腔静脉。Webster推荐在解剖、显露十二指肠瘘口之前,先游离、控制肠系膜上动脉和静脉,这样既可避免术中误伤血管,又可减轻十二指肠瘘口的修补张力。

2.十二指肠胆囊瘘

术中解剖时应注意十二指肠胆囊瘘管位置有瘘口短而较大的直接内瘘,也有瘘管长而狭小的间接内瘘。由于粘连多,解剖关系不易辨认,故宜先切开胆囊,探明瘘口位置与走向,细致地游离,才不致误伤十二指肠及其他脏器,待解剖完毕后,切除十二指肠瘘口边缘的瘢痕组织,再横行缝合十二指肠壁。若顾虑缝合不牢固者,可加用空肠浆膜或浆肌片覆盖然后探查胆总管是否通畅置T管引流,最后切除胆囊。对瘘口较大或炎性水肿较重者,应做相应的十二指肠或胃造口术进行十二指肠减压引流,以利缝合修补的瘘口愈合,术毕须放置腹腔引流。

3.十二指肠胆总管瘘

单纯性的由十二指肠溃疡并发症引起的十二指肠胆总管瘘可经非手术治疗而痊愈。对经常发生胆管炎的病例或顽固的十二指肠溃疡须行手术治疗,否则内瘘不能自愈。较好的手术方法是迷走神经切断胃次全切除的胃空肠吻合术。十二指肠残端的缝闭,可采用Bancroft法。十二指肠胆总管无须另做处理,胃内容改道后瘘管可以自行闭合。如有胆管结石、胆总管积脓,则不宜用上述手术方法。应先探查胆总管胆管内结石、积脓、食物残渣等均须清除、减压,置T形管引流;或者待十二指肠与胆总管分离后分别修补十二指肠和胆总管的瘘孔,置T形管引流另外做十二指肠造口减压。切除胆囊,然后腹腔安置引流。

4.十二指肠胰腺瘘

关键在于胰腺脓肿或囊肿得到早期妥善的引流,及时解除十二指肠远端的梗阻和营养支持,则十二指肠胰腺瘘均能获得自愈。因胰液侵蚀肠壁血管造成严重的消化道出血。如非手术治疗无效,应及时进行手术,切开十二指肠壁,用不吸收缝线缝扎出血点。

5.十二指肠结肠瘘

有学者曾报道1例因溃疡穿孔形成膈下脓肿所致的十二指肠结肠瘘,经引流膈下脓肿后,瘘获得自愈结核造成内瘘者,也有应用抗结核治疗后而痊愈的报道,但大多数十二指肠结肠瘘内瘘(包括先天性),均需施行手术治疗。由于涉及结肠,术前须注意充分的肠道准备与患者全身状况的改善。良性的可做单纯瘘管切除分别做十二指肠和结肠修补,缝闭瘘口倘瘘口周围肠管瘢痕较重或粘连较多要行瘘口周围肠切除和肠吻合术。对位于十二指肠第三部的内瘘切除后,有时十二指肠壁缺损较大,则修补时应注意松解屈氏韧带,以及右侧系膜上血管在腹膜后的附着处,保证修补处无张力。必要时应用近段空肠襻的浆膜或浆肌覆盖修补十二指肠壁的缺损。由十二指肠溃疡引起者,只要患者情况允许宜同时做胃次全切除术。先天性者,有多发性瘘的可能,因此手术时要认真而仔细地探查,防止遗漏。因结肠癌浸润十二指肠而引起恶性内瘘者,视具体情况选择根治性手术或姑息性手术。

(1)根治性手术:Callagher曾介绍以扩大的右半结肠切除术治疗位于结肠肝曲恶性肿瘤所致的十二指肠结肠瘘。所谓的扩大右半结肠切除,即标准右半结肠切除加部分性胰十二指肠切除然后改建消化道。即行胆总管(或胆囊)-空肠吻合,胰腺-空肠吻合(均须分别用橡皮管或塑料管插管引流),胃-空肠吻合,回肠-横结肠吻合术。

(2)姑息性手术:对于无法切除者,可做姑息性手术。即分别切断胃幽门窦横结肠、末端回肠,再分别闭锁胃与回肠的远端,然后胃-空肠吻合回肠-横结肠吻合与空肠输出襻同近侧横结肠吻合。无论是根治性或姑息性手术,术中均需安置腹腔引流。

6.十二指肠肾盂(输尿管)瘘

(1)引流脓肿:伴有肾周围脓肿或腹膜后脓肿者,须及时引流。

(2)排除泌尿道梗阻:如病肾或输尿管有梗阻应设法引流,可选择病侧输尿管逆行插管或暂时性肾造口术。经上述治疗,有少数瘘管可闭合自愈。

(3)肾切除和瘘修补术:病肾如已丧失功能或者是无法控制的感染而健肾功能良好,可考虑病肾的切除,以利内瘘的根治。采用经腹切口,以便同时做瘘修补。因慢性炎症使肾周围粘连较多解剖关系不清,故对术中可能遇到的困难有充分的估计并做好相应准备,包括严格的肠道准备。十二指肠侧瘘切除后做缝合修补,并做十二指肠减压,腹腔内和腹膜外的引流。

(4)十二指肠输尿管瘘多数需将病肾和输尿管全切除。如仅在内瘘的上方切除肾和输尿管,而未切除其远侧输尿管,则瘘可持续存在。少数输尿管的病变十分局限,肾未遭到严重破坏,则可考虑做病侧输尿管局部切除后行端端吻合术。术后须严密观察病情,继续应用有效的抗生素给予十二指肠减压。

(李建忠)

第九节　十二指肠良性肿瘤

十二指肠良性肿瘤少见,良、恶性比例为 1∶2.6～1∶6.8。据国内1747例与国外2 469例十二指肠良恶性肿瘤综合统计,十二指肠良性肿瘤分别占21％与33％。十二指肠良性肿瘤本身虽属良性,但部分肿瘤有较高的恶变倾向,有的本身就介于良、恶性之间,甚至在镜下均难于鉴别。尤其肿瘤生长的位置常与胆、胰引流系统有密切关系,位置固定,十二指肠的肠腔又相对较窄,因此常常引起各种症状,甚至发生严重并发症而危及生命。由于十二指肠位置特殊,在这些肿瘤的手术处理上十分棘手。

一、十二指肠腺瘤

十二指肠腺瘤是常见的十二指肠良性肿瘤,约占小肠良性肿瘤的25％。从其发源可分为

Brunner 腺瘤和息肉样腺瘤两种。

（一）Brunner 腺瘤

Brunner 腺瘤系十二指肠黏液腺（Brunner 腺）腺体增生所致,故有人认为它并非真正的肿瘤。该腺体位于十二指肠黏膜下层,可延伸至黏膜固有层,其导管通过 Lieberkuhn 腺陷窝开口于十二指肠腔,分泌含粘蛋白的黏液和碳酸氢盐。此腺体绝大多数位于十二指肠球部,降部和水平部依次减少。

Brunner 腺瘤有三种类型:①腺瘤样增生最多见,为单个瘤样物突出肠腔内,有蒂或无蒂,质较硬,呈分叶状。国外报道其直径多不超过 1 cm,国内报道肿瘤均较大,最大达 8 cm。②局限性增生,表面呈结节状,多位于十二指肠乳头上部。③弥漫性结节增生:呈不规则的多发性小结节,分布于十二指肠的大部分。

Brunner 腺瘤显微镜下所见无明显包膜,由纤维组织、平滑肌分隔成大小不等的小叶结构,可见腺泡、腺管和潘氏细胞,故认为属错构瘤,极少恶变。

1.临床表现

十二指肠 Brunner 腺瘤常无明显临床症状,当肿瘤生长到一定程度可出现上腹部不适、饱胀、疼痛或梗阻,约 45% 病例有上消化道出血,以黑便为主,伴贫血,少有呕血。

2.诊断

十二指肠 Brunner 腺瘤常由上消化道辅助检查发现十二指肠黏膜下隆起性病变,而获得临床诊断,最后确诊常依赖病理组织检查。

常用辅助检查手段为钡餐或气钡双重造影和十二指肠镜。前者见球后有圆形充盈缺损或呈光滑的"空泡征",若为弥漫性结节样增生,则呈多个小充盈缺损,如鹅卵石样改变。十二指肠镜则可见肿瘤位于黏膜下,向肠腔内突出,质较硬,黏膜表面有炎症、糜烂,偶见溃疡,行活体组织病理检查时必须取材较深方能诊断。

3.治疗

理论上 Brunner 腺瘤属错构瘤性质,很少恶变,加之有学者认为 Brunner 腺瘤系胃酸分泌过多的反应。因而认为可经药物治疗消退,或长期追踪,但因于术前很难对 Brunner 腺病定性,而且腺瘤发展到一定大小常致出血、贫血等,因此绝大多数学者认为仍应手术治疗,特别是对单个或乳头旁局限性增生的腺瘤应予切除。处理方法如下。

（1）肿瘤小且蒂细长者可经内镜切除。

（2）肿瘤较大,基底较宽应经十二指肠切除。

（3）球部肿瘤直径>3 cm,基底宽,切除后十二指肠壁难以修复者,可行胃大部切除。

（4）肿瘤位于乳头周围,引起胆、胰管梗阻或疑有恶变经快速病理检查证实者,应做胰头十二指肠切除。

（二）十二指肠腺瘤性息肉

十二指肠腺瘤多属此类。源于十二指肠黏膜腺上皮,有别于 Brunner 腺瘤。由于腺瘤的结构形态不同,表现各异,预后亦有较大的差异。目前按腺瘤不同结构和形态将其分为 3 类。①绒毛状腺瘤:腺瘤内有大量上皮从管腔黏膜表面突起,呈绒毛状或乳头状,表面如菜花样,基底部质软、易出血,恶变率高达 63%,临床较少见。②管状腺瘤:较多见,肿瘤多数较小、有蒂、质较硬,肿瘤内以管腔为主,少见绒毛状上皮,恶变率较低,约 14%。③管状绒毛状腺瘤:其形状结构和恶变率居前两者之间。

1.临床表现

早期多无症状,肿瘤发展到一定大小则可有上腹部不适、隐痛等胃十二指肠炎表现。较长病史者可出现贫血,大便隐血阳性,其中尤以绒毛状腺瘤表现突出。位于乳头部腺瘤可因阻塞胆总管而致黄疸或诱发胰腺炎。较大的肿瘤可致十二指肠梗阻,但较罕见。

2.诊断

同其他十二指肠肿瘤诊断方法一样,依赖于十二指肠低张造影和十二指肠镜检查,前者表现为充盈缺损;后者则可见向肠腔突起的肿块、呈息肉样或乳头状,病理学检查常可明确诊断。

B超及CT等检查对诊断较大的腺瘤也有一定参考价值。

值得注意的是十二指肠腺瘤可伴发于家族性息肉、Gardner综合征等,因而对十二指肠腺瘤做出诊断的同时,应了解结肠等其他消化道有无腺瘤存在。

3.治疗

十二指肠腺瘤被认为是十二指肠腺癌的癌前期病变,恶变率高。因此,一旦诊断确定应争取手术治疗。具体方法如下。

(1)经内镜切除:适用于单发、较小、蒂细长、无恶变可能的腺瘤。蒂较宽、肿瘤较大则不宜采用。应注意电灼或圈套切除易发生出血和穿孔。切除后复发率为28%～43%,故应每隔半年行内镜复查,1～2年后每年复查1次。

(2)经十二指肠切除:适用于基底较宽、肿瘤较大经内镜切除困难者。乳头附近的肿瘤亦可采用此法。切除后同样有较高的复发率,要求术后内镜定期随访。

手术方法是切开十二指肠侧腹膜(Kocher切口),游离十二指肠,用双合诊方法判断肿瘤部位和大小,选定十二指肠切开的部位,纵向切开相应部位侧壁至少4 cm,显露肿瘤并切取部分肿瘤行术中快速病理切片检查。如肿瘤位于乳头附近,则经乳头逆行插管以判断肿瘤与乳头和胆管的关系,如有黄疸则应切开胆总管,经胆管内置管以显露十二指肠乳头。注意切除肿瘤时距瘤体外周0.3～0.5 cm切开黏膜,于肌层表面游离肿瘤。乳头附近肿瘤常要求连同瘤和乳头一并切除,因而应同时重做胆胰管开口。其方法是在胆管开口前壁切断Oddi括约肌,用两把蚊式钳夹住胆管和胰管开口相邻处,在两钳之间切开约0.5 cm,分别结扎缝合,使胆、胰管出口形成一共同通道,细丝线间断缝合十二指肠黏膜缘与胆、胰管共同开口处的管壁,分别于胆管和胰管内插入相应大小的导管,以保证胆汁、胰液引流通畅,亦可切开胆总管,内置T管,下壁穿过胆管十二指肠吻合口达十二指肠,胰管内置管,经T形管引出体外,缝合十二指肠切口,肝下置引流,将胃肠减压管前端置入十二指肠。本法虽然术后胆胰管开口狭窄、术后胰腺炎、十二指肠瘘等并发症较少,但切除范围有限。

(3)胃大部切除:适用于球部腺瘤,蒂较宽,周围有炎症,局部切除后肠壁难以修复者。

(4)胰头十二指肠切除:适用于十二指肠乳头周围单个或多发腺瘤,或疑有恶变者。十二指肠良性肿瘤是否应行胰头十二指肠切除术尚有争议。

二、其他十二指肠良性肿瘤

十二指肠良性肿瘤有的前面已经提到(如平滑肌瘤、脂肪瘤等),有的十分罕见(如神经源性肿瘤、错构瘤、纤维瘤、内分泌肿瘤等),以及一些组织的异位等在本节中不再阐述。

（一）十二指肠血管瘤（肉瘤）

血管瘤90％以上见于空肠与回肠，十二指肠少见，通常来自黏膜下血管丛。多数为很小的息肉状肿瘤，呈红色或紫血色，向肠腔内突出，可单发，也可多发，可呈局限性生长，也可弥漫性分布。可分为三型：①毛细血管瘤。无包膜，呈浸润性生长，在肠黏膜内呈蕈状突起的鲜红色或仅呈暗红色或紫红色斑。②海绵状血管瘤。由扩张的血窦构成，肿瘤切面呈海绵状。③混合型血管瘤。常并发出血，在诊断与治疗上均感棘手。极少数血管瘤可恶变为血管肉瘤。

血管肉瘤亦来自十二指肠的血管组织，除了能转移外，临床表现与血管瘤相似，但血管肉瘤的血管丰富，易向黏膜生长而形成溃疡与出血。

（二）十二指肠纤维瘤（肉瘤）

纤维瘤好发于回肠黏膜，十二指肠纤维瘤很少见，常为单发，也可多发。由肠黏膜纤维组织发生的良性肿瘤，也可发生在黏膜下、肌层、浆膜下。外观呈结节状，有包膜、界限清楚的肿瘤，切面呈灰白色，可见编织状的条纹，质地韧。镜下由胶原纤维和纤维细胞构成，其间是血管和其周围少量疏松的结缔组织。瘤组织内纤维排列成索状，纤维间含有血管的细胞，一般不见核分裂象。纤维肉瘤镜下瘤细胞大小不一，呈梭形或圆形，分化程度差异很大，瘤细胞核大深染，核分裂象多见，生长快，预后不佳。术后易复发。

临床表现：主要症状为腹痛、恶心、呕吐、食欲缺乏、消瘦等，偶可发生梗阻与出血。

十二指肠肿瘤可引起严重并发症，少数可发生恶变，故一旦确诊，应以手术治疗为主。切除率一般可达98％以上，切除方案应根据病灶所在十二指肠的部位、大小、形态、肿瘤的类型而定，一般肿瘤较小，且距十二指肠乳头有一定的距离时，可行局部肠壁楔形切除或局部摘除，有学者主张经十二指肠将肿瘤做黏膜下切除；肿瘤较大或多发性者，可行部分肠段切除术；肿瘤累及壶腹部或有恶变倾向时，应行部分十二指肠切除术。术中一定要注意将切除的肿瘤标本送冰冻切片检查，才能根据病理结果确定切除的范围。对十二指肠小的、单发的、带蒂的良性肿瘤可在内镜下用圈套器切除，或用微波、激光凝固摘除。

（李建忠）

第十节　十二指肠恶性肿瘤

本节主要讨论的十二指肠恶性肿瘤指原发于十二指肠组织结构的恶性肿瘤，即原发性十二指肠恶性肿瘤，较少见，国外报道尸检发现率为0.02％～0.05％，约占胃肠道恶性肿瘤的0.35％，但小肠肿瘤以十二指肠发生率最高，约占全部小肠肿瘤的41％。其中恶性肿瘤多于良性肿瘤，前后两者比例约为6.8：1。

一、十二指肠腺癌

十二指肠腺癌是指起源于十二指肠黏膜的腺癌。其发病率国外文献报道占十二指肠恶性肿瘤的80％，占全消化道恶性肿瘤的1％偏低。国内报道占十二指肠恶性肿瘤的65％左右，占全消化道肿瘤的0.3％，占小肠恶性肿瘤的25％～45％。好发于50～70岁，男性稍多于女性。学者查阅中南大学湘雅二医院病历资料，近10年来仅发现十二指肠腺癌18例，占同期内十二指肠恶性肿瘤的70%左右。

(一)病因病理

目前对十二指肠腺癌的病因不甚清楚。胆汁和胰腺中分泌出来的可能是致癌原的一些物质如石胆酸等二级胆酸对肿瘤的形成起促进作用。十二指肠腺癌与下列疾病有关:家族性息肉病、Gardner和Turcot综合征、Von Reeklinghausen综合征、Lynch综合征、良性上皮肿瘤如绒毛状腺瘤等。另有报道与溃疡或憩室的恶变以及遗传等因素也有一定关系。

根据癌瘤发生的部位可将十二指肠腺癌分为壶腹上段、壶腹段(不包括发生于胰头、壶腹本身及胆总管下段的癌)及壶腹下段。以发生于壶腹周围者最多,约占50%。其次为壶腹下段,壶腹上段最少。

十二指肠癌大体形态分为息肉型、溃疡型、环状溃疡型和弥漫浸润型,以息肉型多见,约占60%,溃疡型次之。镜下所见多属乳头状腺癌或管状腺癌,位于十二指肠乳头附近以息肉型乳头状腺癌居多,其他部位多为管状腺癌,呈溃疡型或环状溃疡型,溃疡病灶横向扩展可致十二指肠环形狭窄。

(二)分期

国内对十二指肠腺癌尚未进行详细分期,其分期方法多沿引美国癌症联合会制订的分期法。

临床分期为第Ⅰ期,肿瘤局限于十二指肠壁;第Ⅱ期,肿瘤已穿透十二指肠壁;第Ⅲ期,肿瘤有区域淋巴结转移;第Ⅳ期,肿瘤有远处转移。

TNM分期如下。

T:原发肿瘤。

T_0:没有原发肿瘤证据。

T_{is}:原位癌。

T_1:肿瘤侵犯固有层或黏膜下层。

T_2:肿瘤侵犯肌层。

T_3:肿瘤穿破肌层浸润浆膜或穿过无腹膜覆盖的肌层处(如系膜或后腹膜处)并向外浸润≤2 cm。

T_4:肿瘤侵犯毗邻器官和结构,包括胰腺。

N:局部淋巴结。

N_0:无局部淋巴结转移。

N_1:局部淋巴结有转移。

M:远处转移。

M_0:无远处转移。

M_1:有远处转移。

(三)临床表现

早期症状一般不明显,或仅有上腹不适、疼痛、无力、贫血等。其症状、体征与病程的早晚及肿瘤部位有关。根据文献统计现将常见症状、体征分别如下。

1.疼痛

多类似溃疡病,表现为上腹不适或钝痛,进食后疼痛并不缓解,有时疼痛可向背部放射。

2.厌食、恶心、呕吐

此类消化道非特异性症状在十二指肠腺癌的发生率为30%～40%,如呕吐频繁,呕吐内容物多,大多是由于肿瘤逐渐增大堵塞肠腔,引起十二指肠部分或完全梗阻所致。呕吐内容物是否含有胆汁可判别梗阻部位。

3.贫血、出血

贫血、出血为最常见症状,其出血主要表现为慢性失血,如大便隐血、黑便;大量失血则可呕血。

4.黄疸

黄疸系肿瘤阻塞壶腹所致,此种肿瘤引起黄疸常因肿瘤的坏死、脱落而使黄疸波动,常见于大便隐血阳性后黄疸也随之减轻;另外黄疸常伴有腹痛。以上两点有别于胰头癌常见的进行性加重的无痛性黄疸。

5.体重减轻

此种症状亦较常见,但进行性体重下降常预示治疗效果不佳。

6.腹部包块

肿瘤增长较大或侵犯周围组织时,部分病例可扪及右上腹包块。

(四)诊断、鉴别诊断

由于本病早期无特殊症状、体征,故诊断主要依赖于临床辅助检查,其中以十二指肠低张造影和纤维十二指肠镜是术前确诊十二指肠肿瘤的主要手段。

十二指肠低张造影是首选的检查方法,如行气钡双重造影可提高诊断率。因癌肿形态不同,其 X 线影像有不同特征,一般可见部分黏膜粗、紊乱或皱襞消失,肠壁僵硬。亦可见息肉样充盈缺损、龛影、十二指肠腔狭窄。壶腹部腺癌与溃疡引起的壶腹部变形相似,易误诊。十二指肠纤维内镜检查因难窥视第 3、4 段,故可能遗漏诊断。临床可采用超长内镜或钡餐弥补其不足。镜下见病变部位黏膜破溃,表面附有坏死组织。如见腺瘤顶部黏膜粗糙、糜烂,应考虑癌变,对可疑部位需取多块组织行病理检查,以免漏诊。

B超、超声内镜和CT 检查可见局部肠壁增厚,并可了解肿瘤浸润范围、深度、周围区域淋巴结有无转移,以及肝脏等腹内脏器情况。

对上述检查仍未能确诊者,行选择性腹腔动脉和肠系膜上动脉造影,有助于诊断。

由于发生在壶腹部癌可原发于十二指肠壁黏膜、胰管或胆管,而来源部位不同其预后可能不同,因此,Dauson 和 Connolly 对肿瘤产生的粘蛋白进行分析来提示肿瘤组织来源,唾液粘蛋白来自真正的壶腹的肿瘤是胆管上皮和十二指肠黏膜的特征,中性黏蛋白是 Bruner 腺特征性分泌蛋白;硫酸粘蛋白则主要由胰管产生。

需与十二指肠腺癌相鉴别的疾病繁多,但根据主要临床征象不同,考虑不同疾病的鉴别:①表现为梗阻性黄疸者,需与其鉴别的常见疾病有胰头癌、胆管癌、胆管结石、十二指肠降部憩室等。②表现为呕吐或梗阻者,则需与十二指肠结核、溃疡病幽门梗阻、环状胰腺、肠系膜上动脉综合征相鉴别。③消化道出血者,需与胃、肝胆系、结肠、胰腺、右肾和腹膜后等肿瘤相鉴别。④上腹隐痛者,需与溃疡病、胆石症等相鉴别。

(五)治疗

十二指肠腺癌原则上应行根治切除术,其术式可根据癌肿的部位和病期选用十二指肠节段切除或胰头十二指肠切除等术式。对于不能切除的肿瘤可采用姑息性胆肠引流或胃肠引流等术式。据文献报道,20 世纪 90 年代以后,十二指肠腺癌而行胰头十二指肠切除率上升至 62%～90%,使术后 5 年生存率达到 25%～60%。由于胰头十二指肠切除符合肿瘤手术治疗、整块切除和达到淋巴清除的原则,同时有良好的治疗效果,目前已基本被公认为治疗十二指肠癌的标准术式。现对几种常用术式及注意事项介绍如下。

1.胰头十二指肠切除术

十二指肠腺癌手术时,淋巴结转移率为50%~65%,尽管很多医师认为淋巴结阳性并不影响术后生存率,但胰头十二指肠切除因其能广泛清除区域淋巴结而倍受推崇。随着手术技巧的提高和围术期管理的加强,胰头十二指肠切除术后死亡率降至10%以下。胰头十二指肠切除术包括保留幽门和不保留幽门两种基本术式,应根据肿瘤所在部位和生长情况加以选择。但应注意的是十二指肠腺癌行胰头十二指肠切除术后较之胰腺或胆管病变行胰头十二指肠切除有更高的并发症发生率,如胰漏等,其机制可能与软胰结构即胰腺质地正常、胰管通畅有关。一般认为,原发十二指肠癌行胰头十二指肠切除术应注意下列各点:①采用套入式(Child)法的胰空肠端端吻合为好。特别是胰管不扩张者更为适宜。②十二指肠肿瘤侵及胰腺钩突部机会较少。因此,处理钩突部时在不影响根治的原则下,可残留薄片胰腺组织贴附于门静脉,较有利于手术操作;另外,分离其与门静脉和肠系膜上静脉间细小血管支时,不可过度牵拉,避免撕破血管或将肠系膜上动脉拉入术野将其损伤。门静脉保留侧的血管支需结扎牢固,采用缝合结扎更加妥善。③不伴梗阻性黄疸者,胆胰管常不扩张。因此,经胆管放置细T形管引流,其横臂一端可经胆肠吻合口放入旷置的空肠襻内,另一端放在近侧胆管,有助于减少胆肠、胰肠吻合口瘘的发生。④伴有营养不良、贫血、低蛋白血症者,除考虑短期TPN治疗外,术中宜于空肠内放置饲食管(经鼻或行空肠造瘘置管)备术后行肠内营养,灌注营养液和/或回收的消化液如胆、胰液等,颇有助于术后患者的恢复。⑤对高龄或伴呼吸系统疾病者,应行胃造瘘术。⑥术后应加强防治呼吸系统并发症,尤其是肺炎、肺不张等,采用有效的抗生素,鼓励咳嗽和床上活动等措施。

2.节段性十二指肠管切除术

本术式选择适当,能达到根治性切除的目的,其5年生存率不低于胰头十二指肠切除术的效果,且创面小,并发症少,手术死亡率低。此术式主要适用于水平部、升部早期癌,术前及术中仔细探查,必须确定肠壁浆膜无浸润,未累及胰腺,区域淋巴结无转移。充分游离十二指肠外侧缘,切断十二指肠悬韧带,游离十二指肠水平部和升部,切除包括肿瘤在内的十二指肠段及淋巴引流区域组织,在肠系膜上血管后方将空肠远侧端拉至右侧,与十二指肠降部行端端吻合。若切除较广泛,不可能将十二指肠行端端吻合时,也可行Roux-en-Y,即空肠、十二指肠和空肠、空肠吻合术。

3.乳头部肿瘤局部切除术

对肿瘤位于乳头部的高龄患者或全身情况欠佳不宜行胰头十二指肠切除术者,可行乳头部肿瘤局部切除术。手术要点为:①纵向切开胆总管下段,探查并明确乳头及肿瘤的部位。通过胆总管切口送入乳头部的探条顶向十二指肠前壁做标志,在其上方1 cm处切开做一长5 cm的纵向切口,也可做横向切口,在肠腔内进一步辨认乳头和肿瘤的关系。②在十二指肠后壁乳头肿瘤上方,可见到胆总管的位置,在牵引线支持下,距肿瘤约1 cm处切开十二指肠后壁和胆总管前壁,并用细纯丝线将两者的近侧切端缝合,其远侧切端亦予以缝合做牵引乳头部肿瘤。用相同的方法,距肿瘤1 cm的周边行边切开边缝合十二指肠后壁和胆总管,直至将肿瘤完整切除。大约在12点至3点方向可见胰管开口,分别将其与胆总管和十二指肠后壁缝合,在切除肿瘤的过程中,小出血点可缝扎或用电凝止血。切除肿瘤后,创面需彻底止血。③经胰管十二指肠吻合口置一口径适宜、4~5 cm长的细硅胶管,纳入胰管内支撑吻合口,并用可吸收缝线将其与胰管缝合一针固定。经胆总管切口置T管,其横壁一端置入近侧肝管,另一端伸向并通过胆总管十二指肠吻合口,入十二指肠腔内,起支撑作用。横行缝合十二指肠前壁切口和胆总管切口,T管从后者引出。④切除胆囊,放置腹腔引流管关腹。⑤乳头部肿瘤局部切除,不仅要求完整切除肿瘤,而且边缘不残留肿瘤组织,应行冰冻切片检查协助诊断。⑥在完成胆总管、胰管与十二指肠后壁吻合之后,如果已放置T管,可不必再行胆总管十二指肠侧侧吻合术。但应保留T管3~6个月。⑦术后应加强预防胰瘘、胆瘘、胰腺炎和出血等并发症。使用生长抑素、H_2受体阻滞药等。编者曾有一例十二指肠乳头部腺癌经局部切除后3年复发,再次手术局部切除后共生存近5年。

4.胃大部切除术

对十二指肠球部的早期癌,病灶靠近幽门可采用本术式。注意切缘必须距肿瘤2 cm以上,不要误伤周围重要结构。

放疗、化疗对十二指肠腺癌无显著疗效,个别报道化疗能延长存活时间,可在术中或术后配合使用。

(六)预后

十二指肠腺癌总的预后较胰头癌与胆总管下段癌等好。其手术切除率70%以上,根治性切除后5年生存率为25%~60%。但不能切除的十二指肠癌预后差,生存时间一般为4~6个月,几乎无长期生存病例。而十二指肠癌根据发生的部位不同其预后亦有差异,一般认为发生于十二指肠第3、4段的腺癌预后比发生于第1、2段者预后好,其原因认为有如下3点:①生物学特征不同,第3、4段肿瘤生物学特征表现为中肠特性而第1、2段表现为前肠特性。②第3、4段肿瘤临床发现常相对较早,即使肿瘤虽已突破固有肌层,但常不侵犯周围器官而仅侵及周围脂肪组织。③第3、4段腺癌由于可行肠段切除而手术死亡率低。有很多资料显示,十二指肠腺癌预后与淋巴结阳性与否、肿瘤浸润的深度、组织学分化程度及性别等无关。但有胰腺等侵犯,被认为是导致局部复发和致死的原因。

二、十二指肠类癌

类癌是消化道低发性肿瘤,仅占消化道肿瘤的0.4%~1.8%,而十二指肠类癌发病率更低,仅占全胃肠类癌的1.3%,占小肠类癌的5%。十二指肠第2段多见,第1段次之。

(一)病理

十二指肠类癌是起源于肠道Kultschitzsky细胞(肠嗜铬细胞),能产生多种胺类激素肽,是胺前体摄取和脱羧肿瘤(APUD肿瘤),属神经内分泌肿瘤范畴。肿瘤一般较小,单发或多发。随肿瘤增长可出现恶性肿瘤浸润生长的特征,诸如浸润和破坏黏膜、肌层,继而侵及浆膜和周围脂肪结缔组织、淋巴管和血管。十二指肠类癌一般属于低度恶性肿瘤,生长缓慢。转移较少,最常见的转移部位是肝脏,其次是肺。判断类癌的良、恶性不全取决于细胞形态,主要取决于有无转移。一般认为肿瘤的转移与其大小有关,肿瘤<1 cm者转移率为2%,1~2 cm者转移率为50%,超过2 cm者则80%~90%有转移。

十二指肠类癌多发生于降部黏膜下,质硬、表面平滑,易发生黏膜浅表溃疡。肿瘤切面呈灰白色,置于甲醛溶液固定后转为鲜黄色。如肿瘤呈环形浸润可引起十二指肠肠腔狭窄;位于十二指肠乳头附近者可压迫胆管出现黄疸;若向浆膜外生长,则可浸润周围脏器。

(二)临床表现

十二指肠类癌一方面有十二指肠肿瘤的共同表现,如黑便、贫血、消瘦、黄疸或十二指肠梗阻症状;另一方面由于类癌细胞分泌多种具有生物活性的物质,如5-HT、血管舒张素、组胺、前列腺素、生长抑素、胰高糖素、胃泌素等,当这些生物活性物质进入血液循环时,尤其是类癌肝转移时这些生物活性物质直接进入体循环,可出现类癌综合征,表现为发作性面、颈、上肢和躯干上部皮肤潮红和腹泻等。腹泻严重时有脱水、营养不良、哮喘,甚至出现水肿、右心衰竭等。

5-HIAA(5-hyaroxyindo-leaceticacid,5-羟基吲哚乙酸)但应注意的是个别绒毛管状腺瘤患者也可分泌5-羟色胺,使升高,从而产生中肠型类癌症。

(三)诊断

胃肠钡剂造影和纤维十二指肠镜检查有助于诊断,但X线和镜检所见有时难以与腺癌鉴别,需行活体组织病理检查。

测定24小时尿5-HIAA排出量是目前诊断类癌和判定术后复发的重要依据之一。类癌患者排出量超过正常1～2倍,类癌综合征患者排出量更高。

B超和CT检查主要用于诊断有无肝脏或腹腔淋巴转移灶。

(四)治疗

以手术治疗为主。局部切除适用于<1 cm、远离十二指肠乳头的肿瘤,如肿瘤较大呈浸润性发生,或位于十二指肠乳头周围,应行胰头十二指肠切除术。

对类癌肝转移,可在切除原发灶同时切除转移灶。肝内广泛转移者可行肝动脉结扎或栓塞治疗。

类癌综合征病例可用二甲麦角新碱和磷酸可待因控制症状,前者易引起腹膜后纤维化。腹泻难以控制可用对氯苯丙氨酸,每天4.0 g,但可能引起肌肉痛和情绪低落。

广泛转移病例可用多柔比星、5-FU、长春碱、氨甲蝶呤、环磷酰胺等可有一定疗效。最近研究表面链脲霉素疗效最好,单独用赛庚啶亦有疗效。放疗可缓解骨转移所引起的疼痛,但不能使肿瘤消退。

三、十二指肠恶性淋巴瘤

原发性十二指肠恶性淋巴瘤,是指原发于十二指肠肠壁淋巴组织的恶性肿瘤,这有别于全身恶性淋巴瘤侵及肠道的继发性病变。Dawson提出原发性小肠恶性淋巴瘤的5项诊断标准:①未发现体表淋巴结肿大。②白细胞计数及分类正常。③X线胸片无纵隔淋巴结肿大。④手术时未发现受累小肠及肠系膜区域淋巴结以外的病灶。⑤肝、脾无侵犯。

原发性小肠恶性淋巴瘤发病率的地区差异很大,中东国家的发生率甚高,但美国仅占小肠恶性肿瘤的1%,而我国的小肠恶性淋巴瘤占小肠恶性肿瘤的20%～30%。据国内1 389例小肠恶性淋巴瘤统计,发生于十二指肠者有218例,占15.7%,国外908例中有102例,占11.2%。虽然恶性淋巴瘤占全部小肠恶性肿瘤的一半以上,但其主要发生于回肠,约占47%,其次为空肠,十二指肠少见。

(一)病理

原发性十二指肠恶性淋巴瘤起源于十二指肠黏膜下淋巴组织,可向黏膜层和肌层侵犯,表现为息肉状或为黏膜下肿块或小肠管纵轴在黏膜下弥漫性浸润,常伴有溃疡。肿瘤常为单发,少有多发。按组织学形态可分为淋巴细胞型、淋巴母细胞型、网织细胞型、巨滤泡型及 Hodgkin 病。按大体病理形态可分为:①肿块型或息肉型;②溃疡型;③浸润型;④结节型。按组织学类型可分为霍奇金病与非霍奇金淋巴瘤两大类,以后者最多见。转移途径可经淋巴道、血运以及直接蔓延,淋巴结转移较腺癌为早。

(二)临床表现

原发性十二指肠恶性淋巴瘤好发于 40 岁左右,比其他恶性肿瘤发病年龄较轻,男女发病率比例为1∶1～3∶1。该病在临床上表现无特异性,可因肿瘤的类型和部位而异。Noqvi(1969)提出临床病理分期标准:Ⅰ期,病灶局限,未侵犯淋巴结;Ⅱ期,病灶局限,已侵犯淋巴结;Ⅲ期,邻近器官组织受累;Ⅳ期,有远处转移。

1.腹痛

腹痛大多由于肠梗阻;肿瘤的膨胀、牵拉;肠管蠕动失调;肿瘤本身的坏死而继发感染,溃疡、穿孔等因素所致。腹痛为该病的最常见症状,据国内资料统计,发生率为 65% 以上。出现较早,轻重不一,隐匿无规律,呈慢性过程。初起为隐痛或钝痛,随病情的发展逐渐加重,转为阵发性挛性绞痛,晚期疼痛呈持续性,药物不能缓解。腹痛多数位于中腹部、脐周及下腹部,有时可出现在左上腹或剑突下。一旦肿瘤穿孔而引起急性腹膜炎时,可出现全腹剧痛。

2.肠梗阻

肿瘤阻塞肠腔或肠壁浸润狭窄均可引起肠梗阻。临床常见的症状,出现较早。多为慢性、部分性梗阻,反复发作的恶心、呕吐、进餐后加重。乳头部以上梗阻者,呕吐物中不含胆汁;乳头部以下梗阻者,呕吐物中含大量胆汁。腹胀不明显。

3.腹部肿块

因有 60%～70% 的肿瘤直径超过 5 cm,大者有 10 cm 以上,故临床上据国内资料统计约25.5% 的患者可扪及腹部包块,有的以该病为主诉。

4.黄疸

因恶性肿瘤侵犯或阻塞胆总管开口部或因转移淋巴结压迫胆总管而引起梗阻性黄疸。黄疸发生率远远低于腺癌,大约为 2%。

5.肠穿孔与腹膜炎

因肿瘤侵犯肠壁发生溃疡,坏死、感染而致穿孔,急性穿孔引起弥漫性腹膜炎,慢性穿孔可以引起炎性包块、脓肿、肠瘘。在十二指肠恶性淋巴瘤中的发生率为 15%～20%。北京协和医院统计发生率为19.4%,比其他恶性肿瘤发生率高。

6.其他

十二指肠恶性淋巴瘤尚可出现上消化道出血、消瘦、贫血、腹泻、乏力、食欲下降、发热等一些非特异性临床表现。

(三)诊断与鉴别诊断

该病的早期诊断十分困难,往往被误诊为胃十二指肠炎、消化性溃疡、慢性胰腺炎、胆管疾病等。经常延误诊断超过数月之久。误诊率可高达70%～90%。具体原因分析:①缺乏特异性临床表现。②医师对该病的认识不足,甚至缺乏这方面的知识,故警惕性不高。③该病往往以急症就诊,常被急腹症的临床表现所掩盖。④该病的诊断方法,尤其在基层医院常常没有有效的诊断手段。出现未能查明原因的发热、恶心、呕吐、食欲下降、消瘦、贫血、肠道出血、上腹部疼痛、慢性肠梗阻等临床表现时,应警惕有该病的可能性。而进行各项检查。

1.实验室检查

缺乏特异性,可能出现红细胞数与血红蛋白量下降,呕吐物与大便隐血试验阳性。

2.X线检查

X线平片可能显示十二指肠梗阻的X线表现,或软组织块影。胃肠道钡餐双重对比造影对十二指肠肿瘤的诊断准确率达42%～75%,主要表现为十二指肠黏膜皱襞变形、破坏、消失、肠壁僵硬,充盈缺损、龛影或环状狭窄。十二指肠恶性淋巴瘤X线表现更具有一定特征。因该病破坏肌层中肠肌神经丛,故肠管可能出现局限性囊样扩张,呈动脉瘤样改变,肠壁增厚,肠管变小,呈多发性结节状狭窄。十二指肠低张造影,更有利于观察黏膜皱襞的细微改变,使其诊断准确率提高到93%左右。

3.内腔镜检查

十二指肠镜对该病可以直接进行观察病灶的大小、部位、范围、形态等,同时可进行摄像、照相、刷检脱落细胞和活检以获病理确诊。

4.其他

B超、CT和DSA等对该病的诊断有一定作用,但价值不大。

(四)治疗

该病应以手术治疗为主,手术有诊断与治疗的双重作用。国内报告原发性十二指肠恶性肿瘤的手术率约为60%。手术方案根据该肿瘤所在部位、病变的范围而决定。可以考虑局部切除,但应行胰十二指肠根治性切除为妥。

该病对化疗和化疗有不同程度的敏感性。故术前和术后可以配合进行。疗效优于单纯手术治疗。一般放疗的剂量为40 Gy(4 000 rad)左右为宜。化疗一般采用CTX、VCR、ADM、MTX、PCB及泼尼松等药组成的各种联合化疗方案。

四、十二指肠平滑肌肉瘤

十二指肠平滑肌肉瘤是起源于十二指肠黏膜肌层或固有肌层或肠壁血管壁的肌层肿瘤,根据其组织学特征,分为平滑肌瘤、平滑肌肉瘤和上皮样平滑肌瘤(或称平滑肌母细胞肌瘤),后者罕见。平滑肌瘤和平滑肌肉瘤分别居十二指肠良、恶性肿瘤发病率的第二位,但也有统计认为淋巴瘤发生率稍高于平滑肌肉瘤者。由于临床上平滑肌瘤和平滑肌肉瘤表现无明显差异,大体观难以区别其性质,因而列入一并讨论。

(一)病理

十二指肠平滑肌肉瘤根据其生长方式可分为腔外型、腔内型、腔内外型和壁间型等四型。平滑肌肉瘤主要见于腔外型、腔内外型。平滑肌肉瘤的特点是肿瘤较大,瘤内易发生出血、坏死、囊变,形成多个内含黄色液体的囊腔,若囊内继发感染,破溃后与肠腔相通形成假性憩室,若向腹腔破溃、穿孔则形成局限性脓肿。区分良恶性肿瘤缺乏统一标准。一般认为肿瘤直径>10 cm 或已有转移者,可诊断为肉瘤;直径>8 cm,质脆、血供丰富者,肉瘤可能性大。

术中快速切片病理检查有时难以正确判定其良、恶性,应以石蜡切片观察核分裂象的数目作为诊断的主要依据,判定标准有如下几种:①每个高倍镜视野下核分裂象多于 2 个则为恶性。②每10 个高倍镜视野下核分裂象超过 5 个为肉瘤。③每 25 个高倍镜视野下核分裂象为 1~5 个为低度恶性,多于 5 个为肉瘤。④镜下有不典型核分裂象,核的多形性和染色深是肉瘤的基本特征。⑤每 25 个高倍镜视野下核分裂象数≥4 个,圆形核超过 20% 为肉瘤。平滑肌瘤能否恶变尚不清楚。上皮样平滑肌瘤的大多数瘤细胞呈圆形或多边形,胞质内有空泡或核周有透明区,以此可与平滑肌瘤和平滑肌肉瘤鉴别。以往认为上皮样平滑肌瘤属良性肿瘤,有恶性趋向,现认为此型肿瘤存在良性和恶性两种,恶性较少,后者多向肝转移或腹膜种植。平滑肌肉瘤多向肝转移或腹腔瘤床种植。少有淋巴转移。

(二)临床表现

十二指肠平滑肌肿瘤所产生的症状、体征与其他十二指肠良、恶性肿瘤相似,但以出血、腹部肿块较为突出。有统计肉瘤的出血发生率约为 80%,肌瘤约为 50%,可为少量、持续或间歇大出血,出血与否和出血程度与肿瘤大小无直接关系。肿块多在右上腹,表面较光滑,硬或囊性感,活动度差,个别肿块可在右下腹触及。

(三)诊断

十二指肠平滑肌肿瘤首选的检查方法:①胃肠道钡剂造影,其 X 线特征视肿瘤生长方式和大小而异。腔内型肿瘤可表现为表面光滑、边界清楚的充盈缺损,如形成溃疡则充盈缺损部有龛影;腔外型肿瘤见十二指肠受压,黏膜皱襞紊乱;如肿瘤破溃与肠腔相通时,有巨大憩室征。②十二指肠内镜检查可见肠壁外压性改变或黏膜下隆起病变,黏膜糜烂。十二指肠降部以下病变易被漏诊,活检亦因取材受限难,以明确诊断。③CT 检查在十二指肠部位有边界限清楚的实质性肿块影,若肿瘤内有对比造影剂和气体,更有助于诊断。增强扫描为中等血供或血供较丰富的肿瘤,应与胰头部肿瘤鉴别。

(四)治疗

该病一旦确诊,即使肿瘤局部复发,或转移病灶,均应积极手术探查,不应轻易放弃手术机会。力争根治性切除,对于晚期的或复发的病例,只要全身情况和局部解剖条件许可即积极做姑息性切除或其他手术,这样可以延长生存期,有时甚至可以达到意想不到的效果。其手术方案应根据肿瘤大小、生长部位和生长方式决定。局部切除仅适用于十二指肠外侧壁腔外型肌瘤。由于肉瘤术后复发主要是瘤床和腹腔内肿瘤种植,因此,术中避免瘤体包膜破裂是预防复发的关键之一。术毕于瘤床部位可用蒸馏水浸泡和冲洗。胰头十二指肠切除术适用于较大或位于十二指肠乳头周围的肌瘤。

平滑肌肉瘤肝转移病灶的边界较清楚可沿肿块边缘切除。若有多个转移灶局限于一叶,宜于肝叶切除。对不能切除的肝转移灶,可行肝动脉插管和门静脉插管化疗。学者遇到 1 例 46 岁的男性患者,因十二指肠平滑肌肉瘤(约 4 cm 直径)同时右肝后叶有一直径 5 cm 的转移灶,而行肉瘤所在十二指肠段的切除及不规则的右肝后叶切除,术后 3 年因肿瘤复发,再次行肝肿瘤切除,痊愈出院。

五、十二指肠脂肪瘤和脂肪内瘤

临床上十二指肠脂肪瘤与脂肪肉瘤表现无明显差异,大体观乃至镜下均难以区别其性质,因而列入一并讨论。脂肪肉瘤(瘤)来自原始间叶组织,多发生于腹膜后。小肠脂肪瘤占整过消化道脂肪瘤的 50% 以上,占小肠良性肿瘤的 20%,发病率次于平滑肌瘤,60% 发生于回肠,十二指肠与空肠各占 20% 左右,多见于老年人,男性略多于女性。

脂肪瘤外观呈黄色,质软,有一层极薄的外膜,有油脂样光泽,瘤组织分叶规则,并有纤维组织间隔存在。其镜下结构与正常脂肪组织基本一样,有包膜。脂肪肉瘤极少数由脂肪瘤恶变而来,而且一开始即具有恶性特征。肉眼观大体标本差异较大,有的似一般脂肪瘤,有的呈鱼肉样外观或黏液样外观。镜下组织学分类:①分化良好型;②黏液样型;③圆形细胞型;④多形性脂肪瘤等四型。

十二指肠脂肪肉瘤早期无特异性临床表现,根据肿瘤的大小、部位、范围而异,有肠梗阻、腹痛、黄疸、呕吐、食欲下降,乏力、消瘦等不同表现,少有肠套叠与出血的发生。绝大多数患者是通过消化道钡餐检查或十二指肠镜发现肿瘤的。学者曾遇到 1 例十二指肠脂肪瘤曾在当地施行局部切除,8 个月后又因肿瘤复发而致十二指肠梗阻并出现黄疸,故行胰十二指肠切除,病理诊断为十二指肠脂肪肉瘤。术后恢复良好。现已生存 4 年多,尚未见复发与转移。

（李建忠）

第七章

小肠疾病

第一节 肠 梗 阻

肠梗阻指肠内容物在肠道中通过受阻,为常见的急腹症,由于其变化快,需要早期作出诊断、处理。诊治的延误可使病情发展加重,甚至出现肠坏死、腹膜炎等严重的情况。小肠梗阻占肠梗阻的 60%～80%。

一、病因学

肠梗阻的病因主要可分为两大类:机械性和动力性。血运障碍引起的肠动力性梗阻有学者归纳为血运性肠梗阻。

(一)机械性

机械性肠梗阻的病因又可归纳为以下 3 类。

1.肠壁内的病变

这些病变通常是先天性的,或是炎症、新生物或是创伤引起。先天性病变包括先天性扭转不良、梅克尔憩室炎症等。在炎症性疾病中克罗恩病最常见,其他还有结核、放线菌病甚至嗜伊红细胞肉芽肿。当然,原发性或继发性肿瘤、肠道多发息肉,也都可以产生梗阻。创伤后肠壁内血肿可以产生急性梗阻也可以是之后因缺血产生瘢痕而狭窄、梗阻。各种原因引起的肠套叠、肠管狭窄都可引起肠管被堵、梗阻。

2.肠壁外的病变

手术后,先天性或炎症后的肠粘连是常见的产生肠梗阻的肠壁外病变。在我国疝也是产生肠梗阻的一个常见原因,其中以腹股沟疝为最多见,其他如股疝、脐疝及一些少见的先天性疝如闭孔疝、坐骨孔疝也可产生肠梗阻。手术后造成的间隙或缺口而导致的疝如胃空肠吻合后、结肠造口或回肠造口后造成的间隙或系膜缺口、外伤性膈肌破裂均可造成小肠进入而形成疝与梗阻。先天性环状胰腺、腹膜包裹、小肠扭转也都可产生梗阻。肠壁外的癌病、肠外肿瘤、局部软组织肿瘤转移、腹腔炎性肿块、脓肿、肠系膜上动脉压迫综合征,均可引起肠梗阻。

3.肠腔内病变

相比之下,这一类病变较为少见,但在我国临床上仍常见到,特别是在基层医院能遇到这类患者,如寄生虫(蛔虫)、粗糙食物形成的粪石、发团、胆石症等在肠腔内堵塞导致肠梗阻。

(二)动力性

动力性又称麻痹性肠梗阻,它又分为麻痹性与痉挛性两类,是由于神经抑制或毒素刺激以致肠壁肌肉运动紊乱。麻痹性肠梗阻较为常见,发生在腹腔手术后、腹部创伤或急性弥漫性腹膜炎患者,由于严重的神经、体液与代谢(如低钾血症)改变所致。痉挛性较为少见,可在急性肠炎、肠道功能紊乱或慢性铅中毒患者发生。

(三)血运性

血运行亦可归纳入动力性肠梗阻之中,是肠系膜血管发生血栓形成或栓子栓塞,从而有肠血管堵塞,循环障碍,肠失去蠕动能力,肠内容物停止运行出现肠麻痹现象,但是它可迅速继发肠坏死,在处理上与肠麻痹截然不同。

(四)原因不明的肠假性梗阻

假性肠梗阻的治疗主要是非手术方法,仅有些因合并有穿孔、坏死等而需要进行手术处理。重要的是要认识这一类型肠梗阻,不误为其他类型肠梗阻,更不宜采取手术治疗。假性肠梗阻与麻痹性肠梗阻不同,它无明显的病因可查,是一慢性疾病,表现有反复发作肠梗阻的临床症状,有肠蠕动障碍、肠胀气,但十二指肠与结肠蠕动可能正常,患者有腹部绞痛、呕吐、腹胀、腹泻甚至脂肪泻,体检时可发现腹胀、肠鸣音减弱或正常,腹部 X 线平片不显示有机械性肠梗阻时出现的肠胀气与气液面。

上述分类的依据是发病的原因,其他分类如下。

1.单纯性和绞窄性肠梗阻

不论发病的原因,而根据肠管血液循环有无障碍分类。无血液循环障碍者为单纯性肠梗阻,有血液循环障碍者则为绞窄性肠梗阻。

2.完全性与不完全性肠梗阻

如果一段肠襻的两端均有梗阻,形成闭襻,称闭襻型肠梗阻,虽属完全性肠梗阻,局部肠襻呈高度膨胀,局部血液循环发生障碍,容易发生肠壁坏死、穿孔。

3.根据梗阻的部位

分为高位、低位和小肠、结肠梗阻,也可根据发病的缓急分为急性和慢性。

分类是为了便于诊断与治疗,这些分类中有相互交错,且梗阻也可以转化,要重视早期诊断,适时给予合理治疗。

二、病理学

肠梗阻可引起局部和全身性的病理和生理变化,慢性不完全性肠梗阻的局部主要改变是梗阻近端肠壁、肥厚和肠腔膨胀,远端肠管变细、肠壁变薄。继发于肠管疾病的病理性肠梗阻,梗阻部还具有原发疾病的改变如结核、克罗恩病等。营养不良及因营养不良而引起器官与代谢改变是主要的改变。急性肠梗阻随梗阻的类型及梗阻的程度而有不同的改变,概括起来有下列几方面。

(一)全身性病理生理改变

1.水、电解质和酸碱失衡

肠梗阻时,吸收功能发生障碍,胃肠道分泌的液体不能被吸收返回全身循环系统而积存在肠腔内。同时肠梗阻时,肠壁继续有液体向肠腔内渗出,导致体液在第三间隙的丢失。如为高位小肠梗阻,出现大量呕吐更易出现脱水,并随丧失液体电解质含量而出现电解质紊乱与酸碱失衡。胆汁及肠液均为碱性,损失的 Na^+、K^+ 较 Cl^- 为多,再加之组织灌注不良,禁食而易有代谢性酸中毒,但在高位小肠梗阻时,胃液的丧失多于小肠液,则有可能出现代谢性碱中毒。K^+ 的丢失可引起肠壁肌张力减退,引起肠腔膨胀。

2.休克

肠梗阻如未得到及时适当的治疗,大量失水、失电解质可引起低血容量休克。在手术前由于体内代偿性调节,血压与脉搏的改变不明显,但在麻醉后,机体失去调节的功能,休克的临床症状可迅速表现出来。另外,由于肠梗阻引起肠黏膜屏障功能障碍,肠道内细菌、内毒素易位至门静脉和淋巴系统,继有腹腔内感染或全身性感染,也可因肠壁坏死、穿孔而有腹膜炎与感染性休克。在绞窄性肠梗阻时,常是静脉回流障碍先于动脉阻断,导致动脉血仍不断流向肠壁、肠腔,以及因血流障碍而迅速发生肠坏死,出现感染和低血容量休克。

3.脓毒症

肠梗阻时,肠内容物淤积,细菌繁殖,因而产生大量毒素,可直接透过肠壁进入腹腔,致使肠内细菌易位引起腹腔内感染与脓毒症。在低位肠梗阻或结肠梗阻时更明显,因肠腔内有较多的细菌,在梗阻未解除时,因静脉反流有障碍,肠内毒素被吸收较少,而一旦梗阻被解除血液循环恢复后,毒素大量被吸收而出现脓毒症、中毒性休克。因此,在解决梗阻前应先清除肠内积存的感染性肠液。

4.呼吸和心脏功能障碍

肠腔膨胀时腹压增高,膈肌上升,腹式呼吸减弱,可影响肺内气体交换,同时,有血容量不足、下腔静脉被压而下肢静脉血回流量减少,均可使心排血量减少。腹腔内压力>2.67 kPa(20 mmHg),可产生系列腹腔间室综合征累及心、肺、肾与循环障碍。

(二)局部病理生理改变

1.肠腔积气、积液

有学者应用同位素标志的水、钠与钾进行研究,在小肠梗阻的早期(<12 小时),由于吸收功能降低,水与电解质积存在肠腔内,24 小时后不但是吸收减少而且有分泌增加。

梗阻部以上肠腔积气来自:①吞咽的空气;②重碳酸根中和后产生的 CO_2;③细菌发酵后产生的有机气体。吞咽的空气是肠梗阻时很重要的气体来源,它的含氮量高达 70%,而氮又是一种不被肠黏膜吸收的气体。CO_2 的量虽大,但它易被吸收,不是产生肠胀气的主要成分。

2.肠蠕动增加

正常时肠管蠕动受到自主神经系统、肠管本身的肌电活动和多肽类激素的调节来控制。在发生肠梗阻时,各种刺激增强而使肠管活动增加。在高位肠梗阻频率较快,每 3～5 分钟即可有 1 次,低位肠梗阻间隔时间较长,可 10～15 分钟 1 次,但如梗阻长时间不解除,肠蠕动又可逐渐变弱甚至消失,出现肠麻痹。

3.肠壁充血水肿、通透性增加

正常小肠腔内压力为 0.27～0.53 kPa,发生完全性肠梗阻时,梗阻近端压力可增至 1.33～

1.87 kPa,强烈蠕动时可达 4 kPa 以上。在肠内压增加时,肠壁静脉回流受阻,毛细血管及淋巴管淤积,引起肠壁充血水肿,液体外渗。同时由于缺氧,细胞能量代谢障碍,致使肠壁通透性增加,液体可自肠腔渗透至腹腔,在闭襻型肠梗阻中,肠内压可增加至更高点,使小动脉血流受阻,引起点状坏死和穿孔。

概括起来,高位小肠梗阻易有水、电解质与酸碱失衡。低位肠梗阻容易出现肠腔膨胀、感染及中毒。绞窄性肠梗阻易引起休克。结肠梗阻或闭襻型肠梗阻则易出现肠穿孔、腹膜炎。如治疗不及时或处理不当,不论何种类型肠梗阻都可出现上述的各种病理生理改变。

三、临床表现

各种类型肠梗阻虽有不同的病因,但有一共同的特点即是肠管的通畅性受阻,肠内容物不能正常地通过,因此,有程度不同的腹痛、呕吐、腹胀和停止排便排气等临床症状。

(一)临床症状

1.腹痛

腹痛是机械性肠梗阻的最先出现的临床症状,呈阵发性剧烈绞痛,且在腹痛发作时,患者自觉有肠蠕动感,且有肠鸣,有时还可出现移动性包块。腹痛可呈全腹性或仅局限在腹部的一侧。在高位肠梗阻时,腹痛发作的同时可伴有呕吐。单纯性肠梗阻时,腹痛有出现逐渐加重,再由重减轻的过程。减轻可以是梗阻有所缓解,肠内容物可以通向远段肠管,但也有可能是由于梗阻完全,肠管高度膨胀,腹腔内有炎性渗出或腹膜炎,肠管进入麻痹状态。这时,腹痛虽减轻,但全身临床症状加重,特别是毒性临床症状明显。绞窄性肠梗阻由于有肠管缺血和肠系膜嵌闭,腹痛往往是持续性伴有阵发性加重,疼痛也较剧烈。绞窄性肠梗阻也常伴有休克及腹膜炎临床症状。麻痹性肠梗阻的腹胀明显,腹痛不明显,阵发性绞痛尤为少见。

2.腹胀

腹胀发生在腹痛之后,低位梗阻的腹胀较高位梗阻更为明显。在腹壁较薄的患者,常可显示梗阻部位的上部肠管膨胀出现肠型。高位小肠梗阻常表现为上腹尤其是上腹中部有饱胀,低位小肠梗阻为全腹性胀气,以中腹部最为明显,闭襻型肠梗阻可出现局限性腹胀。

3.呕吐

呕吐是机械性肠梗阻的主要临床症状之一,高位梗阻的呕吐出现较早,在梗阻后短期即发生,呕吐较频繁。在早期是反射性,呕吐物为食物或胃液,其后为胃、十二指肠液和胆汁。低位小肠梗阻的呕吐出现较晚,初为胃内容物,静止期较长,后期的呕吐物为积蓄在肠内并经发酵、腐败呈粪样带臭味的肠内容物。如肠系膜血管有绞窄,呕吐物为有血液的咖啡色、棕色,偶有新鲜血液。

4.排气、排便停止

在完全性肠梗阻,排气、排便停止是肠梗阻的一个主要临床症状。在梗阻发生的早期,由于肠蠕动增加,梗阻部位以下肠内积存的气体或粪便可以排出,当早期开始腹痛时即可出现排便排气现象,容易误为肠道仍通畅,故在询问病史时,应了解在腹痛再次发作时是否仍有排便排气。但在肠套叠、肠系膜血管栓塞或血栓形成时,可自肛门排出血性黏液或果酱样粪便。

(二)体征

单纯梗阻的早期,患者除在阵发性腹痛发作时出现痛苦表情外,生命体征等无明显变化,待发作时间较长,呕吐频繁,腹胀明显后,可出现脱水现象,患者虚弱甚至休克。当有绞窄性梗阻时可较早地出现休克。腹部检查可观察到腹部有不同程度的腹胀,在腹壁较薄的患者,尚可见到肠型及肠蠕动。肠型及肠蠕动多随腹痛的发作而出现,肠型是梗阻近端肠襻胀气后形成,有助于判断梗阻的部位。

触诊时,单纯性肠梗阻的腹部虽胀气,但腹壁柔软,按之有如充气的球囊,有时在梗阻的部位可有轻度压痛,特别是腹壁切口部粘连引起的梗阻,压痛点较为明显。当梗阻上部肠管内积存的气体与液体较多时,稍加振动可听到振水声。腹部叩诊多呈鼓音。肠鸣音亢进,有时不用听诊器亦可听到。肠鸣音的量和强度均有增加,且可有气过水声及高声调的金属声。腹痛、肠型、肠鸣音亢进都是由于肠蠕动增强引起,常同时出现。因此,在体检时,可稍等待,即可获得这些阳性体征。当有绞窄性肠梗阻或单纯性肠梗阻的晚期,肠壁已有坏死、穿孔,腹腔内已有感染、炎症时,则体征表现为腹膜炎的体征,腹部膨胀,有时可叩出移动性浊音,腹壁有压痛,肠鸣音微弱或消失。因此,在临床观察治疗中,体征的改变应与临床症状相结合,警惕腹膜炎的发生。

四、辅助检查

(一)实验室检查

单纯性肠梗阻早期变化不明显。晚期由于失水和血液浓缩,白细胞计数、血红蛋白、血细胞比容都可增高,血 K^+、Na^+、Cl^- 与酸碱平衡都可发生改变。高位梗阻、呕吐频繁、大量胃液丢失可出现低钾、低氯与代谢性碱中毒。在低位肠梗阻时,可有电解质普遍降低与代谢性酸中毒。腹胀明显,膈肌上升影响呼吸时,亦可出现低氧血症与呼吸性酸或碱中毒,可随患者原有肺部功能障碍而异。因此,动脉血气分析应是一项重要的常规检查。当有绞窄性肠梗阻或腹膜炎时,血常规、血液生物化学测定指标等改变明显。尿量在肠梗阻早期可无明显变化,但在晚期,如无适当的治疗,可出现尿量减少、尿比重增加甚至出现急性肾功能障碍。

(二)影像学检查及内镜检查

1.X 线

腹部 X 线被认为是诊断肠梗阻的首选方法,可以判断是否存在肠梗阻和推测梗阻部位,但无法正确判断梗阻原因。高位小肠梗阻表现为节段性小的液气平或积气。低位小肠梗阻因梗阻原因不同,X 线表现有所不同,可见鸟嘴征、弹簧圈征、咖啡豆征、牵拉征等征象。在不完全性小肠梗阻患者可行小肠造影,透视下可以反映肠管粗细及观察造影剂通过速度及梗阻程度。在急性期患者由于肠道压力较高,造影剂会增加肠道压力而加重病情,患者难以充分配合。

2.超声

据报道,腹部超声检查对肠梗阻诊断的敏感性和特异性均高于 X 线。实践表明,肠襻充满液体的小肠梗阻,X 线难以诊断,而超声则容易观察,可弥补 X 线不足。但当肠襻大量充气、图像不典型、肿块位置特殊及超声医师经验较低时,超声对小肠梗阻的诊断易出现误诊及漏诊。

3.CT

对小肠梗阻的病因鉴别有一定帮助并且能判断有无较窄及其程度。小肠造影 CT、小肠 CT 成像等检查可以提高小肠梗阻病因的检出,不仅可以良好地显示小肠病变,依靠其后处理功能,还可以更清晰、更全面、更直观地显示肠梗阻的细节,对于由于肿瘤引起的机械性小肠梗阻,可以更好地了解小肠壁及向外侵犯程度,明确病灶的数量及范围,明显优于 X 线及超声检查。

4.MRI

在诊断小肠梗阻有一定优势,具有无创伤检查,无 X 线损伤,一般不需要注射对比剂。由于

MRI能多序列、多方位扫描及重建，能获得更多的信息。对小肠梗阻的定位较CT检查及腹部X线有明显优势。能在冠状位很好地显示梗阻点，更加直观地显示肠管受压，能区分是肠粘连或肠道本身病变引起小肠梗阻。但其检查时间长，价格昂贵，部分患者有幽闭恐惧症，不能行此检查。

5.胶囊内镜

随着胶囊内镜临床应用的增多，临床医师对胶囊内镜适应证、禁忌证掌握的经验日渐丰富，胶囊内镜的使用范围也愈加广泛，以前所认为的使用禁忌证逐渐变为相对禁忌证。胶囊内镜对于小肠梗阻患者中仅适用于不完全性小肠梗阻患者，其具有无创性、可视化检查的优点，但其对不完全性小肠梗阻患者使用仍存在很高滞留并加重梗阻的风险。

6.推进式小肠镜

对部分小肠梗阻患者进行诊断及治疗，但其最大的缺点是检查范围只能到达屈氏韧带以下120 cm以内，已经逐渐被气囊辅助内镜所取代。

五、诊断

(一)肠梗阻的诊断

典型的单纯性肠梗阻有阵发性腹部绞痛，同时伴有腹胀、呕吐、肠鸣音增加等自觉临床症状。在粘连性肠梗阻，多数患者都有腹部手术史，或者曾有过腹痛史。但在早期，有时并不具有典型的上述临床症状仅有腹痛与呕吐，则需与其他的急腹症如急性胃肠炎、急性胰腺炎、输尿管结石等鉴别。除病史与详细的腹部检查外，化验检查与辅助检查可有助于诊断。

(二)肠梗阻类型的鉴别

1.机械性与动力性肠梗阻

机械性肠梗阻是常见的肠梗阻类型，具有典型的腹痛、呕吐、肠鸣音增强、腹胀等临床症状，与麻痹性肠梗阻有明显的区别，后者是腹部持续腹胀，但无腹痛，肠鸣音微弱或消失，且多是与腹腔感染、外伤，腹膜后感染、血肿、腹部手术、肠道炎症、脊髓损伤等有关。虽然，机械性肠梗阻的晚期因腹腔炎症而出现与动力性肠梗阻相似的临床症状，但在发作的早期，其临床症状较为明显。腹部X线平片对鉴别这两种肠梗阻甚有价值，动力型肠梗阻出现全腹、小肠与结肠均有明显充气。体征与X线片能准确地分辨这两类肠梗阻。

2.单纯性与绞窄性肠梗阻

单纯性肠梗阻只是肠内容物通过受阻，而无肠管血运障碍。绞窄性肠梗阻有血运障碍，可发生肠坏死、穿孔与腹膜炎，应及早确诊、手术，解除血运障碍，防止肠坏死、穿孔。绞窄性肠梗阻发病急骤且迅速加重，早期的腹痛剧烈，无静止期，呕吐频繁发作，可有血液呕吐物，腹部有腹膜炎的体征，可有局部隆起或为可触及的孤立胀大的肠襻等均为其特征。腹腔穿刺可以有血性液体。全身变化也较快出现，有脉率快，体温上升，甚至出现休克，腹部X线平片可显示有孤立扩大的肠襻。非手术治疗不能改善其临床症状。当疑为绞窄性肠梗阻而不能得到证实时，仍应及早行手术探查。

3.小肠梗阻与结肠梗阻

临床上常见的是小肠梗阻，但结肠梗阻时因回盲瓣具有单向阀的作用，气体仅能向结肠灌注而不能反流至小肠致形成闭襻性梗阻，结肠呈极度的扩张。加之结肠薄，易发生盲肠部穿孔。结肠梗阻的原因多为肿瘤或乙状结肠扭转，在治疗方法上也有别于小肠梗阻，及早明确是否为结肠梗阻有利于制订治疗计划。结肠梗阻以腹胀为主要临床症状，腹痛、呕吐、肠鸣音亢进均不及小肠梗阻明显。体检时可发现腹部有不对称的膨隆，如腹部 X 线平片上出现充气扩张的一段结肠襻，可考虑为结肠梗阻。钡灌肠检查或结肠镜检查可进一步明确诊断。

(三)病因诊断

肠梗阻可以有不同的类型，也有不同的病因，在采用治疗前，应先明确梗阻类型、部位与病因，以便确定治疗策略与方法。病因的诊断可根据以下方面进行判断。

1.病史

详细的病史可有助于病因的诊断。腹部手术史提示有粘连性肠梗阻的可能。腹股沟疝可引起肠绞窄性梗阻。腹部外伤可致麻痹性梗阻。慢性腹痛伴有低热并突发肠梗阻可能是腹内慢性炎症如结核所致。饱餐后运动或体力劳动出现梗阻应考虑肠扭转。心血管疾病如心房纤颤、瓣膜置换后应考虑肠系膜血管栓塞。下腹疼痛伴有肠梗阻的女性患者应考虑有无盆腔附件病变等。

2.体征

腹部检查提示有腹膜刺激临床症状者，应考虑为腹腔内炎症改变或是绞窄性肠梗阻引起。腹部有手术或外伤瘢痕应考虑腹腔内有粘连性肠梗阻。直肠指诊触及肠腔内肿块是否有粪便，直肠膀胱凹有无肿块，指套上是否有血液，腹部触及肿块，在老年人应考虑是否为肿瘤、肠扭转。在幼儿右侧腹部有肿块应考虑是否为肠套叠。具有明显压痛的肿块多提示为炎性病变或绞窄的肠襻。

3.影像学诊断

B 超检查虽简便，但因肠襻胀气，影响诊断的效果。CT 诊断的准确性虽优于 B 超，但仅能诊断出明显的实质性肿块或肠腔外有积液。腹部平片除能诊断是结肠、小肠，完全与不完全梗阻外，有时也能提示病因。

六、治疗

急性肠梗阻的治疗包括非手术治疗和手术治疗，治疗方法的选择根据梗阻的原因、性质、部位及全身情况和病情严重程度而定。不论采用何种治疗，均应首先纠正梗阻带来的水、电解质与酸碱紊乱，改善患者的全身情况。

(一)非手术治疗

1.胃肠减压

胃肠减压是治疗肠梗阻的主要措施之一。现多采用鼻胃管减压，导管插入位置调整合适后，先将胃内容物抽空再行持续低负压吸引。抽出的胃肠液应观察其性质，以帮助鉴别有无绞窄与梗阻部位的高低。胃肠减压的目的是减轻胃肠道积留的气体、液体，减轻肠腔膨胀，有利于肠壁血液循环的恢复，减少肠壁水肿，使某些原有部分梗阻的肠襻因肠壁肿胀而致的完全性梗阻得以缓解，也可使某些扭曲不重的肠襻得以复位，临床症状得到缓解。胃肠减压还可减轻腹内压，改善因膈肌抬高而导致的呼吸与循环障碍。以往有用 Miller-Abbott 管者，该管为双腔，长达3.5 m，管前端带有铜头及橡胶囊，管尾有 Y 形管，一通气囊，一作吸引用。待管前端通过幽门后，将气囊充气，借铜头的重量及充气的气囊随肠蠕动而下行直至梗阻部，以期对低位梗阻作有效的减压。但操作困难，难以达到预期的目的。现也有相似的长三腔减压管。有文献报道，经 X 线下经鼻肠导管小肠排列治疗小肠梗阻显示出部分疗效。其他治疗还有中药治疗、针灸穴位封闭、油类、造影剂及液状石蜡口服、手法复位等。

2.纠正水、电解质与酸碱失衡

水、电解质与酸碱失衡是急性肠梗阻最突出的生理紊乱，应及早给予纠正。当血液生化检查结果尚未获得前，可先给予平衡盐液(乳酸钠林格液)。待有测定结果后，再添加电解质与纠正酸、碱紊乱，在无心、肺、肾功能障碍的情况下，最初输入液体的速度可稍快一些，但需做尿量监测，必要时做中心静脉压(CVP)监测，以防液体过多或不足。在单纯性肠梗阻的晚期或是绞窄性肠梗阻，常有大量血浆和血液渗出至肠腔或腹腔，需要补充血浆和全血。

3.抗感染

肠梗阻后，肠壁循环有障碍，肠黏膜屏障功能受损而有肠道细菌易位，或是肠腔内细菌直接穿透肠壁至腹腔内产生感染。肠腔内细菌亦可迅速繁殖。同时，膈肌升高引起肺部气体交换与分泌物的排出有影响，易发生肺部感染。因而，肠梗阻患者应给予抗菌药物以预防或治疗腹部或肺部感染，常用的有可以杀灭肠道细菌与肺部细菌的广谱头孢菌素或氨基糖苷类抗生素，以及抗厌氧菌的甲硝唑等。

4.其他治疗

腹胀后影响肺的功能，患者宜吸氧。为减轻胃肠道的膨胀可给予生长抑素以减少胃肠液的分泌量。降低肠腔内压力，改善肠壁循环，水肿消退，可使部分单纯肠梗阻患者的临床症状得以改善。

采用非手术方法治疗肠梗阻时，应严密观察病情的变化，绞窄性肠梗阻或已出现腹膜炎临床症状的肠梗阻，经过2～3小时的非手术治疗，实际上是术前准备，纠正患者的生理失衡状况后即进行手术治疗。单纯性肠梗阻经过非手术治疗24～48小时，梗阻的临床症状未能缓解或在观察治疗过程中临床症状加重或出现腹膜炎临床症状或有腹腔间室综合征出现时，应及时改为手术治疗解除梗阻与减压。但是在手术后早期发生的炎症性肠梗阻除有绞窄发生，应继续治疗等待炎症的消退。

(二)手术治疗

有文献报道，手术治疗仍是目前最安全、最有效的方法。手术治疗目的是解除梗阻、防治绞窄、防治临床症状复发及最大限度保证术后生活质量。其手术主要技术是粘连松解、嵌顿疝整复、肿瘤切除及坏死肠管切除、肠造漏术、短路吻合术。通过手术以恢复肠道生理连续性，保护正常肠管。

1.单纯解除梗阻的手术

这类手术包括为粘连性肠梗阻的粘连分解，祛除肠扭曲，切断粘连束带；为肠内堵塞切开肠腔，去除毛粪石、蛔虫等；为肠扭转、肠套叠的肠襻复位术。

2.肠切除吻合术

肠梗阻是由于肠肿瘤所致，切除肿瘤是解除梗阻的首选方法。在其他非肿瘤性病变，因肠梗阻时间较长，或有绞窄引起肠坏死，或是分离肠粘连时造成较大范围的肠损伤，则需考虑将有病变的肠段切除吻合。在绞窄性肠梗阻，如腹股沟疝、肠扭转、胃大部切除后绞窄性内疝，绞窄解除后，血运有所恢复，但肠襻的生活力如何、是否应切除、切除多少，常是手术医师感到困难之处。当不能肯定小段肠襻有无血运障碍时，以切除吻合为安全。但当有较长段肠襻尤其是全小肠扭转，贸然切除将影响患者将来的生存。为此，应认真判断肠管有无生活力。

3.肠短路吻合

当梗阻的部位切除有困难,如肿瘤向周围组织广泛侵犯,或是粘连广泛难以剥离,但肠管无坏死现象,为解除梗阻,可分离梗阻部远近端肠管作短路吻合,旷置梗阻部,但应注意旷置的肠管尤其是梗阻部的近端肠管不宜过长,以免引起盲襻综合征。

4.肠造口术或肠外置术

肠梗阻部位的病变复杂或患者的情况差,不允许行复杂的手术时,可在膨胀的肠管上,即在梗阻部的近端肠管作肠造口术以减压,解除因肠管高度膨胀而带来的生理紊乱。小肠可采用插管造口的方法,可先在膨胀的肠管上切一小口,放入吸引管进行减压,但应注意避免肠内容物污染腹腔及腹壁切口。肠插管造口管宜稍粗一些如 F16,F18 以防堵塞,也应行隧道式包埋造口,以防有水肿的膨胀肠管愈合不良而发生瘘。有时当有梗阻病变的肠襻已游离或是肠襻已有坏死,但患者的情况差不能耐受切除吻合术时,可将该肠襻外置、关腹。立即或待患者情况复苏后再在腹腔外切除坏死或病变的肠襻,远、近两切除端固定在腹壁上,近端插管减压、引流,以后再行二期手术,重建肠管的连续性。

急性肠梗阻都是在急诊或半急诊情况下进行,术前的准备不如择期性手术那样完善,且肠襻高度膨胀有血液循环障碍,肠壁有水肿愈合能力差,手术时腹腔已有感染或手术时腹腔为肠内容物严重污染术后易有肠瘘、腹腔感染、切口感染裂开。在绞窄性肠梗阻患者,绞窄解除后循环恢复,肠腔内的毒素大量被吸收入血液循环中,出现全身性中毒临床症状,有些晚期患者还可能发生多器官功能障碍甚至衰竭。绞窄性肠梗阻的手术病死率为 $4.5\% \sim 31\%$,而单纯性肠梗阻仅为1%。因此,肠梗阻患者术后的监测治疗仍很重要,胃肠减压,维持水、电解质及酸碱平衡,加强营养支持,抗感染等都必须予以重视。

(三)微创治疗

1.腹腔镜下手术

腹腔镜下手术治疗较开腹手术的优点:一是可以在远离手术部位全面系统地探查腹腔,创口远离创面和原有粘连部位减少术后复发。二是手术创伤小,减少感染,患者恢复时间短,可早期下床活动。同时胃肠功能恢复快,术后早期即可进食。但开展此项手术应严格掌握手术适应证,对于探查发现不适于腹腔镜手术者,应及时中转开腹。

2.介入治疗

对于恶性肿瘤引起的小肠梗阻,不能手术者传统方法采用鼻胃管减压及禁食,但此法对低位小肠梗阻的治疗作用有限。通过介入治疗选择性对肿瘤供血动脉注入化疗药物,达到减轻临床症状,延长生存期。介入治疗有局部治疗效果直接、快速、缓解快、正常组织损伤轻、毒副作用小、患者易接受等优势。

3.内镜下治疗

小肠不全梗阻患者,经双气囊内镜镜下治疗已经是一种新的选择,可以在镜下切除引起梗阻的息肉、支架放置及狭窄扩张。随着经验的积累和器械的改进,运用双气囊内镜有效治疗肠梗阻的报道日益增多。对于病因不明的小肠梗阻是一种同时可以进行有效诊断和治疗的新方法。当然双气囊内镜已经得到初步应用,但其临床应用仍缺乏一套可行的标准。在未来的研究中通过实验及摸索总结建立一套适用于临床的规范是势在必行的。

小肠梗阻的诊断及治疗正向着多学科综合的方向发展。小肠梗阻的诊治需根据具体病情采取个体化综合治疗,通过选择必要且适合患者的辅助检查尽可能在短时间内明确梗阻程度及病因,以此为前提选择适合患者的治疗手段是影响患者预后的关键因素。就目前而言,小肠梗阻的治疗仍存在诸多尚待解决的问题,有待今后进一步探讨与发现。

(姚成礼)

第二节 克罗恩病

克罗恩病(Crohn disease,CD)是一种原因不明的胃肠道非特异性炎性疾病,从口腔至肛门各段消化道均可受累。末段回肠最常见。CD缺乏诊断的"金标准",需要综合分析。临床表现以腹痛、腹泻、腹部包块、瘘管形成和肠梗阻等为主,可出现贫血、营养不良等全身表现,也可有关节炎、虹膜睫状体炎、坏疽性脓皮病等肠外表现。病理改变以胃肠道节段性或跳跃分布的非干酪性肉芽肿为特点。

曾被命名为:末端回肠炎、小肠结肠炎、节段性肠炎、肉芽肿性肠炎、壁层性肠炎、瘢痕性肠炎等,1932年由Crohn首先报道,故命名为Crohn病,目前多被采用。

近年来本病的发生在国内外均有增高趋势,欧美国家发病率较高,北美为20.2/10万,欧洲12.7/10万,我国为0.07/10万～1.31/10万。本病主要发生于青少年,18～35岁为发病高峰,60岁以后也可发病,男、女无明显差别,男性略多于女性。

一、病因

长期以来,对CD的病因和发病机制进行了广泛的研究,但至今无定论。目前认为是遗传、环境、感染及免疫等多因素共同作用所致。由于该病好发于淋巴组织最丰富的末端回肠,且病理改变主要为淋巴组织阻塞及增生,因此认为致病因子主要作用于肠壁及肠系膜的淋巴组织中。

(一)感染因素

Crohn怀疑本病是由类似结核菌的分枝杆菌引起。有人从切除的病变肠段和肠系膜淋巴结中培养出Kansasii分枝杆菌或与结核菌类似的分枝杆菌,接种于动物体内可产生非干酪性肉芽肿,从而认为分枝杆菌可能为本病的病因。但有人观察到这些分枝杆菌在一些非炎症性肠病或正常人的肠道组织中也存在,故不能肯定其为确切的致病因素。也有人认为本病与病毒感染相关,如麻疹病毒、诺如病毒。

(二)遗传因素

观察资料表明,CD与溃疡性结肠炎均与遗传因素有关。约15%患者的亲属罹患此病。目前认为CD为多基因病,同时也是遗传易感性疾病,患者在一定的环境因素作用下由于遗传易感而发病。近年来,全基因组关联分析已发现71个与CD相关的易感位点。

(三)免疫因素

CD的发生可能与机体对肠道内各种抗原刺激的免疫应答异常有关。以下5点说明免疫异常在CD的发病机制中起重要作用:①炎性病变中有淋巴细胞、浆细胞和肥大细胞增生;②CD可与其他免疫疾病同时存在;③本病有许多肠外表现,说明它是一个系统性疾病;④应用免疫抑制剂或激素可改善CD的临床症状;⑤可出现自身抗体、免疫复合物、T细胞和吞噬细胞活力的异常。而机体缺乏对上述免疫反应"下调"的能力。

一些学者认为,由于肠内致病抗原与宿主肠上皮蛋白质之间有共同的抗原性,致机体的免疫系统也攻击自身的肠上皮细胞及肠壁组织,这就是"自身免疫"学说。

有资料表明,肠内致病抗原除细菌和病毒外,也包括饮食成分,例如牛乳蛋白被认为对 CD 和 UC 有致敏作用,虽然这些蛋白质不一定是特异性的致病因素,但它们可以激发免疫反应。免疫球蛋白的分子生物学研究和 T 细胞受体基因的分析已表明肠壁内的淋巴细胞群体是多克隆的,可同时对多种抗原进行免疫应答,故难以区别原发和继发性免疫反应。

肠道菌群失调、肠屏障破坏、免疫失衡可能是 CD 发生的重要因素。CD 是一种典型的 Th1 型反应,多种因子参与了 CD 的发生。研究表明,CD 患者肠黏膜中效应 T 细胞(Th1 和 Th17)与调节性 T 细胞(Treg)之间比例失衡,并得到全基因组关联分析结果的支持,Th1 和 Th17 可分泌 IFN-γ、TNF-α、IL-17 和 IL-22,Treg 可分泌 IL-10 和 TGF-β,这将导致促炎因子与抗炎因子之间的平衡被打破,从而造成炎症损害和组织损伤。

(四)环境因素

CD 的发病率有地域和种族差异,其流行病学呈现出的时间和地理特征,表明环境因素在 CD 发病中起重要作用。CD 发病率以北欧、北美、英国等发达地区最高,这可能与工业化及西方化的生活方式相关。研究表明,在高发病率地区,来自低发病率地区的移民及既往发病率较低的种族,其 CD 发病率也会增高。与 IBD 相关的环境因素很多,目前比较肯定的是吸烟与 CD 恶化有关。

(五)其他因素

其他因素包括阑尾切除术、口服避孕药、围生期管理及疫苗接种等。

二、临床表现

(一)消化系统表现

腹痛、腹泻和腹部包块是主要症状。

1.腹痛

80%～90%有腹痛,多位于右下腹或脐周,常伴有局部压痛。多为间歇性绞痛,进餐后加重,排便或排气后缓解。若腹痛持续加重,则提示病变进展或已出现内瘘等并发症。

2.腹泻

85%～90%有腹泻,每天 3～5 次,大便呈糊状或水样,可有黏液脓血便,直肠病变可有里急后重感。

3.便血

一般无便血,在结肠受累时可有少量便血。胃、十二指肠及空肠受累时,偶有黑便。

4.腹部包块

腹部包块多位于右下腹或脐周,固定的腹部包块提示有粘连,多有内瘘形成。

(二)全身表现

发热、营养障碍、贫血,青少年可见生长发育迟缓。

(三)肠外表现

皮肤黏膜表现(口腔溃疡、结节性红斑和坏疽性脓皮病)、关节损害(外周关节炎、脊柱关节炎等)、眼部病变(虹膜炎、巩膜炎、葡萄膜炎等)、肝胆疾病(脂肪肝、原发性硬化性胆管炎、胆石症等)、血栓栓塞性疾病等。

（四）并发症

肠梗阻最常见，腹腔脓肿、瘘管形成是 CD 的特征性病变，分为内瘘和外瘘，前者可通向其他肠管、膀胱、阴道、输尿管、肠系膜等，后者通向腹壁、肛周皮肤。肛周病变包括肛周脓肿、肛瘘、皮赘、肛裂等。急性穿孔和消化道大出血少见，病程长者可发生癌变。

三、辅助检查

（一）实验室检查

常见血红蛋白和清蛋白降低、红细胞沉降率和 C 反应蛋白增高等；粪常规有红、白细胞及黏液。粪便钙防卫蛋白量升高，与肠道炎症水平呈正相关，鉴别 IBD 与 IBS 时，阳性预测值为 85%～90%。

（二）内镜检查

1.结肠镜

结肠镜检查和活检是 CD 诊断的常规首选检查方法，镜检应达末端回肠，一般表现为节段性、非对称性的各种黏膜炎性，特征性表现为非连续性病变、纵行溃疡和卵石样外观。活检应包括末段回肠及各段结肠。

2.小肠胶囊内镜

发现小肠黏膜异常较敏感，但缺乏特异性，可发生滞留。主要用于疑诊 CD 但结肠镜和小肠影像学检查阴性的患者。诊断小肠黏膜浅表损伤较 MRI 和 CT 更敏感。

3.双气囊小肠镜

直视下可以取活检和镜下治疗，指导诊断和鉴别诊断。

4.上消化道内镜

上消化道内镜为 CD 的常规检查，尤其有上消化道症状。

（三）影像学检查

1.CT/MRI 肠道显像

CT/MRI 肠道显像是检查 CD 的标准影像学检查，可反映肠壁炎症改变程度、病变部位和范围、狭窄位置及其性质（炎性或纤维性狭窄），诊断腹腔内瘘管形成、脓肿或蜂窝织炎等。活动期 CD 典型的 CT 表现为肠壁增厚＞4 mm；肠黏膜和浆膜明显强化，呈"靶征"或"双晕征"；肠系膜血管增多、扩张、扭曲，呈"木梳征"；相应系膜脂肪密度增高、模糊；肠系膜淋巴结肿大等。同时，CT 更有利于高位 CD 病变的诊断。MRI 有助于肛周病变的检查、确定瘘管类型和范围及其与周围组织的解剖关系。

2.钡剂灌肠和小肠造影

前者被结肠镜替代，后者被 CT 和 MRI 替代。对于肠管狭窄和铅管样改变及腹腔内瘘的诊断具有临床价值。

3.腹部超声

对发现瘘管、脓肿和炎性包块具有一定价值，由于无创、价廉可用于疗效评价和随访。

（四）病理

1.外科标本

应沿系膜对侧缘中行剪开肠管固定。取材应包括淋巴结、末段回肠和阑尾。推荐在肉眼可见病变处和大致正常处进行多处取材。对于肠壁穿透性改变和瘘管形成及可疑癌变应重点取材和记录。

病变肠段通常被正常肠段分开,通常无过渡,病变呈节段性的跳跃分布。受累肠段黏膜充血溃疡、浆膜炎性渗出,小肠 CD 可见脂肪缠绕,具有很高的诊断价值。早期病变为小的阿弗他溃疡,发生在黏膜内的淋巴滤泡上,肉眼检查相邻黏膜正常;当阿弗他溃疡扩大,可融合为深的纵行线状溃疡,边缘黏膜水肿,将非溃疡黏膜分隔呈岛状,形成典型的铺路石样改变,可见炎性息肉和假息肉,愈合的溃疡可留下瘢痕。瘘管形成多见于小肠和回结肠 CD;透壁性炎症可形成纤维化和纤维肌性增生,导致肠管狭窄,肠壁增厚僵硬。

2.镜下特点

非干酪样肉芽肿是最重要的诊断依据,为上皮样组织细胞(单核细胞/巨噬细胞)聚集构成,通常为圆形。一般没有 Langhans 多核巨细胞和坏死组织,但可见多核巨细胞;常见于固有层和黏膜下层,也可见于肌层、浆膜和系膜淋巴结。

(1)外科手术切除标本:透壁性炎;聚集性炎症分布,透壁性淋巴细胞增生;由于黏膜下层纤维化,纤维肌肉破坏和炎症造成黏膜增厚;裂隙状溃疡;肠壁和淋巴结非干酪样肉芽肿;黏膜下神经纤维增生和神经节炎;相对正常黏膜上皮杯状细胞分泌黏液。

(2)内镜活检:多部位深度黏膜取材十分重要。推荐至少取 5 个部位,包括直肠和末段回肠,每个部位至少 2 块组织,内镜下未见异常的黏膜也应取活检。隐窝结构异常,扭曲、扩张、分支和缩短;溃疡和炎性浸润,阿弗他溃疡、深在口疮样和线状溃疡、刀切样裂隙;局灶性慢性炎症,固有膜内淋巴细胞、浆细胞增生;非干酪样肉芽肿;上皮幽门腺化生。内镜活检诊断 CD,有非干酪样肉芽肿至少再有 1 项其他形态学特点,就可以考虑确诊为 CD,但要排除结核;未见非干酪样肉芽肿时,至少再有 3 项其他形态学特点,才能考虑确诊为 CD。

(五)CMV 检测

活动期 CD,应对大溃疡底部肉芽组织进行免疫组织化学方法检测 CMV。

四、临床诊断

CD 缺乏诊断的"金标准",诊断需要结合临床表现、内镜、影像学和病理组织学进行综合分析并随访观察。

五、鉴别诊断

(一)急性阑尾炎

急性阑尾炎典型临床表现是转移性右下腹疼痛,压痛局限于麦氏点,腹痛先于发热出现。

急性期回结肠型 CD 一般无转移性腹痛,压痛范围比较广泛,不局限于麦氏点,发热先于腹痛出现;追问病史有反复发作的腹痛、腹泻和低热时,更应考虑 CD。这种情况青年患者更多见,常误诊为急性阑尾炎而手术,术中发现与急性阑尾炎不符,应仔细探查末段回肠及其系膜,如发现一段或数段边界清楚的充血水肿肠襻,并伴有相应淋巴结肿大,应考虑 CD。

(二)肠结核

回肠结肠型 CD 与肠结核鉴别相当困难。干酪样坏死性肉芽肿为肠结核诊断的特异性指标,其在活检中的检出率很低,因此强调,在活检未见干酪样坏死性肉芽肿的情况下,鉴别诊断要依靠临床表现、结肠镜及活检进行综合分析。

下列表现倾向 CD 诊断:肛周病变,肛瘘、肛周脓肿;腹腔感染,瘘管、腹腔脓肿;疑为 CD 的肠外表现,反复发作口腔溃疡、皮肤结节性红斑等;结肠镜肠黏膜典型的纵行溃疡、卵石样外观、病变累及≥4个肠段。

下列表现倾向肠结核诊断:伴活动性肺结核,PPD试验强阳性;结肠镜肠黏膜典型的环形溃疡、回盲瓣口固定开放;活检见干酪样坏死性肉芽肿分布在黏膜固有层,数目多、直径大,有融合,抗酸染色阳性。活检组织结核分枝杆菌DNA检测阳性有助肠结核诊断,干扰素γ释放试验(如T-SPOT、TB)阴性有助排除肠结核。

鉴别诊断仍有困难,可予诊断性抗结核治疗,2~4周症状明显改善,2~3个月后肠镜复查病变痊愈或明显好转,可作出肠结核的临床诊断。绝大多数肠结核切除标本可在病变肠段和/或肠系膜淋巴结病理组织学检查中发现干酪样坏死性肉芽肿而获病理确诊。

(三)小肠恶性淋巴瘤

病情进展较快。可较长时间局限在小肠,部分患者肿瘤可呈多灶性分布,与CD鉴别有一定困难。小肠系造影可见病变肠段内广泛侵蚀,呈较大的指压痕或充盈缺损;B超或CT检查显示病变肠壁明显增厚、腹腔淋巴结肿大。活检免疫组化可确诊,必要时手术探查可获病理诊断。

(四)缺血性结肠炎

便血是重要症状。多位于结肠脾曲的局部炎性病变,多发于50岁以上,多伴发心血管疾病。

(五)溃疡性结肠炎

腹泻为主要症状,黏液脓血或便鲜血多见,有时左下腹部可扪及增粗的结肠。

(六)其他

如血吸虫病、慢性细菌性痢疾、阿米巴肠炎及其他感染性肠炎,出血性坏死性肠炎、放射性肠炎、胶原性肠病、药物性肠病、白塞病、大肠癌,在鉴别诊断中亦需考虑。

六、治疗

治疗目标是诱导缓解、维持缓解、防治并发症,改善生活质量。

治疗方案的选择建立在对病情进行全面评估的基础上。治疗前要认真检查有无全身或局部感染,特别是使用激素、免疫抑制剂或生物制剂者。治疗过程中根据对药物的反应和耐受情况随时调整方案。

(一)一般治疗

强调戒烟与营养治疗。

1.必须要求患者戒烟

继续吸烟会降低药物疗效,增加手术率和复发率。

2.营养治疗

CD患者营养不良常见,注意检查患者体重和BMI,对铁、钙、维生素D和维生素B_{12}的缺乏作相应处理。对重症患者可予肠内外营养治疗。

(二)药物治疗

根据疾病活动严重程度和部位选择治疗方案。

1.轻度活动性CD

氨基水杨酸类制剂和布地奈德。

2.中度活动性CD

激素是治疗的首选。激素与硫唑嘌呤类药物或甲氨蝶呤(MTX)合用。激素无效或激素依赖时加用硫唑嘌呤类药物或 MTX。有研究证明这类免疫抑制剂对诱导活动性 CD 缓解与激素有协同作用,但起效慢,AZA 在用药 12~16 周才达到最大疗效,其主要作用是在激素诱导缓解后,撤离激素继续维持缓解。生物制剂用于激素及免疫抑制剂治疗无效或激素依赖者,或不能耐受上述药物治疗者。在使用前必须排除淋巴瘤、结核等疾病。

3.重度活动性 CD

病情严重、并发症多、手术率及病死率高,应及早采取积极有效措施处理。必须确定是否存在并发症,肠梗阻、肠穿孔及腹腔感染、机会感染,并及时治疗。静脉激素治疗。剂量为相当于泼尼松 $0.75 \sim 1 \ mg/(kg \cdot d)$。最好是用琥珀酸氢化可的松,每 12 小时 1 次。英夫利昔单抗(IFX)可在激素无效时应用,亦可一开始就应用。合并感染者予广谱抗菌药物,纠正贫血和营养不良。必要时需手术治疗。

(三)手术治疗

1.手术指征

手术指征包括肠梗阻、急性穿孔及腹腔脓肿、瘘管形成、大出血、癌变、内科治疗无效或药物不良反应严重影响生存质量。

2.手术方法

根据 CD 病变部位、严重程度、全身状况、内科治疗情况及患者意愿,选择相应的手术方式,主要包括:病变肠管切除术、内镜下狭窄扩张术、狭窄成形术等。手术目的是缓解症状,主张"节省肠管"的原则。CD 术后复发率极高,所以术后必须继续内科治疗,减少再手术次数,避免出现短肠综合征。

(1)回结肠病变:回盲部切除手术;出现肠梗阻症状,即使是缓解期,也应行手术治疗。病变累及肠管不超过 40 cm,处于中重度活动期(CDAI>220),即使患者对激素治疗反应良好,也无肠梗阻症状,往往在病程中也需要手术治疗,术后 50% 可能无须二次手术。回盲部切除术后出现吻合口狭窄,应优先选择内镜下狭窄扩张术,如果无效可再行狭窄成形术或肠管切除术。

经皮或开腹行腹腔脓肿引流术;伴发腹腔脓肿应优先选择经皮或开腹脓肿引流术和抗生素治疗,择期行肠管切除术。

(2)回肠病变:内镜狭窄扩张术;适用于病变长度不超过 4 cm 的轻中度肠管狭窄,手术成功率约为 80%,可延迟甚至避免肠管切除。但 2% 可能发生穿孔及其他并发症,所以该手术应在 24 小时均可实施手术的医疗机构进行。

狭窄成形术;适宜肠管狭窄长度<10 cm 的病变。病变肠壁出现蜂窝织炎、癌变和活动性出血是该术式的禁忌证。在较短的肠段内出现多个狭窄,且切除后不会引起短肠综合征,更倾向于选择肠切除。狭窄成形术安全并可节省肠管,但有报道发现在狭窄处易发生癌变,因此长期疗效还待随访。

肠管切除术;病变肠段切除术是 CD 手术治疗的传统术式之一,因其疗效较肯定而被广大外科医师所接受。传统观点认为,为了减少术后复发,肉眼观察切除的肠管两端应距病变 10 cm 以上。

Fazio 等将 131 例拟行小肠肠段切除治疗的 CD 患者随机分成两组,其中肠管切除范围限于肉眼病变肠管两侧 2 cm 组 75 例、切除范围达肉眼病变肠管两侧 12 cm 组 56 例,术后随访发现,虽然"扩大切除"组的术后复发率稍低,但差异无统计学意义(25% $vs.$18%)。也有学者提出,为减少术后复发,应采取术中快速冷冻切片确定切除范围,但是,Fazio 等的研究结果同样证实了,该方法对术后复发率和再手术率无影响。目前倾向于小肠 CD 肠管切除范围限于肉眼观察距病变肠管两侧 2 cm。

(3)结直肠病变:结肠局限性病变行结肠节段切除;结肠两段以上节段性病变和全结肠弥漫性病变行全结肠切除加回直肠吻合;全结肠直肠弥漫性病变行腹会阴联合结直肠肛门切除加永久性回肠造口。Tekkis 等进行的一项 meta 分析认为,结肠节段性切除术(segmental colectomy,SC)与全结肠切除、回肠直肠吻合术(ileorectal anastomosis,IRA)比较,术后复发率及并发症发生率无差异,但 IRA 术后复发的平均时间较 SC 推迟约 4.4 年。亦有研究表明,SC 和 IRA 术后复发率相似,但 SC 术后功能优于 IRA。

直肠局限性病变行直肠前切除术、低位前切除术及超低位前切除术或拉出术,尽可能保留肛门功能;直肠弥漫性病变,可行腹会阴联合直肠肛门切除,永久性乙状结肠造口。

3.CD 外科治疗的相关问题

(1)肠管吻合技术:CD 术后吻合口复发常起于其近端肠管,所以吻合口的直径是关键问题。侧侧吻合口直径远大于端端吻合和端侧吻合,术后吻合口狭窄造成肠梗阻症状出现的较晚,所以提倡吻合器侧侧吻合。对 712 例 CD 行肠切除术,分别采用吻合器端端和侧侧吻合,结果显示吻合器端端吻合发生吻合口漏及相关并发症的风险更高,而两组吻合口复发率无显著差异。近期一项前瞻性研究表明,手缝与吻合器侧侧吻合进行比较,二者安全性及复发率无显著差异,表明导致吻合口狭窄造成肠梗阻的原因,不在于吻合方法,而取决于吻合口直径。

(2)腹腔镜技术的应用:腹腔镜技术娴熟的术者,可对首次接受手术治疗的回结肠型 CD 患者行腹腔镜回盲部切除术。对于更为复杂或者复发的患者,没有足够的证据支持腹腔镜手术为首选。

腹腔镜手术的优势在于肠道功能恢复快、住院时间短、术后并发症发生率低、术野体表美观等。一项长达 10 年的随机试验随访表明,开放和腹腔镜手术治疗回结肠型 CD,两组术后复发率相同。

(3)全结肠直肠切除回肠贮袋肛管吻合手术(IPAA):对于术前诊断为 UC,已行 IPAA 手术,术后大体标本诊断为 CD,所有证据表明,这种情况下术后并发症发生率更高,常出现吻合口狭窄或吻合口漏及肛门失禁,贮袋废弃率高达 50%,是 UC 和未定型结肠炎(indeterminate colitis,IC)患者的 6 倍,所以 CD 患者禁忌行 IPAA 手术。少数专家认为对于不伴有小肠和肛周病变的结肠型 CD,也可行 IPAA 手术,但遭到多数学者的强烈反对。

(4)偶然发现的末端回肠炎或盲肠炎:行腹腔镜阑尾炎切除手术时,意外发现末端回肠炎或盲肠炎,很难与 CD 鉴别诊断,不应盲目切除病变肠管。应反复探查是否存在近端肠管扩张,肠壁典型 CD 表现,肠系膜脂肪包裹等,还要追问是否有肠梗阻症状。

(5)CD 肛瘘无症状肛瘘无须处理,合并感染切开引流,当 CD 缓解后,肛瘘也可以缓解。

(陈士同)

第三节 肠 套 叠

一段肠管套入其相连的肠管腔内称为肠套叠,多见于幼儿,成年人肠套叠在我国较为少见。大多数小儿肠套叠属急性原发性,肠管并无器质性病变,而成人肠套叠多由肠壁器质性病变引发,多为慢性反复发作,常见原因有憩室、息肉或肿瘤等,临床表现多不典型,且缺少特异性诊断技术,故术前较难确诊。跟随微创外科的发展,腹腔镜探查和手术的应用日益广泛,在明确肠套叠诊断的同时,还可进行治疗性手术,或为开腹手术设计切口,减小创伤,具有明显的微创优势。

一、成人肠套叠

(一)病因

成人肠套叠临床较少见,多为继发性。其中90%的病因是良性肿瘤、恶性肿瘤、炎性损伤或Meckel憩室。小肠发生肠套叠多于结肠,这可能与小肠较长,活动度较大,蠕动较频繁,蠕动方式改变机会较大有关。原因不明的肠套叠可能与饮食习惯改变、精神刺激、肠蠕动增强、药物或肠系膜过长有关。腹部外伤和手术后亦可发生不明原因的肠套叠。

肠套叠按套叠类型分为回肠-结肠型、回肠盲肠-结肠型、小肠-小肠型、结肠-结肠型(图7-1)。套叠肠管可分为头部、鞘部、套入部和颈部(图7-2)。

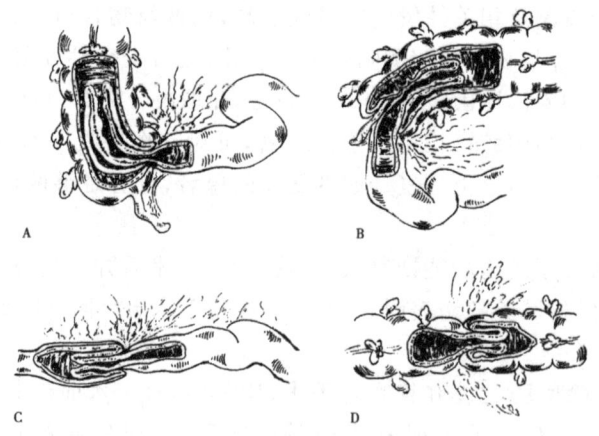

图 7-1　肠套叠类型

A.回肠-结肠型;B.回肠盲肠-结肠型;C.小肠-小肠型;D.结肠-结肠型

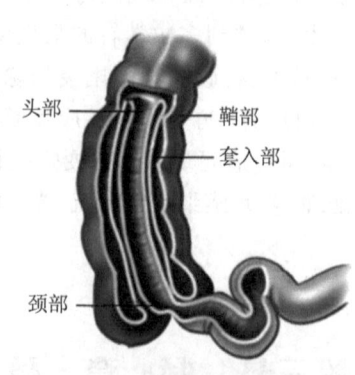

图 7-2　套叠肠管分部

(二)病理生理

肠管套入相邻肠管腔将导致肠腔狭窄,可引起机械性梗阻。尤其当套入部肠段系膜亦套入时,将出现肠管血运障碍,使肠黏膜发生溃疡和坏死,如没得到及时处理,肠壁会因缺血而坏死,最终肠管破裂。由于急性腹膜炎,水电解质严重丢失,感染和毒素吸收,将导致败血症和MODS。

(三)辅助检查

1.超声检查

超声显示为中央套入部多层肠壁,造成多层次界面的高回声区,两侧为只有一层肠壁构成的低回声或不均质回声环,可表现为"假肾征"或"靶环征",套入部进入套鞘处呈舌状表现,远端呈低或不均质回声肿块。超声检查的缺点是在肠梗阻情况下,肠腔内气体较多,无法获得满意图像。

2.X线检查

(1)单纯立位腹部平片:可见不全性或完全性肠梗阻表现。

(2)钡灌肠检查:在有结肠套入的成人肠套叠中典型表现为杯口征,对单纯小肠套叠无确诊价值,且必须行肠道准备,在急性完全性肠梗阻时无法行此检查,现已逐渐被B超所取代。

3.CT检查

对成人肠套叠诊断有较高应用价值。肠套叠部位与CT扫描线垂直时,表现为圆形或类似环形,称之为"靶征",是肠套叠最常见的特征性CT表现之一。套叠部位与CT扫描线平行时,则肿块呈椭圆形或圆柱形,附以线状的血管影,描述为"腊肠样"肿块。肠系膜血管及脂肪卷入套入部,也是较特异性的CT征象之一。

(四)诊断

1.临床表现

腹痛、腹部包块、呕吐、血便为肠套叠常见四大症状。成人肠套叠临床表现不典型,早期诊断困难,在急诊情况下更容易误诊。出现下列情况者应高度怀疑:①病程较长,亚急性起病,腹痛反复发作,症状可自行缓解或经保守治疗后好转,呈不完全性肠梗阻。②腹痛伴腹部包块,包块大小可随腹痛变化,位置不固定,常游走,可消失,消失后腹痛也随之消失。③有腹部包块的急腹症和腹痛伴血便者。④不明原因肠梗阻。

2.辅助检查

影像学检查特别是B超可作为首选。CT检查在成人肠套叠的诊断上有重要价值。

3.腹腔镜探查

术前诊断困难时,剖腹探查或腹腔镜探查是最主要的确诊手段,按微创原则,患者条件允许时首选腹腔镜探查。

(五)治疗

成人肠套叠大多数原发病为肿瘤,通常应手术治疗。

1.不应手法复位的肠套叠

(1)术前或术中探查明确为恶性肿瘤引起肠套叠,应行包括肿瘤及区域淋巴结在内的根治性切除术,试图将肠管复位很可能造成恶性肿瘤细胞播散或血行转移,且在复位过程中,缺血肠段易发生穿孔,而在水肿肠壁处切除吻合易致术后吻合口并发症。

(2)结肠套叠原发于恶性肿瘤的占50%～67%,因此结肠套叠不应手法复位,而应行规范肠切除并清扫淋巴结。

(3)套叠肠段有缺血坏死情况可直接手术切除。

（4）老年患者的肠套叠恶性肿瘤和缺血坏死发生率高，不应复位，可直接行肠段切除术。

2.可以手法复位的肠套叠

（1）肠管易复位且血供良好，可先行手法复位，再根据探查情况决定是否行肠切除手术。对于回肠-结肠型套叠，如肠管复位后未发现其他病变，以切除阑尾为宜，盲肠过长者应做盲肠固定术。

（2）小肠套叠多由良性病变引起，术中可考虑先将肠管手法复位，再行手术治疗。

（六）手术步骤

（1）探查：根据术前影像学评估，一般能明确套叠肠段位置。如梗阻不明显、有足够腹腔空间，可行腹腔镜探查。如腹胀明显、肿物巨大或有其他腹腔镜手术禁忌证时应行剖腹探查。

（2）手法复位：小肠-小肠型套叠较易复位，方法是通过缓慢轻柔挤压、牵拉两端小肠将套叠肠段拖出。回肠-结肠型套叠更容易出现回肠肠壁水肿、缺血、坏死，在复位时容易将肠壁撕裂或损伤，故建议在手法复位回肠-结肠型套叠时应格外小心。

（3）恶性肿瘤引起的肠套叠以不同部位的肿瘤根治原则行肿瘤根治术。

（4）小肠良性疾病引起的套叠在肠管复位后，酌情行单纯病变切除或套叠肠段切除。

（七）术后处理

术后根据不同肠段的手术和术式决定禁饮食时间，预防性应用抗生素。未恢复饮食前应予肠外营养支持。鼓励患者尽早下床活动，促进胃肠道功能恢复。肛门排气后可酌情拔除胃管及腹腔引流管，循序渐进恢复经口进食。

二、小儿肠套叠

小儿肠套叠是指各种原因引起的部分肠管及其附近的肠系膜套入邻近肠腔内，导致肠梗阻，是一种婴幼儿常见急腹症。肠套叠发病率为1.5‰～4‰，不同民族和地区发病率有差异，我国远较欧美国家多见，男孩发病多于女孩，为(1.5～3)∶1。肠套叠偶尔可见于成人或新生儿，而主要见于1岁以内的婴儿，约占60%以上，尤以4～10个月婴儿最多见，是发病高峰。2岁以后发病逐年减少，5岁以后发病罕见。

（一）病因

肠套叠分为原发性和继发性两种。

1.原发性肠套叠

90%的肠套叠属于原发性，套入肠段及周围组织无显著器质性病变。病因至今尚不清楚，可能与下列因素有关。

（1）饮食改变：由于婴儿肠道不能立即适应所改变食物的刺激，发生肠道功能紊乱而引起肠套叠。

（2）回盲部解剖因素：婴儿期回盲部游动性大，小肠系膜相对较长，回肠盲肠发育速度不同，成人回肠盲肠直径比为1∶2.5，而新生儿为1∶1.43，可能导致蠕动功能失调。婴儿回盲瓣过度肥厚且呈唇样凸入盲肠，加上该区淋巴组织丰富，受炎症或食物刺激后易引起充血、水肿、肥厚，肠蠕动易将回盲瓣向前推移，并牵拉肠管形成套叠。

（3）病毒感染：系列研究报道急性肠套叠与肠道内腺病毒、轮状病毒感染有关。病毒感染可能引起肠系膜淋巴结肿大和回肠末端集合淋巴结增殖肥厚，从而诱发肠套叠。

（4）肠痉挛及自主神经失调：各种原因的刺激，如食物、炎症、腹泻、细菌和寄生虫毒素等，使肠道发生痉挛、蠕动功能节律紊乱或逆蠕动而引起肠套叠。也有人提出由于婴幼儿交感神经发育迟缓,因自主神经系统功能失调而引起肠套叠。

(5)遗传因素:近年来有报道称,部分肠套叠患者有家族发病史。这种家族发病率高的原因尚不清楚,可能与遗传、体质、解剖学特点及对肠套叠诱因的易感性增高等有关。

2.继发性肠套叠

由肠道器质性病变引起,以 Meckel 憩室占首位,其次为息肉及肠重复畸形,此外还包括肿瘤、异物、结核、阑尾残端内翻、盲肠袋内翻及紫癜血肿等。患儿发病年龄越大,存在继发性肠套叠的可能性越大。

(二)病理生理

肠套叠在纵形切面上由三层肠壁组成称为单套:外层为肠套叠鞘部或外筒,套入部为内筒和中筒。肠套叠套入最远处为头部或顶端,肠管从外面卷入处为颈部。外筒与中筒以黏膜面相接触,中筒与内筒以浆膜面相接触。绝大多数肠套叠病例是单套。少数病例小肠肠套叠再套入远端结肠肠管内,称为复套,断面上有 5 层肠壁。肠套叠多为顺行性套叠,与肠蠕动方向一致,逆行套叠极少见。肠套叠一旦形成很少自动复位,套入部进入鞘部,并受到肠蠕动的推动向远端逐渐深入,同时其肠系膜也被牵入鞘内,颈部紧束使之不能自动退出。由于鞘部肠管持续痉挛紧缩而压迫套入部,致使套入部肠管发生循环障碍,初期静脉回流受阻,组织淤血水肿,套入部肠壁静脉怒张破裂出血,黏膜细胞分泌大量黏液,黏液进入肠腔后与血液、粪质混合呈果酱样胶冻状排出。肠壁水肿不断加重,静脉回流障碍加剧,致使动脉受压,供血不足,最终发生肠壁坏死。肠坏死根据发生的病理机制分为动脉性和静脉性坏死。动脉性坏死多发生于鞘部,因鞘部肠管长时间持续性痉挛,肠壁动脉痉挛,血供阻断,部分肠壁出现散在的斑点状坏死,又称缺血性坏死(白色坏死)。静脉性坏死多发生于套入部,是由于系膜血管受压,静脉回流受阻,造成淤血,最终肠管坏死(黑色坏死)。

(三)类型

根据套入部最近端和鞘部最远端肠段部位将肠套叠分为以下类型。

1.小肠型

包括空肠套入空肠型、回肠套入回肠型和空肠套入回肠型。

2.回盲型

以回盲瓣为起套点。

3.回结型

以回肠末端为起套点,阑尾不套入鞘内,此型最多,占 70%~80%。

4.结肠型

结肠套入结肠。

5.复杂型或复套型

常见为回回结型,占肠套叠的 10%~15%。

6.多发型

在肠管不同区域内有分开的 2 个、3 个或更多肠套叠。

(四)临床表现

小儿肠套叠分为婴儿肠套叠(2 岁以内者)和儿童肠套叠,临床以前者多见。

1.婴儿肠套叠

多为原发性肠套叠,临床特点如下。

(1)腹痛:为最早症状,常常突然发作,婴儿表现为哭闹不安,伴有拒食出汗、面色苍白、手足乱动等异常痛苦表现。腹痛为阵发性,每次持续数分钟。每次发作后,患儿全身松弛、安静,甚至可以入睡,但间歇十余分钟后又重复发作,如此反复。这种腹痛与肠蠕动间期相一致,是由于肠蠕动将套入肠段向前推进,牵拉肠系膜,肠套叠鞘部产生强烈痉挛而引起的剧烈疼痛,当蠕动波过后,患儿即转为安静。肠套叠晚期合并肠坏死和腹膜炎后,患儿表现萎靡不振,反应低下。部分患儿体质较弱,或并发肠炎、痢疾等疾病时,哭闹不明显,而表现为烦躁不安。

(2)呕吐:呕吐是婴儿肠套叠早期症状之一,在阵发性哭闹开始不久,即出现呕吐,呕吐物初为奶汁及乳块或其他食物,以后转为胆汁样物,1～2天后转为带臭味的肠内容物,提示病情严重。

(3)血便:多在发病后6～12小时排血便,便血早者可在发病后3～4小时出现,为稀薄黏液或胶冻样果酱色血便,数小时后可重复排出。便血是由于肠套叠时套叠肠管的系膜嵌入在肠壁间,发生血液循环障碍而引起黏膜渗血,与肠黏液混合形成暗红色胶冻样液体。有些来诊较早患儿,虽无血便排出,但通过肛门指诊可见手套染血,对诊断肠套叠极有价值。

(4)腹部包块:在病儿安静时进行触诊,多数可在右上腹肝下触及腊肠样、稍活动、伴有轻压痛的肿块,肿块可沿结肠走行移动,右下腹一般有空虚感,严重者可在肛门指诊时,触到直肠内子宫颈样肿物,即为套叠头部。

(5)全身状况:依就诊早晚而异,早期除面色苍白,烦躁不安外,营养状况良好。晚期患儿可有脱水,电解质紊乱,精神萎靡不振、嗜睡、反应迟钝。发生肠坏死时,有腹膜炎表现,可出现全身中毒症状,脉搏细速,高热昏迷,休克,衰竭以至死亡。

2.儿童肠套叠

儿童肠套叠与婴儿肠套叠相比较,症状不典型。起病较为缓慢,多表现为不完全性肠梗阻,肠坏死发生时间相对较晚。患儿也有阵发性腹痛,但发作间歇期较婴儿长,呕吐、血便较少见。据统计儿童肠套叠发生便血者只有约40%,而且便血往往在套叠后几天才出现,或者仅在肛门指诊时指套上有少许血迹。儿童较合作时,腹部查体多能触及腊肠形包块,很少有严重脱水及休克表现。

(五)诊断

1.临床表现

阵发性腹痛或哭闹不安、呕吐、便血和腹部包块。

2.腹部查体

可触到腊肠样包块,右下腹有空虚感,肛门指诊可见指套血染。

3.腹部超声

为首选检查方法,可通过肠套叠特征性影像协助确诊。超声图像在肠套叠横切面上显示为"同心圆"或"靶环"征,纵切面表现为"套筒"征或"假肾"征。

4.腹部X光平片或透视

可观察肠气分布、肠梗阻及腹腔渗液情况。

(六)鉴别诊断

小儿肠套叠临床症状和体征不典型时,易与下列疾病混淆:①细菌性痢疾。②消化不良及婴儿肠炎。③腹型过敏性紫癜。④Meckel憩室出血。⑤蛔虫性肠梗阻。⑥直肠脱垂。⑦其他:结

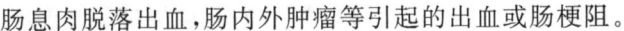

肠息肉脱落出血,肠内外肿瘤等引起的出血或肠梗阻。

(七)治疗

1.非手术疗法

(1)适应证:适用于病程不超过48小时,全身情况良好,生命体征平稳,无明显脱水及电解质紊乱,无明显腹胀和腹膜炎表现者。

(2)禁忌证为:①病程超过48小时,全身情况不良,如有高热、脱水、精神萎靡、休克等症状。②高度腹胀,透视下可见肠腔内多个大液平。③已有腹膜刺激征或疑有肠坏死者。④多次复发性肠套叠而疑似有器质性病变。⑤小肠型肠套叠。

(3)空气灌肠:在空气灌肠前先作腹部正侧位全面透视检查,观察肠内充气及分布情况,注意膈下有无游离气体。采用自动控制压力的结肠注气机,向肛门内插入有气囊的注气管,注气后见气体阴影由直肠顺结肠上行达降结肠及横结肠,遇到套叠头端则阴影受阻,出现柱状、杯口状、螺旋状影像。继续注气时可见空气影向前推进,套头部逐渐向回盲部退缩,直至完全消失,此时可见大量气体进入右下腹小肠,然后迅速扩展到腹中部和左腹部,同时可闻及气过水声。透视下回盲部肿块影消失和小肠内进入大量气体,说明肠套叠已复位。

(4)B超下生理盐水加压灌肠:腹部B超可在观察到肠套叠影像后,于超声实时监视下行水压灌肠复位,随着水压缓慢增加,B超下可见套入部与鞘部之间无回声区加宽,纵切面上套叠头部由"靶环"样声像逐渐转变成典型的"宫颈"征,套叠肠管缓慢后退,当退至回盲瓣时,套头部表现为"半岛"征,此时肠管后退较困难,需缓慢加大水压,随水压增大,"半岛"逐渐变小,最后通过回盲瓣而突然消失。此时可见回盲瓣呈"蟹爪样"运动,同时注水阻力消失,证明肠套叠已复位。

(5)钡剂灌肠:流筒悬挂高出检查台100 cm,将钡剂徐徐灌入直肠内,在荧光屏上追随钡剂进展,在见到肠套叠阴影后增加水柱压力,直至套叠影完全消失。

(6)复位成功的判定及观察:①拔出气囊肛管后患儿排出大量带有臭味的黏液血便和黄色粪水。②患儿很快入睡,无阵发性哭闹及呕吐。③腹部平软,已触不到原有包块。④口服活性炭0.5~1 g,如经6~8小时由肛门排出黑色炭末,证明复位成功。

2.手术疗法

(1)手术适应证:①非手术疗法有禁忌证者。②应用非手术疗法复位失败或穿孔者。③小肠套叠。④继发性肠套叠。

(2)肠套叠手术复位。

术前准备:首先应纠正脱水和电解质紊乱,禁食水、胃肠减压、抗感染;必要时采用退热、吸氧、备血等措施。体温降至38.5 ℃以下可以手术,否则易引起术后高热抽搐,导致死亡。麻醉多采用气管插管全身麻醉。

切口选择:依据套叠肿块部位,选择右上腹横切口、麦氏切口或右侧经腹直肌切口。较小婴儿多采用上腹部横切口,若经过灌肠得知肠套叠已达回盲部,也可采用麦氏切口。

手法整复:开腹后,术者以右手顺结肠走向探查套叠肿块,常可在右上腹、横结肠肝曲或中部触到。由于肠系膜固定较松,小肿块多可提出切口。如肿块较大宜将手伸入腹腔,在套叠部远端用右手示、中指先将肿块逆行推挤,当肿块退至升结肠或盲肠时即可将其托出切口。套叠肿块显露后,检查有无肠坏死。如无肠坏死,则于明视下用两手拇指及示指缓慢交替挤压直至完全复位。复位过程中切忌牵拉套入的近端肠段,以免造成套入肠壁撕裂。如复位困难时,可用温盐水纱布热敷后,再复位。复位后要仔细检查肠管有无坏死,肠壁有无破裂,肠管本身有无器质性病变等,如无上述征象,将肠管纳入腹腔后逐层关腹。如为回盲型肠套叠复位后,阑尾挤压严重,应将阑尾切除。

肠切除术:对不能复位及肠坏死者,手法整复时肠破裂者,肠管有器质性病变者,疑似有继发性坏死者,在病情允许时可做肠切除一期吻合术。如病情严重,患儿不能耐受肠切除术,可暂行肠造瘘或肠外置术,病情好转后再关闭肠瘘。

腹腔镜下肠套叠复位术:腹腔镜手术探查和治疗肠套叠因其显著的优点而得到肯定:①腹腔镜手术创伤小、恢复快、并发症少;②某些空气灌肠提示复位失败或复位不确切者,麻醉后肠套叠可自行复位,腹腔镜手术探查可以发现上述情况而避免开腹手术的创伤;③对腹腔内脏器探查全面,可及时发现因器质性病变导致的继发性肠套叠;④术中可与空气灌肠相结合,提高复位率,由于腹腔内 CO_2 气腹压力和空气灌肠压力叠加作用于肠套叠头部,同时配合器械在腹腔内的牵拉作用,用较低的空气灌肠压力即能顺利将套叠肠管复位,安全性明显提高。

(陈士同)

第四节　短肠综合征

短肠综合征是指因各种原因行广泛小肠切除、手术造成小肠短路或误将胃与回肠吻合后,小肠消化吸收面积不足,无法维持生理需要,而导致进行性营养不良、水及电解质紊乱,继而出现器官功能衰退、代谢障碍、免疫功能下降的临床综合征。

一、病因

导致短肠综合征的原因有很多,成人短肠综合征多见于因小肠扭转或肠系膜血管栓塞或血栓形成,导致大部小肠坏死,被迫行大部分小肠切除后;也见于因 Crohn 病、放射性肠损伤、反复肠梗阻、肠外瘘而多次切除小肠,致剩余肠道过短;或因严重外伤致大面积小肠毁损或肠系膜上血管损伤,而被迫切除大量小肠;胃肠手术中误将胃与回肠吻合,或高位与低位小肠间短路术后亦造成短肠综合征。儿童短肠综合征多为先天性因素引起,如肠闭锁、坏死性小肠结肠炎等导致小肠长度不足或切除大量肠襻,无法维持足够营养吸收。

二、病理生理

短肠综合征的严重程度取决于切除肠管的范围及部位,是否保留回盲瓣,残留肠管及其他消化器官(如胰和肝)的功能状态,剩余小肠的代偿适应能力等。通常认为满足正常成人所需的小肠长度最低限度,在没有回盲瓣时为 1 m,而有回盲瓣时为至少 75 cm。大量小肠吸收面积的丢失将导致进行性营养不良、水及电解质紊乱、代谢障碍等。另外,大量肠道激素(如胆囊收缩素、促胰液素、肠抑胃素等)的丢失,将导致肠道动力、转运能力等发生改变,幽门部胃泌素细胞增生(约 40%～50% 的短肠综合征患者有胃酸分泌亢进)。回肠是吸收结合型胆盐及内因子结合性维生素 B_{12} 的部位,切除或短路后造成的代谢紊乱明显重于空肠。因胆盐吸收减少,未吸收的胆盐进入结肠将导致胆盐性腹泻,胆盐肠-肝循环减少将导致严重的胆盐代谢紊乱,因肝代偿合成胆盐的能力有限,将造成严重脂肪泻。切除较短回肠(<50 cm)时,患者通常能够吸收足够的内

因子结合性维生素 B_{12} ,而当切除回肠 $>50~cm$ 时,将导致明显的吸收障碍,引起巨幼红细胞贫血及外周神经炎,并最终导致亚急性脊髓退行性改变。

短肠综合征时剩余小肠会发生代偿性改变,食物刺激及胃肠激素的改变使小肠绒毛变长、肥大,肠腺陷凹加深,黏膜细胞 DNA 量增加,肠管增粗、延长,黏膜皱襞变多。随黏膜的高度增生,酶和代谢也发生相应变化,钠-钾泵依赖的三磷酸腺苷,水解酶,肠激酶,DNA 酶,嘧啶合成酶活性均增加,而细胞二糖酶活性降低,增生黏膜内经磷酸戊糖途径的葡萄糖代谢增加。研究显示广泛肠切除后残余肠道可逐渐改善对脂肪、内因子和碳水化合物(特别是葡萄糖)的吸收(图 7-3)。

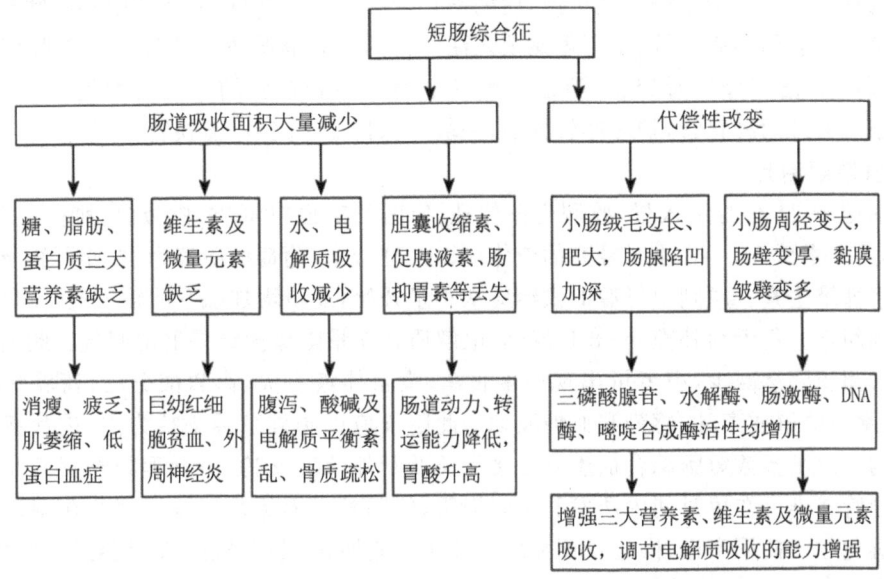

图 7-3　短肠综合征

三、临床表现

主要表现为早期的腹泻和后期的严重营养障碍。短肠综合征的症状一般可分为失代偿期、代偿期、代偿后期 3 个阶段。失代偿期(急性期)为第 1 阶段,是指发生短肠状况后早期,残留的肠道仅能少量吸收三大营养素和水、电解质,患者可出现不同程度的腹泻,与保留肠管的长度相关,多数患者并不十分严重,少数患者每天腹泻量可高达 2 L,重者可达 5~10 L,因此出现脱水、血容量不足、电解质紊乱及酸碱平衡失调。因胃泌素增多,胃酸分泌亢进,不仅使腹泻加重,消化功能进一步恶化,还可出现吻合口溃疡,甚至导致上消化道出血。数天后腹泻次数逐渐减少,生命体征逐渐稳定,胃肠动力恢复。这一阶段多需 2 个月。代偿期(适应期)为第 2 阶段,经治疗后机体内稳态得以稳定,腹泻次数减少,小肠功能亦开始代偿,吸收功能有所增强,肠液丧失逐渐减少,肠黏膜出现增生。代偿期时间长短随残留小肠长度,有无回盲部和肠代偿能力而定,最长可达 2 年,一般在 6 个月左右。代偿后期(维持期)为第 3 阶段,肠功能经代偿后具有一定的消化吸收能力,此时营养支持的方式与量已定型,需要长期维持,并预防并发症。

短肠综合征患者若无合理的营养支持治疗,会逐渐出现营养不良,包括体重减轻、疲乏、肌萎缩、低蛋白血症、皮肤角化过度、肌肉痉挛、凝血功能差及骨痛等。由于胆盐吸收障碍,胆汁中胆盐浓度下降,加上肠激素分泌减少,使胆囊收缩变弱,易发生胆囊结石。钙、镁缺乏可使神经、肌肉兴奋性增强,发生手足搐搦,长期缺钙还可引起骨质疏松。由于草酸盐在肠道吸收增加,尿中草酸盐过多而易形成泌尿系统结石。长期营养不良可最终导致多器官功能衰竭。

四、治疗

根据病因及不同病程阶段采取相应治疗措施。因手术误行吻合造成的短肠状态需急诊再次手术改正吻合。肠切除术后短肠综合征急性期以肠外营养支持,维持水电解质和酸碱平衡为主,适应期以肠外营养与逐步增加肠内营养相结合,维持期使患者逐步过渡到肠内营养为主。

因短肠综合征早期治疗需大量补液,后期需长期肠外营养支持,应选择中心静脉补液。可采用隧道式锁骨下静脉穿刺置管、皮下埋藏植入注射盒的中心静脉置管或经外周静脉穿刺中心静脉置管(PICC)。据部分学者经验,隧道式锁骨下静脉穿刺置管的并发症发生率(尤其是感染率),明显小于另外两种置管,护理亦较方便,一般可保持 2~3 年不需换管。

(一)急性期治疗

应仔细记录 24 小时出入量,监测生命体征,定时复查血电解质、白蛋白、血糖、动脉血气分析,监测体重。术后 24~48 小时补充的液体应以生理盐水、葡萄糖溶液为主,亦可给予一定量氨基酸及水溶性维生素。原则上氮源的供给应从小量开始,逐步增加氨基酸输入量,使负氮平衡状态逐步得到纠正。每天约补充 6~8 L 液体,电解质补充量随监测结果酌情调整。此期因肠道不能适应吸收面积骤然减少,患者可出现严重腹泻,大量体液丧失,高胃酸分泌,营养状况迅速恶化,易出现水及电解质紊乱、感染和血糖波动。此阶段应以肠外营养支持为主,进食甚至饮水均可加重腹泻。由于多数短肠综合征患者需接受长期肠外营养支持,不合理肠外营养配方或反复中心静脉导管感染可在短时间内诱发肝功能损害,使肠外营养无法实施。因此在制订肠外营养配方时应避免过度使用高糖,因过量葡萄糖会转化为脂肪沉积在肝脏,长期会损害肝功能;选择具有护肝作用的氨基酸;脂肪乳剂使用量不宜过大,一般不超过总热量的 $30\%\sim40\%$,并采用中、长链脂肪乳;还应补充电解质、复合脂溶性维生素及水溶性维生素、微量元素等;所需热量和蛋白质要根据患者的实际情况进行个体化计算,热量主要由葡萄糖及脂肪提供。

由于长期肠外营养不仅费用昂贵,易出现并发症,而且不利于残留肠道的代偿。因此如有可能即使在急性期也应尽早过渡到肠内营养和口服进食。研究表明,肠内营养实施得越早,越能促进肠功能代偿。但短肠综合征患者能否从肠外营养过渡到肠内营养主要取决于残留肠管的长度和代偿程度,过早进食只会加重腹泻、脱水和电解质紊乱,因此从肠外营养过渡到肠内营养时应十分谨慎。开始肠内营养时先以单纯的盐溶液或糖溶液尝试,逐步增量,随肠代偿的过程,逐步过渡到高蛋白、低脂、适量碳水化合物的少渣饮食,少食多餐,也可选用专用于短肠综合征患者的短肽型肠内营养制剂。

(二)肠康复治疗

急性期后期应进行肠康复治疗,即联合应用生长激素(重组人生长激素)、谷氨酰胺与膳食纤维。生长激素能促进肠黏膜细胞增殖,谷氨酰胺是肠黏膜细胞等生长迅速细胞的主要能量物质,而膳食纤维经肠内细菌酵解后,能产生乙酸、丙酸和丁酸等短链脂肪酸,丁酸不仅可提供能量,还能促进肠黏膜细胞生长。使用方法为重组人生长激素皮下注射[0.05 mg/(kg·d)],谷氨酰胺静脉滴注[0.6g/(kg·d)],口服含膳食纤维素丰富的食物或营养液,持续 3 周或更长。

(三)防治感染

当患者持续发热,应及时行各项检查以排查感染原因并早期治疗。针对肠源性感染的可能

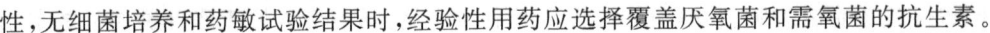

性,无细菌培养和药敏试验结果时,经验性用药应选择覆盖厌氧菌和需氧菌的抗生素。

(四)控制腹泻

禁食及肠外营养可抑制胃肠道蠕动和分泌,延缓胃肠道排空,从而减轻腹泻。可酌情应用肠动力抑制药,如口服洛哌丁胺、阿片酊或黄连素等。腹泻严重难以控制者,应用生长抑素或奥曲肽可明显抑制胃肠道分泌,减轻腹泻。生长抑素首次剂量 300 μg 静脉滴注,以后每小时 300 μg 静脉滴注;或奥曲肽首次剂量 50 μg 静脉滴注,以后每小时 25 μg 静脉滴注,连用 3～5 天,腹泻次数明显减少后停用。

(五)抑制胃酸过多

术后胃酸分泌过多可应用质子泵抑制剂,目前抑酸效果最强的种类为埃索美拉唑,40 mg 静脉滴注,每天 2 次。

(六)手术治疗

一些探索用手术方法治疗短肠综合征的方法,如肠管倒置术等,并未形成治疗常规,效果仍待定论。

小肠移植目前已成为治疗短肠综合征的理想方式。随着外科技术和免疫抑制方案的进步,经过 20 余年发展,目前小肠移植在美国已被纳入联邦医疗保险范畴,在一些先进的移植中心,1 年和 5 年生存率可高达 91% 和 75%。

五、预防

外科医师应认识到短肠综合征的严重性,在手术中尽量避免过多切除小肠,对于小肠缺血病变范围广的病例,不应草率决定大面积切除,而应经扩血管措施后观察小肠活力,或暂行肠外置术观察,尽量抢救和保留肠管。

（陈士同）

第五节 肠 瘘

肠瘘是指肠管之间、肠管与其他脏器或者体外出现病理性通道,造成肠内容物流出肠腔,引起感染、体液丢失、营养不良和器官功能障碍等一系列病理生理改变。肠瘘可分为内瘘和外瘘两类。肠内容物不流出腹壁称为内瘘,如小肠间内瘘、小肠结肠瘘、小肠胆囊瘘、小肠膀胱瘘等。肠管与体外相通则称肠外瘘。根据瘘口所在部位、经瘘口流出的肠液量、肠道瘘口的数目、肠道是否存在连续性及引起肠瘘的病变性质等有关,可将肠瘘分为高位瘘与低位瘘、高流量瘘与低流量瘘、单个瘘与多发瘘、端瘘与侧瘘,以及良性瘘与恶性瘘等。

一、病因

肠瘘的常见原因有手术、创伤、腹腔感染、恶性肿瘤、放射线损伤、化疗及肠道炎症与感染性疾病。肠外瘘主要发生在腹部手术后,是一种严重的术后并发症,主要病因是术后腹腔感染,各种原因导致的吻合口漏。小肠炎症、结核、消化道憩室炎、恶性肿瘤及外伤伤道感染、腹腔脓肿也可直接穿破肠壁引起肠瘘。有些为炎性肠病本身的并发症,如 Crohn 病引起的内瘘或外瘘。根据临床统计,以继发于腹腔脓肿、感染和手术后肠瘘最为多见,肠内瘘常见于恶性肿瘤。放射治疗和化疗也可导致肠瘘,比较少见。

二、临床表现

肠瘘的临床表现比较复杂,其病情轻重受多种因素影响,包括肠瘘的类型、原因、患者身体状况及肠瘘发生的不同阶段等。肠间内瘘可无明显症状和生理紊乱。肠外瘘早期一般表现为局限性或弥漫性腹膜炎症状,患者可出现发热、腹胀、腹痛、局部腹壁压痛反跳痛等,在手术后患者与原有疾病的症状、体征难以区别,临床医师对患者诉腹胀、没有排气排便缺乏重视而将此归结为术后肠蠕动差、肠粘连等,往往错过早期诊断时机。在瘘管形成、肠液溢出体外以后,则主要表现为感染、营养不良、水电解质和酸碱平衡紊乱及多器官功能障碍等。

(一)瘘口形成和肠内容物漏出

肠外瘘的特征性表现是在腹壁出现一个或多个瘘口,有肠液、胆汁、气体、粪便或食物流出。唇状瘘可在创面观察到外翻的肠黏膜,甚至破裂的肠管。瘘口周围的皮肤红肿、糜烂。十二指肠瘘和高位空肠瘘流出量大,可达 4 000~5 000 mL/d,含有大量胆汁和胰液,经口进食的食物很快以原形从瘘口排出。低位小肠瘘流出量仍较多,肠液较稠,主要为部分消化的食糜。结肠瘘一般流出量少,呈半成形的粪便,瘘口周围皮肤腐蚀较轻。肠间内瘘可表现为不同程度的腹泻,应用止泻剂无效。肠道与输尿管、膀胱或者子宫发生的瘘,则出现肠内容物随尿液或从阴道排出,或者尿液随大便排出。

(二)感染

感染是肠瘘发生和发展的重要因素,也是主要临床表现。腹腔感染,特别是腹腔脓肿可引起肠瘘。肠瘘初期肠液漏出会引起不同程度的腹腔感染、腹腔脓肿,污染蔓延可出现弥漫性腹膜炎、脓毒血症等。

(三)营养不良

由于肠内容物特别是消化液的漏出,造成消化吸收障碍,加上感染、进食减少及原发病影响,肠瘘患者大多出现不同程度的营养不良,表现为低蛋白血症、水肿、消瘦等。水、电解质和酸碱平衡紊乱依肠瘘的位置、类型和流量而不同,表现为程度不等的内稳态失衡,常见低钾、低钠血症和代谢性酸中毒。

(四)多器官功能障碍

肠瘘后期可出现多器官功能障碍,较易出现胃肠道出血、肝脏损害。此外,肠瘘患者还可能存在一些与瘘发生相关的疾病,如消化道肿瘤、肠粘连、炎性肠病、重症胰腺炎及多发性创伤等,出现相应的临床表现。

(五)各种肠瘘的特点

十二指肠瘘发生后常表现为突然出现的持续性腹痛,以右上腹最明显,局部腹肌紧张、压痛、反跳痛,可伴有高热、脉速、白细胞计数升高。一般发生于胃切除术后十二指肠残端破裂、盲袢梗阻和内镜检查损伤等。症状的严重程度与漏出液的多少有关。瘘孔较小,漏出物仅是少量黏液和十二指肠液,症状较轻;若瘘口较大则有大量肠内容物漏出,形成外瘘则伤口附近皮肤很快发生糜烂,大量消化液流失很快导致水、电解质紊乱,甚至导致死亡。空-回肠内瘘常有腹泻,外瘘则有明显的肠液外溢,瘘口皮肤红肿、糜烂、疼痛,并常有腹腔感染。当肠腔与其他脏器,如泌尿道等相通时,常出现相应器官的感染。肠瘘远端常有部分或完全性梗阻。持久的感染、肠液丢失和营养摄入困难可造成营养不良,体重迅速下降。

三、病理生理

(一)病理生理分期

肠瘘的病理生理发展一般经历 4 个阶段,相继出现以下病理改变。

1.腹膜炎期

主要发生于创伤或手术后 1 周以内。由于肠内容物经肠壁缺损处漏入腹腔而引起腹膜炎。其严重程度依瘘口的位置、大小、漏出液的性质和量不同而异。高位、高流量的空肠瘘,漏出液中含有大量胆汁、胰液,具有强烈消化腐蚀作用,且流量大,常常形成急性弥漫性腹膜炎。瘘口小、流量少的肠瘘则可形成局限性腹膜炎。

2.局限性脓肿期

多发生于肠瘘发病后 7～10 天。由于急性肠瘘引起腹腔感染,腹腔内纤维素渗出,大网膜包裹,周围器官粘连等,使渗漏液局限、包裹形成脓肿。

3.瘘管形成期

上述脓肿在没有及时引流情况下,可发生破溃,使脓腔通向体表或周围器官,从肠壁瘘口至腹壁或其他器官瘘口处,形成固定的异常通路,脓液与肠液经过此通道流出。

4.瘘管闭合期

随着全身情况的改善和有效治疗,瘘管内容物引流通畅,周围组织炎症反应消退及纤维组织增生,瘘管将最后被肉芽组织充填并形成纤维瘢痕愈合。

(二)病理生理改变

肠瘘有一系列特有的病理生理改变,主要包括水、电解质和酸碱平衡紊乱、营养不良、消化酶腐蚀作用、感染及器官功能障碍等。因瘘口位置、大小、流量及原有疾病不同,对机体造成的影响也不同。瘘口小,位置低、流量少的肠瘘引起全身病理生理改变小,而高位、高流量的瘘则引起明显的全身症状,甚至出现多器官功能衰竭,导致死亡。

1.水、电解质和酸碱平衡紊乱

肠瘘按其流出量的多少,分为高流量瘘与低流量瘘。消化液丢失量的多少取决于肠瘘的部位,十二指肠、空肠瘘丢失肠液量大,也称高位肠瘘,而结肠及回肠瘘肠液损失少,也称低位肠瘘。大量肠液流失引起脱水、电解质和酸碱紊乱,甚至危及患者生命。因肠液丢失,肠液中营养物质和消化酶丢失,消化吸收功能发生障碍,加上感染等因素,导致和加重营养不良,其后果与短肠综合征相同。

2.消化液腐蚀作用

肠液腐蚀皮肤可发生糜烂、溃疡甚至坏死,消化液积聚在腹腔或瘘管内,可能腐蚀其他脏器,也可能腐蚀血管造成大出血和伤口难以愈合。

3.感染

肠瘘发生后,由于引流不畅而造成腹腔内脓肿形成。肠腔内细菌污染周围组织发生感染,又因消化酶腐蚀作用使感染难以局限。如肠瘘与胆道、膀胱相通则引起相应器官的感染,甚至发生败血症。

水、电解质和酸碱平衡紊乱、营养不良、感染,是肠瘘的三大基本病理生理改变,尤其是营养不良和感染,在肠瘘中往往比较突出,而且互为因果,形成恶性循环,可引起脓毒血症和 MODS,

最后导致死亡。

四、诊断

根据临床表现、病史和有关检查,肠瘘的诊断多无困难,但为实施正确治疗,对肠瘘的诊断需明确以下重要问题:①肠瘘的位置与数目,即明确是高位瘘还是低位瘘,是单个瘘还是多发瘘。②瘘管的走行情况,包括瘘管的形状、长度、有无脓腔存在、是否与其他脏器相通。③肠道的通畅情况,是端瘘还是侧瘘,瘘的远端有无梗阻。④肠瘘的原因,是良性瘘还是恶性瘘。⑤有无腹腔脓肿和其他并发症,瘘管的引流情况等。⑥患者的营养状态和重要器官功能情况,是否存在水电解质和酸碱平衡紊乱。

为明确上述情况,需进行实验室检查和影像学检查,特别是瘘管检查。瘘管检查可通过口服染料或炭粉,观察排出情况,或口服或直接向瘘管内注入碘造影剂行瘘管造影。口服经稀释的炭粉或亚甲蓝后,定时观察瘘口,记录炭粉或亚甲蓝排出的量和时间。如有炭粉或染料经创口排出则肠瘘诊断明确,根据排出时间可粗略估计瘘的部位,根据排出量可初步估计瘘口大小。瘘管造影有助于明确瘘的部位、大小、瘘管长短、走行及脓腔范围,还可了解与肠瘘相关的部分肠襻情况。其他辅助检查包括以下几种。

(1)腹部 X 线平片:通过腹部立、卧 X 线平片了解有无肠梗阻,是否存在腹腔占位性病变。

(2)B 超:可以检查腹腔脓肿、胸腔积液、腹水、腹腔占位病变等,还可行 B 超引导下经皮穿刺脓肿引流。

(3)消化道造影:包括口服造影剂行全消化道造影和经腹壁瘘口造影,是诊断肠瘘的有效手段。常可明确是否存在肠瘘、肠瘘的部位与数量、瘘口大小、瘘口与皮肤距离、是否伴有脓腔及瘘口引流情况等,同时还可明确瘘口远、近端肠管是否通畅。如果是唇状瘘,在明确瘘口近端肠管情况后,还可经瘘口向远端肠管注入造影剂进行检查。造影时应动态观察胃肠蠕动和造影剂分布情况,注意造影剂漏出的部位、量与速度、有无分支叉道和脓腔等。

对肠瘘患者进行消化道造影检查一般不宜使用钡剂,因为钡剂不能吸收或溶解,会造成钡剂存留在腹腔和瘘管内,形成异物,影响肠瘘自愈,且钡剂漏入腹腔或胸腔后引起的炎性反应也较剧烈。一般对早期肠外瘘患者多使用 76% 泛影葡胺,60~100 mL 口服或经胃管注入,多能清楚显示肠瘘情况。肠腔内和漏入腹腔的泛影葡胺均可很快吸收。

(4)CT:是临床诊断肠瘘及其并发的腹盆腔脓肿的理想方法。特别是通过口服造影剂 CT 扫描,或 CT 瘘道造影,不仅可以明确肠道通畅情况和瘘管情况,还可协助进行术前评价,帮助确定手术时机。如炎症粘连明显的肠管 CT 表现为肠管粘连成团,肠壁增厚和肠腔积液。此时手术不但不能完全分离粘连,还可能造成肠管更多的继发损伤,产生更多的瘘,使手术彻底失败。

(5)其他检查:如对小肠胆道瘘、小肠膀胱瘘等进行胆管、泌尿道造影检查。

五、治疗

(一)治疗原则

肠瘘的治疗目的是设法闭合瘘管,恢复肠道连续性,纠正肠液外溢所致的各种病理生理改变。20 世纪 70 年代以前,治疗肠瘘的首选方法是紧急手术修补肠瘘,当时公认的原则是"越是高位的瘘,越要尽早手术"。但由于对肠瘘的病理生理学了解不够,将肠瘘等同于十二指肠溃疡穿孔、外伤性肠穿孔等,希望能一次修补成功,而事实上由于腹腔内感染严重,肠襻组织不健康且愈合不良,早期手术失败率高达 80%。20 世纪 70 年代初期,随着全肠外营养(TPN)的发展,肠瘘患者的营养障碍问题可得到解决,加上新型广谱抗生素的应用,对肠瘘感染可有效控制,肠瘘的治疗策略出现了根本性转变,以采用各种非手术治疗促进肠瘘自行愈合为主,而确定性手术是最后的选择。

TPN 不仅可以改善患者营养不良,而且可减少肠液分泌量 50%~70%,有利于肠瘘愈合。20 世纪80 年代后期,生长抑素应用于肠瘘的治疗,使肠液分泌再减少 50%~70%,可使 24 小时空腹肠液流出量由约 2 000 mL 减少至 200 mL 左右。20 世纪 90 年代以后,重组人生长激素应用于临床,可促进蛋白质合成与组织修复,使肠瘘非手术治疗的治愈率进一步提高。目前肠瘘的基本治疗原则是,根据肠瘘的不同类型和病理生理情况,采取营养支持、抗感染、减少肠液分泌、封堵瘘管、维持内环境稳定、促进瘘管愈合及选择性手术等综合措施。一些研究正在探索在有效的营养支持和抗感染前提下,通过生长抑素和生长激素联合应用,对肠外瘘实施早期确定性手术以缩短疗程。

(二)治疗措施

1.纠正水、电解质和酸碱平衡紊乱

水、电解质和酸碱平衡紊乱是高流量肠瘘的严重并发症,也是肠瘘早期死亡的主要原因。其病因包括消化液的大量丢失,严重腹腔感染所致的高分解代谢(胰岛素拮抗,糖利用障碍,高血糖),难以纠正的酸中毒,以及不恰当的营养支持和补液等。因此肠瘘所致的水、电解质和酸碱平衡紊乱比较复杂,且贯穿整个病程。随瘘流量的改变,感染控制程度的不同,紊乱的程度也会发生改变。在肠瘘的治疗过程中,必须自始至终注意纠正水、电解质和酸碱平衡紊乱,基本措施是保证足量补充,控制肠液漏出,实时监测调整。对肠瘘患者应注意监测 24 小时出入量、血电解质、血气分析、血细胞比容、血浆渗透压、尿量、尿比重、尿电解质等,特别要注意有无低钾血症、低钠血症和代谢性酸中毒。肠瘘治疗过程中既可出现高钾,也可出现低钾,而患者可无明显症状。由于细胞内外钾离子交换缓慢,并需消耗一定能量,因此血清钾并不能完全反映总体钾的量及变化。随着感染的控制,机体由分解代谢转向合成代谢,对钾离子的需求也会增加。在临床上补钾时应多监测,不宜在短期内将所缺失的钾全部补充。补钾一般用 10%氯化钾加入液体中,应严格掌握量和浓度限制(浓度不超过 40 mmol/L,即氯化钾 30 mL/L,速度不超过 20～40 mmol/h,每天总量不超过氯化钾 60～80 mL,尿量应超过 40 mL/h),补充途径可经外周静脉、中心静脉或口服,因肠瘘患者多需长期营养支持,一般采用中心静脉给予,并应进行心电监测,监测心律失常。

2.营养支持

肠瘘患者营养支持的目的是改善营养状况和适当的胃肠功能休息。有效的营养支持不仅促进合成代谢,而且增强机体免疫力,使感染易于控制,提高肠瘘的治愈率。营养支持基本方法包括肠外营养(PN)和肠内营养(EN)两种,但所用的营养成分组成和具体途径可以有多种。

PN 用于肠瘘患者具有以下优点:营养素全部从静脉输入,胃肠液的分泌量明显减少,经瘘口溢出的肠液量也随之减少;调整补充水、电解质比较方便;部分肠瘘经过 PN,溢出的肠液减少,感染控制,营养改善而可以自愈;围术期应用 PN 提高了手术成功率。肠瘘患者进行 PN 一般时间较长,其不足之处在于,PN 导管败血症发生率较高;容易产生淤胆、PN 性肝病等代谢并发症;长期 PN 还可引起肠黏膜萎缩,肠屏障功能受损和细菌易位;PN 费用较昂贵。故应酌情尽量缩短 PN 时间,添加特殊营养素、药物等以减少并发症,条件允许时尽快过渡到 EN。肠瘘患者 PN 的基本要求包括:针对每个患者具体计算热量和需氮量,一般轻度至中度应激者给予的非蛋白质热量分别为 104.6～125.5 kJ/(kg·d) 及 125.5～146.4 kJ/(kg·d),氮量分别为 0.16～0.2 g/(kg·d) 及 0.2～0.3 g/(kg·d);应同时应用葡萄糖液和脂肪乳剂作为能量供给,糖:脂比例为(1～2):1;根据患者氮平衡状态、营养状况和治疗目的选用适当的氨基酸制剂,并且按不同品牌的溶液含氮量,计算决定输注量,一般选用含氨基酸种类较多的制剂,应激较重者可选用含支链氨基酸(BCAA)较多的制剂;补充适当的电解质、维生素和微量元素,不仅要注意钾、钠、氯水平,还要注意补充钙、镁和磷,以及水溶性维生素、脂溶性维生素和微量元素。

肠内营养(EN)是将一些只需化学性消化或不需消化就能吸收的营养液通过消化道置管或造口注入胃肠道内,更符合胃肠道正常生理,能够维持胃肠道和肝脏正常功能,避免肠黏膜萎缩,保护肠道屏障,防止细菌易位,并发症少,费用较低,技术要求低,故应尽量创造条件以实现 EN。肠瘘患者实施 EN 要注意时机,对于肠瘘急性期,并发严重的感染和水、电解质酸碱平衡紊乱,或者存在肠梗阻,肠内容物漏出比较严重者,不能采取 EN。对单纯的管状瘘,可在堵瘘后用鼻胃管实施 EN。在瘘发生后,如行腹腔引流术,可尽量同时做肠造口备 EN 用。对于肠瘘造成短肠综合征或者肠道功能不良,宜选用易于吸收的氨基酸或短肽要素膳。当肠道功能基本正常,宜选用含蛋白水解物或全蛋白的制剂。应用 EN 应采取循序渐进原则,输入量逐渐增加,速度由慢至快,使肠道有充分的适应,实施 EN 时应注意保温,输入的肠内营养液应在 40 ℃左右,以减少腹胀、腹泻的发生。

另外,生长抑素可进一步减少胃肠液的分泌,有利于腹腔感染的控制,纠正水和电解质紊乱,促进管状瘘愈合。生长激素具有促进合成代谢、促进伤口和瘘口愈合的作用。谷氨酰胺是合成氨基酸、蛋白质、核酸及其他生物大分子的前体,是肠黏膜细胞、免疫细胞等生长迅速细胞的主要能源物质,在应激状态下相当于必需氨基酸,经静脉或肠道补充谷氨酰胺可促进蛋白质合成,促进肠黏膜细胞增殖,保护肠屏障功能。精氨酸具有营养和免疫调节双重作用,经肠外或肠内补充可促进蛋白质合成,增强机体免疫功能。ω-3 多不饱和脂肪酸可改变细胞膜结构,影响细胞流动性、信号传递和受体功能,具有免疫调节作用。

3.控制感染

肠瘘患者的感染主要是肠液外溢至腹腔形成的腹腔感染,以及静脉导管和肠道细菌易位导致的感染,通常由多种病原菌引起,可反复发生,加上患者常常同时存在营养障碍,免疫功能低下等问题,感染控制比较困难。腹腔内感染是肠瘘最主要、最初的感染灶,容易形成脓肿,而且易被腹腔粘连形成许多分隔,不易定位与引流。治疗腹腔内感染的最主要措施是有效引流、适当应用抗感染药物和全身支持治疗。

引流是控制肠瘘腹腔感染的主要方法,也是管状瘘治疗的基本方法。在肠瘘形成初期,若腹腔已经安置引流管且通畅,可利用此引流管继续引流。如果无腹腔引流管或引流不畅,存在广泛多处腹腔感染、脓肿,可考虑剖腹探查,大量冲洗腹腔后放置有效引流。若感染或脓肿局限,B 超或 CT 引导下穿刺引流可避免剖腹探查。肠瘘腹腔引流应使用单腔负压管、双套管及三腔管。单腔负压管容易发生堵塞,适于短期抽吸引流。双套管的优点是能预防组织堵塞引流管,但由于肠瘘患者的腹腔引流液中含有多量纤维素和组织碎屑,仍可引起管腔堵塞。三腔引流管是在双套管旁附加注水管,可以持续滴入灌洗液,可达到持续冲洗效果,推荐使用。用临时性关腹技术处理严重的腹腔感染和多发脓肿近年来越来越多地用于临床,即暂时用聚丙烯网片等材料遮盖敞开的腹腔,以减少再次剖腹的次数,腹腔内液体可透过网孔得到引流,引流物和肠造口可从网片上戳孔引出,待病情恢复后再行腹壁修复。该技术在肠外瘘的应用指征是腹腔感染严重且广泛;腹腔内有多发或多腔脓肿;腹壁感染严重,不能缝合关闭。应用生物网片更可以促进组织在网片上爬行生长,有利于远期的腹壁修复。因肠瘘患者通常治疗时间较长,而长期使用广谱抗生素将导致菌群失调或二重感染,故不可随意使用,应严格掌握适应证,并在病情允许时及时停药。肠瘘患者应用抗生素的主要适应证包括肠瘘早期存在严重的腹腔或全身感染;PN 静脉导管感染;肠瘘患者全身情况较差,存在肠道细菌易位危险;肠瘘围术期。肠瘘患者在慢性期和恢复期,以及在腹腔感染局限,经过引流冲洗和营养支持瘘管开始愈合缩小等情况下,一般不需要抗生素治疗。

4.瘘口瘘管的处理

关闭瘘口是肠瘘治愈的目标,基本方法是吸引和封堵。吸引的目的是引流肠液、脓液和坏死组织,减少对瘘管和瘘口的进一步侵蚀,使瘘口瘘管缩小以便于封堵或者自愈。常用方法是从瘘口向近端肠腔插入一根直径 0.5 cm 的硅胶双套管,如置管困难,可采取介入技术,将双套管尖端尽量摆放在肠瘘内口附近,低引力持续吸引,用凡士林纱布把瘘口与腹壁隔开。也可应用三腔管引流,间断吸引冲洗。准确收集记录吸引量作为补液参考。

封堵适于管状瘘或者高流量瘘,以尽快控制肠液漏出以改善营养状况。封堵前应进行瘘管造影,明确瘘管瘘口位置和解剖关系,最好在影像引导下完成。传统的方法是用纱布、油纱条填塞,还有盲管堵塞法、水压法堵塞等。也有报道经瘘口将避孕套放入肠腔,向套内注入适量的空气或水,使其在肠腔内外形成哑铃状而堵塞瘘口的方法。瘘口较大或唇状瘘,可用硅胶片内堵。目前应用更多的是医用粘胶,包括各种生物胶。进行肠瘘封堵时必须先明确瘘口远端肠管无明显狭窄和梗阻,避免对多发瘘进行封堵,以免引起部分瘘管引流不畅。封堵肠瘘时应尽量首先堵住内口,对外口进行引流冲洗,局部应用抗生素和促进瘘管愈合的药物,使肠瘘自行愈合。瘘口周围皮肤可以涂抹氧化锌、氢氧化铝或其他抗生素软膏予以保护。

5.其他治疗

肠瘘的治疗还应注意对其他器官功能的维护和病变的治疗,由于肠瘘属胃肠科疑难病危重病,尤其是早期未能发现,导致腹腔严重感染和多发性脓肿形成的患者,可能存在不同程度的心、肺、肝、肾等器官功能障碍,在治疗过程中应注意监测和维护。

六、预后

肠瘘是多种疾病和损伤引起的一种复杂并发症,在原发病基础上又出现新的病理生理学改变,其治疗一直是临床难题。肠瘘的病死率在 20 世纪 60 年代高达 40%～65%,70 年代以来,由于治疗策略的改进,营养支持的进步,重视患者整体情况和有效抗感染等,肠瘘的病死率已明显下降,一般在 5.3%～21.3%。

决定肠瘘预后的主要因素是发生部位、类型和原因,腹腔感染的严重程度及治疗策略等,肠瘘的3 大死亡原因是水电解质和酸碱平衡紊乱,营养不良和感染,肠瘘治疗失败的原因有:感染未能得到有效控制,所引发的 MODS 是治疗失败的主要因素,占死亡患者的 90%;特殊病因引起的肠外瘘,如 Crohn 病,放射性损伤,恶性肿瘤等,缺乏有效治疗措施;并发其他重要脏器病变,如肿瘤,肝病和心血管病变。

（姚成礼）

第六节 小 肠 腺 癌

腺癌是小肠中最常见的恶性肿瘤。多发生于 60～70 岁,男性比女性稍多。病因尚不清楚,和食物中脂肪摄入有显著相关性。

一、组织发生与病理

小肠腺癌多发生在小肠的近段。其中 50％位于十二指肠,40％位于空肠,只有 10％位于回肠。其大体形态可分为息肉型、浸润溃疡型、缩窄型和弥漫型 4 型。组织学类型可分为腺癌、黏液腺癌和未分化癌。

二、临床表现

(一)腹痛

腹痛是最常见的症状,65.2％～66.9％有腹痛,可为隐痛、胀痛乃至剧烈绞痛,多位于腹中部或下部,当并发肠梗阻时,疼痛尤为剧烈并可伴有腹泻、食欲不振等。

(二)梗阻

息肉型癌和缩窄型癌易致肠腔狭窄或堵塞,造成小肠完全或部分肠梗阻。包括上腹饱胀、恶心、呕吐等,腹胀的严重程度和癌肿的部位高低有关。十二指肠癌以恶心、呕吐为主,腹胀和肠型并不明显;而回肠癌则腹胀和肠型明显,恶心、呕吐出现较晚。

(三)腹部肿块

十二指肠癌出现肿块者占 10％～25％,位置固定。空、回肠癌者 20％～25％以腹部肿块就诊,肿块质地较硬,活动度较大,位置多不固定;当病情发展,癌肿侵及临近组织、器官时,腹部肿块常固定而不能推动,并常伴有压痛。

(四)出血

60％～80％十二指肠癌大便隐血试验阳性,出血明显者可有黑便,大出血时可有呕血,其发生率约为 6％。空、回肠癌约有 95％大便隐血试验阳性,肉眼可见的出血或黑便占 20％左右,大出血少见。

(五)黄疸

壶腹周围癌 75％～80％发生黄疸,开始可有波动,随病情进展而进行性加重。

(六)其他

有食欲减退、贫血、消瘦、发热等。当病灶浸润临近器官可引起一系列压迫症状,如压迫输尿管导致肾盂积水,压迫髂部血管引起下肢或会阴部水肿,压迫膀胱或直肠时引起排尿或排便困难,晚期患者发生肝、肺等转移时可出现相应的症状和体征。

三、转移途径

小肠腺癌主要播散途径有直接浸润、淋巴和血行转移及种植性播散。当癌肿穿透肠壁后可直接浸润至临近组织器官,如十二指肠癌累及胰腺、肝脏、结肠及腹膜后组织等;当癌肿累及黏膜下淋巴网时可转移至肠旁淋巴结、肠系膜淋巴结、肠系膜上淋巴结及腹主动脉旁淋巴结。血行转移常见部位是肝脏,其他常见部位是肺、骨、脑等。当癌肿穿透肠壁浆膜层后,脱落的癌细胞可直接植入腹膜及盆腔,形成膀胱(子宫)直肠窝内种植性肿块。

四、诊断

小肠腺癌的诊断主要依靠临床表现和 X 线钡剂检查,由于小肠肿瘤临床表现较少且不典型,又缺少早期体征和有效的诊断方法,小肠腺癌常被延误诊断。对具有上述一种或数种表现者,应考虑小肠腺癌的可能,需做进一步的检查。

(一)实验室检查

1.十二指肠液细胞学检查

对十二指肠腺癌可获得阳性结果,但因十二指肠引流成功率不高,患者难以合作,此法目前很少应用。

2.隐血试验

肿瘤糜烂出血,隐血试验阳性。

(二)X 线检查

因肠梗阻入院者,如不完全性肠梗阻,X 线立位或卧位平片,可帮助诊断出小肠高位或低位肠梗阻,可推断但不能确诊。十二指肠低张气钡造影可以帮助诊断十二指肠腺癌。以钡剂全消化道检查为小肠腺癌的主要确诊方法,但仅 20% 患者可能获得阳性结果。

(三)纤维十二指肠镜

对诊断十二指肠肿瘤有帮助,并可钳取活检。纤维小肠镜检查虽可帮助诊断,在国内开展尚不普及。

(四)选择性腹腔或肠系膜动脉造影术

对肿瘤出血部位诊断有价值。在急性出血期造影,在每分钟出血量 $0.5\sim3.0$ mL 者,可显示出血部位有造影剂外溢,确诊率为 $77\%\sim95\%$。

(五)B 超和 CT 检查

有助于了解肿块的大小、部位,以及与周围组织的关系;但临床不能触及的小于 2 cm 的肿块,也难以诊断。

(六)其他

必要时可行剖腹探查。

五、鉴别诊断

小肠增殖性结核常可触及肿块,且常伴有乏力、食欲减退、恶心、呕吐、贫血、发热等,临床症状酷似小肠腺癌,手术探查时常见多个小肠襻黏着于小肠之上,常伴有腹水,且腹膜腔内有弥漫性粟粒样播散。临床上很难于小肠晚期癌相鉴别,直至腹膜结节活检做切片观察后才明确诊断。

小肠腺癌应与小肠良性肿瘤鉴别,小肠良性肿瘤一般病程长,生长缓慢,与周围组织界限清楚,无粘连,无全身症状,但发生肠套叠时可出现肠梗阻症状。

六、治疗

以早期手术切除为主要治疗方法,切除原则是距病灶两端各 10 cm 处做肠段切除,并清除相应的系膜淋巴结直至肠系膜上动脉分支根部。

十二指肠腺癌：行胰、十二指肠切除术（Whipple术）。有资料显示，扩大淋巴结清扫术，与标准的胰十二指肠切除术相比存活率无显著性提高。

回肠末端腺癌：为了完成广泛的淋巴结清扫，应该切除右半结肠。

小肠腺癌晚期，已固定不能切除者，行肿瘤远近端小肠旁路手术，可延长生命，改善梗阻症状。

辅助治疗的作用仍不明确，小肠腺癌被认为是抗放疗和抗化疗的。因此，手术切除后，通常不主张放化疗。

七、预后

患者预后取决于肿瘤的分期。无淋巴结转移的患者，切除后5年的存活率为70％；伴有淋巴结转移的患者在进行治疗性切除后，5年存活率20％～50％，平均约为25％；患十二指肠癌的患者的存活率稍高于患空肠或回肠腺癌患者。

（姚成礼）

第七节　小肠平滑肌肉瘤

小肠平滑肌肉瘤占小肠恶性肿瘤的第3位，占小肠恶性肿瘤的10％～20％。男女发病率几乎相等。以空肠和回肠最多见，占80％以上。

一、组织发生与病理

平滑肌肉瘤是平滑肌起源的恶性肿瘤，多为圆形或分叶状，肿瘤直径通常大于5cm。常侵及周围组织。肉眼可分为腔内型、壁内型、腔外型或腔内腔外型4种，腔内型突出于肠腔内，呈半球形或球形肿块，其表面黏膜常带有溃疡形成，易发生肠套叠，X线钡餐检查也较容易显示。腔外型多较大，中央可变形、坏死、出血及囊性变。

二、临床表现和诊断

小肠平滑肌肉瘤早期无特异性临床表现，大多数在有消化道出血而有血便、休克、小肠梗阻、腹部触及包块时才引起注意，腹痛多不明显，易误诊为其他肠道疾病。Starr提出"腹块、黑便、腹痛"为小肠平滑肌肉瘤的3大特征。对十二指肠的平滑肌肉瘤，X线钡餐造影和纤维十二指肠镜多可确诊。在消化道出血的病例中，肠系膜动脉造影有助于诊断。但空回肠的平滑肌肉瘤大多数是在剖腹探查中确诊。肿瘤种植或转移的最常见部位是肝和腹膜。由于平滑肌瘤多为圆形或分叶状，质地较肉瘤硬，且恶变的发生率高达15％左右，故肉眼很难鉴别，术中都应做冰冻切片，术后也应长期观察。对于瘤体大于5cm、患者年龄大于40岁者，应多考虑为肉瘤。

三、治疗

以手术治疗为主,小肠平滑肌肉瘤应做肿瘤小肠段及其系膜的根治性切除术。对于瘤体巨大、向腔外生长而侵及临近器官者,常需行受累脏器联合切除术。伴单独肝或肺转移的高选择性的肿瘤患者,在进一步手术治疗转移性病变后,存活率可明显提高。

辅助化疗药异环磷酰胺和阿霉素等最敏感,仅对少数患者有益,但不能明显延长存活率。

四、预后

小肠平滑肌肉瘤的病程发展较慢,预后较好,手术后平均 5 年生存率 50％左右。

(姚成礼)

第八节 小肠恶性淋巴瘤

原发性小肠恶性淋巴瘤(肠淋巴瘤)系指原发于小肠壁淋巴组织的恶性肿瘤,这有别于全身性恶性淋巴瘤侵及肠道的继发性病变,故有称其为结外淋巴瘤。占小肠恶性肿瘤的 20％～30％,而占整个胃肠道恶性肿瘤的 1％～3％。好发于 40 岁以下,男女之比(1～3)∶1。有人认为免疫缺陷及病毒感染与小肠恶性淋巴瘤的发病有关。发病部位以回肠最多,其次为空肠,十二指肠最少。常为单发。多发性小肠淋巴瘤约占 20％,表现为分布在不同部位的病灶之间有正常肠段将其分隔而彼此互不相连,故常被误诊为 Crohn 病。Contreaty 提出原发性小肠恶性淋巴瘤的 5 项诊断标准:①未发现体表淋巴结肿大;②末梢血无幼稚细胞或异常细胞;③胸部 X 线照片无纵隔淋巴结肿大;④手术时未发现受累小肠及肠系膜区域淋巴结以外的病灶;⑤肝脾无侵犯(临近病变的直接扩散除外)。

一、病理

小肠恶性淋巴瘤的组织形态可分为淋巴细胞型、淋巴母细胞型、网织细胞型、巨滤泡型及 Hodgkin 病,其中以淋巴细胞型和网织细胞型最多见,成人以网织细胞型多见,儿童多为淋巴细胞型。Hodgkin 病常为多发性。按大体形态可分为息肉型、溃疡型、缩窄型及动脉瘤型,后者为受累肠段的肠壁肌层及神经丛被肿瘤破坏而使肠腔扩张,其两端狭窄呈动脉瘤样改变。

按肿瘤进展程度,Noqvi(1969)提出临床病理分期标准如下。

Ⅰ期:病灶局限,未侵犯淋巴结。

Ⅱ期:病灶局限,但已侵犯淋巴结。

Ⅲ期:相邻组织器官受累。

Ⅳ期:有远处转移。

二、临床表现和诊断

小肠恶性淋巴瘤的临床表现主要为腹痛、腹部肿块、腹泻和消瘦。腹痛多在下腹和中腹部,大多数(60％～70％)可触及腹部肿块,约有 40％患者出现不完全性肠梗阻,15％～20％可出现肠穿孔,肠套叠的发生率为 8%。

实验室检查:约 60%有贫血,40%~50%有粪便潜血阳性。

X 线钡餐检查有以下几种征象。

(1)弥漫性小息肉样充盈缺损,有绿豆大至豌豆大。

(2)多发性结节充盈缺损,病变边缘清楚,黏膜纹紊乱、破坏或消失。

(3)肠腔狭窄:狭窄段黏膜纹破坏,狭窄近端多有肠襻扩张。

(4)肠腔动脉样扩张。

(5)肠套叠:多为小肠型套叠或回结肠型套叠。

B 超及 CT:腹部触及肿块者,B 超或 CT 帮助了解其部位、大小和与周围组织的关系有参考意义,但肿块不大的早期病变较难发现。

三、治疗

应以根治性切除术为主,术后加放疗、化疗或放疗加化疗。

根治性切除是将病变小肠连同肠系膜区域淋巴结一并切除。如肿瘤直径>5cm,侵及肠道外器官者,也应做病变小肠及邻近器官联合脏器切除,术后加用化疗,不能根治切除者争取做姑息性切除加术后化疗。

四、预后

根治性切除术后 5 年生存率为 50%~95%。姑息性切除者 5 年生存率为 10%~30%。

(姚成礼)

第九节　小 肠 类 癌

小肠类癌大约占小肠肿瘤的 30%,通常发生于回肠。属分泌型细胞肿瘤。类癌瘤作为黏膜下肿块生长,它们具有局部浸润性,并通过局部淋巴结转移。常伴随纤维化反应而影响临近的小肠黏膜,从而引起肠扭转、肠梗阻或由于肠系膜血管压迫所致的肠缺血。

一、组织发生与病理

小肠类癌来源于肠壁 Lieberkuhn 腺泡的 Kulehitsky 细胞,当用硝酸银的氨化合物染色时呈银色颗粒,故又称嗜银细胞癌。原发性类癌通常是低度恶性的。在组织学上良性肿瘤与恶性肿瘤不易区分。只有大约 30%的小肠类癌生物学上可以侵袭和转移。类癌可分泌某些血管活性物质如 5-羟色胺、缓激肽、组胺及儿茶酚胺等。5-羟色胺不断被肝脏及肺内的单胺氧化酶破坏分解成 5-羟吲哚乙酸自尿中排除;如肿瘤释放出大量 5-羟色胺未能全部被破坏时,患者可发生类癌综合征。

二、临床表现和诊断

临床表现通常为局部并发症引起,包括疼痛、恶心、呕吐、触及包块及腹泻。

类癌综合征表现为间歇发作性面部潮湿、腹痛、腹泻、恶心、心悸、气促、哮喘、肢体发麻等,严重者出现休克,口唇发绀、四肢湿冷,血压下降甚至呼吸停止。症状持续数分钟至数天不等,晚期可导致心瓣膜纤维化而造成右心衰竭。类癌综合征的发病率为 10%～17%,多见于晚期患者,特别是伴有肝转移者。也可由于手术创伤、麻醉、化疗甚至细针抽吸活检刺激造成。

类癌综合征可以通过测量 24 小时尿中的 5-羟基引哚乙酸和 5-羟色胺诊断。不确定的病例可通过测定血小板 5-羟色胺、嗜铬黏蛋白、P 物质、血清 5-羟色胺和尿 5-羟色胺酸来进一步估测。在相关症状的影像学检查中,或阑尾切除后对阑尾的病理检查中,偶尔发现这类肿瘤。

三、转移途径

小肠类癌主要通过淋巴转移,发生淋巴结转移的危险与原发灶的大小直接相关,确诊时的预后评估与性别、肿瘤组织学特点、体积大小、有无淋巴结及远处转移等因素有关。一般类癌直径＜1 cm 者淋巴转移率为 2%,直径 1～2 cm 者转移率为 50%,直径＞2 cm 者转移率高达 90%。十二指肠类癌不易转移。其转移率与肿瘤大小有关。血行转移以肝转移最多见,其次为肺、骨转移等。

四、治疗

类癌治疗方法是广泛切除相关的肠段及临近肠系膜,以减少淋巴结转移。对伴有类癌综合征的患者来说,治疗的目的是消除或减轻症状;对于无症状的患者通常建议观察。奥曲肽、α-干扰素对肿瘤的生长抑制和延长存活率有一定疗效。对于无痛转移灶的患者切除或摘除肝转移灶,可消退症状,延长存活率。肝动脉栓塞化疗术也可减轻症状,5-FU、阿霉素是常用的抗肿瘤药物,应用 α-干扰素也有一定疗效。

五、预后

总的来说小肠类癌发展缓慢,预后评估与性别、肿瘤组织学特点、体积大小、有无淋巴结及远处转移等因素有关。小肠根治切除术后 5 年存活率达 70% 以上,肝转移切除后有 20% 能生存5 年以上。

(姚成礼)

第十节　小肠良性肿瘤

小肠良性肿瘤可发生于任何部位,其中 49% 位于回肠,30% 位于空肠,位于十二指肠者仅占21%。有来源于上皮的腺瘤和来源于平滑肌的平滑肌瘤,其他如脂肪瘤、纤维瘤、血管瘤等。发病年龄以 30～60 岁为多,平均 42.8 岁,男性 60%,女性 40%。常见的有腺瘤、平滑肌瘤、脂肪瘤、血管瘤及少见的神经源性肿瘤、错构瘤、纤维瘤、假性淋巴瘤等。

一、临床表现

(一)腺瘤

最常见,大约占小肠良性肿瘤的14%。属癌前期疾病,与小肠癌的发生密切相关。腺瘤的恶变与其大小有关,直径<1 cm者恶变率为8.3%(包括壶腹部腺瘤在内),直径>1 cm时恶变率增加至32.7%;按组织学形态,腺瘤可分为管状腺瘤、绒毛状腺瘤或是两者混合型;绒毛状腺瘤恶变率最高。

绒毛状腺瘤十二指肠部位发病率最高,恶变率为25%~63%。多位于十二指肠降段的内侧壁,环绕Vater壶腹部,可以是家族性腺瘤样息肉病的一种症状。最常见的临床表现是梗阻性黄疸,行上消化道内镜检查即可确诊。

小的腺瘤多无明显症状,有症状者多为出血。长期慢性出血可导致贫血。部分患者因肠套叠而引起间歇发作性肠梗阻。

(二)平滑肌瘤

此瘤占小肠良性肿瘤的20%左右。可发生于任何年龄,但多见于中年以后,男女发病率相似。好发于空肠和回肠,十二指肠少见。约65%的患者有腹痛、乏力、体重减轻,31%患者有间歇发作性肠梗阻症状,15%可发生肠套叠,25%腹部可扪及肿块。约有50%的患者大便隐血试验阳性。约有15%的平滑肌瘤可恶变为平滑肌肉瘤。

(三)脂肪瘤

占整个消化道脂肪瘤的50%以上,占小肠良性肿瘤的20%左右。多见于老年人,男略多于女;好发于远端小肠,其中发生于回肠者占60%,发生于空肠、十二指肠者各占20%。约35%的患者毫无症状,少数可发生肠套叠、肠扭转,出血罕见。

(四)血管瘤

占小肠良性肿瘤的5%,其中60%的患者为多发性血管瘤。血管瘤至少一半是海绵状血管瘤,另一半是毛细血管瘤或者是混合性血管瘤。这些良性的血管瘤常常位于黏膜下,它们可能是全身性血管病变的一部分,症状主要为肠道出血,偶有腹部剧痛或肠套叠、肠梗阻者。

二、诊断

小肠肿瘤的诊断主要依靠临床表现和X线钡剂检查。

(一)X线检查

因肠梗阻入院者,如不完全性肠梗阻,X线立位或卧位平片,可帮助诊断出小肠高位或低位肠梗阻,可推断但不能确诊肠肿瘤。以钡剂全消化道检查为主要确诊方法,但仅20%患者可能获得阳性结果。

(二)纤维十二指肠镜

对诊断十二指肠肿瘤有帮助,并可钳取活检。纤维小肠镜检查虽可帮助诊断,在国内开展尚不普及。

(三)选择性腹腔或肠系膜动脉造影术

对肿瘤出血部位诊断有价值。在急性出血期造影,在每分钟出血量0.5~3.0 mL者,可显示出血部位有造影剂外溢,确诊率为77%~95%。

(四)B超及CT检查

有助于了解肿块的大小、部位，以及与周围组织的关系，但临床不能触及的小于2 cm的肿块，也难以诊断。

三、治疗

治疗原则：以早期手术切除为主要治疗方法。

小肠良性肿瘤由于可导致肠套叠、肠梗阻、出血、穿孔等严重并发症，且部分肿瘤如平滑肌瘤、绒毛状腺瘤有恶变的危险性，故一旦明确诊断，应积极予以切除。切除的方式，随病灶的部位、大小、形态而异，如较小的浆膜下脂肪瘤或神经鞘瘤可将肿瘤完整切除；带蒂腺瘤可行局部切除；对十二指肠腺瘤有人主张经十二指肠将腺瘤作黏膜下切除，但有一定的复发率；对体积较大的腺瘤，应行小肠局部切除，小肠对端吻合术。

四、预后

小肠良性肿瘤切除后可恢复正常。

（姚成礼）

第八章

阑尾疾病

第一节 急性阑尾炎

急性阑尾炎是最常见的外科急腹症,自新生儿至90岁以上的人群均可发病,而以青年人最为多见,其发病率在文献统计中差别很大,数据自1‰至10%均有报道,男性居多,男女比例2:1~3:1。阑尾切除术亦为普通外科医师的基础手术。虽然在现代规范医疗机构中,急性阑尾炎的死亡率已经非常低,仅为1‰~5‰,但在临床实践中,由于病例数量大,临床表现多样,部分病例症状体征并不典型,与其他急腹症难以鉴别,如消化道穿孔、急性盆腔炎、卵巢囊肿破裂出血等,且目前的影像学检查对未形成脓肿或穿孔的急性阑尾炎并无诊断优势,故经治大量病例所累积的临床经验非常重要。未能及时治疗的急性阑尾炎发生坏疽穿孔,可导致严重的急性腹膜炎甚至感染性休克,特别是在老年、小儿和妊娠妇女中,可造成死亡或流产等严重后果。故虽为常见病多发病,对急性阑尾炎的诊治绝不能掉以轻心。

在传统的经麦氏切口阑尾切除术中,由于阑尾解剖位置有很大个体差异,某些特殊位置阑尾如浆膜下阑尾、盲肠后位阑尾、腹膜外位阑尾、位于肝下的高位阑尾等,都可使寻找阑尾非常困难,几乎每一位普通外科医师都有在术中难以找到阑尾的经历。阑尾化脓或坏疽穿孔,造成局部严重水肿粘连,未及时治疗的急性阑尾炎,可形成脓肿或周围组织炎性包裹,反复发作的阑尾炎,可在右下腹腔形成紧密粘连,肠管扭曲成团,以上情况都使局部解剖不清,给手术造成困难,且增加盲肠、回肠等相邻器官的损伤风险。感染较严重的阑尾切除术后,切口感染亦很常见。常规5~6 cm或更小的麦氏切口,术野局限,无法直视下探查大部腹盆腔,在术前诊断有误而经麦氏切口手术时,很可能遗漏原发病,或需扩大切口、另作切口进行探查,造成较大创伤。

目前腹腔镜阑尾切除术已经广泛开展,大部分急性阑尾炎都可以行腹腔镜阑尾切除术,因其比传统开腹手术具有明显的优势,在有条件的医院已经成为常规首选术式。腹腔镜阑尾切除术通过5 mm和10 mm的腹壁套管操作,可酌情选择三孔法,双孔法或单孔法,腹壁创伤微小。腹腔镜在气腹造成的空间里可直视腹盆腔各部,比开腹手术更易于发现阑尾,故可避免反复翻找阑尾时可能造成的损伤。在阑尾异位或发生术前误诊的情况下,腹腔镜容易探明并酌情处理,可避免扩大切口,或帮助选择切口,从而避免扩大创伤。在腹腔镜直视下,可用吸引器安全地对腹盆腔进行吸引和冲洗,避免因遗漏积脓而造成术后并发症。腹腔镜手术避免手术手套与腹膜及腹腔脏器接触,可明显降低腹腔粘连形成。因腹壁切口很小,即使在阑尾坏疽穿孔的病例中,规范操作的腹腔镜阑尾切除术后也很少发生切口感染。

需注意的是,腹腔镜手术并不适用于所有急性阑尾炎病例,如休克,严重心肺功能障碍和局部粘连复杂的情况。故除腹腔镜手术技术外,更重要的是掌握其适应证和禁忌证,在术前选择适宜的术式,或在术中及时中转开腹。

一、病因

急性阑尾炎发病的根本原因是阑尾管腔梗阻和黏膜受损。阑尾为细长盲管结构,与盲肠腔相通,正常情况下即有大量肠道细菌存在。当阑尾管腔发生梗阻,其黏膜分泌物排出不畅,致腔内压力增高,影响阑尾血运,此时细菌自受损黏膜入侵,引起急性感染。常见病因包括:阑尾腔粪石阻塞;阑尾黏膜下淋巴组织增大使管腔狭窄或阻塞;结肠肿瘤导致闭襻梗阻时,阑尾腔因盲肠腔内压力增高而发生梗阻;回盲部结核致阑尾出口狭窄阻塞;先天性解剖特点如阑尾过长,系膜过短,形态扭曲,管腔远端大而近端细小;病毒感染导致的阑尾黏膜受损。消化道功能障碍常为急性阑尾炎的诱发因素,如腹泻和便秘。身体某部位发生感染时,可引起其他部位淋巴组织肿大,故急性阑尾炎可继发于其他部位感染,如继发于急性扁桃体炎。饮食习惯和遗传因素也与急性阑尾炎发病相关,多纤维素的饮食习惯可降低其发病率,而饮食无规律,冷热食共进和过于辛辣刺激饮食则易促其发病。

二、病理类型

(一)急性单纯性阑尾炎

急性阑尾炎病程早期,阑尾轻度充血水肿,质地稍硬,阑尾壁各层均可见炎性细胞浸润,以黏膜层最多。阑尾周围渗出少。此时阑尾感染尚不严重,无全身反应或仅有轻度全身反应,若给予及时的抗生素治疗,感染可以得到控制而炎症消退。

(二)急性化脓性阑尾炎

急性单纯性阑尾炎继续发展,血运障碍加重,阑尾感染及炎症加重致其明显充血水肿,表面可见较多脓性渗出,壁内大量炎性细胞浸润,形成多量大小不一的脓肿,阑尾腔内脓性分泌物聚集,积脓量多时可使阑尾膨大增粗。化脓性阑尾炎可引起腹腔局部积脓,局限性腹膜炎,作为机体的防御反应,此时常有大网膜下移包裹化脓的阑尾,全身反应亦加重。

(三)坏疽性阑尾炎

急性阑尾炎持续发展至阑尾血运完全阻断时,阑尾即出现部分或全部坏死,形成坏疽性阑尾炎。坏疽部位呈黑色,阑尾壁全层坏死常合并穿孔,腔内积脓流出,可有粪石漏出,周围脓性渗出多量,使局限性腹膜炎范围扩大,大网膜和肠系膜、肠管常共同形成局部包裹,包裹组织明显充血水肿,内部可有多少不等的积脓,而包裹不佳时可致感染蔓延,形成弥漫性腹膜炎。坏疽性阑尾炎是急性阑尾炎发展至严重阶段,除局部体征明显外,全身症状也非常明显,可导致感染性休克甚至死亡。

（四）阑尾周围脓肿

急性阑尾炎进展至化脓、坏疽、穿孔时，多有大网膜移至局部，与周围肠管及肠系膜共同包裹成团，形成阑尾周围脓肿。随病情进展的严重程度，阑尾周围脓肿可表现为多种组织不规则包裹的炎性团块，内部间有显微镜下可见的小脓肿，或包裹内部形成肉眼可见的积脓。此类脓肿不同于有完整囊壁的囊性脓肿，而是形成包裹的大网膜、肠管和肠系膜之间的积脓，内部有化脓或坏疽穿孔的阑尾，或阑尾已完全坏死消融。脓肿形状不规则，积脓量亦多少不一。

阑尾周围脓肿可通过 B 超、CT 等影像学检查诊断，较大的阑尾周围脓肿可在触诊中发现，为有明显触痛的质韧包块，边界不甚清楚，移动度小。若包裹形成良好，感染及炎症被局限，包裹内部积脓量少时，可以通过抗生素和全身支持治疗使感染控制，脓肿吸收，积脓量多则需手术或介入方法引流。阑尾周围脓肿处理不当时，可因内压增高而溃破，导致严重的弥漫性腹膜炎；也可能向邻近空腔脏器溃破形成内瘘，或向体表溃破形成窦道。包裹紧密的阑尾周围脓肿在术前诊断和术中，都可能与合并感染的肿瘤难以鉴别，特别是在老年患者，应注意排除回盲部肿瘤。

三、临床表现

典型的急性阑尾炎临床表现包括转移性右下腹痛和右下腹压痛，但临床实际病例并非都具有典型表现，有时存在鉴别难度。需注意几种特殊患者，包括老年人、儿童、孕妇和精神智力障碍人士等，其症状和体征可以不典型，不清晰，外观表现与病情严重程度可以分离，或存在交流困难不能配合体检，容易导致误诊，而病情突然加重造成严重后果。个别青壮年急性阑尾炎患者，病情也可以快速进展为感染性休克、MODS 的重症状态，故对每一例急性阑尾炎都不能轻视。

（一）腹痛

典型的转移性右下腹痛为先出现脐周或上腹部定位模糊的隐痛，后逐渐转为右下腹痛。腹痛多为胀痛或钝痛，病程初期疼痛轻至中度，可表现为阵发性加重，随阑尾化脓坏疽的进展，腹痛程度加剧，及至阑尾穿孔后由于腔内压力降低，腹痛可暂时缓解，但因随之而来的腹膜炎，腹痛再次持续加重，范围扩大或弥漫全腹。部分急性阑尾炎患者并无转移性右下腹痛出现，而是直接出现右下腹隐痛或钝痛，随病程逐渐加重。

（二）全身症状

患者在发病早期多有乏力、食欲不振、恶心、呕吐症状，但呕吐多不剧烈。在单纯性阑尾炎阶段，患者也可仅有腹痛而无其他任何不适。当脓液聚集于盆腔或盆位阑尾的化脓性感染，可刺激直肠，引起腹泻或里急后重感。发热与阑尾炎症程度相关，单纯性阑尾炎阶段可无发热或仅有38 ℃ 以内的低热，至化脓性阑尾炎和坏疽性阑尾炎阶段，患者多有超过 38 ℃ 的发热。当阑尾腔内积脓压力高、存在范围较大的下腹部腹膜炎或弥漫性腹膜炎时，可出现高热，严重者有寒战、神志淡漠，可发展至感染性休克和全身炎症反应综合征（SIRS）的重症状态。在个别急性阑尾炎病例中，阑尾的细菌或小脓栓可以经门静脉回流入肝，引起化脓性门静脉炎，患者有高热寒战、肝区疼痛和轻度黄疸，此种情况可进一步发展为细菌性肝脓肿。

（三）体征

最重要的体征是右下腹压痛。固定的右下腹压痛在腹痛未转移至右下腹时即可存在。检查阑尾压痛的常用体表标志有麦氏点（McBurney 点，右髂前上棘与脐连线中外 1/3 处）和兰氏点

(Lanz 点,左右髂前上棘连线的右 1/3 和中 1/3 交界处),急性阑尾炎的右下腹压痛最剧处多集中于此两点及其附近小片区域。无论阑尾位置如何,大多数急性阑尾炎病例都可查见右下腹固定压痛,此现象除与阑尾自身炎症和局部腹膜炎直接相关外,还与阑尾的内脏感觉神经与右下腹皮肤感觉神经进入同一脊髓节段有关,McBurney 点 Lanz 点这种牵涉导致右下腹皮肤在阑尾炎发生时对痛觉过敏,在体检中即表现为右下腹明显的压痛。在局限性腹膜炎或弥漫性腹膜炎时,除所涉及区域的腹膜刺激征外,压痛最剧部位仍在右下腹。在部分异位阑尾炎病例中,腹部压痛随阑尾位置也有变化,如盲肠后位阑尾炎在后腰部可查见压痛或叩痛,位于肝下的高位阑尾炎压痛区上移,但右下腹疼痛敏感区仍存在。在少见的先天性内脏转位不良患者,若阑尾位于左下腹时,阑尾炎压痛最剧区域位于相应部位。腹部压痛程度与阑尾炎发展程度相关,在单纯性阑尾炎阶段,压痛较轻,而至化脓坏疽性阑尾炎阶段则程度加重。当形成阑尾周围脓肿时,可触及右下腹痛性包块,多在发病后 5～7 天。需注意在腹壁肥厚的患者,当阑尾位置深在或较低时,查明腹部压痛区较困难,不能以此认为体征不存在或轻微,应通过其他诊断要素综合判断。

一些特殊体位的检查在急性阑尾炎临床体检中并不常规使用,只在症状和体征不典型的病例,可能提供更多参考信息。现列举如下。

(1)结肠充气试验(Rovsing 征):双手交替向上深压降结肠,将肠腔内气体推向盲肠,若引起右下腹痛则有参考意义。

(2)腰大肌试验:患者左侧卧位,使其右下肢向后过伸,若引起右下腹疼痛则有参考意义,且提示阑尾位置较深,多为盲肠后位阑尾。

(3)闭孔肌试验:患者仰卧位,右下肢屈曲内旋,若引起右下腹痛则有参考意义,且提示阑尾位置较低,靠近闭孔肌。

(4)直肠指诊:直肠右前壁触痛提示阑尾炎存在。直肠周围饱满灼热,提示盆腔脓肿形成。

四、辅助检查

(一)实验室检查

常用的实验室检查与急腹症常规检查相同,包括血细胞计数、尿常规、肝肾功能、血糖、电解质、凝血功能等。对育龄妇女应常规行血或尿液 HCG 检查。白细胞升高和中性粒细胞比值升高最常见,而在急性阑尾炎初期白细胞数可能并不高出正常范围,在老年人、营养不良、免疫抑制和身体虚弱的慢性病患者,白细胞数可以没有明显升高,此时中性粒细胞比值上升也有诊断价值。病程中若升高的白细胞数突然下降,则是病情恶化出现脓毒症的表现。化脓的阑尾刺激输尿管时,尿液中可出现少量红、白细胞。食欲不振、恶心呕吐可导致尿酮体升高和低钾血症。发生弥漫性腹膜炎或感染性休克的患者,化验结果可显示水、电解质平衡紊乱。

(二)影像学检查

多数急性阑尾炎并无特异性影像学表现。常用 X 线腹平片、B 超和 CT 检查。腹平片可以显示阑尾周围脓肿时阑尾区软组织团块影和气影,B 超和 CT 可以发现腹盆腔少量积液(积脓)、阑尾周围脓肿和明显肿胀的阑尾积脓。影像学检查的意义还在于提供鉴别诊断信息,如妇科急症、泌尿系统结石、上消化道穿孔等。

五、诊断和鉴别诊断

急性阑尾炎诊断要素包括转移性右下腹痛或右下腹痛,右下腹压痛及白细胞、中性粒细胞比值升高。多数病例(约 80%)具有以上要素。还需常规行 X 线胸片检查,尿常规和泌尿系统 B 超检查,育龄女性血或尿 HCG 检查及子宫双附件 B 超,以提供重要的鉴别诊断信息。

不具备典型临床表现的病例则需要依据病史和体征提示的信息,选择适当检查协助判断。怀疑存在急性阑尾炎但又未能明确诊断时,最重要的并非完全明确诊断,而是判断有无手术适应证,当患者已出现急性腹膜炎体征时,就应积极手术探查。可通过腹腔镜探查或剖腹探查明确诊断。腹腔镜探查创伤微小,比剖腹探查具有诸多优势,可以探查腹腔各区域及盆腔,明确诊断后也可以进行上腹部、下腹部或盆腔的腹腔镜手术,而不需要增加腹壁创伤。即使探查证实没有需要手术的急症,其微小创伤相比延误治疗的风险也是值得的。

急性阑尾炎很容易与其他急腹症混淆,与之鉴别的疾病很多,包括肝胆外科、泌尿外科、妇产科和内科疾病,常见如下。

(一)胃十二指肠溃疡穿孔

患者多有消化性溃疡病史或上腹痛史,发病时腹痛起自上腹,突然而剧烈。穿孔漏出液可能沿右结肠旁沟流至右下腹腔,出现右下腹局限性腹膜炎体征,存在弥漫性腹膜炎时体检可能难以查清腹痛最剧部位,容易与急性阑尾炎混淆。胃十二指肠溃疡穿孔的腹痛多持续而程度重,发病后较快出现弥漫性腹膜炎,体征明显,腹平片多可见膈下游离气体。

(二)急性胆囊炎

多有胆石症病史。当胆囊肿胀下垂位置较低时,可能表现为右下腹或稍高位置的压痛反跳痛,但大多数急性胆囊炎体征仍集中于右上腹,Murphy 征阳性,或可触及光滑圆形的肿胀胆囊,B 超检查可明确诊断。

(三)急性胃肠炎

患者多有不洁饮食史,腹痛伴随呕吐、腹泻和发热,因肠道积气和痉挛可出现腹胀和位置多变的阵发性绞痛,程度可轻可重,体检可有多个部位轻压痛,且变化较大,一般没有固定压痛点,肠鸣音活跃。揉压腹部时患者不适感减轻,此点为内科腹痛与外科急腹症的重要区别。

(四)右侧输尿管结石

右侧输尿管结石是临床常见的与急性阑尾炎鉴别的疾病。结石在输尿管内下降时可引起剧烈的右下腹痛,多起病突然,没有转移性右下腹痛病史,疼痛中到重度,可为绞痛、钝痛或胀痛,并可向腹股沟区及会阴部放射,体检时可查见固定的右下腹压痛,尿常规检查可见血尿,血液常规检查白细胞变化不明显,B 超或肾、输尿管、膀胱 X 线平片(KUB)可发现结石或轻度的输尿管梗阻。腹痛可自行缓解,或使用解痉药物缓解。

(五)异位妊娠破裂

对怀疑急性阑尾炎的育龄女性患者应常规进行血液或尿液 HCG 检查。异位妊娠破裂可引起下腹痛,体检可存在右下腹固定的压痛和反跳痛,与急性阑尾炎容易混淆。但一般没有转移性右下腹痛病史,血常规检查提示失血性贫血,量多时可引起失血性休克。B 超可查见腹盆腔积液(积血)和子宫附件异常。

(六)右侧卵巢黄体破裂

对育龄女性应详细询问月经史,黄体破裂出血多发生在月经前1~10天,没有转移性右下腹痛病史,起病突然,多伴有恶心呕吐、肛门坠胀和少量阴道流血,疼痛持续,可存在右下腹固定压痛和反跳痛,妇科检查有宫颈举痛,阴道后穹隆饱满,穿刺有不凝血,出血量多时可引起失血性休克,血常规检查见血红蛋白降低,B超可发现腹盆腔积液(积血)和卵巢异常。

(七)右侧卵巢囊肿蒂扭转

部分患者有发现卵巢囊肿病史,腹痛起病突然,疼痛剧烈,存在右下腹固定压痛和反跳痛,有时可触及肿物,B超可明确诊断。

(八)急性输卵管炎

患者可存在右下腹痛,发热和白细胞升高,右下腹压痛反跳痛,与急性阑尾炎很容易混淆。但多数患者双侧下腹部均有压痛,且位置较低,当存在输卵管积脓时,因输卵管腔压力增高,疼痛剧烈,患者可大声呼号,辗转难安。妇科检查可触及盆腔有触痛包块,B超可显示输卵管增粗和积液及盆腔积液。

(九)急性盆腔炎

有下腹痛、发热和白细胞升高,可伴有尿频尿痛、便秘腹泻或里急后重,甚至可查见右下腹固定压痛和反跳痛,与急性阑尾炎容易混淆。但其腹部压痛位置多偏低,且包括双侧下腹部,妇科检查可见阴道充血、宫颈举痛、子宫压痛等。

(十)肠结核

因85%的肠结核病变在回盲部,故引起腹痛多位于右下腹,为隐痛或钝痛,有阵发性绞痛,发作时体检也可查见右下腹固定压痛。对误诊为急性阑尾炎的肠结核行手术治疗,可能引起术后难以治愈的肠瘘,故必须谨慎对待。肠结核患者的胸片多可发现结核病灶,肠结核腹痛可自行缓解,白细胞和中性粒细胞比值变化不明显,腹痛缓解期行X线钡剂造影可以明确。肠结核以内科治疗为主,但并发穿孔、脓肿或肠梗阻时,或结核病灶导致阑尾出口堵塞引起急性阑尾炎时,仍需手术治疗。

(十一)小儿肠系膜淋巴结炎

患者多在1~2周内有上呼吸道感染病史,有发热、腹痛、白细胞和中性粒细胞比值升高,可查见右下腹固定压痛,与急性阑尾炎非常相似,有报道本病误诊为急性阑尾炎行手术治疗的病例占急性阑尾炎手术的4%~5%。本病腹痛以脐周为主,没有转移性腹痛史,腹部压痛的体检非常重要,应耐心仔细,本病具有特征性的沿肠系膜根部排列的压痛点,即自第1腰椎左侧至右骶髂关节前方线形区域,一般没有反跳痛和肌紧张。B超检查可能显示肠系膜淋巴结肿大。本病经抗生素治疗后腹痛逐渐好转,白细胞和中性粒细胞比值逐渐降低。

(十二)需与急性阑尾炎鉴别的疾病

Meckel憩室炎、Crohn病等。

六、治疗

(一)非手术治疗

非手术治疗以抗生素治疗和液体支持为主,决定暂不手术的患者可以进流质半流质饮食。体温<38 ℃,症状体征轻,没有腹膜炎体征的急性单纯性阑尾炎可以采用非手术治疗,但远期容易复发。病程超过1周的阑尾周围脓肿,若体温<38 ℃,腹痛和腹部压痛局限,可以暂予非手术

治疗,观察病情转归。对于合并严重疾病不能耐受手术的患者,应采取非手术治疗。

(二)手术治疗

阑尾切除术是治疗急性阑尾炎的根本方法,除以上情况外,均应采取积极的手术治疗。反复发作的急性单纯性阑尾炎也应积极手术。急性单纯性阑尾炎初次发作,但患者需经常旅行,或即将进入医疗条件不完善地区时,如远洋航行或赴落后偏远地区,也应行阑尾切除术。经抗生素和液体支持治疗症状体征无好转的阑尾周围脓肿应行手术或介入方法脓肿引流。

阑尾切除手术包括传统的开腹阑尾切除术和腹腔镜阑尾切除术。目前在有条件的医院,腹腔镜阑尾切除术已经成为常规首选式式,比开腹手术具有诸多优势。但腹腔镜手术并不能完全取代开腹手术。医师除掌握腹腔镜手术技术外,更重要的是在术前和术中判断其适应证和禁忌证。开腹手术与腹腔镜手术操作模式不同,但其包含的手术要点相同:①结扎离断阑尾系膜。②结扎离断阑尾根部,妥善处理残端。③吸尽腹腔积脓,酌情留置引流。④当阑尾情况与症状体征不符时,应进一步探查腹腔寻找原发病灶。

1.开腹阑尾切除术

开腹阑尾切除术是治疗急性阑尾炎的基本手术,医师在开展腹腔镜阑尾切除术之前,应熟练掌握开腹阑尾切除术,并具备处理各种非典型情况的经验。

(1)麻醉:常用腰麻联合连续硬膜外麻醉,可兼顾起效快速和较长的麻醉持续时间。

(2)体位:直腿仰卧位。

(3)切口:最常用麦氏切口,即经麦氏点与脐至右髂前上棘连线垂直的切口,通常 5~6 cm,其位置可依术前体检压痛点稍上移或下移。依据患者年龄和体型胖瘦,切口需作适度调整,儿童患者切口可减小,而肥胖患者需扩大切口以暴露术野。经右腹直肌探查切口用于术前诊断不甚明确的手术,切口中点位置多选择平脐或稍向下,一般需大于 8 cm,术中需要时可向上下延长。

注意:切口大小应以有效暴露术野为原则,不要为追求小切口而使暴露和操作困难,增加误伤和术后并发症风险,安全确切的手术操作永远是最重要的。

(4)具体手术步骤如下所述。

做皮肤切口,逐层进入腹腔,依次为皮肤、皮下脂肪、腹外斜肌腱膜、腹肌(包括腹外斜肌,腹内斜肌和腹横肌)、腹膜。其中腹肌层由术者和助手用止血钳呈垂直方向交替撑开,操作时注意控制深度,因局部腹膜炎腹膜水肿时,钳尖可能直接戳穿腹膜,容易误伤。其他层次选用手术刀,电刀或组织剪刀锐性切开,过程中随时处理出血点。切开腹膜前应使用交替钳夹动作以避免提起肠管,有时盲肠与右下腹膜紧贴时容易误切入盲肠腔。腹腔积脓多时,切开腹膜即有脓液冒出污染切口,切开前可用小纱布围绕切开处保护,先切开小口,伸入吸引器吸除大部分积脓,防止脓液漫溢。切开腹膜后可在其周边夹一圈切口巾保护。

寻找阑尾,分离其周边粘连,辨清局部解剖结构。腹腔内操作尽量用器械进行,以减少手套表面对腹膜和脏器的摩擦,减少术后粘连。化脓坏疽穿孔的阑尾炎往往局部脓性渗出多,大网膜和周围器官包裹粘连,结构混乱难以辨清。此种急性炎症期的粘连并不紧密,用手指钝性分离较安全。几乎每一位普通外科医师都有找不到阑尾的经历,此时应避免漫无目地地反复翻找,应辨清升结肠结肠带,沿其汇聚方向寻找阑尾根部,确认根部后一般都可寻见线索。无法寻见阑尾时,应考虑到浆膜下阑尾、腹膜外阑尾和高位阑尾等少见情况,暴露不佳时应果断延长切口,否则只会无谓地延长手术时间和增加误伤风险(图 8-1)。

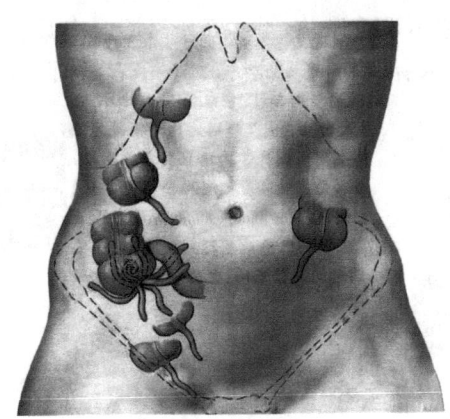

图 8-1 阑尾位置

游离阑尾后在其系膜根部钳夹两把止血钳,结扎离断阑尾系膜,系膜水肿严重结扎不确切时应缝扎止血。系膜宽厚时应分束结扎离断。在阑尾根部钳夹两把止血钳,在其中间离断阑尾,阑尾残端长约0.5 cm较适宜。结扎阑尾残端,现多用电刀烧灼残端,再荷包缝合包埋之。荷包缝合也可在阑尾离断之前先进行,以便于牵拉,若荷包缝合有困难时,也可不包埋,或酌情用8字缝合或间断缝合浆肌层包埋。若阑尾根部已坏疽或充血水肿严重,不适于结扎,应用8字缝合、间断缝合或U形缝合关闭残端,再行浆肌层缝合加固。鉴于腹腔镜手术的经验,在残端结扎或缝合关闭切实的情况下,不缝合包埋也是安全的。结扎离断根部和系膜的顺序依手术具体情况而定,阑尾粘连严重时可用逆行切除法,先结扎离断根部后再逐次分离阑尾系膜。

切除阑尾后应进一步清理腹腔积脓、脓苔和脱落的粪石,若包裹的大网膜已形成化脓感染灶应作局部切除,不提倡大量冲洗以防感染扩散,可在局部用蒸馏水或甲硝唑小量冲洗后吸尽。因粪石中含菌量非常高,若遗落腹腔将形成感染源头,引起术后腹腔脓肿或腹膜炎迁延不愈等棘手的并发症,必须彻底清除。附着紧密的脓苔不需强行剥除。对腹腔渗出多或系膜、残端处理不甚满意的病例应留置引流管。

切口缝合前应更换清洁的手套和器械,尽量使用抗菌可吸收缝线。缝合腹膜层后可用蒸馏水或聚维酮碘液冲洗切口,再缝合腹外斜肌腱膜层,皮下脂肪和皮肤。腹肌层交叉钝性撑开后会自然回缩,一般不需缝合,若开口较大可缝合一至两针,术中因扩延切口而切断的肌肉应予缝合,U形缝合法牢固性更好。皮下脂肪层不厚时应与皮肤一层缝合,减少缝合层面和组织内缝线数量。皮下脂肪肥厚时应先用纱布尽量擦去脱落的脂肪粒,削除松散游离的脂肪团,并切实止血,缝合时应进针至脂肪层底部,不留无效腔,若腹壁脂肪厚度>4 cm,最好留置切口内胶片引流,24~48小时后拔除。使用钉皮钉可减少切口内缝线,切口愈合后瘢痕更小,外观明显改善,但钉皮前应将脂肪层做少数几针缝合对拢对齐。注意切口保护和缝合方式,可以降低术后切口感染的发生率,但在化脓坏疽性阑尾炎,开腹手术后切口感染率仍较高,可达50%或更高。

2.腹腔镜阑尾切除术

(1)适应证:①急、慢性阑尾炎。②妊娠20周以内发作的急性阑尾炎。

(2)禁忌证:①严重心、肺疾病。②腹腔复杂手术史,存在广泛粘连。③合并休克、严重水及电解质平衡紊乱等的危重患者。

(3)麻醉:气管插管全身麻醉。

（4）体位与手术室布局：患者取仰卧位，手术开始后调至头低左倾位，以利于暴露回盲部。术者立于患者左侧，扶镜手立于术者右侧，显示器设置在术者对面（图 8-2）。

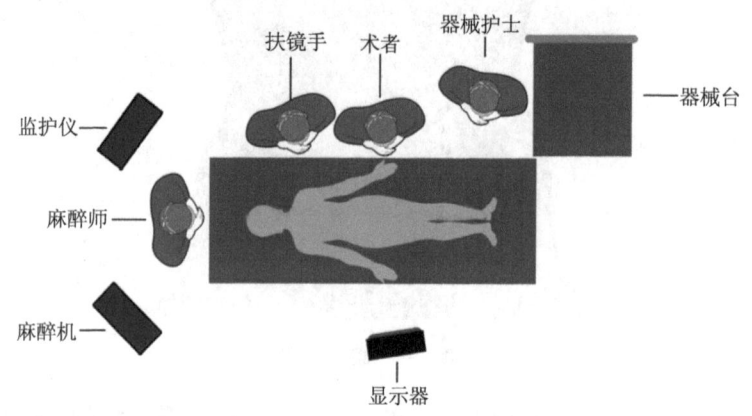

图 8-2　腹腔镜阑尾切除术手术室布局

（5）套管位置：套管位置可根据术者经验和患者体型等具体情况适当调整，通常两套管之间距离至少 10 cm 以上，以便于操作。①单孔法：在脐上缘或下缘放置 10 mm 套管（观察及操作孔）。②双孔法：在脐上缘或下缘放置 10 mm 套管（观察孔），麦氏点或耻骨联合上放置 10 mm 套管（操作孔）。③三孔法：在脐上缘或下缘放置 10 mm 套管（观察及取标本孔），左右下腹部各放置 5 mm 套管（操作孔），具体位置根据阑尾位置和术者习惯调整。常用麦氏点内下方和与其水平的腹正中线偏左侧 4～6 cm 处，较利于操作。两个操作套管之间应至少有 10 cm 距离。因取出阑尾方式不同，右下腹也可选用 10 mm 操作套管。

（6）手术步骤。①单孔法：仅适用于慢性阑尾炎和急性单纯性阑尾炎，阑尾及盲肠较游离，阑尾根部可提至脐孔处。在脐上缘或下缘做 1 cm 切口，切开皮下脂肪至腹白线，提起其两侧后剪开腹白线进入腹腔，置入带操作通道的 10 mm 腹腔镜（图 8-3）建立气腹（开放法）。气腹压力成人 1.6～1.9 kPa（12～14 mmHg），儿童 1.2～1.5 kPa（9～11 mmHg）。探查腹盆腔后经操作通道置入分离钳，确认阑尾根部游离度足以提至脐孔处后，钳夹阑尾尖端经脐孔提出体外，同时放尽气腹，在体外结扎离断阑尾系膜和根部，残端处理切实后松开钳夹，盲肠即滑回腹腔。再次建立气腹，腹腔镜探查腹腔无出血或其他异常后消除气腹，逐层缝合脐部套管孔。②双孔法：仅适用于慢性阑尾炎和急性单纯性阑尾炎，阑尾及系膜较细长，可经 10 mm 套管孔提出体外者。在脐上缘或下缘以前述开放法置入 10 mm 观察套管并建立气腹，置入腹腔镜，在腹腔镜观察下于麦氏点置入 10 mm 操作套管。探查腹盆腔后经操作套管置入分离钳，钳夹阑尾尖端自操作套管孔提出体外，同时放尽气腹。在体外结扎离断阑尾系膜和根部，处理切实后松开钳夹，盲肠即滑回腹腔。重新建立气腹，腹腔镜再次探查腹腔无出血或其他异常后消除气腹，逐层缝合脐部套管孔。③三孔法：适用于各期急性阑尾炎，阑尾周围脓肿，是最常用的方法。在脐上缘或下缘以开放法置入 10 mm 套管并建立气腹，置入腹腔镜，在腹腔镜观察下放置下腹部两个操作套管。先吸除腹盆腔积脓，全面探查腹盆腔，再开始分离阑尾及系膜。分离化脓或被包裹的阑尾时应用无损伤器械进行钝性分离，在清晰视野下小心进行，以免造成副损伤。浆膜下阑尾部分或全部位于盲肠浆膜下，可用剪刀剪开浆膜暴露，不要用带电操作，以免损伤盲肠。盲肠后位和少见的腹膜外阑尾多需游离盲肠与侧腹壁附着部。④系膜可用丝线结扎后剪断，也可直接用超声刀或电凝器械离断,后者安全且可简化操作,特别适用于系膜明显水肿时,此时线扎法易切割组织且难以结扎牢固。阑尾根部用丝线结扎,拟离断处远端用丝线结扎或用钛夹、结扎锁夹闭,防止离断阑尾后粪石或脓液漏出污染腹腔。使用带电剪刀或超声刀离断根部,同时适度烧灼残端,使用带电器械时应注意短时间通电,并与肠壁保持距离,以免热损伤肠壁。阑尾残端处理切实后缝合包埋并非必须。怀疑止血不确切而系膜残端离肠壁很近时,可在镜下缝扎止血。阑尾根部肠壁水肿严重或已坏疽穿孔时,可在镜下进行8字或U形缝合关闭,怀疑阑尾残端结扎不确切时,应做缝合加固或包埋。镜下缝合技术对术者操作技巧要求很高。⑤阑尾切除后应再次探查腹腔,尽量吸尽腹盆腔积脓,可局部冲洗,切除的阑尾必须装入标本袋经10 mm套管孔取出,以免污染套管孔。酌情经操作套管留置引流管。最后消除气腹,逐层缝合脐部套管孔。

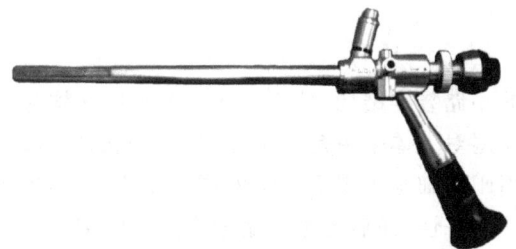

图 8-3　带操作通道的腹腔镜

注意:腹腔镜阑尾切除术的中转开腹率,与术者的技术水平相关。若局部粘连复杂紧密,解剖结构不清,镜下处理有困难或不安全时,应果断中转开腹,不要无谓地延长手术和麻醉时间,增加副损伤和术后并发症风险。

(7)术后并发症。①切口感染:开腹阑尾切除术后切口感染主要见于化脓、坏疽、穿孔的阑尾炎。除术中注意各个环节的防止感染措施,术后还应每天换药仔细观察,酒精湿敷对部分出现红肿的切口有防止进一步化脓的作用,若切口红肿疼痛,按压有脓液溢出时,应拆除表层缝线,充分敞开引流,每天换药直至坏死组织排清,肉芽生长,切口逐渐愈合或行二期缝合。没有与腹腔内感染灶相通的切口感染一般限于腹外斜肌腱膜层以外,经积极换药都可愈合。而感染源头来自腹腔内(粪瘘或脓肿)的切口不会愈合,必须去除腹腔内感染源才可治愈。规范操作的腹腔镜阑尾切除术后切口感染非常少见,多发生在取出标本的套管孔,故取标本时必须装入清洁的标本袋以保护套管孔。若发生套管孔感染,经敞开换药很快可以愈合,若无好转时,应注意有无粪石残留于套管孔内。②腹盆腔脓肿:化脓感染严重的阑尾炎,或已导致弥漫性腹膜炎时,腹盆腔积脓未清理干净或遗漏粪石,都可能引起术后腹盆腔脓肿形成。脓肿可位于盆腔、膈下或肠间。术后患者的发热、腹痛及白细胞升高无好转,并伴有恶心呕吐、腹胀腹泻等消化道症状时应考虑此并发症。肠间脓肿局部有腹膜炎体征或触及包块,膈下脓肿可引起呃逆,盆腔脓肿可引起腹泻和里急后重感,直肠指诊可触及包块或局部压痛。B超或CT可发现脓肿。较小的脓肿经抗生素治疗后可吸收。脓肿较大而抗生素治疗无效时应行B超引导下的穿刺引流,可经腹壁、阴道或直肠进行。引流效果不佳时应行手术治疗。腹腔脓肿可能迁延不愈,治疗棘手。开腹手术14天后因腹腔粘连已较紧密,再行腹腔手术将非常困难,腹腔镜手术的术后粘连则很轻微,故制订治疗方案时应考虑术式与治疗时机。③肠瘘:术中损伤肠管而未发现,术后即形成肠瘘。化脓感染严重使肠壁组织水肿,结扎阑尾根部时结扎线切割肠壁,术后结扎线脱落即引起粪瘘。化脓坏疽性阑尾炎时附近盲肠壁可能存在小脓肿,术后可使肠壁破溃形成肠瘘。腹腔镜手术中电器械使用不当,造成肠壁热损伤,损伤处在术后逐渐坏死穿孔,形成肠瘘。阑尾切除手术所致的肠瘘一般位置较低,局限于右下腹,建立通畅引流后多可自愈。④其他:阑尾切除术后腹腔出血,通常由阑尾系膜处理不当,阑尾动脉出血引起,除术中精心操作避免隐患外,术后应注意观察引流、心率、血压等,若明确诊断应尽快手术止血。阑尾残株炎与阑尾残端过长有关,被荷包包埋的阑尾残株炎可形成盲肠壁内脓肿,保守治疗无效时均需手术处理。

（陶园园）

第二节　阑　尾　肿　瘤

阑尾类似于一根管型的小储袋样结构,位于盲肠。其长度平均为 $8\sim10cm$,被认为是胃肠道的一部分。虽然通常认为阑尾对人体来说是一个无明显功能的器官,但其可能为淋巴系统、内分泌及外分泌系统的一员。当阑尾细胞出现不正常的或者是不可控的增生生长时,就会发生阑尾肿瘤。阑尾肿瘤可分为良性及恶性,而后者也就是通常所说的阑尾癌。

一、阑尾良性肿瘤

（一）阑尾黏液囊肿

阑尾黏液囊肿为一种良性肿瘤,临床罕见,发病率约为0.14％。在阑尾切除术中的发现率为0.07％～0.3％,女性多见,男女比例为1：3。临床上往往缺乏典型症状及体征,多数患者是在术中或术后病理确诊的。

1.病因

阑尾黏液囊肿是阑尾根部因慢性炎性反应而发生梗阻,阑尾腔内黏液细胞不断分泌黏液积存于阑尾腔内形成。阑尾黏液囊肿到一定程度时黏液细胞则失去功能,不再分泌黏液而黏液物不能正常排出,阑尾逐渐扩张形成膜性黏液性囊肿。有时黏液可以穿透阑尾脏层直至浆膜外,形成壁内黏液湖或阑尾周围黏液性肿块,甚至引起腹膜种植形成腹膜假性黏液瘤。

2.病理

病理学可见充满黏液的阑尾腔,黏膜扁平,无肿瘤性上皮的证据。后期由于腔内压力增加,可形成憩室,上皮也可移位至黏膜下(假侵犯),当黏液囊肿破裂,黏液分泌上皮也可随之进入腹腔。腹膜假性黏液瘤的形成,被认为一方面是由于黏液自破裂囊肿溢出所致,另一方面认为溢出黏液中含有黏液分泌功能的细胞,其附着于腹膜表面并继续分泌,从而形成腹膜假性黏液瘤。

3.临床表现

阑尾黏液囊肿体积小时,常无任何特异性症状,多为其他手术时偶然发现,临床仅表现为右下腹隐痛,但在囊肿膨胀生长过程中可能会诱发阑尾炎表现。偶尔体积较大者右下腹可触及包块,仍需手术探查病理明确。囊肿可与肠道粘连形成肠梗阻,或形成肠套叠、肠扭转、囊内出血、感染破裂及恶变等多种并发症。

4.诊断及鉴别诊断

因阑尾黏液囊肿缺乏特异性临床表现,术前诊断困难,往往需要术后病理明确诊断。术前的辅助检查对该病的诊断可以提供一些帮助。

(1)辅助检查:①X 线平片可见囊肿边缘钙化影。②钡灌肠最典型表现为阑尾腔不显影,盲肠与回肠之间有占位性病变,回肠被推向内上方,盲肠被推向外上方,盲肠壁可有外来压迹,但黏膜正常。③B 超检查是本病的主要诊断方法,较为简便快捷。B 超检查可见回盲部囊实性肿物,包膜完整,内部回声呈网格状,透声差,有密集点状回声,后方回声稍增强。④CT 检查既能对囊肿定位又能定性。扫描可见右下腹不规则低密度灶,边界较清楚,内部密度欠均匀,可有钙化;增强扫描见囊壁呈环形均一强化,强化程度同肠壁,囊内无强化,周围组织有炎性浸润时可与囊肿壁粘连,后腹膜可增厚,若见到囊性肿物与盲肠壁相连则更支持诊断。CT 检查中应与阑尾周围脓肿相鉴别,后者一般为圆形,边缘不规则,欠清楚,密度不均,囊壁较厚,增强扫描强化不均,周围组织炎症表现较显著。

(2)鉴别诊断:如果手术前考虑阑尾黏液囊肿诊断,则需进一步与阑尾周围脓肿及结肠癌相鉴别。

5.治疗

手术是治疗阑尾黏液囊肿的唯一方法。阑尾远端 2/3 的囊肿,较小、与周围无粘连且阑尾根部完整者行阑尾切除术,即使术后病理证实为囊腺癌,也不必 2 次手术扩大切除范围,因为此处病灶并不侵及周围淋巴结。当囊肿侵犯阑尾近 1/3 或与邻近盲肠回肠有粘连时,则宜行右半结肠切除术。也有学者提出根据病变部位选择手术方式,位于阑尾远端囊肿,选择囊肿在内单纯阑尾切除术;囊肿受累阑尾根部和盲肠发生粘连者,应做阑尾和盲肠切除;若囊肿较大,怀疑有恶变可能,应行盲肠切除或右半结肠切除。如果囊肿已与其他小肠肠襻粘连,或已经引起肠扭转、肠套叠等并发症,往往需将受累的肠襻一并切除。此外,阑尾腔内黏液较多,腔内压高,且囊壁薄时易引起阑尾破溃,黏液球经破口溢出导致腹腔内广泛转移。故术时应先保护腹腔,术中应遵循无瘤观念,轻柔操作,用敷料将囊肿与周围组织隔开,尽量不使囊肿破裂,避免穿刺和切开探查操作,谨防黏液外溢造成医源性种植引起腹膜假性黏液瘤发生。手术中一旦发现囊肿破裂,应尽量清除溢出的黏液,须用氟尿嘧啶局部冲洗,术毕以生理盐水和氟尿嘧啶反复冲洗腹腔,术后也可用氟尿嘧啶少量多次注入腹腔。术中也可用 5%甲醛溶液局部固定或用 2.5%碘酊灼烧,再用噻替啶冲洗腹腔,预防腹腔黏液瘤的发生。

对于已经形成腹膜假性黏液瘤的患者,大多数学者同意行严格的病灶切除,包括彻底清除腹腔内胶样腹水;甚至为确保足够的切除范围行大网膜切除术和双侧卵巢切除术。术中应行腹腔灌洗或腹腔温热疗法,术后辅以化疗或放疗。本病极易复发,对于复发病灶仍需再次手术切除病灶。有学者指出,术中行肿瘤细胞减瘤手术联合腹腔内热灌注化疗及联合术后周期化疗可以提高腹膜假性黏液瘤患者生存率。

(二)阑尾黏液性囊腺瘤

阑尾黏液性囊腺瘤也是一种少见的阑尾良性肿瘤,仅占阑尾切除手术标本的 0.3%。另据相关文献报道其发病年龄 11~90 岁,发病高峰年龄 61~70 岁,发病男女比例为 1:4,平均发病年龄为 55 岁。

1.病因、病理

阑尾黏液囊腺瘤的腺上皮呈不典型增生或腺瘤性息肉,腺瘤阻塞阑尾,使黏液潴留阑尾腔内导致压力增高,黏液可穿透浆膜层,表现为阑尾周围和腹膜后黏液性肿块,可伴卵巢黏液性囊腺瘤。黏液性囊腺瘤的特点是阑尾壁有不典型腺体浸润,并穿越黏膜肌层,或有腹膜种植形成腹膜假黏液瘤,不发生血性和淋巴转移。

2.临床表现

临床表现与阑尾黏液囊肿相似,阑尾黏液性囊腺瘤临床表现不一,可无临床症状,常于体检超声检查中发现,或表现为急性阑尾炎的症状和体征,或由于患者触及腹部包块而就诊。阑尾黏液性囊腺瘤可并发急性阑尾炎,也可并发肠扭转及肠坏死、肠套叠、肠梗阻、囊肿继发感染及出血,从而引起相对应的临床表现。

3.诊断及鉴别诊断

本病术前确诊较为困难,误诊率高,仅靠术后病理证实。临床上遇下述情况应考虑本病的可能:①有阑尾炎、阑尾脓肿病史;②右下腹肿块,生长缓慢、表面光滑、囊实性,经抗感染等治疗无明显消退;③B超及CT提示右下腹囊实性肿块,囊壁厚薄均匀,呈长条状或椭圆形,与盲肠关系密切,可有钙化;④标本剖开有淡黄色或白色黏液胶冻状液体。

临床上阑尾黏液性囊腺瘤与黏液囊肿难以区分,因本病罕见,因此其各种辅助检查,如超声检查、CT等方法及鉴别诊断可参照阑尾黏液囊肿。

4.治疗

手术也是治疗阑尾黏液性囊腺瘤的唯一方法。手术方式的选择及注意事项与阑尾黏液囊肿相同。

二、阑尾腺癌

(一)概述

阑尾腺癌的发病率约占阑尾切除术后标本的 0.1%,每年约 $0.2/10$ 万患者发病。阑尾腺癌占胃肠道肿瘤的 $0.2\%\sim0.5\%$,占阑尾原发恶性肿瘤的 $5\%\sim8\%$。发病的平均年龄为 $60\sim65$ 岁,男性发病率高于女性。

阑尾腺癌又主要可分为三类:黏液腺癌,结肠型腺癌和印戒细胞癌。其中约 60% 是黏液腺癌,其次是结肠型腺癌,印戒细胞癌则极其罕见。

此病发病原因尚不清楚,可能与免疫功能低下、炎性反应反复发作和上皮再生等有关。有研究指出,患有慢性溃疡性结肠炎的患者,容易造成病变肠上皮细胞发育不良及细胞恶变,从而一半左右的患者造成阑尾炎性受累,诱发恶变。阑尾腺癌多发生于阑尾的根部,呈浸润性生长,恶性程度高。

1.阑尾腺癌 TNM 分期

T_x:原发肿瘤无法评估。

T_0:阑尾无恶性肿瘤证据。

T_{is}:原位癌。肿瘤细胞仅位于黏膜层(阑尾内第一层结构)。

T_1:肿瘤位于黏膜下层(阑尾内第二层结构)。

T_2:肿瘤位于固有肌层(阑尾内第三层结构)。

T_3:肿瘤穿透阑尾固有肌层侵入浆膜下层(一层薄层结缔组织),或侵入阑尾系膜。

T_4:肿瘤穿透脏腹膜或者侵入其他器官。

T_{4a}:肿瘤侵入脏腹膜。

T_{4b}:肿瘤侵入其他组织和器官(如结直肠)。

N_x:区域淋巴结无法明确有无转移。

N_0:区域淋巴结无转移。

N_1:1～3 个区域淋巴结转移。

N_2:大于 4 个区域淋巴结转移。

Mx:远处转移无法明确。

M_0:无远处转移。

M_{1a}:腹腔内转移。

M_{1b}:腹腔外远处转移。

2.肿瘤分化等级

Gx:肿瘤分化程度不确定。

G_1:肿瘤细胞高分化。

G_2:肿瘤细胞中分化。

G_3:肿瘤细胞低分化。

G_4:肿瘤细胞未分化。

3.肿瘤阶段分期

0:(T is,N_0,M_0)。

Ⅰ:(T_1 or T_2,N_0,M_0)。

ⅡA:(T_3,N_0,M_0)。

ⅡB:(T_{4a},N_0,M_0)。

ⅡC:(T_{4b},N_0,M_0)。

ⅢA:(T_1 or T_2,N_1,M_0)。

ⅢB:(T_3 or T_4,N_1,M_0)。

ⅢC:(任何 T,N_2,M_0)。

ⅣA:(任何 T,N_0,M_{1a},G_1)。

Ⅳb:(任何 T,N_0,M_{1a},G_2 or G_3),(任何 T,N_1,M_{1a},任何 G),(任何 T,N_2,M_{1a},G_1)。

Ⅳc:(任何 T,任何 N,M_{1b},任何 G)。

(二)阑尾黏液腺癌

阑尾黏液腺癌是阑尾恶性肿瘤的一种,临床罕见,占阑尾腺癌 60% 以上。发病原因尚不明确,以60 岁以上老年人多见,男女均可发病,男女之比为 3∶1。

1.病理

黏液腺癌肉眼观:阑尾腔不同程度囊性扩张,囊内充满黏液,黏膜面有时见结节状、绒毛状肿物,但无明确肿块形成。镜下观:肿瘤细胞呈高柱状,胞质透亮,充满黏液,核位于基底部,细胞呈现不同程度异型性,大多分化良好。细胞呈乳突状或腺管状排列弥漫性生长。若肿瘤穿破阑尾壁进入腹腔内形成腹膜假性黏液瘤。依据细胞异型及阑尾壁有无恶性腺体侵犯,将黏液性肿瘤分为黏液囊肿、黏液性囊腺瘤和黏液性囊腺癌。

2.临床表现

阑尾黏液腺癌临床症状不典型,右下腹痛或右下腹包块是该病的主要表现。肿瘤多位于阑尾基底部,临床表现隐匿,当并发感染,临床上出现右下腹痛、发热等症状,因此常常被误诊为阑尾炎或阑尾周围脓肿。肿瘤长大或与周围组织粘连后常形成肿物。当黏液腺癌进一步发展甚至穿孔突破浆膜层,向腹腔、盆腔内播散转移,广泛种植在腹盆腔脏器及大小网膜表面,粘连形成肿块,或形成大量黏液性腹水,此临床病变称腹膜假性黏液瘤,此时的临床表现有腹痛、腹胀、腹部肿物及腹水征等。

3.转移途径

(1)淋巴转移:阑尾的淋巴组织很丰富,主要在黏膜下层,呈纵行分布,回流入回盲部及右半结肠系膜淋巴结。所以,一旦癌侵犯黏膜下层易致淋巴转移,提示需行根治性右半结肠切除,尤其注意清扫右半结肠系膜淋巴结。

(2)直接浸润和种植:可出现大网膜、邻近肠系膜、盆腔腹膜转移,故手术时应妥善保护切口和术野,切勿分破肿瘤,应连同包裹的大网膜一并切除,以防局部种植复发。

4.诊断

本病与阑尾黏液囊肿及阑尾黏液囊腺瘤一样,术前诊断较为困难,误诊率高,往往需靠术后病理证实。

(1)超声可探查到右中下腹实性或囊实性肿块及腹水,但因没有明确的诊断标准,术前很难明确诊断,当合并感染时,阑尾炎表现更使超声检查获益有限。

(2)CT可表现为:①肿块往往较大,一般呈分叶状,囊壁及囊内分隔厚薄不均,局部可有壁结节向腔内突入,增强后实质部分呈不均匀中、高密度结节,花环样强化,囊性部分不强化;②病灶周围脂肪间隙因肿瘤浸润密度增高,与周围肠道、系膜血管粘连,并可向腹腔脏器的实质内浸润,可推压或侵犯盲肠,致肠壁偏侧性增厚、僵硬。③CT可提示腹膜假性黏液瘤形成。

(3)纤维结肠镜无特征性表现,主要作用是排除结肠肿瘤、肠结核等病变,同时有助于判断肿瘤有无肠腔内浸润。

(4)肿瘤标志物 CEA、CA19-9 等对阑尾黏液腺癌有一定辅助诊断价值。

5.鉴别诊断

(1)阑尾黏液囊肿:单纯性黏液囊肿是由于非肿瘤性病变如炎性狭窄,黏液积聚而引起阑尾腔扩张,形成薄壁,单房性(偶为多房性)囊肿,腔内充满稠性黏液,囊肿直径通常小于 1cm,光镜下可见充满黏液的腔,黏膜扁平,无肿瘤性上皮的证据,由于腔内压力增加,可形成憩室,上皮也可移位至黏膜下(假侵犯),当黏液囊肿破裂,黏液分泌上皮也可随之进入腹腔。

(2)阑尾黏液腺瘤:该瘤为良性肿瘤,在生长中囊性变,上皮排列呈波浪状或绒毛状,形成黏液囊肿,无细胞性黏液在整个管腔中四散,就像黏液腺癌浸润一样,但黏膜肌层是完整的,病变可通过完整切除而治愈。

(3)卵巢交界性黏液性囊腺瘤:当阑尾黏液腺癌晚期侵及卵巢时,其形态与卵巢黏液性囊腺瘤相似,引起腹膜假黏液瘤,腹腔内肿物为大量多结节或葡萄状结构,大部分表面光滑,富于光泽,切面结节内充满胶冻状黏液物质,镜下见大量黏液上皮呈不同程度分化,大部分分化良好。

6.治疗

(1)手术治疗:首选右半结肠切除术。当一期以"阑尾炎"行阑尾切除术,而病理显示为黏液腺癌时,应在阑尾切除术后 2 周内施行二期右半结肠切除术。因为单纯阑尾切除和姑息性手术易导致肿瘤复发和转移。多数学者认为,此术式与单纯阑尾切除相比可减少复发,明显提高远期生存率,主张一旦确诊应行右半结肠切除。Pruvanov 还建议对于绝经期妇女,在行右半结肠切除术时连同卵巢一起切除,可防止转移,提高生存率。因为 Ronnett 等通过病理和免疫组化分析,许多卵巢肿瘤患者是通过阑尾肿瘤转移的。多方研究报道,右半结肠切除术后 5 年生存率可达 70%以上,而仅行阑尾切除者仅为 20%~30%。由于阑尾腺癌多呈浸润性生长,肉眼诊断困难,术中若发现有肿块,阑尾管壁增厚、变硬,尤其是阑尾炎症不明显而合并有腹水时,应即刻行术中冷冻切片检查,以便及时发现该病,避免或减少二次手术问题,降低术后复发率和延长生存期。

但目前也有国内外学者认为,如果阑尾病变比较局限,无外侵和淋巴结转移者,也可单纯切除阑尾;认为右半结肠切除的适应证为:肿瘤累及肠壁肌层;肿瘤位于阑尾根部;证实有淋巴结转移。还有学者认为,对于已有腹膜种植的阑尾黏液腺癌,行右半结肠切除术并无必要。

对已经形成腹膜假性黏液瘤的患者,目前的术式仍存在争议。最常采用的是减瘤手术,尽可能完整切除肿瘤,消除腹腔内肉眼可见转移灶。此手术难度较大,病变广泛时需要切除小肠、结肠或脾、子宫等,且术后复发率高。对于复发病例仍应积极手术治疗,可延长生存时间及改善生存质量。

(2)辅助化疗:目前针对阑尾黏液性肿瘤,同时有腹膜转移的病例,推荐术后静脉全身化疗,但目前尚无公认的化疗方案。NCCN 结肠癌指南 2011 年第 1 版中新增脚注,表明阑尾的腺癌,也可以按照 NCCN 结直肠癌指南进行术后全身辅助化疗。而对于并发腹腔假性黏液瘤的患者,术中用 0.5% 5-FU 溶液反复冲洗术野,术后早期行腹腔灌注化疗及热疗,能提高药物对肿瘤的作用,对肿瘤细胞更具有细胞毒性,使肿瘤局限、包裹,已得到多数国内外学者的认可。有学者提出腹腔灌注化疗等局部治疗十分重要,考虑大部分病例在确诊时已有腹腔内广泛转移,治疗应采用肿瘤细胞减灭外科治疗,并尽可能完整切除肿瘤,消除腹腔内转移灶,同时术后应早期行腹腔灌注化疗(氟尿嘧啶＋丝裂霉素或加铂类)及热疗,目前已成为大部分转移性病灶的首选治疗。

(三)阑尾结肠型腺癌

阑尾结肠型腺癌占阑尾腺癌的 30%～35%。结肠型腺癌病变与结肠癌相似,可浸润周围组织并发淋巴结转移,病理早期为结节状或息肉状突向阑尾腔内,临床上所见腺癌大多已经浸润阑尾壁,使阑尾变粗形成一实性包块,沿阑尾根部浸润到盲肠壁。晚期则可出现淋巴结和血运转移。

临床表现与黏液性腺癌一致,缺乏特异性,右下腹痛及右下腹肿物为主要表现。后病情发展,可出现结肠癌相关表现,如营养不良、肠套叠、肠梗阻等。诊断方法及鉴别诊断可参考阑尾黏液性腺癌及结肠癌诊治标准。

结肠型腺癌的病变通常位于阑尾根部,为高度恶性,局部多呈浸润性生长,易沿血行和淋巴途径转移,具有结肠癌的特点,应行根治性右半结肠切除术为妥,并尽可能争取早期手术,术后静脉全身化疗。

(四)阑尾腺癌预后

一些临床及病理因素影响阑尾腺癌的预后,这些因素包括腹膜征象和最初的临床表现,术前疾病的范围,腹膜播散的程度,组织学亚型或分级和肿瘤细胞灭减术的完全性。有研究结果显示,术前 CEA 水平、分化程度和临床分期是影响患者预后的独立因素。

1.并发症

急性阑尾炎、阑尾穿孔、腹水、右下腹包块等主要并发症,是本病的主要临床特点,也是临床诊断困难的重要原因。并发症的多少与其死亡率成正比相关,有并发症死亡率是无并发症者 2～3 倍。有腹水与穿孔者预后差,有学者注意到阑尾腺癌伴穿孔易引起肿瘤远处转移和广泛种植。

2.临床分期

临床分期是影响阑尾腺癌预后的重要因素,据 Walter 等报道,0 期、Ⅰ期、Ⅱ期、Ⅲ期和Ⅳ期患者的 5 年生存率分别为 95.7%、88%、75.2%、37.1% 和 25.6%。Nitecki 等研究表明Ⅳ期的 5 年生存率仅为 6%。

3.病理因素

Yoon 等通过临床病理的多因素分析表明,高组织学分级和高病理分期与低生存率呈线性关系。Ito 等报道,高分化和中低分化患者的 5 年生存率分别为 100% 和 46%。有学者研究发现阑尾腺癌的 5 年生存率为 42%~57%,其中黏液腺癌、结肠型腺癌和印戒细胞癌的 5 年生存率分别为 46%、42% 和 18%,黏液型腺癌患者的预后优于结肠型腺癌,印戒细胞癌患者的预后最差。

4.手术方式

尽管不同术式对预后的影响尚没有定论,但部分学者认为,右半结肠切除术与单纯阑尾切除术相比,能获得更好的预后。进行肿瘤细胞减灭术及术中腹膜化疗术,能够改善伴有腹膜假性黏液瘤的黏液型腺癌患者的临床预后。

5.化疗

目前用全身化疗作为替代方案治疗转移性阑尾癌的数据非常有限,近年来临床上主要采取术中 5-FU 及热蒸馏水充分浸泡腹腔,术后给予腹腔温热化疗,常用药为 5-FU、顺铂及丝裂霉素,明显提高了 5 年生存率,特别对复发患者能延长再次复发时间。而根据术后病理分型及分期,术后全身静脉化疗也应有选择性进行。

三、阑尾类癌

(一)概述

阑尾类癌占阑尾肿瘤的 50%~70%,胃肠道类癌 38%~40% 发生于阑尾。阑尾类癌是一种生长缓慢的肿瘤,从儿童到老年人均可发生,青年人多见,女性发病率高于男性。平均年龄为 38 岁,发病高峰段为 15~29 岁。据美国一项全国性、多中心统计发现,在过去的 25 年中,虽然类癌的发病率在显著升高,但阑尾类癌所占比例却呈下降趋势。

阑尾类癌是一种神经内分泌肿瘤,起源于腺上皮内的嗜银细胞(又称 Kultschitsky 细胞),所以也有称类癌为嗜银细胞癌。生物学特性介于良、恶性之间的肿瘤,它们虽然具有浸润、转移倾向,但与其他腺癌相比,其临床特征更倾向于良性,故将其命名为"类癌"。

1.阑尾类癌 TNM 分期

Tx:原发肿瘤无法评估。

T_0:阑尾无肿瘤证据。

T_1:肿瘤$\leqslant$2cm。

T_{1a}:肿瘤$\leqslant$1cm。

T_{1b}:肿瘤$>$1cm,$\leqslant$2cm。

T_2:肿瘤$>$2cm,$\leqslant$4cm,或者已经侵及大肠。

T_3:肿瘤$>$4cm,或者已经侵及小肠。

T_4:肿瘤侵及腹壁或邻近器官。

Nx:区域淋巴结无法明确有无转移。

N_0:区域淋巴结无转移。

N_1:区域淋巴结有转移。

M_0:无远处转移。

M_1:有远处转移。

2.类癌阶段分期

Ⅰ:T_1,N_0,M_0。

Ⅱ:T_2 或 T_3,N_0,M_0。

Ⅲ:T_4,N_0,M_0;任何 T,N_1,M_0。

Ⅳ:任何 T,任何 N,M_1。

(二)病理

阑尾类癌多数为单发结节,其肿瘤主要位于阑尾黏膜下层或肌层,少数患者可出现浆膜浸润或淋巴结转移,直径一般小于 1cm,大于 2cm 者罕见。肿瘤于阑尾各部位所占的比率分别是:尖部 70%;体部 20%;根部 10%。肿块是黄色结节,质地硬,界限尚清晰,无包膜,切面呈灰黄或灰白色。癌细胞大小、形状较一致,染色质均匀,胞质呈颗粒状,红染,可有细小空泡,细胞核小,呈圆、椭圆或月牙形,位于细胞底部,细胞异型不明显,核分裂象少见。癌细胞排列成实性巢团状、栅栏状或腺管状,癌组织在阑尾壁内呈弥漫性浸润性生长。

阑尾类癌有三种病理亚型:①管状类癌又称腺类癌或伴有腺体分化的类癌。②杯状细胞类癌又称作杯状细胞型腺类癌、黏液性类癌、微腺体和隐窝细胞癌。③混合性类癌-腺癌。

(三)临床表现

阑尾类癌通常无症状,缺乏特异性的临床症状和体征,故早期极易被忽视,术前诊断困难,患者多以右下腹痛或转移性右下腹痛等类似阑尾炎的症状就诊,在阑尾切除术或其他腹部手术时偶然发现且很少转移。极少患者可出现类癌综合征的临床表现(面部潮红、发热、心动过速、严重腹泻和低血压),而一旦出现类癌综合征,往往意味着病程已进入晚期,多数患者为肝脏转移所致。

(四)诊断及鉴别诊断

术前诊断非常困难,常用的 X 线气钡灌肠、B 超和 CT 等检查对阑尾类癌的早期诊断价值不大。因此术前误诊率高达 96% 以上。临床往往为阑尾切除术后病理发现且明确诊断。体积较大的阑尾类癌可引起相应的影像学征象,但临床罕见。有报告实验室检查对阑尾类癌诊断有一定帮助,如尿 5-羟吲哚乙酸尿组胺及血清 5-羟色胺的测定。

鉴别诊断方面主要是基于病理检查方面,有利于术后评估及治疗。

1.高分化腺癌

管状型腺类癌细胞分化好,大小较一致,肿瘤表面的黏膜正常,无异型增生或腺瘤等癌前病变。

2.印戒细胞癌

印戒细胞癌异型明显,可见大片状或单个散在的癌细胞广泛浸润肌层,其间找不到内分泌细胞。类癌则较少累及黏膜层,主要位于黏膜下及肌层,且细胞较一致,无明显异型。

3.转移性腺癌

管状型腺类癌常常有腺体形成而没有实性巢,通常存在黏液,缺少核分裂象,排列有序。

(五)治疗

1.手术治疗

阑尾类癌首选治疗为手术治疗。手术关键在切除范围即术式的选择。术式选择的先决条件是术中行快速冰冻切片检查得到确诊,其次是看类癌肿块的位置及类癌侵及阑尾组织情况,及是否有淋巴、血行转移。浸润程度来决定。对于肿瘤＜1 cm,位于阑尾尾段或中段者,手术方式趋于一致:单纯阑尾切除,包括阑尾系膜全部切除,其术后 5 年生存率在 99％以上。但对于肿瘤位于阑尾根部,直径＜1 cm,特别是年轻患者,应选择回盲部切除或右半结肠切除为妥。肿瘤＞2 cm者,不论肿瘤位置均应行右半结肠切除。而1～2 cm的阑尾类癌,目前认为需根据患者年龄、手术耐受情况、有无阑尾系膜侵蚀及转移等综合判断,决定切除范围。

也有学者提出如下阑尾类癌手术切除术式选择:①单纯阑尾切除适于:肿瘤位于尖端或基底部,且切缘无癌细胞残留;肿瘤直径在 1 cm 之内,或瘤体直径在 1～2 cm,肉眼未见肿瘤转移;无局部淋巴结肿大,无阑尾系膜侵犯,肿瘤为单纯癌。②而右半结肠切除适于:直径＞2 cm 的病变;有阑尾系膜浸润或局部淋巴结肿大;肿瘤位于阑尾根部且切缘阳性或累及盲肠;高度恶性类癌;除小的单个局限性病变之外的杯状细胞类癌。

2.药物治疗

总的来说,类癌对放、化疗不敏感,多数学者不主张术后化疗。以往可采用链脲霉素、5-FU、多柔比星及 β-干扰素等药物联合应用。对已发生肝脏或腹腔广泛转移者,特别是生长抑素受体闪烁扫描阳性者,可应用生长抑素治疗。生长抑素类似物进行核素标记后应用于小范围转移性类癌患者,有缩小肿瘤的疗效,联合应用干扰素,效果更好,其作用机制是阻止肿瘤增生。

(六)预后

阑尾类癌虽然属于一种交界性恶性肿瘤,但其恶性程度和远处转移率较低,生长缓慢,自然病程较长,生物学表现较为良性,绝大多数患者预后良好,总体 5 年生存率为 98％。影响预后的主要因素有肿瘤大小、部位、有无浸润转移、是否伴有类癌综合征及手术方法。有的学者提出预后,类癌局限于阑尾 5 年生存率为 94％,有邻近的侵犯患者 5 年生存率为 85％,有远处转移占类癌患者的 4％,5 年生存率为 34％,总体预后良好。

(陶园园)

第九章

结直肠、肛管疾病

第一节　溃疡性结肠炎

溃疡性结肠炎(ulcerative colitis,UC)是一种原因尚不十分清楚的发生于结、直肠的慢性非特异性炎症性疾病。以直肠和乙状结肠最常见,病变多局限于黏膜层和黏膜下层。临床表现以腹泻、黏液脓血便、腹痛为主,缓解和复发交替进展的慢性难治性疾病。

世界各地均有本病发生,年发病率最高的是欧洲,达 24.3/10 万,其次为北美,达 19.2/10 万,我国为 0.3/10 万～2.22/10 万。患病率欧洲为 505/10 万,北美为 249/10 万,我国为 11.6/10 万。UC 发病有种族差异,白种人比有色人种发病率高 4 倍;而白种人中,犹太人种比非犹太人高;有色人种和地中海地区较低。UC 最常发生于青壮年期,根据我国统计资料,发病高峰年龄为 20～49 岁,男女性别差异不大(男女比为 1.0∶1～1.3∶1)。

一、病因

病因至今不明,由遗传、环境、感染、免疫等多种因素共同导致的疾病。

(一)遗传因素

研究表明,5.7%～15.5%的 UC 患者,其一级亲属也患有 UC。同卵双胞胎患 UC 的发病一致率为 6%～13%,这证明了遗传因素与 UC 的关系。近年来,全基因组关联分析也证明了多个与 UC 有关的易感位点,如 ECM1、STAT3 等。由于本病的发病有一定的种族差异,也反映可能与遗传素质有关。近年来用转基因方法在动物体内注入与人自身免疫性疾病有关的 HLA-B27 基因,成功地制作出类似人类 UC 的模型。

(二)环境因素

与 CD 类似,UC 发病也与环境因素有关,但不同的是,吸烟对 UC 可能起保护作用。

(三)感染因素

UC 发病可能与感染有关,肠内细菌多是继发侵入,破坏黏膜。有人认为溶菌酶和黏蛋白酶是原发因素,UC 患者粪内溶菌酶浓度增高,能溶解保护肠黏膜的黏液,使肠黏膜暴露于粪便,引起继发感染。在 UC 患者病变的肠段中分离出一种物质,其大小近似于病毒颗粒,将其注入动物肠段可出现类似的病变。也有人怀疑难辨梭状芽孢杆菌的毒素可能与本病的复发和活动性有关,但也可能细菌和毒素的存在是一种继发性感染。目前认为,肠道细菌在 UC 发病机制中的作用如下:①UC 菌丛的组成和空间分布与对照组存在明显差异;②在肠道免疫系统中,一些共生菌株在黏膜内环境稳态和成熟方面起重要作用;③不同的细菌存在变异诱导 UC。

(四)免疫因素

有研究发现某些侵犯肠壁的病原体和人结肠上皮细胞的蛋白质之间有共同的抗原性,从而推论患者的结肠黏膜经病原体重复感染后可能诱导体内产生对于自身结肠上皮具有杀伤作用的抗体、免疫复合物或淋巴细胞反应。支持这一论点的论据为:①近年来发现在 UC 患者的肠上皮中存在一种 40 kDa 抗原,可产生具有特异性的抗结肠上皮的抗体,其抗体属于 IgG1 和 IgG3 亚型,具有产生补体和抗原—抗体复合物的活性;②患者的淋巴细胞和巨噬细胞被激活后,可释放多种细胞因子和血管活性物质,促进并加重组织炎症反应;③患者肠黏膜内淋巴细胞数量可增多,并对自身的肠上皮具有细胞毒作用,同时 T 细胞的免疫抑制功能减弱。上述免疫异常是病因还是炎症的后果,有待进一步研究。

UC 作为一种非典型的 Th2 型反应,涉及肠屏障破坏、肠道菌群失调、免疫反应失衡等各方面。当肠道上皮的紧密连接及覆盖其表面的黏液层被破坏,肠道上皮通透性增加,对肠腔内抗原的摄取增多。巨噬细胞及树突状细胞就会通过 TLR 识别这些在正常状态下的非致病菌,从而导致 NF-κB 等通路激活,产生大量的促炎因子。研究表明,UC 患者肠道内非经典的 NKT 细胞增多,后者可分泌 IL-5 和 IL-13。IL-13 可介导上皮细胞的细胞毒作用、细胞凋亡,导致上皮屏障的破坏。

(五)其他

精神心理因素、变态反应、自主神经紊乱、缺乏营养、代谢失调等也被认为与发病有关。

二、临床表现

(一)消化系统表现

1.腹泻

持续或反复发作,严重者每天排便 10 次以上,黏液脓血便是 UC 最常见症状,常伴腹痛和里急后重。有时以下消化道大出血为主要表现。

2.腹痛

腹痛一般较轻,为隐痛,病变广泛或病情严重者可有绞痛,多位于左下腹,便后缓解。

(二)全身表现

中、重度患者可伴有发热、营养不良、贫血等。

(三)肠外表现

皮肤黏膜可表现为口腔溃疡、结节性红斑和坏疽性脓皮病;关节损害可表现为外周关节炎、脊柱关节炎等;眼部病变可表现为虹膜炎、巩膜炎、葡萄膜炎等;肝胆疾病可有脂肪肝、原发性硬化性胆管炎、胆石症等;血栓栓塞性疾病等。

(四)并发症

1.中毒性巨结肠

中毒性巨结肠是严重的并发症,常见诱因为低血钾、服用可待因、地芬诺酯及阿托品等抗胆

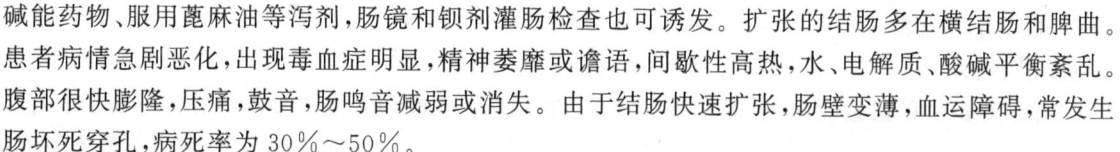

碱能药物、服用蓖麻油等泻剂,肠镜和钡剂灌肠检查也可诱发。扩张的结肠多在横结肠和脾曲。患者病情急剧恶化,出现毒血症明显,精神萎靡或谵语,间歇性高热,水、电解质、酸碱平衡紊乱。腹部很快膨隆,压痛,鼓音,肠鸣音减弱或消失。由于结肠快速扩张,肠壁变薄,血运障碍,常发生肠坏死穿孔,病死率为30%～50%。

2.大出血

结直肠黏膜广泛渗血,一次出血量很多,可反复发作,出血量可达数千毫升,甚至出现休克。据统计,UC占下消化道出血中的8.3%。

3.肠穿孔

多发生于慢性复发和重度UC患者,造成弥漫性腹膜炎,病死率较高。

4.癌变

病程10年以上、全结肠广泛病变及青少年、儿童期发病者,其癌变发病率明显增高。有报道,患病10、20和30年后,癌变率分别为2%、8%和18%。癌变可发生在全结肠的任何部位,5%～42%为多中心癌,多为低分化黏液腺癌,呈皮革状浸润肠壁生长,预后差。UC患者应每年行肠镜检查,多处取活检,早期发现癌变。

5.肠腔狭窄

肠腔狭窄是晚期并发症,管壁僵硬,呈铅管样改变。但很少造成肠梗阻。

6.形成瘘

病变穿透肠壁,导致病变肠腔与其他肠腔或空腔脏器相通,形成内瘘;与皮肤相通形成外瘘。

7.肛周疾病

最常见周围脓肿和肛瘘,严重腹泻可导致混合痔脱出。

三、辅助检查

(一)实验室检查

粪常规和培养不少于3次,常规检查血常规、血清蛋白、电解质、红细胞沉降率、C反应蛋白、免疫全项等。粪便钙防卫蛋白、血清乳铁蛋白等亦可作为辅助检查指标。应用免疫抑制剂维持缓解治疗时病情恶化,或重度UC患者,进行艰难梭菌或巨细胞病毒感染检查具有一定意义。

(二)结肠镜

结肠镜检查及活检为诊断本病的主要依据,应达回肠末段,了解病变范围及其界限,并多段多点取活检。本病为连续弥漫性分布,镜下多从直肠开始逆行向上蔓延:①黏膜血管纹理模糊、紊乱或消失,充血、水肿、质脆、自发或接触性出血,脓性分泌物附着,黏膜粗糙、呈细颗粒样改变;②病变明显处可见弥漫性、多发性糜烂或溃疡;③可见结肠袋变浅、变钝或消失,假息肉和桥黏膜形成等。重度急性发作期应先行腹部X线检查,了解肠管情况,需要行结肠镜检查时,禁忌喝泻药,慎重取活检,避免大出血及穿孔,最好在腹膜返折以下取活检。EUS检查有助于UC和CD的鉴别诊断。

(三)影像检查

出现肠腔狭窄,结肠镜无法通过时,可行钡剂灌肠或CT/MRI结肠显像,有助于了解结肠受累范围和病变程度。可呈现结肠袋消失,结肠管腔绞窄、缩短、僵直呈铅管状改变,也可见多发息肉成像。重度UC不适于进行钡剂灌肠检查,应选择CT/MRI更安全。

(四)病理检查

1.外科标本

病变主要从直肠起病,向近端发展,呈弥漫性连续性分布,无跳跃区,左半结肠受累多于右半结肠,也可出现倒灌性回肠炎。病变黏膜与正常黏膜分界清楚,黏膜呈颗粒状改变,有浅表溃疡;重度 UC 可以形成黏膜表面剥蚀,向下穿过黏膜肌层,多数出现炎性假息肉。晚期结肠袋减少或消失,结肠缩短。

2.镜下改变

弥漫连续的隐窝结构异常、上皮异常、炎性浸润、缺乏肉芽肿。隐窝结构异常是诊断 UC 的重要指标,包括分支、扭曲、萎缩、减少、表面不规则。上皮异常包括潘氏细胞化生和黏液分泌减少。全黏膜层炎性浸润包括固有膜内炎性细胞和嗜酸性粒细胞计数增多,基底部浆细胞增多及淋巴细胞聚集,以及间质改变。基底部浆细胞增多是早期诊断 UC 具有高度预测价值的指标。活动期可见固有层内中性粒细胞浸润,隐窝炎和隐窝脓肿,黏液分泌减少。

四、临床诊断

UC 诊断缺乏"金标准",主要结合临床表现、内镜、病理组织学进行综合分析,在排除感染性和非感染性结直肠炎基础上作出诊断。

(一)诊断要点

在排除其他疾病基础上:①具有 UC 典型临床表现者为临床疑诊,安排进一步检查;②同时具备上述结肠镜和/或放射影像特征者,可临床拟诊;③如再具备上述黏膜活检组织病理学特征和/或手术切除标本病理检查特征者,可以确诊;④初发病例如临床表现、结肠镜及活检组织学改变都不典型者,暂不确诊,应予随访。

(二)疾病评估

1.临床分型

(1)初发型:无既往病史首次发作。

(2)慢性复发型:临床缓解期再次出现症状。

2.病变范围

根据蒙特利尔 UC 病变范围分类,可将 UC 分为以下 3 种类型。

(1)E1 直肠型:结肠镜下所见炎性病变累及的最大范围局限于直肠,未达乙状结肠。

(2)E2 左半结肠型:病变累及左半结肠,脾区以外。

(3)E3 广泛结肠型:病变累及结肠脾区以近乃至全结肠。

3.按严重程度分类

UC 病情分为活动期和缓解期,根据改良的 Truelove 和 Witts 疾病严重程度分类标准将活动期分为轻、中、重度。

五、鉴别诊断

UC 需与慢性细菌性痢疾、阿米巴肠病、肠结核和血吸虫病等感染性肠炎相鉴别。轻症仅有便血,可被误诊为内痔,应予警惕。另外要与结肠息肉、大肠癌、结肠憩室炎、CD、缺血性结肠炎、胶原性结肠炎、放射性肠炎、白塞病、过敏性紫癜和 IBS 等疾病鉴别。

六、治疗

内科治疗目标为诱导缓解并维持缓解，促进黏膜愈合，防治并发症，改善生活质量。约30%的UC患者需要手术治疗，可以达到治愈。

(一)一般治疗

充分休息，避免疲劳及精神过度紧张。给予易消化、少渣、少刺激及营养丰富的饮食，病情严重者应禁食，完全胃肠外营养。补充足够水分、电解质、维生素及微量元素，贫血者给予输血，补充铁剂及叶酸。益生菌有益于维持缓解，暂停服用牛奶及乳制品。

(二)药物治疗

1.活动期

(1)轻度UC:氨基水杨酸制剂是主要用药，无效或病变广泛，可口服激素。氨基水杨酸制剂和激素保留灌肠，常用于E1，可减轻症状，促进溃疡愈合。口服和局部联合用药疗效最佳。

(2)中度UC:足量氨基水杨酸类制剂一般治疗2~4周，症状控制不佳，特别是病变较广泛者，应及时加用激素。激素无效或依赖，可采用硫唑嘌呤类药物(AZA和6-MP)。激素和免疫抑制剂治疗无效、激素依赖、不能耐受上述药物不良反应，可用英夫利昔单抗治疗。

(3)重度UC:首选静脉激素治疗，氢化可的松300~400 mg/d，一般治疗5天仍无缓解，应转换治疗。①首选药物再选手术，静脉滴注环孢素:2~4 mg/(kg·d)，4~7天无效应及时手术治疗。近年文献报道英夫利昔单抗用于拯救性治疗具有一定疗效。②首选手术治疗。著者更倾向于后者，因为前者再手术后并发症发生率较高，严重影响预后。继发感染时应静脉给予广谱抗生素和甲硝唑。禁用可诱发结肠扩张的药物。

2.缓解期

经规范治疗后活动期缓解，必须用氨基水杨酸制剂维持治疗3~5年或更长。也可用免疫抑制剂和英夫利昔单抗维持治疗，但不良反应较多且价格昂贵。激素只能用于诱导缓解，禁忌用于维持缓解。

中药、白细胞洗涤术、干细胞移植、粪菌移植等治疗方法的疗效有待进一步研究。

(三)手术治疗

1.手术适应证

(1)急诊手术适应证:有5%的患者需要行急诊手术。①肠壁穿孔或邻近穿孔;②中毒性巨结肠;③大量便血;④急性重度患者，规范内科治疗的同时病情继续恶化，或48~96小时病情无明显解。

(2)限期手术适应证:①癌变或疑似癌;②病变的肠黏膜上皮细胞轻到重度异型增生。病程与癌变率呈正相关，患病5、10和15年，癌变率分别为5%、12%、24%。

(3)择期手术适应证:①规范的内科治疗无法控制症状;②不能达到可接受的生活质量;③导致儿童生长发育障碍;④对类固醇皮质激素抵抗或依赖;⑤不能耐受治疗药物的毒副作用;⑥发病初期药物治疗无效，病程持续6个月以上症状无缓解或6个月以内多次复发;⑦肠管狭窄，呈铅管样改变;⑧肠镜检查病变自直肠蔓延超过乙状结肠或广泛病变;⑨合并肠外并发症(虹膜炎、大关节炎、化脓性脓皮病等)。①至⑤统称为难治性UC，临床最常见，对于手术时机目前在我国内外科是争议的焦点，需要达成共识，避免错过最佳手术时机。

2.术前常规检查

(1)化验室检查：①血常规、凝血功能。②尿常规、粪常规＋潜血、粪便菌群分析。③肝及肾功能、血糖、血脂、血气。清蛋白水平＜35 g/L，近期体重下降 5 kg 以上提示术后并发症（如吻合口漏）的发生率远高于一般患者，前清蛋白、转铁蛋白、纤维结合蛋白、视黄醇结合蛋白等对近期营养状况更加有意义。血浆总胆固醇水平低是评价患者缺乏性营养不良的敏感指标，其预测价值优于低蛋白指标，应作为常规检查。④免疫功能检查，包括自免肝、C 反应蛋白、红细胞沉降率等，除外合并肝、胰等其他脏器免疫性疾病。⑤感染性疾病筛查，包括肝炎、梅毒、艾滋病、结核、巨细胞病毒、真菌等。⑥评价疾病活动度的粪便钙防卫蛋白。

(2)影像学检查：①上消化道和小肠钡剂造影、全腹 MRI，CD 可累及全消化道，UC 仅累及结直肠。②全结直肠气钡双重造影，CT 虚拟结肠镜，诊断结肠铅管样改变。③结肠超声检查，根据肠壁厚度和血流分支情况判断炎性分级，从而诊断缓解期或复发期。肠壁厚＞4 mm，无血流为 1 级，伴点状或短血流为 2 级，伴长血流为 3 级，血流延伸系膜为 4 级。

(3)内镜检查：①胃镜，除外 CD 或淋巴瘤。②结肠超声内镜，CD 累及肠壁全层，UC 仅累及黏膜层和黏膜下层。

(4)病理活检：UC 黏膜上皮溃疡、糜烂，腺体萎缩、增生、甚至消失，隐窝脓肿多见；黏膜下层炎性细胞浸润，一般肌层很少受累。CD 黏膜上皮一般完整，腺体病变不显著，但肌层大量炎性细胞浸润，可见散在多发的非干酪样坏死性肉芽肿，这一点与结核较大融合的干酪样坏死性肉芽肿可以鉴别诊断。

(5)肛门功能检查：术前必须检查肛门括约肌功能，对是否行 IPAA 手术有指导作用。直肠静息压力＜5.3 kPa(40 mmHg)，可能出现肛周皮肤粪染，术后患者生活质量下降，对 IPAA 的满意程度也下降。年龄＞50 岁患者，括约肌功能低下，造口还纳后自主排便能力较差。

(6)营养评估和食物不耐受检查：营养评估应用主观全面评价法和微型营养评定法，均采用国际通用的调查表。SGA 分级标准主要包括 8 个方面：近 2 周内体重变化、饮食摄入量、胃肠道症状、活动能力大小、应激反应程度、皮下脂肪减少、肌肉消耗和踝部水肿等。人体测量指标包括体重、身高、三头肌皮褶厚度、上臂围、上臂肌围、体质指数。食物不耐受检查，对个性化饮食指导具有重要意义，是当前欧洲各国研究的热点。人群中至少 50％个体对某些食物产生不同程度的不良反应，排在前 3 位的食物为鸡蛋、蟹和牛奶。有些 UC 患者主诉进食某种食物后自觉症状加重。

3.手术方法

(1)腹会阴联合全结肠直肠肛门切除，腹壁永久性回肠单腔造口：Brooke 于 1944 年首先报道该术式，彻底切除了病变部位，消除了复发和癌变的风险，对 UC 的外科治疗具有划时代的意义，是最经典的术式。

然而，由于外置回肠造口袋给患者带来生活及社交上的诸多不便，故医师们纷纷对其改良，最著名的是 Kock 于 1972 年设计的可控制式回肠造口贮袋，即在回肠末端设计 1 个 S 形贮袋，用于储存粪便，并用导管连接腹壁回肠造口，通过生物瓣控制排便。Kock 回肠造口贮袋的应用为回肠贮袋肛管吻合手术的产生奠定了基础。

(2)全结肠及部分直肠切除，回肠直肠吻合：1949 年，Ravitch 和 Sabiston 推荐了经腹全结肠及直肠部分切除，直肠下段黏膜剥除，回肠经直肠肌鞘拖出与肛管吻合手术，该术式存在较多缺陷。第一，由于直肠黏膜炎性浸润，需剥离的黏膜过长，导致出血较多，也难免有病变黏膜残留；第二，直肠肌鞘较长，极易形成肌间脓肿，导致肛门括约肌环感染及瘢痕化，其顺应性消失，出现肛门功能障碍,引起失禁或狭窄,甚至既失禁又狭窄。

为了保留肛门功能,免除腹壁永久性回肠造口的痛苦,20世纪60年代初期开展了全结肠切除,回肠直肠吻合。虽然该术式保留了肛门功能,但残留的直肠是复发和癌变的危险因素;回肠与病变的直肠吻合,吻合口漏发生率较高。

(3)全结直肠切除回肠贮袋肛管吻合手术(ileal pouchanal anastomosis,IPAA):目前IPAA被国际学界公认为是治疗UC的标准术式。UC病变的靶器官是全结直肠黏膜,完全切除病变的靶器官可以达到治愈。全结直肠切除,腹壁回肠永久性造口是经典的手术方法,虽然患者得到了治愈,但术后终身残疾,降低了生活质量。IPAA不仅切除了病变的靶器官结直肠,而且保留了肛门功能,使患者不仅得到了治愈,而且还提高了术后生活质量,降低了复发和癌变的风险。IPAA开创了UC现代外科治疗的新时代。1978年Parks和Nicholls在全世界首先报道了该术式。

4.解析IPAA手术

(1)IPAA手术禁忌证。①绝对禁忌证:包括疑为或确诊为CD或淋巴瘤;肛门功能不良、肛门括约肌损伤或60岁以上的患者;反流性回肠炎导致回肠末端切除;低位直肠癌变或癌转移的患者;已行永久性回肠造口的患者。②相对禁忌证:长期大剂量激素或免疫抑制剂治疗后。目前我国较多激素依赖的UC患者都用激素维持治疗,导致组织水肿,机体蛋白合成能力减低,术后组织愈合较差,所以许多外科医师强调必须完全停用激素才可以手术,然而这是不现实的。因为一旦停用激素,这些患者势必复发,所以不得不在使用激素的同时进行手术,但要尽可能将激素使用剂量降到最低。③生物制剂停用不足12周。文献报道,生物制剂在体内12周完全代谢,有些UC患者在生物制剂治疗过程中病情进展,此时是否转至外科治疗是一个两难的选择,需要根据患者具体病情决定,这是对结直肠肛门外科医师临床经验和外科技能的考验。

(2)IPAA分期手术。①一期手术:一次完成全结直肠切除回肠贮袋肛管吻合手术,无须预防性腹壁回肠双腔造口。对于病程短、未使用过大剂量激素和免疫抑制剂治疗,而且营养状况较好,处于缓解期的患者,可一期完成IPAA。由于欧美国家内科治疗限度掌握较好,所以接受一期IPAA的患者较多,而我国极少。一期IPAA手术,术后并发症少,住院时间短,医疗费用低,应该是我们追求的目标。②二期手术:对于病程较长,长期使用激素或免疫抑制剂,贫血及低蛋白血症的患者,机体愈合能力差,可能出现吻合口漏。所以需要采取分期手术。一期手术行全结直肠切除,回肠贮袋肛管吻合术,腹壁预防性回肠双腔造口,预防出现吻合口漏时盆腔感染。一般一期术后3～6个月行第二期回肠双腔造口还纳手术。由于我国UC患者术前病史较长,激素使用较多,一般状况较差,所以二期IPAA手术较多。③三期手术:年轻UC患者接受急症手术时,既要降低手术风险,又要考虑今后生活质量,三期手术是较好的选择。一期手术有两种方法:第一,只行回肠末端单腔或双腔造口,保留回结肠动脉,保证二期手术能够完成贮袋制作;第二,行全结肠及腹膜返折以上直肠切除,回肠末端单腔造口,保留回结肠动脉。第1种方法术后仅38%的患者症状可以得到缓解,如果不能缓解,还需要再行第2种方法;如果第2种方法术后残留直肠继续出血,可以用阴道纱条填塞止血。著者更倾向于选择第2种方法。一期术后3～6个月行二期手术,即切除残留的全结直肠,回肠贮袋肛管吻合,腹壁预防性回肠双腔造口。一般二期术后3～6个月行第三期回肠双腔造口还纳。分三期手术可以控制手术风险,保证生命安全,提高术后生活质量,加大二期手术难度。欧美国家UC患者极少在急症状态下接受手术,如果需要,一般行全结肠直肠肛门切除,腹壁永久性回肠造口,极少行三期手术。随着免疫抑制剂和生物制剂的应用增加,三期手术也会增加。

(3)IPAA手术要点如下所述。

手术体位及切口:患者麻醉前清醒状态下摆成双下肢前倾外展截石位,请其感觉一个最舒服的体位,特别是膝关节,因为 IPAA 手术时间一般为 5~6 小时,既往有腓骨神经压迫损伤的报道。行左侧腹直肌旁正中切口,有利于结肠脾区的分离;选择右下腹预防性回肠造口,可减少切口污染。

结直肠切除:术者首先站在患者分腿处,取头高右转体位,将小肠放入盆腔。于大网膜无血管区进入小网膜腔,沿无血管区向左侧分离大网膜前后叶至结肠脾区,直视下切开脾结肠韧带及左侧腹膜至降结肠,锐性分离结肠系膜,避免脾脏损伤。于左结肠动脉第一分支处结扎、切断,保留较多结肠系膜,以利于全腹膜化;如果沿结肠壁结扎血管易出血,亦会延长手术时间。

转换患者为头高平卧体位,于小网膜腔沿无血管区向右侧分离大网膜前后叶至结肠肝区,直视下切开肝结肠韧带及右侧腹膜至升结肠,锐性分离结肠系膜,避免十二指肠损伤。于中结肠动脉第一分支处结扎切断。直视下锐性分离回盲部及阑尾。

根据回肠贮袋制作具体情况决定回结肠动脉的处理方法。术者换位至右侧,患者取头低平卧位,将小肠放入上腹。提起乙状结肠,于卵圆孔处切开乙状结肠及直肠左侧腹膜至腹膜返折处,同法切开右侧腹膜至腹膜返折处,两边对合。直视下锐性游离骶前间隙,分离直肠前壁与阴道后壁、切断两侧肛提肌。避免双侧输尿管、生殖血管、骶前神经(特别是下腹下神经)的损伤,保证术后具有良好肛门功能、性功能和排尿功能。术者右手肛门指诊与左手示指在盆腔对顶检查,确认直肠下端前后左右均游离至肛门括约肌上缘。由于患者长期使用大剂量激素,导致血管收缩能力差,渗透性增加,术中渗血较多,所以必要时用干纱垫填压骶前间隙,可压迫止血。另外,在切除结肠时即输注血浆,切除直肠时可以减少盆腔渗血。

回肠贮袋制作:回肠贮袋有 J 型、H 型、S 型、W 型 4 种。贮袋类型根据回结肠动脉长度和回肠末端肠管的长度而定,一般长 15~20 cm。因为 J 型贮袋制作简单,使用的肠管较短,返折的肠管是逆蠕动,术后储便功能较好,所以选择较多。

目前国外在制作 J 型贮袋时,为了使贮袋与肛管松弛吻合,往往选择结扎回结肠动脉,造成只有回肠动脉分支单一供血,极易造成肠管缺血,出现贮袋炎。有学者在制作 J 型贮袋时保留回结肠动脉及其回肠支,保证了两路供血,避免了缺血的可能,显著降低了贮袋炎发生率。国外文献报道,贮袋术后 5 年贮袋炎发生率>50%。

十字切开无血管区,将小肠系膜游离至胰腺下缘,充分松解末端回肠。将回肠对折,单襻长度 15~20 cm,最低点可达耻骨联合下 4~6 cm,确认回肠贮袋与肛管可行无张力吻合。于回肠对折最低点切开肠壁,置入 80 mm 直线切割吻合器,确认无系膜挤压,行侧侧吻合两次。经贮袋出口灌注生理盐水 200~300 mL,将贮袋充盈,确认吻合处无液体漏出,将贮袋内液体吸出,呈淡血性,确认吻合处无活动性出血。于贮袋出口行荷包缝合后将胶管插入贮袋内,系紧荷包缝合线,并将贮袋自肛门拉出。如果末端回肠不够长,可行 H 型贮袋,但必须保留回结肠动脉及其回肠支。于末端回肠 20 cm 处切断肠管,输入肠管远端3~5 cm 作为输出端,于回肠中间切开肠壁,分别向近端和远端行侧侧吻合,将中间切口再闭合。由于S 型和 W 型使用肠管较长,制作复杂,必须手缝,所以现在很少采用。

回肠贮袋与肛管吻合:回肠贮袋与肛管吻合的方法有手缝吻合和双吻合器吻合,吻合的部位有肛直线和齿状线。不同的吻合方法和位置,术后肛门功能不同,这与肛管的解剖特点有关。

肛管解剖：肛管有 3 条解剖标志线，肛缘、齿状线和肛直线。肛缘与齿状线之间的区域称为齿线下区，管内覆以移行和复层扁平上皮，具有脊神经，痛觉敏感，称为皮肤肛管，即解剖肛管。齿状线与肛直线之间的区域称为齿线上区，即 ATZ 区，混合覆以立方、移行和扁平上皮，具有自主神经，感觉末梢丰富，具有痛、冷、压、触、摩擦等多种感受器，使肛门对气体和液体具有精细控便和排便功能。肛缘至肛直线包括齿线下区和上区，管壁全部由肛门括约肌环包绕，称为括约肌肛管，即外科肛管。肛门括约肌环是复合肌群，包括内括约肌、外括约肌、耻骨直肠肌和联合纵肌。

肠贮袋与肛直线手缝吻合：有学者经多年临床实践与观察，创新了回肠贮袋与肛直线手缝吻合。将 270°肛门镜置入肛门直肠内，在肛直线处切开直肠黏膜，于直肠后壁向近端游离 2 cm，切断黏膜下肠壁，将全结肠直肠拉出，再游离直肠前壁黏膜。用可吸收线连续缝合吻合回肠贮袋和肛直线，使吻合口可容纳示指。该方法保留了完整肛门括约肌环，肛门自制功能良好；保留了完整 ATZ 区，肛门精细排便功能良好；同时无直肠黏膜残留，降低了复发和癌变风险，提高了术后生活质量。

回肠贮袋与齿状线手缝吻合：这是早期 IPAA 回肠贮袋与肛管吻合的方法。在齿状线切开直肠黏膜，其他步骤与肛直线手缝吻合相同。该方法保留了完整肛门括约肌环，肛门自制功能良好；无直肠黏膜残留，降低复发和癌变风险；但是完全切除了 ATZ 区，肛门精细排便功能不良，术后肛门皮肤湿疹，影响生活质量。

双吻合器吻合回肠贮袋与肛管：吻合器吻合不能直视下切断直肠。为了保留完整肛门括约肌环和 ATZ 区，吻合器需放置较高位置，术后可保证肛门自制功能和精细排便功能良好；但是会有直肠黏膜残留，增加复发和癌变风险。为了避免直肠黏膜残留，将吻合器需放置较低位置，则会损伤部分肛门内括约肌，术后肛门自制功能欠佳。

尽量完全修复腹腔腹膜：因为 IPAA 手术损伤大，完全腹膜化是为了避免术后出现广泛的腹腔粘连和内疝，预防肠梗阻。

回肠双腔造口还纳手术：一般在前期术后 3～6 个月完成。术前必须行电子结肠镜检查和回肠贮袋病理活检，除外贮袋炎；排粪造影和贮袋肛门压力测定，评价回肠贮袋顺应性和肛门自制功能。如果排粪造影出现贮袋吻合口漏，或电子结肠镜出现溃疡、贮袋炎表现，都应推迟回肠双腔造口还纳的时间。回肠双腔造口还纳手术一般用 80 mm 直线切割吻合器行回肠侧侧吻合，操作简单，减少吻合口狭窄发生。

（4）IPAA 术后常见并发症及治疗方法。

吻合口瘘：吻合口瘘可以发生在回肠侧侧吻合处和贮袋肛管吻合处，一般术后一周内出现。术前患者营养不良，长期大剂量使用激素是主要原因，吻合技术缺陷亦可导致。改善营养状态，充分引流，冲洗贮袋，一般 6 个月可以愈合，也有长期不愈合的。

感染：腹部切口感染与患者术前营养不良，长期大剂量使用激素有关。术后合理肠外营养可以改善营养状态；每天静脉输入 20 g 清蛋白和 10 mg 托拉塞米可以改善组织水肿，促进切口愈合。术中肠腔破溃，污染腹腔是造成腹腔感染的主要原因，术中一旦腹腔污染应及时作细菌培养和药物敏感试验，以便术后尽早合理使用抗生素。

贮袋瘘、贮袋阴道瘘和吻合口狭窄：主要是吻合技术有缺陷造成，一般迟发。贮袋与肛管手缝吻合不严密，或吻合过紧，导致吻合组织缺血坏死，形成肛门周围感染，切开引流或自行破溃后形成贮袋瘘，严重的可以影响肛门括约肌功能，应该注重术后患者肛门不适的主诉，及时指诊检查,可以早期发现和治疗。贮袋阴道瘘多发生在手缝吻合直肠前壁时,牵挂阴道后壁所致,或关闭吻合器时将阴道后壁一并加入,所以一定要注意保护阴道后壁。吻合口狭窄是由于吻合口缺血所致;手缝锁边吻合回肠贮袋和肛管常出现吻合口狭窄,连续或间断缝合并不断扩肛,使吻合口能容纳 1～2 指可避免。

残端直肠炎:直肠黏膜切除不完全,反复出现少量脓血便,电子肠镜显示吻合口远端黏膜糜烂出血,美沙拉秦栓纳肛是有效的治疗方法。

贮袋功能不良:贮袋吻合口瘘可导致盆腔感染,使贮袋顺应性降低,导致贮袋储粪量减少,排便和控便功能不良,所以预防性回肠造口的重要临床价值在于可以减轻或避免贮袋吻合口漏发生时导致的盆腔感染。

贮袋炎:贮袋炎为远期并发症,国外报道 IPAA 术后 5 年以上有 50％出现贮袋炎,主要病因是贮袋菌群失调,厌氧菌过度生长所致。表现为脓血便、里急后重、排便次数增加;肠镜显示黏膜糜烂、溃疡和出血,严重者可能需要废弃或切除贮袋,行腹部永久性回肠造口。目前国际公认甲硝唑和左氧氟沙星联合用药是治疗贮袋炎最有效的方法。有学者对 128 例 IPAA 术后患者随访 5 年以上,贮袋炎发生率低于 5％,我们认为这与中国人习惯吃熟食和软食有关,也与学者在贮袋制作时保留回结肠动脉及其回肠支有关,保证贮袋有回肠动脉和回结肠动脉的双路供血。近期有学者报道,贮袋炎与贮袋供血不足有关。

水吸收障碍导致的腹泻:结肠的主要功能是进一步吸收水分和电解质,使粪便成形、储存和排泄。全结肠直肠切除术后机体水吸收减少,粪便在体内停留时间缩短。所以术后早期可能出现腹泻,经蒙脱石散、利尿剂、补充电解质、益生菌等对症治疗后,回肠可以结肠化,回肠绒毛变短变粗,一般术后 6 个月后 80％的患者,24 小时排便次数为 3～5 次,其中夜间排便 0～1 次。

慢性肾上腺皮质功能减退导致的腹泻:UC 患者术前长期大剂量糖皮质激素治疗,可导致慢性肾上腺皮质功能减退,使皮质醇分泌不足,胃蛋白酶和胃酸分泌减少,影响消化吸收,出现腹泻。血浆皮质激素降低和 ACTH 增高是诊断的重要依据,后者更稳定可靠。其腹泻特点是:主要发生在小肠;多为吸收不良,分泌性水样便,无脓血,可含有脂肪或电解质;胃肠蠕动加速,肠鸣音亢进,无腹痛或轻度腹痛;抗生素治疗无效,激素替代治疗后症状缓解,口服氢化可的松 20 mg,每 12 小时 1 次,缓慢减量,治疗至少 6 个月。24 小时入量不超过 2 500 mL,其中包括 1 000 mL电解质口服液(1 000 mL 水,食糖 20 g,食盐 3.5 g,碳酸氢钠 2.5 g),如果粪便量仍 ＞1 000 mL,尿量少于 1 000 mL,应隔天输液 1 000 mL,预防水电解质酸碱平衡紊乱。

维生素 B_{12} 缺乏导致贫血:食物中的维生素 B_{12} 与蛋白质结合进入人体消化道,在胃酸、胃蛋白酶及胰蛋白酶的作用下,维生素 B_{12} 被释放,并与胃黏膜细胞分泌的一种糖蛋白内因子(IF)结合形成维生素 B_{12}-IF 复合物,在回肠被吸收。维生素 B_{12}-IF 复合物促进红细胞的发育和成熟,使机体造血功能处于正常状态,预防恶性贫血。IPAA 术后早期因为排便次数较多,维生素B_{12}-IF 复合物在回肠吸收减少,极易出现恶性贫血。减少排便次数是解决这一问题的最好方法,因此要对症治疗,严重腹泻时可以口服肠蠕动抑制剂。

泌尿系统结石:正常人每天排尿量 1 000～1 500 mL,IPAA 术后出现腹泻可导致尿量减少,是形成泌尿系统结石的主要原因,术后应该密切观测尿量,及时对症治疗是最好的预防措施。

性功能和排尿功能障碍:虽然 UC 是良性疾病,但分离直肠后壁时,也必须在骶前间隙脏层和壁层之间直视下锐性分离,这样才能保证骶前神经无损伤,避免术后出现性功能和排尿功能障碍。

　　不孕不育:文献报道女性患者行 IPAA 术后 60% 不孕,主要是术后盆腔粘连导致输卵管不通所致。男性患者行 IPAA 术后可能出现逆行射精。在性发育时期长期大剂量激素治疗,可以导致性器官功能发育障碍,也可以造成不孕不育。术前将卵子和精子储藏是解决不孕不育的有效方法。

(卢旭强)

第二节　结直肠息肉

一、概述

　　肠息肉是指一类从黏膜表面突出到肠腔内的隆起状病变。肠息肉是一类疾病的总称。1981 年,全国大肠癌病理专业会议参考了国外对大肠息肉的分类,结合我国病理学家的实践经验,按照病理性质的不同分为:①腺瘤性息肉:包括管状、绒毛状及管状绒毛状腺瘤。②炎性息肉:黏膜炎性增生、血吸虫卵性及良性淋巴样息肉。③错构瘤性息肉:幼年性息肉及色素沉着息肉综合征(Peutz-Jeghers 综合征,P-J 综合征)。④其他:化生性息肉及黏膜肥大赘生物。不同性质的息肉,其预后和处理亦不相同。息肉在形态上可分为有蒂、无蒂、广基、扁平状等。在数目上又有单发与多发两类(图 9-1)。息肉病是指息肉数目在 100 枚以上(仅 P-J 综合征除外),反之,则称散发性息肉。本节仅限于讨论单发的各种息肉。

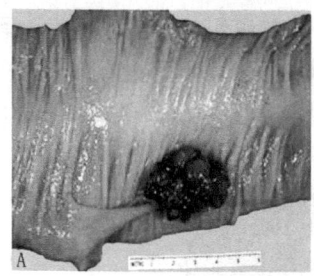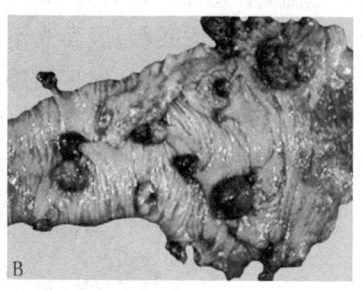

图 9-1　单发与多发肠息肉
A.结肠单发息肉;B.结肠多发息肉

二、病因

　　结直肠息肉的病因及发病机制目前仍不清楚。研究证明,影响腺瘤性息肉与结直肠癌发病的危险因素基本一致。目前初步证实:腺瘤的发生是多个基因改变的复杂过程,而环境因素改变致基因表达异常或突变基因在环境因素作用下表达形成腺瘤;而增生性息肉或炎性息肉则与感染和损伤相关。有研究已经证实,息肉与 CD44 基因 mRNA 的表达明显相关。散发性结直肠肿瘤中,结直肠息肉和癌组织 APC 基因突变率无显著差异,而在正常结直肠黏膜、炎性息肉和增生性息肉中均无突变。

三、发病

结直肠息肉的发生率各国不同,总的肠镜检出率为 10% 左右。其发病率随年龄的增长而增加,30 岁以上结直肠息肉开始增多,60～80 岁的发病率最高,尤以腺瘤增加显著,女性略低于男性。以腺瘤性息肉为多见,约占 70%,其次是增生性息肉和炎性息肉,错构瘤性息肉主要见于幼年性息肉和 P-J 综合征(Peutz-Jeghers 息肉)。我国肠息肉发病率较低,成人多为腺瘤性息肉,好发于乙状结肠、直肠,占全结直肠息肉的 70%～80%。大小一般为 0.5～2.0 cm。

四、组织学分类

(一)腺瘤性息肉

腺瘤是息肉中最常见的一种组织学类型。腺瘤在病理切片中除可见管状腺体结构外,还常伴乳头状成分,亦即绒毛状成分,根据组织学中两种不同结构成分所占比例决定腺瘤的性质。Appel 提出管状腺瘤中绒毛状成分应<5%,当绒毛状成分达 5%～50% 时属混合性腺瘤,>50%者则属绒毛状腺瘤。Shinya 则认为管状腺瘤中绒毛状成分应<25%,在 25%～75%者属混合性腺瘤,>75%者属绒毛状腺瘤。鉴于标准不同,各家报道腺瘤中各种腺瘤的比例可有较大差异,且无可比性。为此,1981 年我国第一次大肠癌病理会议上建议统一标准为:绒毛状成分<20%者属管状腺瘤,>80%者为绒毛状腺瘤,介于20%～80%之间者则属混合腺瘤。

1.管状腺瘤

管状腺瘤是最常见的组织学类型,占腺瘤的 60%～80%,发病率随年龄增加而增加,在小于 20 岁的年轻人中极少存在。多为带蒂型(占 85%),亚蒂、无蒂少见。常多发,小于 0.5 cm 的小腺瘤多由正常的黏膜覆盖,多数管状腺瘤为 1.0～2.0 cm 大小,少数大于 3 cm,腺瘤的恶变与其大小直接相关。常有蒂、呈球状或梨状,表面光滑,可有浅沟或分叶现象,色泽发红或正常,质地软。活检组织学检查管状腺瘤由密集的增生的腺体构成,腺体大小、形态不一致,常见有分枝和发芽(图 9-2)。多数管状腺瘤仅表现为轻度不典型增生。然而,可以有高达 20% 的表现为重度非典型增生、原位癌或浸润性癌,仅 5% 管状腺瘤是恶性的。

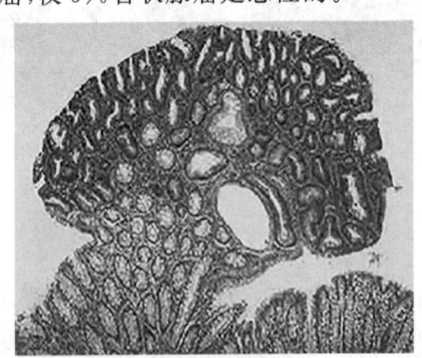

图 9-2 管状腺瘤

2.绒毛状腺瘤

较少见,又称乳头状腺瘤,这是一种癌变倾向极大的腺瘤,一般癌变率为 40%,故被认为是一种癌前病变,其发病率仅为管状腺瘤的 1/10,好发于直肠和乙状结肠,临床所见绝大多数为广基型,呈绒毛状或粗颗粒状隆起,伴有宽广的基底,有时可侵占肠周径的大部分,其表面可覆盖一层黏液,质地较管状腺瘤为软(图 9-3)。在少数病例中绒毛状腺瘤可以有蒂,活动度极大。体积大,一般直径大于 3.0 cm,可达 10～20 cm。活组织检查见绒毛结构占据腺瘤的80％以上。

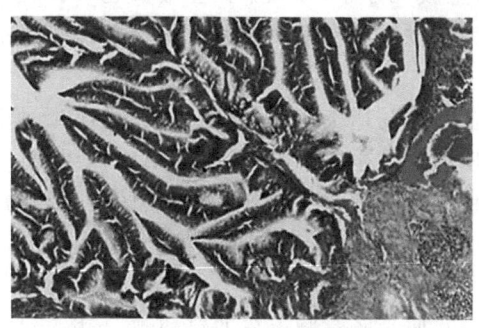

图 9-3 绒毛状腺瘤

3.绒毛状管状腺瘤

这类息肉兼有管状腺瘤和绒毛状腺瘤两种组织学特点(图 9-4)。即有分支状的腺体,同时也有像手指一样突起的长长的腺体。绒毛状管状腺瘤是 10～20 mm 息肉中最常见的一种。其恶变率介于管状腺瘤与绒毛状腺瘤之间。

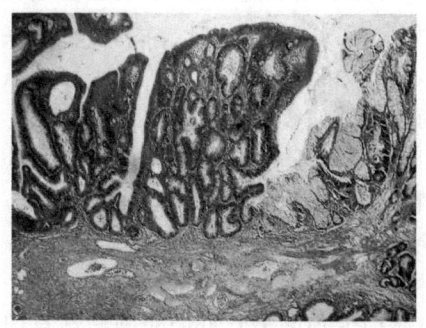

图 9-4 绒毛状管状腺瘤

(二)炎性息肉

炎性息肉是由对炎症反应的再生上皮组成。可以继发于任何一种炎症反应,但是最常见的原因是溃疡性结肠炎。炎性息肉也可以继发于感染性疾病,例如阿米巴性结肠炎、慢性血吸虫病或细菌性痢疾。炎性息肉没有恶变倾向,但是,对溃疡性结肠炎患者,可以有某些部位的异型性改变或恶性变同时存在。

1.假息肉病

主要发生于慢性溃疡性结肠炎或克罗恩病,由于慢性炎症刺激,形成多发性肉芽肿。在其形成的早期,如炎症能获控制,肉芽肿有可能随之消失。但如慢性炎症不能得到有效的控制,而呈持久的慢性刺激,肉芽肿就有恶变的可能。癌变率与病程长短往往呈正相关。病程超过 30 年时癌变率高达 13％～15％。慢性溃疡性结肠炎具有极高的癌变率,是公认的癌前病变之一。因此,对这些假息肉病应慎重处理。

2.炎性息肉

指单发的非特异性炎症所引起的息肉,组织结构与上述相同,但不会癌变。往往炎症消退后,息肉可自行消逝。

3.血吸虫性息肉

在慢性血吸虫病时,大肠黏膜下常有血吸虫卵沉着,其周围伴纤维组织增生,或形成虫卵结节。当虫卵多时,固有膜内亦可有虫卵沉着,并破坏腺管和引起增生。一般血吸虫卵结节体积不大,呈小球状或条索状,并常呈簇状分布,外观中央呈橘黄色,周围呈灰白色。在长期慢性、反复感染的病例,这类息肉可进一步发展成炎性肉芽肿,具有很大癌变倾向,也是一种癌前病变。

4.良性淋巴样息肉

直肠具有丰富的淋巴组织,在肠道炎症时,直肠黏膜下的淋巴滤泡即可增生并形成息肉而突入肠腔。因此,所谓息肉实质上是增生的、高度活跃的淋巴样组织。细胞分化成熟,其上覆盖有正常的直肠黏膜上皮,是一种良性病变,应与恶性淋巴瘤区分。因为本病不会恶变,无须做肠断切除。

(三)错构瘤性息肉

幼年性息肉是一种错构瘤,属大肠黏膜上皮的错构瘤,又称先天性息肉,主要发生于儿童,以10岁以下多见,尤以5岁左右为最多。息肉好发于直肠和乙状结肠,多数发生在距肛缘5 cm以内的直肠内。

息肉多呈圆球形或椭圆形,鲜红、粉红或暗红色,表面光滑,如激发感染可呈现粗糙颗粒状或分叶状。其大小平均1 cm左右,多数有蒂。组织学上息肉蒂为正常结直肠黏膜,当形成息肉时,结直肠黏膜上皮即转为慢性肉芽组织,由大量结缔组织、血管组织、单核细胞和嗜酸性粒细胞浸润,其中还有许多黏液腺增生和含有黏液囊肿组成。因此,组织学上这不是肿瘤,也不属肿瘤性质,而是正常组织的异常组合,故称为错构瘤。

关于错构瘤形成的机制尚不清楚。有人认为其发生与黏膜慢性炎症、腺管阻塞、黏液滞留相关,故又有滞留性息肉之名。肠道错构瘤有恶变可能。为进行组织学检查和去除症状,应当切除。多数可以经内镜切除,需特别小心将其富含血管的蒂处理好。在直肠下端或从肛门脱垂出的病变可以经肛门切除。切除后复发非常少见。

(四)增生性息肉

增生性息肉是在结肠和直肠内发现的最常见的非肿瘤性息肉,常常是多发的,多无蒂,直径多小于5 mm;大于10 mm的增生性息肉非常罕见。在无症状患者的结肠镜检查中,可以发现增生性息肉约占10%。这些病变一般可以保持大小不变和无症状。然而,由于它们从外表与肿瘤性息肉不能区分,因此常常将其切除并活检。

组织学方面,增生性息肉表现为黏膜隐窝拉长的正常乳头状的表现。没有细胞异型表现。隐窝基底可见有丝分裂,表现为正常的成熟过程。其发生机制尚不清楚,可能与正常细胞在成熟过程中未脱落有关,演变成了一大的增生区。对这些病变不需要特殊的治疗。仅仅有增生性息肉存在也不需要进行结肠镜随访。

五、临床表现

大多数息肉并无任何自觉症状,而在纤维结肠镜检查或X线钡剂灌肠造影时无意中发现。大肠息肉约半数无临床症状,仅当发生并发症时才被发现,其表现:①肠道刺激症状,腹泻或排便次数增多,继发感染者可出现黏液脓血便。②便血可因部位及出血量而表现不一,高位者粪便中混有血,直肠下段者粪便表面附有血,出血量多者为鲜血或血凝块。③肠梗阻及肠套叠,以盲肠息肉多见。④位于直肠内较大的有蒂息肉可随排便脱出肛门外,甚至需反复手法帮助回纳。偶尔,蒂细长的息肉可发生蒂部扭转,坏死而自行脱落。

炎性息肉主要表现为原发疾病如溃疡性结肠炎、肠结核、克罗恩病及血吸虫病等的症状,炎性息肉乃原发疾病的表现之一。

六、诊断

发生在直肠中下段的息肉,直肠指检可以触及,发生在乙状结肠镜能达到的范围内者,也易确诊,但国内已较少开展这种简便、经济的乙状结肠镜检查方法,这可能与当前社会的医患关系紧张、恐漏诊引起纠纷有关。位于乙状结肠以上的息肉需做钡剂灌肠气钡双重对比造影,或纤维结肠镜检查确认。结直肠息肉明确诊断并无困难,重要的是应认识结直肠腺瘤呈多发性者及与癌肿并存者并不少见,临床检查时切勿因在某一段结肠或直肠内发现病变后,忽视全面的结肠检查。

结直肠腺瘤性息肉被认为是结直肠癌的癌前病变,但并非所有腺瘤都会癌变。一般认为腺瘤的大小对癌变的可能性具有很大影响。<1.0 cm 的腺瘤未见有发生浸润性癌者,>1.0 cm 者癌变机会增大,1~2 cm 腺瘤的癌变率在 10% 左右,>2 cm 腺瘤的癌变率可高达 50%。息肉数目越多,越密布,癌变率越高。有文献认为,多发性息肉患者体内可能存在基因突变,因此,即使息肉切除仍易癌变。统计表明,息肉数目少于 3 枚,癌变率为 12%~29%;等于或超过 3 枚,癌变率增至 66.7%。腺瘤中绒毛状成分的多少对确定癌变的可能性则是另一个重要因素。绒毛状腺瘤的癌变率明显高于管状腺瘤,绒毛状管状腺瘤(混合腺瘤)的恶变率则居于两者之间。另一个因素是腺瘤的形态,广基腺瘤的癌变率比有蒂腺瘤高,而且广基腺瘤发展为浸润型癌的机会也比有蒂腺瘤为高,因为有蒂腺瘤癌变罕有侵入其蒂部者。

七、治疗

肠镜下息肉电切术安全、有效、简单,已经基本取代了传统的开腹手术。其中高频电息肉切除术是最成熟也是最普及的肠镜治疗方法,还可以选择行内镜下黏膜切除术或内镜下黏膜剥离术。腺瘤肠镜下治疗的关键是保证治疗的彻底性。对于广基或巨大息肉,有条件的单位可以双镜联合(内镜与腹腔镜)行息肉切除,以保证切除彻底性并减少并发症。术后应行全瘤病理检查并特别注意观察标本边缘有无癌组织浸润。对腺瘤癌变的处理应根据癌变浸润深度和腺瘤部位来决定,凡符合下列情况者应追加外科根治性切除术:①腺瘤基底部发生癌变已浸润至黏膜下层者。②癌细胞分化程度包括低分化与未分化癌。③癌细胞已浸润淋巴管、血管、神经周围或血管内发现癌栓。④切缘有癌组织。

如息肉位于腹膜反折下直肠内时(距肛缘 6~8 cm 内,直肠指检可触及范围内),可经肛门直视下予以局部切除。对位于黏膜内的局灶性癌或原位癌,局部切除已经足够。黏膜下癌则在局部切除后可加做术后辅助性放疗,对已经浸润至肌层的病例,则应追加根治性经腹直肠切除术。对位于腹膜反折以上直肠或结肠内的广基腺瘤癌变,因为不涉及切除肛门和永久性结肠造口的问题,多以经腹病变肠段切除为首选。现在有条件的医院对距肛缘 16 cm 以内的适合局部切除的肿瘤可采用经肛内镜显微手术(TEM)。

八、随访

由于腺瘤性息肉具有复发和恶变的潜能,息肉切除术后必须进行结肠镜随访。腺瘤性息肉术后的复发往往与腺瘤的数目、大小、病理类型及不典型增生程度相关。息肉数目大于 3 个、直径≥10 mm、绒毛状结构、重度不典型增生是息肉复发和癌变的高危因素。对已经进行了结肠镜下腺瘤切除的患者进行随访要遵循个体化的原则。息肉进行内镜下切除后,在3~6个月内要进行结肠镜随访检查,以确保切除干净。所有残留的息肉应当切除,同时再随访3~6个月。在经过2~3次随访后,仍没有切除干净的患者,多数应行手术切除。在完全切除后,多数患者应在1~3年后重复结肠镜检查。随访中没有发现异常的患者可以自此每5年检查一次。

（洪立生）

第三节 结 肠 癌

　　结肠癌为我国常见的恶性肿瘤之一。从世界肿瘤流行病学调查中可以看出,澳大利亚、新西兰、欧洲和北美的结直肠癌发病率最高,而西非、中非和中南亚发病率最低。我国结直肠癌以50~70岁年龄段的发病率为最高,50岁以下及80岁以上发病率较低,中位发病年龄在45~50岁,男性发病率明显高于女性。近年来的统计资料表明,在胃癌、食管癌发病率下降的同时,大肠癌发病率却在不断增高,其中尤以结肠癌增加更为明显。近年来我国结肠癌的总发病率已超过直肠癌,改变了长期以来大肠癌中以直肠癌为主的格局。目前我国结直肠癌的好发部位依次为直肠、乙状结肠、升结肠、降结肠和横结肠。

一、病因

　　对于结肠癌的病因目前尚未完全明确。近年来多采用队列及配对调查方法对饮食、生活习惯、体格素质等因素与结肠癌的发病关系进行分析,同时也注意了环境影响、遗传、结肠腺瘤、慢性炎症等癌前状态及免疫功能缺陷因素的影响。

(一)饮食及环境因素

　　其在北美、西欧和澳大利亚发病率相对高,在非洲和亚洲相对低。根据这个发现提出了Burkitts假说:不同人群中的饮食差异,特定的纤维素和脂肪摄入导致了世界各地不同区域的结直肠癌的发病率的差异。

　　脂肪和红色肉类:饮食中肉类及脂肪含量高时,刺激肠道大量分泌胆汁,导致肠道中胆汁酸和胆固醇的含量增加,而高浓度的胆汁酸具有促癌作用。其促癌机制:①促进肠黏膜细胞、癌细胞增生;②致DNA损伤及干扰DNA代谢;③抑制肠黏膜固有层淋巴细胞增生,减弱免疫功能等。同时,在胆汁酸增高的情况下摄入高蛋白,会被肠道细菌降解产生致癌性的氨基酸产物。无论在实验性结肠癌或临床结直肠癌病例中,粪便中胆汁酸和胆固醇代谢产物的含量均明显高于对照组或正常人。进食高脂饮食国家的人群的结直肠癌的发病率要高于进食低脂饮食的国家的人群。而同时目前多项研究指出红色肉类的摄入与结直肠癌存在相关。红色肉类富含铁元素,一种促氧化剂。食物中的铁会增加肠道内的自由基产物,而这些自由基会导致肠黏膜的慢性损伤或增加致癌物。在人类,红色肉类的摄入以剂量响应模式刺激N-亚硝基化合物的产物。因为许多N-亚硝基化合物的产物是公认的致癌物,所以这是红色肉类与结直肠癌相关的潜在机制。经过明火烹调或加热完毕的肉类会产生杂环胺和多环芳烃等产物,这些产物在动物实验中是存在致癌性的。已有多篇Meta分析指出红色肉类的摄入与结直肠癌的发生存在关系。

膳食纤维:饮食中另外一个重要的因素是纤维素的含量。饮食中膳食纤维的含量也是结直肠癌发病的重要因素,高膳食纤维可降低结直肠癌发病机制的可能原因是其可吸收水分,增加粪便体积,稀释粪便中致癌物浓度,纤维可以加快肠道传输,便于其排出。但是目前关于膳食纤维对预防结肠癌的发生仍存在很多争论,两项美国的大宗队列研究发现,并没有证据证实膳食纤维能减少结肠癌的发生。而有的学者指出全谷物纤维可能对结直肠癌有预防作用,此外,纤维摄入本身可能没有预防作用,但可能与许多其他健康的生活方式及其他健康饮食的成分有关(比如大量蔬菜,低脂肪和低肉类)。与观察实验相比,随机研究缺少实验结果显示这可能是其中的原因。然而干预实验可能因实验周期太短而无法显示其效果。

肠道菌群:随着微生态学的发展,肠道菌群与结直肠癌的发病关系得到了越来越多的重视。健康人体肠道内的细菌种类有成百上千种,这些寄生在人体肠道中的微生物在维持健康方面有重要作用,如营养、能量代谢、免疫功能等。研究表明,结直肠癌患者的肠道菌群出现失调状态,粪便中的检查表现为厌氧菌与需氧菌的比值明显下降。另外,与健康人的肠道标本相比,具核梭杆菌在结直肠癌患者肠道中的比值很高。肠道菌群失调致结直肠癌发生的可能机制为:肠道菌群通过慢性炎症刺激促进结直肠癌发病;肠道菌群通过酶与代谢产物致癌。同时,该学者还提出,益生菌能改善肠道菌群结构,影响肠道代谢,降低诱发结直肠癌的风险。

病例对照研究表明,叶酸和维生素 D 均可降低大肠癌发病的相对危险度。长期叶酸缺乏可导致胃肠道细胞核变形,甚至发生癌前病变。国内有学者通过实验发现,叶酸缺乏可能与结直肠癌的发生有关,其可能的机制是叶酸可导致肠黏膜上皮细胞的 DNA 甲基化状态发生改变。另外,葱、蒜类食品对机体的保护作用越来越受到人们的关注,实验证实大蒜油能减少甲基胆蒽引发的大肠黏膜损伤,临床流行病研究也证实喜于进食蒜类食品者的大肠癌发病率相对较低。与此相反,进食腌制食品可以造成大肠癌发生的相对危险度增高,从高至低增高危险度的分别是直肠癌、左半结肠癌、右半结肠癌。有学者认为腌制食品的致癌作用是由于食品腌制中产生的亚硝酸类化合物有关,而高盐摄入只是一种伴随状态。油煎和烘烤食品也可以增加大肠癌的发生风险,蛋白质在高温下所产生的甲基芳香胺可能是导致大肠癌的重要物质。

(二)个体因素

由流行病学研究得到的大肠癌易患因素中,可以归因于个体因素的原因十分复杂,可能需涉及个人体态、生活嗜好、体力活动、既往手术等多个方面。

肥胖似乎会增加男性和绝经期女性的结肠癌风险。在肥胖人群中,结直肠癌风险增加了两倍,其中一项机制是许多肥胖患者存在胰岛素抵抗。胰岛素抵抗会导致外周高血糖并增加胰岛素生长因子肽活性增加。高 IGH-1 水平与细胞增生有关,并增加结肠肿瘤的风险。

在 2001 年的文献的综述显示吸烟与结直肠腺瘤的关系存在正相关,吸烟者腺瘤的风险是非吸烟者的 2～3 倍,而流行病学研究显示烟草与结直肠癌风险存在联系,吸烟者所吸入的烟雾中富含肼类烃合物和苯并芘,这二者均可引起大肠癌的发生,特别是在动物实验中已可复制相关模型。

另外,对照分析结果表明,体力活动较大者罹患大肠癌的可能性较小。研究认为中等强度的职业体力活动有助于防止结肠癌的发生,体力活动影响结直肠癌发生风险的生物机制并不清楚,增加体育锻炼会导致胰岛素敏感性和 IGF 水平的改变,而且胰岛素和 IGF 潜在参与到结直肠的致癌过程中。其他可能的机制包括体力活动对前列腺素合成的影响,对抗肿瘤免疫防御的影响和减少活动相关的身体中的脂肪。这些机制通常可能是多因素的。

目前国内外很多学者在研究胆囊切除术与结直肠癌的关系,但目前仍存在争论。胆囊切除术后,在粪便中可以检测到的胆酸盐的数量在增加,其可能在结肠致癌过程中起作用,但也可能与发生胆石症相关的饮食和生活方式因素与结直肠癌风险的关系极易混淆。前期的胆囊切除术并不是腺瘤形成的危险因素。其与结直肠癌的联系也是不确定的,但可能与近端结肠癌更相关。

随着心脑血管患者增多,服用阿司匹林与结直肠癌之间的关系也逐渐被人们所关注。研究证据显示使用阿司匹林或其他非类固醇类抗炎药对所有分期的结直肠致癌过程(异常隐窝灶,腺瘤,癌症和结直肠癌的死亡)都有保护作用。非类固醇类抗炎药的抗肿瘤机制并不完全清楚,但可以确定的是花生四烯酸依赖和花生四烯酸非依赖途径均有所涉及。因为化疗预防药物需要在普通人群广泛应用以最终减少肿瘤的风险,应用阿司匹林或非类固醇类抗炎药的化学预防风险可能会超过其益处。正常服用阿司匹林或非类固醇类抗炎药的患者可能会发生严重的胃肠道并发症。此外,COX-2抑制剂存在潜在的心脏毒性,因此将其用于化学预防是不受支持的。有很多学者评估了用非类固醇类抗炎药或COX-2抑制剂预防结直肠癌的成本效益,发现这些成分的化学预防作用无法有效地节省成本。

原发性免疫功能缺陷的患者恶性肿瘤发病率约为普通人群的1 000倍。脏器移植患者因长期使用免疫抑制剂,恶性肿瘤发病率也较高。将癌细胞植入健康人体一般较难生长和发展,如机体免疫功能低下或长期使用免疫抑制剂(如硫唑嘌呤、泼尼松、或在脏器移植后施行脾切除术、胸腺切除术、或投入抗淋巴血清等以增加免疫抑制治疗效果)使体内的免疫监视功能受到破坏,则恶性肿瘤发生机会大为增加。根据美国移植处的资料,脏器移植后恶性肿瘤的发病率为5%～6%,大于同龄普通人群的100倍,术后生存时间越长,恶性肿瘤发生率越高,每年递增5%,9年后可达44%。

(三)癌前病变

结直肠瘤腺与结直肠癌之间关系较为密切,欧美大肠癌高发地区大肠腺癌的发病率也较高。日本宫城县50岁以上的尸检标本中,有26.8%可见到大肠腺瘤,而大肠癌高发区的夏威夷,50岁以上的日本移民尸检中,63.3%可发现大肠腺瘤。与大肠癌有关的两种腺瘤是绒毛状腺瘤及管状腺瘤。Rhoad观察到有腺瘤的每平方厘米大肠黏膜上发生癌的机会要比正常黏膜高100倍。典型的绒毛状腺瘤基底广,表面呈绒毛状、有显著恶变倾向,40%～50%浸润癌育于其中。管状腺瘤与结肠癌的发病年龄、性别及好发部位相同。从病理组织学上也观察到管状腺瘤有不同程度的非典型性增生,随着管状腺瘤的增大,细胞非典型性增生及浸润性癌的发生率也迅速增高。腺瘤直径<1 cm时,非典型细胞占细胞总数的3%,若直径超过2 cm,非典型细胞占28%。Ando用分子生物学方法研究大肠癌发生与腺瘤的关系:正常黏膜及伴轻度非典型增生的腺瘤无C-K-ras2基因密码子12突变;伴中度非典型性增生的腺瘤突变占8.1%;伴重度非典型增生的腺瘤突变占83.3%;原发性大肠癌突变占26%;转移癌突变占23.1%,伴重度非典型性增生的腺瘤的C-K-ras2基因12密码子突变率明显高于原发癌及转移癌,提示大肠癌可能并非由重度非典型增生的腺瘤发展而来。尽管如此,一般认为腺瘤恶变与其病理类型、不典型增生程度、位置、数目及大小有关。

大肠的慢性炎症也是导致大肠癌的重要因素,其主要包括炎症肠病、血吸虫性结肠炎。长期罹患炎性肠病的患者其结直肠癌风险更高,UC存在巨大的癌症风险;对于长期患病,病变广泛的患者来说,全结肠切除术是最有效的预防结直肠癌风险的方式。其他一些手段包括内镜监测异常的病变或使用一些化学预防药物。内镜检查通常适用于全结肠炎病史超过10年并且不希望切除全结肠的患者。有证据显示 UC 患者给予化学预防结直肠癌是可能的。5-ASA 产物可能会减低 UC 患者发生恶变的比率。其他的一些药物包括叶酸，钙，以及合并原发性硬化性胆管炎患者给予熊去氧胆酸。CD 与结直肠癌的进展存在联系的观点是有争议的。一些研究显示，结直肠癌进展的风险在罹患广泛 CD 的患者中是增加的。其增加的风险似乎与 UC 相似。然而，最近的一些基于人群的研究却显示其作用要更弱。在血吸虫病流行区，血吸虫感染与大肠癌有明显相关性。据浙江嘉兴市第一医院报道，在 314 例大肠癌患者中，有 96.1％合并血吸虫病，在 3678 例晚期血吸虫患者中，发现大肠血吸虫性肉芽肿 241 例，占 6.6％，其中继发性大肠腺癌者占 62.7％。苏州医学院报告的 60 例血吸虫性大肠炎手术切除标本上，53％有 Ⅰ～Ⅱ 级间变，7％发生原位癌。多数发生于乙状结肠及直肠，即虫卵沉积最多的部位，从病理组织学上尚可观察到从黏膜增生到癌变的渐进过程。

(四)遗传因素

Duke 在 1913 年就注意到结肠癌有家族性集聚现象，据估计 20％～30％的大肠癌患者中家族遗传因素起着重要的作用。与遗传有关的病变，在一项最近的包括 59 项研究的 Meta 分析中，一个一级亲属罹患结直肠癌的患者发生结直肠癌的 RR 值为 2.24，超过两个一级亲属罹患结直肠癌的患者其 RR 值为 3.97。有学者曾对 2 例先后发生了 3 次及 6 次癌的患者进行了细胞遗传学检查发现其染色体结构畸变率达 36.5％($P<0.01$)、二倍体数较正常人少($P<0.05$)，姐妹染色单体互换率高于正常人($P<0.01$)，并伴有免疫功能低下，说明对高危患者应用细胞遗传学方法进行分析，是研究大肠癌病因学的一种有效手段。

二、发病机制

癌的发生是细胞生长、更新的生理过程的病理扩展，正常的结肠黏膜上皮细胞 5～6 天更新 1 次，新生的细胞在到达黏膜表面时已停止了 DNA 的合成及细胞增殖活动。

大多数大肠癌通常发生在良性腺瘤性肿瘤基础之上。按照 Morson 的观点需经历正常上皮黏膜、异常增生、腺瘤、恶变，直至发生腺癌这样一个漫长的过程，进程长者可达 10 年以上。其发展过程中涉及多种基因的突变和甲基化的发生，癌的发生是原癌基因激活和抑癌基因失活的综合性累积效应。Ras 基因(包括 *Ha-ras*、*KI-ras*、*N-ras* 等)的点突变是伴随恶性病变的重要生物学变化，但与肿瘤的临床生物学行为无明显关系。*APC* 基因位于 5 号染色体(5q)的长臂上，被认为是结直肠癌致癌过程的管家基因，*APC* 基因的变异会导致癌症的发生。*APC* 基因的变异发生在 50％散发的腺瘤和 75％散发的结直肠癌病例中。*P*53 基因为肿瘤抑癌基因，其缺失或点突变能使该基因失活，对人类恶性肿瘤的发生可能起决定性作用，Shirasawa(1991)用体外基因扩增技术(polymeras chain reaction，PCR)及变性梯度凝胶电泳方法发现 *p*53 基因在腺瘤型息肉、家族性结肠及结肠癌标本的斑点杂交中均有突变。故 *p*53 基因突变是大肠癌发生、发展中最常见的基因变化之一。大肠癌是研究肿瘤多步发展的一个很好的模型，腺瘤型息肉是癌的前驱形式，癌家族综合征的特点是结肠上有许多息肉，可利用它做连续分析。第 5 号染色体长臂 2 区 1 带(521)上有 2 个基因：*APC*(Adenomatous polyposis coli)、*MCC*(mutated in colorectal cancer)，以及另外一种抑癌基因 *DCC*(deleted in colorectal cancer)的突变或缺失也与腺瘤向腺癌转变密切相关。

由腺瘤转变为腺癌可能是大肠癌发生的重要途径，但并不能囊括所有大肠癌发病机制。从正常肠黏膜不经腺瘤阶段，直接恶变生成腺癌(denovo)也是一不容忽视的发病机制。使用微卫星标记物可以证明存在于 HNPCC 患者的 *FCC*(familial colorectal cancer)基因决定着大肠癌的易感性,与 DNA 频繁发生复制误差有关。

三、病理

结肠癌的发病部位以乙状结肠癌为最高,以下依次为右半结肠、横结肠、降结肠。多为单发,但在结肠不同部位同时发生、在不同时期先后发生或合并其他脏器癌瘤者亦非鲜见。

(一)形态学分类

根据 1982 年全国大肠癌病理研究协会组讨论决定,将大肠癌分为早期癌及中晚期癌两大类,结合其大体形态再分为若干不同类型。

1.早期结肠癌分类

(1)息肉隆起型(Ⅰ型):多为黏膜内癌(M 癌),又可分为有蒂型(Ip)及广基型(Is)。

(2)扁平隆起型(Ⅱa 型):多为黏膜下癌(SMV 癌),形似盘状。

(3)扁平隆起溃疡型(Ⅲ型):也有称为Ⅱb+Ⅱc 型,呈小盘状隆起,中央凹陷为一浅表溃疡,亦属于黏膜下层癌。

2.进展期结肠癌分类

(1)隆起型:瘤体较大,呈球状、半球状、菜花样或盘状突起,向肠腔内生长,表面易发生溃疡、出血及继发感染,多见于右半结肠。较少累及周围肠壁,肠腔狭窄较少见。临床常见贫血、毒素吸收后的中毒症状及恶病质等。一般生长缓慢,浸润性小,局部淋巴转移也较晚,预后较好。

(2)浸润型:肿瘤沿肠壁周径浸润生长,常见于左半结肠,因含结缔组织较多质较硬,故又称为硬癌。多伴纤维组织反应,引起肠腔狭窄。一般生长较快,易导致急性肠梗阻,淋巴转移较早,恶性度高,预后较差。

(3)溃疡型:50%以上的结肠癌属于溃疡型,可以在肿块型基础上瘤体表面坏死脱落形成溃疡、也可以从开始即表现为溃疡型病变。周围浸润较广,早期侵犯肌层,易发生穿孔、出血等并发症。此型根据溃疡的外形和生长情况又可以分为两类,一类是局限溃疡型,由不规则的溃疡形成,貌似火山口状,边缘隆起外翻,基底为坏死组织,肿瘤向肠壁深层浸润性生长,恶性程度较高;另一类是浸润溃疡型,肿瘤向肠壁深层浸润性发展,与周围组织分界不清,中央坏死,为底大的深在溃疡,边缘黏膜略呈斜坡状抬高,形状与局限性溃疡明显不同。

(二)组织学分类

根据 2010 年 WHO 对结肠肿瘤的组织学分类,结肠癌可分为:①腺癌;②黏液腺癌;③印戒细胞癌;④鳞癌;⑤腺鳞癌;⑥髓样癌;⑦未分化癌;⑧其他;⑨不能确定类型的癌。

(三)恶性程度

根据 Broders 分级,将结肠癌分为 4 级,其中:Ⅰ级指 2/3 以上癌细胞分化良好,属高分化,恶性程度低;Ⅱ级指 1/2~2/3 癌细胞分化良好,属中分化,恶性程度较高;Ⅲ级指癌细胞分化良好者不足 1/4,属低分化,恶性程度高;Ⅳ级指未分化癌。细胞学本身的分化程度虽然是肿瘤恶性程度重要标志,但并不完全,组织结构的异型程度、肿瘤组织浸润能力和血管生成能力都在不同的程度上影响着肿瘤的恶性程度。

(四)播散途径

结直肠癌有多种播散、转移方式,主要包括直接浸润、淋巴转移、血行转移及种植转移等 4 种途径播散。

1.直接浸润

肿瘤可向3个方向上发生局部浸润与扩散：①沿肠管纵向扩散，速度较慢，一般局限于5 cm范围内，很少超过8 cm；②沿肠管水平方向环形浸润，一般浸润肠管周径1/4需6个月，浸润1/2周径需1年，浸润一周约需2年；③肠壁深层浸润，从黏膜向黏膜下、肌层和浆膜层浸润，最后穿透肠壁，侵入邻近组织器官，肠壁深层浸润深度是目前常用结肠癌分期的基础，如Duke或TNM分期。

2.淋巴转移

淋巴转移是扩散和转移的主要方式，结肠的淋巴引流一般通过4组淋巴结，即结肠上淋巴结、结肠旁淋巴结、中间淋巴结及中央淋巴结。结肠壁存在淋巴管，因此淋巴管浸润与肿瘤肠壁浸润深度有相关性。T1肿瘤淋巴管浸润率为9％，T2上升至25％，T3则达到45％。大多数分期系统都包含了对T分期和淋巴结转移的评价，并且预后与总分期有相关性。结肠淋巴回流与静脉相伴行，最终汇入门静脉流入肝脏。因此结肠癌常出现肝转移。

3.血行转移

结肠癌通常较少侵入动脉，但侵入静脉却十分常见。结肠的静脉回流分别经上、下静脉汇入门静脉。癌细胞继续经门静脉进入体循环，进而播散至全身，如肺、骨、脑等脏器转移。但在极少数病例中也发现了首先出现肺或骨转移的现象。

4.种植播散

浆膜阳性的肿瘤有可能会出现腹膜种植，肿瘤细胞通过盆腔腹膜种植到各种器官组织。最常出现种植的有卵巢，网膜，浆膜或腹膜表面，可形成12 mm大小的白色硬质结节，外观酷似粟粒性结核，广泛的腹膜种植常伴有血性腹水。

此外，还有极少数肿瘤通过浸润神经周围间隙或神经鞘，沿着结肠的神经播散。多项试验证实出现神经侵犯的患者预后变差。

四、分期

最初的直结肠癌分期是由Cuthbert Dukes在1930年提出的，后经过不断地修订，该系统将直结肠癌分为A、B、C、D 4个阶段。

（1）Dukes分期。A期：癌细胞局限于肠壁内。B期：癌细胞浸出肠壁，其中B1期肿瘤浸润部分肌层，B2肿瘤渗透全层，均无淋巴结转移。C期：在A、B的基础上淋巴结有转移，其中癌灶邻近淋巴结转移属C1期，肠系膜淋巴结或肠系膜血管根部淋巴结转移属C2期。D期：远处有癌细胞转移。而目前TNM分期是首选的结直肠癌分期标准；TNM分期系统是1950年由国际抗癌联盟（UICC）首先提出，1978年美国癌症分期和疗效总结联合委员会（AJC）建议在人肠癌分期中使用的。其中3个字母分别代表3个系统的首字母，即T为肿瘤浸润深度，N为淋巴结受累，M为远处转移。基于T、N、M的组合，能够对给定肿瘤以相应的I至IV分期。以下为2009年AJCC第七版TNM分期。

原发肿瘤（T）如下。

T_x：原发肿瘤无法评价。

T_0：无原发肿瘤证据。

T_{is}：原位癌：局限于上皮内或侵犯黏膜固有层。

T_1：肿瘤侵犯黏膜下层。

T_2:肿瘤侵犯固有肌层。

T_3:肿瘤穿透固有肌层到达浆膜下层,或侵犯无腹膜覆盖的结直肠旁组织。

T_{4a}:肿瘤穿透腹膜脏层。

T_{4b}:肿瘤直接侵犯或粘连于其他器官或结构。

区域淋巴结(N)如下。

N_x:区域淋巴结无法评价。

N_0:无区域淋巴结转移。

N_1:有 1~3 枚区域淋巴结转移。

N_{1a}:有 1 枚区域淋巴结转移。

N_{1b}:有 2~3 枚区域淋巴结转移。

N_{1c}:浆膜下、肠系膜、无腹膜覆盖结肠或直肠周围组织内有肿瘤种植,无区域淋巴结转移。

N_2:有 4 枚以上区域淋巴结转移。

N_{2a}:4~6 枚区域淋巴结转移。

N_{2b}:7 枚及更多区域淋巴结转移。

远处转移(M)如下。

M_0:无远处转移。

M_1:有远处转移。

M_{1a}:远处转移局限于单个器官或部位(如肝脏、肺、卵巢和非区域淋巴结)。

M_{1b}:远处转移分布于 1 个以上的器官或部位或腹膜转移。

(2)T_{is}包括肿瘤细胞局限于腺体基底膜(上皮内)或黏膜固有层(黏膜内),未穿过黏膜肌层到达黏膜下层。

(3)T_4的直接侵犯包括穿透浆膜侵犯其他肠段,并得到镜下诊断的证实(如盲肠癌侵犯乙状结肠)。或者位于腹膜后或腹膜下肠管的肿瘤,穿破肠壁固有基层后直接侵犯其他脏器或结构,例如降结肠后壁的肿瘤侵犯左肾或侧腹壁,或者中下段直肠癌侵犯前列腺、精囊腺、宫颈或阴道。

(4)肿瘤肉眼上与其他器官或结构粘连则分期为 cT_{4b}。但是,若显微镜下该粘连处未见肿瘤存在则分期为 pT_3。V 和 L 亚分期用于表明是否存在血管和淋巴管浸润,而 PN 则用以表示神经浸润(可以是部位特异性的)。

五、临床表现

结肠癌多见于中老年人,30~69 岁占绝大多数,男性多于女性。早期症状不明显,中晚期患者常见的症状有腹痛、消化道刺激症状、腹部肿块、排便习惯及粪便性状改变、贫血及慢性毒素吸收所致的全身症状,以及肠梗阻、肠穿孔等。

(一)腹痛及消化道刺激症状

多数患者有不同程度的腹痛及腹部不适,腹痛的类型、定位及疼痛强度多有不同,如结肠肝曲癌可表现为右上腹阵发性绞痛,类似慢性胆囊炎。一般认为,右半结肠癌疼痛常反射至脐上部;左半结肠癌疼痛常反射至脐下部。当出现肿瘤较大出现梗阻时,此时腹痛多为绞痛,并与进食相关,常在餐后出现,多为脐周或中腹部,而当癌瘤穿透肠壁引起局部炎性粘连,或在慢性穿孔之后形成局部脓肿时,疼痛部位即为癌肿所在部位。

(二)排便习惯及粪便性状改变

其为癌肿坏死形成溃疡及继发感染的结果。首先表现为排便次数增加或减少,有时腹泻与便秘交替出现,排便前可有腹部绞痛,便后缓解,有时出现便中带血,血的颜色则与肿瘤的位置相关。特征性的改变还包括粪便变细,形状不规则,稀便。这一变化主要取决于肿瘤位置,右半结肠肿瘤因管腔大、粪便含水量多故出现症状较晚;但左半结肠因管腔狭小、粪便成形故出现时间较早。

(三)腹部肿块

一般形状不规则、质地较硬、表面呈结节状。横结肠和乙状结肠癌早期有一定的活动度及轻压痛。升、降结肠癌如已穿透肠壁与周围脏器粘连,慢性穿孔形成脓肿或穿破邻近脏器形成内瘘时,肿块多固定不动,边缘不清楚,压痛明显。但要注意的是,有时梗阻近侧的积粪也可表现为腹部肿块。

(四)贫血及慢性毒素吸收症状

癌肿表面坏死形成溃疡可有持续性少量渗血、血与粪便混合不易引起患者注意,从而导致出现贫血。同时也因毒素吸收及营养不良出现贫血、消瘦、乏力及体重减轻。晚期患者有水肿、肝大、腹水、低蛋白血症、恶病质等现象。如癌肿穿透胃、膀胱形成内瘘也可出现相应的症状。

(五)肠梗阻和肠穿孔

肠梗阻和肠穿孔多为肿瘤中晚期症状,因肠腔内肿块填塞、肠管本身狭窄或肠腔外粘连、压迫所致。多表现为进展缓慢的不完全性肠梗阻。梗阻的早期患者可有慢性腹痛伴腹胀、便秘,但仍能进食,进食后症状较重。经泻药、洗肠、中药等治疗后症状多能缓解。经过较长时间的反复发作之后梗阻渐趋于完全性。当结肠癌发生完全性梗阻时,因回盲瓣阻挡结肠内容物逆流至回肠而形成闭襻性肠梗阻。从盲肠至梗阻部位的结肠可以极度膨胀,肠腔内压不断增高,迅速发展为绞窄性肠梗阻,甚至肠坏死穿孔,引起继发性腹膜炎。位于盲肠、横结肠、乙状结肠的癌肿在肠蠕动剧烈时可导致肠套叠。

六、诊断

(一)疾病史和家族史

(1)结直肠癌发病可能与以下疾病相关:UC、结直肠息肉病、结直肠腺瘤、CD、血吸虫病等,应详细询问患者相关病史。

(2)遗传性结直肠癌发病率约占总体结直肠癌发病率的 6%,应详细询问患者相关家族病史:遗传性非息肉病性结直肠癌、家族性腺瘤性息肉病、黑斑息肉综合征、幼年性息肉病等。

(二)体格检查

腹部体征与病程进展关系密切。早期患者无阳性体征;病程较长者腹部可触及肿块,也可有消瘦、贫血、肠梗阻的体征。对于怀疑结肠癌的患者也应常规行肛门指诊,可明确是否合并有距肛门 8 cm 以内的病变,同时可明确有无盆腔种植转移。

(三)实验室检查

血常规检查可了解有无贫血。粪常规检查应注意有无红细胞、脓细胞。结肠癌大便潜血试验多为阳性,大便潜血试验简便易行可作为大规模普查的方法,如消化道癌肿行根治术后,大便潜血试验呈持续阳性反应,应高度怀疑癌肿复发或在消化道其他部位又发生新的癌肿。血清肿瘤标志物测定,结肠癌患者在诊断、治疗前、评价疗效、随访时必须检测癌胚抗原(CEA)和糖链抗原 19-9(CAI9-9);有肝转移患者建议检测 AFP;疑有卵巢转移患者建议检测 CA125。目前 CEA、CA19-9 在对术后复发监测和预后判定方面的作用得到较好的认可。

(四)内镜检查

乙状结肠镜及纤维结肠镜是诊断结肠癌的重要方法。乙状结肠镜镜身长 30 cm,75%~80%的直肠、乙状结肠癌均能通过乙状结肠镜检查发现,而纤维结肠镜检查可观察整个结肠,对诊断钡灌肠不易发现的较小病变甚为重要,可明确肿物大小、距肛缘位置、形态、局部浸润范围。同时结肠镜可以进行病理活检进行确诊。但要注意的是结肠肠管在检查时可能出现皱缩,因此,内镜所见肿物远侧至肛缘的距离可能存在误差,建议结合 CT、MRI 或钡剂灌肠检查明确病灶部位。

(五)影像学检查

1.结肠钡剂灌肠检查

特别是气钡双重造影检查是诊断结直肠癌的重要手段,可了解全结肠情况。钡灌肠的 X 线表现与癌肿大体形态有关:肿块型表现为肠壁充盈缺损、黏膜破坏或不规则;溃疡型较小可见龛影,较大时该处黏膜完整性遭到破坏;浸润性累及部分肠壁一侧缩小、僵硬,如病变浸润肠管全周则呈环形狭窄。但疑有肠梗阻的患者应当谨慎选择。

2.超声检查

超声检查可分为经腹壁超声检查和内镜超声检查(EUS)。经腹部超声检查可了解患者有无肿瘤复发转移,具有方便快捷的优越性。EUS 可以清晰显示肠壁黏膜、黏膜肌层、黏膜下层、固有肌层和浆膜层,有助于对肿瘤浸润深度的判定,其正确率可达到 80%左右。

3.CT 与 MRI 检查

CT 检查可以帮助临床医师了解肿瘤的位置、对周围组织、器官有无侵犯,是否合并远处转移,进行术前分期。MRI 可以弥补 CT 的不足,能更易于了解肿瘤对周围脂肪组织的浸润程度。近年来,由 CT 或 MRI 可进行消化道重建成像,被称为"放射内镜",可以清晰显示肿物的主体状态和向深层的浸润情况。

4.PET-CT 检查

不推荐常规使用,但对于病情复杂、常规检查无法明确诊断的患者可作为有效辅助检查。术前检查提示为Ⅲ期以上肿瘤,为了解有无远处转移,推荐使用。

5.排泄性尿路造影检查

不推荐术前常规检查,仅适用于肿瘤较大可能侵犯泌尿系统的患者。

6.病理组织学检查

病理学活组织检查仍为明确占位性病变性质的"金标准",组织病理学检查能对恶性细胞的分化程度、组织结构进行进一步的确认,有助于治疗方案的确定。病理活检诊断为浸润性癌的患者进行规范性结直肠癌治疗。而确定为复发或转移性结直肠癌时,推荐检测肿瘤组织 *Ras* 基因及其他相关基因状态以指导是否可采取靶向药物治疗。

7.开腹或腹腔镜探查术

当出现下述情况时,则建议行开腹或腹腔镜探查术:①经过各种诊断手段尚不能明确诊断且高度怀疑结直肠肿瘤;②出现肠梗阻,进行保守治疗无效;③可疑出现肠穿孔;④保守治疗无效的下消化道大出血。

七、筛查

目前有明确证据证明,筛查及切除结直肠腺瘤可预防结直肠腺癌,并且监测早期的肿瘤可减低此病的病死率。腺瘤和早期肿瘤通常没有症状。而当肿瘤生长足够大并引起症状时将导致不良预后。因此,对无症状人群的筛查更加重要。而在国外和国内的多地已开展了相关工作。

美国癌症协会建议对平均风险的人群从 50 岁(黑人应在 45 岁开始)开始进行筛查。筛查建议包括以下几点:①每年 1 次高灵敏度的粪便潜血试验或粪便免疫试验;②每 5 年 1 次乙状结肠镜检查;③每 5 年 1 次气钡双重造影检查;④每 5 年 1 次 CT 检查;⑤每 10 年 1 次结肠镜检查;⑥粪便 DNA 测试(没有指定的时间间隔)。

八、治疗

以手术切除癌肿为主的综合治疗法仍是当前治疗结肠癌的主要而有效的方法,化学治疗、放疗治疗、生物治疗的效果有待于进一步评价,近年来推崇了术前化疗、术前放疗等新辅助治疗增加了对晚期大肠癌根治切除机会,但对早期和进展期大肠癌是否值得贻误手术时机去完成术前治疗亟待商榷。

(一)治疗原则

就结肠癌的临床治疗水平而言,结肠癌治疗方案各地区或不同等级医院仍难能统一,但以下治疗原则已为多数学者认同,并证实可有效减少患者痛苦,提高生存率。

(1)对于 T1 期的结肠癌建议局部切除。而直径>2.5 cm 的绒毛状腺瘤癌变率高,推荐行结肠切除联合区域淋巴结清扫。

(2)肿瘤局限于肠壁,且无明显淋巴结转移时,进行标准的结肠癌根治性手术就可达到根治目的。而当癌肿侵破肠壁浆膜或已伴有区域淋巴结转移时,在施行根治性手术的基础上还要在术中及术后使用辅助治疗,以除去难以避免的微转移灶或脱落的癌细胞。

(3)对晚期结肠癌,如果患者一般情况允许,也需要采取积极的治疗态度。对局部癌肿比较固定,手术切除比较困难,但无远处转移者,应采用新辅助化疗等方法使局部肿瘤降期,争取完成比较彻底的根治手术,对已有远处转移但原发灶尚能切除的患者,应争取尽量切除原发肿瘤,对癌肿局部情况较好,但伴有单发性远处转移灶者,可力争行转移灶的一期或二期切除;伴有多发性转移灶者,应进行综合治疗。

(4)对于确实无法根治性切除的肿瘤,应争取切除主要瘤体进行姑息性手术;对于无法切除的患者为解除或预防梗阻进行短路手术或造瘘手术等减症性手术。

(二)手术治疗

1.手术适应证和禁忌证

(1)适应证:①全身状态和各脏器功能可以耐受手术;②肿瘤局限于肠壁或侵犯周围脏器,但可以整块切除,区域淋巴结能完整清扫;③已有远处转移(如肝转移、卵巢转移、肺转移等),但可以全部切除,酌情同期或分期切除转移灶;④广泛侵袭或远处转移,伴有梗阻、大出血、穿孔等症状应选择姑息性手术。

(2)禁忌证:①全身状态和各脏器功能不能耐受手术和麻醉;②广泛侵袭和远处转移,无法完整切除,无梗阻、穿孔、大出血等严重并发症。

2.术前准备及术后处理

(1)术前准备:一般性准备,应了解有无出血倾向及药物过敏史,检查及纠正贫血、低蛋白血症以保证吻合口愈合;检查并纠正水、电解质及酸碱失衡;全面了解心、肝、肾等重要脏器功能;对合并高血压、心脏病、糖尿病、甲状腺功能亢进等患者必须使并发症迅速控制后再进行手术治疗。

肠道准备一直以来被认为是患者术前准备必不可少的一部分。机械清肠和口服抗生素能够降低结肠内厌氧菌和需氧菌的浓度,保证术后吻合口一期愈合,并降低伤口感染的发生率。但近年对这种观点存在很多争论甚至是全盘否定。多篇近期前瞻性随机试验质疑,与适时静脉应用恰当的抗生素相比,肠道准备无额外的获益。Bucher 等所做的一项 Meta 分析对比了 565 例进行机械肠道准备的患者和 579 例未行肠道准备的患者,除一项研究外其他所有研究均证实机械肠道准备组有更高的吻合口漏发生率。但在国内外尚未完全一致认同时,仍应重视术前肠道准备。对于无梗阻的患者术前不必禁食,可于术前 2 天起进食流质,同时给予静脉补液,维持水电解质平衡。术前一天口服泻药,如聚乙二醇电解质散等。对伴有不全性梗阻或慢性梗阻的患者不宜使用泻药。

(2)术后处理。①胃肠减压:胃肠减压应持续进行,直到术后 2～3 天,患者无腹胀,肠鸣音已恢复,已有肛门排气为止。在应用胃肠减压期间,每天应经静脉补充必要水、葡萄糖、电解质、维生素,保持水、电解质平衡,补充血容量,注意各重要脏器功能状态。②饮食:肛门排气后可开始进流质,如无腹胀再改为半流质,一般在两周后可进少渣普通饮食。③抗生素:已有许多临床试验证明,术前预防性使用全身抗生素后,术后没有必要再继续应用抗生素。如确实术中发生肠内容物沾染,可在术后极短时间内再应用抗菌药物 1～2 次,但切忌过长时间应用。在选择抗生素时,应根据细菌流行学情况,抗生谱应覆盖革兰氏阴性杆菌和厌氧菌。④引流管的处理:腹部引流一般留置 48～72 小时,如渗液量少,非血性、无感染迹象,即可予以拔除。⑤结肠造口的处理:对单腔造瘘应注意造口处肠黏膜的血运情况,有无出血、缺血、坏死、回缩及周围感染等情况现象。造口周围皮肤用氧化锌软膏保护。术后以低渣饮食为主,防止腹泻,训练患者养成定时排便习惯。

3.手术方式

结肠癌的手术方式和切除范围应根据癌肿的部位、病变浸润和转移的范围及有无肠梗阻等情况而定。就手术方式和手术效果而言,结肠癌手术分为局部切除、根治性手术和包括减荷手术、减症手术在内的姑息性手术。

(1)局部切除:对于 $T_1N_0M_0$ 结肠癌,建议局部切除。术前检查属 T_1 或局部切除术后病理提示 T_1,如果切除完整且具有预后良好的组织学特征(如分化程度良好,无脉管浸润),则无论是广基还是带蒂,均不推荐再行根治性手术。如果是带蒂,但具有预后不良的组织学特征,或者未完整切除,或标本破碎、切缘无法评价,则推荐行结肠切除术加区域淋巴结清扫。

(2)根治性手术:应将原发性病灶与所属引流淋巴结整块切除。为了减少及防止肿瘤复发,应遵循以下原则:①切缘应保证足够的无瘤侵犯的安全范围,切除肿瘤两侧包括足够的正常肠段。如果肿瘤侵犯周围组织或器官,需要一并切除,同时要保证切缘足够以清除所属区域的淋巴结。切除肿瘤两侧 5～10 cm 正常肠管已足够,但为了清除可能转移的肠壁上、结肠旁淋巴结,以及清除系膜根部区域淋巴结,结扎主干血管,故实际切除肠段的范围应根据结扎血管后的肠管血运而定。②完全清除区域淋巴结;③避免挤压肿瘤;④防止肠腔内播散。

根治性右半结肠切除术:适用于盲肠、升结肠、结肠肝曲癌。切除范围包括回肠末端 10～15 cm、盲肠、升结肠、横结肠肝曲和部分横结肠,连同有关的肠系膜及其中的淋巴结。在肠系膜根部切断回盲肠动脉、右结肠动脉、结肠中动脉右支或主干,暴露肠系膜上静脉外科干以清扫肠系膜根部淋巴结,然后做回肠与横结肠对端吻合术。根据具体切除肠段情况和离断血管情况,根治性右半结肠切除术也有一些变形。如针对盲肠癌可不切断结肠中血管,并保留肝曲,此术式有学者称为右侧结肠切除术。而在肝曲癌时往往要离断结肠中血管主干,于近脾曲切断肠管,被称为扩大右半结肠切除术。

根治性横结肠切除术:适用于横结肠癌。切除范围包括肝曲、脾曲的整个横结肠,连同系膜及其中淋巴结、胃结肠韧带及其淋巴结一并切除。在根部切断结肠中动脉,然后做升结肠与降结肠对端吻合术。

根治性左半结肠切除术:适用于结肠脾曲、降结肠。切除范围包括横结肠左半、降结肠、部分乙状结肠,自根部切断左结肠动脉、乙状结肠动脉。在乙状结肠全部切除时,也可从根部切断肠系膜下支脉,然后做横结肠与直肠对端吻合术。和结肠肝曲癌手术类似,在处理脾曲癌时可离断结肠中血管左支,近肝曲离断肠管,实行扩大左半结肠切除术。

根治性乙状结肠切除术:适用于乙状结肠癌。切除范围包括降结肠远端、乙状结肠和乙状结肠直肠曲,自根部离断肠系膜下动、静脉,以更方便清扫肠系膜下血管根部淋巴结。做降结肠直肠吻合,如降结肠张力较大,可游离脾曲以保证吻合口处于无张力状态,防止发生吻合口漏。

在实际操作中,如肠襻切除不充分,肠系膜保留过多,或未从血管干根部切除等,都会影响手术的疗效。另一方面,当淋巴管被癌细胞栓塞后,随着淋巴流向的改变可出现逆向性转移或累及邻近肠襻的结肠旁淋巴结,因此必须按照根治性手术的要求去操作才能达到根治目的。在升、降结肠切除时,必须在 Toldt 筋膜深面游离结肠系膜才能保证根治性手术的彻底性,但要十分注意后腹壁血管和输尿管,以防发生损伤,标本的整块切除、Turnbull 等提出的无触瘤手术、顺行结肠切除、术中局部化疗等手段无疑提高了根治性手术的质量,确保了根治的彻底性。凡结肠癌与周围脏器有炎性粘连、癌性浸润、穿破到其他脏器或肝脏有局限性转移时,只要有可能切除均应与原发病灶一起切除。近年来,结肠癌的同时性或异时性肝转移采用肝切除手术积累了许多经验,成绩斐然,患者术后生存时间与 Dukes C 期的预期生存时间相仿,从而改变了长期以来对结肠癌肝转移治疗上的消极态度和预后上的悲观观点。

腹腔镜技术在结直肠手术中应用已超过 15 年。然而直到 2004 年多中心前瞻性随机试验 COST 结果的发表开始,它才广泛应用于结直肠癌的治疗。许多研究证实了腹腔镜技术的短期获益,比如肠道功能的快速恢复、住院时间的缩短,以及麻醉用药的减少。同时 2007 和 2009 年,英国 CLASICC 和欧洲 COLOR 试验均报道结肠癌腹腔镜和开腹结肠切除的各分期生存率和复发率相当。CLASICC 试验包括生存质量评分,而且再次证明腹腔镜与开腹结肠切除术二者无差异。两项试验均证实存在与腹腔镜结肠切除相关的明显的学习曲线。因此在经验充足的情况下,腹腔镜结肠切除术应用于右侧或左侧的结肠癌是安全的,而且提供了与开腹结肠切除术相似的预后。目前尚无关于横结肠癌腹腔镜切除的数据。最新的机器人手术在结直肠癌手术中也逐渐应用,但需要更多的数据。

(3)姑息性手术:如结肠癌已浸润到盆壁、已有腹膜广泛种植、弥漫性肝或肺转移等,均属晚期已无根治的可能。其中95%以上的患者在 3 年内死亡。姑息性手术只能减轻症状、延长生存时间。姑息性手术包括局部切除、短路手术及近端结肠造瘘等,应根据患者的不同情况加以选用。

(4)紧急性手术:结肠癌所致的完全性肠梗阻或肠穿孔等,应在适当准备(补充血容量、纠正脱水、纠正酸中毒及电解质紊乱、胃肠减压)后紧急手术治疗。

梗阻性结肠癌的手术处理:急性结肠梗阻导致梗阻近端肠管膨胀,其内大量排泄物堆积。与之相关的近端肠管菌群过度繁殖及可能存在的血运破坏,是典型的需要切除和近端造瘘的主要因素。有条件的医院可首先使用内镜下放置自扩张金属支架处理急性结肠梗阻的患者,能作为择期手术的桥梁,使可手术癌症患者的急诊手术转变为择期手术。试验显示支架作为手术的桥梁,有助于减少吻合口漏的发生率、减少伤口感染率,缩短住院时间。

对于无法进行放置肠道支架或放置失败的患者应在胃肠减压,补充容量、纠正水电解质紊乱和酸碱平衡失调后,宜早期进行手术。盲肠癌如引起梗阻时,临床上常表现为低位小肠梗阻的征象。虽然发生坏死穿孔的危险性似乎较小,但梗阻趋向完全性,无自行缓解的可能,故亦以早期手术为宜。在手术处理上可遵循下列原则:①右侧结肠癌并发急性梗阻时应尽量争取做右半结肠切除一期吻合术。②对右侧结肠癌局部确已无法切除时,可选做末端回肠与横结肠侧侧吻合术-内转流术(短路手术)。③盲肠造口术由于减压效果不佳,目前已基本被废弃。④左侧结肠癌引起的急性梗阻在条件许可时应尽量一期切除肿瘤。切除手术有 3 种选择,一是结肠次全切除,回肠乙状结肠或回肠直肠吻合术;二是左半结肠切除,一期吻合、近端结肠失功性造口术,二期造口关闭;三是左半结肠切除,近远端结肠造口或近端造口,远端关闭,二期吻合。⑤对肿瘤已无法切除的左侧结肠癌可选做短路手术或横结肠造口术。

结肠癌穿孔的处理:结肠癌并发穿孔大多发生在急性梗阻后,少数亦可发生在癌肿穿透肠壁溃破。不论其发生的机制属哪一种都是极其严重的临床情况,急性梗阻时发生的穿孔大多发生在盲肠,由于肠腔内压力过高导致局部肠壁缺血、坏死而穿孔,此时将有大量粪性肠内容物进入腹腔,产生弥漫性炎性粪性腹膜炎,并迅速出现中毒性休克。因此感染和中毒将成为威胁患者生命的两大因素。至于癌肿溃破性穿孔则除粪汁污染腹腔外,尚有大量癌细胞的腹腔播散、种植。因此即使闯过感染和中毒关,预后仍然不佳。在处理上首先强调一旦明确诊断即应急诊手术,同时加强全身支持和抗生素治疗。手术原则为不论哪一类穿孔,都应争取一期切除癌肿,右侧结肠癌引起穿孔者可一期吻合,左侧结肠癌并发穿孔者切除后,宜近侧造口。对癌肿溃破而不做切除的病例,结肠造口宜尽量选在肿瘤近端,并清除造口远端肠腔内粪便,以免术后粪便随肠蠕动不断进入腹腔。

4.转移灶的处理原则

(1)肝转移:完整切除必须考虑肿瘤范围和解剖部位。切除后,剩余肝脏必须能够维持足够功能。不推荐达不到 R0 切除的减瘤手术。无肝外不可切除病灶。新辅助治疗后不可切除的病灶要重新评估其切除的可能性。当所有已知的病灶均可做消融处理时可考虑应用消融技术。全身化疗无效或化疗期间肝转移进展,可酌情选择肝动脉灌注化疗及栓塞化疗,但不推荐常规应用。当确定原发灶能够得到根治性切除时,某些患者可考虑多次切除转移灶。

(2)肺转移:肺转移的外科治疗原则为:原发灶必须能根治性切除(R0);有肺外可切除病灶并不妨碍肺转移瘤的切除;完整切除必须考虑肿瘤范围和解剖部位,肺切除后必须能维持足够肺功能;某些部分患者可考虑分次切除;无论肺转移瘤能否切除,均应考虑化疗;不可手术切除的病灶,可以消融处理(如能完全消融病灶);必要时,手术联合消融处理;肺外可切除转移病灶,可同期或分期处理;肺外有不可切除病灶不建议行肺转移病灶;推荐多学科讨论后的综合治疗。

5.影响吻合口愈合的因素

为使根治性手术获得成功,除加强术前准备、术后处理、控制感染外,吻合口的安全性尚依赖于保持肠管良好的血运、正确的操作技术及吻合口无张力。结肠由垂直进入肠壁的终末血管所供应,右侧结肠因有回结肠动脉、右结肠动脉及结肠中动脉的右支相互连接成网,故血运较好。左结肠动脉与结肠中动脉左支因联络线太长,与乙状结肠动脉、痔上动脉间侧支吻合更少,在行根治性手术时因结扎血管干及清除动脉旁淋巴结进一步破坏了肠壁的血液供应。由于左半结肠血运较差,在采用离断肠系膜下血管的乙状结肠根治术及直肠癌根治术时,尤应妥善保护降结肠的边缘血管弓,必要时可使用动脉类实验性暂时阻断肠系膜下动脉 30 分钟,如降结肠近端无缺血表现,再行血管断离。手术时对颜色苍白发暗、终末血管无搏动的肠管应予以切除,肠管的对系膜缘亦多切除些。操作应轻柔,吻合口缝线的疏密应适度,不宜缝扎过紧。

6.手术过程中癌细胞扩散途径及预防

在手术操作过程中,癌细胞可经肠壁、肠腔、静脉、淋巴扩散,也可脱落种植于腹膜及吻合口,因此需要采取必要的预防措施,以提高手术效果。

(1)操作宜轻柔,避免挤压触摸癌肿。先用布带结扎癌肿两端肠管,如技术上可能,在解剖及分离受累肠段之前,先结扎其于根血管,吻合前用抗癌液冲洗肠腔。

(2)肠管切缘应距癌肿 10 cm,以保证断端无癌细胞残留,避免局部复发及肠壁内扩散。

(3)从探查开始即给予抗癌药静脉滴注,可用氟尿嘧啶 10 mg/kg 体重,以减少经血行扩散。

(4)术中所用之针线用抗癌药液浸泡,减少创面种植,局部以抗癌药或低渗液(无菌水)冲洗以破坏脱落的癌细胞,关闭腹腔前应更换器械手套。

术中严格遵守癌外科原则可显著提高结肠癌根治术的 5 年生存率。

7.术后并发症及其预防和处理

(1)切口裂开及感染:常见于营养不良,贫血及低蛋白血症患者。切口有积血也是导致切口裂开和感染的常见原因,多发生于术后 5～14 天。切口一旦裂开多有粉红色液体渗出或肠管膨出,此时应消除患者的恐惧心理、以无菌纱布垫覆盖伤口防止肠管进一步大量膨出,立即将患者送手术室在适当麻醉下对腹壁皮肤及外露肠管进行消毒,将肠管送回腹腔以张力缝线全层缝合腹壁。如切口部分裂开可将肠管送回后在腹壁无张力的情况下使两侧对合以宽胶布固定。无论缝合或固定切勿将肠管或网膜夹于两侧切缘内。术后应补充全血或清蛋白,用抗生素有效地控制腹腔感染。

切口感染多与切口被肠内容物污染、脂肪或肌肉集束结扎或电刀应用造成坏死有关。术中妥善保护切口、操作细致轻柔、术前规范预防应用抗生素是防止感染发生的关键,一旦发生切口感染,应尽早拆除缝线,敞开伤口充分引流,使用碘伏纱条覆盖被感染的创面有助于伤口的愈合。

(2)非吻合口性肠梗阻:可发生于肠切除、肠造术时对肠系膜关闭不全,小肠进入孔隙形成的内疝。乙状结肠切除过多时膀胱后出现较大的空腔,如小肠坠入与周围粘连则可形成梗阻。因此,术中注意缝合肠系膜空隙以防小肠脱出。一旦确诊应立即手术探查并矫正之。

(3)吻合口漏:为结肠癌手术的严重并发症。多见于结肠癌合并肠梗阻术前肠道准备不充分;患者有贫血或低蛋白血症;吻合口血运不良,吻合口张力过大或缝合不够严密等。常发生于术后 4～9 天。如吻合口漏发生在腹腔内,表现为弥漫性腹膜炎,全身中毒症状十分明显,应立即引流,同时作吻合口近侧结肠造口。如漏发生在盆腔,则出现明显的直肠刺激症状,引流处有粪便排出,但腹痛、发热等症状可不明显。时间较长的可形成盆腔脓肿甚至直肠阴道瘘。处理时应加强局部引流,控制感染,根据破口大小决定是否需要作横结肠造口术。

(4)吻合口绞窄:在结肠癌手术中并不多见,多源于吻合口术后水肿、机体低蛋白性营养不良,一般需 2～3 周多能在水肿消退后自行缓解。吻合手术操作对吻合口绞窄的产生也具有一定的作用。使用断端对合型吻合可有效防止肠壁断端内翻过多,加之水肿造成吻合口绞窄。

(5)结肠造口并发症:由于术中损伤了结肠边缘动脉,腹壁切口太小或拉出肠管及系膜太短,张力太大,均可发生结肠造口坏死。如坏死范围较大,应再次手术切除坏死肠管重新作结肠造口。如腹壁切口太小,或该处感染后瘢痕挛缩可引起造口绞窄。如绞窄处能通过小指可定期扩张造口,如不能通过小指则需要新造。

(6)假膜性肠炎:多发生于术后 2～5 天。临床表现为剧烈腹泻排出大量暗绿色浑浊的稀薄液体,有时含坏死的黏膜组织。因肠液及电解质大量丢失,患者很快进入脱水、酸中毒、休克。治疗时首先补充血容量;维持水、电解质平衡,纠正酸中毒;停止原来使用的抗生素改用对难辨梭状芽孢杆菌、金黄色葡萄球菌有效的抗生素,如万古霉素和甲硝唑等;严重时可插肛管注入正常人粪便混悬液以恢复肠道内的菌群比例。

8.手术病死率

近年来因对结肠癌的认识不断提高,术前准备比较充分,手术操作的改进及加强术后管理,手术病死率已大为下降。在肿瘤专科医院病死率为 $1.7\%～1.8\%$。在综合性医院因患者病情较复杂(如有合并症的紧急手术较多,合并心脑血管疾病、高血压、糖尿病等),患者对手术的耐受能力低下,手术病死率可高达 $6\%～7\%$。

(三)化学治疗

作为结肠癌综合性治疗的一部分,化疗亦常被采用,能提高根治术后患者的生存率。化学治疗应根据患者肿瘤原发部位、病理学分期、分子指标及术后恢复状况来决定。推荐术后 8 周内开始。

辅助化疗的原则如下。

1.Ⅰ期(T1-2N0M0)或者有化疗禁忌的患者

不推荐辅助化疗。

2.Ⅱ期结直肠癌的辅助化疗

Ⅱ期结直肠癌患者,应当确认有无以下高危因素:组织学分化差(Ⅲ或Ⅳ级)、T4、血管淋巴管浸润、术前肠梗阻或肠穿孔、标本检出淋巴结不足(<12 枚)。

(1)Ⅱ期结直肠癌,无高危因素者,建议随访观察,或者单药氟尿嘧啶类药物化疗。

(2)Ⅱ期结直肠癌,有高危因素者,建议辅助化疗。化疗方案推荐选用氟尿嘧啶/LV、卡培他滨、氟尿嘧啶/LV/奥沙利铂或 CapeOx 方案。

(3)建议有条件者检测组织标本 MMR 或微卫星不稳定性(microsatellite instability,MSI),如为错配修复缺陷(dMMR)或微卫星不稳定性(MSI-H),不推荐氟尿嘧啶类药物的单药辅助化疗。

3.Ⅲ期结直肠癌的辅助化疗

Ⅲ期结肠癌患者,推荐辅助化疗。化疗方案推荐选用氟尿嘧啶/CF、卡培他滨、FOLFOX 或 FLOX(奥沙利铂＋氟尿嘧啶＋醛氢叶酸)或 CapeOx 方案。

氟尿嘧啶:是结直肠癌中应用最广,疗效较为可靠的国际公认药物,但单剂治疗的反应率仅为 $10\%～20\%$,有效时间持续<1 年,对生存率并无影响。大量资料显示肿瘤细胞如果暴露在大剂量高浓度氟尿嘧啶中或长时间持续暴露在氟尿嘧啶中,氟尿嘧啶的抗癌活性会明显提高,这些资料支持延长肿瘤细胞暴露于氟尿嘧啶中的给药方法是合理的,但持续静脉滴注的方法仅在欧

洲被广泛接受,而美国则由于静脉推注较之更为方便和花费较低而未被接受,此外,持续静脉滴注还有需留置中央静脉导管,从而产生相关的并发症等缺点。目前国内采用经外周静脉留置导管便携式化疗泵的方法,避免了住院、卧床静脉滴注和留置中心静脉导管及由此引起的并发症。

亚叶酸钙(leucovorin,LV)具有使氟尿嘧啶增效作用,其作为生物化学调节剂的作用愈来愈为人们所重视,通过对一项包括 9 个临床试验、1400 例患者的综合分析,表明氟尿嘧啶/LV 联合治疗的反应率为 23%,明显较单用氟尿嘧啶(反应率 11%)高,但二者的中位生存期并无差异。当用于辅助治疗时,氟尿嘧啶/LV 联合治疗可明显提高术后 5 年生存率。故氟尿嘧啶/LV 联合治疗被国际第一个公认作为结直肠癌术后辅助化疗的标准方案和进展期结直肠癌的一线化疗方案。

具体应用时有许多方案,最广泛的为美国 Mayo Clinic 方案和欧洲的 DeGramont 方案。①Mayo Clinic 方案:LV 20 mg/(m² · d)静脉推注,氟尿嘧啶 425 mg/(m² · d)静脉推注,每天 1 次,每 4 周连用 5 天为 1 个疗程。可以将 5 天药量溶解于 5% 葡萄糖溶液或生理盐水中至 240 mL,然后灌注在 250 mL 化疗泵中,以 2 mL/h 的速度自动滴注。②De-Gramont 方案:LV 200 mg/(m² · d)静脉滴注 2 小时,氟尿嘧啶 400 mg/(m² · d)静脉推注,然后氟尿嘧啶 600 mg/(m² · d)静脉滴注 24 小时,每 2 周连续给药 2 天,作为 1 个周期,2 个周期为 1 个疗程。也可以灌注于 250 mL 化疗泵中,以 5 mL/h 的速度自动滴注,但应调整药物剂量,LV 应按 20 mg/(m² · d)给予,因为如果按 200 mg/(m² · d)会引起严重的口腔溃疡,氟尿嘧啶的总剂量也应由原方案中的 1 000 mg/(m² · d)改为 750 mg/(m² · d),避免发生严重的毒副作用。

卡培他滨商品名为希罗达,是新一代的氟尿嘧啶前体(氟尿嘧啶氨基甲酸酯),口服后可以迅速吸收,在肝脏内被代谢成 5′脱氧-5-氟胞苷(5′-DFCR)和 5′脱氧-5-氟尿苷(5′-DFUR)两种没有细胞毒性的中间代谢产物,它们进入肿瘤细胞后,通过胸腺嘧啶磷酸化酶(TP)的作用,迅速转化成氟尿嘧啶,而正常细胞缺乏 TP 酶,不会产生氟尿嘧啶,因此具有选择性产生和发挥作用的特点。此外,卡培他滨还具有模拟持续滴注的作用,疗效高、耐受性好,使用方便,其单药疗效可以与氟尿嘧啶媲美。卡培他滨的给药方案有:①卡培他滨 2 000 mg,每天 2 次,服用 14 天停 7 天为 1 个疗程;②卡培他滨 1250 mg/(m² · d),分 2 次口服,相当于 1 000 mg,每天 2 次,连服 4 周,为 1 个疗程。目前美国 FDA 已经批准卡培他滨作为Ⅲ期结肠癌术后辅助化疗的标准方案之一。

第 3 个被国际批准的是 MOSAIC 的 FOLFOX 方案,即奥沙利铂+氟尿嘧啶/LV,采用 De-Gramont 的两周方案。两周为 1 个周期,两周期为 1 个疗程,术后应用 6 个疗程。鉴于卡培他滨已被证明不但疗效不比氟尿嘧啶/LV 差,更具毒副作用轻、使用方便等优点,故也可用 XELOX 方案。

化疗注意事项:治疗期间加强营养,配合用升血小板及白细胞的药物,加用激素,如泼尼松以动员处于静止状态的癌细胞(G0 期细胞)进入细胞增殖周期,增强抗癌药的杀伤能力。配合免疫治疗(免疫球蛋白、左旋咪唑等)刺激免疫可提高患者的抵抗力及耐受力。用药期间定期检查血常规、肝功能,如消化道反应明显应暂停给药。

(四)靶向性药物

在过去的几年中,对于转移性结肠癌患者的治疗可以采用针对特定的肿瘤蛋白的单克隆抗体。这些抗体也能用于辅助治疗。已有多处中心进行了表皮生长因子受体抗体(西妥昔单抗)和血管内皮生长因子抗体(贝伐珠单抗)的研究,并取得一定了阳性结果。尤其是对于晚期结直肠肿瘤患者,靶向治疗正发挥着重要的作用。多项Ⅱ、Ⅲ期临床试验结果表明,针对 EGFR 通路的抗 EGFR 单克隆抗体和针对 VEGF 通路的贝伐单抗为代表的两类靶向药物应用于晚期结直肠癌患者,可以延长 PFS 及 OS。应用前应监测相关基因表达及突变情况,如 KRAs、EGFR、BRAF 等。

(五)放射治疗

当前,辅助放疗在结肠癌治疗中的确切作用仍不确定。目前尚无数据支持把辅助放疗确定为一个公认的结肠癌治疗辅助疗法。放射治疗仅限于以下情况:局部肿瘤外侵固定无法手术;术中局部肿瘤外侵明显,手术无法切净;晚期结肠癌骨转移或其他部位转移时的姑息止痛治疗;术中发现肿瘤无法切除或切净时,可考虑术中局部照射配合术后放疗;除晚期结肠癌姑息止痛治疗外,结肠癌的放疗应基于氟尿嘧啶之上的同步放化疗。结肠癌辅助放疗的潜在风险,特别是辐射损伤周围器官(如小肠)的风险很大。对存在局部复发高风险的结肠癌患者,根治术后可采用个性化的治疗方案。

(六)生物治疗

所谓生物治疗包括免疫治疗和基因治疗两部分。基因治疗是指用正常或野生型基因矫正或置换致病基因的一种治疗手段,达到基因置换、修正或修饰、失活的目的。基因治疗是目前肿瘤治疗的最为理想方式,但将其应用于临床尚待许多问题的解决。

免疫治疗是以细胞免疫或体液免疫的方法消灭癌细胞,监护癌肿复发,从理论上讲也是治疗癌症的理想方法。它没有手术切除所带来的破坏性及功能障碍,也不像化疗、放疗对正常细胞的普遍杀伤力,因而是一种相对无损伤性治疗。但实践中免疫疗法的效果是有限的,因机体的抗癌能力只能消灭少量的癌细胞$(1\sim10)\times10^5(100\sim1\,000\,万/mm^3)$,如临床发现直径 1 cm 的癌肿,其癌细胞数大约为 $10\times10^7(10\,亿)$,早已超过机体免疫所能控制的范围。因此免疫治疗只能配合手术切除、放疗、化疗以消灭残余的癌细胞。目前多以非特异性免疫佐剂刺激免疫系统,增强患者对自身癌肿的免疫反应。常用的卡介苗(BCG)、棒状杆菌属、卡介苗的甲醇提取残渣(MER)、levamisole、多核苷酸。也可用被动免疫获得抗血清、免疫活性细胞及单克隆抗体等,如 LAK 细胞、白细胞介素、干扰素,甚至血管生成抑制因子等。

(七)中医中药

目的在于扶正祛邪,配合手术、化疗以增强机体抵抗力。半枝莲、白花蛇舌草、山蘑菇也有抗癌作用。

九、预后

重视结肠癌的高发因素、提高早期结肠癌诊断率,改善进展期结肠癌的发现时间,拓宽晚期结肠癌的治疗手段,是延长结肠癌患者生存时间的关键,随着诊断水平的提高、治疗手段的拓宽,结肠癌患者生存时间多年徘徊的局面即将改变。结肠癌的预后较食管癌、胃癌等为佳。其生长较缓慢,恶性程度较低,转移发生较晚,且肠管游离度大切除率高。不经治疗的结肠癌,自症状出现后平均生存期为 9.5 个月(4 周到 6 年)。在影响预后的诸多因素中,以癌细胞分化程度及扩散范围最为重要。分化程度较好的腺癌比黏液癌预后好;低分化癌因病程进展快、淋巴结转移率高,预后最差。有学者统计:Ⅰ期癌根治切除术后 5 年生存率 92.5%,10 年生存率 53.6%;Ⅱ期癌 5 年生存率 61.7%,10 年生存率 31.7%;Ⅲ期癌 5 年生存率 33.3%,10 年生存率 29.2%。影响预后的其他因素,如患者年龄、癌肿部位、单发或多发、治疗方式及患者的免疫功能等。

十、预防

(一)改变饮食习惯

减少食物中肉类及脂肪含量,食物不宜过于精细,要多吃蔬菜、水果及含粗纤维、维生素 A、C 的食物。同时保持规则排便习惯,忌烟及减少环境污染也有助于大肠癌的预防。

(二)早期处理结肠腺瘤

Gilbertsen 对 45 岁以上无症状的人群,每年做 5 次乙状结肠镜检查并切除所发现的腺瘤,25 年中共检查 18 158 人,结果低位大肠癌的发病率比预期的减少了 85%。Lee 报道美国结肠镜发病率上升,但直肠癌的发病率在近 25 年中下降了 26%,这与广泛开展乙状结肠镜检查及积极治疗有关疾病密切相关。

(三)加强对结肠癌高发人群的定期检查

对结肠癌高发人群定期检查有助于降低结肠癌的发病率和病死率。2%～7.8%的大肠癌患者同时或异时性大肠多发源癌,常见于消化道的其他部位及泌尿生殖系统,可同时发生,也可以先后发生。近年来随着手术病死率的下降及术后生存期延长异时性多发源大肠癌的发生率亦随之增加。结肠癌术后在剩余结肠上发生癌的机会较正常人群增加 3 倍。Pok 报告一组 2157 例大肠癌患者,其中生存期超过 5 年的约 1/3 继发结肠或结肠以外的恶性肿瘤,发生次数有的达 4～5 次(1 例患者在先后施行手术的两位外科医师都已故去而他还健在)。因此不能忽视大肠癌患者的术后定期随访工作。

(四)积极治疗血吸虫病

在血吸虫病流行地区约 10.8%的大肠癌合并血吸虫病,因此积极防治血吸虫病是预防大肠癌的有效措施。

（陶园园）

第四节　直　肠　癌

一、临床表现

早期直肠癌仅限于黏膜层常无明显症状,仅有间歇性少量便血和大便习惯改变。肿瘤进展后出现破溃,继发感染,可产生直肠刺激症状,表现为大便次数增多,里急后重或排便不尽感;肿瘤破溃感染后可有出血及黏液排出。便血为直肠癌最常见的症状,80%以上的直肠癌有便血。癌引起肠腔狭窄可致腹胀、腹痛、排粪困难甚至肠梗阻,如癌累及肛管括约肌,则有疼痛。男性直肠癌可侵犯尿道、前列腺和膀胱,女性直肠癌可侵犯阴道后壁,并出现相应症状。病程晚期,肿瘤可侵犯骶神经导致会阴部疼痛;癌转移至肝脏和腹膜时,可出现黄疸、腹水等征。

二、诊断

直肠癌早期症状不明显,最初多为无痛性便血、黏液血便或大便次数增多,不易引起重视,常被误诊为"痔疮"或"痢疾",使病情延误。因此对由上述表现者,应认真做下列检查。

（一）直肠指诊

直肠指诊目前仍是诊断直肠癌最基本、最重要和最简单的方法。直肠癌好发于直肠中、下段，约 80% 的直肠癌可经直肠指诊发现，在直肠癌被误诊者中，约 80% 是因未行直肠指诊。

（二）实验室检查

1.粪隐血试验

此方法简便易行，且由于 80%～90% 的直肠癌有便血，此试验可作为直肠癌普查初筛的常规检查，但阴性结果亦不能完全排除肿瘤。

2.血清癌胚抗原（CEA）检测

CEA 检测特异性较差，有一定的假阳性和假阴性，不适合普查和早期诊断，但对估计预后、检查疗效及复发有一定帮助。对 CEA 升高的直肠癌患者，术后应随访 CEA 水平，如下降表示手术效果好，如不降或反升则有复发或转移。化疗后如 CEA 下降，表示对化疗敏感，反之则无效。对术前 CEA 不升高者，术后监测 CEA 意义不大。

（三）内镜检查和影像学检查

1.直肠镜、乙状结肠镜检查

对所有指诊怀疑直肠癌者均应做内镜检查，在内镜直视下协助诊断并取活检做出病理诊断。取活检时需考虑不同部位的肿瘤细胞分化存在差异，要做多点活检，以便明确诊断。

2.钡剂灌肠、纤维结肠镜检查

该检查适用于直肠上段或乙状结肠与直肠交界处癌的检查，尚可除外结肠部同时有多发性原发癌或息肉。

3.CT 检查

可明确肿瘤大小、肠壁内外及周围淋巴结受累情况，对直肠癌分期有重要意义。但难以发现直肠黏膜表面异常或直径 <1 cm 的病灶，因此不能作为早期诊断的方法。当肿瘤向肠壁外生长，侵及周围组织使肠壁外侧轮廓模糊时，CT 有助于做出诊断。直肠癌在 CT 图像上表现为腔内肿块，肠壁局限性或环形增厚超过 2 cm，病变区 CT 值为 40～60 Hu，病变区弥漫性钙化或坏死导致病变中央密度降低，直肠周围组织结构模糊、增厚或密度增加。CT 对晚期和复发性直肠癌的评估意义较大，可以直接观察到肿瘤侵犯邻近组织，尤在 Miles 手术后不能做内镜和直肠腔内超声者，手术后 3 个月可做盆腔 CT 扫描作为基础，便于以后随访时对照用。随访时复查 CT，与术后 3 个月的摄片比较，若发现有组织影增大，中央出现低密度区或弥漫性钙化，则可能有复发。诊断不能明确时，可在 CT 引导下做细针吸取细胞学诊断。但 CT 对判断淋巴结转移准确性较差。

4.直肠腔内超声检查

直肠腔内超声检查是探测直肠癌外侵和直肠壁浸润的一种新的诊断方法，于 20 世纪 80 年代开始应用于临床，用于直肠癌的术前分期。腔内超声能准确地诊断出肿瘤所侵犯的部位及大小。在正常人，直肠内超声图像上可见到同心圆排列的直肠壁各层结构。由内向外分别是：黏膜、黏膜肌层、黏膜下层、肌层和浆膜或直肠周围脂肪。而肿瘤表现为局部破坏的不规则影像，失去了原直肠周围的正常腔隙结构。近年来，不少国内外文献报道，直肠腔内超声检查判断肿瘤侵犯深度对直肠癌术前分期较 CT 摄片更灵敏和精确。但腔内超声对淋巴结的检查只能估计其大小，不能分辨其性质。

5.MRI 检查

MRI 检查对盆腔肿块有较高的敏感性，能根据解剖学改变和信号强弱的变化来区别其良、恶性，对直肠癌的外侵，MRI 检查较 CT 更有意义，用于直肠癌的术前分期。MRI 检查尚优于直肠内超声检查，直肠内超声不能探测肿瘤的广度和传感器探头外的淋巴结，对直肠系膜淋巴结诊断准确率低，而 MRI 观察范围广，可识别肿瘤浸润深度、直肠系膜累及、淋巴结及肿瘤的位置，对直肠高位病变或狭窄亦可成像。

三、治疗

近年来，随着学者们对直肠盆底结构局部解剖、直肠癌肿瘤生物学的再认识，医疗器械设备的不断发展，外科医师手术技巧和手术方法的改进及多学科规范化、个体化综合治疗的广泛应用，使直肠癌外科治疗模式发生了根本性的变化。现代直肠癌外科仍遵循肿瘤根治第一、器官功能保留最大化的治疗原则。直肠癌的外科治疗 5 年生存率在 50%～60%，局部复发率和远处转移的发生率较高。为了更好地提高治疗效果，应强调早期发现、早期诊断、早期治疗，对进展期直肠癌应强调规范化的综合治疗。

直肠癌手术应遵循 Heald 1982 年首先提出的全直肠系膜切除术（total mesorectal excision，TME）原则，所谓直肠系膜是一潜在间隙，内含淋巴和脂肪组织，不是真正的肠系膜。直肠癌术后局部复发最可能是由于原发肿瘤远侧的直肠系膜内残留了播散的癌组织。直肠癌外科治疗的 TME 定义为直视下完整锐性切除直肠及直肠系膜，并保证切除标本环周切缘阴性。该法切除了包括盆腔筋膜脏层内的全部直肠系膜，其目的在于整块地切除直肠原发肿瘤及所有的区域性播散。这一手术使术后 5 年局部复发率降至 4%～10%，无瘤 5 年生存率为 80% 以上，这是近年来对直肠癌手术的理念革新和技术规范，被称为直肠癌手术新的"金标准"。

（一）手术治疗

直肠癌的治疗以手术根治切除为主，根治范围包括全部癌灶、两端足够的肠段、周围可能被癌浸润的组织及有关的肠系膜和淋巴结。

1.直肠癌根治，永久性结肠造瘘

（1）腹会阴联合切除术（APR 手术）：这一经典的手术方式由 Miles 于1908 年首次提出，其手术过程和操作至今改变不多。其适用于距肛缘 7 cm 以下的直肠下段癌。手术范围包括乙状结肠及其系膜、直肠、肛管、肛提肌、坐骨肛门窝脂肪和肛周皮肤，一般包括全部乙状结肠及结肠系膜内直肠上、肠系膜下血管及淋巴结及连接直肠上部分腹膜。此手术缺点是需做永久性人工肛门，给患者带来不便。

（2）盆腔后部切除术（后盆腔清除术）：主要适用于女性低位直肠癌，尤其癌位于直肠前壁或侵及直肠前壁 Dukes B、C 期的低位直肠癌，手术切除范围基本上同腹会阴联合切除，再联合阴道侧后壁、子宫和双侧附件一并切除。

（3）盆腔脏器清除术（全盆腔清除术）：适用于直肠前壁癌向膀胱后壁及前列腺或者尿道浸润无法分离者。手术切除范围为腹会阴联合切除连同全膀胱、前列腺及部分后尿道一并切除。需做永久性人工肛门及尿路改道术。此手术创伤大，并发症多，术后粪便和尿路双重改道给患者生活带来很大不便，故临床应用较少。

（4）直肠癌扩大切除术：随着对直肠淋巴结转移规律的深入研究，近来发现直肠癌尤其是位于腹膜返折以下的直肠癌侧方淋巴结转移发生率较高。故对于癌下缘位于腹膜返折以下的直肠癌,有侧方淋巴结转移的可能性,除了进行上方淋巴结清扫外还应进行侧方清扫,即行扩大根治术。手术清扫范围为腹会阴切口,上方清扫直肠系膜下动脉根部,如同 APR 手术,肛提肌于起始部切断,根部切断直肠下动脉,彻底清除坐骨肛门窝内脂肪淋巴组织,并清除髂内动脉及其主要分支周围的脂肪淋巴组织。对病灶局限固定于骶 2 平面以下、无远处转移的直肠癌,可合并行部分骶、尾骨切除。针对传统腹会阴联合切除术治疗低位直肠癌术后局部复发率较高的缺点,近年来提出了柱状腹会阴联合切除术(CAPR)的手术方法和经肛提肌外腹会阴联合切除术(ELAPE)。

2.保留肛管括约肌的直肠切除术

(1)直肠前切除术(Dixon 手术):适用于肿瘤下缘距肛缘 6 cm 以上的直肠中上段癌。远侧切断距肿瘤缘 3～5 cm,在腹腔内直肠与乙状结肠做吻合,完全保留肛门括约肌,该术是直肠癌切除术中控制排粪功能最为满意的一种手术。但是直肠下段切除组织和范围有限,根治不彻底,盆腔内吻合困难,术后有一定的并发症,如吻合口瘘、盆腔感染出血、吻合口狭窄和复发等。传统手工行结直肠吻合,现多采用吻合器手术,这是一种新型的外科技术,经过多年的临床实践效果满意。器械吻合优点为扩大了前切除的适应证,使更低位的直肠癌得以经此手术保留了肛门括约肌功能。

吻合器手术过程与前切除大致相同,主要操作步骤为在肿瘤下方 3 cm 处用旋转头线型闭合器关闭并切断远端直肠,切除肿瘤段直肠、乙状结肠及其系膜淋巴结,近端结肠行荷包缝合并置入钉钻座,经肛门放入端-端吻合器,其锥形头从直肠闭合端中央戳空而出,插入钻座中心杆内,旋紧尾端螺杆使两断端靠紧,击发切割,打钉变成吻合。双吻合器方法较通常吻合器操作更简便、安全,吻合成功率高,对远端直肠可一次切割闭合,避免了低位盆腔内荷包缝合操作的困难和污染盆腔的缺点,尤其适用于低位和超低位直肠吻合术,成为低位直肠癌实行保肛手术的首选术式。

(2)经腹骶联合切除术:因中低位直肠癌经腹手法吻合困难,有学者采用腹骶联合切除术。右侧卧位,首先进腹游离直肠和乙状结肠,缝合腹壁,然后在骶尾部做横切口,切除尾骨,暴露直肠,将乙状结肠、直肠和肿瘤由骶部切口牵出,切除吻合后送入盆腔。该手术暴露好,吻合安全可靠,但手术费时,并发症多。

(3)经腹肛切除吻合术(Parks 手术):适用于低位直肠肿瘤,肛提肌上方残留直肠太短而无法进行低位吻合者,腹部手术与前切除术相同,在肛提肌上约 0.5 cm 处将直肠横断,齿状线上 1 cm 处将黏膜环形切除,将近端结肠拉至肛缘,将结肠断端与肛管黏膜做吻合。为防止吻合口瘘,可做一临时性横结肠造口。

(4)直肠经腹、肛管拉出切除术(改良 Bacon 手术):手术适应证和操作与 Parks 手术基本相同。在剥离直肠黏膜和切除直肠肿瘤后,经肛门拉出近端结肠 6～7 cm,将直肠残端与结肠浆肌层缝合固定,拉出肠段在术后 12～14 日在齿线平面切断,并将其断段与齿状线做一圈缝合,该术式现已较少应用。

(5)Maunsell-Weir 手术:经腹低位切除直肠和部分乙状结肠,将肛管、直肠外翻,近端结肠经肛门拖出,在肛外做结肠直肠吻合后退回盆腔。手术优点:保留了正常的排便反射及肛管括约肌功能,缺点为手术困难,根治性差,易出现吻合口瘘、狭窄及复发。

(6)Turnbull-Curait 手术:即将 Maunsell-Weir 手术分成二期手术:肛管、直肠残端拉出外翻,中央置一胶管,使外翻肛管、直肠与结肠浆膜愈合,2 周后切除外突的直肠和结肠,将结肠端与直肠黏膜缝合,推回肛门。手术比较安全,肛门功能较好。但可发生肠坏死。

(7)经括约肌间手术:分为内括约肌部分切除和内括约肌全切除。适用于 T1 和部分 T2 期低位直肠癌,腹部操作:远端超过盆底肌裂孔沿内外括约肌间隙游离,保证远端切缘阴性前提下行乙状结肠/直肠-肛管手法吻合,可做一临时性保护性造口。该术式肿瘤根治性和肛门功能评估还有待大样本资料长期随访。

(8)经前会阴平面超低位前切除术(APPEAR):英国的 Williams 等首先应用,适用于常规需要行 APR 手术或全直肠切除手术而不能保肛的良恶性疾病。该技术是先通过腹部游离直肠中上段,再经前会阴平面(男性在直肠和尿道之间,女性在直肠和阴道之间)途径到达所谓"无人区",游离下段直肠,切除标本后通过吻合器或手工缝合的方法保留肛管括约肌。"无人区"所含的直肠位于盆底肌肉组织中,其上界为肛提肌的上沿,下界为肛门外括约肌的上缘(在肛管直肠连接处为耻骨直肠肌),加行保护性回肠造口。

3.治愈性局部切除术

在对直肠癌病理学和生物学特性的深入研究中,人们发现早期直肠癌淋巴转移率<10%,在早期病例中行局部扩大切除可获得治愈性的效果。但仍需按临床和病理学特点严格选择手术病例。此手术适用于:年老、体弱及合并严重器质性疾病不能耐受根治手术的患者,病灶限于黏膜层,位于直肠中下端直肠病灶,分化好或中等,直径<3 cm,活动度好,与肌层无粘连、肠壁外无侵犯及无淋巴结转移的直肠癌。

(1)经肛门局部切除:经肛门局部切除术包括传统的经肛门局部切除术和经肛门内镜微创手术(TEM),适合于距齿状线 5 cm 以下的病灶,根据切除深度分为黏膜下切除及全层盘状切除。经肛门黏膜下切除术适用于病灶尚未侵及直肠肌层者,切缘距癌 1 cm 以上,经肛门全层盘状切除术适用于溃疡性肿瘤,将肠壁全层切除,切缘 2 cm 以上。对于超过 T2 的直肠癌不适于行局部切除术,因为随着分期的增加,淋巴结转移率增高,行局部切除术后的局部复发率也会增高。

(2)经括约肌局部切除:适合于齿状线上 5～12 cm 的 Dukes A 或 B 期肿瘤。术中需仔细切开括约肌每一层肌肉组织,切除肿瘤后用不吸收缝线逐层缝合切断的括约肌,为防止切口感染可做临时性肠造口。

(3)经骶骨部切除:适用于距齿状线 5 cm 以上中上位直肠癌。在骶尾关节处做横切口,切除尾骨及部分骶骨,以获得对高位直肠肿瘤的暴露。

4.腹腔镜直肠切除术

美国的 COST 研究、欧洲的 COLOR 研究及英国的 CLASSIC 研究奠定了腹腔镜手术在结肠癌手术治疗中的地位。目前腹腔镜直肠癌手术在国内外也已广泛开展,近年来 3D 腹腔镜手术、机器人辅助腹腔镜直肠手术也逐步在临床推广应用。其手术方法有以下几种:①腹腔镜辅助的腹会阴联合切除。腹腔镜下游离降结肠与乙状结肠,腹腔镜下分离结肠系膜血管,离断降结肠。会阴部做切口,直视下分离直肠下端与腹腔会合,拖出直肠及病灶,降结肠近端自左下腹拉出造口。②腹腔镜辅助直肠切除及通过吻合器吻合术。经腹腔镜分离左半结肠,离断结肠,经左下腹切口将直肠拉出,结扎血管,常规法切除病变肠段,在近端结肠做荷包放入吻合器钉钻座,放入腹腔,重建气腹,自肛门伸入管状吻合器,做降结肠直肠吻合。腹腔镜手术优点是:手术切口小,疼痛轻,术后恢复快,缺点为需要一定时段的学习曲线,手术器械的依赖性强。

5.其他手术

（1）经腹直肠切除、永久性结肠造瘘术（Hartmann 手术）：适用于直肠癌经腹切除后因全身和局部条件不宜做吻合者。手术操作基本与 Dixon 术相同，只是远端予以缝闭，近端自腹壁引出造瘘。

（2）结肠造瘘术：目的是减压和排粪。适用于伴急性肠梗阻及肿瘤无法切除者。分为临时性和永久性两类。造口方式可为端式造口和袢式造口。造口部位多选在乙状结肠或横结肠。

（二）转移和复发患者的治疗

1.局部复发直肠癌（LRRC）的治疗

直肠癌局部复发是指直肠癌根治术后原发肿瘤部位或者术野范围内出现与原发疾病病理相同的肿瘤。常见的复发部位有吻合口、盆腔器官、会阴部、骨性骨盆、淋巴结等，患者可出现肠梗阻、腹痛、便血、会阴部坠胀、包块、会阴部窦道不愈等临床症状。有时临床症状多不典型，与肿瘤复发部位密切相关，也较常被患者忽视。统计资料显示，60%～80% LRRC 患者在肿瘤根治术后 2 年内复发，50% 的复发患者肿瘤局限于盆腔内。最新统计数据表明，进展期中低位直肠癌局部复发率为 6%～10%。虽然所占的百分比不高，但绝对数值还是不小。若不经治疗，LRRC 患者的中位生存期<8 个月。虽然放/化疗能部分改善 LRRC 患者的生活质量，但 LRRC 预后仍极差，中位生存期仅为 4～13 个月，许多患者常在痛苦和绝望中等待死神的来临，这是结直肠外科领域的诊治难题。多学科协作模式下的 LRRC 手术是目前唯一有机会根治直肠癌复发的治疗手段。对符合手术指征的患者而言，LRRC 不再是绝症，是有希望治愈的，应该摒弃姑息疗法的传统思想，采取多学科积极治疗。

2.肝转移的治疗

对于直肠癌切除术后肝转移手术的指征，以往受限于肝转移癌数目、大小、分布的可切除性标准已经被摒弃，取而代之以新的标准：所有的肝脏转移灶均 R0 切除后，尚能够保留足够的残余肝（约 30% 正常肝脏或 50% 硬化肝脏）；没有无法切除的肝外转移灶。对同期肝转移的处理多主张分期行肝转移灶切除。理由：①同期的切口暴露困难；②除发现转移灶外，可能还有隐藏着的微小结节而术前未做仔细检查；③原发灶生物学特性不明，不能选择手术类型；④分期切除比同期切除预后好。故尽可能原发灶切除后 4～6 个月再行肝转移灶根治术。但随着微创外科技术和综合治疗手段的进步，现在有越来越多的医师逐步接受了原发灶和肝转移灶的同步切除手术。肝转移癌切除术后有 10%～20% 的患者可在肝内再次复发，近来多主张再次手术以提高生存率。目前认为手术治疗直肠癌肝转移是唯一能治愈的手段，但切除率仅为 10%～15%。对许多不能切除的患者可通过全身化疗（可联合分子靶向药物）、肝动脉化疗等多种治疗手段来获得肿瘤降期，以获得更多的根治性切除机会，有效率为 50%～70%。

（三）男性直肠癌术后性功能障碍的处理

1.发生机制

男性阴茎勃起由副交感神经控制，起于骶 2～4 的内脏传入纤维，自骶孔发出盆内脏神经沿盆腔与腹下神经汇合而形成盆丛；而射精则由交感神经控制，其于胸 12 至腰 1，沿主动脉下降，形成上腹下丛和分出腹下神经。盆丛位于直肠壶腹的外前侧，紧贴盆侧壁。在一般的经腹会阴切除手术不易损伤盆丛，但在 Miles 术会阴操作时，勃起神经可能随 Waldayer 筋膜的撕裂而在其骶根部断裂；副交感神经纤维更可在前列腺周围丛处损伤，如在直肠癌浸润直肠前列腺筋膜而行广泛切除时。交感神经损伤则多发生在其骶岬水平和直肠周围近腹膜处。Miles 术后性功能障碍的发生率可高达 20%,在扩大根治术后尤为多见,偶见于直肠前侧切除术后。

2.预防和治疗

关键在于术中保护自主神经,打开后腹膜后,在腹主动脉近分叉处的前方游离并保护交感神经,随后行淋巴结清扫。直视神经束的行径,在直肠侧后方切开其深筋膜,认清髓下神经丛及其膀胱支和直肠支,保护其膀胱支,在骶前切断直肠及其直肠支神经。如癌已浸润直肠周围脂肪和直肠前列腺筋膜,行扩大根治术就很难保护前列腺周围丛副交感神经。在彻底清除癌和淋巴结病灶的条件下,自主神经的完整保护就成为次要地位。自主神经损伤引起的性功能障碍很难恢复,如应患者要求,可试行膨胀的阴茎假体植入术。

(四)放疗

1.直肠癌术前放疗

直肠癌术前放疗又称新辅助放疗,常结合氟尿嘧啶为基础的同期化疗,适用于距肛缘 10 cm 内 $T_{3\sim4}N_x$ 或 $T_xN_{(+)}$ 的进展期中低位直肠癌,其目的是:①使肿瘤缩小,提高手术切除率;②减少淋巴结转移;③减少远处转移;④减少局部复发机会。多采用体外照射,放疗后手术时间随剂量不同而异。长程放化疗:45~50 Gy/25~28 Fx,放疗同期联合氟尿嘧啶类药物,放疗结束后6~10 周接受手术;短程放疗:25 Gy/5 Fx,放疗结束后 1 周接受手术。目前认为术前放疗比术后放疗更有效,术前放疗的局部复发率明显低于术后放疗。

2.直肠癌术后放疗

术后放疗可减少局部复发率,提高生存率。适用于手术切除不彻底,Dukes B、C 期患者或任何一期的直肠中、下段癌。常用剂量为 45~55 周内 45 Gy/(20~25)次。

3.直肠癌术前、术后放疗及放疗-手术-放疗

其被称之为"三明治"式治疗,此法可提高疗效。可于术前 1 次照射 5 Gy,然后手术,手术后再放疗45 Gy/5 周。有报道称此法治疗的 5 年生存率为 78%,明显高于单纯手术者的 35%。

4.术中放疗

近年来有报道采用术中直视下放疗,这样可提高肿瘤组织的照射剂量并减少正常组织的不必要照射。应 1 次照射 10~20 Gy,适用于肿瘤过大而无法切除或局部复发病例,效果很好。

5.不能手术直肠癌的放疗

对晚期直肠癌不能手术者,部分患者在接受一定剂量的放疗后可以增加手术切除的机会,大多可以达到缓解症状或镇痛的效果。

(五)化疗

主要用于手术切除后预防复发或转移及治疗未切除尽的残留癌。在结、直肠癌的化疗领域中,最常用的化疗药物氟尿嘧啶(5-FU)目前仍占主导地位。

用药方案有下列几种。①每周给药 1 次方案:每次 5-FU 500~750 mg,缓慢静脉注射,每周 1 次。②负荷剂量方案:5-FU 每天 12 mg/kg,连用 5 日,以后隔天半量给药,直至出现毒性反应或 11 次后每周 15 mg/kg 维持,其有效率为 33%。辅助化疗的时间,有认为以 5-FU 为主的化疗药物,在术前术中就开始使用,即使癌肿早期,术前很可能已有远处转移灶存在,在术中其可消灭手术中逸出的癌细胞,术后化疗持续 0.5~2.0 年。

5-FU 可单独给药(氟嘧啶甲氨酸酯剂卡培他滨口服化疗)也可联合化疗,目的在于增加疗效,减少化疗药物的毒性和耐药性。目前有 5-FU 和丝裂霉素(MMC)或 5-FU 和顺铂(DDP)/奥沙利铂或 5-FU 和伊立替康联合等方法。部分患者联合分子靶向药物贝伐单抗或西妥昔单抗可

进一步提高疗效。

（卢旭强）

第五节 直肠肛管周围脓肿

直肠肛管周围脓肿是指直肠肛管周围软组织内或其周围间隙发生的急性化脓性感染,形成脓肿,也可继发于肛周皮肤感染、损伤、肛裂、内痔、药物注射、骶尾骨骨髓炎等。另外 Crohn 病、溃疡性结肠炎及血液病患者易并发直肠肛管周围脓肿。

一、病因和病理

绝大部分直肠肛管周围脓肿是由肛腺感染引起。肛腺多位于内外括约肌之间。腹泻、便秘时易引发肛腺发炎,向上可达直肠周围疏松结缔组织,形成高位肌间脓肿或骨盆直肠间隙脓肿;向下达肛周皮下,形成肛周脓肿;向外穿过外括约肌,形成坐骨肛管间隙脓肿;向后可形成肛管后间隙脓肿或直肠后间隙脓肿。以肛提肌为界,将直肠肛管周围脓肿分为肛提肌上部脓肿和肛提肌下部脓肿。

二、诊断

（一）症状

1.肛周脓肿

最常见,全身感染症状不明显,以局部症状为主,肛周持续性跳动性疼痛,行动不便,坐卧不安。病变处明显红肿,有硬结和压痛,脓肿形成可有波动感,穿刺可抽出脓液。

2.坐骨肛管间隙脓肿

坐骨肛管间隙脓肿又称坐骨直肠窝脓肿,也比较常见,多由肛腺感染经外括约肌向外扩散到坐骨直肠间隙而形成。此间隙较大,因而形成的脓肿亦大而深,容量可达 90 mL。患侧出现持续性肿胀痛,逐渐加重,继而为持续性跳痛,排便或行走时疼痛加剧,可有排尿困难和里急后重;全身症状明显,如头疼、乏力、发热、食欲缺乏、恶心、寒战等。早期症状不明显,以后出现肛门患侧红肿,双臀不对称;局部触诊或直肠指检时患侧有深压痛,甚至波动感。如不及时切开,脓肿多向下传入肛管周围间隙,再由皮肤穿出,形成肛瘘。

3.骨盆直肠间隙脓肿

骨盆直肠间隙脓肿又称骨盆直肠窝脓肿,较为少见,但很重要。多由肛腺脓肿或坐骨直肠间隙脓肿向上穿破肛提肌进入骨盆直肠间隙引起,也可由直肠炎、直肠溃疡、直肠外伤引起。此间隙较大较深,引起局部症状不明显但全身症状较重,早期即可有全身中毒症状,如发热、寒战等,局部有直肠坠胀、便意、排尿困难。局部皮肤多无异常,直肠指检可在直肠壁上触及肿块,有压痛和波动感。肛管超声或 CT 检查,穿刺抽出脓液可作出最后诊断。

4.其他

肛门括约肌间隙脓肿、直肠后间隙脓肿、高位肌间脓肿、直肠壁内脓肿（黏膜下脓肿）。位置深,局部症状不明显,主要表现为会阴部坠胀和排便疼痛感;有不同程度的全身感染症状,直肠指检可摸到疼痛性肿块。

(二)体检

直肠指诊：肛门周围有硬结或肿块，局部温度增高、压痛或有波动；位于肛提肌以上的脓肿可触及痛性肿块。肿块有波动时穿刺可抽出脓液。

(三)实验室检查

血常规化验结果表现为白细胞计数及中性粒细胞比例增高。

(四)辅助检查

B 超或 CT 检查可探及脓腔。

三、鉴别诊断

(一)血栓性外痔

边界清楚，周围皮肤无炎性反应，但有时可引起脓肿。

(二)肛周皮肤疖肿感染

有一个或多个毛囊感染病史，表面可见脓头，可发展成脓肿。

四、治疗原则

(一)非手术治疗

(1)抗生素治疗：选用对革兰氏阴性杆菌有效的抗生素。

(2)局部坐浴或理疗。

(3)服缓泻剂或液状石蜡以减轻排便时疼痛。

(二)手术治疗

脓肿切开引流是治疗直肠肛管脓肿的主要方法，一旦明确诊断，即应切开引流。手术方式是因脓肿部位而定。

1.肛周脓肿

在局麻下进行，以波动感明显处作放射形切口，无需填塞以保证引流通畅。

2.坐骨肛管间隙脓肿

手术要在腰麻或骶麻下进行，在压痛明显处用粗针先作穿刺，抽出脓液后，在该处作一平行于肛缘的弧形切口，切口要够长，可用手指探查脓腔。切口应距肛缘 3～5 cm 以免损伤括约肌。置管或放油纱布条引流。

3.骨盆直肠间隙脓肿

在硬膜外麻醉或全麻下进行，切开部位因脓肿来源不同而不同，脓肿向肠腔突出，手指在直肠内可触及波动，应在肛镜下行相应部位切开引流，切缘用可吸收线缝扎止血。若经坐骨直肠间隙引流，日后易出现肛门括约肌外瘘。对于经括约肌肛瘘感染者，引流方式与坐骨肛管间隙脓肿相同，只是手术切口应稍偏后外侧，示指在直肠内做引导，穿刺出脓液后，切开皮肤、皮下组织，使用止血钳分离，当止血钳触及肛提肌时，会遇到阻力，在示指的引导下，稍用力就可穿破肛提肌达脓腔。若经直肠壁切开引流，易导致难以治疗的肛管括约肌瘘。其他部位脓肿若位置较低，在肛周皮肤上直接切开引流；若位置较高，应在肛镜下切开直肠壁引流。

（洪立生）

第六节　直肠内脱垂

直肠内脱垂(internal rectal prolapse,IRP)是出口梗阻型便秘的最常见临床类型,31％～40％的排便异常患者排便造影检查可发现直肠内脱垂。直肠内脱垂指直肠黏膜层或全层套叠入远端直肠腔或肛管内而未脱出肛门的一种疾病。直肠内脱垂又称不完全直肠脱垂、隐性直肠脱垂。由于直肠黏膜松弛脱垂,特别是全层脱垂,可导致直肠容量适应性下降、排便困难、大便失禁和直肠孤立性溃疡等。最早在1903年由Tuttle提出,由于多发生于直肠远端,也称为远端直肠内套叠。虽然国内外文献对该疾病有不同的名称,但所表达的意思相同。

一、病因与发病机制

(一)直肠内脱垂与直肠外脱垂的关系

直肠脱垂可分为直肠外脱垂和直肠内脱垂。顾名思义,脱垂的直肠如果超出了肛缘即直肠外脱垂,简称为直肠脱垂。影像学及临床观察结果等均表明直肠内脱垂和直肠外脱垂的变化相似;手术中所见盆腔组织器官变化基本相似;因此,多数学者认为两者是同一疾病的不同阶段,直肠外脱垂是直肠内脱垂进一步发展的结果。

但对此表示异议的研究者认为,排便造影检查发现20％以上的健康志愿者也存在不同程度的直肠内脱垂表现,却很少发展成为直肠外脱垂。

(二)直肠内脱垂的病因和可能机制

试图用一个公认的理论来解释直肠内脱垂的发生机制是困难的,因为目前关于直肠内脱垂的分类缺乏国际标准,不同系列的研究缺乏可比性。从解剖学的角度看,小儿骶尾弯曲度较正常浅,直肠呈垂直状,当腹内压增高时直肠失去骶骨的支持,易于脱垂。某些成年人直肠前陷窝处腹膜较正常低,当腹内压增高时,肠襻直接压在直肠前壁将其向下推,易导致直肠脱垂。老年人肌肉松弛、女性生育过多和分娩时会阴撕裂、幼儿发育不全均可致肛提肌及盆底筋膜发育不全、萎缩,不能支持直肠于正常位置。综合目前的研究,引起直肠脱垂的可能机制有如下几方面。

1.滑动性疝学说

早在1912年,Moschcowitz认为直肠脱垂的解剖基础是盆底的缺陷。冗长的乙状结肠堆积压迫在盆底的缺损处的深囊内,使得直肠乙状结肠交界处形成锐角。患者长期过度用力排便,导致直肠盆腔陷窝腹膜的滑动性疝,在腹腔内脏的压迫下,盆腔陷窝的腹膜皱襞逐渐下垂,将覆盖于腹膜部分之直肠前壁压于直肠壶腹内,最后经肛门脱出。根据这一理论,可以通过修补Douglas陷窝达到纠正盆底的滑动性疝从而达到治疗目的。然而,术后较高的复发率证明这一理论并不是直肠内脱垂的主要因素。

2.肠套叠学说

最早由Hunter提出,认为全层直肠内脱垂实际上是套叠的顶端。这一理论后来被Broden和Snellman通过X线造影所证实。正常时直肠上端固定于骶骨岬附近,由于慢性咳嗽、便秘等引起腹内压增加,使此固定点受伤,就易在乙状结肠直肠交界处发生肠套叠,在腹内压增加等因素的持续作用下,套入直肠内的肠管逐渐增加,由于肠套叠及套叠复位的交替进行,致直肠侧韧带、肛提肌受伤,肠套叠逐渐加重,最后经肛门脱出。肛管直肠测压的研究支持这一理论,但临床患者的排便造影研究并不支持。

3.盆底松弛学说

一些研究者认为直肠缺乏周围的固定组织,如侧韧带松弛、系膜较游离,以及盆底、肛管周围肌肉的松弛是主要原因。正常状况下压迫于直肠前壁的小肠会迫使直肠向远端移位从而形成脱垂。

4.妊娠和分娩的因素

一些学者认为妊娠期胎体对盆腔压迫、血流不畅、直肠黏膜慢性瘀血减弱了肠管黏膜的张力,使之松弛下垂。直肠内脱垂80%以上发生于经产妇,也是对这一理论的支持。脱垂多从前壁黏膜开始,因直肠前壁承受了来自直肠子宫陷窝的压力,此处腹膜反折与肛门的距离女性为8～9 cm。局部组织软弱松弛失去支持固定作用,使黏膜与肌层分离,是发生此病的解剖学基础。前壁黏膜脱垂进一步发展,将牵拉直肠上段侧壁和后壁黏膜,使之相继下垂,形成全环黏膜内脱垂。病情继续发展,久之则形成直肠全层内脱垂。分娩造成损伤也可导致直肠内脱垂,相关因素有大体重婴儿、第二产程的延长、产钳的应用,尤其多胎,产后缺乏恢复性锻炼,易导致子宫移位。分娩损伤在大多数初产妇可很快恢复,但多次分娩者因反复损伤,则不易恢复。

5.慢性便秘的作用

便秘是引起直肠黏膜内脱垂的重要因素,且互为因果。便秘患者粪便干结,排出困难。干结的粪便对直肠产生持续的扩张作用,直肠黏膜因松弛而延长,随之用力排便时直肠黏膜下垂。下垂堆积的直肠黏膜阻塞于直肠上方,导致排便不尽感,引起患者更加用力排便,于是形成恶性循环。

二、临床表现

(一)性别与年龄

直肠内脱垂多见于女性,国内外文献报道的女性发病率占70%以上。成人发病率高峰在50岁左右。

(二)临床表现

由于直肠黏膜松弛脱垂造成直肠或肛管的部分阻塞现象,直肠内脱垂的症状以排便梗阻感、肛门坠胀、排便次数增多、排便不尽感为最突出,其他常见症状有黏液血便、腹痛、腹泻及相应的排尿障碍症状等。少数患者可能出现腰骶部的疼痛和里急后重。严重时可能出现部分性大便失禁等。部分性大便失禁往往与括约肌松弛、阴部神经牵拉损伤有关。但这些症状似乎并无特征性。Dvorkin等对排便造影检查的896例患者进行分组:单纯直肠内脱垂、单纯直肠前突和两者兼有。对这三组患者的症状进行统计学分析发现:肛门坠胀、肛门直肠疼痛的特异性最高。

在8%～27%的患者中,直肠内脱垂只是盆底功能障碍综合征的其中之一,患者往往可能同时伴有不同程度的子宫、膀胱脱垂及盆底松弛。盆腔手术史、产伤、腹内压增高、年龄增加和慢性便秘都可以成为这一类盆底松弛性疾病的诱因。有研究发现这类盆底脱垂的患者存在盆底肌肉的去神经支配改变。类似的现象也表现在Marfans综合征患者,因为盆底支持组织的松弛,发生盆底器官脱垂和尿失禁。有报道手术治疗的直肠内脱垂患者伴有较高比率的尿失禁（58％）和生殖器官脱垂（24％）。

三、直肠内脱垂的分类

1997年,张胜本等依据排便造影对直肠内脱垂的分类进行了详细的描述。直肠内脱垂分为套入部和鞘部。按照套入部累及的直肠壁的层次,分为直肠黏膜脱垂和直肠全层脱垂;按照累及的范围,分为直肠前壁脱垂和全环脱垂;按照鞘部的不同,分为直肠内直肠脱垂和肛管内直肠脱垂,肛管内脱垂一般为全层脱垂。

通过排便造影和临床观察,发现直肠内脱垂多发生在直肠下段,也可发生在直肠的上段和中段,直肠全层内脱垂多发生在直肠的下段。

四、诊断

根据典型的症状、体征,结合排便造影等辅助检查结果,直肠内脱垂的诊断并不难。但在直肠内脱垂的诊断过程中,必须值得注意的问题是,临床或影像学诊断的直肠内脱垂是否能够解释患者的临床症状,是否是引发出口梗阻型便秘系列症状的主要因素。特别是伴随有其他类型的出口梗阻型便秘时,区分主次就显得非常重要,与治疗方法的选择和预后密切相关。

(一)临床症状

典型的临床症状是便意频繁、肛门坠胀、排便不尽感,有时伴有排便费力、费时。多数无血便,除非伴有孤立性直肠溃疡。但包括直肠肿瘤在内的许多疾病都可能出现上述表现,因此直肠内脱垂的诊断必须排除直肠肿瘤、炎症等其他常见器质性疾病。

(二)肛门直肠指诊和肛门镜检查

指诊时可触及直肠壶腹部黏膜折叠堆积、柔软光滑、上下移动,内脱垂的部分与肠壁之间可有环行沟。也有学者报道直肠指诊只能发现括约肌松弛和直肠黏膜堆积,部分患者可触及宫颈状物或直肠外的后倒子宫。典型的病例在直肠指诊时让患者做排便动作,可触及套叠环。肛门镜检查一般采用膝胸位,内脱垂的黏膜往往已经还纳到上方,因此肛门镜的主要价值在于了解直肠黏膜是否存在炎症或孤立性溃疡及痔疮。

(三)结肠镜及钡灌肠

检查的主要目的是排除大肠肿瘤、炎症等其他器质性疾病。但肠镜退镜至直肠中下段时,适当抽出肠腔内气体后,可以很容易地看到内脱垂的黏膜环呈套叠状,提示存在直肠内脱垂。肠镜下判断孤立性直肠溃疡必须非常慎重,应反复多次活检排除肿瘤后才能确定,而且应该定期随访,切不可将早期直肠癌性溃疡当作直肠内脱垂所引起的孤立性溃疡。

(四)排粪造影

排粪造影是诊断直肠内脱垂的主要手段,而且可以明确内脱垂的类型是直肠黏膜脱垂还是全层脱垂;明确内脱垂的部位:是高位、中位还是低位;并可显示黏膜脱垂的深度。排粪造影的典型表现是直肠壁向远侧肠腔脱垂,肠腔变细,近侧直肠进入远端的直肠和肛管,而鞘部呈杯口状。并常伴有盆底下降、直肠前突和耻骨直肠肌痉挛等。根据严重的临床症状和典型的排便造影而无器质性疾病,其诊断不难。直肠内脱垂的排便造影有以下几种影像学改变。

1.直肠前壁脱垂

肛管上方直肠前壁出现折叠,使该部呈凹陷状,而直肠肛管结合部后缘光滑延续。

2.直肠全环内脱垂

排便过程中肛缘上方6～8 cm直肠前后壁出现折叠,并逐渐向肛管下降,最后直肠下段变平而形成杯口状的鞘部,上方直肠缩窄形成锥状的套入部。

3.肛管内直肠脱垂

直肠套入的头部进入肛管而又未脱出肛缘。

(五)盆腔多重造影

传统的排粪造影检查不能区别直肠黏膜脱垂和直肠全层内脱垂,也不能明确是否存在盆底疝等疾病。为此,张胜本等设计了盆腔造影结合排粪造影的二重造影检查方法,即先腹腔穿刺注入含碘的造影剂,待其引流入直肠陷窝后再按常规方法行排粪造影检查。如果直肠陷窝位置正常,说明病变未累及肌层,为直肠内黏膜脱垂。如果盆底腹膜反折最低处(正常为直肠生殖陷窝低点)下降并进入套叠鞘部,则说明病变已累及腹膜层,为全层脱垂,从而可靠地区分直肠黏膜脱垂或直肠全层内脱垂。

(六)肌电图检查

肌电图是通过记录神经肌肉的生物电活动,从电生理角度来判断神经肌肉的功能变化,对判断括约肌、肛提肌的神经电活动情况有重要参考价值。

五、治疗

直肠内脱垂的治疗包括手术治疗和非手术治疗。研究表明,直肠内脱垂的发生、发展与长期用力排便导致盆底形态学的改变有关。因此,除手术治疗外,非手术治疗也相当重要,很多患者经过非手术治疗可以改善临床症状。

(一)非手术治疗

1.建立良好的排便习惯

让患者了解直肠内脱垂发生、发展的原因,认识到过度用力排便会加重直肠内脱垂和盆底肌肉神经的损伤。因此,在排便困难时,应避免过度用力,避免排便时间过久。

2.提肛锻炼

直肠内脱垂多伴有盆底肌肉松弛,盆底下降,甚至阴部神经的牵拉损伤。坚持定期提肛锻炼,可增强盆底肌肉及肛门括约肌的力量,从而减轻症状。特别是在胸膝位下进行提肛锻炼效果更好。

3.调节饮食

提倡多食富含纤维素的水果、蔬菜等,多饮水,每天2 000 mL以上;必要时每晚可口服芝麻香油20～30 mL,使粪便软化易于排出。

4.药物治疗

针对直肠内脱垂并无特效药物,但从中医的角度来讲,直肠内脱垂属于中气下陷,宜补中益气、升举固脱,可采用补中益气汤或提肛散加减等。临床上应根据患者的症状个体化选择用药。

(二)手术治疗

迄今为止文献报道的针对直肠脱垂的手术方法接近百种,手术的目的是控制脱垂、防止大便失禁、改善便秘或排便障碍。手术往往通过切除冗长的肠管和/或将直肠固定在骶骨岬而达到目的。按照常规的路径,直肠内脱垂的手术方式可分为经腹和经肛门手术两大类。但是,目前评价何种手术方法治疗直肠内脱垂效果较好是困难的,因为缺乏大宗的临床对照研究结果。临床上应根据患者的临床表现,结合术者的经验个体化选择手术方案。

1.直肠黏膜下和直肠周围硬化剂注射疗法

(1)手术适应证:直肠黏膜脱垂和直肠内脱垂,不合并或合并小的直肠前突、轻度的会阴下降。

(2)手术方法:患者取胸膝位,该体位利于操作,使脱垂的黏膜和套叠的直肠复位,以便于将其固定于正常的解剖位置。黏膜下注射经肛门镜,直肠周围注射采用直肠指诊引导。肛周严格消毒后,经肛旁 3 cm 进针,进针6 cm至肠壁外后注射。硬化剂采用 5%鱼肝油酸钠,用量 8~10 mL。一般 2 周注射一次,4 次为一个疗程。

(3)手术机制:是通过药物的致炎作用和异物的刺激,使直肠黏膜与肌层之间、直肠与周围组织之间产生纤维化而粘连固定直肠黏膜和直肠,以防止直肠黏膜或直肠的脱垂。

(4)手术疗效:有医院报道了 85 例直肠内脱垂行注射疗法的结果,大多数患者临床症状明显改善。国外 Tsiaoussis 等(1998 年)报道了 162 例直肠前壁黏膜脱垂行硬化剂注射治疗的结果,有效率为 51%。硬化剂注射疗法治疗后不满意的原因是会阴下降和合并直肠前突。

(5)并发症:如果肛周皮肤消毒不严格,可发生肛周脓肿。

2.直肠黏膜套扎法

(1)手术适应证:直肠中段或直肠下段黏膜内脱垂。

(2)手术方法:患者采用折刀位或左侧卧位。局部浸润麻醉。充分扩肛,使肛管容纳 4 个手指以上。在齿状线上方进行套扎,先用组织钳钳夹齿状线上方 1 cm 左右的直肠松弛的黏膜,用已套上胶圈的两把止血钳的其中一把夹住被组织钳钳夹的黏膜根部,然后用另一把止血钳将胶圈套至黏膜的根部,为防止胶圈的滑脱,可在套扎前在黏膜的根部剪一小口。使胶圈套在切口处。

3.直肠黏膜间断缝扎加高位注射术

(1)手术适应证:直肠远端黏膜脱垂和全环黏膜脱垂,以及直肠全层内脱垂。

(2)体位:取左侧卧位。

(3)手术方法。①钳夹折叠缝合直肠远端松弛的黏膜:先以组织钳夹持齿状线上方 3 cm 处的直肠前壁黏膜,提拉组织钳,随后以大弯血管钳夹持松弛多余的直肠前壁黏膜底部,稍向外拉,以 2-0 铬制肠线在其上方缝合两针,两针的距离约 0.5 cm,使局部的黏膜固定于肌层。以 7 号丝线在大弯血管钳下方贯穿黏膜,然后边松血管钳边结扎。将第一次缝合的组织稍向外拉,再用组织钳在其上方 3 cm 处夹持松弛下垂的黏膜,再以大弯血管钳在其底部夹持,要夹住全部的黏膜,但不能夹住肌层。继以 2-0 可吸收缝线在上方结扎 2 针,再如第一次的方法用丝线结扎黏膜。②硬化剂注射:距肛门缘约 8 cm,在其相同的高度的左右两侧以 5 号针头向黏膜下层注入 1∶1 消痔灵液 5~8 mL,要求药液均匀浸润,然后,再将消痔灵原液注射于被结扎的黏膜部分,2 分钟后,以血管钳将被结扎的两处黏膜组织挤压成坏死的薄片。至此,对直肠前壁黏膜内脱垂的手术完毕。如果属于直肠全周黏膜脱垂,则在直肠后壁黏膜内再进行一次缝扎。③直肠周围注射法:药物以低浓度大剂量为宜,用左手示指在直肠做引导,将穿刺针达左右骨盆直肠间隙,边退针边注药,呈扇形分布。然后穿刺针沿直肠后壁进针 4 cm 左右,达直肠后间隙,注入药物。每个部位注入药物总量 10～15 mL。④手术原理:手术的要点在于消除直肠黏膜的松弛过剩,恢复肠壁解剖结构。本手术方法中的间断缝扎,能使下垂多余的黏膜因结扎而坏死脱落,消除其病理改变。另外肠线的贯穿缝合,能使被保留的黏膜与肌层粘连,有效地巩固远期疗效;同时也有效地防止了当坏死组织脱落时容易引起的大出血。间断缝扎可以直达直肠子宫(膀胱)陷窝的底部,加固了局部的支持结构。经临床观察,凡直肠黏膜脱垂多起于直肠的中、下瓣,尤以下瓣为多,下瓣的位置正好距离肛缘 8cm 左右。在其两侧壁注射硬化剂,能使两侧的黏膜与肌层粘连,局部纤维化,与间断缝扎产生协同作用,加强固定,增强疗效。⑤手术疗效:本手术具有方法简单、容易掌握、创伤小、疗效佳、设计符合解剖生理学要求等优点。有报道 32 例,经 3个月至 1 年的随访,疗效优者 16 例(50%),良者 8 例(25%),中等者 5 例(15.6%),差者 3 例(9.4%),总有效率 90.6%。

4.改良 Delorme's 手术

Delorme's 手术是 1900 年第一次报道用于治疗直肠外脱垂的一种手术方法。

(1)手术适应证:直肠远端黏膜脱垂、直肠远端和中位内脱垂。特别适应于长型内脱垂(4～6 cm)。

(2)手术方法:①术前准备同结肠手术,最好采取行结肠镜检查的肠道准备方法。②两叶肛门镜(带有冷光源)牵开肛门,在齿线上 1.5 cm 处四周黏膜下注射 1:20 万单位去甲肾上腺素生理盐水,总量50～80 mL,使松弛的黏膜隆起。③环行切开直肠黏膜:用电刀在齿线上 1～1.5 cm 处环形切开黏膜层。④游离直肠黏膜管:组织钳夹住远端黏膜边缘,一边向下牵拉一边用组织剪在黏膜下层做锐性分离,显露直肠壁的肌层。环形分离一周,一直分离到指诊发现直肠黏膜过度松弛的情况消失,无脱垂存在,整个直肠黏膜呈平滑状态时为止。一般游离下的黏膜长度为5～15 cm。黏膜管游离的长度主要依据术前排便造影所显示的直肠内脱垂的总深度而定。注意切勿分离过长,避免黏膜吻合时张力过大。⑤直肠环肌的垂直折叠缝合:Delorme's 手术要求将分离后的黏膜下肌层做横向折叠缝合,一般用 4 号丝线缝合4～6 针。如果将黏膜下肌层做垂直折叠缝合一方面加强盆底的功能,另一方面可以减少肌层出血,同时关闭无效腔。⑥吻合直肠黏膜:切断黏膜行黏膜端吻合前须再用硫柳汞消毒创面,用 0 号铬制肠线做吻合,首先上、下、左、右各缝合 4 针,再在每两针间间断缝合,针距为 0.3 cm 左右。⑦吻合完毕后:用油纱条包裹肛管,置入肛管内,可起到压迫止血的作用。⑧术后处理:术后 3～5 天进普食后常规应用缓泻剂以防止大便干燥。患者正常排便后即可停用缓泻剂。

(3)手术注意事项:①Delorme's 手术强调剥离黏膜为 5～15 cm,有时手术操作困难,黏膜容易被撕破。对重度脱垂者剥离 15 cm,一般剥离到黏膜松弛消失为止,如果过多黏膜剥离可导致吻合处张力过大,发生缺血坏死,近端黏膜缩回等严重并发症。②Delorme's 手术强调折叠直肠肌层,在剥离黏膜长度<15 cm 时,可以不做肌层折叠缝合。这样可简化手术步骤,术中行黏膜吻合前彻底止血,加上术后粘连,同样起到肌层折叠的作用。肌层折叠还有导致折叠处狭窄的可能。③若合并直肠前突,在吻合直肠黏膜前,用 4 号丝线间断缝合两侧的肛提肌,加强直肠阴道隔。④本手术严重的并发症为局部感染,因而术前肠道准备尤为重要,术中严格无菌操作,彻底止血,防止吻合口张力过大。

(李步军)

第七节　直肠外脱垂

一、病因和发病学

直肠外脱垂是指肛管、直肠、甚至乙状结肠下段向外翻出脱垂于肛门之外。直肠全层脱出，因括约肌收缩，直肠壁静脉回流受阻，不及时回纳，可发生坏死、出血，甚至破裂。

(一)发病率

各种年龄均有发病，小儿1～3岁高发，与性别无关，多为直肠黏膜脱垂，5岁内常常自愈。男性20～40岁高发，女性50～70岁多见，多次妊娠妇女及重体力劳动者多发，临床并不常见。

(二)病因

直肠脱垂与多种病因有关。

1.解剖因素

年老衰弱，幼儿发育不全者，盆底组织软弱，不能支持直肠于正常位置；小儿骶骨弯曲度小、过直；手术外伤损伤肛管直肠周围肌肉或神经。

2.腹压增高

发病多与长期腹泻、习惯性便秘、排尿困难、多次分娩等因素相关，腹内压增高促使直肠向外推出。

3.其他

内痔或直肠息肉经常脱出，向下牵拉直肠黏膜，造成直肠黏膜脱垂。

目前多数学者赞同直肠脱垂的肠套叠学说。该学说认为正常时直肠上端固定于骶骨岬附近，由于慢性咳嗽、便秘、腹泻、重体力劳动等引起腹内压增高，使此固定点作用减弱，就易在直肠、乙状结肠交界处发生肠套叠，在腹内压增强因素的持续作用下，套入直肠内的肠管逐渐增加，由于肠套叠及套叠复位的交替进行，致使直肠侧韧带、肛提肌受损，肠套叠逐渐加重，直肠组织松弛，最后经肛门脱出。

二、病理学

脱垂的黏膜常形成环状，色紫红，有光泽，表面有散在出血点。脱出时期长，黏膜增厚，呈紫色，可伴糜烂。如脱出较长，由于括约肌收缩，静脉回流受阻，黏膜红肿及糜烂。如在脱出后长时间未能回复，肛门括约肌受刺激收缩持续加强，肠壁可因血循不良发生坏死、出血及破裂等。

三、临床表现

排便时直肠由肛门脱出，便后自行回缩到肛门内，以后逐渐发展到必须用手托回，伴有排便不尽和下坠感。严重时不仅大便时脱出，在咳嗽、喷嚏、走路等腹压增高的情况下，均可脱出。随着脱垂加重，病史延长，引起不同程度的肛门失禁。常有大量黏液污染衣裤，引起肛周瘙痒。当脱出的直肠被嵌顿时，局部水肿呈暗紫色，甚至出现坏死。

检查时令患者蹲位用力，使直肠脱出。不完全性脱垂仅黏膜脱出，可见圆形、红色、表面光滑

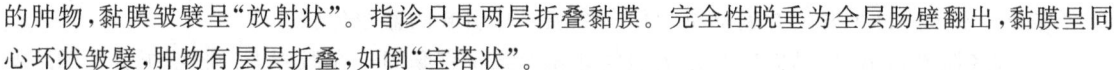

的肿物,黏膜皱襞呈"放射状"。指诊只是两层折叠黏膜。完全性脱垂为全层肠壁翻出,黏膜呈同心环状皱襞,肿物有层层折叠,如倒"宝塔状"。

四、诊断和鉴别诊断

根据病史,让患者下蹲位模拟排便,多可作出诊断。内脱垂常需排便造影协助诊断。黏膜脱垂和全层脱垂的鉴别方法有扪诊法和双合指诊法。扪诊法是用手掌压住脱垂直肠的顶端,稍加压做复位动作,嘱患者咳嗽,有冲击感者为直肠全层脱垂,否则为黏膜脱垂。双合指诊法是用示指插入脱垂直肠腔,拇指在肠腔外作对指,摸到坚韧弹性肠壁者为全层脱垂,否则为黏膜脱垂,同时注意检查脱垂直肠前壁有无疝组织。与环形内痔鉴别较容易,除病史不同外,环形内痔脱垂呈梅花状,痔块之间出现凹陷的正常黏膜,括约肌收缩有力,而直肠脱垂则脱出物呈宝塔样或球形,括约肌松弛无力。此外,肛门手术后黏膜外翻易与之混淆,但该病一般有痔、肛瘘等手术史,脱出黏膜为片状或环状,可有明显的充血、水肿和分泌物增多,用手不能回纳,色鲜红。

五、外科治疗

(一)注射疗法

直肠黏膜下注射硬化剂,治疗部分脱垂患者,按前后左右四点注射至直肠黏膜下,每点注药1～2 mL。注射到直肠周围可治疗完全性脱垂,造成无菌炎症,使直肠固定。常用药物有5％甘油溶液等。

(二)手术疗法

1.脱垂黏膜切除

对部分性黏膜脱垂患者,将脱出黏膜做切除缝合。

2.肛门环缩术

麻醉下在肛门前后各切一小口,用血管钳在皮下绕肛门潜行分离,使二切口相通,置入金属线(或涤纶带)结成环状,使肛门容一指通过,以制止直肠脱垂。

3.直肠悬吊固定术

以重度的直肠完全性脱垂患者,经腹手术,游离直肠,用两条阔筋膜(腹直肌前鞘、纺绸、尼龙布等)将直肠悬吊固定在骶骨胛筋膜上,抬高盆底,切除过长的乙状结肠。常用术式包括以下几种。

(1)Ripstein 手术:经腹切开直肠两侧腹膜,将直肠后壁游离到尾骨尖,提高直肠。用宽5 cm Teflon 网悬带围绕上部直肠,并固定于骶骨隆凸下的骶前筋膜和骨膜,将悬带边缘缝于直肠前壁及其侧壁,不修补盆底。最后缝合直肠两侧腹膜切口及腹壁各层。该手术要点是提高盆腔陷凹,手术简单,不需切除肠管,复发率及病死率均较低。但仍有一定的并发症,如粪性梗阻、骶前出血、狭窄、粘连性小肠梗阻、感染和悬带滑脱等并发症。

(2)Ivalon 海绵植入术:此术由 Well 医师首创,故又称 Well 手术,也称直肠后方悬吊固定术。方法:经腹游离直肠至肛门直肠环的后壁,有时切断直肠侧韧带上半,用不吸收缝线将半圆形 Ivalon 海绵薄片缝合在骶骨凹内,将直肠向上拉,并放于 Ivalon 薄片前面,或仅与游离的直肠缝合包绕,不与骶骨缝合,避免骶前出血。将 Ivalon 海绵与直肠侧壁缝合,直肠前壁保持开放2～3 cm 宽间隙,避免肠腔狭窄。最后以盆腔腹膜遮盖海绵片和直肠。本法优点在于直肠与骶骨的固定,直肠变硬,防止肠套叠形成,病死率及复发率均较低。若有感染,海绵片成为异物,将形成瘘管。本术式最主要的并发症是由植入海绵薄片引起的盆腔化脓。

(3)直肠骶岬悬吊术：早期医师用大腿阔筋膜两条将直肠固定在骶岬上。肠壁折叠的凹陷必须是向下，缝针不得上，每条宽约 2 cm，长约 10 cm。直肠适当游离后，将阔筋膜带的一端缝于抬高后的直肠前外侧壁，另一端缝合固定骶岬上，达到悬吊目的。近年来主张用尼龙或丝绸带或由腹直肌前鞘取下两条筋膜代替阔筋膜，效果良好。

(4)直肠前壁折叠术：1953 年沈克非根据成人完全性直肠脱垂的发病机制，提出直肠前壁折叠术。方法：经腹游离提高直肠。将乙状结肠下段向上提起，在直肠上端和乙状结肠下端前壁自上而下或自下而上做数层横形折叠缝合，每层用丝线间断缝合 5～6 针。每折叠一层可缩短直肠前壁 2～3 cm，每两层折叠相隔2 cm，肠壁折叠长度一透过肠腔，只能穿过浆肌层。由于折叠直肠前壁，使直肠缩短、变硬，并与骶部固定(有时将直肠侧壁缝合固定于骶前筋膜)，既解决了直肠本身病变，也加固了乙、直肠交界处的固定点，符合治疗肠套叠的观点。有一定的复发率(约10%)，主要并发症包括排尿时下腹痛、残余尿、腹腔脓肿、伤口感染。

(5)Nigro 手术：Nigro 认为，由于耻骨直肠肌失去收缩作用，不能将直肠拉向前方，则盆底缺损处加大，"肛直角"消失，直肠呈垂直位，以致直肠脱出，因此他主张重建直肠吊带。Nigro 用 Teflon 带与下端直肠之后方及侧位固定，并将直肠拉向前方，最后将 Teflon 带缝合于耻骨上，建立"肛直角"。手术后直肠指诊可触及此吊带，但此吊带无收缩作用。此手术胜于骶骨固定之优点是：盆腔固定较好，由于间接支持了膀胱，尚可改善膀胱功能。此手术难度较大，主要并发症为出血及感染，需较有经验的医师进行。

4.脱垂肠管切除术

(1)Altemeir 手术：经会阴部切除直肠乙状结肠。Altemeir 主张经会阴部一期切除脱垂肠管。此手术特别适用于老年人不宜经腹手术者，脱垂时间长，不能复位或肠管发生坏死者。优点是：从会阴部进入，可看清解剖变异，便于修补；麻醉不需过深；同时修补滑动性疝，并切除冗长的肠管；不需移植人造织品，减少感染机会；病死率及复发率低。但本法仍有一定的并发症，如会阴部及盆腔脓肿，直肠狭窄等。

(2)Goldberg 手术(经腹切除乙状结肠、固定术)：由于经会阴部将脱垂肠管切除有一定的并发症，Goldberg 主张经腹部游离直肠后，提高直肠，将直肠侧壁与骶骨骨膜固定，同时切除冗长的乙状结肠，效果良好。并发症主要包括肠梗阻、吻合口瘘、伤口裂开、骶前出血、急性胰腺炎等。

（李步军）

第八节　痔

一、内痔

根据内痔发生的部位分原发性内痔(母痔)和继发性内痔(子痔)。母痔有三个，位于齿状线上方的右前、右后、左正中。这与血管的分支有关，直肠上动脉的终末支主要分布在右前、右后、左正中的肛柱内。与该动脉伴行的静脉首先在齿状线上方形成右前、右后、左正中三个主要的痔内静脉丛，然后汇集成右前、右后、左正中三支较粗的静脉，再汇集成直肠上静脉，注入肠系膜下静脉。由于直肠上静脉无静脉瓣,在直肠压力增高等因素的影响下,痔内静脉丛容易淤血、扩张、迂曲成为原发性内痔。继发性内痔有1～4个,由左正中及右后支静脉再分支扩张而成,故子痔常与左正中及右后的母痔相连(图9-5)。而右前支静脉常无分支,多无子痔。母痔和子痔的位置并不恒定,有的也有变异,有的孤立,有的数个连在一起。若母痔和子痔都脱出肛门,呈梅花瓣状,称环状痔。如内痔脱垂水肿不能回纳,称嵌顿性内痔。嵌顿性内痔发生血液循环障碍,出现坏死,疼痛加剧,称绞窄性内痔。

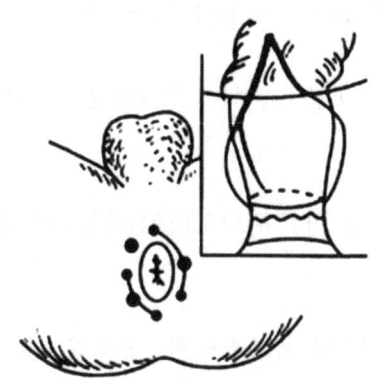

图 9-5 三个母痔的位置

(小图为直肠上动脉的分支与母痔的关系)

(一)分期

内痔分四期。

1.一期

排便时出血,血在大便表面,鲜血;或有滴血及喷射状出血,出血量较多。痔块不脱出肛门外。内镜检查,在齿状线上可见淡红色的结节状隆起,有的还可见出血。

2.二期

间歇性排便带血、滴血或喷血,出血量较一期减少。但排便时痔块脱出肛门外,便后痔能自行还纳。

3.三期

排便时出血量减少,但便时内痔常脱出肛门外,或劳累、行走过久,以及咳嗽或负重等腹内压增高时,痔亦脱出肛门外。脱出后痔不能自行还纳,需用手托回或卧床休息,腹内压减低后方可自行还纳。

4.四期

内痔长期脱出在肛门外,不能还纳,或还纳后又立即脱出。

内痔发展到三、四期时,多数已成为混合痔,因脱出的痔块较大,常累及到内、外痔静脉丛,因此,混合痔常是由内痔逐步加重形成。

(二)临床表现

1.便血

便血多见于一、二期内痔,三、四期内痔出血较少,其特点是:无痛性、间歇性便少量鲜血,便血数月后可自行停止,但会反复出现。血多在大便表面,有时为便时滴血,出血严重者可呈喷射状,如长期反复便血,可出现贫血。便血多因粪便擦破了痔表面上的黏膜,或排便时用力过猛引起扩张的内痔血管破裂出血，或因痔反复脱出肛门外，痔表面黏膜因摩擦、炎症、糜烂出血。便血常由大便干结、饮酒或吃刺激性食物及疲劳引起。

2.内痔脱垂

内痔脱垂见于内痔后三期。多先有便血，后有脱垂，并越到晚期脱垂越严重，因晚期痔体积增大，逐渐与肌层分离，排便时易被推出肛门外。轻者便后可自行还纳，重者需用手推回，严重者在咳嗽、体力劳动等腹压增加时也能脱出肛门外。甚至有的内痔（四期）脱出肛门后不能还纳，严重影响患者的生活及劳动。有的内痔出血不明显，而脱垂是其主要症状。

3.疼痛

单纯内痔无疼痛。但有肛门下坠感。只有当内痔脱出嵌顿、水肿、血栓形成、感染、坏死时才有不同程度的疼痛。

4.肛门瘙痒、潮湿

晚期内痔，由于痔块反复脱垂，肛门括约肌松弛，分泌物常流出刺激肛周皮肤，出现潮湿及瘙痒，有的还出现肛周湿疹。

（三）诊断

内痔主要根据其临床表现及检查结果来诊断。检查应按照视诊、直肠指检和肛门镜检查的顺序仔细进行。

1.肛门视诊

用两手拇指将肛门向两侧牵开，三、四期内痔多能清楚地看到，二期痔有时亦能看到。痔有脱垂者，在蹲位或嘱患者排便后使痔保持脱垂状态下立即观察，可清楚地看到痔核的大小、形态、部位和数目。痔黏膜有无破溃、出血，特别对诊断环状痔有意义。

2.直肠指检

如内痔无血栓形成或纤维化，不易扪出。但对排除直肠其他病变十分重要，尤其要除外直肠癌、息肉和直肠黏膜下肿块等病变。

3.肛门镜检查

进行肛门镜检查时，先观察直肠腔内有无血迹、黏液，黏膜有无充血、水肿、溃疡及肿块，排除直肠内其他病变，再观察齿状线上方的痔块，痔块向肛门镜内突出，呈暗红色结节，并注意其大小、数天、部位及其黏膜有无糜烂等。

（四）鉴别诊断

内痔的诊断并不困难，关键是在诊断内痔时应注意与直肠癌等严重疾病进行鉴别，避免对肛管直肠其他疾病的漏、误诊。与痔鉴别的主要疾病有以下几种。

1.直肠癌

临床上将直肠癌误诊为痔者并不少见，其误诊原因是仅凭便血等症状来诊断，忽视了直肠癌、溃疡性结肠炎等疾病也多有便血，而未行直肠指检或内镜检查。直肠癌为高低不平的实质性肿块，表面有溃疡、组织脆、易出血，指套有血迹。肿瘤较大时，肠腔有狭窄，并且肿块较固定。尤其注意三、四期内痔与直肠远端癌的鉴别，不要看到有痔或环状痔，就满足于痔的诊断、治疗，直到病情加重才行直肠指检或内镜检查，这种沉痛的教训并非少见，应予以高度重视。

2.直肠息肉

息肉如有糜烂可以并发出血，有蒂息肉可脱出肛门外，有时误诊为痔脱垂。但息肉呈淡红色、可活动、圆形或分叶状，触之呈实质感。

3.直肠脱垂

有时将直肠脱垂误诊为环状痔。直肠脱垂呈环形,黏膜表面平滑,肛管括约肌松弛。环状痔脱垂黏膜呈梅花瓣状,括约肌不松弛。

4.肥大肛乳头

肥大肛乳头呈乳头状或三角形突起,有的有蒂,可脱出肛门外。肛门镜见肥大肛乳头位于齿状线部位,呈灰白色、质硬,有触痛,无出血。

(五)治疗

痔不会转变为其他恶性病变,偶有出血或脱垂,只需注意饮食,多吃蔬菜、多喝水,使大便松软、通畅,即可缓解。故目前对痔的治疗观点:①无症状的痔无须治疗,一切治疗的目的是消除症状,而不是消除痔体。故痔有出血、脱垂、嵌顿或血栓形成时才需治疗。一切没有症状的痔只需注意饮食,保持大便通畅,注意肛门清洁,防止并发出血、脱垂等的发生即可,不需要特殊治疗。②痔的治疗是消除症状,而不是根除痔本身,通过对痔周围组织的纤维化,以达到固定肛垫于直肠肌壁的目的,防止痔出血、脱垂。③严格掌握手术适应证,当保守治疗失败或三、四期内痔已失去其保留的意义,而且不再有可逆性时,选择手术切除是必要的,但轻易地将痔切除或大范围地切除是不可取的。同时痔有出血、脱垂,眼看着患者受痛苦,这也是不符合医学伦理的。

根据以上观点,内痔的治疗应根据每个患者的病情,医师的经验等,选择不同的治疗方法。

1.一般治疗

对伴有便秘的患者,应用缓泻药软化大便,每晚或便后用1:5 000高锰酸钾液坐浴,然后向直肠内塞入痔疮栓。如痔核脱出,用手轻轻推回。对嵌顿性痔,用50%硫酸镁湿敷后,轻柔地将其复位,待炎症消退后再进一步治疗。

2.痔注射疗法

内痔注射疗法自19世纪起一直沿用至今。目前用作内痔注射疗法的药物较多,常用的有5%苯酚植物油,5%鱼肝油酸钠,5%盐酸奎宁尿素水溶液,以及消痔宁等。注射疗法的作用机制是将硬化剂注入痔块周围,造成局部无菌性炎症,导致痔黏膜下组织纤维化,小血管闭塞,使下移的肛垫回缩固定于肌面上。而注射疗法绝不是使血管栓塞。在这些硬化剂中,目前国内外最常用的是5%苯酚植物油。该药有以下优点:①用量小,总剂量10~15 mL,一般无不良反应。如用其他注射剂量大的药物,容易引起局部黏膜的坏死及溃疡。②容易吸收,局部反应小,因植物油容易吸收。如用矿物油配制则不易吸收,并且可致不良后果。③苯酚本身有灭菌作用,用于易被污染的肛门部位是有益的。④注射后局部产生的瘢痕很小。

(1)适应证:①无感染、糜烂等并发症的内痔都可以注射。②一期内痔,尤其适用于主诉便血无脱垂者,对控制出血的效果明显,且有很高的两年治愈率。③二、三期内痔,注射后可防止或减轻脱垂。④痔手术后复发,再度出血或脱垂者。⑤年老体弱、高血压、心脏病、肝、肾功能不全者亦可注射,但应谨慎进行。

(2)禁忌证:任何外痔及内痔有血栓、感染或糜烂者。

(3)方法:注射前排空大小便,取侧卧位或截石位。行直肠指检后插入肛门镜,仔细检查肛管后暴露内痔。用氯己定消毒。将针尖刺入齿状线上内痔根部黏膜0.5 cm深[图9-6(A)],刺入后针尖能左右移动,即证明在黏膜下层;针尖不能移动,说明针刺入过深,已达肌层,应将针拔出少许,抽吸无回血,即可注射。针尖不应刺入痔中心的静脉丛内,以防硬化剂注入血管内,引起急性痔栓塞。注射5%苯酚植物油的量应根据黏膜的松弛程度和痔的大小来定。一般每个痔注入

3～5 mL,如黏膜很松弛可达 5 mL。每次注射 1～3 个母痔。药液注入黏膜下层后,可见粉红色的黏膜隆起,并可见黏膜血管纹理[图 9-6(B)]。如药液注入过浅,隆起黏膜呈白色,以后黏膜易坏死形成溃疡。若注射过深,达肠壁肌层,可出现疼痛。若注入齿状线以下,患者立即感到疼痛。并且前正中线部位不宜注射,因易损伤前列腺、尿道或阴道。因此注射的部位和深浅关系到疗效的好坏、患者的痛苦及并发症,应加注意。

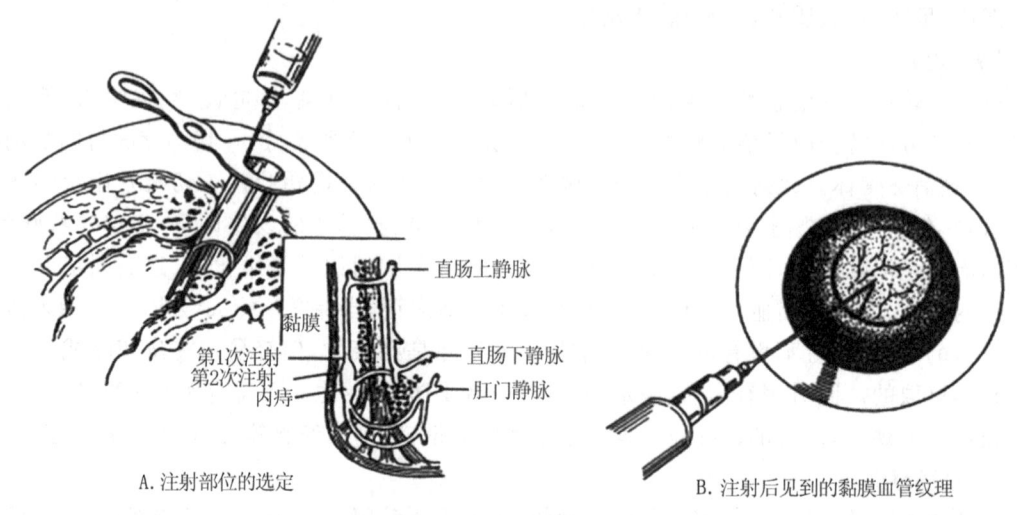

A.注射部位的选定

直肠上静脉
黏膜
第1次注射
第2次注射
内痔
直肠下静脉
肛门静脉

B.注射后见到的黏膜血管纹理

图 9-6　内痔注射疗法

(4)注射疗法的注意事项:①注射结束,拔针后观察穿刺点有无出血,如有出血,用无菌干棉球压迫片刻止血。肛门镜拔除后,括约肌收缩,多能止血及防止药液自针孔流出。②拔除肛门镜前,直肠内置入1 枚外涂痔疮膏的痔疮栓,有利于局部的消炎、止痛。③每隔 5～7 天注射 1 次,每次注射内痔不超过3 个,1～3 次为一个疗程,第 2 次注射部位较第 1 次稍低。④注射药量要适当,注射过少疗效差,足量注射疗效好,过量注射易致局部黏膜坏死。注射针头用9 号长的穿刺针,针太粗易致出血,过细药液不易注入。⑤注射中或注射后都不应有疼痛,如注射中出现疼痛多是因注入过深或注射到齿状线以下等原因引起,术后疼痛多是感染造成。⑥注射后 24 小时不排便,以防止痔脱垂及出血、感染。若有脱垂,应立即还纳,以免发生痔静脉栓塞。⑦第 2 次注射前应先行直肠指检,如痔已硬化,表明痔已固定,则不需要再次注射。或在肛门镜下用钝针头拨动痔表面黏膜,如仍松弛,可再注射。⑧注射后应休息 30 分钟,患者无不适后才可离开,以防虚脱等反应。

(5)并发症:一般内痔注射发生的并发症少,尤其是 5％苯酚植物油注射发生的并发症很少。常见的并发症有以下几种。①出血:多是黏膜破溃后出血,且出血量多较大。主要是注射药浓度过高,过于集中,痔上血管被腐蚀后发生大出血。应在直视下缝扎止血。②局部坏死:如用消痔宁或奎宁等注射,浓度过高,用量过大、深浅不当引起。坏死后形成溃疡,有的可发生出血,多经抗感染等对症治疗 1 个月左右才能愈合。③直肠狭窄:多因注射无计划、无目的、在同一平面上注射痔过多,或注入药物过多、过浓,大片坏死,巨大溃疡愈合后形成狭窄,可用手指或气囊扩张狭窄,或手术成形等治疗。

(6)疗效:内痔注射疗法操作简单,多在门诊完成,见效快。尤其对一期内痔出血的止血作用好。有学者报道用 5％苯酚植物油注射一、二期内痔,其治愈率达 75％。但多数学者认为对二、三期内痔注射后疗效欠佳,2年内复发率较高。

3.枯痔钉疗法

将枯痔钉插入痔中心部位产生创伤、异物反应,使痔静脉闭塞,间质纤维组织增生收缩、固定于肌肉表面,从而达到治愈痔。在异物反应期间,枯痔钉插入创道有引流作用,一般不会发生感染。枯痔钉有含砒与不含砒两类,目前多用不含砒的二黄枯痔钉,避免了砒的毒性反应。

(1)适应证与禁忌证:枯痔钉疗法适用于二、三期内痔,但内痔如有糜烂、溃疡等感染时,以及外痔禁用枯痔钉疗法。

(2)方法:取左侧卧位,不用麻醉,先让患者下蹲屏气或用吸肛器等使痔充分暴露于肛门外。术者用左手固定脱出之痔,消毒。用右手捏住枯痔钉后段,将钉与肛管平行或呈15°斜插入。用力刺破黏膜后,再左右旋转插入,深约1 cm,以不超过痔的直径为宜(图9-7)。黏膜外剩余部分剪除,仅使钉外露0.1 cm起固定、引流作用。插钉间距0.2～0.4 cm,齿状线以上0.2 cm,插钉数量根据痔的大小来定,一般每个痔插钉4～6根,两排枯痔钉应错位呈三角形。先插出血的痔,再插左侧的痔,最后插右侧的痔,一次插钉1～3个内痔。插毕将痔送回肛门内,包扎。

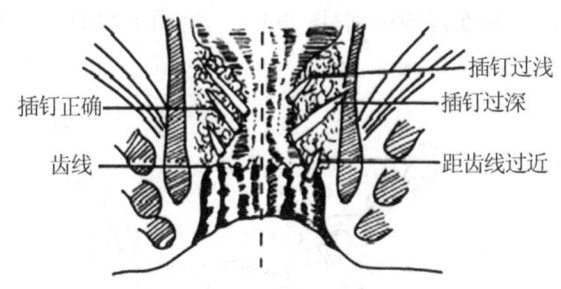

图9-7 枯痔钉插入内痔深度

(3)术后处理:术后控制排便1天,以免枯痔钉脱落、痔脱出、出血。第2天开始口服石蜡油等软化大便,避免用力排便。若痔脱出应立即送回,防止嵌顿。并注意大便性状,若出血过多,应行缝扎止血。便后及每晚应用1:5 000高锰酸钾溶液坐浴,向直肠内塞入痔疮栓。1周内避免重体力劳动,如用含砒枯痔钉,应注意查肝、肾功能。

枯痔钉插入后12～24小时溶化,2周左右愈合。该法近期疗效好,1年复发率约20%,无肛门狭窄、失禁等并发症。由于复发率高等因素影响,近年来应用逐渐减少。

4.胶圈套扎疗法

通过器械将小胶圈套扎在内痔的根部,利用胶圈的弹性回缩力阻断内痔的血运,使痔缺血、坏死、脱落,创面逐渐愈合。该法适用于各期内痔,主要用于二三期内痔。痔有感染等并发症时禁用。套扎器有吸入套扎器和拉入套扎器两种,前者常套扎痔块较少,疗效欠佳,以及易发生机械故障等,现应用渐减少。后一种套扎器圈套痔块的大小容易调节,故疗效较好。现以拉入套扎器为例说明套扎器的结构及使用方法。

(1)套扎器的组成:套扎器用不锈钢制成,全长20 cm,分三部分。①套扎器前端为套扎圈环,直径1 cm,有内、外两圈,内圈套入外圈,外圈能前后移动。②杆部:为一长20 cm带柄的金属杆,分外、内两杆。外杆与外圈相连接,按压柄部时,可使外圈向前移动,将内圈上的小胶圈推出,套住痔块根部。内杆与内圈相连接,不活动。③扩胶圈圆锥体,为将小胶圈装入内圈之用(图9-8)。

271

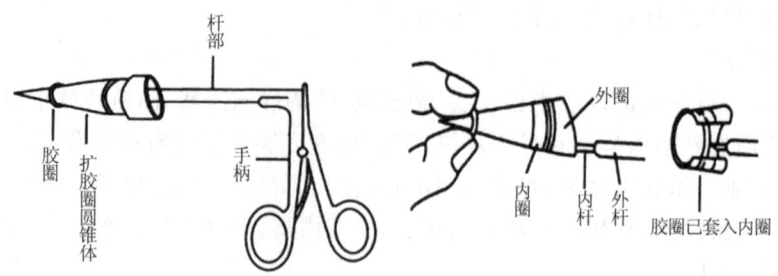

图9-8　拉入套扎器

（2）方法：套扎前排尽大便，患者取膝胸位或侧卧位。插入肛门镜，显露需套扎的内痔，局部消毒后，助手固定肛门镜，术者左手持套扎器，右手持痔钳（或弯麦粒钳），从套扎器内伸入肛门内，钳夹痔块，将其拉入套扎器圈内，扣动手柄将两个胶圈推出，套扎于痔块根部，然后松开痔钳，并与套扎器一并取出，最后取出肛门镜（图9-9）。一般一次可套扎1～3个内痔。如无套扎器也可用两把血管钳替代。先将胶圈套在两把血管钳的前端部，然后用1把血管钳夹住痔根部，另1把血管钳挑起胶圈越过痔，套在痔的根部（图9-10）。痔的下端如套在齿状线处，应将其皮肤剪开，防止疼痛。

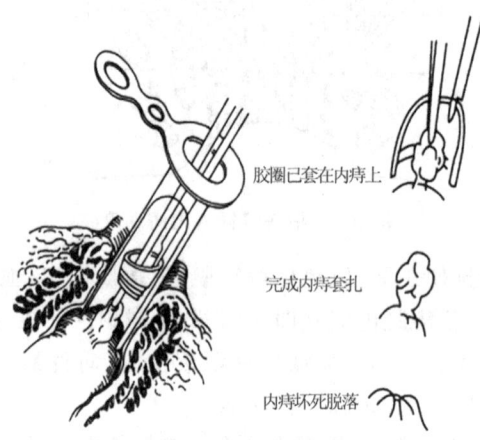

图9-9　拉入套扎器套扎内痔

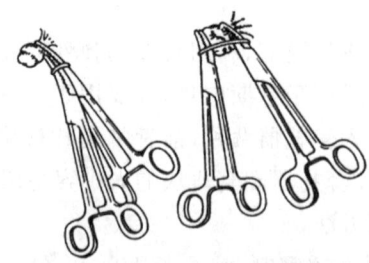

图9-10　内痔血管钳套扎法

（3）注意事项：①钳夹痔块时如果患者感到疼痛，应重新往上夹，防止胶圈套在皮肤上，术后疼痛。②每个痔同时套两个胶圈，防止断离，使套扎失败。胶圈用浸泡消毒，防止高压消毒失去弹性。③套扎后如感疼痛不适，若是套扎到皮肤引起，应局部麻醉后V字形剪开痔下缘的皮肤。

④每次套扎不超过 3 个痔。如为环状痔,第 1 次套扎后症状还明显者,可在 3～4 周后再行第 2 次套扎。

(4)术后处理:①术后控制排便 1 天,以防痔脱垂、水肿。若便后有脱垂应立即还纳。②便后或睡前用 1∶5 000 高锰酸钾溶液坐浴,并用痔疮栓塞肛。③对年老体弱者,可适当服用甲硝唑及环丙沙星等预防感染。④2 天后适当应用缓泻剂以防便秘。

(5)并发症:一般患者行套扎术后第 1 次大便时,可能带少许血或肛门有下坠不适及疼痛感者,用坐浴或止痛药等对症治疗,这不属于并发症。常见的并发症有以下几种。①迟发性出血:一般发生在套扎后 7～10 天,痔块脱落后发生出血。其发生率约 1%,多需应用巴曲酶等止血药治疗,必要时行缝扎止血。如胶圈未脱落的出血,多因胶圈失去弹力或套扎过松,此时可行硬化剂注射,或行切除。②疼痛:剧烈疼痛应除外肛周感染,如无感染多系橡皮圈套扎到皮肤上,应在局部麻醉下切开被套扎的皮肤。如有感染应立即抗感染治疗,以防坏疽等严重并发症发生。③胶圈滑脱:常因胶圈本身的问题或组织张力过大引起,可使用缓泻剂,避免大便过于干结,大便时使胶圈移位,或在术中行结扎后,在痔内注入硬化剂防止滑脱。④血栓形成:内痔结扎后,在相应部位发生血栓性外痔的发生率为 2%～3%。发生后应给予坐浴或切开取血栓。

(6)疗效:该法操作简单,疗效较好,患者痛苦小。一般报道治愈率在 76%～90%,症状改善者在 10%～25%,无效 1%～10%,并且多为四期内痔。但套扎疗法愈合时间长,需 3 周左右。并且感染也偶有发生,应加警惕。

5.红外线凝固疗法

接近痔的正常黏膜处,围绕痔做 3～5 次脉冲照射。每次脉冲可产生直径 3 mm,深 3 mm 区域的组织坏死,使痔周围黏膜下产生纤维化,从而达到使痔缩小固定于肌肉表面的目的,使痔治愈。

(1)适应证:红外线凝固疗法适用于一二期内痔。

(2)方法:患者侧卧位或折刀位,可在靠近齿状线处黏膜下注射少量麻药,以防照射时疼痛。用肛门镜显露痔块,根据痔的大小,在靠近痔块正常黏膜处环形照射 3～5 次脉冲,每次脉冲 1～1.5 秒(图 9-11)。不能直接照射痔的中部,每次可照射 1～3 个母痔,如需要 2 周后可再用该法治疗。照射后组织凝固变白,以后数天内成黑色的焦痂,最后焦痂脱落,留下轻微皱缩的粉红色瘢痕。

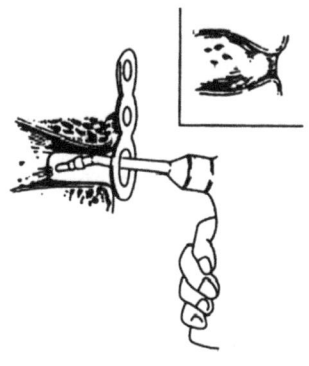

图 9-11 红外线凝固疗法治疗内痔

上图示 1 个痔需照射 4 个点

(3)疗效:该方法操作简单,无疼痛,疗效较好。对一二期内痔与胶圈及注射疗法相比较疗效相似。但对三期内痔的疗效差。

6.双极透热疗法

该方法通过热效应使局部组织破坏,形成溃疡,纤维组织增生愈合,使痔缩小、固定,达到治愈目的。该仪器的痔探头是通过双极电流来使血管团发生凝固、电流经过探头顶端两个临近电极之间的组织通过,使组织凝固、发白。由于电流通过的路径较短,即使多次应用,其穿透的深度仍较有限。

(1)适应证:双极透热疗法适用于一、二、三期无并发症的内痔。

(2)方法:左侧卧位或折刀位。不用麻醉。用绝缘肛门镜暴露痔块。将探头紧密接触齿状线1 cm 以上的痔块,打开开关,直到局部组织发白。此时局部组织凝固的深度已达到 3 mm。一次可治疗 1～3 个内痔。

(3)疗效:该法容易操作,治疗时间短、无疼痛、疗效较好,一次治愈率可达 78%,并对三期内痔亦有较好的疗效。

7.肛管扩张术

1968 年 Lord 报道了应用肛管扩张术治疗内痔。认为痔的发生是由于肛管内压增高所致,因此扩张肛管降低肛管压力,可以解除痔的症状,达到治愈目的。

(1)适应证:该法适用于肛管静息压大于 13.3 kPa,或疼痛剧烈的绞窄性内痔。禁用于老年人及常有腹泻者。

(2)方法:取截石位或折刀位。用腰麻或骶管麻醉。具体操作方法见肛裂的肛管扩张术。扩张后 2 周复查,如症状未消失,可用扩肛器再次扩肛。并发症有肛管皮肤撕裂、出血、黏膜下血肿及暂时性肛门失禁。

(3)疗效:扩肛后症状改善或无症状者,一般报道 75% 左右;无效者为 5%～20%,故有的患者需改用手术等治疗。长期随访复发率较高。

8.手术治疗

手术治疗适用于三四期内痔,尤其适用于外痔较大的混合痔。

(1)外剥内扎术:外剥内扎术适用于混合痔。即外痔剥离,内痔结扎。手术步骤如下。①折刀位或截石位,骶管麻醉或局部麻醉。②消毒、扩张肛管后,用拉钩轻轻拉开肛管,探查痔的数目、大小和部位。③用组织钳夹住外痔向外牵拉,暴露内痔[图 9-12(A)]。在外痔基底部两侧皮肤做 V 形切口,剪开皮肤时,防止剪破痔静脉丛。在括约肌表面钝性分离外痔静脉丛至齿状线稍上方。并剪开内痔两侧少许黏膜,显露内痔基底部。④用弯血管钳夹住内痔基底部,用 7 号不吸收线结扎[图 9-12(B)],再用 4 号不吸收线缝扎一道,剪除痔块。⑤用 3-0 号可吸收线缝合切开的黏膜直至齿状线处,皮肤切口不缝合,以利引流。

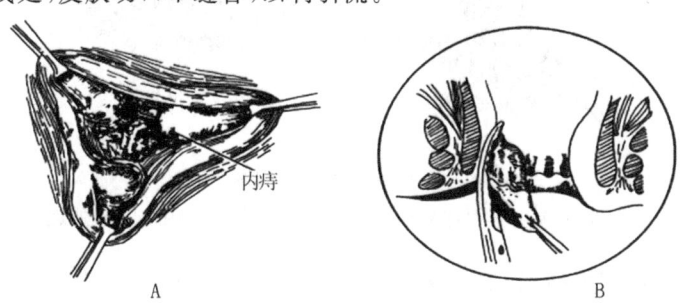

图 9-12 混合痔外剥内扎术

A.用组织钳夹住外痔向外牵拉,暴露内痔;B.外痔已剥离,在内痔根部上血管钳准备结扎

用同样的方法切除其他 1～2 个母痔,一次手术切除不超过 3 个。并且在切除的两痔之间必须留有 1 cm 以上的正常黏膜和皮肤,避免发生肛门狭窄。创面敷以凡士林纱布包扎。

(2)急性嵌顿性内痔的手术治疗:内痔,尤其是环状内痔脱出嵌顿(称急性痔病),由于有广泛的血栓形成及水肿,患者十分痛苦。以往认为手术会导致炎症扩散,其治愈时间长,有的还发生感染,故不敢手术切除,而行保守治疗。近来认为嵌顿性痔的急性水肿是静脉和淋巴回流障碍所致,而并非炎症引起,即使痔有浅表溃疡形成,但炎症多在痔表面,不在深层组织,并不影响手术。并且肛周组织对细菌感染有较强的抵抗力,应行急症手术切除,但仅限于某 1～3 个嵌顿有血栓形成的痔,而不适宜做痔环形切除等范围较大的手术。术后水肿明显减轻或消失,疼痛缓解。但脱垂之痔如有明显感染或坏死,仍应保守治疗。

(3)痔环形切除术:痔环形切除术适用于环状痔及内痔伴有直肠黏膜脱垂者。术前排尽大便。手术步骤:①取折刀位或截石位。腰麻或骶管麻醉。②消毒、铺单后,扩肛至 4 指,探查痔的数目、大小及部位。③选一与肛管直径相同的软木塞塞入肛管内,然后向外拉 2～3 cm,使痔全部脱出,并附着于软木塞上。用一排大头钉将痔块环形固定在软木塞上,针距 1 cm。在齿状线上缘 0.5 cm 处环形切开黏膜(图 9-13)。在括约肌表面剥离切除所有扩张的痔静脉团。④在12 点处纵行剪开黏膜,将直肠黏膜与齿状线皮肤缝合 1 针,用同样方法在 3、6、9 点处各缝 1 针。⑤在痔块上方从 12 点处向 3 点方向做环形切口,切除黏膜及痔块。用 3-0 号可吸收线边切边间断缝合,逐步完成环状痔的切除与缝合[图 9-14(A)、(B)]。肛管内置一小块凡士林纱布包扎。

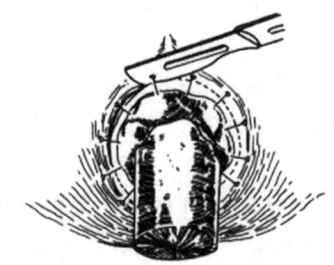

图 9-13　在齿状线上方 0.5 cm 环形切开黏膜

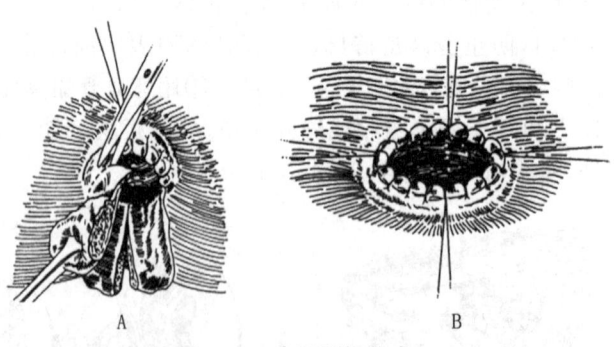

图 9-14　痔环形切除术
A.在痔块上方环形切断黏膜,边切边缝;B.痔切除后外观

切口愈合后,应做直肠指检,如有狭窄,应定期扩肛。痔行环形切除,容易发生肛管狭窄,故在切除中尽量多保留皮肤。由于该手术容易发生并发症,并且操作相对复杂,故近年来施行该手术的逐渐减少,而应用吻合器行环状痔切除术的增多。

(4)吻合器行痔环形切除术:该手术适用于三、四期环状脱垂性内痔。1998年意大利Longo医师首先应用吻合器行痔环形切除术(procedure for prolapse and hemorrhoids,PPH)以来,在世界许多国家也开展了此手术,我国已行PPH手术上千例。

该手术的原理是:用圆形吻合器(图9-15)经肛门环形切除直肠下端黏膜4cm的同时,并将黏膜对端吻合,不切除痔及肛管内的组织。由于直肠下端黏膜(距齿状线2～3cm)被切除了4cm,对端吻合后将下段脱垂的内痔组织向上提到肛管内,并且痔的血液循环也受到一定程度的阻断,痔缩小,以及术后炎症的影响,纤维组织增生,痔不易脱出肛门外。并且此手术未累及到齿状线及皮肤,故术后疼痛极轻,术后气、便的分辨能力不受影响,并发症少,手术时间和住院时间均短。但器械昂贵。

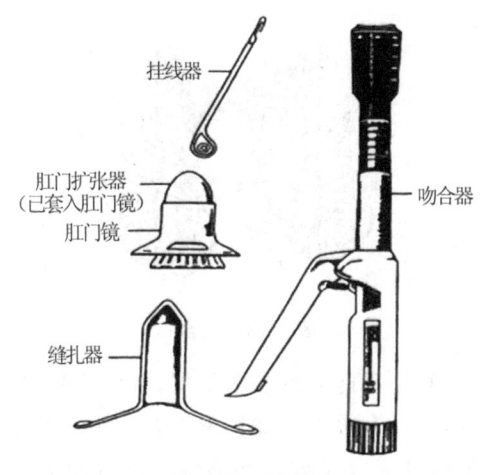

挂线器
肛门扩张器
(已套入肛门镜)
肛门镜
缝扎器
吻合器

图9-15 器械

方法:截石位或折刀位。腰麻或硬膜外麻醉。①扩张肛管,使内痔脱出,用3把组织钳夹住3个母痔,然后将外套肛门镜的肛管扩张器插入肛管直肠内,肛管扩张完毕后,取除扩张器。将缝扎器从肛门镜插入直肠,经肛门镜可见到脱入缝扎器内的黏膜。距齿状线5cm用7号不吸收线缝合黏膜层一周,方法是边缝合边转动缝扎器(图9-16),一圈缝好后,退除缝扎器。②将吻合器旋开到最大限度后从肛门镜插入,其头端伸入到环形缝线的上端,收紧环形缝合线打结。结不可打得过紧,以防捆绑于中心杆上,影响向下滑动。结扎后的线不能剪断,用持线器通过吻合器侧孔将线尾引出肛门外打结或用钳夹住(图9-17),整个吻合器头伸入到肛管及直肠内。适当牵引结扎线使脱垂的黏膜进入套管内,拧紧吻合器,打开保险,击发完成切割、吻合(图9-18)。并继续保持吻合器呈关闭状态20秒,有压迫止血的作用。③将吻合器松开,同时取出吻合器及肛门镜。然后用小S形拉钩或肛门镜暴露检查吻合口,如有出血行缝扎止血。

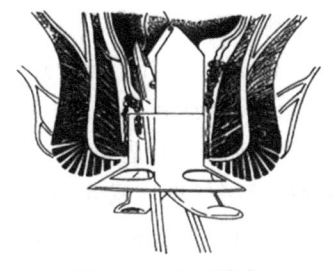

图9-16 荷包缝合

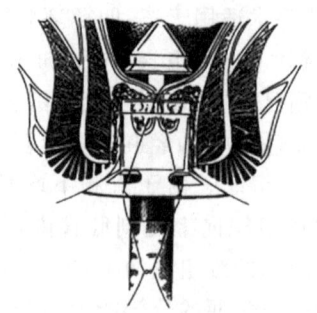

图 9-17　拉紧打结线,准备吻合

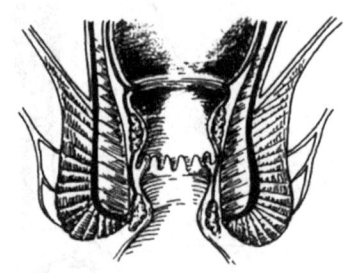

图 9-18　吻合口

手术注意事项:①缝合黏膜时,只能缝到黏膜下层,太深容易损伤括约肌及阴道,术后发生直肠阴道瘘,该并发症虽然较少,但已有报道。②环形缝合应距齿线 5 cm,黏膜松弛明显时可作两道对称性的环形缝合,两环形缝合线应靠近。环形缝合的针距为 0.5 cm,针距过大容易发生吻合口裂开。③取出吻合器应检查切除的黏膜是否完整、光滑。④拔除吻合器及肛门镜后,一定要检查吻合口是否光滑、完整、有无出血。如有出血或怀疑吻合欠佳时,应加强缝合,避免吻合口出血及漏等并发症的发生。

9.痔手术的并发症

痔行手术切除疗效较好,术后症状解除或明显好转者可达 93%。但手术并发症亦不容忽视。常见的有十余种,如出血、尿潴留、疼痛、便秘、粪便嵌塞、切口感染、肛门皮垂、直肠黏膜脱垂、肛门狭窄、肛裂、假性息肉、表皮囊肿、肛瘘、肛门瘙痒、肛门失禁、痔复发。避免这些并发症除了精心操作外,还应严格掌握手术适应证及围术期处理,在这些并发症中最常见、较严重的如下。

(1)出血:有早期及晚期出血。前者是因结扎不紧,脱落出血。后者发生在术后 7~10 天,多因感染出血。由于肛管括约肌的作用,血液多反流入肠腔,而不易流出肛门外,故出血不容易及时发现。但出现下列征象者,应考虑到出血的可能:有阵发性腹痛、肠鸣音增强及腹胀;肛门下坠、便意感加重;患者出现头昏、心悸、恶心、出冷汗等虚脱症状。凡出现以上情况,应在止痛情况下行直肠指检,必要时行内镜检查,以便及时诊断和处理。如有出血除了全身应用巴曲酶或酚磺乙胺等止血药外,抗生素也应适当应用,但关键的是局部止血。如出血量较大,应在腰麻或局部麻醉下缝扎止血。出血量较小,如渗血等用气囊导尿管,或 30 号肛管,外裹凡士林纱布,两端用丝线扎紧,外面再涂麻醉软膏,塞入肛门内压迫止血,一般均能达到止血目的。

(2)尿潴留:尿潴留是痔手术后最常见的并发症。有学者报道了痔手术后的尿潴留达 20%。

疼痛及输液量过多是尿潴留的主要原因。因为疼痛、尿道括约肌不能充分地松弛,引起尿潴留。因此手术不缝合肛管皮肤,肛管内不塞入大块凡士林纱布用以压迫止血,可以减轻疼痛,同时适当应用止痛药,对预防尿潴留是重要的。并且在手术前及术后12小时限制水摄入量,造成短暂的轻微失水状态,使之在麻醉消失前,膀胱不会膨胀,待麻醉消失后,膀胱收缩功能恢复后再排尿,不会造成尿潴留。由于腰麻等对排尿功能有一定影响,故最好用局部麻醉。并且术后患者应尽早起床活动,第1次排尿时到厕所可引起条件反射,对防止尿潴留有一定作用。

(3)便秘:痔手术后患者恐惧排便,以及术后卧床,肠功能紊乱或局部功能失调,如伴有结肠功能低下,则可出现便秘。故术后第2天,患者仍未排便者,可给予缓泻药软化大便,促进排便。如术后第4天仍未排便,可用温盐水灌肠。

(4)肛门狭窄:肛门狭窄多见于环状痔行环形切除术后,或一次切除痔过多,切除两痔间留的皮肤、黏膜过少,或痔切除后纤维组织增生、瘢痕形成过大等引起。痔手术后的肛门狭窄常见的有以下三种。①肛缘处狭窄:多见于环状痔行环形切除时,切除肛管皮肤较多,或在行单个痔切除时,切除痔过多,同时切除的皮肤、黏膜范围较广,切口瘢痕收缩造成肛缘狭窄。检查时示指不能通过,瘢痕处有裂伤,多是由排便造成的撕裂。②齿状线处狭窄:多见于闭合式痔切除术后,即痔切除后皮肤黏膜完全缝合。外观肛门皮肤无异常,但直肠指检,齿状线处不能通过一示指。③齿状线上狭窄:多由于内痔蒂部结扎过宽,或切除痔的个数过多,结扎范围过于广泛引起。肛门狭窄应先行扩肛治疗,每天1～2次,多数患者有效,若无效者应行肛门成形术。

二、外痔

(一)静脉曲张性外痔

静脉曲张性外痔也称单纯性外痔,由齿状线以下的外痔静脉丛扩张、迂曲形成。行走过久肛门可有下坠或异物感,有时有瘙痒。但无疼痛等其他症状。检查见肛周皮下有圆形或椭圆形的柔软突出物。静脉曲张性外痔给予内痔的一般治疗即可,不需要手术等治疗。

(二)血栓性外痔

血栓性外痔常见于便秘,排便用力过猛,咳嗽,过度疲劳,或局部静脉炎症,使肛缘静脉破裂,但也有无原因的自发性破裂。血液在肛缘皮下形成圆形或卵圆形血块。患者有突感肛门疼痛史,并出现一肿块,行走不便。疼痛在48小时内最剧烈,严重者坐卧不安。数天后疼痛渐减轻,5～7天后肿块变软,逐渐消散,疼痛缓解。

1.检查

早期在肛缘皮下可见暗红色结节,多在0.5～2 cm大小。触之质地硬,边界清楚,压痛明显。血栓性外痔皮肤可自行破裂排出血块,伤口可自愈,但有的则形成脓肿或肛瘘。

2.治疗

发病1～3天,若疼痛剧烈,肿块无变软、缩小,则应行手术治疗。反之若肿块缩小,疼痛轻微,则不需手术治疗。

3.手术方法

左侧卧位。局部麻醉后消毒,以血栓为中心,做一放射状切口,用血管钳将血栓完整地取出,有时有多个血栓,应逐个取出,不能遗留血栓,以免术后疼痛、肿胀不能缓解。取尽血栓后,剪除切口边缘皮肤少许,以利引流,并可防止愈合后形成皮垂外痔。伤口内置凡士林纱布引流,包扎。

(三)结缔组织外痔

结缔组织外痔也称皮垂性外痔,痔内无静脉扩张。常由慢性炎症刺激引起,多是血栓性外痔及肛门手术后的后遗症。患者有时有肛门异物、下坠感,或瘙痒,如有炎症时则感疼痛。常有粪便擦不尽污染内裤。皮垂性外痔如伴有炎症反复发作,可行手术切除。但一般情况下无须手术治疗,保持肛门部清洁,以免肛周瘙痒及感染。

三、混合痔

(一)概述

混合痔是指齿线上直肠黏膜下的血管性衬垫病理性扩张或增生,与齿线下曲张的痔下静脉丛在同一方位的相互贯通融合,括约肌间沟消失,使内痔部分和外痔部分形成一整体的隆起性组织。多发于截石位3点、7点、11点处,且以11点处最为多见。在诊断混合痔时,应注明内痔的分期和外痔的分类。

(二)临床表现

用力排便或负重等致腹压增加时,肛缘可见扩大隆起的静脉曲张性外痔,内痔部分较大者,常可脱出肛门外(图9-19、图9-20)。

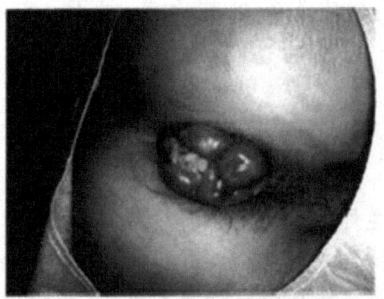

图9-19 混合痔伴肛乳头肥大

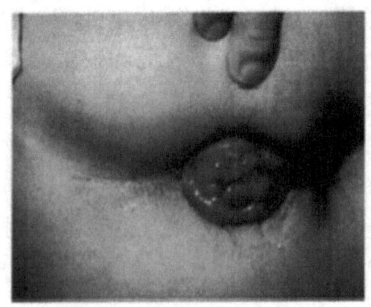

图9-20 静脉曲张型混合痔

(三)诊断

直肠指诊可触及柔软、表面光滑、无压痛的隆起组织;混合痔部位括约肌间沟消失;肛镜检查内痔与外痔连成一体,无明显分界。

(四)鉴别诊断

鉴别诊断参照内、外痔的相关部分。

（五）治疗

1.非手术治疗

非手术治疗参照内、外痔的相关部分。

2.手术治疗

（1）电容场电钳治疗：取左侧卧位，常规消毒铺巾，腰部麻醉或局部麻醉。消毒肛管，扩肛，用组织钳夹住痔核并提起，然后用电钳夹紧痔核根部，其下垫好纱布，踩下脚控开关，3～50秒后仪器将自动报警，如果痔核较大，可在同一痔核不同平面反复钳夹直至满意为止。松开脚控开关，取下治疗电钳，痔核的基底部出现一2～3 mm宽的白色干结组织，距该干结组织1～2 mm处将痔核切除。对单个或界面清楚的混合痔，若以内痔为主，外痔部分较小者可内外部分一次钳夹；相反若以外痔为主，外痔基底部较广泛者，可先将外痔基底部皮肤呈V形切开，稍加钝性分离，然后钳夹内、外部分一次治疗。如遇过大痔组织，也可先行外痔部分钳夹，后进行内痔钳夹。

（2）外痔剥离，内痔结扎术：麻醉后，肛门部常规消毒，铺治疗巾，消毒肛管直肠，充分扩肛，使内痔全部暴露，在外痔部分，先做"V"形切口，注意保留肛管皮瓣，用组织钳提起"V"字形皮瓣，将皮瓣下方的外痔静脉丛剥离至齿线上0.2 cm处，然后用止血钳夹住内痔部分基底部，用丝线圆针做"8"字形贯穿缝扎，距缝扎线0.5 cm剪去痔的远端，修剪皮肤边缘至整齐，并使引流通畅，检查创面无出血，肛管内放入油纱条，外盖敷料并固定。术后当天限制大便，以后每次便后中药煎汤或温水坐浴，常规换药至愈。

外痔剥离时要选好切口，照顾外痔部分的整体关系，手术中注意保留适当的黏膜和皮肤，以防术后肛门直肠狭窄。术后处理参见内痔贯穿结扎法。

（3）环状混合痔分段结扎术：麻醉后，肛门部常规消毒，铺治疗巾，消毒肛管直肠，充分扩肛，使内痔全部暴露，首先根据痔核的多少、大小及与齿线、肛管、肛缘的关系，决定痔核分段及保留肛管皮桥、黏膜桥的部位和数量。一般保留3～4条肛管皮桥、黏膜桥。每条肛管皮桥的宽度不小于0.5 cm，黏膜桥的宽度不小于0.2 cm。肛管皮桥与黏膜桥应尽可能保留在痔核自然凹陷处，并呈较远距离均匀地分布。使痔核下端分离及结扎顶点的连线均呈齿形。由于保留了肛管皮桥、黏膜桥，进行了齿状分离结扎，这对避免肛门狭窄、肛门松弛、黏膜外翻后遗症有重要的作用。手术时，先将设计的一个痔核，在相应的外痔部分做放射状的梭形切口（肛管内切口应平行于肛管）。若外痔部分为静脉曲张，可做潜行剥离，尽量减少对正常肛管皮肤的损伤。分离至齿线上0.5 cm，用一把弯钳将内痔基底部夹住，用丝线将内痔结扎，剪去结扎后的大部分痔组织。同法处理其他痔核。然后修理创口皮缘，并可将切口适当向肛外延长，以利引流，术中如有血管出血，予以结扎。对于肛管较紧缩的患者可在后正中切开内括约肌下缘。检查无出血，创面及肛门内放入油纱条，外盖敷料并固定。

（4）结扎注射后位扩肛术：麻醉后常规铺巾，消毒肛管、扩肛显露痔核，设计痔核分组，从肛管后位自齿线向对应肛缘做切口，于肛管内侧将内括约肌做部分切断以此向后位肛缘做斜坡样切口，将切口肛管内侧黏膜缘缝合固定。于痔核的内痔部分与直肠黏膜交界处至痔核外侧皮肤剪切缘，用10号丝线做"8"字缝合结扎。使结扎平面平行于肛管。同法处理其他各组痔核。一般为3～5组。每两组间曲张的外痔部分，可将其皮肤分离切开一并结扎。结扎后，肛管可能过一指半。于痔核内注入坏死剂，在肛管内放置排气引流管（图9-21），加盖敷料，手术毕。

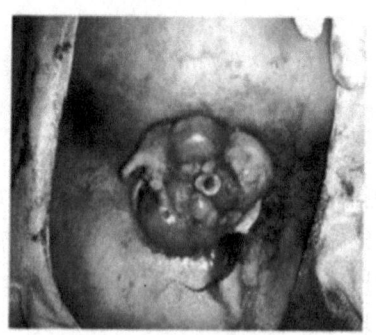

图 9-21　混合痔结扎术后

(5)特殊痔病的治疗处理：①急性嵌顿痔：在内痔无绞窄坏死的情况下可考虑手术治疗，可使用外剥内扎手术、PPH 手术、痔结扎手术。手术注意结扎前行血栓摘除及皮肤的保留，防止过度损伤。②妊娠期痔手术：孕后 20～30 周为安定期，痔病发作时可考虑手术。但麻醉和抗生素应用对胎儿有影响，须注意。③高龄患者原则上非手术治疗，病情需要、条件许可时可选择适宜的手术，应以微创手术为主。

（洪立生）

第九节　肛　　瘘

肛瘘是肛管或直肠与肛周皮肤相通的肉芽肿性管道，经久不愈或间歇性反复发作是其特点。

一、病因及病理

除外先天性、肿瘤及外伤等，直肠肛管感染是肛瘘的主要病因。感染有特异性感染，如结核、克罗恩病、放线菌病及性病等；非特异性感染则多由肛腺隐窝炎症所致。

解剖学显示有两类肛腺起自直肠窦下部，一类是黏膜下层的单纯腺体结构，另一类是穿入肌层的腺体分支管，也称肌内肛腺，其数目在 6～8 个，该肛腺主要导管多向外下方穿入内括约肌，Lockhart Mummery 认为这些腺体提供的肠道细菌是引起直肠周围脓肿的途径。肛管感染是沿内、外括约肌行走的肛管纵肌向直肠肛管周围组织蔓延的。肛腺的数目、深度和形态变异很大，半数的肛管可见肛腺管，其中 33％穿入内括约肌，10％的导管壁有黏液生成细胞，导管的开口位于肛管的后方，这也就是肛瘘多发于后位的原因。位于肌层内的肛腺和具有黏液分泌功能者一旦发生感染尤易形成肛瘘。Seow-Choen 分析肛瘘管道肉芽组织的细菌学调查，发现大肠埃希菌、肠球菌和脆弱类杆菌是主要的需氧菌和厌氧菌。Goliger 认为肛腺隐窝感染学说并不能完全阐明肛瘘的发病过程，因为肛瘘肉芽组织中细菌量不多，毒力也不大。

总之，肛腺与肛瘘之间的关系至今仍未完全明确，但从肛管、直肠周围脓肿的两种不同类型来看，一类是肛腺与肛瘘有关的原发性急性肛腺肌间瘘管性脓肿，另一类是肛腺与肛瘘无关的急性非肛腺瘘管性脓肿。前一类肛管直肠周围脓肿经破溃或切开引流后，脓腔缩小，形成迂曲的管道，外口缩小，成为肛瘘。肛瘘有内口、外口、瘘管及支管。内口是引起肛瘘的感染入口，多在肛窦内或附近,肛管后部中线两侧多见。有人称肛隐窝炎为肛瘘的伴发症或前驱病。肛隐窝炎好发于肛管后正中,这是因为该部位有较多且明显的隐窝,形似漏斗,易受粪便的刺激,肠腔内病原体可渗透到隐窝底部肛腺开口处,导致腺管水肿、阻塞而使炎症扩散。

肛瘘的主要瘘管是原发内、外口之间的瘘管,管道有弯有直,可浅可深,大多数瘘管行走在内、外括约肌之间,有的经过外括约肌进入坐骨肛门窝内,少数有分支。如主要瘘管引流不畅,可引发周围脓肿,破溃后形成小瘘管。外口是肛管直肠脓肿破溃或切开引流部位,在肛周皮肤上,大多靠近肛门。由于细菌不断通过内口进入瘘管,瘘管迁曲引流不充分,管壁由肉芽和纤维组织构成,故难以自行愈合。一般单纯性肛瘘只有一个内口和一个外口,这种类型最为多见,若外口暂时封闭,引流不畅,可继发脓肿,脓肿可向其他部位破溃形成另一外口。如此反复发作,可使病变范围扩大形成多个外口,这种肛瘘称为复杂性肛瘘。

肛瘘的发病及其发展:内口是感染的入口,已被公认,瘘管久治不愈是由于不断有感染来自内口,因此手术时正确寻找内口、切开或切除内口同时保护肛门括约肌功能是治愈肛瘘的关键。

二、分类

肛瘘的分类方法很多,常用的有:Goodsall 分类法、Milligan 分类法、Goligher 分类法、Steltzner分类法和 Parks 分类法等。目前临床上最常用的是 Parks 分类法,该分类法对指导手术很有帮助。

Parks 分类法共分成括约肌间瘘(再分成单纯性、高位盲管、高位直肠瘘口和无会阴瘘口等几种)、经括约肌瘘(在高位或低位穿入外括约肌,又分成非复杂性和高位盲管两种)、括约肌上瘘和括约肌外瘘 4 种。

(一)括约肌间瘘

括约肌间瘘多为低位肛瘘,最常见,占 70% 左右,为肛管周围脓肿的结果。瘘管穿过内括约肌间在内、外括约肌间下行,开口于肛缘皮肤。

(二)经括约肌瘘

经括约肌瘘可分高、低位的肛瘘,占 25% 左右,多为坐骨肛门窝脓肿的结果。瘘管穿过内括约肌和外括约肌深、浅部之间,外口有一个或数个,并有分支相互沟通,外口距肛缘较近。

(三)括约肌上瘘

括约肌上瘘为高位肛瘘,较少见。瘘管向上穿过肛提肌,然后向下经坐骨肛门窝穿出皮肤。因瘘管常累及肛管直肠环,故手术需分期进行。

(四)括约肌外瘘

括约肌外瘘最少见,为骨盆直肠脓肿合并坐骨直肠脓肿的后果。瘘管穿过肛提肌而直接与直肠相通。这类肛瘘常见于克罗恩病或由外伤所致。

三、临床表现和诊断

肛瘘常有肛周脓肿自行破溃或切开引流的病史,此后伤口经久不愈,成为肛瘘的外口。主要症状为溢脓,脓液多少与瘘管长短及病程长短有关,有时瘘口暂时封闭,脓液积聚,可出现局部肿痛伴发热,以后封闭的瘘口破溃,又排出脓液。如此反复发作可形成多个瘘管互相沟通。少数患者可由外口排出粪便和气体。肛门皮肤因脓液刺激常感瘙痒、变色和增厚,甚或并发慢性湿疹。

外口常在肛周皮肤表面,凹陷或隆起,挤压有脓液流出,浅部的瘘管可在皮下摸到硬的条索,由外口通向肛门。高位肛瘘位置较深,不易摸到瘘管,且外口常有多个。如肛门左、右侧均有外口,应考虑为"马蹄形"肛瘘,这是一种特殊类型的肛瘘,瘘管围绕括约肌,由一侧坐骨肛门窝通向对侧,或呈半环形,如蹄铁状,在齿状线附近有一个内口,外口数目较多,位于肛门左右两侧。

诊断时需明确瘘管的走向,尽可能找到瘘管内口,方法有以下几种。

(一)直肠指诊

可初步了解内口位置、有无分支及其类型,指诊时可摸到内口似硬结,有压痛,按压后见脓液排出。

(二)肛镜检查

仔细检查齿状线上下,注意肛窦有无充血、凹陷或排脓,对可疑存在的内口可用探针探查以明确诊断。

(三)探针检查

可用探针探查瘘管的行径、方向和深浅。探针应细而软,从外口插入后沿管道轻轻探入,不可用力,以免探针穿破瘘管壁引起感染或假道。

(四)注入亚甲蓝染料

把5%亚甲蓝溶液自瘘管外口注入瘘管内,观察事先放入肛管直肠内白纱布上的染色部位以判断内口位置。对于复杂肛瘘患者有一定帮助。

(五)瘘管造影术

向瘘管内注入30%～40%的碘甘油或复方泛影葡胺,X线摄片可显示瘘管的部位、走向及分布。目前由于准确率不高,存在假阳性可能,故临床应用较少。

(六)Goodsall 规律

在肛门中间画一横线,若肛瘘外口在横线前方,瘘管常呈直型,呈放射状分布;若外口在横线后方,瘘管常呈弯型,内口多在肛管后正中肛隐窝处。

(七)经肛门腔内超声检查

对确定肛瘘分类及内口位置有一定作用,但准确率较 MRI 略低。另外,腔内超声可用于判断肛门括约肌完整性和寻找较小的括约肌间脓肿。

(八)MRI 检查

MRI 检查可能是目前诊断肛瘘最为理想的手段之一,可在术前明确肛瘘类型,排除复发性肛瘘可能存在的其他原因。对复杂性肛瘘、马蹄形肛瘘和手术处理困难的病例,MRI 检查有其优势且准确率高,临床正确使用 MRI 检查尚可提高手术成功率,并有效监测复杂性肛瘘的治疗效果。

四、治疗

肛瘘形成后不能自愈,需采用手术治疗。对有些复杂性或复发的肛瘘,如明确合并有结核、克罗恩病、放线菌病及性病时,需积极治疗合并的疾病,否则仅用手术不易治愈。手术方法是将瘘管切开,必要时将瘘管周围瘢痕组织同时切除,敞开创面以利于愈合。同时必须确定内口,并完全切除之,以防复发。根据瘘管深浅、曲直度及其与肛管括约肌的关系选用肛瘘切开、切除术或挂线疗法等治疗。非手术治疗包括热水坐浴,应用抗菌药物及局部理疗,但只适用于脓肿初期及术前准备时。

(一)肛瘘切开术

该手术适用于低位肛瘘。手术时充分敞开瘘管,利用肉芽生长使创口愈合。手术中先要确定内口位置,用探针检查或由外口注入亚甲蓝,也可在探针引导下边切开瘘管边逐步探查直至找到内口为止。弄清瘘管与肛管直肠环的关系,如探针在环下方进入,可全部切开瘘管而不引起肛门失禁。如探针在环上方进入直肠(如括约肌上瘘或括约肌外瘘),则不可将瘘管全部切开,应用挂线疗法或分期手术。第一期将环下瘘管切开,环上瘘管用挂线扎紧;第二期等大部分外部伤口愈合后,肛管直肠环已粘连固定,此时再沿挂线处切开肛管直肠环。术中应切除边缘组织及瘘管壁上的腐烂肉芽,使伤口呈底小口大的 V 字形,以便创口由深向浅愈合。

(二)肛瘘切除术

肛瘘切除术适用于瘘管壁较硬的低位肛瘘。术中先确定内口,明确瘘管与肛管直肠环的关系,用组织钳夹住外口的皮肤,从外向内将瘘管壁及周围瘢痕组织一同切除;创面完全敞开或部分缝合,止血后填入碘仿纱条或凡士林纱布。

(三)挂线疗法

该方法适用于高位肛瘘或老年人有肛门手术史及肛管括约肌功能不良者及瘘管走向与括约肌关系不明确的患者。

挂线疗法有两个目的:①松结扎以供引流之用,或用以刺激瘘管壁周围产生炎症并发生纤维化,或标记瘘管。②紧紧结扎挂线以缓慢切割管壁,使被结扎的括约肌发生血运障碍,逐渐受压并坏死,并使基底创面逐渐愈合。

此法的优点是肛管括约肌虽被切割,但不会收缩过多而改变位置,一般不会引起肛门失禁,术后 2 周左右被扎组织自行断裂。

该方法成功的要点是:①要准确找到内口;②伤口必须从基底部开始,使肛管内部伤口先行愈合,防止表面皮肤过早粘连封闭。应用挂线疗法治疗复杂或高位肛瘘疗效满意,仅少数患者出现肛门失禁,复发率低。

(四)瘘管切除一期缝合术

该术式适用于单纯性或复杂性低位肛瘘。术前需作肠道准备,术后控制排便 5～7 天,手术前、后使用抗菌药物。手术要点:①瘘管全部切除,留下新鲜创面;②皮肤及皮下脂肪不宜切除过多,便于伤口缝合;③伤口要缝合对齐,不留无效腔;④术中严格无菌操作,防止污染。

(五)视频辅助治疗肛瘘

视频辅助治疗肛瘘(VAAFT)是 Meinero 等在 2006 年提出的一种既可用于诊断,又可用于治疗复杂或高位肛瘘的新的微创手术方式,通过肛瘘镜直观地找到内口,在视频下准确处理内口,然后由内向外清除瘘管。通过对 136 例经 VAAFT 治疗的肛瘘患者随访,术中内口发现率达 82.6%,术后一年治愈率达 87.1%,未发现并发症。目前国内对该技术应用还较少,远期疗效还需进一步观察。但 VAAFT 对于肛瘘外科治疗器械的改进有一定的价值,有望为肛瘘的微创治疗开辟一条新的途径。

(卢旭强)

第十节 肛 裂

肛裂是齿状线下肛管皮肤层裂伤后形成的纵向缺血性溃疡,呈梭形或椭圆形,常引起剧烈疼痛,反复发作,难以自愈。肛裂绝大多数是在肛管后正中线上。

肛裂分急性和慢性两种。急性肛裂病史短,裂口创面新鲜,色红,基底浅平,无瘢痕形成。慢性肛裂病史长,裂口色苍白,基底深,底部肉芽组织增生、裂口上端常见肥大肛乳头,下端皮肤水肿增生形成"前哨痔"。此三者被称为肛裂"三联征"。慢性肛裂用非手术治疗很难痊愈。

一、病因

肛裂的发生可能与肛管的特殊解剖有关,肛管外括约肌在肛门后方形成肛尾韧带,该韧带的血供及伸缩性差。肛管向后、向下形成肛管直肠角,排便时肛管后侧所承受压力较大,在后正中位处易受损伤。慢性便秘患者,因大便干硬,排便时用力过猛,容易损伤肛管皮肤。如此反复损伤会使局部裂伤深及皮肤全层,形成一慢性溃疡。此外,齿状线附近的慢性感染,如肛窦炎等向下发展形成皮下脓肿,脓肿破溃后即形成慢性溃疡。

近来研究发现,肛裂的形成与内括约肌痉挛有关。内括约肌痉挛导致肛管压力增高,引起肛管在后壁本身血供差的基础上缺血症状加重。

二、症状与诊断

肛裂常见于中、青年人,常见症状为疼痛、便秘和便血,疼痛是肛裂的主要症状。排便时肛管扩张、干硬的粪块直接刺激肛裂溃疡面的神经末梢及排便后肛管括约肌的长时间痉挛,导致了患者排便时和排便后肛门的剧烈疼痛,患者因肛门疼痛而不愿大便,久而久之引起便秘并使便秘加重,便秘后更为干硬的粪块通过肛管,使肛裂进一步加重,如此形成恶性循环。出血也是肛裂的常见症状,色鲜红,但出血量不多,仅见于粪便表面或在便纸上发现,很少发生大出血。

根据上述典型症状,结合体检发现肛管后正中位上的肛裂溃疡创面或肛裂"三联征",即可明确诊断。若侧方有肛裂或多处裂口,应考虑克罗恩病、溃疡性结肠炎、结核病、白血病、AIDS或梅毒的可能。如溃疡创面经适当的治疗后难以愈合,则有必要行活检以排除恶性肿瘤。

三、治疗

对肛裂的治疗原则是软化、通畅大便,制止疼痛,解除括约肌痉挛,促进溃疡创面愈合。具体需根据急、慢性肛裂来选择不同的治疗方案。浅表的急性肛裂可采用非手术治疗,多能治愈;慢性肛裂者多需手术治疗。

(一)非手术治疗

1.坐浴、照射

急性肛裂患者可通过软化大便,保持大便通畅,局部用浓度为1:5 000高锰酸钾温水坐浴,或局部红外线、微波照射进行治疗。肛裂创面可用20%的硝酸银烧灼以利于肉芽组织生长。疼痛甚者,局部涂以镇痛油膏。

2.药物治疗

期望通过药物缓解内括约肌痉挛,改善局部血供,达到肛裂溃疡愈合的目的。由此诞生了几类有"化学性内括约肌切开术"作用的药物。

(1)一氧化氮供体:其代表药物为硝酸甘油膏(GTN),局部应用可降低肛管压力,使肛管的血管扩张。主要不良反应是头痛。耐受性和依从性差是影响疗效的重要因素。

(2)钙通道阻滞剂:通过限制细胞的钙离子内流降低心肌和平滑肌的收缩力,从而降低肛门内括约肌张力。常用的有硝苯地平和地尔硫草。硝苯地平局部应用与肛门内括约肌侧切术相比,治愈率分别为93%和100%。但口服钙通道阻滞剂治愈率低,且会出现较多的不良反应。

(3)肉毒杆菌毒素(BT):其注射治疗肛裂的主要机制是阻断神经和肛门内括约肌的联系,缓解内括约肌痉挛,降低肛管压力。1990年始用于肛裂的治疗。有研究将其与硝酸甘油膏、地尔硫草软膏进行治疗比较,三者的治愈率相近,应用肉毒杆菌毒素的复发较多。主要不良反应是暂时性的肛门失禁。

慢性肛裂的药物治疗大部分学者认为应首选GTN,GTN治疗失败时采用BT注射疗法。

(二)手术治疗

1.肛管扩张术

该手术适用于急、慢性肛裂不伴有肛乳头肥大或"前哨痔"者。局麻下进行,要求扩肛逐步伸入4～6指,以解除括约肌痉挛。优点是操作简便,不需特殊器械,疗效快,术后只需每天坐浴即可。但此法可并发出血、肛周脓肿、痔脱垂及短时间大便失禁,并且复发率较高。

2.肛裂切除术

切除肛裂及周围瘢痕组织,使之形成一新鲜创面而自愈。全部切除"前哨痔"、肛裂和肛乳头肥大,并切断部分内括约肌。目前此法仍常采用,优点是病变全部切除,引流畅,便于创面从基底愈合;缺点是创面大,伤口愈合缓慢。

3.内括约肌切断术

基于慢性肛裂患者内括约肌张力过高的学说,内括约肌发生痉挛及收缩是造成肛裂疼痛的主要原因,故可用括约肌切断术治疗肛裂。自1959年Eisenhammer提出侧位内括约肌切断术以来,该手术已成为慢性肛裂的首选手术方法。但术者必须有熟练技术,掌握内括约肌切断的程度,否则可能造成肛门失禁的不良反应。方法有下列两种。

(1)侧位开放式内括约肌切断术:在肛管一侧距肛缘1～1.5 cm做约1 cm的横切口,确定括约肌间沟后用弯血管钳由切口伸到括约肌间沟,显露内括约肌后,直视下用电刀切断内括约肌,并切取一小段肌肉送活检,两断端严密止血。可一并切除肥大肛乳头和"前哨痔"。此法优点为直视下手术,切断肌肉完全,止血彻底,并能进行活组织检查。

(2)侧位皮下内括约肌切断术:摸到括约肌间沟,用小尖刀刺入内、外括约肌之间,由外向内将内括约肌切断。此法优点是避免开放性伤口,痛苦少,伤口小,愈合快;缺点是肌肉切断不够完全,有时易并发出血。

上述各术式有各自的特点,二者在治愈率和失禁率方面无明显差异。术者应根据患者病情及自身情况酌情选用。

(卢旭强)

第十章

肝脏疾病

第一节　肝　囊　肿

一、病因与病理

肝囊肿临床上较为常见,分先天性与后天性两大类,后天性多为创伤、炎症或肿瘤性因素所致,以寄生虫性如肝包虫感染所致最多见。先天性肝囊肿又称真性囊肿,最为多见,其发生原因不明,可由先天性因素所致,可能与肝内迷走胆管与淋巴管在胚胎期的发育障碍,或局部淋巴管因炎性上皮增生阻塞,导致管腔内分泌物滞留所致。可单发,亦可多发,女性多于男性,从统计学资料来看,多发性肝囊肿多有家族遗传因素。

肝囊肿多根据形态学或病因学进行分类,Debakey 根据病因将肝囊肿分为先天性和后天性两大类,其中先天性肝囊肿又可分为原发性肝实质肝囊肿和原发性胆管性肝囊肿,前者又可分为孤立性和多发性肝囊肿;后者则可分为局限性肝内主要胆管扩张和 Caroli 病。后天性肝囊肿可分为外伤性、炎症性和肿瘤性,炎症性肝囊肿可由胆管炎性或结石滞留引起,也可与肝包囊病有关。肿瘤性肝囊肿则可分为皮样囊肿、囊腺瘤或恶性肿瘤引起的继发性囊肿。

孤立性肝囊肿多发生于肝右叶,囊肿直径一般从数毫米至 30 cm 不等,囊内容物多为清晰、水样黄色液体,呈中性或碱性反应,含液量一般在 500 mL 以上,囊液含有清蛋白、黏蛋白、胆固醇、白细胞、酪氨酸等,少数与胆管相通者可含有胆汁,若囊内出血可呈咖啡样。囊壁表面平滑反光,呈乳白色或灰蓝色,部分菲薄透明,可见血管走行。囊肿包膜通常较完整,囊壁组织学可分三层。①纤维结缔组织内层:往往衬以柱状或立方上皮细胞。②致密结缔组织中层:以致密结缔组织成分为主,细胞少。③外层为中等致密的结缔组织,内有大量的血管、胆管通过,并有肝细胞,偶可见肌肉组织成分。

多发性肝囊肿分两种情况,一种为散在的肝实质内很小的囊肿,另一种为多囊肝,累及整个肝脏,肝脏被无数大小不等的囊肿占据。显微镜下囊肿上皮可变性扁平或缺如;外层为胶原组织,囊壁之间可见为数较多的小胆管和肝细胞。多数情况下合并多囊肾、多囊脾,有的还可能同时合并其他脏器的先天性畸形。

二、临床表现

由于肝囊肿生长缓慢,多数囊肿较小且囊内压低,临床上可无任何症状。但随着病变的持续发展,囊肿逐渐增大,可出现邻近脏器压迫症状,如上腹饱胀不适,甚至隐痛、恶心、呕吐等,少数患者因囊肿破裂或囊内出血而出现急性腹痛。晚期可引起肝功能损害而出现腹水、黄疸、肝大及食管静脉曲张等表现,囊肿伴有继发感染时可出现畏寒、发热等症状。体检可发现上腹部包块,肝大,可随呼吸上下移动、表面光滑的囊性肿物及脾大、腹水及黄疸等相应体征。

肝囊肿巨大时 X 线平片可有膈肌抬高,胃肠受压移位等征象。

B 超检查见肝内一个或多个圆形、椭圆形无回声暗区,大小不等,囊壁菲薄,边缘光滑整齐,后方有增强效应。囊肿内如合并出血、感染,则液性暗区内可见细小点状回声漂浮,部分多房性囊肿可见分隔状光带。

CT 表现为外形光滑、境界清楚、密度均匀一致。平扫 CT 值在 $0\sim20$ Hu,增强扫描注射造影剂后囊肿的 CT 值不变,周围正常肝组织强化后使对比更清楚。

MRI 图像 T_1 加权呈极低信号,强度均匀,边界清楚;质子加权多数呈等信号,少数可呈略低信号;T_2 加权均呈高信号,边界清楚;增强后 T_1 加权囊肿不强化。

三、诊断

肝囊肿诊断多不困难,结合患者体征及 B 超、CT 等影像学检查资料多可做出明确诊断,但如要对囊肿的病因做出明确判断,需密切结合病史,应注意与下列疾病相鉴别。①肝包虫囊肿:有疫区居住史,嗜伊红细胞增多,Casoni 试验阳性,超声检查可在囊内显示少数漂浮移动点或多房性、较小囊状集合体图像。②肝脓肿:有炎症史,肝区有明显压痛、叩击痛,B 超检查在未液化的声像图上,多呈密集的点状、线状回声,脓肿液化时无回声区与肝囊肿相似,但肝脓肿呈不规则的透声区,无回声区内见杂乱强回声,长期慢性的肝脓肿,内层常有肉芽增生,回声极不规则,壁厚,有时可见伴声影的钙化强回声。③巨大肝癌中心液化:有肝硬化史及进行性恶病质,B 超、CT 均可见肿瘤轮廓,病灶内为不规则液性占位。

四、治疗

对体检偶尔发现的小而无症状的肝囊肿可定期观察,无需特殊治疗,但需警惕其发生恶变。对于囊肿近期生长迅速,疑有恶变倾向者,宜及早手术治疗。

(一)孤立性肝囊肿的治疗

1.B 超引导下囊肿穿刺抽液术

B 超引导下囊肿穿刺抽液术适用于浅表的肝囊肿,或患者体质差,不能耐受手术,囊肿巨大有压迫症状者。抽液可缓解症状,但穿刺抽液后往往复发,需反复抽液,有继发出血和细菌感染的可能。近年有报道经穿刺抽液后向囊内注入无水酒精或其他硬化剂的治疗方法,但远期效果尚不肯定,有待进一步观察。

2.囊肿开窗术或次全切除术

囊肿开窗术或次全切除术适用于巨大的肝表面孤立性囊肿,在囊壁最菲薄、浅表的地方切除 1/3 左右的囊壁,充分引流囊液。

3.囊肿或肝叶切除术

囊肿在肝脏的周边部位或大部分突出肝外或带蒂悬垂者,可行囊肿切除。若术中发现肝囊肿较大或多个囊肿集中某叶或囊肿合并感染及出血,可行肝叶切除。此外,对疑有恶变的囊性病变,如肿瘤囊液为血性或黏液性或囊壁厚薄不一,有乳头状赘生物时,可即时送病理活检,一旦明确,则行完整肝叶切除。

4.囊肿内引流

术中探查如发现有胆汁成分则提示囊肿与肝内胆管相通,可行囊肿空肠 Rouxen-Y 吻合术。

(二)多发性肝囊肿的治疗

多发性肝囊肿一般不宜手术治疗,若因某个大囊肿或几处较大囊肿引起症状时,可考虑行一处或多处开窗术,晚期合并肝功能损害,有多囊肾、多囊膜等,可行肝移植或肝、肾多脏器联合移植。

（李步军）

第二节　肝　脓　肿

一、细菌性肝脓肿

(一)流行病学

细菌性肝脓肿通常指由化脓性细菌引起的感染,故亦称化脓性肝脓肿。本病病原菌可来自胆管疾病(占 16%～40%),门静脉血行感染(占 8%～24%),经肝动脉血行感染报道不一,最多者为 45%,直接感染者少见,隐匿感染占 10%～15%。致病菌以革兰氏阴性菌最多见,其中 2/3 为大肠埃希菌,粪链球菌和变形杆菌次之;革兰氏阳性球菌以金黄色葡萄球菌最常见。临床常见多种细菌的混合感染。细菌性肝脓肿 70%～83% 发生于肝右叶,这与门静脉分支走行有关。左叶者占 10%～16%;左右叶均感染者为6%～14%。脓肿多为单发且大,多发者较少且小。少数细菌性肝脓肿患者的肺、肾、脑及脾等亦可有小脓肿。尽管目前对本病的认识、诊断和治疗方法都有所改进,但病死率仍为 30%～65%,其中多发性肝脓肿的病死率为 50%～88%,而孤立性肝脓肿的病死率为 12.5%～31%。本病多见于男性,男女比例约为2:1。但目前的许多报道指出,本病的性别差异已不明显,这可能与女性胆管疾病发生率较高,而胆源性肝脓肿在化脓性肝脓肿发生中占主导地位有关。本病可发生于任何年龄,但中年以上者约占 70%。

(二)病因

肝由于接受肝动脉和门静脉双重血液供应,并通过胆管与肠道相通,发生感染的机会很多。但是在正常情况下由于肝的血液循环丰富和单核吞噬细胞系统的强大吞噬作用,可以杀伤入侵的细菌并且阻止其生长,不易形成肝脓肿。但是如各种原因导致机体抵抗力下降时,或当某些原因造成胆管梗阻时,入侵的细菌便可以在肝内重新生长引起感染,进一步发展形成脓肿。化脓性肝脓肿是一种继发性病变,病原菌可由下列途径进入肝。

1.胆管系统

这是目前最主要的侵入途径,也是细菌性肝脓肿最常见的原因。当各种原因导致急性梗阻性化脓性胆管炎,细菌可沿胆管逆行上行至肝,形成脓肿。胆管疾病引起的肝脓肿占肝脓肿发病率的21.6%～51.5%,其中肝胆管结石并发肝脓肿更多见。胆管疾病引起的肝脓肿常为多发性,以肝左叶多见。

2.门静脉系统

腹腔内的感染性疾病,如坏疽性阑尾炎、内痔感染、胰腺脓肿、溃疡性结肠炎及化脓性盆腔炎等均可引起门脉属支的化脓性门静脉炎,脱落的脓毒性栓子进入肝形成肝脓肿。近年来由于抗生素的应用,这种途径的感染已大为减少。

3.肝动脉

体内任何部位的化脓性疾病,如急性上呼吸道感染、亚急性细菌性心内膜炎、骨髓炎和痈等,病原菌由体循环经肝动脉侵入肝。当机体抵抗力低下时,细菌可在肝内繁殖形成多发性肝脓肿,多见于小儿败血症。

4.淋巴系统

与肝相邻部位的感染如化脓性胆囊炎、膈下脓肿、肾周围脓肿、胃及十二指肠穿孔等,病原菌可经淋巴系统进入肝,亦可直接侵及肝。

5.肝外伤后继发感染

开放性肝外伤时,细菌从创口进入肝或随异物直接从外界带入肝引发脓肿。闭合性肝外伤时,特别是中心型肝损伤患者,可在肝内形成血肿,易导致内源性细菌感染。尤其是合并肝内小胆管损伤,则感染的机会更高。

6.医源性感染

近年来,由于临床上开展了许多肝脏手术及侵入性诊疗技术,如肝穿刺活检术、经皮肝穿刺胆管造影术(PTC)、内镜逆行胰胆管造影术(ERCP)等,操作过程中有可能将病原菌带入肝形成肝的化脓性感染。肝脏手术时由于局部止血不彻底或术后引流不畅,形成肝内积血积液时均可引起肝脓肿。

7.其他

有一些原因不明的肝脓肿,如隐源性肝脓肿,可能肝内存在隐匿性病变。当机体抵抗力减弱时,隐匿病灶"复燃",病菌开始在肝内繁殖,导致肝的炎症和脓肿。Ranson指出,25%隐源性肝脓肿患者伴有糖尿病。

(三)临床表现

细菌性肝脓肿并无典型的临床表现,急性期常被原发性疾病的症状所掩盖,一般起病较急,全身脓毒性反应显著。

1.寒战和高热

寒战和高热多为最早也是最常见的症状。患者在发病初期骤感寒战,继而高热,热型呈弛张型,体温在38～40 ℃,最高可达 41 ℃,伴有大量出汗,脉率增快,一日数次,反复发作。

2.肝区疼痛

由于肝增大和肝被膜急性膨胀,肝区出现持续性钝痛;出现的时间可在其他症状之前或之后,亦可与其他症状同时出现,疼痛剧烈者常提示单发性脓肿;疼痛早期为持续性钝痛,后期可呈剧烈锐痛,随呼吸加重者提示脓肿位于肝膈顶部;疼痛可向右肩部放射,左肝脓肿也可向左肩部放射。

3.乏力、食欲缺乏、恶心和呕吐

由于伴有全身毒性反应及持续消耗,患者可出现乏力、食欲缺乏、恶心、呕吐等消化道症状。少数患者还出现腹泻、腹胀及顽固性呃逆等症状。

4.体征

肝区压痛和肝增大最常见。右下胸部和肝区叩击痛；若脓肿移行于肝表面，则其相应部位的皮肤呈红肿，且可触及波动性肿块。右上腹肌紧张，右季肋部饱满，肋间水肿并有触痛。左肝脓肿时上述症状出现于剑突下。并发于胆管梗阻的肝脓肿患者常出现黄疸。其他原因的肝脓肿，一旦出现黄疸，表示病情严重，预后不良。少数患者可出现右侧反应性胸膜炎和胸腔积液，可查及肺底呼吸音减弱、啰音和叩诊浊音等。晚期患者可出现腹水，这可能是由于门静脉炎及周围脓肿的压迫影响门静脉循环及肝受损，长期消耗导致营养性低蛋白血症引起。

（四）诊断

1.病史及体征

在急性肠道或胆管感染的患者中，突然发生寒战、高热、肝区疼痛、压痛和叩击痛等，应高度怀疑本病的可能，做进一步详细检查。

2.实验室检查

白细胞计数明显升高，总数达$(1\sim2)\times10^{10}/L$或以上，中性粒细胞在90%以上，并可出现核左移或中毒颗粒，谷丙转氨酶、碱性磷酸酶升高，其他肝功能检查也可出现异常。

3.B超检查

B超检查是诊断肝脓肿最方便、简单又无痛苦的方法，可显示肝内液性暗区，区内有"絮状回声"并可显示脓肿部位、大小及距体表深度，并用以确定脓腔部位作为穿刺点和进针方向，或为手术引流提供进路。此外，还可供术后动态观察及追踪随访。能分辨肝内直径$2\ cm$以上的脓肿病灶，可作为首选检查方法，其诊断阳性率可达96%以上。

4.X线片和CT检查

X线片检查可见肝阴影增大、右侧膈肌升高和活动受限，肋膈角模糊或胸腔少量积液，右下肺不张或有浸润，以及膈下有液气面等。肝脓肿在CT图像上均表现为密度减低区，吸收系数介于肝囊肿和肝肿瘤之间。CT可直接显示肝脓肿的大小、范围、数目和位置，但费用昂贵。

5.其他

如放射性核素肝扫描（包括ECT）、选择性腹腔动脉造影等对肝脓肿的诊断有一定价值。但这些检查复杂、费时，因此在急性期患者最好选用操作简便、安全、无创伤性的B超检查。

（五）鉴别诊断

1.阿米巴性肝脓肿

阿米巴性肝脓肿的临床症状和体征与细菌性肝脓肿有许多相似之处，但两者的治疗原则有本质上的差别，前者以抗阿米巴和穿刺抽脓为主，后者以控制感染和手术治疗为主，故在治疗前应明确诊断。阿米巴肝脓肿常有阿米巴肠炎和脓血便的病史，发生肝脓肿后病程较长，全身情况尚可，但贫血较明显。肝显著增大，肋间水肿，局部隆起和压痛较明显。若粪便中找到阿米巴原虫或滋养体，则更有助于诊断。此外，诊断性肝脓肿穿刺液为"巧克力"样，可找到阿米巴滋养体。

2.胆囊炎、胆石症

此类病有典型的右上部绞痛和反复发作的病史，疼痛放射至右肩或肩胛部，右上腹肌紧张，胆囊区压痛明显或触及增大的胆囊，X线检查无膈肌抬高，运动正常。B超检查有助于鉴别诊断。

3.肝囊肿合并感染

这些患者多数在未合并感染前已明确诊断。对既往未明确诊断的患者合并感染时，需详细询问病史和仔细检查,亦能加以鉴别。

4.膈下脓肿

膈下脓肿往往有腹膜炎或上腹部手术后感染史,脓毒血症和局部体征较化脓性肝脓肿为轻,主要表现为胸痛,深呼吸时疼痛加重。X线检查见膈肌抬高、僵硬、运动受限明显,或膈下出现气液平。B超可发现膈下有液性暗区。但当肝脓肿穿破合并膈下感染者,鉴别诊断就比较困难。

5.原发性肝癌

巨块型肝癌中心区液化坏死而继发感染时易与肝脓肿相混淆。但肝癌患者的病史、发病过程及体征等均与肝脓肿不同,如能结合病史、B超和AFP检测,一般不难鉴别。

6.胰腺脓肿

有急性胰腺炎病史,脓肿症状之外尚有胰腺功能不良的表现;肝无增大,无触痛;B超及CT等影像学检查可辅助诊断并定位。

(六)并发症

细菌性肝脓肿如得不到及时、有效的治疗,脓肿破溃后向各个脏器穿破可引起严重并发症。右肝脓肿可向膈下间隙穿破形成膈下脓肿;亦可再穿破膈肌而形成脓肿;甚至能穿破肺组织至支气管,脓液从气管排出,形成支气管胸膜瘘;如脓肿同时穿破胆管则形成支气管胆瘘。左肝脓肿可穿破入心包,发生心包积脓,严重者可发生心脏压塞。脓肿可向下穿破入腹腔引起腹膜炎。有少数病例,脓肿穿破入胃、大肠,甚至门静脉、下腔静脉等;若同时穿破门静脉或胆管,大量血液由胆管排出十二指肠,可表现为上消化道大出血。细菌性肝脓肿一旦出现并发症,病死率成倍增加。

(七)治疗

细菌性肝脓肿是一种继发疾病,如能及早重视治疗原发病灶可起到预防的作用。即便在肝脏感染的早期,如能及时给予大剂量抗生素治疗,加强全身支持疗法,也可防止病情进展。

1.药物治疗

对急性期,已形成而未局限的肝脓肿或多发性小脓肿,宜采用此法治疗。即在治疗原发病灶的同时,使用大剂量有效抗生素和全身支持治疗,以控制炎症,促使脓肿吸收自愈。全身支持疗法很重要,由于本病的患者中毒症状严重,全身状况较差,故在应用大剂量抗生素的同时应积极补液,纠正水、电解质紊乱,给予B族维生素、维生素C、维生素K,反复多次输入少量新鲜血液和血浆以纠正低蛋白血症,改善肝功能和输注免疫球蛋白。目前多主张有计划地联合应用抗生素,如先选用对需氧菌和厌氧菌均有效的药物,待细菌培养和药敏结果明确再选用敏感抗生素。多数患者可望治愈,部分脓肿可局限化,为进一步治疗提供良好的前提。多发性小脓肿经全身抗生素治疗不能控制时,可考虑在肝动脉或门静脉内置管滴注抗生素。

2.B超引导下经皮穿刺抽脓或置管引流术

适用于单个较大的脓肿,在B超引导下以粗针穿刺脓腔,抽吸脓液后反复注入生理盐水冲洗,直至抽出液体清亮,拔出穿刺针。亦可在反复冲洗吸净脓液后,置入引流管,以备术后冲洗引流之用,至脓腔直径小于1.5 cm时拔除。这种方法简便,创伤小,疗效亦满意。特别适用于年老体虚及危重患者。操作时应注意:①选择脓肿距体表最近点穿刺,同时避开胆囊、胸腔或大血管。②穿刺的方向对准脓腔的最大径。③多发性脓肿应分别定位穿刺。但是这种方法并不能完全替代手术,因为脓液黏稠,会造成引流不畅,引流管过粗易导致组织或脓腔壁出血,对多分隔脓腔引流不彻底,不能同时处理原发病灶,厚壁脓肿经抽脓或引流后,脓壁不易塌陷。

3.手术疗法

(1)脓肿切开引流术:适用于脓肿较大或经非手术疗法治疗后全身中毒症状仍然较重或出现并发症者,如脓肿穿入腹腔引起腹膜炎或穿入胆管等。常用的手术途径有以下几种。①经腹腔切开引流术:取右肋缘下斜切口,进入腹腔后,明确脓肿部位,用湿盐水垫保护手术野四周以免脓液污染腹腔。先试穿刺抽得脓液后,沿针头方向用直血管钳插入脓腔,排出脓液,再用手指伸进脓腔,轻轻分离腔内间隔组织,用生理盐水反复冲洗脓腔。吸净后,脓腔内放置双套管负压吸引。脓腔内及引流管周围用大网膜覆盖,引流管自腹壁戳口引出。脓液送细菌培养。这种入路的优点是病灶定位准确,引流充分,可同时探查并处理原发病灶,是目前临床最常用的手术方式。②腹膜外脓肿切开引流术:位于肝右前叶和左外叶的肝脓肿,与前腹膜已发生紧密粘连,可采用前侧腹膜外入路引流脓液。方法是做右肋缘下斜切口或右腹直肌切口,在腹膜外间隙,用手指推开肌层直达脓肿部位。此处腹膜有明显的水肿,穿刺抽出脓液后处理方法同上。③后侧脓肿切开引流术:适用于肝右叶膈顶部或后侧脓肿。患者左侧卧位,左侧腰部垫一沙袋。沿右侧第12肋稍偏外侧做一切口,切除一段肋骨,在第1腰椎棘突水平的肋骨床区做一横切口,显露膈肌,有时需将膈肌切开到达肾后脂肪囊区。用手指沿肾后脂肪囊向上分离,显露肾上极与肝下面的腹膜后间隙直达脓肿。将穿刺针沿手指方向刺入脓腔,抽得脓液后,用长弯血管钳顺穿刺方向插入脓腔,排出脓液。用手指扩大引流口,冲洗脓液后,置入双套管或多孔乳胶管引流,切口部分缝合。

(2)肝叶切除术适用于:①病期长的慢性厚壁脓肿,切开引流后脓肿壁不塌陷,长期留有无效腔,伤口经久不愈合者。②肝脓肿切开引流后,留有窦道长期不愈者。③合并某肝段胆管结石,因肝内反复感染、组织破坏、萎缩,失去正常生理功能者。④肝左外叶内多发脓肿致使肝组织严重破坏者。肝叶切除治疗肝脓肿应注意术中避免炎性感染扩散到术野或腹腔,特别对肝断面的处理要细致妥善,术野的引流要通畅,一旦局部感染,将导致肝断面的胆瘘、出血等并发症。肝脓肿急诊切除肝叶,有使炎症扩散的危险,应严格掌握手术指征。

(八)预后

本病的预后与年龄、身体素质、原发病、脓肿数目、治疗及时与合理及有无并发症等密切相关。有人报道多发性肝脓肿的病死率明显高于单发性肝脓肿。年龄超过50岁者的病死率为79%,而50岁以下则为53%。手术病死率为10%～33%。全身情况较差,肝明显损害及合并严重并发症者预后较差。

二、阿米巴性肝脓肿

(一)流行病学

阿米巴性肝脓肿是肠阿米巴病最多见的主要并发症。本病常见于热带与亚热带地区。好发于20～50岁的中青年男性,男女比例约为10∶1。脓肿以肝右后叶最多见,占90%以上,左叶不到10%,左右叶并发者亦不罕见。脓肿单腔者为多。国内临床资料统计,肠阿米巴病并发肝脓肿者占1.8%～20%,最高者可达67%。综合国内外报道4819例中,男性为90.1%,女性为9.9%。农村高于城市。

(二)病因

阿米巴性肝脓肿是由溶组织阿米巴原虫所引起,有的在阿米巴痢疾期间形成,有的发生于痢疾之后数周或数月。据统计,60%发生在阿米巴痢疾后4～12周,但也有在长达20～30年或之后发病者。溶组织阿米巴是人体唯一的致病型阿米巴,在其生活史中主要有滋养体型和虫卵型。前者为溶组织阿米巴的致病型,寄生于肠壁组织和肠腔内,通常可在急性阿米巴痢疾的粪便中查到,在体外自然环境中极易破坏死亡,不易引起传染;虫卵仅在肠腔内形成,可随粪便排出,对外界抵抗力较强,在潮湿低温环境中可存活12天,在水中可存活 9～30 天,在低温条件下其寿命可为 6～7 周。虽然没有侵袭力,但为重要的传染源。当人吞食阿米巴虫卵污染的食物或饮水后,在小肠下段,由于碱性肠液的作用,阿米巴原虫脱卵而出并大量繁殖成为滋养体,滋养体侵犯结肠黏膜形成溃疡,常见于盲肠、升结肠等处,少数侵犯乙状结肠和直肠。寄生于结肠黏膜的阿米巴原虫,分泌溶组织酶,消化溶解肠壁上的小静脉,阿米巴滋养体侵入静脉,随门静脉血流进入肝;也可穿过肠壁直接或经淋巴管到达肝内。进入肝的阿米巴原虫大多数被肝内单核-吞噬细胞消灭;仅当侵入的原虫数目多、毒力强而机体抵抗力降低时,其存活的原虫即可繁殖,引起肝组织充血炎症,继而原虫阻塞门静脉末梢,造成肝组织局部缺血坏死;又因原虫产生溶组织酶,破坏静脉壁,溶解肝组织而形成脓肿。

(三)临床表现

本病的发展过程一般比较缓慢,急性阿米巴肝炎期较短暂,如不能及时治疗,继之为较长时期的慢性期。其发病可在肠阿米巴病数周至数年之后,甚至可长达 30 年后才出现阿米巴性肝脓肿。

1.急性肝炎期

在肠阿米巴病过程中,出现肝区疼痛、肝增大、压痛明显,伴有体温升高(持续在 38～39 ℃),脉速、大量出汗等症状亦可出现。此期如能及时、有效治疗,炎症可得到控制,避免脓肿形成。

2.肝脓肿期

临床表现取决于脓肿的大小、位置、病程长短及有无并发症等。但大多数患者起病比较缓慢,病程较长,此期间主要表现为发热、肝区疼痛及肝增大等。

(1)发热:大多起病缓慢,持续发热(38～39 ℃),常以弛张热或间歇热为主;在慢性肝脓肿患者体温可正常或仅为低热;如继发细菌感染或其他并发症时,体温可高达 40 ℃以上;常伴有畏寒、寒战或多汗。体温大多晨起低,在午后上升,夜间热退时有大汗淋漓;患者多有食欲缺乏、腹胀、恶心、呕吐,甚至腹泻、痢疾等症状;体重减轻、虚弱乏力、消瘦、精神不振、贫血等亦常见。

(2)肝区疼痛:常为持续性疼痛,偶有刺痛或剧烈疼痛;疼痛可随深呼吸、咳嗽及体位变化而加剧。疼痛部位因脓肿部位而异,当脓肿位于右膈顶部时,疼痛可放射至右肩胛或右腰背部;也可因压迫或炎症刺激右膈肌及右下肺而导致右下肺肺炎、胸膜炎,产生气急、咳嗽、肺底湿啰音等。如脓肿位于肝的下部,可出现上腹部疼痛症状。

(3)局部水肿和压痛:较大的脓肿可出现右下胸、上腹部膨隆,肋间饱满,局部皮肤水肿发亮,肋间隙因皮肤水肿而消失或增宽,局部压痛或叩痛明显。右上腹部可有压痛、肌紧张,有时可扪及增大的肝脏或肿块。

(4)肝增大:肝往往呈弥漫性增大,病变所在部位有明显的局限性压痛及叩击痛。右肋缘下常可扪及增大的肝,下缘钝圆有充实感,质中坚,触痛明显,且多伴有腹肌紧张。部分患者的肝有局限性波动感,少数患者可出现胸腔积液。

(5)慢性病例:慢性期疾病可迁延数月甚至1～2年。患者呈消瘦、贫血和营养性不良性水肿甚至胸腔积液和腹水;如不继发细菌性感染,发热反应可不明显。上腹部可扪及增大坚硬的包块。少数患者由于巨大的肝脓肿压迫胆管或肝细胞损害而出现黄疸。

(四)并发症

1.继发细菌感染

继发细菌感染多见于慢性病例,致病菌以金黄色葡萄球菌和大肠埃希菌多见。患者表现为症状明显加重,体温上升至 40 ℃以上,呈弛张热,白细胞计数升高,以中性粒细胞为主,抽出的脓液为黄色或黄绿色,有臭味,光镜下可见大量脓细胞。但用抗生素治疗难以奏效。

2.脓肿穿破

巨大脓肿或表面脓肿易向邻近组织或器官穿破。向上穿破膈下间隙形成膈下脓肿;穿破膈肌形成脓胸或肺脓肿;也有穿破支气管形成肝-支气管瘘,常突然咳出大量棕色痰,伴胸痛、气促,胸部 X 线检查可无异常,脓液自气管咳出后,增大的肝可缩小;肝右叶脓肿可穿破至心包,呈化脓性心包炎表现,严重时引起心脏压塞;穿破胃时,患者可呕吐出血液及褐色物;肝右下叶脓肿可与结肠粘连并穿入结肠,表现为突然排出大量棕褐色黏稠脓液,腹痛轻,无里急后重症状,肝迅速缩小,X 线显示肝脓肿区有积气影;穿破至腹腔引起弥漫性腹膜炎。Warling 等报道 1122 例阿米巴性肝脓肿,破溃 293 例,其中穿入胸腔 29％,肺 27％,心包 15.3％,腹腔 11.9％,胃 3％,结肠 2.3％,下腔静脉 2.3％,其他 9.25％。国内资料显示,发生破溃的 276 例中,破入胸腔37.6％,肺 27.5％,支气管 10.5％,腹腔 16.6％,其他 7.6％。

3.阿米巴原虫血行播散

阿米巴原虫经肝静脉、下腔静脉到肺,也可经肠道至静脉或淋巴道入肺,双肺呈多发性小脓肿。在肝或肺脓肿的基础上易经血液循环至脑,形成阿米巴性脑脓肿,其病死率极高。

(五)辅助检查

1.实验室检查

(1)血液常规检查:急性期白细胞总数可达$(10\sim20)\times10^9$/L,中性粒细胞在 80％以上,明显升高者应怀疑合并有细菌感染。慢性期白细胞升高不明显。病程长者贫血较明显,红细胞沉降率可增快。

(2)肝功能检查:肝功能多数在正常范围内,偶见谷丙转氨酶、碱性磷酸酶升高,清蛋白下降。少数患者血清胆红素可升高。

(3)粪便检查:仅供参考,因为阿米巴包囊或原虫阳性率不高,仅少数患者的新鲜粪便中可找到阿米巴原虫,国内报道阳性率约为 14％。

(4)血清补体结合试验:对诊断阿米巴病有较大价值。有报道结肠阿米巴期的阳性率为15.5％,阿米巴肝炎期为 83％,肝脓肿期可为 92％～98％,且可发现隐匿性阿米巴肝病,治疗后即可转阴。但由于在流行区内无症状的带虫者和非阿米巴感染的患者也可为阳性,故诊断时应结合具体患者进行分析。

2.超声检查

B 超检查对肝脓肿的诊断有肯定的价值,准确率在 90％以上,能显示肝脓性暗区。同时B 超定位有助于确定穿刺或手术引流部位。

3.X 线检查

由于阿米巴性肝脓肿多位于肝右叶膈面,故在 X 线透视下可见到肝阴影增大,右膈肌抬高,运动受限或横膈呈半球形隆起等征象。有时还可见胸膜反应或积液,肺底有云雾状阴影等。此外,如在 X 线片上见到脓腔内有液气面,则对诊断有重要意义。

4.CT

CT 可见脓肿部位呈低密度区,造影强化后脓肿周围呈环形密度增高带影,脓腔内可有气液平面。囊肿的密度与脓肿相似,但边缘光滑,周边无充血带;肝肿瘤的 CT 值明显高于肝脓肿。

5.放射性核素肝扫描

放射性核素肝扫描可发现肝内有占位性病变,即放射性缺损区,但直径小于 2 cm 的脓肿或多发性小脓肿易被漏诊或误诊,因此仅对定位诊断有帮助。

6.诊断性穿刺抽脓

这是确诊阿米巴肝脓肿的主要证据,可在 B 超引导下进行。典型的脓液呈巧克力色或咖啡色,黏稠无臭味。脓液中查滋养体的阳性率很低(为 3%～4%),若将脓液按每毫升加入链激酶 10 U,在 37 ℃条件下孵育 30 分钟后检查,可提高阳性率。从脓肿壁刮下的组织中,几乎都可找到活动的阿米巴原虫。

7.诊断性治疗

如上述检查方法未能确定诊断,可试用抗阿米巴药物治疗。如果治疗后体温下降,肿块缩小,诊断即可确立。

(六)诊断及鉴别诊断

对中年男性患有长期不规则发热、出汗、食欲缺乏、体质虚弱、贫血、肝区疼痛、肝增大并有压痛或叩击痛,特别是伴有痢疾史时,应疑为阿米巴性肝脓肿。但缺乏痢疾史,也不能排除本病的可能性,因为 40%阿米巴肝脓肿患者可无阿米巴痢疾史,应结合各种检查结果进行分析。应与以下疾病相鉴别。

1.原发性肝癌

同样有发热、右上腹痛和肝大等,但原发性肝癌常有传染性肝炎病史,并且合并肝硬化占 80%以上,肝质地较坚硬,并有结节。结合 B 超检查、放射性核素肝扫描、CT、肝动脉造影及 AFP 检查等,不难鉴别。

2.细菌性肝脓肿

细菌性肝脓肿病程急骤,脓肿以多发性为主,且全身脓毒血症明显,一般不难鉴别(表 10-1)。

表 10-1　细菌性肝脓肿与阿米巴性肝脓肿的鉴别

鉴别点	细菌性肝脓肿	阿米巴性肝脓肿
病史	常先有腹内或其他部位化脓性疾病,但近半数不明	40%～50%有阿米巴痢疾或"腹泻"史
发病时间	与原发病相连续或隔数天至 10 天	与阿米巴痢疾相隔 1～2 周,数月至数年
病程	发病急并突然,脓毒症状重,衰竭发生较快	发病较缓,症状较轻,病程较长
肝	肝增大一般不明显,触痛较轻,一般无局部隆起,脓肿多发者多	增大与触痛较明显,脓肿多为单发且大,常有局部隆起
血液检查	白细胞和中性粒细胞计数显著增高,少数血细菌培养阳性	血细胞计数增高不明显,血细菌培养阴性,阿米巴病血清试验阳性
粪便检查	无溶组织阿米巴包囊或滋养体	部分患者可查到溶组织内阿米巴滋养体
胆汁	无阿米巴滋养体	多数可查到阿米巴滋养体

鉴别点	细菌性肝脓肿	阿米巴性肝脓肿
肝穿刺	黄白或灰白色脓液能查到致病菌,肝组织为化脓性病变	棕褐色脓液可查到阿米巴滋养体,无细菌,肝组织可有阿米巴滋养体
试验治疗	抗阿米巴药无效	抗阿米巴药有效

3.膈下脓肿

膈下脓肿常继发于腹腔继发性感染,如溃疡病穿孔、阑尾炎穿孔或腹腔手术之后。本病全身症状明显,但腹部体征轻;X线检查肝向下推移,横膈普遍抬高和活动受限,但无局限性隆起,可在膈下发现液气面;B超提示膈下液性暗区而肝内则无液性区;放射性核素肝扫描不显示肝内有缺损区;MRI检查在冠状切面上能显示位于膈下与肝间隙内有液性区,而肝内正常。

4.胰腺脓肿

本病早期为急性胰腺炎症状。脓毒症状之外可有胰腺功能不良,如糖尿、粪便中有未分解的脂肪和未消化的肌纤维。肝增大亦甚轻,无触痛。胰腺脓肿时膨胀的胃挡在病变部前面。B超扫描无异常所见,CT可帮助定位。

(七)治疗

本病的病程长,患者的全身情况较差,常有贫血和营养不良,故应加强营养和支持疗法,给予高糖类、高蛋白、高维生素和低脂肪饮食,必要时可补充血浆及蛋白,同时给予抗生素治疗,最主要的是应用抗阿米巴药物,并辅以穿刺排脓,必要时采用外科治疗。

1.药物治疗

(1)甲硝唑:为首选治疗药物,视病情可给予口服或静脉滴注,该药疗效好,毒性小,疗程短,除妊娠早期均可适用,治愈率70%～100%。

(2)依米丁:由于该药毒性大,目前已很少使用。对阿米巴滋养体有较强的杀灭作用,可根治肠内阿米巴慢性感染。本品毒性大,可引起心肌损害、血压下降、心律失常等。此外,还有胃肠道反应、肌无力、神经疼痛、吞咽和呼吸肌麻痹。故在应用期间,每天测量血压。若发现血压下降应停药。

(3)氯喹:本品对阿米巴滋养体有杀灭作用。口服后肝内浓度高于血液200～700倍,毒性小,疗效佳,适用于阿米巴性肝炎和肝脓肿。成人口服第1、第2天每天0.6 g,以后每天服0.3 g,3～4周为1个疗程,偶有胃肠道反应、头痛和皮肤瘙痒。

2.穿刺抽脓

经药物治疗症状无明显改善者,或脓腔大或合并细菌感染病情严重者,应在抗阿米巴药物应用的同时,进行穿刺抽脓。穿刺应在B超检查定位引导下和局部麻醉后进行,取距脓腔最近部位进针,严格无菌操作。每次尽量吸尽脓液,每隔3～5天重复穿刺,穿刺术后应卧床休息。如合并细菌感染,穿刺抽脓后可于脓腔内注入抗生素。近年来也加用脓腔内放置塑料管引流,收到良好疗效。患者体温正常,脓腔缩小为5～10 mL后,可停止穿刺抽脓。

3.手术治疗

常用术式有两种。

(1)切开引流术:下列情况可考虑该术式。①经抗阿米巴药物治疗及穿刺抽脓后症状无改善者。②脓肿伴有细菌感染,经综合治疗后感染不能控制者。③脓肿穿破至胸腔或腹腔,并发脓胸或腹膜炎者。④脓肿深在或由于位置不好不宜穿刺排脓治疗者。⑤左外叶肝脓肿,抗阿米巴药物治疗不见效,穿刺易损伤腹腔脏器或污染腹腔者。在切开排脓后,脓腔内放置多孔乳胶引流管或双套管持续负压吸引。引流管一般在无脓液引出后拔除。

(2)肝叶切除术:对慢性厚壁脓肿,引流后腔壁不易塌陷者,遗留难以愈合的无效腔和窦道者,可考虑做肝叶切除术。手术应与抗阿米巴药物治疗同时进行,术后继续抗阿米巴药物治疗。

(八)预后

本病预后与病变的程度、脓肿大小、有无继发细菌感染或脓肿穿破及治疗方法等密切相关。根据国内报道,抗阿米巴药物治疗加穿刺抽脓,病死率为 7.1%,但在兼有严重并发症时,病死率可增加 1 倍多。本病是可以预防的,主要在于防止阿米巴痢疾的感染。只要加强粪便管理,注意卫生,对阿米巴痢疾进行彻底治疗,阿米巴肝脓肿是可以预防的;即使进展到阿米巴肝炎期,如能早期诊断、及时彻底治疗,也可预防肝脓肿的形成。

(林建波)

第三节 肝棘球蚴病

一、概述

肝棘球蚴病是由棘球蚴绦虫(犬绦虫)的蚴虫(棘球蚴)侵入肝脏而引起的寄生虫性囊性病变,为牧区常见的人畜共患的寄生虫病,分为单房性肝棘球蚴病(包虫囊肿)和泡状棘球蚴病(滤泡型肝肝棘球蚴病)两类。前者多见,分布广泛,多见于我国西北和西南牧区。本病可发生于任何年龄和性别,但以学龄前儿童最易感染。当人食用被虫卵污染的水或食物,即被感染。棘球蚴可在人体各器官生长,但以肝脏受累最为常见,约占 70%,其次为肺(约 20%)。

二、病因及流行病学

肝棘球蚴病是一种人畜共患病,在我国西部牧区及相邻地区流行,且历史悠久,因为发病缓慢,常常得不到重视和及时治疗,严重威胁人民健康,在中国五大牧区之一的新疆,肝棘球蚴病分布全区。人群肝棘球蚴病患病率为 0.6%～5.2%。本病可发生于任何年龄及性别,但最常见的为 20～40 岁的青壮年,男女发病率差异不大。

三、病理及病理生理学

棘球蚴绦虫(犬绦虫)最主要的终宿主是犬,中间宿主主要为羊、牛、马,人也可以作为中间宿主。成虫寄生于犬的小肠上段,以头节上的吸盘和小钩固着小肠黏膜上,孕节或虫卵随粪便排出,污染周围环境,如牧场、畜舍、土壤、蔬菜、水源及动物皮毛等,孕节或虫卵被人或多种食草类家畜等中间宿主吞食后,在小肠中卵内六钩蚴孵出,钻入肠壁血管,随血液循环至肝、肺等器官,经 5 个月左右逐渐发育为棘球蚴。棘球蚴生长缓慢,需 5～10 年才达到较大程度。棘球蚴的大小和发育程度不同,囊内原头蚴的数量也不等,可由数千至数万,甚至数百万个。原头蚴在中间宿主体内播散会形成新的棘球蚴,进入终宿主体内则可发育为成虫。

六钩蚴在其运行中可引起一过性的炎性改变,其主要危害是形成包虫囊,包虫囊最常定位于肝。其生长缓慢,五到数十年可达到巨大。包虫囊周围有类上皮细胞、异物巨细胞、嗜酸粒细胞浸润及成纤维细胞增生,最终形成纤维性包膜(外囊)。包虫囊囊壁分为两层,内层为生发层,有单层或多层的生发细胞构成,有很强的繁殖能力。生成层细胞增生,形成无数的小突起,为生发囊,其内含有头节。生发囊脱落于囊中称为子囊。包虫囊壁的外层为角质层,呈白色半透明状,如粉皮,具有吸收营养及保护生发层的作用,镜下红染平行的板层状结构,包虫囊内含无色或微黄色体液,液量可达数千毫升,甚至 20 000 mL。囊液中的蛋白质含有抗原体。囊壁破裂后可引起局部变态反应,严重者可发生过敏性休克。包虫囊肿由于退化、感染等,囊可以逐渐吸收变为胶冻样,囊壁可发生钙化。

泡状棘球蚴病较少见,主要侵犯肝脏。其虫体较短,泡状蚴不形成大囊泡,而成海绵状,囊周不形成纤维包膜,与周围组织分界不清,囊泡内为豆腐渣样蚴体碎屑和小泡,囊泡间的肝组织常发生凝固性坏死,病变周围肝组织常有肝细胞萎缩、变性、坏死及淤胆现象。最终可致肝硬化、门静脉高压和肝功能衰竭。

四、临床表现

(一)症状

患者常有多年病史,就诊年龄以 20~40 岁居多。早期症状不明显,可仅仅表现为肝区及上腹部不适,或因偶尔发现上腹部肿块始引起注意,较难与其他消化系统疾病相鉴别。随着肿块增大压迫胃肠道时,可出现上腹部肿块、肝区的轻微疼痛、坠胀感、上腹部饱胀及食欲减退、恶心、呕吐等症状;当肝包虫囊肿压迫胆管时,出现胆囊炎、胆管炎及阻塞性黄疸等;压迫门静脉可有脾肿大、腹水。出现毒性和变态反应时表现为消瘦、体重下降、皮肤瘙痒、荨麻疹、血管神经性水肿等,甚至过敏性休克。

肝肝棘球蚴病主要的并发症有二:一是囊肿破裂;二是继发细菌感染。包虫囊肿可因外伤或误行局部穿刺而破入腹腔,突然发生腹部剧烈疼痛、腹部肿块骤然缩小或消失,伴有皮肤瘙痒、荨麻疹、胸闷、恶心、腹泻等变态反应,严重时发生休克。溢入腹腔内的生发层、头节、子囊经数月后,又逐渐发育成多发性包虫囊肿。若囊肿破入肝内胆管,由于破碎囊膜或子囊阻塞胆道,合并感染,可反复出现寒热、黄疸和右上腹绞痛等症状。有时粪便内可找到染黄的囊膜和子囊。继发细菌感染时,主要为细菌性肝脓肿的症状,表现为起病急、寒战、高热、肝区疼痛等。但因有厚韧的外囊,故全身中毒症状一般较轻。囊肿可破入胸腔,表现为脓胸,比较少见。

(二)体征

早期体征较少。肝包虫囊肿体积增大,腹部检查可见到右肋缘稍膨隆或上腹部有局限性隆起。囊肿位于肝上部,可将肝向下推移,可触及肝脏;囊肿如在肝下缘,则可扪及与肝相连的肿块,肿块呈圆形,表面光滑,边界清楚,质坚韧,有弹性感,随呼吸上下移动,一般无压痛。叩之震颤即包虫囊肿震颤征;囊肿压迫胆道或胆道内种植时,可出现黄疸;囊肿压迫门静脉和下腔静脉,可出现腹水、脾肿大和下肢水肿等。囊肿破裂入腹腔,则有腹膜炎的体征。

五、辅助检查

(一)实验室检查

(1)嗜酸粒细胞计数:升高,通常为 4％～12％。囊肿破裂尤其是破入腹腔者,嗜酸粒细胞显著升高,有时可达 30％以上。

(2)包虫囊液皮内实验(Casoni 试验):是用手术中获得的透明的包虫囊液,滤去头节,高压灭菌后作为抗原,一般用 1∶(10～100)等渗盐水稀释液 0.2 mL 做皮内注射,形成直径为 0.3～0.5 cm 的皮丘,15 分钟后观察结果。皮丘扩大或周围红晕直径超过 2 cm 者为阳性。如在注射 6～24 小时后出现阳性反应者为延迟反应,仍有诊断价值,阳性者提示该患者感染包虫。本试验阳性率可达 90％～93％,泡状棘球蚴病阳性率更高。囊肿破裂或并发感染时阳性率增高;包囊坏死或外囊钙化可转为阴性;手术摘除包囊后阳性反应仍保持 2 年左右。肝癌、卵巢癌及结核包块等可有假阳性。

(3)补体结合试验:阳性率为 80％～90％,若棘球蚴已死或包虫囊肿破裂,则此试验不可靠。但此法有助于判断疗效。切除囊肿 2～6 个月后,此试验转为阴性。如手术一年后补体结合试验仍呈阳性,提示体内仍有包虫囊肿残留。

(4)间接血凝法试验:特异性较高,罕见假阳性反应,阳性率为 81％,摘除包囊 1 年以上,常转为阴性。可借此判定手术效果及有无复发。

(5)ABC-ELISA 法:即亲和素-生物素-酶复合物酶联免疫吸附试验,特异性和敏感性均较好。

(6)Dot-ELISA 法:操作简单,观察容易,适合基层使用。

(二)影像学检查

(1)X 线检查:可显示为圆形、密度均匀、边缘整齐的阴影,或有弧形钙化囊壁影。肝顶部囊肿可见到横膈抬高,活度受限,亦可有局限性隆起,肝影增大。位于肝前下部的囊肿,胃肠道钡餐检查可显示胃肠道受压移位。

(2)B 超:表现为液性暗区,边缘光滑,界限清晰,外囊壁肥厚钙化时呈弧形强回声并伴有声影有时暗区内可见漂浮光点反射。超声波检查可清楚地显示并确定囊肿的部位、大小及其与周围组织的关系,有时可发现子囊的反射波。对肝肝棘球蚴病有重要的诊断意义,也是肝包虫囊肿的定位诊断方法。对肝泡状棘球蚴病需要结合病史及 Casoni 试验进行诊断。

(3)CT:可明确显示囊肿大小、位置及周围器官有无受压等。

六、诊断

本病主要依据疫区或动物接触史及临床表现做出诊断,棘球蚴对人体的危害以机械损害为主。由于其不断生长,压迫周围组织器官,引起细胞萎缩、死亡。同时,因棘球蚴液溢出或渗出,可引起过敏性反应。症状重、体征少是其主要特点。

凡有牧区居住或与狗、羊等动物接触史者,上腹部出现缓慢生长的肿瘤而全身情况良好的患者,应考虑本病的可能性。凡是怀疑有肝肝棘球蚴病的患者,严禁行肝穿刺,因囊中内压升高,穿刺容易造成破裂和囊液外溢,导致严重的并发症。

诊断需注意以下几点。

(一)病史及体征

早期临床表现不明显,往往不易发觉。在询问病史时应了解患者居住地区,是否有与狗、羊等接触史,除以上临床症状,体征外,需进行以下检查。

(二)X 线检查

肝顶部囊肿可见到横膈升高,活动度受限,亦可有局限性隆起,肝影增大。有时可显示圆形,密度均匀,边缘整齐的阴影,或有弧形囊壁钙化影。

(三)包虫皮内试验(Casoni)试验

为肝包虫的特异性试验,阳性率达 $90\%\sim95\%$,有重要的诊断价值。肝癌、卵巢癌及结核包块等曾见有假阳性。

(四)超声波检查

能显示囊肿的大小和所在的部位,有时可发现子囊的反射波。

(五)同位素肝扫描

可显示轮廓清晰的占位性病变。

七、鉴别诊断

肝包虫囊肿诊断确定后,应同时检查其他部位尤其是肺有无包虫囊肿的存在。本病主要与以下疾病鉴别。

(一)肝脓肿

细菌性肝脓肿常继发于胆道感染或其他化脓性疾病,多起病急骤,全身中毒症状重,寒战、高热,白细胞明显升高,血细菌培养可阳性。阿米巴肝脓肿多继发于阿米巴痢疾后,起病较慢,全身中毒轻,常有不规则发热及盗汗,如无继发感染,血培养阴性,而脓液为特征性的棕褐色,无臭味,镜检可找到阿米巴滋养体。

(二)原发性肝癌

早期可仅有乏力、腹胀及食欲减退,难以鉴别,但进行性消瘦为其特点之一,同时常有肝区持续性钝痛、刺痛或胀痛。追问既往病史很重要,肝肝棘球蚴病常有流行区居住史。血清甲胎蛋白(AFP)测定有助于诊断。

(三)肝海绵状血管瘤

瘤体较小时可无任何症状,增大后常表现为肝大压迫邻近器官,引起上腹部不适、腹痛及腹胀等,多无发热及全身症状。通过 B 超、肝动脉造影、CT、MRI 或放射性核素肝血池扫描等检查,不难诊断。

(四)非寄生虫性肝囊肿

有先天性、创伤性、炎症性及肿瘤性之分。以先天性多见,多发者又称多囊肝。早期无症状,囊肿增大到一定程度,可产生压迫症状。B 超可作为首选的诊断及鉴别方法。

八、治疗

肝肝棘球蚴病的治疗目前仍以外科手术为主,对不适合手术者,可行药物治疗。

(一)非手术治疗

1.应用指征

早期较小、不能外科手术治疗或术后复发经多次手术不能根治的棘球蚴,也可作为防止播散于手术前应用。

2.药物选择及方法

可试用阿苯达唑每次 400～600 mg,每天 3 次,21～30 天为一个疗程;或甲苯达唑,常用剂量200～400 mg/d,21～30 天为一个疗程,持续 8 周,此药能通过弥散作用透入包虫囊膜,对棘球蚴的生发细胞、育囊和头节有杀灭作用,长期服药可使包虫囊肿缩小或消失,囊肿萎陷和完全钙化率 40%～80%。新的苯丙咪唑药物丙硫哒唑更容易被胃肠道吸收,对细粒棘球蚴合并感染的病例更有效。常用剂量200～400 mg/d,共 6 周。也可选用吡喹酮等药物治疗。

3.PAIR 疗法

在超声波引导下穿刺－抽吸－灌洗－再抽吸方法,疗效显著。

(二)手术治疗

手术治疗是肝包虫囊肿主要的治疗方法,可根据囊肿有无并发症而采用不同的手术方法。为了预防一旦在术中发生囊肿破裂,囊液溢入腹腔引起过敏性休克,可在术前静脉滴注氢化可的松 100 mg。

1.手术原则

彻底清除内囊,防止囊液外溢,消除外囊残腔和预防感染。

2.手术方法

(1)单纯内囊摘除术。①适应证:适用于无并发症(即囊肿感染和囊肿破裂)者。②手术要点:显露包虫囊肿后,用碘伏纱布或厚纱布垫将手术区与切口和周围器官隔离,以免囊内容物污染腹腔导致过敏性休克。用粗针头穿刺囊肿抽尽囊液,在无胆瘘的情况下,向囊内注入 30% 氯化钠溶液或 10% 的甲醛溶液,保留 5 分钟,以杀死头节,如此反复 2～3 次,抽空囊内液体(注:上述溶液也可用碘伏溶液代替)。如囊内液体黏稠,可用刮匙刮除。然后切开外囊壁,取尽内囊,并用浸有 30% 氯化钠溶液或 10% 甲醛溶液的纱布擦抹外囊壁,以破坏可能残留的生发层、子囊和头节,再以等渗盐水冲洗干净。最后将外囊壁内翻缝合。如囊腔较大,不易塌陷,可将大网膜填入以消灭囊腔。

(2)内囊摘除加引流术。①适应证:包虫囊肿合并感染或发生胆瘘。②手术要点:在内囊摘除的基础上,在腔内置多孔或双套管负压吸引引流。如感染严重,残腔大,引流量多,外囊壁厚而不易塌陷时,可在彻底清除内囊及内容物后,行外囊与空肠侧 Y 形吻合建立内引流。③注意事项:引流的同时应用敏感抗生素;当引流量减少、囊腔基本消失后开始拔管。

(3)肝切除术。①适应证:单发囊肿体积巨大、囊壁坚厚或钙化不易塌陷,局限于半肝内,而且患侧肝组织已萎缩;限于肝的一叶、半肝内的多发性囊肿和肝泡状棘球蚴病者;引流后囊腔经久不愈,遗留瘘管;囊肿感染后形成厚壁的慢性囊肿。②手术方法:根据囊腔的位置和大小,可考虑做肝部分切除或肝叶切除。

(4)囊肿并发破裂后的处理:囊肿破裂后所产生的各种并发症或同时伴有门静脉高压者,也称为复杂性囊肿。此时处理原则是首先治疗并发症,应尽量吸除腹腔内的囊液和囊内容物,并放置橡胶管引流盆腔数天。然后,根据病情针对肝包虫囊肿进行根治性手术。对囊肿破入胆管内伴有胆道梗阻的患者,应切开胆总管,清除包虫囊内容物,并做胆总管引流。术中应同时探查并处理肝包虫囊肿。

3.术后并发症及处理

(1)胆瘘:囊液呈黄色者表示存在胆瘘,应将其缝合,并在缝合外囊壁残腔的同时,在腔内置多孔或双套管引流。

(2)继发性棘球蚴病：多由手术残留所致，可再次手术或改用药物治疗。

(3)遗留长期不愈的窦道：可行窦道造影，了解窦道的形态、走向及与病灶的关系，行肝部分切除或肝叶切除。

（李步军）

第四节　门静脉高压症

一、临床表现

门静脉高压症可发生于任何年龄，多见于30～60岁的中年男性。病因中以慢性肝炎为最常见，在我国占80%以上，其他病因有血吸虫病、长期酗酒、药物中毒、自身免疫性疾病和先天异常等。其临床表现包括两方面：一是原发疾病本身如慢性肝炎、肝硬化或血吸虫病引起的虚弱乏力、食欲缺乏、嗜睡等。另一类是门静脉高压所引起的，如脾肿大和脾功能亢进、呕血黑便及腹水等。

（一）症状

1.脾大和脾功能亢进

所有门静脉高压症患者都有不同程度的脾大。体检时，多数可在肋缘下扪及脾脏，严重者脾下极可达脐水平以下。随着病情进展，患者均伴有脾功能亢进症状，出现反复感染、牙龈及鼻出血、皮下瘀点、瘀斑、女性月经过多和头晕乏力等症状。

2.黑便和（或）呕血

所有患者均有食管胃底静脉曲张，其中50%～60%可在一定诱因下发生曲张静脉破裂出血。诱因有胃酸反流、机械性损伤和腹压增加。出血的表现形式可以是黑便、柏油样便，也可以是呕血伴黑便，这与出血量和出血速度相关。如出血量大、速度快，大量血液来不及从胃排空，即可发生呕血伴黑便，出血量特大时，可呕吐鲜血伴血块，稀血便也呈暗红色。少量的出血可以通过胃肠道排出而仅表现为黑便。由于食管胃底交通支特殊的位置和组织结构，以及肝功能损害使凝血酶原合成障碍，脾功能亢进使血小板计数减少，因此出血自止困难。

出血早期可出现脉搏加快、血压下降等血容量不足的表现，如不采取措施或者出血速度极快，患者很快就进入休克状态。组织灌注不足、缺氧等可使肝功能进一步损害，最终导致肝性脑病。据冷希圣统计，上消化道大出血是门静脉高压症死亡的主要原因之一，占42%。首次大出血的病死率为19.3%，再次出血的病死率为58%。而一旦发生出血，1年内再出血率可达70%，2年内接近100%。

3.腹水

1/3患者有腹水。腹水的产生往往提示肝功能失代偿，出血、感染和手术创伤可以加重腹水。少量腹水时患者可以没有症状，大量腹水时患者出现腹胀、气急、下肢水肿和尿少等症状，合并感染时会出现腹膜炎征象。如果通过保肝、利尿和休养等措施使腹水得以消退，说明肝功能有部分代偿能力。有些患者的腹水治疗后亦难消退，即所谓难治性腹水，提示预后不佳。

(二)体征

患者一般营养不良,可有慢性肝病的征象如面色晦暗、巩膜黄染、肝掌、蜘蛛痣、男性乳房发育和睾丸萎缩。腹部检查可见前腹壁曲张静脉,程度不一,严重者呈蚯蚓样,俗称"水蛇头"。肝右叶不肿大,肝左叶可在剑突下扪及,质地硬,边缘锐利,形态不规则。脾脏肿大超过左肋缘,严重者可达脐下。肝浊音界缩小,移动性浊音阳性。部分患者下肢有指压性水肿。

二、检查

(一)实验室检查

1.血常规

脾功能亢进时全血细胞计数均减少,其中白细胞和血小板计数下降最早,程度重。前者可降至 $3×10^9/L$ 以下,后者可降至 $30×10^9/L$ 以下。红细胞计数减少往往出现较晚,程度较轻。

2.肝功能

门静脉高压症患者的肝功能均有不同程度异常,表现为总胆红素升高、清蛋白降低、球蛋白升高、白球蛋白比例倒置、凝血酶原时间延长、转氨酶升高等。肝炎后和酒精性肝硬化的肝功能异常往往比血吸虫性肝硬化严重。

3.免疫学检查

肝硬化时血清 IgG、IgA、IgM 均可升高,一般以 IgG 升高为最显著,可有非特异性自身抗体,如抗核抗体、抗平滑肌抗体等。乙肝患者的乙肝病毒标记可阳性,同时应检测 HBsAg、HbcAb IgM 和 IgG、HbeAg、HbeAb 和 HBV-DNA,了解有无病毒复制。丙肝患者的抗 HCV 抗体阳性。乙肝合并丁肝患者抗 HDV 阳性。

肝活检虽然可以明确肝硬化的病因和程度,肝炎的活动性,但是无法了解门静脉高压的严重程度,而且可能引起出血、胆漏,存在一定的风险,应该慎用。

(二)特殊检查

1.食管吞钡 X 线检查

钡剂充盈时,曲张静脉使食管轮廓呈虫蚀状改变;排空时,曲张静脉表现为蚯蚓样或串珠样负影。此项检查简便而安全,容易被患者接受。但是它仅能显示曲张静脉的部位和程度,无法判断出血的部位,对上消化道出血的鉴别诊断有一定的局限性。

2.内镜检查

内镜已经广泛应用于食管静脉曲张检查,基本取代吞钡 X 线检查,成为首选。过去认为内镜检查容易引起机械性损伤,诱发曲张静脉破裂出血。随着内镜器械的更新换代和操作技术的熟练,对有经验的内镜医师而言这种风险已经很小。内镜检查可观察食管胃底曲张静脉的范围、大小和数目,观察曲张静脉表面黏膜有无红色条纹、樱红色斑或血泡样斑,这些改变统称为红色征,红色征往往预示着患者出血的风险明显加大。急症情况下内镜可清楚、直观地观察出血部位,有条件时,可对曲张静脉进行硬化剂注射或者套扎。同时,内镜可深入胃及十二指肠,了解有无出血病灶,有很好的鉴别诊断价值。

3.腹部超声检查

B 超可以显示肝的大小、密度、质地及有无占位,脾脏大小,腹水量。彩色多普勒超声可以显示门静脉系统血管的直径、血流量、血流方向、有无血栓以及侧支血管开放程度。

4.磁共振门静脉系统成像（MRA）检查

可以整体地、三维显示肝血管系统、门静脉系统、侧支血管分布位置、肾血管及肾功能状态，具有无创、快捷、准确和直观等优点，对门静脉高压症的手术决策有重要的指导作用。MRA 结合多普勒超声已经成为门静脉高压症的术前常规检查项目。

5.CT 检查

CT 结合超声检查可以了解肝体积、密度及质地，腹水量，有助于判断患者对手术的耐受力和预后，但更重要的是排除可能同时存在的原发性肝癌。

三、诊断

详细询问病史以了解病因。例如有无血吸虫病、病毒性肝炎、酗酒或者药物中毒等引起肝硬化的病史；有无腹部外伤、手术、感染或者晚期肿瘤等可能引起门静脉炎症、栓塞或外在压迫的因素。询问上消化道出血的情况，主要是出血的时间、程度、次数、频度和治疗措施。有无输血史。了解有无脾功能亢进的表现，如贫血、经常感冒、牙龈和皮下出血、月经量多等。了解是否有过腹水的表现，如腹胀、食欲缺乏、乏力和下肢水肿等。

体检时注意营养状况，有无贫血貌、黄疸、肝掌、蜘蛛痣、腹壁脐周静脉曲张、肝脾大及腹水等。

对于血常规变化不完全符合脾功能亢进者，必要时需行骨髓穿刺涂片检查，以除外骨髓造血功能障碍。按照 Child 标准或者国内标准对肝功能检查指标进行分级，以评价患者的肝功能储备。病原学检查时应同时检测甲胎蛋白以除外伴发肝癌的可能。

影像学检查可显示肝、脾、门静脉系统的改变，内镜检查可显示食管胃底曲张静脉的情况，两者结合可为门静脉高压症提供一幅三维图像。这既有助于明确诊断，又可为制订治疗方案提供参考。

如有典型的病史，结合实验室检查、影像学检查和内镜检查，门静脉高压症的诊断均可确立。

四、鉴别诊断

（一）上消化道出血

凡遇急性上消化道出血患者，首先要鉴别出血的原因及部位，除了曲张静脉破裂出血以外，常见原因还有胃癌和胃十二指肠溃疡。

从病史上分析，胃癌好发于老年患者，多数有较长时间的中上腹隐痛不适、食欲缺乏、呕吐和消瘦。门静脉高压症好发于中年患者，有较长的肝炎、血吸虫病或者酗酒病史，表现为面色晦暗、肝掌、蜘蛛痣、腹壁静脉曲张、脾大和腹水。溃疡病好发于青年患者，季节变化易发，多数有空腹痛、嗳气和反酸等典型症状。从出血方式和量上分析，溃疡病和胃癌的出血量少，速度慢，以黑便为主，药物治疗有效。曲张静脉破裂的出血量大，速度快，以呕吐鲜血为主，同时伴有暗红色血便，药物治疗往往无效。

内镜检查对于急性上消化道出血的鉴别诊断很有价值，它既能及时地查明出血部位，进而明确出血原因，也能做应急止血治疗。值得注意的是，在门静脉高压症伴上消化道出血的患者中，有 25% 不是因为曲张静脉破裂，而是门脉高压性胃黏膜病变（PHG）或者胃溃疡。这些患者常合并有反流性胃炎，同时胃黏膜淤血、缺氧，从而导致胃黏膜糜烂出血。

如果情况不允许做内镜检查，可采用双气囊三腔管压迫法来帮助鉴别诊断。如经气囊填塞压迫后出血停止，胃管吸引液中不再有新鲜血液，可确定为食管胃底曲张静脉破裂出血。三腔管压迫同时也可用来暂时止血，避免患者失血过多，为下一步治疗争取时间。

(二)脾大和脾功能亢进

许多血液系统疾病也可能有脾大、周围血全血细胞减少等情况，但这些患者无肝炎病史，肝功能正常，内镜和影像学检查也没有门静脉压力增高的征象，一般容易鉴别。鉴别困难时可行骨髓穿刺涂片或活检。

(三)腹水

肝硬化腹水需要与肝静脉阻塞综合征、缩窄性心包炎、恶性肿瘤以及腹腔炎症(特别是结核性腹膜炎)引起的腹水作鉴别。除了典型的病史和体征以外，影像学检查是很好的鉴别方法。绝大多数可借此得到明确的诊断。如果怀疑是恶性肿瘤和炎症引起的腹水，还可通过腹腔穿刺抽液来获得直接证据。

五、治疗

肝硬化的病理过程是难以逆转的，由肝硬化引起的门静脉高压症也是无法彻底治愈的。外科治疗只是针对其所引起的继发症状，如食管胃底静脉曲张、脾肿大和脾功能亢进、腹水而进行。其中又以防治食管胃底曲张静脉破裂出血为最主要的任务，目的是为了暂时挽救患者的生命，延缓肝功能的衰竭。本节主要介绍这方面的内容。

根据食管胃底曲张静脉破裂出血的自然病程，预防和控制上消化道出血的治疗包括3个层次：①预防首次出血，即初级预防；②控制活动性急性出血；③预防再出血，后两项称为次级预防。

(一)预防首次出血

药物是预防曲张静脉出血的重要方法。首选非选择性β受体阻滞剂，如普萘洛尔、纳多洛尔及噻吗洛尔等，这类药物的作用机制是：①通过$β_1$受体阻滞减少心排出量，反射性引起脾动脉收缩，减少门静脉血流量；②通过$β_2$受体阻滞，促进内脏动脉收缩，减少门静脉血流量；③直接作用于门静脉侧支循环，降低食管、胃区域的血流量。研究证实给予足量非选择性β受体阻滞剂后门静脉压力可降低20%~30%，奇静脉压力可降低30%，首次出血的相对风险降低45%~50%，绝对风险降低10%。目前临床常用的是普萘洛尔，10~20 mg，一天2次，每隔1~3天增加原剂量的50%使之达到有效浓度。目标是使静息时心率下降到基础心率的75%或达50~60次/分，然后维持治疗至少1个月。可长期用药，根据心率调整剂量。普萘洛尔的禁忌证包括窦性心动过缓、支气管哮喘、慢性阻塞性肺部疾病、心力衰竭、低血压、房室传导阻滞及胰岛素依赖性糖尿病等。

扩血管药物如硝酸酯类也能降低门静脉和侧支循环的阻力，从而降低门静脉压力。但没有证据表明其在降低首次出血发生率和病死率方面的优势。所以，目前不主张单独或联合使用硝酸酯类药物来预防首次出血。

内镜治疗也可以用于预防首次出血。相比硬化剂治疗，套扎治疗根除曲张静脉快，并发症少，疗效优于药物治疗，因此可推荐使用。

是否需要行手术以预防首次出血，目前还存在争议。大量统计数据表明，肝硬化患者中约有40%存在食管胃底静脉曲张，而其中50%~60%可能并发大出血。这说明有食管胃底静脉曲张的患者不一定会发生大出血。临床上还看到，部分从未出血的患者在预防性手术后反而发生出血。另外，肝炎后肝硬化患者的肝功能损害都比较严重，手术也会给他们带来额外负担，因此一般不主张做预防性手术。

（二）控制活动性急性出血

食管胃底曲张静脉破裂出血的特点是来势迅猛，出血量大，如不及时治疗很快就会危及生命。因此，处理一定要争分夺秒，不一定非要等待诊断明确。

1.初步处理

包括维持循环、呼吸功能和护肝疗法 3 个方面。在严密监测血压、脉搏和呼吸的同时，应立即补液、输血，防止休克。如果收缩压低于 10.7 kPa（80 mmHg），估计失血量已达 800 mL 以上，应快速输血。补液、输血时应该注意：①切忌过量输血，由于肝硬化患者均存在水钠潴留，血浆容量比正常人高，过多的输注反而会导致门静脉压力增高而再出血。因此，在补充丧失量时只需维持有效循环或使血细胞比容维持在 30％即可。②以输注 24 小时内新鲜血为宜，由于肝硬化患者缺乏凝血因子并伴有纤溶系统异常，血小板计数也明显减少，大量输注库存血会加重凝血功能障碍。另外，肝硬化患者红细胞内缺乏具有将氧转运到组织能力的 2,3-双磷酸甘油酸，而库存血中此物质也呈进行性降低，因此新鲜血不但能纠正凝血功能障碍，而且还能改善组织的氧供。如果无条件输注新鲜血，可在输血的同时加输适量新鲜血浆及血小板。③避免或少用含盐溶液，因为肝硬化患者存在高醛固酮血症，水钠潴留，含盐溶液会促进腹水的形成。

出血时应维持呼吸道的通畅，给氧。有大量呕血时应让患者头侧转，防止误吸导致窒息。年老体弱、病情危重者可考虑呼吸机维持呼吸。

出血时应给予护肝药物，改善肝功能。忌用任何对肝肾有损害的药物，如镇静剂、氨基糖苷类抗生素。出血时容易并发肝性脑病，原因有血氨升高、脑缺氧、低钾血症和过量使用镇静剂等，而血氨升高是主要原因。因此，预防肝性脑病除了积极改善肝血供以外，可给予高浓度葡萄糖液和大量维生素，必要时还可加用脱氨药物如乙酰谷氨酰胺与谷氨酸盐，以及左旋多巴（对抗假性神经递质制剂）。支链氨基酸对维持营养和防治肝性脑病有重要价值。同时清除肠道内积血。为抑制肠道细菌繁殖以减少氨的形成和吸收，可经胃管或三腔管用低温盐水灌洗胃腔内积血。然后用 50％硫酸镁 60 mL 加新霉素 4 g 由胃管内注入，亦可口服 10％甘露醇溶液导泻或盐水溶液灌肠。忌用肥皂水灌肠，因碱性环境有利于氨的吸收，易诱发肝性脑病。半乳糖苷-果糖口服或灌肠也可减少氨的吸收，还可以促进肠蠕动，加快肠道积血的排出。

由于呕吐（吐血）、胃肠减压及冲洗，患者容易出现低钾血症和代谢性碱中毒。使用利尿剂也可增加尿钾的丢失，加重碱中毒。两者共同作用既可以阻碍氧向组织中释放，又可增加氨通过血-脑屏障的能力，加重肝功能的损害，诱发肝性脑病。因此，应密切监测血气分析和电解质，及时纠正低钾血症和代谢性碱中毒。

2.止血治疗

（1）药物止血：门静脉压力的高低取决于门静脉血流量的多少，以及肝内和门体间侧支循环的压力高低这两个因素。门静脉血流量取决于心排血量和内脏小动脉的张力。血管收缩剂和血管扩张剂是经常使用的两类止血药物，前者选择性作用于内脏血管床，通过减少门静脉血流量直接降低门静脉压力，而后者是通过减小门静脉和肝血窦的阻力来降低门静脉压力，两类药物联合应用可以最大限度地达到降压的目的。

特利加压素是人工合成的赖氨酸血管加压素，具有双重效应：即刻发挥缩血管作用，然后其末端甘氨酰基脱落，转化为血管加压素继续发挥晚发的缩血管效应。因此它的生物活性更持久，且因为对平滑肌无作用而使全身反应轻，临床推荐为一线使用。特利加压素的标准给药方式为：

最初 24 小时用 2 mg,每 4 小时静脉注射 1 次,随后 24 小时用 1 mg,每 4 小时静脉注射 1 次。

血管升压素:属半衰期很短的肽类,具有强烈的收缩内脏血管、减少心排出量、减慢心率、减少门静脉血流量以及降低肝静脉楔压的作用。常用剂量:以 5% 葡萄糖将药物稀释成 0.1～0.3 U/mL,用 0.4 U/min 速度作外周静脉滴注,并维持 24 小时。若有效,第 2 天减半用量,第 3 天用 1/4 剂量。此药最严重的并发症为脑血管意外、下肢及心肌缺血,因此不作为一线治疗。使用时应同时静脉滴注硝酸甘油(10～50 μg/min),这样不仅可抵消对心肌的不良反应,而且可使门静脉压力下降更明显。另外,血管加压素还具有抗利尿激素作用,可导致稀释性低钠血症、尿少及腹绞痛,使用时应注意。

生长抑素:天然的生长抑素为 14 肽,由下丘脑的正中隆起和胰岛的 α 细胞合成和分泌。除了具有调节内分泌激素的作用外,还具有血管活性作用,故可用于急性出血的治疗。生长抑素可选择性地减少内脏尤其是肝的血流量,因此具有降低门静脉压力和减少侧支循环血流量的作用。同时对全身其他部位血管没有影响,心搏出量和血压不会改变。生长抑素在肝代谢,其半衰期非常短,正常人仅 2～3 分钟,肝硬化者为 3～4.8 分钟。所以需要不间断静脉滴注。用法为首剂 250 μg 静脉推注,继以 250 μg/h 持续静脉滴注,必要时可将剂量加倍。有证据表明双倍剂量的效果优于标准剂量。人工合成的 8 肽生长抑素类似物——奥曲肽,其半衰期可达 70～90 分钟,作用更强,持续时间更长。用法为首剂 100 μg 静脉推注,继以 25～50 μg/h 持续静脉滴注。生长抑素应该在出血后尽早使用,一般维持 3～5 天,短期内无效应考虑其他止血措施。

(2)三腔管止血:由于患者出血程度的减轻和药物控制出血的效率提高,真正需要使用三腔管来止血的患者明显减少,占 5%～10%。这项措施是过渡性的,目的就是暂时止血或减少出血量,为后续治疗赢得时间。它操作简便,不需要特殊设备,止血疗效确切,可以在大多数医院开展。现在最常用的是双气囊三腔管,胃气囊呈球形,容积 200 mL,用于压迫胃底及贲门以减少自胃向食管曲张静脉的血流,也能直接压迫胃底的曲张静脉。食管气囊呈椭圆形,容积 150 mL,用于直接压迫食管下段的曲张静脉。三腔管还有一腔通胃腔,经此腔可以行吸引、冲洗和注入药物、营养等治疗。三腔管主要用于下列情况:①药物治疗无效且无内镜治疗条件;②内镜治疗无效且无手术条件;③作为术前准备以减少失血量,改善患者情况的措施。首次使用三腔管止血的有效率达 80%,但拔管后再出血率为 21%～46%,且与肝功能代偿情况直接有关。再出血后再压迫的止血率仅为 60%,而第 2 次止血后再出血率为 40%。

应用三腔管的患者应安置在监护室里。放置前应做好解释工作,减轻患者的心理负担。放置时应该迅速、准确。放置后应让患者侧卧或头部侧转,便于吐出唾液。定时吸尽咽喉部分泌物,以防发生吸入性肺炎。三腔管放置后应作标记,严密观察,慎防气囊上滑堵塞咽喉引起窒息。注水及牵引力量要适度,一般牵引力为 250 g。放置期间应每隔 12 小时将气囊放空 10～20 分钟,以免压迫过久使食管胃底黏膜糜烂、坏死,甚至破裂。三腔管一般先放置 24 小时,如出血停止,可先排空食管气囊,再排空胃气囊,观察 12～24 小时。如又有出血可再向胃、食管气囊注水并牵引,如确已止血,可将管慢慢拉出,拔管前宜让患者口服适量液状石蜡。放置三腔管的时间不宜超过 3～5 天,如果仍有出血则三腔管压迫治疗无效,应考虑采取其他方法。三腔管的并发症发生率为 10%～20%,主要有鼻孔区压迫性坏死、吸入性肺炎、纵隔填塞、窒息、食管破裂等。已有致死性并发症的报道。

(3)内镜止血:急症内镜既可以明确或证实出血的部位,又可以进行止血治疗,是非手术止血中必不可少的、首选的方法。

硬化剂注射治疗(EST):经内镜将硬化剂注射到食管胃底的曲张静脉周围或血管腔内,既可栓塞或压迫曲张静脉而控制出血,又可保留其他高压的门静脉属支以维持肝的血供。常用硬化剂为1‰乙氧硬化醇,每次注射3~4个点,每点4~5 mL,快速推注。注射后局部变白,24小时形成静脉血栓、局部坏死。7天左右形成溃疡,1个月左右纤维化。出血患者经药物或三腔管压迫初步奏效后6~24小时或止血后1~5天就可行EST。初步止血成功后,需在3天或1周后重复注射。如经注射治疗后未再出血,亦应在半年及一年时再注射一次,以防血管再通而再次出血。EST的急症止血率可达90%以上,但近期再出血率为25%~30%。说明EST适用于急症止血,待出血停止后还应采用其他措施以防止再出血。EST的并发症发生率为9%,主要有胸痛、食管黏膜脱落、食管漏、食管狭窄、一过性菌血症、门静脉栓塞及肺栓塞等。

食管曲张静脉套扎治疗(EBL):在内镜下用橡皮圈套扎曲张静脉以达到止血的目的。其方法是在贲门上5 cm范围内套扎6~8个部位曲张静脉。EBL的急症止血率为70%~96%,并发症发生率低于EST,但再出血率高于EST。

EST和EBL不适合用于胃底曲张静脉破裂出血,因为胃底组织较薄,易致穿孔。

组织黏合剂注射治疗:组织黏合剂是一种合成胶,常用的是氰丙烯酸盐黏合剂。黏合剂一旦与弱碱性物质如水或者血液接触则迅速发生聚合反应,有使血管闭塞的效果。方法是将1:1的碘油和黏合剂混合液1~2 mL快速注入曲张静脉腔内,每次注射1~2点。注射后黏合剂立即闭塞血管,使血管发生炎症反应,最终纤维化,而黏合剂团块作为异物被自然排入胃腔,这一过程需1~12个月。此方法的急症止血率为97%,近期再出血率仅5%。并发症发生率为5.1%,主要有咳嗽、脾梗死、小支气管动脉栓塞、脓毒症、短暂偏瘫等。此方法可用于胃底曲张静脉破裂出血的治疗。

(4)介入治疗止血:介入治疗包括脾动脉部分栓塞术(PSE)、经皮肝食管胃底曲张静脉栓塞术(PTVE)和经颈静脉肝内门腔静脉分流术(TIPSS)。后两者可用于急症止血治疗。

PTVE:1974年由瑞典人Landerquist和Vang首先应用于临床。在局麻下经皮穿刺肝内门静脉,插入导管选择性地送入胃冠状静脉,注入栓塞剂堵塞曲张静脉可达到止血目的。常用栓塞剂有无水乙醇、吸收性明胶海绵和不锈钢圈等。这种方法适用于药物、三腔管和内镜治疗无效而肝功能严重失代偿的患者。PTVE的急症止血率为70%~95%,与内镜治疗相当。技术失败率为5%~30%。早期再出血率为20%~50%。并发症有腹腔内出血、血气胸和动脉栓塞(肺、脑、门静脉)等。由于PTVE不能降低门静脉压力,再出血率较高,故它只是一种暂时性的止血措施。待患者病情稳定、肝功能部分恢复后,还应该采取其他的治疗预防再出血。

TIPSS:1988年由德国人Richter首先应用于临床。它是利用特殊的器械,通过颈静脉在肝内的肝静脉和门静脉之间建立起一个有效的分流通道,使一部分门静脉血不通过肝而直接进入体循环,从而降低门静脉压力,达到止血的目的。常用的金属内支架有Wallstent、Palmaz、Strecker-stent及国产内支架等。适应证有:①肝移植患者在等待肝供体期间发生大出血;②非手术治疗无效而外科手术风险极大的出血患者;③外科手术后或内镜治疗后再出血的患者。如肝内外门静脉系统有血栓或闭塞则不适用。据资料报道,TIPSS术后门静脉主干压力可由29.3 mmHg±2.4 mmHg降至16.5 mmHg±1.5 mmHg。血流量可由13.5 cm/s±4.8 cm/s增至52.0 cm/s±14.5 cm/s。曲张静脉消失率为75%,急症止血率为88%,技术成功率为85%~96%。并发症有腹腔内出血、胆道损伤、肝功能损害、感染和肝性脑病等。TIPSS术后支架的高狭窄率和闭塞率是影响其中远期疗效的主要因素。6个月、12个月的严重狭窄或闭塞发生率分别为17%～50%、23%～87%。若能解决好这一问题,则TIPSS可能得到更广泛的应用。

(5)手术止血:如果选择适当,前述的几种治疗方法可使大多数患者出血停止或者减轻,顺利地度过出血的危险期,为下一步预防再出血治疗创造全身和局部条件。所以,目前多不主张在出血时行急诊手术。当然,如果经过24～48小时非手术治疗,出血仍未被控制,或虽一度停止又复发出血,此时过多的等待只会导致休克、肝功能恶化,丧失手术时机。因此,在这种情况下,只要患者肝功能尚可,如没有明显黄疸和肝性脑病,转氨酶正常,少量腹水,就应该积极地施行急症手术以挽救生命,手术方式以创伤小、时间短、止血效果确切的断流术为主。据资料报道断流术的急症止血率为94.9%。

(三)预防再出血

如前所述,门静脉高压症患者一旦发生出血,1年内再出血率可达70%,2年内接近100%。每次出血都可加重肝功能损害,最终导致肝功能衰竭。所以,预防再出血不仅能及时挽救患者的生命,而且能阻止或延缓肝功能的恶化,所以是治疗过程中的重要举措。

1.内镜治疗

由于技术和器械的进步,内镜已经成为预防再出血的重要手段。其优点是操作容易,创伤小,可重复使用,在一定时期内可降低再出血风险。缺点是曲张静脉复发率高,因此长期效果不甚理想。相比硬化剂注射,套扎术更加适合用于预防再出血。

2.药物治疗

β受体阻滞剂是预防再出血的主要药物。与内镜相比,药物具有风险低、花费少的优点,但再出血率较高。因此,现在多数是将药物和内镜治疗联合应用。文献报道,套扎术联合β受体阻滞剂的疗效优于单独使用药物或内镜治疗的疗效。

3.介入治疗

脾动脉部分栓塞术(PSE)可以用于预防再出血。优点是创伤小、并发症少、适应证广,特别适用于年老体弱、肝功能严重衰竭无法耐受手术的患者。但是,PSE降低门静脉压力的作用是短暂的,一般3～4天后就逐渐恢复到术前水平。因此其远期疗效不理想。而且脾动脉分支栓塞后,其所供应的脾组织发生缺血、坏死,继而与膈肌致密性粘连,侧支血管形成,增加以后脾切除术的难度。因此,对于以后可能手术治疗的患者来说,PSE应当慎用。

经颈静脉肝内门腔静脉分流术(TIPSS)相当于外科分流手术,也可用于预防再出血。但是,TIPSS术后的高狭窄率和闭塞率是影响其中长期效果的主要因素,所以目前主要应用于年老体弱、肝功能Child C级不适合手术,或者在等待肝移植期间有出血危险的患者。

4.手术治疗

虽然肝移植是治疗门静脉高压症的最好方法,但是由于供肝有限,治疗费用昂贵等原因,肝移植还难成为常规治疗手段。因此,传统的分流或断流手术在预防再出血中仍然占有重要地位。尽管手术也是一种治标不治本的方法,但相对于其他治疗手段来说,其预防再出血的长期效果仍有优势。

(1)手术时机:手术时机的选择非常重要,因为出血后患者的全身状况和肝功能都有不同程度的减退。表现为营养不良、贫血、黄疸、腹水和凝血功能障碍。过早手术不仅会使手术本身风险增加,而且会增加术后并发症发生率和病死率。但是过长时间的准备可能会等来再次出血,从而错失手术时机。有上消化道大出血史的患者,只要肝功能条件允许,宜尽早手术。近期有大出血的患者,在积极护肝、控制门静脉压力的准备下,宜在1个月内择期手术。

（2）术式选择：以往的经验是根据肝功能 Child 分级来选择手术方式；对 A、B 级的患者，可选择行分流或断流术。对 C 级的患者应积极内科治疗，待恢复到 B 级时再手术，术式也宜选择断流术。若肝功能始终处于 C 级，则应放弃手术。但是肝功能 Child 分级反映的是肝功能储备，强调的是手术的耐受性，它没有考虑门静脉系统的血流动力学变化。

随着对门静脉系统血流动力学的认识加深，现在的个体化治疗是强调根据术前和（或）术中获得的门静脉系统数据来选择手术方式。术前主要依靠影像学资料，其中最简便和常用的是磁共振门静脉系统成像（MRA）和彩超，从中可以估计门静脉血流量和血流方向，为术式的选择提供一定的参考：①如果门静脉为向肝血流且灌注接近正常，可行断流术；②如果门静脉为离肝血流，可行脾-肾静脉分流术、肠-腔静脉侧-侧或架桥分流术，不宜行断流术、肠-腔静脉端-侧分流术及远端脾-肾静脉分流术（Warren 术）；③如果门静脉系统广泛血栓形成，则不宜行断流术或任何类型的分流术。术中插管直接测定门静脉压力是最简单、可靠的方法，比较脾切除前后的门静脉压力改变对选择术式、判断预后具有较强的指导意义。如果切脾后门静脉压力 <35 mmH$_2$O，仅行断流术即可。如 >35 mmH$_2$O，则宜在断流术基础上再加行分流术，如脾-肾或脾-腔静脉分流术。

（3）分流术：分流术是使门静脉系统的血流全部或部分不经过肝而流入体静脉系统，降低门静脉压力，从而达到止血的目的。分流术的种类很多，根据对门静脉血流的不同影响分为完全性、部分性和选择性3种。完全性分流有门-腔静脉分流术。部分性分流有脾-肾或脾-腔静脉分流术、肠-腔静脉分流术及限制性门-腔静脉分流术等。选择性分流有 Warren 术和冠-腔静脉分流术。这样的分类是有时限性的，如部分性分流随着时间的推移可转变为完全性分流，选择性分流到后期可能失去特性而成为完全性分流。血管吻合的方式也很多，有端-侧、侧-端、侧-侧和 H 架桥，主要根据手术类型、局部解剖条件和术者的经验来选择。许多分流术式由于操作复杂、并发症多和疗效不甚理想而已被淘汰，目前国内应用比较多的有脾-肾静脉分流术、脾-腔静脉分流术、肠-腔静脉侧-侧或 H 架桥分流术和 Warren 术。

脾-肾静脉分流术：1947 年由 Linton 首先应用于临床。方法就是脾切除后行脾静脉与左肾静脉端-侧吻合，使门静脉血通过肾静脉直接进入体循环。它的优点在于：①直接降低胃脾区静脉压力；②减少脾脏回血负荷，同时有效解除脾功能亢进症状；③维持一定的门静脉向肝血流，减少肝性脑病的发生；④脾静脉口径相对固定，不会随时间推移而明显扩张；⑤保留门静脉和肠系膜上静脉的完整性，留作以后手术备用。北京人民医院报道 140 例的术后再出血率为 2.7%，肝性脑病发生率为 3.8%，5、10 和 15 年生存率分别为 67.8%、52% 和 50%，总体疗效较好。适应证：肝功能 Child A、B 级，反复发生上消化道出血伴中度以上脾肿大和明显的脾功能亢进，食管胃底中重度静脉曲张，术中脾切除后门静脉压力 >35 cmH$_2$O，脾静脉直径 >10 mm，左肾静脉直径 >8 mm，左肾功能良好。禁忌证：年龄 >60 岁，伴有严重的心、肺、肾等器官功能不全；肝功能 Child C 级；急性上消化道大出血；有食管胃底静脉曲张，但无上消化道出血史；有胰腺炎史或脾静脉内血栓形成。

脾-腔静脉分流术：1961 年由麻田首先应用于临床，是脾-肾分流术的变种，适用于肥胖、肾静脉显露困难和肾有病变的患者。由于下腔静脉管壁厚、管径大，故无论是解剖还是血管吻合均较肾静脉容易。另外，下腔静脉血流量大，吻合口不易发生狭窄或血栓形成。其疗效优于脾-肾分流术，而肝性脑病发生率低于门-腔分流术。钱志祥等报道 24 例的手术病死率为 4.2%，无近期再出血。平均随访 18 年，再出血率为 4.3%，肝性脑病发生率为 4.3%。5、10 和 15 年生存率分别为87%,78.3%和74%。但是,由于脾、腔静脉距离较远,所以要求脾静脉游离要足够长,在有胰腺炎症或脾蒂较短的患者,解剖难度较大。另外,在吻合时要尽量避免脾静脉扭曲及成角,防止吻合口栓塞。所以,从解剖条件上来看能适合此术式的患者并不多。适应证和禁忌证同脾-肾分流术。

肠-腔静脉分流术:20世纪50年代初由法国的Marion和Clatworthy首先应用于临床。现在多用于术后再出血和联合手术中。该术式的优点是操作简便、分流量适中、降压范围合理、术后肝性脑病发生率低。常用的吻合方式有H型架桥、侧-侧吻合和端-侧吻合。后者由于存在术后下肢水肿和严重的肝性脑病而被弃用。H型架桥有两个吻合口,且血流流经此处时呈直角状态,所以容易导致血流缓慢、淤滞,血栓形成。这在选用人造血管架桥时更加明显。侧-侧吻合时血流可以直接从高压的肠系膜上静脉注入下腔静脉,不需要转两个直角,降压效果即刻出现且不容易形成血栓。因此,目前首选侧-侧吻合,吻合口径<10 mm。此方法受局部解剖条件的限制较多,如肠系膜上静脉的外科干长度过短或肠、腔静脉间距过宽,易使吻合口张力过大甚至吻合困难。所以在解剖条件不理想时宜采用H形架桥。适应证:反复发生上消化道出血,食管胃底中重度静脉曲张,且脾、肾静脉局部条件不理想;断流术后或门-体分流术后再出血。

Warren术:1967年由Warren首先应用于临床。1989年Warren又提出应在分流前完全离断脾静脉的胰腺属支。因此,现在的Warren术应包括远端脾-肾静脉分流术+脾-胰断流术,它属于选择性分流术。在门静脉高压状态下,内脏循环分为肠系膜区和胃脾区,两者在功能上保持相对独立。Warren术能够降低胃脾区的压力和血流量以防止食管胃底曲张静脉破裂出血,同时保持肠系膜区的高压状态以保证门静脉向肝血流。为防止术后脾静脉"盗血",要求术中结扎脾静脉的所有属支、肠系膜下静脉、胃右静脉、胃网膜右静脉和胃左静脉。Henderson分析25所医院的1 000例患者,手术病死率为9%,再出血率为7%,肝性脑病发生率为5%~10%,5年生存率为70%~80%。虽然此术式在理论上最符合门静脉高压症的病理生理改变,但在实践中仍存在不少问题,比如手术操作复杂,手术时间长,术后易产生吻合口血栓、腹水、淋巴漏和乳糜漏等,临床效果远不如报道的好。因此,目前主要用于肝移植等待供体以及有保留脾脏要求(如青少年)的患者。

(4)断流术:断流术是通过阻断门、奇静脉之间的反常血流,达到止血的目的。近年来国内应用广泛,目前已占到门静脉高压症手术的90%。与分流术相比,断流术有以下特点:①术后门静脉压力不降反升,增加了门静脉向肝血流;②主要阻断脾胃区,特别是胃左静脉(冠状静脉食管支)的血流,针对性强,止血效果迅速而确切;③术后并发症少,肝功能损害轻,肝性脑病发生率低;④手术适应证较宽;⑤操作相对简单,适合在基层医院开展。断流术的方式很多,国内主要应用贲门周围血管离断术以及联合断流术。

贲门周围血管离断术(Hassab手术):1967年由Hassab首先应用于临床。原方法仅游离食管下段约3 cm,没有切断、结扎高位食管支和(或)异位高位食管支。虽然操作简单,急症止血效果确切,但术后再出血率较高。因此,裘法祖等对其进行了改进,要求至少游离食管下段5~7 cm,结扎冠状静脉食管支、高位食管支和异位高位食管支。经过多年的实践,此术式更趋完善,逐渐成为治疗门静脉高压症的主要术式。操作上主要有以下几方面要求。①有效:紧贴胃食管外壁,彻底离断所有进入的穿支血管。②安全:减轻手术创伤,简化操作步骤。③合理:保留食管旁静脉丛,在一定程度上保留门-体间自发形成的分流。杨镇等报道431例的手术病死率为5.1%,急诊止血率为94.9%。平均随访3.8年,5、10年再出血率为6.2%、13.3%。5、10年肝性脑病发生率为 2.5%、4.1%。5、10 年生存率可分别达到 94.1%、70.7%。适应证：反复发生上消化道出血；急性上消化道大出血，非手术治疗无效；无上消化道出血史，但有食管胃底中重度静脉曲张伴红色征、脾肿大和脾功能亢进；分流术后再出血；区域性门静脉高压症。禁忌证：肝功能 Child C 级，经过积极的内科治疗无改善；老年患者伴有严重的心、肺、肾等器官功能不全；门静脉和脾静脉内广泛血栓形成；无上消化道出血史，仅有轻度食管胃底静脉曲张、脾肿大和脾功能亢进；脾动脉栓塞术后。

联合断流术（改良 Sugiura 术）：1973 年由 Sugiura 首先应用于临床。Sugiura 认为食管胃底黏膜下曲张静脉内的反常血流占到脾胃区的 1/8～1/6，这是 Hassab 术后再出血率较高的主要原因。因此，他主张在 Hassab 手术后再横断食管下端或胃底的黏膜下静脉网以降低再出血率。Sugiura 报道 671 例的手术病死率为 4.9%，术后再出血率为 1.4%，无肝性脑病。由于 Sugiura 术式要分胸、腹二期施行，患者往往无法耐受，手术病死率高。因此，许多学者对 Sugiura 术进行了改良，目前常用的方法是完全经腹行脾切除＋Hassab 术，然后再阻断食管胃底黏膜下的反常血流。阻断方法：①食管下端或胃底横断再吻合术；②食管下端胃底切除术；③食管下端或胃底环形缝扎术；④胃底黏膜下血管环扎术；⑤Nissen 胃底折叠术等。目前这部分操作基本上由吻合器或闭合器来完成。在完成脾切除＋Hassab 术后，在胃底、体交界处大弯侧切开胃壁 1 cm，放入直线型切割吻合器（75～80 mm，先将刀片去除）或钳闭器（XF90），先钳夹胃前壁，换钉仓后再钳夹胃后壁，最后缝合胃壁上小切口。手术病死率为 2.3%，并发症发生率为 11.5%，无肝性脑病。远期再出血率、肝性脑病发生率和 5 年生存率分别为 15%、2% 和 95.2%，因此我们认为改良 Sugiura 术是治疗门静脉高压症的理想术式。手术适应证和禁忌证同贲门周围血管离断术。

（5）联合手术：由于分流、断流术的疗效不能令人满意，因此，从 20 世纪90 年代开始有人尝试行联合手术，以期取长补短，获得较分流或断流单一手术更好的临床效果。所谓的联合手术就是在一次手术中同时做断流术和分流术，断流术采用贲门周围血管离断术，分流术采用脾-肾静脉分流术，肠-腔静脉侧-侧或 H 型架桥分流术。目前认为分、断流联合手术具有以下优点：①直接去除引起上消化道出血的食管胃底曲张静脉，减少再出血的机会；②缓解离断侧支后的门静脉高血流状态，降低门静脉压力；③减轻和预防门静脉高压性胃病。吴志勇等指出在各种联合手术中，脾切除、脾-肾静脉分流加贲门周围血管离断术不受门静脉血流动力学状态的限制，手术适应证宽。而且可预防脾、门静脉血栓形成，保持肠系膜上-门静脉的血流通畅，为将来可能的分流术或肝移植保留合适的血管条件。认为这种术式可作为联合手术中的首选。但也有学者提出，门静脉高压症的手术效果取决于患者的肝功能状况，与术式关系不大。既然如此，就没有必要在断流术的基础上再行分流术，这样只能增加手术难度和创伤，延长手术时间，加重肝功能的损害。分、断流联合手术有无优势，尚需要大样本前瞻性临床研究进行深入的探讨。

（翟振洪）

第五节　肝脏外伤

肝脏外伤是指由锐性或钝性暴力而引起的肝脏完整性被破坏，病理学可分类为被膜下破裂、中央型肝破裂和真性肝破裂。病因分为因锐性外力所致的开放性肝外伤和钝性暴力所致的闭合性肝外伤。肝外伤的临床表现因肝脏损伤的病理类型、损伤范围和严重程度而不同。最常见的为右上腹痛和腹膜刺激征,严重者会有休克表现。休克发生率及病情分级和肝外伤的严重性呈正相关。严重肝外伤导致肝内的大量血液和胆汁的混合液积聚在肝脏周围,可刺激膈肌,放射致右下胸及右肩痛。腹膜刺激征较胃穿孔等消化液直接刺激为轻。积血量大者可伴明显腹胀。肝脏外伤较轻者仅有局限性小的裂伤或肝被膜下破裂,患者症状局限,可仅表现为右上腹疼痛和不明显的压痛。

注意:肝右叶比肝左叶更易遭受外伤,平均高达 4~7 倍。以右膈顶部外伤最多见。肝内血肿若与胆道相通可致胆道出血,血肿的继发感染可出现肝脓肿,血肿压迫可致肝组织缺血坏死。

一、诊断要点

(一)病史与体检

(1)病史:①上腹痛为主,可伴有腹胀、恶心、呕吐。②往往有暴力或锐器直接或间接作用于胸腹部的外伤史。③不断加重的腹腔内出血和腹膜刺激征。

注意:肝硬化及肝癌患者,仅需轻度外伤即可破裂。部分肝癌患者甚至出现自发性肝破裂。

(2)体格检查:①右上腹出现压痛、反跳痛,伴随局限性甚至全腹肌紧张。②被膜下的血肿可表现为右上腹胀痛、肝区包块、肝脏浊音区扩大。③积血量大者可有腹部移动性浊音和直肠刺激症状。④右上腹、右下胸或右腰部皮肤挫伤及右胸部第六肋以下骨折应考虑肝外伤。

(二)辅助检查

(1)腹部超声、超声造影:彩超可检查腹腔和腹膜后积血,显示肝脏被膜连续性破坏的部位和形态。发现可疑无回声区,有凝血块出现时显示异常高回声。超声造影能更清晰地显示肝脏创面,尤其通过静脉造影剂发现肝脏异常增强区可判断活动性出血的部位和出血量。

注意:超声造影相较于超声更易检测出创面的活动性出血,可显著提高肝外伤的诊断率。

(2)诊断性腹腔穿刺术、腹腔穿刺灌洗术:诊断性腹腔穿刺术抽出不凝血证实腹腔内出血的正确率达 80% 以上,腹腔穿刺灌洗术的正确率几乎为 100%。腹腔内出血是手术探查的重要指征。

注意:腹腔穿刺术出血量少可能有假阴性的结果。一次结果阴性不能除外肝脏损伤可能,怀疑肝脏创伤者,需在不同位置及时间,重新穿刺检查。

(3)实验室检查:疾病早期可有白细胞计数、血清丙氨酸氨基转移酶(谷丙转氨酶)和天冬氨酸氨基转移酶(谷草转氨酶)升高。随病情加重,红细胞计数、血红蛋白和血细胞比容会逐渐下降。

注意:血清谷丙转氨酶在肝中选择性浓缩,肝损伤后大量释放,所以肝外伤时谷丙转氨酶较谷草转氨酶更有诊断意义。怀疑腹腔内出血时需定期复查血常规,以免延误病情。

(4)X 线检查:X 线征象多为间接表现。肝创伤时可能显示肝区阴影增大,右侧膈肌升高,右侧胸腔积液,甚至右侧肋骨骨折。X 线透视可见膈肌运动减弱。

(5)CT:肝脏被膜下破裂会在肝被膜与肝实质之间形成新月形或凸透镜形低密度区。中央型肝破裂显示肝实质内边缘模糊的异常低密度区。真性肝破裂可见肝脏一处或多处不规则线性低密度影。

(6)MRI:MRI 能更精确地显示肝损伤程度。急性肝外伤 T_2WI 出现明显高信号,6~8 天后转变为血肿外缘高信号并逐渐向中心转变。

注意：当血流动力学不稳定时，切忌苛求完善各种影像学检查而延误诊治。

(7)肝动脉造影：肝动脉造影既是检查手段又是治疗方法，必要时可及时栓塞外伤所致的出血动脉以控制出血。

(三)分级标准

较为通用的是美国创伤外科学会(AAST)的肝外伤分级标准，共分 6 级。

Ⅰ级：包膜下血肿：<10％表面积的非膨胀性血肿裂伤：包膜下涉及实质深度<1 cm 的撕裂；

Ⅱ级：包膜下血肿：占肝脏表面积 10％～50％的实质内血肿：直径<10 cm 的非膨胀性血肿；裂伤：包膜撕裂长度<10 cm，深度在 1～3 cm 之间；

Ⅲ级：包膜下血肿：大于肝脏 50％表面积的血肿或进行性扩张的膨胀性血肿；实质内血肿：直径>10 cm 的血肿或膨胀性血肿；裂伤：实质裂伤深度>3 cm；

Ⅳ级：裂伤：实质裂伤累及 25％～75％肝叶，或在一肝叶中累及 1～3 个肝段；

Ⅴ级：裂伤：实质裂伤累及>75％肝叶，或在同一肝叶内累及 3 个以上肝段；血管：近肝静脉的损伤；

Ⅵ级：肝血管性撕脱伤。

(四)鉴别诊断

(1)胸腹壁挫伤：局限性的压痛，皮下淤血、血肿。做腹肌收缩动作时疼痛加重，屈身侧卧位时疼痛减轻。

鉴别要点：胸腹壁挫裂症状往往更局限，病情变化波动小，少有全身症状，挫伤广泛时可有发热。

(2)脾脏破裂：左上腹腹痛为主，左上腹体征明显，腹式呼吸受限。

鉴别要点：脾脏破裂可扪及左上腹固定包块，伴脾大的 Balance 征。

(3)小肠损伤：腹胀、腹痛症状明显，伴恶心、呕吐，腹膜刺激征强烈。创伤后肠鸣音消失。

鉴别要点：小肠破裂时，诊断性腹腔穿刺可抽出肠液、胆汁以及食物残渣。

(4)结直肠损伤：腹膜内结肠破裂诊断性腹腔穿刺液呈粪便样液体，腹膜外结肠破裂者腰部压痛较腹部压痛更明显，影像学检查发现腹膜后积气及腰大肌阴影模糊。直肠损伤时直肠指诊指套染血。

(5)胰腺损伤：上腹部深入腹腔的损伤都要考虑。腹腔穿刺或腹腔灌洗液淀粉酶升高。彩超及 CT 方便证实。

鉴别要点：胰腺损伤后血清淀粉酶测定缺乏特异性。

二、治疗

(一)非手术治疗

卧硬板床休息，加强腰背肌锻炼，辅以理疗、NSAIDS 类药物及牵引治疗。

非手术治疗指征包括以下几点。

(1)患者血流动力学稳定；

(2)患者神志清楚，无昏迷、休克；

(3)有影像学资料证实肝实质裂伤轻微或肝内血肿，无活动性出血；

(4)未合并其他需手术的腹内脏器损伤。

注意:血流动力学稳定且无腹膜刺激征的患者,无论损伤程度,应以保守治疗为主。

方法:绝对卧床休息,禁食,胃肠减压,预防性广谱抗生素应用(以减少形成肝脓肿和腹腔脓肿),定期监测肝功,定期腹部 CT 检查,选择性肝动脉造影。

(二)手术治疗

(1)适应证:①肝脏外伤休克患者;②积极补液治疗,血流动力学仍不稳定者;③创伤性肝血肿进行性增大者;④创伤性肝血肿并发感染者;⑤经观察,病情不好转甚至加重者。

(2)禁忌证:高龄体弱及血友病患者慎行手术治疗

(3)术前准备:①完善常规术前检查;②肝脏及腹部彩超或 CT 等影像学诊断依据;③迅速建立输液通道;④积极交叉配血并术中备血。

(4)手术方式:①单纯缝合术;②局部清创加大网膜填塞及缝合修补术;③筛网肝修补术;④肝动脉结扎术;⑤填塞法;⑥肝切除术;⑦肝移植术;⑧腹腔镜破裂修补术;

(5)手术常见并发症:①感染;②出血;③创伤性胆道出血;④胆漏;⑤创伤性肝囊肿⑥肝肾综合征

(6)术后康复:①开腹手术术后 2~3 日可下地活动。②腹腔镜破裂修补患者,术后 1 日后可下地活动。③排气后即可拔除胃肠减压管。④术后第 1 日间断性夹闭尿管,患者有憋尿感后拔除尿管。⑤排气后即可进食,如无合并腹腔内其他脏器损伤,建议早期进食或肠内营养;⑥术后 1 个月可适当进行轻体力劳动。

三、健康教育

了解患者一般状况,把握患者心理动态,客观阐述病情,指导患者及家属配合。

因急诊入院,术前无充足时间详细指导,故术后应加强指导呼吸功能锻炼,重视消毒卫生重要性,练习有效排痰,加强活动及卧床指导,加强营养指导。

注意:尤其是钝性所致肝外伤,诊断难度较大,病死率高于开放性肝外伤,更要敦促患者积极就诊。

四、转诊条件

(1)涉及医疗服务内容超出医疗机构核准登记的诊疗科目范围的。

(2)依据卫生计生委规定,基层医疗卫生机构不具备相关医疗技术临床应用资质或手术资质的。

(3)重大伤亡事件中伤情较重及急危重症,病情难以控制的。

(4)在基层医疗卫生机构就诊 3 次以上(含 3 次)仍不能明确诊断,需要进一步诊治的。

(5)病情复杂,医疗风险大、难以判断预后的。

(翟振洪)

第六节 肝血管瘤

一、概述

肝血管瘤是肝脏常见的良性肿瘤,肿瘤生长缓慢,病程长达数年以上。本病可发生于任何年龄,但以 30～50 岁居多。女性多见。多为单发,也可多发;左、右肝的发生率大致相等。肿瘤大小不一,大者可达十余千克,小者仅在显微镜下才能确诊。

二、病因

血管瘤的病因学仍然不清楚,大多数研究人员认为,它们是良性的、先天性的错构瘤。肿瘤的生长是进行性膨胀的结果,而非源于增生或者肥大,血管瘤压迫周围肝脏组织,保持一个可以解剖的平面。在怀孕或者口服避孕药期间肿瘤生长和出现症状,同时血管瘤组织内雌激素受体含量明显高于周围正常肝组织,提示雌激素可能在肿瘤的生长过程中起重要作用。

三、病理及病理生理学

肝血管瘤可分为海绵状血管瘤和毛细血管瘤,前者多有血栓。它在尸检中的检出率为 0.4%～20%。肝血管瘤大小不一,最小者需在显微镜下确认,巨大者下界达盆腔。当病变大于 4 cm 时称为巨大血管瘤。肿瘤可发生于肝脏任何部位,但常位于肝右叶包膜下,多数为单发,多发者约占 10%。肉眼观察呈紫红色或蓝紫色,不规则分叶状。质地柔软或弹性感,亦可较坚硬,与周围肝实质分界清楚,切面呈网状。血管瘤内并发血栓形成时有炎症改变。多数血管瘤常可见到退行性病理变化,如包膜纤维性硬化、陈旧的血栓机化、玻璃样变伴有胶原增加,甚至钙化等。

四、分型

根据纤维组织多少可将其分为四型。

(一)肝脏海绵状血管瘤

此型最多见。肿瘤切面呈蜂窝状,由充满血液及机化血栓的肝血窦组成。血窦壁内衬以内皮细胞,血窦之间有纤维间隔,大的纤维隔内有小血管和残余胆管分布。纤维隔和管壁可发生钙化或静脉石。瘤体与正常肝组织分界明显,有一纤维包膜。

(二)硬化性血管瘤

血管塌陷或闭合,间隔纤维组织极丰富,血管瘤呈退行性改变。

(三)肝毛细血管瘤

以血管腔狭窄、纤维间隔组织丰富为其特点,此型少见。

(四)血管内皮细胞瘤

此型罕见,为起源于血管内皮细胞的肝肿瘤。病因未明。女性占 60%。肿瘤由树枝状细胞和上皮样细胞组成,间质显著硬化,其特征为多源性和广泛的窦样和脉络样浸润。常因腹痛就诊或因剖腹探查时偶然发现。肿瘤生长缓慢,30% 的患者有 5 年生存期。lshak 认为,本型肯定恶变,几乎均伴有肝内蔓延,属良性血管瘤和肝血管内皮细胞肉瘤的中间型,并将其单列为上皮样血管内皮细胞瘤。

五、临床表现

(一)症状

常无明显的自觉症状,直径大于 4 cm 的病变中有 40% 的病例引起症状,而直径大于 10 cm 的病例中 90% 引起症状。压迫邻近器官时,可出现上腹部不适、腹胀、上腹隐痛、嗳气等症状。

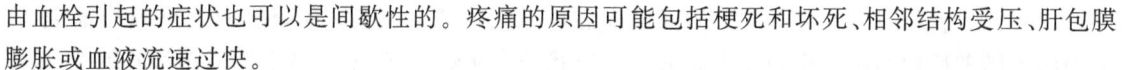

由血栓引起的症状也可以是间歇性的。疼痛的原因可能包括梗死和坏死、相邻结构受压、肝包膜膨胀或血液流速过快。

(二)体征

腹部肿块与肝相连，表面光滑，质地柔软，有囊性感及不同程度的压痛感，有时可呈分叶状，但是血管瘤较小且位于肝脏内部时，常不可触及。有时血管瘤内可听见血管杂音。自发性破裂罕见，在巨大血管瘤病例中，可能会出现消耗性凝血病，患者出现弥散性血管内凝血和Kasabaeh-Merrit综合征（血管瘤伴血小板减少综合征）。

六、辅助检查

(一)超声

单用超声检查对于80%的直径小于6cm的病变能够作出明确的诊断。

（1）二维灰阶超声检查：显示肝内强回声病变（67%～79%），边界大多清楚，或病变区内强回声伴不规则低回声，病变内可履示扩张的血窦，较大血管瘤异质性更强，需要进一步的影像学检查。

（2）彩色多普勒：肝血管瘤的血流显示多在边缘出现，且血管走行较为平滑，色彩均匀，无彩色镶嵌图像。频谱多普勒多表现为低速中等阻力指数的血流频谱。

（3）超声造影：动脉期呈周边环状增强伴附壁结节状突起，门脉期呈缓慢向心性充填，瘤体可完全充填或不完全充填，回声高于周围肝组织，此方式与增强CT表现一致，当对比剂充填不完全时，瘤体内可能存在血栓或纤维化改变。少数血管瘤在动脉期、门脉期及延迟期呈无增强，考虑瘤体内为血栓或纤维化改变。

(二)CT检查

对于直径大于2cm以上病变诊断的敏感性和特异性超过90%。三相螺旋CT能增加良性病变的检出率。

（1）平扫：多表现为结节状或者肿块状的低密度影，直径<4cm的肿瘤边界清楚，密度均匀；直径大于4cm者，边界可分叶，少数扫描层面瘤内出现不多的密度更低区，肿瘤大而瘤内密度更低，这与肝细胞肝癌多数层面出现多数密度更低区的特征有明显不同。海绵状血管瘤瘤内的密度更低区在病理上是血栓机化，故增强后扫描仍显示低密度。

（2）"两快一长"增强扫描：本病的CT特征，主要表现在"两快一长"增强扫描上。典型表现是快速注射碘对比剂后1分钟，在瘤的周边或者一侧边缘出现数目不等、密度高于同层正常肝或近似主动脉的小结节强化。注药后2分钟见上述瘤边的高密度强化向瘤中心扩大，密度仍高于同层正常肝或近似主动脉的小结节强化，其后，随着时间的推移，注药后5～7分钟，上述瘤周的强化渐扩大到全瘤范围内。强化密度从高于至渐等于正常肝，并保持等密度至注药后10～15分钟或者更长。上述碘对比剂充盈"快进慢出"的特征，与肝细胞肝癌碘对比剂充盈的"快进快出"表现不同，有鉴别诊断意义。

（3）常规增强扫描：可出现"两快一长"增强扫描注药后某一段时间内的CT特征。具体表现由肿瘤在肝内的部位以及扫描速度而定。在肝上部的肿瘤，常规增强扫描时，肿瘤层面多落在手推法注药后的1～2分钟。但如果用高压注射器以3mL/s速度注射，则肝上部肿瘤可落在注药后的1分钟之内的层面，故肿瘤边缘可见多数的小结节强化。在肝下部的肿瘤，因CT机扫描速度慢，肿瘤所在的层面可能落在注药后的5分钟，故肿瘤可表现为全瘤强化。

(4)动态增强扫描：在常规 CT 的同层动态增强扫描或螺旋 CT 的全肝双期增强扫描上，多表现为动脉期瘤内边缘有少数小点状或小结节状的强化灶，强化密度高于周围正常肝组织，近似同层主动脉的密度。门脉期瘤内的边缘性强化灶略微增大变多，密度仍高于周同正常肝组织，近似同层主动脉的密度。如加扫注药开始后 5 分钟或以后的延时扫描，可出现全瘤强化，并逐渐降为等密度。上述动态增强扫描表现与"两快一长"增强扫描大体相同，不同的是，动态增强扫描的动脉期时间比手推法注药的"两快一长"增强扫描提前 30～60 秒，故瘤内的边缘性强化的病灶可能比"两快一长"注完药后第 1 分钟内的强化灶要少。

（三）MRI

准确、无创，但价格昂贵，敏感度大于 90％。

1.平扫

T_1WI 上病灶直径≤4 cm，多为圆形、卵圆形低密度影，边界清楚。大的病灶可以分叶，信号可不均匀，其中可见更低的信号或者混杂影，为瘤内发生囊变、纤维瘢痕、出血或者血栓等改变所致。T_2WI 多回波技术对于肝海绵状血管瘤的检出和定性有重要作用。随着 TE 的延长，肿瘤信号逐渐增高，在重 T_2WI 上，病灶信号最高，边界锐利，称"亮灯征"，为肝海绵状血管瘤的特征性表现。

2.增强

多期增强的典型表现为动脉期肿瘤周边环型或一侧边缘小点状或小结节状强化灶，门脉期边缘性强化灶增多、增大，强化区域逐渐向中央扩展，延迟期为高信号或者等信号充填。较小的病灶，动脉期可表现为全瘤的强化，但门脉期和延迟期始终为高信号。较大的病灶由于有时有纤维瘢痕、出血或者栓塞，中心可始终无强化。

3.少见表现

厚壁型海绵状血管瘤，血管腔隙之间纤维组织多，血管腔隙小，造影剂不易进入或者进入很慢，在动脉期、门脉期及延迟期上始终无明显强化。加长延时期可见病灶逐渐大部分或者全部充填。

（四）核素显像

肝血管瘤由血窦构成，静脉注入 ^{99m}Tc-红细胞后，需要一定时间后才能在血窦中原有的未标记的红细胞混匀，故有缓慢灌注的特点。小的血管瘤往往在 5～10 分钟即达到平衡，之后放射性不再增强。较大的血管瘤有时需要 1～2 小时以后才能达到平衡，放射性明显增高，接近心血池强度。因此，常规需要早期和延迟两种显像。大的血管瘤由边缘向中心缓慢填充，如瘤内有纤维化，则表现为放射性缺损，但整个病灶区放射性强度高于周边正常肝组织。平衡后血池期如病变显示不清或可疑时，加做血池层显像可提高病变检出率。部分肝血管瘤病例表现为血流、血池显像相匹配。即病变在动脉相有充盈，静脉相仍可见，达到平衡后血池相时，逐渐填充增浓。而另有些病例变现血流、血池不相匹配，即病变区动脉相不充盈，静脉相也往往有放射性缺损，到平衡后血池相，放射性随时间的增强而逐渐增浓。几乎所有病例病变区的放射性活度在平衡后期均明显高于肝组织。肝血池显像病变局部过度充盈，对于肝血管瘤的诊断具有相当的特异性，假阳性很少。

（五）血管造影

肝血管瘤血管造影的表现取决于瘤体的组织学类型，薄壁者血管腔隙宽，进入造影剂多，形成血管湖。由于腔壁内无肌肉组织，进入腔内的造影剂时间比较长，且可逐渐弥散，甚至充盈整个瘤体。厚壁者血管腔隙窄,进入造影剂少。事实上,瘤体内薄壁和厚壁者并存,所以,图像上见大小不等的血管湖。肝血管瘤血管造影表现主要有:血管瘤的肿瘤血管呈团状或丛状,没有血管包绕、侵及和静脉早期显影,血管瘤内血流停滞缓慢,最多停留 30 秒,血管瘤的肝动脉和分支没增粗,仅血管瘤供血动脉增粗。

(六)实验室检查

肝脏血清学指标在没有肝脏基础性病变时常在正常范围,但肿瘤较大压迫引起梗阻性黄疸时,可能会有肝酶水平升高、胆红素含量增加。

七、诊断

本病的诊断主要依靠临床表现及影像学检查来确诊。以往对于较小的血管瘤术前诊断比较困难,目前由于影像学诊断技术的发展,临床诊断符合率大大提高。

(1)临床表现上:肿瘤生长缓慢,病程长,较大的肿瘤表面光滑,质地中等有弹性感可压缩。

(2)B超检查:可见有血管进入或血管贯通征。巨大肿瘤,扫查中探头压迫肿瘤,可见肿瘤受压变形。

(3)CT 检查:主要表现为平扫表现为境界清楚的低密度区,增强扫描表现为"早出晚归"的特征。

(4)核磁检查:可出现所谓的"灯泡征"。

(5)肝血管造影:可发现肿瘤有较粗的供应血管,具有特征性表现。

八、鉴别诊断

(一)原发性肝癌

有肝炎或肝硬化背景或证据;肝痛、上腹肿块、食欲缺乏、乏力、消瘦、不明原因发热、腹泻或右肩痛、肝大、结节感或右膈抬高;少数以癌结节破裂急腹症、远处转移为首发症状;AFP 阳性。

(二)继发性肝癌

继发性肝癌可在腹腔脏器恶性肿瘤手术前或手术时发现;亦可在原发癌术后随访时发现。超声显像、核素肝扫描、CT、磁共振成像(MRI)或选择性肝动脉造影等显示散在性实质性占位,占位常为大小相仿、多发、散在,CT 或血池扫描无填充,^{99m} Tc-PMT 扫描阴性,超声示"牛眼征",难以解释的 CEA 增高等,鉴别并不困难。

(三)肝脓肿

不规则发热,尤以细菌性肝脓肿更显著。肝区持续性疼痛,随深呼吸及体位移动而增剧。体检发现肝脏多有肿大(肝脏触痛与脓肿位置有关),多数在肋间隙相当于脓肿处有局限性水肿及明显压痛。白细胞及中性粒细胞升高可达$(20\sim30)\times10^{9}/L$,阿米巴肝脓肿患者粪中偶可找到阿米巴包囊或滋养体,酶联免疫吸附(ELISA)测定血中抗阿米巴抗体可帮助确定脓肿的性质,阳性率为 85%~95%。肝穿刺阿米巴肝脓肿可抽出巧克力色脓液;细菌性可抽出黄绿色或黄白色脓液,培养可获得致病菌。早期脓肿液化不全时,增加与肝血管瘤鉴别难度,尤其是低回声型血管瘤。CT 检查可见单个或多个圆形或卵圆形界限清楚、密度不均的低密区,内可见气泡。增强扫描脓腔密度无变化,腔壁有密度不规则增高的强化,称为"环月征"或"日晕征"。MRI T_1WI 脓液为低信号,脓肿壁厚薄不一,脓液壁外侧有低信号的水肿带,T_1WI 脓液为高信号,脓肿壁厚薄不一,呈稍高信号,脓液壁外侧的水肿带也呈高信号。核素显像表现为放射性缺损区。

(四)肝局灶性结节增生(FNH)

一般也无症状,与肝血管瘤主要靠影像学来鉴别诊断。超声表现:可以有低、高或混合回声,缺乏特征性,可见纤维分隔。CT表现,平扫:肝内低密度或等密度改变,边界清楚。当中心存在纤维性瘢痕时,可见从中心向边缘呈放射状分布的低密度影像为其特征。增强:可为高密度、等密度或低密度不等,主要因其供血情况而不同。病变内纤维分隔无增强,动脉晚期病变呈低密度。血管造影:典型病变可表现为血管呈放射状分布,如轮辐样和外围血管的抱球现象。同位素^{99m}Tc胶体硫扫描:65%的病变可见有核素浓聚,因该种病变内有肝巨噬细胞,所以能凝聚核素,这点和肝血管瘤不同,因而有较高诊断价值。

九、治疗

肝血管瘤生长缓慢,经长期随访仅有大约10%的血管瘤会进行性增大,其余无明显变化,并且不会恶变。因此,需要经手术治疗者仅为少数。对肝血管瘤治疗的原则:直径<5 cm,者不处理,定期观察;直径≥10 cm主张手术切除;直径6~9 cm者依情而定;有以下情况者可考虑手术:年轻患者尤其是育龄期妇女,瘤体继续生长机会大者;肿瘤靠近大血管,继续生长估计会压迫或包绕大血管给手术增加难度者;患者症状较明显,尤其是精神负担重者;合并有其他上腹部良性疾病(如胆囊结石等)需手术可一并处理者;随访中发现瘤体进行性增大者。而有以下情况者,则不主张手术,年龄超过60岁的中老年患者;重要脏器有严重病变不能耐受手术者。

常见治疗方法如下。

(一)肝血管瘤切除术

较小的血管瘤一般采用沿其假包膜剥离或沿瘤体周边正常肝组织切除等方法,可达到出血少、彻底切除病灶的目的。很少需采用全肝血流阻断术。

(二)肝血管瘤捆扎术

血管瘤捆扎术对较小的瘤体是一种安全、有效、简便的治疗方法。近年来,随着血管瘤切除率的提高,采用捆扎术治疗的患者逐渐减少。目前,常用于多发性血管瘤主瘤切除后较小瘤体的捆扎,或其他疾病行上腹部手术时对较小血管瘤的顺便处理。

(三)肝动脉结扎加放疗术

肝血管瘤主要由肝动脉供血,结扎肝动脉后可暂时使瘤体缩小变软,结合术后放疗可使瘤体机化,减轻症状,但长期效果有限。主要用于无法切除的巨大血管瘤,近年来,由于新技术的采用,以往认为不能切除的血管瘤已能顺利切除,故该种方法已很少应用。

(四)术中血管瘤微波固化术

主要用于无法切除的巨大血管瘤。采用此疗法的重要步骤之一是必须阻断第一肝门,减少瘤体内血液流动,使微波热能不会被血流带走而能集中于被固化瘤体的周围。术中微波固化术已很少采用。

(五)肝动脉插管栓塞术(TAE)

经过栓塞后部分血管瘤可缩小机化。一般栓塞剂碘化油、吸收性明胶海绵等对较大的瘤体效果较差,无水乙醇、鱼肝油酸钠、平阳霉素对管内皮具有强烈刺激性的栓塞剂应用后,可达到使血管瘤内皮细胞变性、坏死,血管内膜增厚,管腔闭塞的目的。治疗后瘤体能不同程度的缩小。但是,由于栓塞剂对血管的强烈刺激性,在对血管瘤起栓塞作用的同时,也常常累及到肝门部血管及正常肝内血管,造成一些严重的并发症,常见的有肝细胞梗死、肝脓肿、胆道缺血性狭窄及胆管动脉瘘等。TAE 治疗肝血管瘤仍有争议,其原因有:TAE 对小血管瘤的效果较好,但 5 cm 及 5 cm 以下的血管瘤往往不需治疗;大血管瘤的 TAE 治疗长期效果差,难以达到瘤体缩小机化的目的。TAE 术后瘤体与肝裸区、网膜等建立了广泛的侧支循环,增加了手术难度及出血量;TAE 可造成肝脏坏死、肝脓肿、胆道缺血性狭窄等严重并发症。

目前,真正难处理的是那些多发性、弥漫性或生长在肝实质内的中央型血管瘤,而生长在肝表面、肝脏一叶或半肝以上的巨大血管瘤,均能获得完整切除(包括尾叶血管瘤),由于血管瘤极少合并肝硬化,因此,行肝小叶切除也很少发生肝功能衰竭。对肝血管瘤的处理不能像肝癌那样积极,虽然许多用于肝癌治疗的方法也可用于血管瘤的治疗,但两种疾病的性质不同,不能认为对血管瘤治疗有效就认为其治疗合理。如果指征不明确,宁愿观察也不要随意治疗,以免造成严重的后果。

(李步军)

第七节　原发性肝癌

肝癌即肝脏恶性肿瘤,可分为原发性和继发性两大类。原发性肝脏恶性肿瘤起源于肝脏的上皮或间叶组织,前者称为原发性肝癌,是我国高发的,危害极大的恶性肿瘤;后者称为肉瘤,与原发性肝癌相比较较为少见。继发性或称转移性肝癌系指全身多个器官起源的恶性肿瘤侵犯至肝脏。一般多见于胃、胆道、胰腺、结直肠、卵巢、子宫、肺、乳腺等器官恶性肿瘤的肝转移。近年,肝癌外科治疗的主要进展包括:早期切除、难切部位肝癌的一期切除和再切除、不能切除肝癌的二期切除、姑息性外科治疗、肝移植等。小肝癌治疗已由单一切除模式转变为切除为主的多种方法的合理选用。

一、发病率

原发性肝癌较之继发性肝癌虽为罕见,但在我国其实际发病率却远较欧美为高。据 Charache 统计:美洲原发性肝癌与继发性肝癌之比例在 1：(21～64)之间,Bockus 估计则在 1：40左右;但在我国,原发性肝癌与继发性肝癌之比则通常在 1：(2～4)。

患者大多为男性,其与女性之比为(6～10)：1。患者之年龄则多在中年前后,以 30～50 岁最多见,20～30 岁者次之,其发病年龄较一般癌瘤为低。文献中报道的原发性肝癌,最幼患者仅为 4 个月的婴儿。徐品琎等报道,男女之比为3.3：1,年龄最小者为 12 岁,最大者 70 岁,绝大多数患者(50/57 例,87.7%)在 30～59 岁。

二、病因

不同地区肝癌的致病因素不尽相同。在我国病毒性肝炎(乙型和丙型)、食物黄曲霉毒素污染及水污染,被认为是主要的危险因素。另外,北部地区的饮酒、肥胖、糖尿病、吸烟、遗传等因素,亦可能发挥重要作用。

(一)肝炎病毒

在已知的肝炎病毒中,除甲型、戊型肝炎病毒外,均与肝癌有关。HBV 感染与肝癌发生的密切关系已被诸多研究证实。在发达国家肝癌患者血清中 HCV 流行率超过 50%。对于 HBV 与 HCV 合并感染者,发生肝癌的危险性进一步增加,因为两者在发生过程中具有协同作用。

(二)慢性炎症

任何病变可导致肝脏广泛炎症和损害者,均可能引起肝脏的一系列变化,并最后导致肝癌之发生。Sanes 曾观察到在肝内胆管结石及胆管炎的基础上发生胆管细胞癌的事实。Stewart 等则曾结扎实验动物的肝胆管使发生胆汁积滞,结果导致胆管黏膜的乳头状及腺瘤样增生,且伴有明显的核深染色及丝状分裂现象。

(三)肝寄生虫病

肝寄生虫病与肝癌的发生可能有关。它可能先引起肝脏的硬变,再进而发生癌变;也可能是由于肝细胞直接受到刺激的结果。但不少学者也注意到在印度尼西亚爪哇地方肝癌很常见,而该地既无肝蛭亦无血吸虫流行;在埃及则血吸虫病颇多而肝癌鲜见;因此肝寄生虫病与肝癌的关系尚有待进一步研究。

(四)非酒精性脂肪变性肝炎(NASH)

近年的研究表明,肥胖、2 型糖尿病和非酒精性脂肪变性肝炎,导致肝脏脂肪浸润,进而造成 NASH,并与肝癌的发生发展有关。美国学者报道,NASH 致肝硬化患者的肝癌发生危险率增加,多因素回归分析显示,年龄大和酒精饮用量是 NASH 相关肝硬化患者发生肝癌的独立影响因素,与非饮酒者相比,规律饮酒者的肝癌发生危险率更高(风险比为 3.6)。

(五)营养不良

长期的营养不良,特别是蛋白质和 B 族维生素的缺乏,使肝脏易受毒素作用,最终导致肝癌。

(六)其他因素

霉菌毒素中的黄曲霉毒素对实验动物有肯定的致癌作用,故人类如食用被黄曲霉毒素污染的花生或其他粮食制品,也可引起肝癌。先天性缺陷及种族或家族的影响,亦曾疑与某些肝癌的发生有关。

二、病理

(一)大体分型

1.结节型

肝脏多呈硬变,但有结节性肿大;其结节为数众多,常在肝内广泛分布,直径自数毫米至数厘米不等,颜色亦有灰黄与暗绿等不同。

2.巨块型

肝脏往往有明显增大,且包有一个巨大的肿块;该肿块大多位于肝右叶,在肿块的周围或表面上则有继发的不规则突起。

3.弥散型

肝大小多正常,有时甚至反而缩小,似有广泛的瘢痕收缩;肝表面有无数的细小结节,外观有时与单纯的肝硬化无异,只有用显微镜检查方可确认。

我国最新的肝癌诊治专家共识,将肝癌分为:①弥漫型;②巨块型,瘤体直径>10 cm;③块状型,瘤体直径在 5~10 cm;④结节型,瘤体直径在 3~5 cm;⑤小癌型,瘤体直径<3 cm。

(二)组织学分型

以组织学论之,则原发性肝癌也可以分为以下 3 类。

1.肝细胞癌(恶性肝瘤)

一般相信系由实质细胞产生,占肝癌病例的 90%～95%,主要见于男性。其典型的细胞甚大,呈颗粒状,为嗜酸性,排列成索状或假叶状,于同一病例中有时可见结节性增生、腺瘤和肝癌等不同病变同时存在,且常伴有肝硬化。

2.胆管细胞癌(恶性胆管瘤)

可能由肝内的胆管所产生,患者以女性为多。其肿瘤细胞呈圆柱状或立方形,排列成腺状或泡状。

3.混合型

混合型即上述两种组织之混合,临床上甚为罕见。

上述组织学上之不同类别与肉眼所见的不同类型之间并无明显关系;不论是何种组织型类,肿瘤都可呈巨块型,或者分布在整个肝脏中。总的说来,原发性肝癌绝大多数是肝细胞癌,主要见于男性,而在女性则以胆管细胞癌为多见。

由于肿瘤细胞的侵袭,肝内门静脉和肝静脉内可有血栓形成,因此约 1/3 的肝癌病例可有肝外的远处转移;以邻近的淋巴结和肺内最多,肋骨或脊柱次之,其他的远处转移则属罕见。远处转移,亦以肝细胞癌发生较早,而胆管细胞癌发生肝外转移者少见。

三、临床表现

原发性肝癌的临床病象极不典型,其症状一般多不明显,特别是在病程早期;而其病势的进展则一般多很迅速,通常在数星期内即呈现恶病质,往往在几个月至 1 年内衰竭死亡。临床病象主要是两个方面:①肝硬化的表现,如腹水、侧支循环的发生、呕血及肢体的水肿等;②肿瘤本身所产生的症状,如体重减轻、周身乏力、肝区疼痛及肝大等。

根据患者的年龄不同、病变之类型各异,是否并有肝硬化等其他病变亦不一定,故总的临床表现亦可以有甚大差别。一般患者可以分为 4 个类型。①肝硬化型:患者原有肝硬化症状,但近期出现肝区疼痛、肝脏肿大、肝功能衰退等现象;或者患者新近发生类似肝硬化的症状如食欲减退、贫血清瘦、腹水、黄疸等,而肝脏的肿大则不明显。②肝脓肿型:患者有明显的肝脏肿大,且有显著的肝区疼痛,发展迅速和伴有发热及继发性贫血现象,极似肝脏的单发性脓肿。③肝肿瘤型:此型较典型,患者本属健康而突然出现肝大及其他症状,无疑为一种恶性肿瘤。④癌转移型:临床上仅有肿瘤远处转移的表现,而原发病灶不显著,不能区别是肝癌或其他恶性肿瘤;即使肝脏肿大者亦往往不能鉴别是原发性还是继发性的肝癌。

上述几种类型以肝肿瘤型最为多见,约半数患者是以上腹部肿块为主诉,其次则为肝脓肿型,约1/3 以上的病例有上腹部疼痛和肝大。肝癌的发生虽与肝硬化有密切关系,但临床上肝癌患者有明显肝硬化症状者却不如想象中之多见。

(一)症状

肝癌患者虽有上述各种不同的临床表现,但其症状则主要表现在全身和消化系统两个方面。60%～80%的患者有身体消瘦、食欲减退、肝区疼痛及局部肿块等症状;其次如乏力、腹胀、发热、腹泻等亦较常见,30%～50%的患者有此现象;而黄疸和腹水则较国外报道者少,仅约 20%的患者有此症状。此外还可以有恶心、呕吐、水肿、皮肤或黏膜出血、呕血及便血等症状。

(二)体征

患者入院时约半数有明显的慢性病容(少数可呈急性病容)。阳性体征中以肝大最具特征:

几乎每个病例都有肝大，一般在肋下 5～10 cm，少数可达脐平面以下。有时于右上腹或中上腹可见饱满或隆起，扣之有大小不等的结节（或肿块）存在于肝脏表面，质多坚硬，并伴有各种程度的压痛和腹肌痉挛，有时局部体征极似肝脓肿。唯当腹内有大量腹水或血腹和广泛性的腹膜转移时，可使肝脏的检查发生困难，而上述的体征就不明显。约 1/3 的患者伴有脾脏肿大，多数仅可扪及，少数亦可显著肿大至脐部以下。20% 的患者有黄疸，大多为轻、中度。其余肝硬化的体征如腹水、腹壁静脉曲张、蜘蛛痣及皮肤黏膜出血等亦时能发现；约 40% 的患者可出现腹水，比较常见。

上述症状和体征不是每例原发性肝癌患者都具有，相反有些病例常以某几个征象为其主要表现，因而于入院时往往被误诊为其他疾病。了解肝癌可以有不同类型的表现，当可减少诊断上的错误。

（三）少见的临床表现

旁癌综合征为肝癌的少见症状，如红细胞增多症、低血糖等。红细胞增多症占肝癌患者中的 10% 左右，可能与肝细胞癌产生促红细胞生成素有关。低血糖发生率亦为 10% 左右，可能与肝癌细胞可异位产生胰岛素或肝癌巨大影响肝糖的储备有关。但近年临床上肝癌合并糖尿病者并不少见。

（四）转移

肝癌的血路转移较多。侵犯肝内门静脉可致肝内播散；侵入肝静脉则可播散至肺及全身其他部位。肺转移常为弥散多个肺内小圆形病灶，亦有粟粒样表现或酷似肺炎和肺梗死者；如出现在根治性切除后多年者，则常为单个结节。肺转移早期常无症状，以后可出现咳嗽、痰中带血、胸痛、气急等症状。骨转移在晚期患者中并不少见，肾上腺、脑、皮下等转移亦可见到。骨转移常见于脊椎骨、髂骨、股骨、肋骨等，表现为局部疼痛、肿块、功能障碍等，病理性骨折常见。脑转移可出现一过性神志丧失而易误为脑血管栓塞。肝癌亦可经淋巴道转移至附近的淋巴结或远处淋巴结，常先见于肝门淋巴结，左锁骨上淋巴结转移亦时有发现。肝癌还可直接侵犯邻近器官组织，如膈、胃、结肠、网膜等。如有肝癌结节破裂，则可出现腹膜种植。

（五）并发症

常见的并发症包括肝癌结节破裂、上消化道出血、肝功能障碍、胸腔积液、感染等。

（六）自然病程

过去报道肝癌的平均生存期仅 2～5 个月，但小肝癌研究提示，肝癌如同其他实体瘤一样也有一个较长的发生、发展阶段。复旦大学肝癌研究所资料显示，肝癌的自然病程至少两年。如果从患者患肝炎开始，由最早证实乙型肝炎开始至亚临床肝癌的发生，中位时间为 10 年左右。

四、实验室检查

肝癌的实验检查包括肝癌及其转移灶，肝病背景，患者的免疫功能，其他重要脏器的检查等，其中肝癌标记占最重要的地位。

（一）甲胎蛋白(AFP)

1956 年 Bergstrand 和 Czar 在人胎儿血清中发现一种胚胎专一性甲种球蛋白，现称甲胎蛋白。这种存在于胚胎早期血清中的 AFP 在出生后即迅速消失，如重现于成人血清中则提示肝细胞癌或生殖腺胚胎癌，此外妊娠、肝病活动期、继发性肝癌和少数消化道肿瘤也能测得 AFP。至今，AFP 仍为肝细胞癌诊断中最好的肿瘤标记，其引申包括 AFP 的异质体与单抗。我国肝癌患者 60%～70% AFP 高于正常值。如用免疫反应或其他方法测得患者血内含有此种蛋白,要考虑有原发性肝细胞癌可能,而在胆管细胞癌和肝转移性癌则不会出现此种异常蛋白。试验的准确性仅为 70%～80%,但本试验一般只有假阴性而极少假阳性;换言之,原发性肝癌患者 AFP 测定有可能为阴性,而试验阳性者则几乎都是肝癌患者,这对肝细胞癌与其他肝病的鉴别诊断有重要意义。

(二)其他实验室检查

随着病情的发展,多数患者可有不同程度贫血现象。白细胞计数虽多数正常,但有些病例可有明显的增加。林兆耆报道的 207 例肝癌中有 2 例呈类白血病反应,中性粒细胞分别占 95% 与 99%,且细胞内出现毒性颗粒。

各种肝功能试验在早期的原发性肝癌病例多无明显变化,仅于晚期病例方见有某种减退。总体来说,肝功能试验对本病的诊断帮助不大。

五、影像学检查

(一)超声波检查

肝癌常呈"失结构"占位,小肝癌常呈低回声占位,周围常有声晕;大肝癌或呈高回声,或呈高低回声混合,并常有中心液化区。超声可明确肝癌在肝内的位置,尤其是与肝内重要血管的关系,以利指导治疗方法的选择和手术的进行;有助了解肝癌在肝内及邻近组织器官的播散与浸润。通常大肝癌周边常有卫星结节,或包膜不完整;超声显像还有助了解门静脉及其分支、肝静脉和下腔静脉内有无癌栓,对指导治疗选择和手术帮助极大。

(二)计算机断层扫描(CT)

CT 在肝癌诊断中的价值有:有助提供较全面的信息,除肿瘤大小、部位、数目外,还可了解肿瘤内的出血与坏死,其分辨力与超声显像相仿;有助提示病变性质,尤其增强扫描,有助鉴别血管瘤。通常肝癌多呈低密度占位,增强扫描后期病灶更为清晰;近年出现的螺旋 CT,对多血管的肝癌,动脉相时病灶明显填充;肝癌典型的 CT 强化方式为"早出早归"或"快进快出"型;CT 肝动脉-门静脉显像在肝癌诊断中的价值也得到重视;碘油 CT 有可能显示 0.5 cm 的肝癌,即经肝动脉注入碘油后 7～14 天再做 CT,则常可见肝癌结节呈明显填充,既有诊断价值,又有治疗作用;CT 还有助了解肝周围组织器官是否有癌灶。CT 的优点是提供的信息比较全面,缺点是有放射线的影响,且价格比超声高。

(三)磁共振成像(MRI)检查

MRI 检查的优点是:能获得横断面、冠状面和矢状面三维图像;对软组织的分辨较好;无放射线影响;对与肝血管瘤的鉴别有特点;不需要增强即可显示门静脉和肝静脉分支。通常肝癌结节在 T_1 加权图呈低信号强度,在 T_2 加权图示高信号强度。但亦有不少癌结节在 T_1 示等信号强度,少数呈高信号强度。肝癌有包膜者在 T_1 加权图示肿瘤周围有一低信号强度环,而血管瘤、继发性肝癌则无此包膜。有癌栓时 T_1 呈中等信号强度,而 T_2 呈高信号强度。

(四)放射性核素显像

正电子发射计算机断层扫描(PET-CT)的问世是核医学发展的一个新的里程碑,是一种无创性探测生理、生化代谢的显像方法。有助了解肿瘤代谢,研究细胞增殖,进行抗癌药物的评价及预测复发等。PET-CT 是将 PET 与 CT 融为一体的成像系统,既可由 PET 功能显像反映肝占位的生化代谢信息,又可通过 CT 形态显像进行病灶精确解剖定位。^{11}C-醋酸盐与 ^{18}F-脱氧葡萄糖结合可将肝癌探测敏感性提升到 100%。

(五)肝动脉和门静脉造影

由于属侵入性检查,近年已不如超声显像与 CT 常用。通常仅在超声与 CT 仍未能定位的情况下使用。近年出现数字减影血管造影(DSA)使其操作更为简便。肝癌的肝动脉造影的特征为:肿瘤血管、肿瘤染色、肝内动脉移位、动静脉瘘等。肝动脉内注入碘油后 $7\sim14$ 天做 CT,有助 0.5 cm 小肝癌的显示,但有假阳性。目前肝癌作肝血管造影的指征通常为:临床疑肝癌或 AFP 阳性,而其他影像学检查阴性;多种显像方法结果不一;疑有卫星灶需做 CTA 者;需做经导管化疗栓塞者。

六、临床分期

T、N、M 分类主要依据体检、医学影像学和/或手术探查。

T_0:无肿瘤。

T_1:单发肿瘤,无血管浸润。

T_2:单个肿瘤,有血管浸润;多个肿瘤,最大者直径 $\leqslant 5$ cm。

T_3:多发肿瘤,最大者直径 >5 cm,侵及门静脉或肝静脉的主要属支。

T_4:侵及除胆囊以外的邻近器官,穿透脏腹膜。

N_0:无区域淋巴结转移。

N_1:有区域淋巴结转移。

M_0:无远处转移。

M_1:有远处转移。

进一步分为 I～IV 期。

I 期:$T_1 N_0 M_0$。

II 期:$T_2 N_0 M_0$。

IIIA 期:$T_3 N_0 M_0$。

IIIB 期:$T_4 N_0 M_0$。

IIIC 期:任何 $TN_1 M_0$。

IV 期:任何 T 任何 NM_1。

七、治疗

(一)外科治疗手术适应证

肝癌外科治疗中的基本原则是既要最大限度切除肿瘤又要最大限度地保护剩余肝脏的储备功能。肝癌手术适应证具体如下。

(1)患者一般情况好,无明显心、肺、肾等重要脏器器质性病变。

(2)肝功能正常或仅有轻度损害,肝功能分级属 I 级;或肝功能分级属 II 级,经短期护肝治疗后有明显改善,肝功能恢复到 I 级。

(3)肝储备功能正常范围。

(4)无广泛肝外转移性肿瘤。

(5)单发的微小肝癌(直径 $\leqslant 2$ cm)。

(6)单发的小肝癌(直径 >2 cm,$\leqslant 5$ cm)。

(7)单发的向肝外生长的大肝癌(5 cm<直径≤10 cm)或巨大肝癌(直径>10 cm),表面较光滑,界限较清楚,受肿瘤破坏的肝组织少于30%。

(8)多发性肿瘤,肿瘤结节少于3个,且局限在肝脏的一段或一叶内。

(9)3~5个多发性肿瘤,超越半肝范围者,做多处局限性切除或肿瘤局限于相邻2~3个肝段或半肝内,影像学显示,无瘤肝脏组织明显代偿性增大,达全肝的50%以上。

(10)左半肝或右半肝的大肝癌或巨大肝癌;边界清楚,第一、第二肝门未受侵犯,影像学显示,无瘤侧肝脏明显代偿性增大,达全肝组织的50%以上。位于肝中央区(肝中叶,或Ⅳ、Ⅴ、Ⅷ段)的大肝癌,无瘤肝脏组织明显代偿性增大,达全肝的50%以上。Ⅰ段的大肝癌或巨大肝癌。肝门部有淋巴结转移者,如原发肝脏肿瘤可切除,应做肿瘤切除,同时进行肝门部淋巴结清扫;淋巴结难以清扫者,术后可进行放射治疗。周围脏器(结肠、胃、膈肌或右肾上腺等)受侵犯,如原发肝脏肿瘤可切除,应连同做肿瘤和受侵犯脏器一并切除。远处脏器单发转移性肿瘤,可同时做原发肝癌切除和转移瘤切除。

以上适应证中,符合第5~8项为根治性肝切除术,符合第9~14项属姑息性肝切除术。

(二)手术操作要点

1.控制术中出血

目前方法有第一肝门暂时阻断法、褥式交锁缝扎法、半肝暂时阻断法、常温下全肝血流阻断法等,其中常用者为第一肝门暂时阻断法,采用乳胶管或普通导尿管套扎肝十二指肠韧带,方法简单且控制出血较满意。

2.无瘤手术原则

由于肝脏在腹腔内位置较高且深,暴露较困难。现虽有肝拉钩协助术野显露,但在游离肝脏过程中,有时难免使肝脏和肿瘤受到挤压,有可能增加肿瘤转移的机会。但外科医师在肝肿瘤切除过程中仍需尽量遵循无瘤手术原则,尽量不直接挤压肿瘤部位,在切肝前可在切除范围内切线和肿瘤边缘之间缝合2~3针牵引线,既有利于切线内管道显露和处理,又有利于牵拉肝实质后减少肝断面渗血,而避免术者直接拿捏肿瘤。

3.肝断面处理

肝断面细致止血后上下缘或左右缘对拢缝合,对小的渗血点亦可达压迫止血作用。如肝断面对拢缝合张力大,或邻近肝门缝合后有可能影响出入肝脏的血流者,可采用大网膜或镰状韧带覆盖后缝合固定。近来,我们对此类肝断面常涂布医用止血胶再用游离或带蒂大网膜覆盖,止血效果满意。

(三)术后并发症的预防和处理

1.术后出血

与术中止血不周、肝功能不佳引起的出血倾向、断面覆盖或对拢不佳等有关。术前要注意患者的凝血功能,术中要争取缩短手术时间,对较大的血管要妥善结扎,断面对拢给予一定的压力且不留无效腔。一般保守治疗,若出血不止需探查。

2.功能失代偿

主要原因为肝硬化条件下肝切除量过大、术中失血过多、肝门阻断时间过长。处理包括足够的氧供,血与蛋白质的及时和足量的补充及保肝治疗。

3.胆漏

左半肝和肝门区肝癌切除后多见。术中处理肝创面前必须检查有无胆漏,处理主要是充分的引流。

4.膈下积液或脓肿

膈下积液或脓肿多见于右肝的切除,尤其是位于膈下或裸区者。主要与止血不佳,有胆漏或引流不畅有关。治疗主要是超声引导下穿刺引流。胸腔积液需考虑有无膈下积液或脓肿。

5、胸腔积液

胸腔积液多见右侧肝切除后。治疗主要是补充清蛋白和利尿,必要时抽胸腔积液。

6.腹水

腹水多见肝硬化严重者或肝切除量大者。处理为补充清蛋白和利尿。

(李步军)

第八节 继发性肝癌

肝脏恶性肿瘤可分为原发性肝癌和继发性肝癌两大类。原发性肝癌包括常见的肝细胞肝癌,少见的胆管细胞癌,罕见的肝血管肉瘤等。身体其他部位的癌肿转移到肝脏,并在肝内继续生长、发展,其组织学特征与原发性癌相同,称之为肝转移癌或继发性肝癌。在西方国家,继发性肝癌的发生率远高于原发性肝癌,造成这种情况的原因是多方面的,而后者的发病率低是其中的影响因素之一;我国由于原发性肝癌的发病率较高,继发性肝癌发生率相对低于西方国家,两者发病率相近。国内统计两者之比为2∶1～4∶1,西方国家高达20∶1以上。在多数情况下,肝转移癌的发生可被看成是原发性肿瘤治疗失败的结果。目前,虽然肝转移癌的综合治疗已成为共识,但外科治疗依然被看作治疗继发性肝癌最重要、最常见的手段,尤其是对结直肠癌肝转移而言,手术治疗已被认为是一种更积极、更有效的治疗措施,其5年生存率目前可达20%～40%。近年来,随着对肝转移癌生物学特性认识的加深,肝脏外科手术技巧的改进及围术期支持疗法的改善,肝转移癌手术切除的安全性和成功率已大大提高,手术死亡率仅为1.8%,5年生存率达33.6%。因此,早期发现、早期诊断、早期手术治疗是提高肝转移癌远期疗效的重要途径,手术切除肝转移癌灶可使患者获得痊愈或延长生命的机会,因此对肝转移癌的外科治疗需持积极态度。

一、肝转移癌的发病机制及临床诊断

(一)肝转移癌的病理基础及来源

肝脏是全身最大的实质性器官,也是全身各种肿瘤转移的高发区域,这与肝脏本身的解剖结构、血液供应和组织学特点有关。

肝脏的显微结构表现为肝小叶,肝小叶是肝脏结构和功能的基本单位。小叶中央是中央静脉,围绕该静脉为放射状排列的单层细胞索(肝细胞板),肝板之间形成肝窦,肝窦的壁上附有Kuffer细胞,它具有吞噬能力。肝窦实际上是肝脏的毛细血管网,它的一端与肝动脉和门静脉的小分支相通,另一端与中央静脉相连接。肝窦直径为9～13 mm,其内血流缓慢,肝窦内皮细胞无基底膜,只有少量网状纤维,不形成连续结构,因此,在血液和肝细胞之间没有严密的屏障结构,有助于癌细胞的滞留、浸润。此外,肝窦通透性高,许多物质可以自由通过肝窦内皮下间隙

(Disse 间隙)。Disse 间隙有富含营养成分的液体,间隙大小不等,肝细胞膜上的微绒毛伸入该间隙,癌细胞进入 Disse 间隙后可逃避 Kuffer 细胞的"捕杀"。这些结构特点有助于癌细胞的滞留、生长与增生。

在血液循环方面,肝脏同时接受肝动脉和门静脉双重的血液供应,血流极为丰富,机体多个脏器的血液经门静脉回流至此,为转移癌的快速生长提供了较为充足的营养。有关转移癌的血供研究表明:当瘤体小于 1 mm 时,营养主要来源于周围循环的扩散;瘤体直径达 1~3 mm 时,由肝动脉、门静脉、混合的毛细血管在肿瘤周围形成新生的血管网;当瘤体进一步增大,直径超过 1.5 cm,从血管造影等观察,血液供应 90% 主要来自于肝动脉,瘤体边缘组织的部分血供可能来自门静脉,也有少部分肝脏转移癌的血液供应主要来自门静脉。

这些因素都在肝转移性肿瘤的形成中起着决定作用,使肝脏成为肿瘤容易侵犯、转移、生长的高发区域。在全身恶性肿瘤中,除淋巴结转移外,肝转移的发病率最高。据 Pickren 报道。在 9 700 例尸体解剖中共发现恶性肿瘤 10 912 个,其中有肝转移者 4 444 例,占 41.4%,是除淋巴结转移(57%)外转移部位最多的器官。

继发性肝癌的发生与原发肿瘤类型、部位有关,全身各部位的癌肿,以消化道及盆腔部位(如胃、小肠、结肠、胆囊、胰腺、前列腺、子宫和卵巢等)的癌肿转移至肝脏者较为多见,临床统计继发性肝癌中腹腔内脏器癌肿占 50%~70%,有 40%~65% 的结直肠癌、16%~51% 的胃癌、25%~75% 的胰腺癌、65%~90% 的胆囊癌产生肝转移,临床资料还表明结直肠癌与其肝转移癌同时发现者为 16%~25%,大多数是在原发处切除后 3 年内出现肝转移;其次是造血系统肿瘤,占 30%;胸部肿瘤(包括肺、食管肿瘤)占 20%;还有少数来自女性生殖系、乳腺、软组织、泌尿系统的肿瘤等,如 52% 的卵巢癌、27% 的肾癌、25%~74% 的支气管癌、56%~65% 的乳腺癌、20% 的黑色素瘤、10% 的霍奇金病出现肝转移。肾上腺、甲状腺、眼和鼻咽部的癌肿转移至肝脏者亦不少见。中国医学科学院肿瘤医院经病理检查发现,在 83 例继发性肝癌中,原发灶来源于结直肠癌占 24%,乳腺癌占 16%,胃癌占 13%,肺癌占 8%,其他尚有食管癌、鼻咽癌、淋巴瘤、胸腺瘤、子宫内膜癌等。资料还显示,随着年龄增大,继发性肝癌发生率降低。按系统划分,继发性肝癌来源依次为消化、造血、呼吸及泌尿生殖系统等。

(二)转移途经

人体各部位癌肿转移至肝脏的途径有门静脉、肝动脉、淋巴和直接浸润四种。

1.门静脉转移

凡血流汇入门静脉系统的脏器,如食管下端、胃、小肠、结直肠、胰腺、胆囊及脾等的恶性肿瘤均可循门静脉转移至肝脏,这是原发癌播散至肝脏的重要途径。有人报道门静脉血流存在分流现象,即脾静脉和肠系膜下静脉的血流主要进入左肝,而肠系膜上静脉的血流主要汇入右肝,这些门静脉所属脏器的肿瘤会因不同的血流方向转移至相应部位的肝脏。但临床上这种肿瘤转移的分流情况并不明显,而以全肝散在性转移多见。其他如子宫、卵巢、前列腺、膀胱和腹膜后组织等部位的癌肿,亦可通过体静脉和门静脉的吻合支转移至肝;也可因这些部位的肿瘤增长侵犯门静脉系统的脏器,再转移至肝脏;或先由体静脉至肺,然后再由肺到全身循环而至肝脏。经此途径转移的肿瘤占肝转移癌的 35%~50%。

2.肝动脉转移

任何血行播散的癌肿均可循肝动脉转移到肝脏,如肺、肾、乳腺、肾上腺、甲状腺、睾丸、卵巢、鼻咽、皮肤及眼等部位的恶性肿瘤均可经肝动脉而播散至肝脏。眼的黑色素瘤转移至肝脏者也较常见。

3.淋巴转移

盆腔或腹膜后的癌肿可经淋巴管至主动脉旁和腹膜后淋巴结,然后倒流至肝脏。消化道癌肿也可经肝门淋巴结循淋巴管逆行转移到肝脏。乳腺癌或肺癌也可通过纵隔淋巴结而逆行转移到肝脏,但此转移方式较少见。临床上更多见的是胆囊癌沿着胆囊窝的淋巴管转移到肝脏。

4.直接浸润

肝脏邻近器官的癌肿,如胃癌、横结肠癌、胆囊癌和胰腺癌等,均可因癌肿与肝脏粘连使癌细胞直接浸润而蔓延至肝脏,右侧肾脏和肾上腺癌肿也可以直接侵犯肝脏。

(三)病理学特点

转移癌的大小、数目和形态多变,少则 $1\sim2$ 个微小病灶,多则呈多结节甚至弥漫性散在生长,也有形成巨块的,仅有约 5% 的肝转移灶是孤立性结节或局限于单叶。转移灶可发生坏死、囊性变、病灶内出血及钙化等。继发性肝癌组织可位于肝脏表面,也可位于肝脏中央。癌结节外观多呈灰白色,质地硬,与周围肝组织常有明显分界,肝转移癌灶多有完整包膜,位于肝脏表面者可有凸起或凹陷,癌结节中央可有坏死和出血。多数肝转移癌为少血供肿瘤,少数肝转移癌血供可相当丰富,如肾癌肝转移。来自结、直肠癌的肝转移癌可发生钙化,钙化也可见于卵巢、乳腺、肺、肾脏和甲状腺癌肿的转移。来自卵巢与胰腺癌(特别是腺癌或囊腺癌)的转移灶可发生囊变。肉瘤的肝转移灶常表现为巨大肿块,并伴有坏死、出血等。继发性肝癌的病理组织学变化和原发病变相同,如来源于结直肠的腺癌组织学方面可显示腺状结构,来自恶性黑色素瘤的肝转移癌组织中含有黑色素。但部分病例由于原发性癌分化较好,使肝脏转移灶表现为间变而无法提示原发病灶。与原发性肝癌不同,继发性肝癌很少合并肝硬化,一般也无门静脉癌栓形成,而已产生肝硬化的肝脏则很少发生转移性肿瘤。Jorres 等报道 6 356 例癌症患者尸体解剖发现有 300 例肝转移癌中,仅有 2 例伴有肝硬化,认为其原因可能是硬化的肝脏血液循环受阻和结缔组织改变限制了肿瘤转移和生长。肝转移癌切除术后肝内复发率为 $5\%\sim28\%$,低于原发性肝癌切除术后肝内复发率。

临床上根据发现继发性肝癌和原发肿瘤的先后分为同时转移、异时转移及先驱性肝转移。同时转移是指初次诊断或者外科治疗原发性肿瘤时发现转移病灶,发生率为 $10\%\sim25\%$。资料显示,年龄、性别与肝转移无关,但大城市患者发生肝转移少于小城市和农村地区,这与在大城市易得到早期检查、早期发现有关。同时性肝转移癌发生率和临床病理分期明显相关,晚期患者中发病率较高,且多呈分散性多结节病灶。异时转移是指原发性肿瘤手术切除或局部控制后一段时间在随访中发现肝转移病灶,大多数在原发灶切除后 $2\sim3$ 年内发现,其发生率尚不清楚。同时转移和异时转移可占肝转移的 97%。先驱性肝转移是指肝转移病灶早于原发肿瘤发现,其发生率较低。

(四)肝转移癌的分期

判明肿瘤分期对治疗方案选择、预后判断、疗效考核、资料对比极为重要,近几十年来国内外对肝转移癌的分期提出了多种分类标准。

Fortner 对术后证实的肝转移进行了以下分级。①Ⅰ级:肿瘤局限在切除标本内,切缘无癌残留。②Ⅱ级:肿瘤已局部扩散,包括肿瘤破溃、直接蔓延至周围邻近器官、镜下切缘癌阳性、直接浸润至大的血管或胆管。③Ⅲ级:伴有肝外转移者,包括肝外淋巴结转移、腹腔内其他器官转移、腹腔外远处转移。

Petlavel 提出肝转移癌的分期需要兼顾转移灶的大小、肝功能状态和肝大情况,依此将肝转移癌分为四期。资料表明Ⅰ期预后最好,中位生存期为 21.5 个月,Ⅱ、Ⅲ、Ⅳ期中位生存期分别为 10.4 个月、4.7 个月和 1.4 个月。

Genneri 认为肝转移癌的预后主要与肝实质受侵犯的程度有关。根据转移灶的数目和肝实质受侵犯程度将肝转移癌分为三期:Ⅰ期为单发性肝转移,侵犯肝实质 25% 以下;Ⅱ期为多发性肝转移,侵犯肝实质 25% 以下或单发性肝转移累计侵犯肝实质 25%~50%;Ⅲ期为多发性肝转移,侵犯肝实质 25%~50% 或超过 50%。他认为Ⅰ期最适合手术治疗,Ⅱ期、Ⅲ期则应侧重于综合治疗。

Petreli 进一步肯定了肝实质被侵犯的程度是影响预后最重要的因素。肝实质受侵犯程度可以通过测量肝脏被肿瘤侵犯的百分比、肝脏大小和肝功能试验(包括碱性磷酸酶和胆红素水平)来判断,其他影响预后的因素主要为肝转移癌结节的数目及分布(单叶或双叶)、大小、能否手术切除、出现时间(与原发灶同时或异时)、有无肝外转移、肝外侵犯的类型、患者功能状况、有无症状或并发症等。

(五)继发性肝癌的临床表现

继发性肝癌常以肝外原发性癌肿所引起的症状为主要表现,但因无肝硬化,病情发展常较后者缓慢,症状也较轻。临床表现主要包括:①原发性肿瘤的临床表现;②肝癌的临床表现;③全身状况的改变。

1.原发性肿瘤的临床表现

早期主要表现为原发肿瘤的症状,肝脏本身的症状并不明显,大多在原发肿瘤术前检查、术中探查或者术后随访时候发现。如结直肠癌出现大便性状改变,黑便、血便等;肺癌出现刺激性干咳和咯血等。部分原发性肿瘤临床表现不明显或晚于肝转移癌,是造成肝转移癌误诊、延诊的主要因素。继发性肝癌的临床表现常较轻,病程发展较缓慢。诊断的关键在于查清原发癌灶。

2.肝癌的临床表现

随着病情的发展,肝癌转移性肿瘤增大,肝脏转移的病理及体外症状逐渐表现出来,出现了如消瘦、乏力、发热、食欲缺乏、肝区疼痛、肝区结节性肿块、腹水、黄疸等中晚期肝癌的常见症状。也有少数患者出现继发性肝癌的症状以后,其原发癌灶仍不易被查出或隐匿不现,因此,有时与原发性肝癌难以鉴别。消瘦与恶性肿瘤的代谢消耗、进食少、营养不良有关;发热多是肿瘤组织坏死、合并感染及肿瘤代谢产物引起,多不伴寒战;肝区疼痛是由于肿瘤迅速生长使肝包膜紧张所致;食欲缺乏是由于肝功能损害,肿瘤压迫胃肠道所致;肝区疼痛部位和癌肿部位有密切关系,如突然发生剧烈腹痛并伴腹膜刺激征和休克,多有肝转移癌结节破裂的可能;腹部包块表现为左肝的剑突下肿块或(和)右肝的肋缘下肿块,也可因肝转移癌占位导致肝大;黄疸常由于癌肿侵犯肝内主要胆管,或肝门外转移淋巴结压迫肝外胆管所引起,癌肿广泛破坏肝脏可引起肝细胞性黄疸。

3.全身状况的改变

由于机体消耗增多和摄入减少,患者往往出现体重减轻,严重者出现恶病质。如发生全身多处转移,还可出现相应部位的症状,如肺转移可引起呼吸系统的临床表现。

(六)诊断方法

1.实验室检查

(1)肝功能检查:肝转移癌患者在癌肿浸润初期肝功能检查多属正常,乙肝、丙型肝炎病毒感染指标往往呈阴性。随肿瘤的发展,患者血清胆红素、碱性磷酸酶(AKP)、乳酸脱氢酶(LDH)、γ-谷氨酰转肽酶(GGT)、天门冬氨酸转氨酶(AST)等升高,但由于肝转移癌多数不伴肝炎、肝硬化等,所以肝脏的代偿功能较强。在原发性肝癌中常出现的白/球蛋白比例倒置、凝血酶原时间延长等异常,在肝转移癌中则极少出现。在无黄疸和骨转移时,AKP 活性增高对诊断肝转移癌具有参考价值。

(2)甲胎蛋白(AFP):肝转移癌中 AFP 的阳性反应较少,主要见于胃癌伴肝转移。大约 15%的胃癌患者 AFP 阳性,其中绝大多数患者在 100 μg/L 以下,仅 1%～2%患者超过 200 μg/L。切除原发病灶后即使保留转移癌,AFP 也可以降至正常水平。

(3)癌胚抗原(CEA):消化道肿瘤,特别是结直肠癌肿瘤患者的 CEA 检查,对于肝转移癌的诊断十分重要。目前多数学者认为 CEA 检查可作为肝转移癌的辅助诊断指标,尤其是对无肿瘤病史、肝内出现单个肿瘤病灶、无明确肝炎病史、AFP 阴性的患者,必须复查 CEA 等指标,以警惕肝转移癌的发生。一般认为 CEA 水平迅速升高或 CEA 超过 20 μg/L 是肝转移的指征,但其变化与肿瘤大小并无正相关。若 CEA 阳性,需复查 B 超、CT、结肠镜等寻找原发病灶以明确诊断或随访。肝转移癌术后动态监测 CEA 对于手术切除是否彻底、术后辅助化疗疗效、肿瘤复发具有重要意义。在清除所有癌灶后,CEA 可降至正常水平。原发性结直肠癌术后 2 年应定期监测,可 3 个月 1 次,如果 CEA 升高,应高度怀疑肿瘤复发,同时有 AKP、LDH、CEA 明显增高提示肝转移。CEA 升高时,有时影像学检查并无转移迹象,此时常需通过核素扫描或剖腹探查才能发现。此外,国外文献报道胆汁中的 CEA 敏感性远较血清 CEA 高。Norton 等研究发现,结直肠癌肝转移患者,胆汁 CEA 水平是血清的 29 倍,这对原发病灶在术后肝转移及隐匿性癌灶的发现尤为重要。

(4)其他肿瘤标志物测定:其他部位的肿瘤患者如出现 5'-核苷磷酸二酯酶同工酶 V(5'-NPDV)阳性常提示存在肝内转移的可能,同时它也可以作为肝转移癌术后疗效和复发监测的指标,但不能区分原发性和转移性肝肿瘤。其他临床常用的肿瘤标志物还有酸性铁蛋白、CA 19-9、CA50、CA242 等,它们在多种肿瘤特别是消化系统肿瘤中均可增高,但组织特异性低,可作为肝转移癌检测的综合判断指标。

2.影像学检查

影像学检查方法同原发性肝癌。继发性肝癌在影像学上可有某些特征性表现:①病灶常为多发且大小相仿。②由于病灶中央常有液化坏死。在 B 超和 MRI 上可出现"靶征"或"牛眼征"。③CT 扫描上病灶密度较低,有时接近水的密度,对肝内微小转移灶(<1 cm)普通的影像学检查常难以发现而漏诊,可采用 CT 加动脉门静脉造影(CTAP),其准确率可达 96%;对这些微小转移灶的定性诊断,目前以正电子发射断层扫描(PET)特异性最强,后者以[18]F-FDG 作为示踪剂,通过评价细胞的葡萄糖代谢状况确定其良恶性。

(七)诊断

肝转移癌的诊断关键在于确定原发病灶,其特点是:①多数有原发性肿瘤病史,以结直肠癌、胃癌、胰腺癌等最常见。②常无慢性肝病病史。如 HBV、HCV 标记物多阴性。③由于肝转移癌很少合并肝硬化,所以体检时癌结节病灶多较硬而肝脏质地较软。④影像学显示肝内多个散在、大小相仿的占位性病变,B 超可见"牛眼"征,且多无肝硬化影像,肝动脉造影肿瘤血管较少见。

临床上诊断的依据:①有原发癌病史或依据;②有肝脏肿瘤的临床表现;③实验室肝脏酶学改变,CEA 增高而 AFP 可呈阴性;④影像学发现肝内占位性病变,多为散在、多发;⑤肝脏穿刺活检证实。

对于某些组织学上证实为肝转移癌,但不能明确或证实原发性肿瘤起源的情况,临床上并不少见,如有记载的 21 000 例癌症患者中,有 686 例(3.2%)未明确原发癌的部位。对于此类病例需要通过更仔细的病史询问、更细致的体格检查及相关的影像学和实验室检查来判断。例如原发肿瘤不明时,乳腺、甲状腺及肺可能是原发灶;粪便潜血阳性提示胃肠道癌,胃镜、结肠镜、钡餐及钡灌肠检查对诊断有帮助;疑有胰体癌时,应行胰腺扫描及血管造影等。

(八)鉴别诊断

1.原发性肝癌

患者多来自肝癌高发区,有肝癌家族史或肝病病史,多合并肝硬化,肝功能多异常,肝癌的并发症较常见,病情重且发展迅速,AFP 等肿瘤标志呈阳性,影像学呈"失结构"占位性病变,孤立性结节型也较多见;肝转移癌多有原发肿瘤病史和症状,很少合并肝硬化,肝功能多正常,病情发展相对缓慢,AFP 多正常,CEA 多增高,影像学发现肝脏多个散在占位结节,可呈"牛眼征"。但AFP 阴性的原发性肝癌和原发灶不明确的肝转移癌之间的鉴别诊断仍有一定困难,有时需依靠肝活检,当组织学检查发现有核居中央的多角形细胞、核内有胞质包涵体、恶性细胞被窦状隙毛细血管分隔、胆汁存留、肿瘤细胞群周围环绕着内皮细胞等表现时,提示为原发性而非继发性肝癌。

2.肝血管瘤

一般容易鉴别。女性多见,病程长,发展慢。临床症状多轻微,实验室酶学检查常属正常。B 超见有包膜完整的与正常肝脏有明显分界的影像,其诊断符合率达 85%;CT 表现为均匀一致的低密度区,在快速增强扫描中可见特征性增强,其对血管瘤的诊断阳性率近 95%;血管造影整个毛细血管期和静脉期持续染色,可见"早出晚归"征象。

3.肝囊肿

病史较长,一般情况好,囊肿常多发,可伴多囊肾,B 超提示肝内液性暗区,可见分隔,血清标志物 AFP、CEA 阴性。

4.肝脓肿

肝脓肿多有肝外感染病史,临床可有或曾有发热、肝痛、白细胞计数增高等炎症表现,抗感染治疗有效。超声检查可见液平,穿刺为脓液,细胞培养阳性。

5.肝脏肉瘤

此病极少见,患者无肝脏外原发癌病史。多经病理证实。

二、治疗

(一)手术切除

与原发性肝癌一样,继发性肝癌的治疗也是以手术切除为首选,这是唯一能使患者获得长期生存的治疗手段,如大肠癌肝转移切除术后 5 年生存率可达 25%～58%,而未切除者 2 年生存率仅为 3%,4 年生存率为 0。

继发性肝癌的手术适应证近年来有逐渐放宽的趋势。最早对继发性肝癌的手术价值还存在怀疑,直到 1980 年有学者报道手术切除大肠癌肝脏孤立性转移灶取得良好效果,才确定手术切除是孤立性肝转移癌的首选治疗方法。以后有许多研究发现,多发性与孤立性肝转移癌切除术后在生存率上并无明显差异,因而近年来手术切除对象不只是限于孤立病灶,位于肝脏一侧或双侧的多发转移灶也包括在手术适应证内,至于可切除多发转移灶数目的上限,以往通常定为3~4个,有学者认为以转移灶的数目作为手术适应证的依据没有足够理由,不可机械从事,只要保证有足够的残肝量和手术切缘,任何数目的肝转移癌均为手术切除的适应证。有肝外转移者以往被认为是手术禁忌证,近年来的研究发现,只要肝外转移灶能得到根治性切除,可获得与无肝外转移者一样好的疗效,故也为手术治疗的适应证。目前临床上掌握继发性肝癌的手术指征为:①原发灶已切除并无复发,或可切除,或已得到有效控制(如鼻咽癌行放疗后);②单发或多发肝转移灶,估计切除后有足够的残肝量并可保证足够的切缘;③无肝外转移或肝外转移灶可切除;④无其他手术禁忌证。

继发性肝癌的手术时机,原则上一经发现应尽早切除。但对原发灶切除后近期内刚发现的较小转移灶(如<2 cm)是否需要立即手术,有学者认为不必急于手术,否则很可能在手术后不久就有新的转移灶出现,对这样的病例可密切观察一段时间(如 3 个月)或在局部治疗下(如PEI)观察,若无新的转移灶出现再做手术切除。对同时转移癌的手术时机也是一个存在争议的问题,如大肠癌在原发灶手术的同时发现肝转移者占 8.5%~26%,是同期手术还是分期手术尚有意见分歧,有学者认为只要肝转移灶可切除、估计患者能够耐受、可获得良好的切口显露,应尽可能同期行肝癌切除。

继发性肝癌的手术方式与原发性肝癌相似,但有如下几个特点:①由于继发性肝癌常为多发,术中B超检查就显得尤为重要,可以发现术前难以发现的隐匿于肝实质内的小病灶,并因此改变手术方案;②因很少伴有肝硬化,肝切除范围可适当放宽以确保阴性切缘,切缘一般要求超过1 cm,因为阴性切缘是决定手术远期疗效的关键因素;③由于继发性肝癌很少侵犯门静脉形成癌栓,肝切除术式可不必行规则性肝叶切除,确保阴性切缘的非规则性肝切除已为大家所接受,尤其是多发转移灶的切除更为适用;④伴肝门淋巴结转移较常见,手术时应做肝门淋巴结清扫。

继发性肝癌术后复发也是一个突出的问题,如大肠癌肝转移切除术后 60%~70%复发,其中 50%为肝内复发,是原转移灶切除后的复发还是新的转移灶在临床上难以区别。与原发性肝癌术后复发一样,继发性肝癌术后复发的首选治疗也是再切除,其手术指征基本同第一次手术。再切除率文献报道差别较大,为 13%~53%,除其他因素外,这与第一次手术肝切除的范围有关,第一次如为局部切除则复发后再切除的机会较大,而第一次为半肝或半肝以上的切除则再切除的机会明显减小。

(二)肝动脉灌注化疗

虽然手术切除是继发性肝癌的首选治疗方法,但可切除病例仅占 10%~25%,大多数患者则因病灶广泛而失去手术机会,此时肝动脉灌注化疗(HAI)便成为这类患者的主要治疗方法。继发性肝癌的血供来源基本同原发性肝癌,即主要由肝动脉供血,肿瘤周边部分有门静脉参与供血。与全身化疗相比,HAI 可提高肿瘤局部的化疗药物浓度,同时降低全身循环中的药物浓度,因而与全身化疗相比,可提高疗效而降低药物毒性作用,已有多组前瞻性对照研究证明,HAI 对继发性肝癌的有效率显著高于全身化疗。HAI 一般经全置入性 DDS 实施,后者可于术中置入;也可采用放射介入的方法置入,化疗药物多选择氟尿嘧啶(5-FU)或氟尿嘧啶脱氧核苷(FudR),后者的肝脏清除率高于前者。文献报道 HAI 治疗继发性肝癌的有效率为 40%~60%,部分病例可因肿瘤缩小而获得二期切除,对肿瘤血供较为丰富者加用碘油栓塞可使有效率进一步提高。但继发性肝癌多为相对低血供,这与原发性肝癌有所不同,为了增加化疗药物进入肿瘤的选择性,临床上有在 HAI 给药前给予血管收缩药(如血管紧张素 II 等)或可降解性淀粉微球暂时使肝内血流重新分布,以达到相对增加肿瘤血流量、提高化疗药物分布的癌/肝比值之目的,从而进一步提高 HAI 的有效率。

前瞻性对照研究表明,与全身化疗相比,HAI 虽然显著提高了治疗的有效率,但未能显著提高患者的生存率,究其原因主要是由于 HAI 未能有效控制肝外转移的发生,使得原来死于肝内转移的患者死于肝外转移。因此,对继发性肝癌行 HAI 应联合全身化疗(5-FU+四氢叶酸),或加大化疗药物的肝动脉灌注剂量,以使部分化疗药物因超过肝脏的清除率而"溢出"肝脏进入全身循环,联合使用肝脏清除率低的化疗药物,如丝裂霉素(MMC)亦可达到相同作用。

(三)其他

治疗继发性肝癌的方法还有许多,如射频、微波、局部放疗、肝动脉化疗栓塞、瘤体无水酒精注射、氩氦刀等。

(姚成礼)

第十一章

胆道疾病

第一节 胆囊结石

一、发病情况

胆囊结石是世界范围的常见病、多发病,其发病总体呈上升趋势,而且近些年的研究提示胆囊结石与胆囊癌的关系密切,因而,对胆囊结石的发病研究越来越重视,目的是找出与其发病相关的因素,以便更好地预防其发生,同时减少并发症,也可能对降低胆囊癌的发病率起到一定作用。

胆囊结石的发病与年龄、性别、肥胖、生育、种族和饮食等因素有关,也受用药史、手术史和其他疾病的影响。

(一)发病年龄

大多的流行病学研究表明,胆囊结石的发病率随着年龄的增长而增加。本病在儿童期少见,其发生可能与溶血或先天性胆管疾病有关。一项调查表明,年龄在 40～69 岁的 5 年发病率是低年龄组的 4 倍,高发与低发的分界线为 40 岁,各国的报道虽有一定差异,但发病的高峰年龄都在40～50 岁这一年龄段。

(二)发病性别差异

近年来超声诊断研究结果男女发病之比约为 1∶2,性别比例的差异主要体现在胆固醇结石发病方面,胆囊的胆色素结石发病率无明显性别差异。女性胆固醇结石高发可能与雌激素降低胆流、增加胆汁中胆固醇分泌、降低总胆汁酸量和活性,以及孕酮影响胆囊动力、使胆汁淤滞有关。

(三)发病与肥胖的关系

临床和流行病学研究显示,肥胖是胆囊胆固醇结石发病的一个重要危险因素,肥胖人发病率为正常体重人群的 3 倍。肥胖人更易患胆囊结石的原因在于其体内的胆固醇合成量绝对增加,或者比较胆汁酸和磷脂相对增加,使胆固醇过饱和。

（四）发病与生育的关系

妊娠可促进胆囊结石的形成，并且妊娠次数与胆囊结石的发病率呈正相关，这种观点已经临床和流行病学研究所证明。妊娠易发生结石的原因有：①孕期的雌激素增加使胆汁成分发生变化，可增加胆汁中胆固醇的饱和度。②妊娠期的胆囊排空滞缓，B超显示，孕妇空腹时，胆囊体积增大，收缩后残留体积增大，胆囊收缩速率减小。③孕期和产后的体重变化也影响胆汁成分，改变了胆汁酸的肠肝循环促进了胆固醇结晶的形成。

（五）发病的地区差异

不同国家和地区发病率存在一定差别，西欧、北美和澳大利亚人胆结石患病率高，而非洲的许多地方胆结石罕见；我国以北京、上海、西北和华北地区胆囊结石发病率较高。国家和地区间的胆石类型亦也不同，在瑞典、德国等国家以胆固醇结石为主，而英国则碳酸钙结比其他国家发病率高。

（六）发病与饮食因素

饮食习惯是影响胆石形成的主要因素，进食精制食物、高胆固醇食物者胆囊结石的发病率明显增高。因为精制碳水化合物增加胆汁胆固醇饱和度。我国随着生活水平提高，即胆囊结石发病已占胆结石的主要地位，且以胆固醇结石为主。

（七）发病与遗传因素

胆囊结石发病在种族之间的差异亦提示遗传因素是胆结石的发病机制之一。即凡有印第安族基因的人群，其胆石发病率就高。以单卵双胎为对象的研究证明，胆石症患者的亲属中发生胆石的危险性亦高，而胆结石家族内的发病率，其发病年龄亦提前，故支持胆结石可能具有遗传倾向。

（八）其他因素

胆囊结石的发病亦与肝硬化、糖尿病、高脂血症、胃肠外营养、手术创伤和应用某些药物有关。如肝硬化患者胆结石的发病率为无肝硬化的 3 倍，而糖尿病患者胆结石的发病率是无糖尿病患者的 2 倍。

二、病因及发病机制

胆囊结石成分主要以胆固醇为主，而胆囊结石的形成原因至今尚未完全清楚，目前考虑与脂类代谢、成核时间、胆囊运动功能、细菌基因片段等多种因素密切相关。

人类对于胆囊结石形成机制的研究已有近百年历史，并且在很长的一段时间内一直处于假说的水平。20 世纪 60 年代 Small 等人提出胆囊结石中胆固醇的主要成分是其单水结晶，胆囊结石的形成实际上是单水结晶形成、生长、凝固和固化的结果。他们并对胆汁中胆固醇的溶解过程进行了详细的研究，最终发现胆固醇与胆盐、磷脂酰胆碱三者以微胶粒的形式溶解于胆汁中，并且于 1968 年提出了著名的"Admriand-Small"三角理论。1979 年 Holan 等在实验中将人体胆汁进行超速离心，用偏光显微镜观察胆汁中出现单水结晶所需的时间即"成核时间"，发现胆囊结石患者胆汁的成核时间要明显短于正常胆汁成核时间，在正常的胆囊胆汁其成核时间平均长达 15 天，因而胆汁中的胆固醇成分可通过胆管系统而不致被析出；相反，胆囊结石患者的胆汁，其成核时间可能缩短至 2.9 天。目前显示胆汁中的黏液糖蛋白、免疫球蛋白等均有促成核的作用。至于抑制成核时间的物质可能与蛋白质成分有关，多为小分子蛋白质，但具体性质尚未确定。因而初步发现胆囊结石的形成与胆汁中胆固醇过饱和的程度无关。其实验结果明显与 Small 等研究结果相矛盾,这样使胆石成因的研究工作一度处于停顿状态。

在以后的胆石成因探讨中,人们发现胆囊结石的形成不仅与胆固醇有关,而且与细菌感染存在一定的联系,细菌在胆石形成中的作用开始被重视。过去的结果显示细菌在棕色结石的病因发生中具有至关重要的作用,较典型的证据是细菌多在胆总管而非胆囊中发生。然而形成鲜明对照的是进行胆囊结石手术的患者 10%~25%可得到胆汁阳性细菌培养结果,并发胆囊炎时则更高。但由于过去人们把研究目标集中到胆囊结石中的主要成分胆固醇上,细菌在其发生中的作用被忽略了。Vitetta 终于注意到了这一点,并在胆囊结石相关胆汁中发现了胆色素沉积,他通过进一步研究发现近半数的胆囊结石尽管胆固醇是其主要成分,但在其核心都存在着类似胆色素样的沉积,这其中一部分甚至是胆汁细菌培养阴性的患者。Stewart 用扫描电镜也发现细菌不仅存在于色素型胆囊结石中,而且也存在于混合型胆囊结石中。在这诸多探讨中,Goodhart 的研究应当说是最为接近的,在他实验中约半数无症状胆囊结石患者的胆石、胆汁及胆囊壁培养出有丙酸杆菌生长,但最为可惜的是当时由于培养出的细菌浓度较低和缺乏应有的生物学性状,最终把实验结果归结于细菌污染而没有进行更深入的探讨。

无论前人的研究如何接近,由于受研究方法的限制一直没有从胆囊结石中可靠地繁殖到大量细菌,而且用传统方法所培养出来的细菌往往不能代表原始的菌群,因此只有在方法上改进才能使这一研究得以深入。Swidsinsk 通过对20例胆汁培养阴性患者的胆囊结石标本行 PCR 扩增,结果在胆固醇含量 70%~80%的 17 例患者中16 例发现有细菌基因片段存在,而胆固醇含量在 90%以上的 3 例患者则未发现细菌 DNA。此后细菌在胆囊结石形成中的作用才真正被人们所关注,有关该方面的报道日渐增多。由此认为细菌是胆石症患者结石中一个极其重要的分离物,初步揭示了细菌在胆囊结石的形成初期具有重要作用。然而由于同源性分析仅适合属及属以上细菌菌群的亲缘关系,因此该方法并不能彻底确定细菌的具体种类,也就无法确定不同细菌在胆囊结石形成中的不同作用。因此确定胆囊结石形成中细菌的种类成为胆石成因研究中的关键问题。而目前只有在改良传统培养方法的基础上,确定常见的胆囊结石核心细菌菌种,才能设计不同的引物,进行更深入的探讨。

国内学者通过对胆固醇结石与载脂蛋白 B 基因多态性的关系研究,发现胆固醇组 X^+ 等位基因频率明显高于对照组,并且具有 X^+ 等位基因者其血脂总胆固醇、低密度脂蛋白胆固醇及 apo B 水平显著高于非 X^+ 者,提示 X^+ 等位基因很可能是胆固醇结石的易感基因。

三、临床表现

约 60%的胆囊结石患者无明显临床表现,于查体或行上腹部其他手术而被发现。当结石嵌顿引起胆囊管梗阻时,常表现为右上腹胀闷不适,类似胃炎症状,但服用治疗胃炎药物无效,患者多厌油腻食物;有的患者于夜间卧床变换体位时,结石堵塞于胆囊管处暂时梗阻而发生右上腹和上腹疼痛,因此部分胆囊结石患者常有夜间腹痛。

因胆囊结石多伴有轻重不等的慢性胆囊炎,疼痛可加剧而不缓解,可引起化脓性胆囊炎或胆囊坏疽、穿孔,而出现相应的症状与体征。胆囊结石可排入胆总管而形成继发性胆总管结石、胆管炎。

当胆囊结石嵌顿于胆囊颈或胆囊管压迫肝总管和胆总管时,可引起胆管炎症、狭窄、胆囊胆管瘘,也可引起继发性胆总管结石及急性重症胆管炎,这是一种少见的肝外梗阻性黄疸,国外报道其发生率为0.7%~1.8%,国内报道为 0.5%~0.8%。

四、鉴别诊断

(一)慢性胃炎

慢性胃炎主要症状为上腹闷胀疼痛、嗳气、食欲减退及消化不良史。纤维胃镜检查对慢性胃炎的诊断极为重要,可发现胃黏膜水肿、充血、黏膜色泽变为黄白或灰黄色、黏膜萎缩。肥厚性胃炎可见黏膜皱襞肥大,或有结节并可见糜烂及表浅溃疡。

(二)消化性溃疡

有溃疡病史,上腹痛与饮食规律性有关,而胆囊结石及慢性胆囊炎往往于进食后疼痛加重,特别进高脂肪食物。溃疡病常于春秋季节急性发作,而胆石性慢性胆囊炎多于夜间发病。钡餐检查及纤维胃镜检查有明显鉴别价值。

(三)胃神经官能症

虽有长期反复发作病史,但与进食油腻无明显关系,往往与情绪波动关系密切。常有神经性呕吐,每于进食后突然发生呕吐,一般无恶心,呕吐量不多且不费力,吐后即可进食,不影响食欲及食量。本病常伴有全身性神经官能症状,用暗示疗法可使症状缓解,鉴别不难。

(四)胃下垂

本病可有肝、肾等其他脏器下垂。上腹不适以饭后加重,卧位时症状减轻,立位检查可见中下腹部胀满,而上腹部空虚,有时可见胃型并可有振水音,钡餐检查可明确诊断。

(五)肾下垂

常有食欲不佳、恶心呕吐等症状,并以右侧多见,但其右侧上腹及腰部疼痛于站立及行走时加重,可出现绞痛,并向下腹部放射。体格检查时分别于卧位、坐位及立位触诊,如发现右上腹肿物因体位改变而移位则对鉴别有意义,卧位及立位肾 X 线平片及静脉尿路造影有助于诊断。

(六)迁延性肝炎及慢性肝炎

本病有急性肝炎病史,尚有慢性消化不良及右上腹不适等症状,可有肝大及肝功不良,并在慢性肝炎可出现脾肿大,蜘蛛痣及肝掌,B 超检查胆囊功能良好。

(七)慢性胰腺炎

常为急性胰腺炎的后遗症,其上腹痛向左肩背部放射,X 线平片有时可见胰腺钙化影或胰腺结石,纤维十二指肠镜检查及逆行胆胰管造影对诊断慢性胰腺炎有一定价值。

(八)胆囊癌

本病可合并有胆囊结石。本病病史短,病情发展快,很快出现肝门淋巴结转移及直接侵及附近肝组织,故多出现持续性黄疸。右上腹痛为持续性,症状明显时多数患者于右上腹肋缘下可触及硬性肿块,B 超及 CT 检查可帮助诊断。

(九)肝癌

原发性肝癌如出现右上腹或上腹痛多已较晚,此时常可触及肿大并有结节的肝脏。B 超检查,放射性核素扫描及 CT 检查分别可发现肝脏有肿瘤图像及放射缺损或密度减低区,甲胎蛋白阳性。

五、治疗

胆囊结石的治疗方法很多,自 1882 年 Langenbuch 在德国实行了第一例胆囊切除术治疗胆囊结石以来,已延用了一百多年,目前仍不失为一种安全有效的治疗方法。但对患者和医师来讲,手术毕竟不是最理想的方案,因此这一百多年来,医务工作者不断探讨非手术治疗胆囊结石的方法,如溶石、碎石、排石等,但均有其局限性和不利因素。

(一)非手术治疗

1.溶石治疗

自1891年Walker首创乙醚溶石治疗以来,医务工作者不断探讨溶石药物如辛酸甘油三酯、甲基叔丁醚等。它们在体外溶石试验具有一定的疗效,但体内效果不佳,且具有一定的毒性,而这种灌注溶石的药物在临床适用术后由T管灌注治疗胆管残余结石,而对胆囊结石进行溶解则需要穿刺插管再灌注的方法,其复杂性不亚于手术,且溶石后易再复发。

1972年美国的Danzinger等用鹅去氧胆酸溶解胆囊结石取得成功以来,鹅去氧胆酸、熊去氧胆酸作为口服溶石方法一直被人们沿用,其机制是通过降低胆固醇合成限速酶、还原酶的活性,降低内源性胆固醇的合成,扩大胆酸池,减少胆固醇吸收与分泌,因而使胆固醇结晶在不饱和胆汁中得以溶解,达到溶石目的。但溶石率较低且用药时间长,费用高。1983年全美胆石协作组报道连续服药2年完全溶石率只达5%～13%,停药后复发率达50%,且多在1～2年内复发,此二药对肝脏具有一定的毒性,可导致GTP升高、腹泻、肝脏和血浆胆固醇的蓄积。

2.体外冲击波碎石术

20世纪70年代中期慕尼黑大学医学院首先采用体外冲击波碎石方法治疗肾结石以来,得到广泛应用。在此基础上1984年医务工作者对胆石也采用体外冲击波碎石的方法治疗胆囊结石,但实验和临床结果表明其与肾结石碎后排石截然不同,胆结石不易排出体外,其原因有:胆汁量明显少于尿量而较黏稠;胆囊管较细,一般内径在0.3 cm左右,内有多数螺旋瓣,而且多数有一定的迂曲,阻碍了破碎结石的排出;体外震波碎石后,胆囊壁多半受到冲击导致水肿充血,影响胆囊的收缩,进而导致胆囊炎发作,所以部分病例,在碎石后常因同时发生急性胆囊炎而行急诊胆囊切除术,所以体外震波碎石术对胆囊结石的治疗目前已较少应用,对肝内结石、胆总管单发结石尚有一定疗效。

(二)手术治疗

鉴于上述非手术治疗未获满意的效果,所以一百多年来胆囊切除术治疗胆囊结石一直被公认为有效措施。

1.胆囊切开取石术

简化手术方法的同时治疗外科疾病,一直是外科医师努力奋斗的目标。胆囊切开取石与胆囊切除相比确实创伤小、简便,但对于胆囊结石的治疗是一个不可取的方法。因为胆囊结石的形成是多因素作用的结果,一是胆汁成分的改变,二是胆囊运动功能的障碍,三是感染因素。另外胆囊本身分泌的黏蛋白等多种因素导致胆石的形成,胆囊切开取石术后胆囊周围的粘连无疑增加了胆囊运动功能的障碍,影响胆囊的排空,同时增加了感染因素,所以切开取石术后胆石复发率较高。因此,笔者认为胆囊切开取石只适用于严重的急性胆囊结石,胆囊壁的炎症和周围粘连,导致手术时大量渗血,胆囊三角解剖关系不清,易造成胆管损伤。这种患者可采用切开取石胆囊造瘘,待手术3个月到半年后再次行胆囊切除术。目前随着影像学的发展,有人采用硬质胆管镜在B超定位下经皮肝胆囊穿刺取石,虽然手术创伤进一步缩小,但仍存在着上述缺点,且操作难度大,故不易推广,适应证与胆囊切开取石相同。

2.开腹胆囊切除术

(1)适应证:胆囊结石从临床症状上大致分为3类:第一类为无症状胆囊结石;第二类具有消

化不良表现,如食后腹胀、剑下及右季肋隐痛等症状的胆囊结石;第三类具有典型胆绞痛的胆囊结石。从临床角度上讲,除第一类无症状的胆囊结石外,第二、第三类患者均为手术适应证。所谓无症状胆囊结石是指无任何上腹不适的症状,而是由于正常查体或其他疾病检查时发现胆囊结石的存在,这一类胆囊结石的患者是否行切除术具有一定的争议。无症状胆石可以不采用任何治疗,包括非手术疗法在内,但是随着胆囊结石病程的延长,多数患者所谓无症状胆石会向有症状发展,加之近年来胆囊结石致胆囊癌的发病率有增高趋势,故无症状胆囊结石是否需要手术治疗是一值得探讨的问题。胆囊结石并发症随着年龄增长而升高,故所谓"静止"的胆囊结石终生静止者很少,70%以上会发生一种或数种并发症而不再静止,且随着年龄的增长,癌变的风险增加。胆囊结石并发胆囊炎很少有自行痊愈的可能,因此,现在比较一致的意见是有条件地施行胆囊切除术,即选择性预防性的胆囊切除术。综合国内外的研究,以下胆石患者应行预防性胆囊切除术:年龄大于50岁的女性患者;病程有5年以上者;B超提示胆囊壁局限性增厚;结石直径在2 cm以上者;胆囊颈部嵌顿结石;胆囊萎缩或囊壁明显增厚;瓷器样胆囊;以往曾行胆囊造瘘术。

(2)手术方法:有顺行胆囊切除术、逆行胆囊切除术、顺逆结合胆囊切除术之分。对Calot三角粘连过多、解剖不明者,多采用顺逆结合法进行胆囊切除,既能防止胆囊管未处理而导致胆囊内的小结石挤压至胆总管,又能减少解剖不清造成的胆管或血管损伤。下面以顺逆结合法为例介绍胆囊切除术。

麻醉和体位:常用持续硬膜外腔阻滞麻醉,对高龄、危重及精神过于紧张者近年来选择全身麻醉为妥。患者一般取仰卧位,不需背后加垫或使用腰桥。

切口:可采用右上腹直或斜切口。多选用右侧肋缘下斜切口,此种切口对术野暴露较满意、术后疼痛轻,而且很少发生切口裂开、切口疝或肠粘连梗阻等并发症。切口起自上腹部中线,距肋缘下3~4 cm与肋弓平行向右下方,长度可根据患者的肥胖程度、肝脏高度等具体选择。

显露胆囊和肝十二指肠韧带。

游离胆囊管:将胆囊向右侧牵引,在Calot三角表面切开肝十二指肠韧带腹膜,沿胆囊管方向解剖分离,明确胆囊管、肝总管和胆总管三者的关系。穿过4号丝线靠近胆囊壁结扎胆囊管,并用作牵引,胆囊管暂不离断。

游离胆囊动脉:在胆囊管的后上方Calot三角内解剖分离找到胆囊动脉,亦应在靠近胆囊壁处结扎。若局部炎性粘连严重时不要勉强解剖胆囊动脉,以防不慎离断回缩后出血难止或损伤肝右动脉。

游离胆囊:自胆囊底部开始,距肝脏约1 cm切开胆囊浆膜层,向体部用钝性结合锐性法从肝床上分离胆囊壁,直至胆囊全部由胆囊窝游离。此时再明确胆囊动脉的位置、走行,贴近胆囊壁离断胆囊动脉,近心端双重结扎;另外,仅剩的胆囊管在距胆总管约0.5 cm处双重结扎或缝扎。

对于胆囊结石并慢性炎症很重及肥胖的病例,胆囊壁明显水肿、萎缩或坏死,Calot三角处脂肪厚、解剖关系难辨,胆囊从肝床上分离困难,可做逆行切除或胆囊大部切除术。逆行切除游离胆囊至颈部时不必勉强分离暴露胆囊动脉,在靠近胆囊壁处钳夹、切断、结扎胆囊系膜即可,只留下胆囊管与胆囊和胆总管相连时较容易寻找其走行便于在适当部位切断结扎。有时胆囊炎症反复发作后Calot三角发生明显的纤维化,或胆囊壁萎缩纤维化与肝脏紧密粘连愈着,不适宜勉强行常规的胆囊切除术,可行胆囊大部切除术,保留小部分后壁,用电刀或用石炭酸烧灼使黏膜坏死。胆囊管距胆总管适当长度予以结扎,留存的胆囊壁可缝合亦可敞开。

胆囊床的处理:慢性胆囊炎的胆囊浆膜层往往较脆,切除后缝合胆囊床困难,是否缝合存在争议。主张缝合的理由是防止出血和预防术后粗糙的胆囊床创面引起粘连性肠梗阻,但是依作者的经验,胆囊去除后对胆囊窝创面认真地用结扎或电凝止血、用大网膜填塞创面,数百例患者不缝合胆囊床无一例发生此类并发症。

放置引流管:在 Winslow 孔处常规放置双套管引流,自右侧肋缘下腋中线处引出体外。对于病变较复杂的胆囊切除术,应常规放置引流,这样可减少渗出液吸收,减轻局部和全身并发症。另外胆囊切除术后大量渗胆和胆外瘘仍有发生的报道,引流在其诊治方面可起重要作用。

部分胆囊结石患者同时合并胆管结石,当有下列指征时,应在胆囊切除术后行胆总管探查术:既往有梗阻性黄疸病史;有典型的胆绞痛病史,特别是有寒战和高热病史;B超、MRCP、PTC检查发现胆总管扩张或胆总管结石;手术中扪及胆总管内有结石、蛔虫或肿瘤;手术中发现胆总管扩张大于 1.5 cm,胆管壁炎性增厚;术中行胆管穿刺抽出脓性胆汁、血性胆汁、或胆汁内有泥沙样胆色素颗粒;胰腺呈慢性炎症而无法排除胆管内有病变者。

3.腹腔镜胆囊切除术

自 1987 年法国 Mouret 实行了第一例腹腔镜胆囊切除术,短短的十余年间腹腔镜胆囊切除术迅速风靡全世界,同时也促进了微创外科的发展。腹腔镜胆囊切除术有创伤小、恢复快、方法容易掌握等优点,其手术适应证基本同开腹胆囊切除术。但是必须清楚地认识到腹腔镜不能完全代替开腹胆囊切除术,有些报道腹腔镜胆囊切除术合并胆管损伤率明显高于开腹手术,所以腹腔镜胆囊切除术是具有一定适应证的,特别是对于初学者应选择胆囊结石病程短、B超提示胆囊壁无明显增厚的胆囊结石患者。腹腔镜探查时若发现胆囊周围粘连较重,胆囊三角解剖不清,应及时中转开腹手术。即使对于熟练者也应有一定的选择,对于老年、病程长、胆囊壁明显增厚、不排除早期癌变者,最好不要采用腹腔镜手术,以免延误治疗。

(徐文朝)

第二节　肝内胆管结石

肝胆管结石亦即肝内胆管结石,是指肝管分叉部以上原发性胆管结石,绝大多数是以胆红素钙为主要成分的色素性结石。虽然肝内胆管结石属原发性胆管结石的一部分,有其特殊性,但若与肝外胆管结石并存,则常与肝外胆管结石的临床表现相似。由于肝内胆管深藏于肝组织内,其分支及解剖结构复杂,结石的位置、数量、大小不定,诊断和治疗远比单纯肝外胆管结石困难,至今仍然是肝胆系统难以处理、疗效不够满意的疾病。

一、病因和发病情况

原发性肝内胆管结石的病因和成石机制,尚未完全明了。目前比较肯定的主要因素为胆系感染、胆管梗阻、胆汁淤滞、胆管寄生虫病、代谢因素,以及胆管先天性异常等。

几乎所有肝胆管结石患者都有不同程度的胆管感染,胆汁细菌培养阳性率达 95%～100%。细菌谱以大肠杆菌、克雷白菌属和脆弱类杆菌等肠道细菌为主。这些细菌感染时所产生的细菌源性 β-葡萄糖醛酸苷酶(β-glucuronidase,β-G)和由肝组织释放的组织源性 β-G,可将双结合胆红素分解为单结合胆红素,再转变成非结合胆红素。它与胆汁中的钙离子结合,形成不溶解的胆红素钙。当胆管中的胆红素钙浓度增加处于过饱和状态,则可沉淀并形成胆红素钙结石。在胆红素钙结石形成的过程中,尚与胆汁中存在的大分子物质——黏蛋白、酸性黏多糖和免疫球蛋白等形成支架结构并与钙、钠、铜、镁、铁等金属阳离子聚合有关。

胆管寄生虫病与肝胆管结石形成的关系,已得到确认。已有许多资料证实在一些胆管结石的标本内见到蛔虫残体。显微镜下观察,在结石的核心中找到蛔虫的角质层残片或蛔虫卵等。1983—1985年的全国调查资料中,26%～36%的原发性胆管结石患者有胆管蛔虫病史。推测蛔虫或肝吸虫的残骸片段、虫卵等为核心,由不定型的胆色素颗粒或胆红素钙沉淀堆积,加上炎症渗出物、坏死组织碎片、脱落细胞、黏蛋白和胆汁中其他固定成分沉淀形成结石。

胆管梗阻、胆流不畅、胆汁淤滞是发生肝内胆管结石的重要因素和条件。胆汁淤滞、积聚或流速减慢,一方面为成石物质的聚集、沉淀提供了条件,另一方面也是发生和加重感染的重要因素。正常情况下,胆管内胆汁的流动呈层流状态。胆汁中的固体质点沿各自流线互相平行移动,胆汁中的固体成分不易发生聚合。当肝胆管发生狭窄或汇合异常等因素,上端胆管扩张,胆汁停滞;胆管狭窄或扩张后胆汁流动可出现环流现象,有利于成石物质集结,聚合形成结石。胆汁淤滞的原因,多为胆管狭窄、结石阻塞、胆管或血管的先天异常,如肝内胆管的解剖变异,血管异位压迫胆管导致胆流不畅。结石和炎症往往并发或加重狭窄,互为因果,逐渐加重病理和病程进展。

我国各地肝内胆管结石的调查结果,农民所占的比例较多,达50%～70%。提示肝内胆管结石的发生可能与饮食结构、机体代谢、营养水准和卫生条件等因素有关。

二、病理生理改变

肝胆管结石的基本病理改变是由于结石引起胆管系统的梗阻、感染,导致胆管狭窄、扩张,肝脏纤维组织增生、肝硬化、萎缩,甚至癌变等病理改变。

肝内胆管结石2/3以上的患者伴有肝门或肝外胆管结石。据全国调查资料78.3%合并肝外胆管结石,昆明某医院559例肝内胆管结石的资料中有3/4(75.7%)同时存在肝外胆管结石。因此有2/3～3/4的病例可以发生肝门或肝外胆管不同程度的急性或慢性梗阻,导致梗阻以上的胆管扩张,肝脏淤胆,肝大,肝功损害,并逐渐加重肝内汇管区纤维组织增生。胆管梗阻后,胆管压力上升,当胆管内压力高达2.94 kPa(300 mmH$_2$O)时肝细胞停止向毛细胆管内分泌胆汁。若较长时间不能解除梗阻,最后难免出现胆汁性肝硬化、门静脉高压、消化道出血、肝功障碍等。若结石阻塞发生在肝内某一叶、段胆管,则梗阻引发的改变主要局限于相应的叶、段胆管和肝组织。最后将导致相应的叶、段肝组织由肥大、纤维化至萎缩,丧失功能。相邻的叶、段肝脏可发生增生代偿性增大。如左肝萎缩则右肝代偿性增大。由于右肝占全肝的2/3,右肝严重萎缩则左肝及尾叶常发生极为明显的代偿增大。这种不对称性的增生、萎缩,常发生以下腔静脉为中轴的肝脏转位,增加外科手术的困难。

感染是肝胆管结石难以避免的伴随病变和临床主要表现之一。炎症改变累及肝实质。胆管结石与胆系感染多同时并存,急性、慢性的胆管炎症往往交替出现、反复发生。若结石严重阻塞胆管并发感染,即成梗阻性化脓性胆管炎,并可累及毛细胆管,甚至并发肝脓肿。较长时间的严重梗阻、炎症,感染的胆汁、胆沙、微小结石,可经小胆管通过坏死肝细胞进入肝中央静脉,造成胆沙血症、败血症、肺脓肿和全身性脓毒症、多器官衰竭等严重后果。反复急慢性胆管炎的结果,多为局部或节段性胆管壁纤维组织增生,管壁增厚。逐渐发生纤维瘢痕组织收缩,管腔缩小,胆管狭窄。这种改变多发生在结石部位的附近或肝的叶、段胆管汇合处,如肝门胆管、左右肝管或肝段胆管口等部位。我国 4 197 例肝内胆管结石手术病例的资料,合并胆管狭窄平均占 24.28%,高者达 41.96%。昆明某医院 1 448 例中合并胆管狭窄者占 43.8%,日本59 例肝内胆管结石合并胆管狭窄占 62.7%。可见肝胆管结石合并胆管狭窄的发生率很高。狭窄部位的上端胆管多有不同程度的扩张,胆汁停滞,进一步促进结石的形成、增大、增多。往往在狭窄、梗阻胆管的上端大量结石堆积,加重胆管感染的程度和频率。肝胆管结石的病情发展过程中结石、感染、狭窄互为因果,逐渐地不断地加重胆管和肝脏的病理改变,肝功损毁,最终导致肝叶或肝段纤维化或萎缩。

长期慢性胆管炎或急性炎症反复发生,有些病例的整个肝胆管系统,直至末梢胆管壁及其周围组织炎性细胞浸润,胆管内膜增生,管壁增厚纤维化,管腔极度缩小甚至闭塞,形成炎性硬化性胆管炎的病理改变。

肝内胆管结石合并胆管癌,是近年来才被广泛重视的一种严重并发症。其发生率各家报告的差别较大,从 0.36%～10%。这可能与诊断和治疗方法不同、病程长短等因素有关。

三、临床表现

肝胆管结石虽然以 30～50 岁的青壮年多发,但亦可发生在不满 10 岁儿童等任何年龄。女性略多于男性,男：女约为 0.72：1。50%以上的病例为农民。

(一)合并肝外胆管结石表现

肝内胆管结石的病例中有 2/3～3/4 与肝门或肝外胆管结石并存。因此大部分病例的临床表现与肝外胆管结石相似。常表现为急性胆管炎、胆绞痛和梗阻性黄疸。其典型表现按严重程度,可出现 Charcot 三联征(疼痛、畏寒发热、黄疸)或 Reynolds 五联征(前者加感染性休克和神志改变)、肝大等。有些患者在非急性炎症期可无明显症状,或仅有不同程度的右上腹隐痛,偶有不规则的发热或轻、中度黄疸,消化不良等症状。

(二)不合并肝外胆管结石表现

不伴肝门或肝外胆管结石,或虽有肝外胆管结石,而胆管梗阻、炎症仅发生在部分叶、段胆管时,临床表现多不典型。常不被重视,容易误诊。单纯肝内胆管结石、无急性炎症发作时,患者可以毫无症状或仅有轻微的肝区不适、隐痛,往往在 B 超、CT 等检查时才被发现。

一侧肝内胆管结石发生部分叶、段胆管梗阻并急性感染,引起相应叶、段胆管区域的急性化脓性胆管炎(acute obstructive suppurating hepatocholangitis,AOSHC)。其临床表现,除黄疸轻微或无黄疸外,其余与急性胆管炎相似。严重者亦可发生疼痛、畏寒、发热、血压下降、感染性休克或神志障碍等重症急性胆管炎的表现。右肝叶、段胆管感染、炎症,则以右上腹或肝区疼痛并向右肩、背放散性疼痛和右肝大为主。左肝叶、段胆管梗阻、炎症的疼痛则以中上腹或剑突下疼痛为主,多向左肩、背放散,左肝大。由于一侧肝叶、段胆管炎,多无黄疸或轻微黄疸,甚至疼痛不明显,或疼痛部位不确切,常被忽略,延误诊断,应于警惕。一侧肝内胆管结石并急性感染,未能及时诊断有效治疗,可发展成相应肝脏叶、段胆管积脓或肝脓肿。长时间消耗性弛张热,逐渐体弱、消瘦。

反复急性炎症必将发生肝实质损害,肝包膜、肝周围炎和粘连。急性炎症控制后,亦常遗留长时间不同程度的肝区疼痛或向肩背放散痛等慢性胆管炎症的表现。

（三）腹部体征

非急性肝胆管梗阻、感染的肝内胆管结石患者，多无明显的腹部体征。部分患者可有肝区叩击痛或肝大。左右肝内存在广泛多发结石，长期急慢性炎症反复交替发作者，可有肝、脾肿大，肝功能障碍，肝硬化，腹水或上消化道出血等门静脉高压征象。

肝内胆管急性梗阻并感染患者，多可扪及右上腹及右肋缘下明显压痛、肌紧张或肝大。同时存在胆总管结石和梗阻，有时可扪及肿大的胆囊或 Murphy 征阳性。

四、诊断

由于肝内胆管解剖结构复杂，结石多发，分布不定，治疗困难，因此对于肝内胆管结石的诊断要求极高。应在手术治疗之前全面了解肝内胆管解剖变异，结石在肝内胆管具体位置、数量、大小、分布及胆管和肝脏的病理改变。如肝胆管狭窄与扩张的部位、范围、程度、肝叶、段增大、缩小、硬化、萎缩或移位等状况，以便合理选择手术方法，制定手术方案。

肝内胆管结石常可落入胆总管，形成继发于肝内胆管的胆总管结石或同时伴有原发性胆总管结石。故所有胆总管结石患者都有肝内胆管结石可能，均应按肝内胆管结石的诊断要求进行各种影像学检查。

（一）病史

要详细询问病史，重视临床表现。

（二）实验室检查

慢性期可有贫血、低蛋白血症。急性感染期多有白细胞增高，血清转氨酶、胆红素增高。严重急性感染菌血症者，血液培养常有致病菌生长。

（三）影像学检查

最后确定诊断并明确结石和肝胆系统的病理状况，主要依靠现代影像学检查。

1.B 型超声波检查

简便、易行、无创。对肝内胆管结石的阳性率为 70％左右。影像特点是沿肝胆管分布的斑点状或条索状、圆形或不规则的强回声、多数伴有声影，其远端胆管多有不同程度的扩张。但不足之处是难以准确了解结石在胆管内的具体位置、数量和胆管系统的变异和病理状况，并易与肝内钙化灶混淆，难以满足外科治疗的要求。

2.CT 扫描

肝内胆管结石 CT 检查的敏感性和准确率平均 80％左右，略高于超声波检查。一般结石密度高于肝组织，对于一些含钙少，散在、不成型的泥沙样胆色素结石可成低密度。在扩张胆管内的结石容易发现，但不伴胆管扩张的小结石不易与钙化灶区别。对于伴有肝内胆管明显扩张、肝脏局部增大、缩小、萎缩或并发脓肿甚至癌变者，CT 检查有很高的诊断价值。但不能准确了解肝胆管的变异和结石在肝胆管内的准确位置和分布。

3.经皮肝穿刺胆系造影（PTC）和经内镜逆行胆胰管造影（ERCP）

PTC 成功后肝胆管的影像清晰，对肝胆管的狭窄、扩张、结石的诊断准确率达 95％以上。伴有肝胆管扩张者穿刺成功率 90％以上，但无胆管扩张者成功率较低，70％左右。此检查有创，平均有 4％左右较严重并发症及 0.13％的死亡率。不适于有凝血机制障碍、肝硬化和腹水的病例。ERCP 的成功率在 86％～98％，并发症约 6％，但一般比 PTC 的并发症轻，死亡率约 8/10 万。相比之下，ERCP 比 PTC 安全。但若肝门或肝外胆管狭窄者，肝内胆管显影不良或不显影。因此

ERCP还不能完全代替PTC。

阅读分析胆系造影片时应特别注意肝胆管的正常典型分支及变异,仔细辨明各叶段胆管内结石的具体位置、数量、大小、分布及肝胆管狭窄、扩张的部位、范围、程度和移位等。若某一叶段胆管不显影或突然中断,很可能因结石阻塞或严重狭窄,应在术中进一步探明。因此显影良好的胆系造影是诊断肝内胆管结石病不可缺少的检查内容。

4.磁共振胆系成像

磁共振胆系成像(MR cholangiography,MRC)可以清楚显示肝胆管系统的影像,无创。用于胆管肿瘤等梗阻性黄疸的影像诊断很有价值。但对于胆固醇和钙质含量少的结石,仅表现为低或无MR信号的圆形或不规则形阴影和梗阻以远的胆管扩张。对肝胆管结石的诊断不如PTC和ERCP清晰。

5.影像检查鉴别结石和钙化灶

目前B超和CT已广泛用于肝胆系统的影像诊断,或一般体检的检查内容。由于肝内胆管结石和钙化灶在B超和CT的影像表现相似,常引起患者不安,需要鉴别。一般情况下肝内钙化无胆管梗阻、扩张及感染症状,鉴别不难。但遇无明显症状和无明显胆管扩张的肝内胆管结石或多发成串排列的钙化灶,在B超、CT影像中难于准确区别。昆明某医院曾总结B超或CT检查报告为肝内胆管结石或钙化灶的225例进行了ERCP或肝区X线平片检查,结果证实有73.8%(166/225)属肝内胆管结石,26.2%(59/225)为肝内钙化病灶。ERCP显示钙化灶在肝胆管外、结石在肝胆管内。钙化灶多可在X线平片上显示肝内胆管结石X线平片为阴性,因此最终需要显影良好的胆系造影和/或X线平片才能区别。

6.术中诊断

由于肝内胆管的解剖结构、结石状况复杂病情因素或设备条件限制,有时未能在术前完成准确定位诊断的检查。有的术前虽已进行ERCP或PTC等影像检查,但结果并不满意,或术中发现新的病理状况或定位诊断与术前诊断不相符合等情况时,则需在术中进行胆系影像学检查,进一步明确诊断。胆管探查取石后,不能确定结石是否取净或疑有其他病理因素者,最好在术中重复影像检查,以求完善术中措施。

术中常用的影像检查方法有术中胆管造影、术中胆管镜检查和术中B超检查,可根据具体情况和设备条件选择。一般常用术中胆管造影,影像清晰,准确率高。术中胆管镜检查发现结石,可随即取出,兼有诊断与治疗两者的功能。

五、手术治疗

由于肝内胆管的解剖结构和结石的部位和分布复杂多样,并发胆管狭窄的发生率高,取石困难。残留和再发结石率高,迄今治疗效果尚不够满意。目前仍然是肝胆系统难治性疾病之一。

(一)术前准备

肝内胆管结石,特别是复杂性肝内胆管结石病情复杂,手术难度大,时间长,对全身各系统功能的影响和干扰较大。除按一般常规手术的术前准备外,还应特别注意下列问题。

1.改善全身营养状况

肝内胆管结石常反复发作胆管炎或多次手术,长期慢性消耗,多有贫血、低蛋白等营养状况不佳。术前应给予高蛋白、高碳水化合物饮食,补充维生素。有低蛋白血症或贫血者应从静脉补充人体清蛋白、血浆或全血,改善健康状况,提高对手术创伤的耐受性和免疫功能。

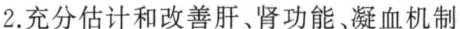

2.充分估计和改善肝、肾功能、凝血机制

术前要求肝、肾功能基本正常,无腹水。凝血酶原时间和凝血酶时间在正常范围。

3.重视改善肺功能

肝胆系统手术,对呼吸功能影响较大,易发生肺部并发症。术前应摄胸片,必要时检查肺功能。有慢性支气管炎或肺功能较差,应在术前治疗基本恢复后进行手术。

4.抗感染治疗

肝内胆管结石,多有肠道细菌的感染因素存在,术前应使用对革兰氏阴性细菌和厌氧菌有效的抗菌药物,控制感染。

(二)麻醉

可根据病情、术前诊断、估计手术的复杂程度选择麻醉。若为单纯切开肝门或肝外胆管取石,连续硬膜外麻醉多可完成手术。但肝内胆管结石多为手术复杂、时间较长,术中需要严密监控呼吸、循环状况,选择气管内插管全身麻醉比较安全。

(三)体位和切口

一般取仰卧位或右侧抬高 20°～30°的斜卧位。若遇体形宽大或肥胖患者,适当垫高腰部或升高肾桥便以操作。切口最好选择右肋缘下斜切口,必要时向左肋缘延伸呈屋顶式。如果术前能够准确认定右肝内无胆管狭窄等病变存在,手术不涉及右肝者,也可采用右上腹经腹直肌切口,必要时向剑突方向延长,亦可完成左肝切除或左肝内胆管切开等操作。

(四)手术方式的选择

肝内胆管结石手术治疗的原则和目的是:取净结石、解除狭窄、去除病灶、胆流通畅和防止感染。为了达到上述目的,需要根据结石的部位、大小、数量、分布范围和肝胆管系统、肝脏的病理改变及患者的全身状况综合分析,选择合理、效佳的手术方式。

治疗肝内胆管结石的术式较多,目前较常用的主要术式有:胆管切开取石、引流,胆管整形,胆肠吻合,肝叶、肝段切除等基本术式和这几种术式基础上的改进术式,或几种术式的联合手术。

1.单纯肝外胆管切开取石引流术

仅适用于不伴肝内外胆管狭窄,Oddi 括约肌功能和乳头正常,局限于肝门和左右肝管并容易取出的结石。取石后放置 T 形管引流。

2.肝外胆管切开、术中、术后配合使用纤维胆管镜取石引流术

适用于肝内Ⅱ、Ⅲ级以上胆管结石并有一定程度的胆管扩张,允许胆管镜到达结石部位附近,而无明显肝胆管狭窄或肝组织萎缩者。取石后放置 T 形管引流。若术后经 T 形管造影发现残留结石,仍可用纤维胆管镜通过 T 形管的窦道取石。昆明某医院按此适应证的 461 例,平均随访 5 年半的优良效果达 85.7%。

3.肝叶、肝段切除术

1957 年我国首次报道用肝叶切除术治疗肝内胆管结石,今已得到确认和普遍采用。肝切除可以去除病灶,效果最好,优良达 90%～95%。其最佳适应证为局限性的肝叶肝段胆管多发结石,合并该叶段胆管明显狭窄或已有局部肝组织纤维化、萎缩者。对于肝内胆管广泛多发结石或合并多处肝胆管狭窄者,则需与其他手术方法联合使用,才能充分发挥其优越性。

4.狭窄胆管切开取石、整形

单纯胆管切开取石、整形手术,不改变胆流通道,保留 Oddi 括约肌的生理功能为其优点。但此法仅适于肝门或肝外胆管壁较薄、瘢痕少、范围小的单纯环状狭窄。取石整形后应放置支撑管半年以上。

对于狭窄部胆管壁厚或其周围结缔组织增生、瘢痕多、狭窄范围大者,日后瘢痕收缩、容易再狭窄。因此大多数情况下,胆管狭窄部整形应与胆肠吻合等联合应用,才能获得远期良好的效果。

5.胆管肠道吻合术

胆肠吻合的目的是为了解除胆管狭窄、重建通畅的胆流通道,并有利于残留或再发结石排入肠道,目前已广泛应用于治疗肝胆管结石并狭窄者。胆肠吻合的手术方式包括胆总管十二指肠吻合、胆管空肠 Roux-en-Y 吻合、胆管十二指肠空肠间置 3 种基本形式,或在此基础上设置空肠皮下盲瓣等改进的术式。

(1)胆总管十二指肠吻合术:不可避免地发生明显的十二指肠内容物向胆管反流。此术式用于肝内胆管结石的优良效果仅为 $42\% \sim 70\%$。不适于难以取净的肝内胆管结石或合并肝门以上的肝内胆管狭窄、肝萎缩者。对于无肝门、肝内胆管狭窄或囊状扩张、不伴肝纤维化、肝萎缩、肝脓肿,并已确认结石取净无残留结石,仅单纯合并胆总管下段狭窄者,可以酌情选用。总之肝内胆管结石在多数情况下不宜采用这一术式,应当慎重。

(2)胆管空肠 Roux-en-Y 吻合术:空肠襻游离性好、手术的灵活度大,几乎适用于各部位的胆管狭窄。无论肝外、肝门和肝内胆管狭窄段切开,取出结石后均可将切开的胆管与空肠吻合。可以达到解除狭窄、胆流通畅的目的。辅于各种形式的防反流措施,可以减轻胆管反流,减少反流性胆管炎。优良效果在 $85\% \sim 90\%$。

(3)胆管十二指肠空肠间置术:适应证和效果与胆管空肠 Roux-en-Y 吻合相近,但其胆管反流和胆汁淤积比 Roux-en-Y 吻合明显,较少采用。

6.游离空肠通道式胆管造口成形术

切取带蒂的空肠段 $12 \sim 15$ cm,远侧端与切开的肝胆管吻合,近端缝闭成盲瓣留置于腹壁皮下。既可解除肝胆管狭窄又保留 Oddi 括约肌的正常功能。日后再发结石,可通过皮下盲瓣取石。适于胆总管下段、乳头无狭窄和 Oddi 括约肌正常者。

7.肝内胆管结石并感染的急诊手术

肝内胆管结石并发梗阻性的重症急性胆管炎,出现高热、休克或全身性严重中毒症状,非手术治疗不能缓解者,常需急诊手术。急诊情况下,不宜进行复杂手术。一般以解除梗阻、疏通胆管引流胆汁为目的。应根据梗阻部位选择手术方式。肝外胆管、肝门胆管或左右肝管梗阻,一般切开肝外或肝门胆管可以取出结石,放置 T 管引流有效。肝内叶、段胆管梗阻,切开肝外或肝门胆管取石困难者,可在结石距肝面的浅表处经肝实质切开梗阻的肝胆管,取出结石后放置引流管。待病情好转、恢复后 3 个月以上再行比较彻底的根治性手术为妥。

（徐文朝）

第三节　胆总管结石

一、概况

胆总管结石多位于胆总管的中下段。但随着结石增多、增大和胆总管扩张、结石堆积或上下移动,常累及肝总管。胆总管结石的含义实际上应包括肝总管在内的整个肝外胆管结石。胆总管结石的来源分为原发性和继发性。原发性胆总管结石为原发性胆管结石的组成部分,它可在胆总管中形成,或原发于肝内胆管的结石下降落入胆总管。继发性胆总管结石是指原发于胆囊内的结石通过胆囊管下降到胆总管。

二、病因

(一)继发性胆总管结石

形状、大小、性状基本上与同存的胆囊结石相同或相似。数量多少不一,可为单发或多发,若胆囊内多发结石的直径较小、并有胆囊管明显扩张者,结石可以大量进入胆总管、肝总管或左右肝管。

(二)原发性胆总管结石

原发性胆总管结石是发生在胆总管的原发性胆管结石。外观多呈棕黑色、质软、易碎、形状各异、大小及数目不一。有的状如细沙或不成形的泥样,故有"泥沙样结石"之称。这种结石的组成是以胆红素钙为主的色素性结石。经分析其主要成分为胆红素、胆绿素和少量胆固醇及钙、钠、钾、磷、镁等矿物质和多种微量元素。在矿物质中以钙离子的含量最高并易与胆红素结合成胆红素钙。此外尚有多种蛋白质及黏蛋白构成网状支架。有的在显微镜下可见寄生虫的壳皮、虫卵和细菌聚集等。

原发性胆管结石的病因和形成机制尚未完全明了。目前研究结果认为这种结石的生成与胆管感染、胆汁淤滞、胆管寄生虫病有密切关系。

胆总管结石患者,绝大多数都有急性或慢性胆管感染病史。胆汁细菌培养的阳性率达80%～90%,细菌谱以肠道细菌为主。其中85%为大肠杆菌,绝大多数源于上行感染。带有大量肠道细菌的肠道寄生虫进入胆管是引起胆管感染的重要原因。这是我国农民易发胆管结石的主要因素。此外,Oddi括约肌功能不全,肠内容物向胆管反流,乳头旁憩室等都是易发胆管感染的因素。胆管炎症水肿,特别是胆总管末端炎症水肿,容易发生胆汁淤滞。感染细菌和炎症脱落的上皮可以成为形成结石的核心。

肠道寄生虫进入胆管,一方面引起感染炎症,另一方面虫卵和死亡的虫体或残片可以成为形成结石的核心。青岛市立医院先后报告胆石解剖结果,以蛔虫为核心者占69.86%～84.00%。

胆汁淤滞是结石生成和增大、增多的必需条件。如果胆流正常通畅,没有足够时间的淤滞积聚,即使胆管内存在感染、寄生虫等成石因素,胆管内的胆红素或胆红素钙等颗粒,可随胆流排除,不至增大形成结石病。反复胆管感染,胆总管下段或乳头慢性炎症,管壁纤维组织增生管腔狭窄,胆管和Oddi括约肌功能障碍等因素都可影响胆流通畅,导致胆总管胆汁淤滞,利于结石形成。但临床常可遇见胆总管结石患者经胆管造影或手术探查,虽有胆总管扩张而无胆总管下段明显狭窄,有的患者Oddi括约肌呈松弛状态,通畅无阻甚至可以宽松通过直径1 cm以上的胆管探子。此种情况,可能与Oddi括约肌功能紊乱,经常处于痉挛状态有关。胆管结石形成之后又容易成为胆管梗阻的因素。因此,梗阻-结石-梗阻,互为因果,致使结石增大、增多甚至形成铸形结石或成串堆积。

三、临床表现

胆总管结石的临床表现比较复杂,其临床症状和体征主要表现为胆管梗阻和炎症并存的特征。由于结石的生成、增大和增多为一缓慢过程,其病史往往长达数年、数十年之久。在长期的病理过程中,多为急、慢性的梗阻、炎症反复发生。病情和表现的轻、重、缓、急,均取决于胆管梗阻是否完全和细菌感染的严重程度。

胆总管结石患者的典型临床表现多为反复发生胆绞痛、梗阻性黄疸和胆管感染的症状。常为餐后无原因的突然发生剧烈的胆绞痛,疼痛以右上腹为主,可向右侧腰背部放散,多伴恶心呕吐,常需口服或注射解痉止痛类药物才能缓解。绞痛发作之后往往伴随出现四肢冰冷、寒战、高热等感染症状,体温可达39~41 ℃。持续数小时后全身大汗,体温逐渐降低。一般在绞痛发作后12~24小时出现黄疸、尿色深黄或浓茶样。如不及时给予有力的抗感染等措施,则可每天发作寒战、高热,甚至高热不退、黄疸加深、疼痛不止。有的很快发展成急性梗阻化脓性重症胆管炎、胆源性休克、肝脓肿、器官衰竭等严重并发症,预后凶险。

结石引起胆总管梗阻,除非结石嵌顿,则多属不完全性。梗阻发生后,胆管内压力增高,胆总管多有不同程度扩张,随着炎症消退或结石移动,胆流通畅,疼痛减轻,黄疸很快消退,症状缓解,病情好转。

继发性胆总管结石的临床表现特点。一般为较小的胆囊结石通过胆囊管进入胆总管下端,突然发生梗阻和Oddi括约肌痉挛,故多为突然发生胆绞痛和轻中度黄疸,较少并发明显胆管炎。用解痉挛、止痛等对症处理,多可在2~3天左右缓解。如果结石嵌顿于胆总管下端或壶腹部而未并发胆管感染者,疼痛可以逐渐减轻,但黄疸加深。若长时间梗阻,多数患者将会继发胆管感染。

原发性胆总管结石由于胆管感染因素长期存在,一旦急性发作,多表现为典型的疼痛、寒战高热和黄疸三联征(Charcot's triad)等急性胆管炎的症状。急性发作缓解后,可呈程度不同的慢性胆管炎的表现。常为反复出现右上腹不适、隐痛、不规则低热、消化紊乱,时轻时重,并可在受冷、疲劳时症状明显,颇似"感冒"。有的患者可以从无胆管炎的病史。在体检或首次发作胆管炎进行检查时发现胆总管多发结石并胆管扩张,或已明确诊断后数年无症状。这种情况可能因为Oddi括约肌功能良好,结石虽多但间有空隙、胆管随之扩张,没有发生明显梗阻和感染。说明胆总管虽有结石存在,若不发生梗阻或感染,可以不出现临床症状。

腹部检查在胆总管梗阻、感染期,多可触及右上腹压痛、肌紧张或反跳痛等局限性腹膜刺激征。有时可扪到肿大的胆囊或肝脏边缘或肝区叩击痛。胆管炎恢复后的缓解期或慢性期,可有右上腹深部压痛或无明显的腹部体征。

实验室检查在急性梗阻性胆管炎时主要为白细胞增多和中性粒细胞增加等急性炎症的血液像,血胆红素增高和转氨酶增高等梗阻性黄疸和肝功受损的表现。若较长时间的胆管梗阻、黄疸或短期内反复发作胆管炎肝功明显受损,可出现低蛋白血症和贫血征象。

四、治疗

胆总管结石患者多因出现疼痛、发热或黄疸等急性胆管炎发作时就诊。急性炎症期手术,难以明确结石位置、数量和胆管系统的病理改变,不宜进行复杂的手术处理,需要再手术的机会较多。但若梗阻和炎症严重,保守治疗常难以奏效。因此急诊情况下恰当掌握手术与非手术治疗的关系,具有重要性。

一般情况下,应尽量避免急诊手术。采用非手术措施,控制急性炎症期,待症状缓解后,择期手术为宜。经强有力的抗炎、抗休克、静脉输液保持水、电解质和酸碱平衡、营养支持和对症治疗,PTCD或经内镜乳头切开取石,放置鼻胆管引流减压,多能奏效。经非手术保守治疗12~

24小时,不见好转或继续加重,如持续典型的 Charcot 三联征或出现休克,神志障碍等严重急性梗阻性化脓性重症胆管炎表现者,应及时行胆管探查减压。

胆总管结石外科治疗原则和目的主要是取净结石、解除梗阻,胆流通畅,防止感染。

(一)经内镜 Oddi 括约肌切开术或经内镜乳头切开术

经内镜 Oddi 括约肌切开术(endoscopic sphincterotomy,EST)或经内镜乳头切开术(endoscopic papillectomy,EPT)适于数量较少和直径较小的胆总管下段结石。特别是继发性结石,多因结石小、数量少,容易嵌顿于胆总管下段、壶腹或乳头部。直径 1 cm 以内的结石可经EPT 或 EST 取出。此法创伤小,见效快,更适于年老、体弱或已做过胆管手术的患者。

经纤维内镜用胆管子母镜取石,需先行 EST,然后放入子母镜,用取石网篮取石。若结石较大,应先行碎石才能取出。此法可以取出较高位的胆管结石,但操作比较复杂。

(二)开腹胆总管探查取石

目前仍然是治疗胆总管结石的主要手段。采用右上腹经腹直肌切口或右肋缘下斜切口都能满意显露胆总管。开腹后应常规探查肝、胆、胰、胃和十二指肠等相关脏器。对于择期手术,有条件者在切开胆总管之前最好先行术中胆管造影或术中 B 超检查,进一步明确结石和胆管系统的病理状况。尤其原发性胆总管结石,多数伴有肝内胆管结石或胆管狭窄等改变,需要在术中同时解决。

切开胆总管取出结石后,最好常规用纤维胆管镜放入肝内外胆管检查和取石。直视下观察肝胆管系统有无遗留结石、狭窄等病变并尽可能取净结石。然后用 F10~12 号导尿管,若能顺利通过乳头进入十二指肠并从导尿管注入 10 mL 左右的生理盐水试验无误,表明乳头无明显狭窄。如果 F10 导尿管不能进入十二指肠,可用直径 2~3 mm 的 Bakes 胆管扩张器试探。正常Oddi 乳头可通过直径 3~4 mm 以上的扩张器,使用金属胆管扩张器应从直径 2~3 mm 的小号开始,能顺利通过后逐渐增大一号的扩张器。随胆总管的弯度轻柔缓慢放入,不可猛力强行插入,以免穿破胆总管下端形成假道,发生严重后果。胆总管明显扩张者可将手指伸入胆总管探查。有时质软、泥样的结石可以黏附在扩张胆管一侧的管壁或壶腹部,不阻碍胆管探子和导尿管通过,此时手感更为准确。还应再次强调,无论采用导尿管、Bakes 扩张器,或手指伸入探查,都不能准确了解有无胆管残留结石或狭窄,特别是肝内胆管的状况。而术中胆管镜观察和取石,可以弥补这一不足,有效减少或避免残留结石。北京大学第三医院手术治疗 1589 例原发性肝胆管结石病例,单纯外科手术未使用胆管镜检查取石的 683 例中,残留结石达 42.8%(292/683)。术中术后联合使用胆管镜检查碎石取石的 906 例中,残留结石仅 2.1%(19/906)。因此择期胆管探查手术,常规进行胆管镜检查取石具有重要意义。

胆总管切开探查后,是否放置胆管引流意见不一致。目前认为不放置胆管引流,仅适于单纯性胆总管内结石(主要是继发结石),胆管系统基本正常。确切证明无残留结石、无胆管狭窄(特别是无胆总管下段或乳头狭窄)、无明显胆管炎等少数情况。可以缩短住院时间,避免胆管引流的相关并发症。严格掌握适应证的情况下可以即期缝合胆总管。在缝合技术上最好使用无创伤的带针细线,准确精细严密缝合胆总管切口,预防胆汁溢出。但应放置肝下腹腔引流,以便了解和引出可能发生的胆汁溢出。

胆总管探查取石放置"T"形管引流,是多年来传统的方法。可以有效防止胆汁外渗,避免术后胆汁性腹膜炎和局部淤胆感染,安全可靠,并可在术后通过"T"形管了解和处理胆管残留结石等复杂问题。特别是我国原发性胆管结石发病率高,并存肝内胆管结石和肝内外胆管扩张狭窄等复杂病变者较多,很难保证胆总管探查术中都能完善处理。因此大多数情况下仍应放置"T"形管引流为妥。"T"形管材料应选择乳胶管,容易引起组织反应,一般在2~3周可因周围粘连形成窦道。用硅胶管或聚乙烯材料的T形管,组织反应轻,不易形成窦道,拔管后发生胆汁性腹膜炎的机会较多,不宜采用。"T"形管的粗细,应与胆总管内腔相适应。经修剪后放入胆总管的短臂直径不宜超过胆管内径,以免缝合胆管时有张力。因为张力过大、过紧,有可能导致胆管壁血供不足或裂开、胆汁溢出和日后发生胆管狭窄。若有一定程度胆总管扩张者,最好选用22~24F的"T"形管,以便术后用纤维胆管镜经窦道取石。缝合胆总管切口,以00或000号的可吸收线为好。因为丝线等不吸收线的线结有可能进入胆总管内成为结石再发的核心。胆总管缝合完成后,可经T管长臂,轻轻缓慢注入适量生理盐水试验是否缝合严密,若有漏水应加针严密缝合,以免术后发生胆汁渗漏。关腹前将"T"形管长臂和肝下腹腔引流管另戳孔引出体外,以免影响腹壁切口一期愈合。

(三)腹腔镜胆总管探查取石

主要适于单纯性胆总管结石,并经术前或术中胆管造影证明确无胆管系统狭窄和肝内胆管多发结石者。因此这一方法多数为继发性胆总管结石行腹腔镜胆囊切除术时探查胆总管。切开胆总管后多数需要经腹壁戳孔放入纤维胆管镜用取石网篮套取结石,难度较大,需要有熟练的腹腔镜手术基础。取出结石后可根据具体情况决定直接缝合胆总管切口或放置"T"形管引流。

(四)胆总管下段狭窄、梗阻的处理

无论原发性或继发性胆总管结石并胆总管明显扩张者,常有并存胆总管下端狭窄梗阻的可能。术中探查证实胆总管下端明显狭窄、梗阻者,应同时行胆肠内引流术,建立通畅的胆肠通道。

1.胆总管十二指肠吻合术

手术比较简单、方便、易行,早期效果较好,过去常被采用。但因这一术式不可避免发生胆管反流或反流性胆管炎,反复炎症容易导致吻合口狭窄,复发结石,远期效果欠佳。特别是吻合口上端胆管存在狭窄或肝内胆管残留结石未取净者,往往反复发生严重胆管炎或胆源性肝脓肿。笔者总结72例胆总管十二指肠吻合术后平均随访5年半的效果,优良仅占70.8%,死于重症胆管炎或肝脓肿者占6.3%。分析研究远期效果不良的原因:吻合口上端胆管存在不同程度的狭窄或残留结石占52.7%,吻合口狭窄占21%,单纯反流性胆管炎占26.3%。因此,胆总管十二指肠吻合术今已少用。目前多主张仅用于年老、体弱、难以耐受较复杂的手术并已明确吻合口以上胆管无残留结石、无狭窄梗阻者。吻合口径应在2~3cm以上,防止日后回缩狭窄。

2.胆总管十二指肠间置空肠吻合术

将一段长20~30cm带血管的游离空肠两端分别与胆总管和十二指肠吻合,形成胆总管与十二指肠间用空肠架桥式的吻合通道。虽然在与十二指肠吻合处做成人工乳头或延长空肠段达50~60cm,仍难以有效防止胆管反流并易引起胆汁在间置空肠段内滞留、增加感染因素。手术过程也比较复杂,远期效果和手术操作并不优于胆总管空肠吻合术。目前较少采用。

3.胆总管空肠 Roux-en-Y 吻合术

利用空肠与胆总管吻合,容易实现3~5cm的宽大吻合口,有利于防止吻合口狭窄。空肠的游离度大、操作方便、灵活,尤其并存肝总管、肝门以上肝胆管狭窄或肝内胆管结石者,可以连续切开狭窄的肝门及左右肝管乃至Ⅲ级肝胆管,解除狭窄,取出肝内结石,建立宽畅的大口吻合。适应范围广、引流效果好。辅以各种形式的防反流措施,防止胆管反流和反流性胆管炎,是目前

最常用的胆肠内引流术式。

4.Oddi 括约肌切开成形术

早年较多用于胆总管末端和乳头狭窄患者,切开十二指肠行 Oddi 括约肌切开、成形。实际上如同低位胆总管十二指肠吻合,而且操作较十二指肠吻合复杂、较易发生再狭窄,远期效果并不优于胆总管十二指肠吻合术。特别是近年来 EST 成功用于临床和逐渐普及,不开腹、创伤小、受欢迎。适于 Oddi 括约肌切开的病例,几乎均可采用 EST 代替,并能获得同样效果,因此开腹 Oddi 括约肌切开成形术已极少采用。

（徐文朝）

第四节　急性胆囊炎

急性胆囊炎是胆囊发生的急性炎症性疾病,在我国腹部外科急症中位居第二,仅次于急性阑尾炎。

一、病因

多种因素可导致急性胆囊炎,如胆囊结石、缺血、胃肠道功能紊乱、化学损伤、微生物感染、寄生虫、结缔组织病、过敏性反应等。急性胆囊炎中 90%～95% 为结石性胆囊炎,5%～10% 为非结石性胆囊炎。

二、病理生理

胆囊结石阻塞胆囊颈或胆囊管是大部分急性结石性胆囊炎(acute calculous cholecystitis)的病因,其病变过程与阻塞程度及时间密切相关。结石阻塞不完全且时间较短者,仅表现为胆绞痛,阻塞完全且时间较长者,则发展为急性胆囊炎,按病理特点可分为 4 期:水肿期为发病初始 2～4 天,由于黏膜下毛细血管及淋巴管扩张,液体外渗,胆囊壁出现水肿;坏死期为发病后 3～5 天,随着胆囊内压力逐步升高,胆囊黏膜下小血管内形成血栓,堵塞血流,黏膜可见散在的小出血点及坏死灶;化脓期为发病后 7～10 天,除局部胆囊壁坏死和化脓,病变常波及胆囊壁全层,形成壁间脓肿甚至胆囊周围脓肿,镜下见有大量中性粒细胞浸润和纤维增生。如果胆囊内压力持续升高,胆囊壁血管因压迫导致血供障碍,出现缺血坏疽,则发展为坏疽性胆囊炎,此时常并发胆囊穿孔;慢性期主要指中度胆囊炎反复发作以后的阶段,镜下特点是黏膜萎缩和胆囊壁纤维化。

严重创伤、重症疾病和大手术后发生的急性非结石性胆囊炎由胆囊的低血流量灌注引起,胆囊黏膜因缺血缺氧损害和高浓度胆汁酸盐的共同作用而发生坏死,继而发生胆囊化脓、坏疽甚至穿孔,病情发展迅速,并发症率和死亡率均高。

三、临床表现

(一)症状

急性结石性胆囊炎患者以女性多见,起病前常有高脂饮食的诱因,也有学者认为与劳累、精神因素有关。其首发症状多为右上腹阵发性绞痛,可向右肩背部放射,伴恶心、呕吐、低热。当胆囊炎病变发展时,疼痛转为持续性并有阵发性加重。出现化脓性胆囊炎时,可有寒战、高热。在胆囊周围形成脓肿或发展为坏疽性胆囊炎时,腹痛程度加剧,范围扩大,呼吸活动及体位改变均可诱发腹痛加重,并伴有全身感染症状。约 1/3 患者可出现轻度黄疸,多与胆囊黏膜受损导致胆色素进入血液循环有关,或因炎症波及肝外胆管阻碍胆汁排出所致。

(二)体征

体检可见腹式呼吸受限,右上腹有触痛,局部肌紧张,Murphy 征阳性,大部分患者可在右肋缘下扪及肿大且触痛的胆囊。当胆囊与大网膜形成炎症粘连,可在右上腹触及边界欠清、固定压痛的炎症包块。严重时胆囊发生坏疽穿孔,可以出现弥漫性腹膜炎体征。

(三)实验室检查

主要有白细胞计数和中性粒细胞比值升高,程度与病情严重程度有一定的相关性。当炎症波及肝组织可引起肝细胞功能受损,血清 ALT、AST 和碱性磷酸酶(AKP)升高,当血总胆红素升高时,常提示肝功能损害较严重。

(四)超声检查

超声检查是目前诊断肝胆道疾病最常用的一线检查方法,对急性结石性胆囊炎诊断的准确率高达85%～90%。超声检查可显示胆囊肿大,囊壁增厚,呈现"双边征",胆囊内可见结石,胆囊腔内充盈密度不均的回声斑点,胆囊周边可见局限性液性暗区。

(五)CT

可见胆囊增大,直径常＞5 cm;胆囊壁弥漫性增厚,厚度＞3 mm;增强扫描动脉期明显强化;胆囊内有结石和胆汁沉积物;胆囊四周可见低密度水肿带或积液区(图 11-1)。CT 扫描可根据肝内外胆管有无扩张、结石影鉴别是否合并肝内外胆管结石。

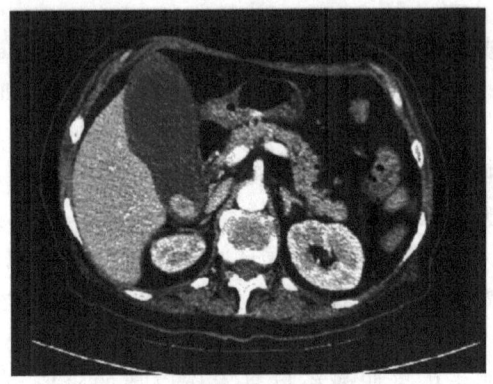

图 11-1　胆囊结石伴急性胆囊炎

(六)核素扫描检查

可应用于急性胆囊炎的鉴别诊断。经静脉注入^{99m}Tc-EHIDA,被肝细胞摄取并随胆汁从胆道排泄清除。因急性胆囊炎时多有胆囊管梗阻,故核素扫描时一般胆总管显示而胆囊不显影,若造影能够显示胆囊,可基本排除急性胆囊炎。

四、诊断

结合临床表现、实验室检查和影像学检查,即可诊断。注意与上消化道溃疡穿孔、急性胰腺炎、急性阑尾炎、右侧肺炎等疾病鉴别。当合并黄疸时,注意排除继发性胆总管结石。

五、治疗

(一)非手术治疗

为入院后的急诊处理措施,也为随时可能进行的急诊手术做准备。包括禁食,液体支持,解痉止痛,使用覆盖革兰氏阴性菌和厌氧菌的抗生素,纠正水电解质平衡紊乱,严密观察病情,同时处理糖尿病,心血管疾病等合并症。60%~80%的急性结石性胆囊炎患者可经非手术治疗获得缓解而转入择期手术治疗。而急性非结石性胆囊炎多病情危重,并发症率高,倾向于早期手术治疗。

(二)手术治疗

急性结石性胆囊炎最终需要切除病变的胆囊,但应根据患者情况决定择期手术、早期手术或紧急手术。手术方法首选腹腔镜胆囊切除术,其他还包括开腹手术、胆囊穿刺造瘘术。

1.择期手术

对初次发病且症状较轻的年轻患者,或发病已超过72小时但无急症手术指征者,可选择先行非手术治疗。治疗期间密切观察病情变化,尤其是老年患者,还应注意其他器官的并存疾病,如病情加重,需及时手术。大部分患者通过非手术治疗病情可获得缓解,再行择期手术治疗。

2.早期手术

对发病在72小时内的急性结石性胆囊炎,经非手术治疗病情无缓解,并出现寒战、高热、腹膜刺激征明显、白细胞计数进行性升高者,应尽早实施手术治疗,以防止胆囊坏疽穿孔及感染扩散。对于60岁以上的老年患者,症状较重者也应早期手术。

3.紧急手术

对急性结石性胆囊炎并发穿孔应进行紧急手术。术前应尽量纠正低血压、酸中毒、严重低钾血症等急性生理紊乱,对老年患者还应注意处理高血压、糖尿病等合并症,以降低手术死亡率。

(三)手术方法

1.腹腔镜胆囊切除术

腹腔镜胆囊切除术(laparoscopic cholecystectomy,LC)为首选术式。

(1)术前留置胃管、尿管。采用气管插管全身麻醉。

(2)患者取头高脚低位,左倾15°。切开脐部皮肤1.5 cm,用气腹针穿刺腹腔建立气腹,CO_2气腹压力1.6~1.9 kPa(12~14 mmHg)。经脐部切口放置10 mm套管及腹腔镜,先全面探查腹腔。手术采用三孔或四孔法,四孔法除脐部套管外,再分别于剑突下5 cm置入10 mm套管,右锁骨中线脐水平和腋前线肋缘下5 cm各置入5 mm套管,三孔法则右锁骨中线和腋前线套管任选其一(图11-2和图11-3)。(3)探查胆囊:急性胆囊炎常见胆囊肿大,呈高张力状态。结石嵌顿于胆囊颈部,胆囊壁炎症水肿,甚至化脓、坏疽,与网膜和周围脏器形成粘连。先用吸引器结合电钩分离胆囊周围粘连,电钩使用时一定要位于手术视野中央。

(4)胆囊减压:于胆囊底部做一小切口吸出胆汁减压,尽可能取出颈部嵌顿的结石。

(5)处理胆囊动脉:用电钩切开胆囊浆膜,大部分急性胆囊炎的胆囊动脉已经栓塞并被纤维束包裹,不需刻意骨骼化显露,在钝性分离中碰到索条状结构,紧贴壶腹部以上夹闭切断即可。

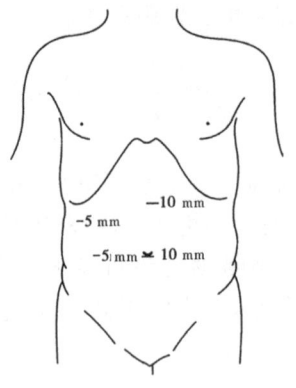

图 11-2　四孔法 LC 套管位置

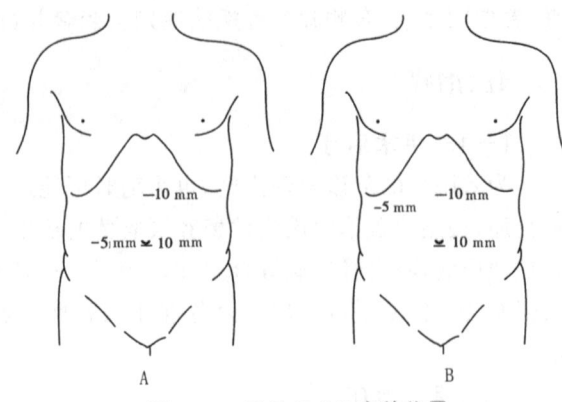

图 11-3　三孔法 LC 套管位置

（6）处理胆囊管：沿外侧用吸引器钝性剥离寻找胆囊管，尽量远离胆总管，确认颈部与胆囊管连接部后，不必行骨骼化处理，确认"唯一管径"后，靠近胆囊用钛夹或结扎锁夹闭胆囊管后离断。对于增粗的胆囊管可用阶梯施夹法或圈套器处理。胆囊管里有结石嵌顿则需将胆囊管骨骼化，当结石位于胆囊管近、中段时，可在结石远端靠近胆总管侧胆囊管施夹后离断；当结石嵌顿于胆囊管汇入胆总管部时，需剪开胆囊管大半周，用无创伤钳向切口方向挤压，尝试将结石挤出，不能直接钳夹结石，以避免结石碎裂进入胆总管。确认结石完整挤出后，夹闭胆囊管远端。

（7）处理胆囊壶腹内侧：急性炎症早期组织水肿不严重，壶腹内侧一般容易剥离。但一些肿大的胆囊壶腹会延伸至胆总管或肝总管后壁形成致密粘连无法分离，此时不能强行剥离，可试行胆囊大部分或次全切除，切除的起始部位应选择壶腹-胆囊管交接稍上方，要保持内侧与后壁的完整，切除胆囊体和底部。残留的壶腹部黏膜仍保留分泌功能，需化学烧灼或电灼毁损，防止术后胆漏，电灼时间宜短。

（8）剥离胆囊：胆囊炎症可波及肝脏，损伤肝脏易出现难以控制的出血，应"宁破胆囊，勿损肝脏"，可允许部分胆囊黏膜残留于胆囊床，予电凝烧灼即可。剥离胆囊后胆囊床渗血广泛，可用纱块压迫稍许，然后电凝止血。单极电凝无效可改用双极电凝。

（9）取出胆囊：将胆囊及结石装入标本袋，由剑突下或脐部套管孔取出，亦可放置引流管后才取出胆囊。遇到巨大结石时，可使用扩张套管。

（10）放引置流管：冲洗手术创面，检查术野无出血、胆漏，于 Winslow 孔放置引流管，由腋前线套管孔引出并固定。解除气腹并缝合脐部套管孔。

（11）术中遇到下列情况应中转开腹：①胆囊组织质地偏硬，不排除癌变可能。②胆囊三角呈冰冻状，组织致密难以分离，或稍做分离即出现难以控制的出血。③胆囊壶腹内侧粘连紧密，分离后出现胆汁漏，怀疑肝总管、左右肝管损伤。④胆囊管-肝总管汇合部巨大结石嵌顿，有 Mirrizi 综合征可能。⑤胆肠内瘘。⑥胆管解剖变异，异常副肝管等。

（12）术后处理：包括继续抗生素治疗，外科营养支持，治疗并存疾病等。24～48 小时后观察无活动性出血、胆漏、肠漏等情况后拔除引流管。

2.其他手术方法

（1）部分胆囊切除术：术中胆囊床分离困难或可能出现大出血者，可采用胆囊部分切除法，残留的胆囊黏膜应彻底电凝烧灼或化学损毁，防止残留上皮恶变、形成胆漏或包裹性脓肿等。

（2）超声或 CT 引导下经皮经肝胆囊穿刺引流术（percutaneous transhepatic gallbladder drainage，PTGD）：适用于心肺疾病严重无法接受胆囊切除术的急性胆囊炎患者，可迅速有效地降低胆囊压力，引流胆囊腔内积液或积脓，待急性期过后再择期手术。禁忌证包括急性非结石性胆囊炎、胆囊周围积液（穿孔可能）和弥漫性腹膜炎。穿刺后应严密观察患者，警惕导管脱落、胆汁性腹膜炎、败血症、胸腔积液、肺不张、急性呼吸窘迫等并发症。

六、几种特殊类型急性胆囊炎

（一）急性非结石性胆囊炎

指胆囊有明显的急性炎症但其内无结石，多见于男性及老年患者。病因及发病机制尚未完全清楚，推测发病早期由于胆囊缺血及胆汁淤积，胆囊黏膜因炎症、血供减少而受损，随后细菌经胆道、血液或淋巴途径进入胆囊内繁殖，发生感染。急性非结石性胆囊炎往往出现在严重创伤、烧伤、腹部大手术后、重症急性胰腺炎、脑血管意外等危重患者中，患者常有动脉粥样硬化基础。

由于并存其他严重疾病，急性非结石性胆囊炎容易发生漏诊。在危重患者，特别是老年男性，出现右上腹痛和/或发热时，应警惕本病发生。及时行 B 超或 CT 检查有助于早期诊断。B 超影像特点：胆囊肿大，内无结石，胆汁淤积，胆囊壁增厚＞3 mm，胆囊周围有积液。当存在肠道积气时，CT 更具诊断价值。

本病病理过程与急性结石性胆囊炎相似，但病情发展更快，易出现胆囊坏疽和穿孔。一经确诊，应尽快手术治疗，手术以简单有效为原则。在无绝对禁忌证时，首选腹腔镜胆囊切除术。若病情不允许，在排除胆囊坏疽、穿孔情况下，可考虑局麻行胆囊造瘘术，术后严密观察炎症消退情况，必要时仍需行胆囊切除术。术后给予抗休克，纠正水、电解质及酸碱平衡紊乱等支持治疗，选用广谱抗生素或联合用药，同时予以心肺功能支持，治疗重要脏器功能不全等。

（二）急性气肿性胆囊炎

临床上不多见，指急性胆囊炎时胆囊内及其周围组织内有产气细菌大量滋生产生气体积聚，与胆囊侧支循环少、易发生局部组织氧分压低下有关。发病早期，气体主要积聚在胆囊内，随后进入黏膜下层，致使黏膜层剥离，随病情加重气体可扩散至胆囊周围组织，并发败血症。本病易发于老年糖尿病患者，临床表现为重症急性胆囊炎，腹部 X 线检查及 CT 检查有助诊断，可发现胆囊内外有积气。注意与胆肠内瘘，十二指肠括约肌功能紊乱引起的胆囊积气，及上消化道穿孔等疾病相鉴别。气肿性胆囊炎患者病情危重，可并发坏疽、穿孔、肝脓肿、败血症等，死亡率较高，15%～25%，应尽早手术治疗，手术治疗原则与急性胆囊炎相同。注意围术期选用对产气杆菌有效的抗生素，如头孢哌酮与甲硝唑联用。

（三）胆囊扭转

指胆囊体以胆囊颈或邻近组织器官为支点发生扭转。胆囊一般由腹膜和结缔组织固定于胆囊床，当胆囊完全游离或系膜较长时，可因胃肠道蠕动、体位突然改变或腹部创伤而发生顺时针或逆时针扭转。病理上主要以血管及胆囊管受压嵌闭为特征，病变严重性与扭转程度及时间密切相关。扭转 180°时，胆囊管即扭闭，胆汁淤积，胆囊肿大。超过 180°为完全扭转，胆囊静脉受压回流受阻，表现为胆囊肿大，胆囊壁水肿增厚，继而动脉受累，胆囊壁出现坏疽、穿孔。当扭转达 360°时，胆囊急性缺血，胆囊肿大，呈暗红甚至黑色，可有急性坏疽，但穿孔发生率较低。

本病临床罕见，误诊率高，扭转三联征有助提示本病。①瘦高的老年患者，特别是老年女性，或者合并脊柱畸形。②典型的右上腹痛，伴恶心、呕吐，病程进展迅速。③查体可扪及右上腹肿块，但无全身中毒症状和黄疸，可有体温脉搏分离现象。扭转胆囊在B超下有特殊影像：胆囊锥形肿大，呈异位漂浮状，胆囊壁增厚。由于胆囊管、胆囊动静脉及胆囊系膜扭转和过度伸展，在胆囊颈的锥形低回声区混杂有多条凌乱的纤细光带，但后方无声影。CT检查见胆囊肿大积液，与肝脏分离。磁共振胰胆管造影（MRCP）可清晰显示肝外胆管因胆囊管扭转牵拉呈"V"形。

高度怀疑或确诊胆囊扭转均应及时手术，首选腹腔镜胆囊切除术。因胆囊扭转造成胆囊三角解剖关系扭曲，可先复原正常胆囊位置，以利于保护胆总管。

（徐文朝）

第五节　慢性胆囊炎

慢性胆囊炎是胆囊慢性炎症性病变。大多数合并胆囊结石，也有少数为非结石性胆囊炎。临床上可表现为慢性反复发作性上腹部隐痛、消化不良等症状。

一、病因和发病机制

(一)病因

慢性胆囊炎多发生于胆石症的基础上，且常为急性胆囊炎的后遗症。其病因主要是细菌感染和胆固醇代谢失常。常见的病因有下面几条。

1.胆囊结石

结石可刺激和损伤胆囊壁，引起胆汁排泌障碍。约70%慢性胆囊炎的患者胆囊内存在结石。

2.感染

感染源常通过血源性、淋巴途径、邻近脏器感染的播散和寄生虫钻入胆道而逆行带入。细菌、病毒、寄生虫等各种病原体均可引起胆囊慢性感染。慢性炎症可引起胆管上皮及纤维组织增生，引起胆管狭窄。

3.急性胆囊炎的延续

急性胆囊炎反复迁延发作，使胆囊纤维组织增生和增厚，病变较轻者，仅有胆囊壁增厚，重者可以显著肥厚，萎缩，囊腔缩小以至功能丧失。

4.化学刺激

当胆总管和胰管的共同通道发生梗阻时，胰液反流进入胆囊，胰酶原被胆盐激活并损伤囊壁的黏膜上皮。另外，胆汁排泌发生障碍，浓缩的胆盐又可刺激囊壁的黏膜上皮造成损害。

5.代谢紊乱

由于胆固醇的代谢发生紊乱，而致胆固醇沉积于胆囊的内壁上，引起慢性炎症。

（二）发病机制

1.胆管嵌顿

胆囊是胆囊管末端的扩大部分,可容胆汁 30～60 mL,胆汁进入胆囊或自胆囊排出都要经过胆囊管,胆囊管长 3～4 cm,直径 2～3 mm,胆囊管内黏膜又形成 5～7 个螺旋状皱襞,使得管腔较为狭小,这样很容易使胆石、寄生虫嵌入胆囊管。嵌入后,胆囊内的胆汁就排不出来,这样,多余的胆汁在胆囊内积累,长期滞留和过于浓缩,对胆囊黏膜直接刺激而引起发炎。

2.胆囊壁缺血、坏死

供应胆囊营养的血管是终末动脉,当胆囊的出路阻塞时,由于胆囊黏膜仍继续分泌黏液,造成胆囊内压力不断增高使胆囊膨胀、积水。当胆囊缺血时,胆囊抵抗力下降,细菌就容易生长繁殖,趁机活动起来而发生胆囊炎。

3.胆汁蓄积

由于胆囊有储藏胆汁和浓缩胆汁的功能,因此胆囊与胆汁的接触时间比其他胆道长,而且,接触的胆汁浓度亦高,当此时人的胆道内有细菌时,就会发生感染,形成胆囊炎的机会当然也就增多了。

二、临床表现

（一）症状

许多慢性胆囊炎患者可无临床症状,只是在手术、体格检查时发现,称为无痛性胆囊炎。本病的主要症状为反复发作性上腹部疼痛。腹痛多发于右上腹或中上腹部,腹痛常发生于晚上和饱餐后,常呈持续性疼痛。当胆总管或胆囊管发生胆石嵌顿时,则可发生胆绞痛,疼痛一般经过 1～6 小时可自行缓解。可伴有反射性恶心、呕吐等症状,但发热和黄疸不常见,于发作的间歇期可有右上腹饱胀不适或胃部灼热、嗳气、反酸,厌油腻食物、食欲缺乏等症状。当慢性胆囊炎伴急性发作或胆囊内浓缩的黏液或结石进入胆囊管或胆总管而发生梗阻,呈急性胆囊炎或胆绞痛的典型症状。

（二）体征

体格检查可发现右上腹部压痛,发生急性胆囊炎时可有胆囊触痛或 Murphy 征阳性。当胆囊膨胀增大时,右上腹部可扪及囊性包块。

三、诊断要点

（一）症状和体征

有部分患者可无特殊症状,一般主要症状为反复发作性上腹痛。可伴有恶心呕吐等症状,于间歇期有胃部灼热,反酸等胃肠道症状,但发热黄疸不常见。查体上腹部压痛,当胆囊膨胀增大时,右上腹部可扪及囊性包块。

（二）实验室检查

血常规:白细胞总数升高。

（三）影像学检查

1.超声检查

超声检查是最重要的辅助手段,可测定胆囊和胆总管的大小,胆石的存在及囊壁的厚度,尤其对结石的诊断比较准确可靠。见图 11-4。

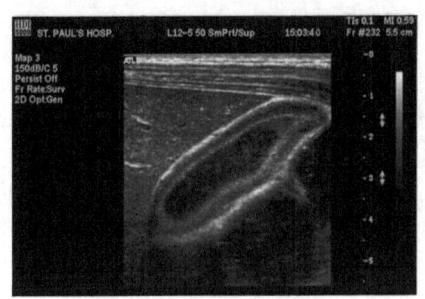

图 11-4　慢性胆囊炎

2.放射学检查

腹部 X 片可显示胆囊膨胀和阳性结石的征象,罕见的胆囊钙化(瓷瓶胆囊)有并发胆囊癌的特殊临床意义。胆囊、胆道造影术可以发现胆石胆囊变形缩小及胆囊浓缩和收缩功能不良等慢性胆囊炎征象,口服双倍量造影剂有利于胆囊显影及测定胆囊浓缩和收缩功能。

(四)放射性核素扫描

用 ^{99m} Tc-PMT 静脉注射行肝胆动态显像,如延迟超过 1～4 小时才显示微弱影像,而肠道排泄正常,首先考虑慢性胆囊炎。如静脉注射辛卡利特(人工合成缩胆囊素)0.02 mg/kg,或缩胆囊素(CCK)后 30 分钟,如胆囊排除率＜40％,支持慢性胆囊炎伴胆囊收缩功能障碍的诊断。

四、治疗原则

(一)内科治疗

非结石性慢性胆囊炎患者及结石性慢性胆囊炎患者症状较轻无反复发作者,可内科保守治疗。嘱患者平时低脂饮食,可口服消炎利胆片 6 片每天 3 次或 33％～50％硫酸镁 10 mL 每天 3 次,另外可口服一些溶石或排石的中药。腹痛明显者可用抗胆碱能药物解除平滑肌痉挛。经常保持愉快的心情,注意劳逸结合,寒温适宜。劳累、气候突变、悲观忧虑均可诱发慢性胰腺炎急性发作。

(二)外科治疗

对于有症状特别是反复急性发作的慢性胆囊炎,伴有较大结石,胆囊积水或有胆囊壁钙化者及反复发作胆绞痛、胆囊无功能者行胆囊切除术是一个合理的根本治疗方法,但对仅有胆绞痛的胆囊病变较轻的患者,行胆囊切除后症状多不能缓解。

手术适应证有以下几点。

(1)临床症状严重,药物治疗无效,病情继续恶化,非手术治疗不易缓解的患者。

(2)胆囊肿大或逐渐增大,腹部压痛明显,腹肌严重紧张或胆囊坏疽及穿孔,并发弥漫性腹膜炎者。

(3)急性胆囊炎反复发作,诊断明确,经治疗后腹部体征加重,有明显腹膜刺激征者。

(4)化验检查,血中白细胞计数明显升高,总数在 20×10^9/L 以上者。

(5)黄疸加深,属胆总管结石梗阻者。

(6)畏寒,寒战,高热并有中毒休克倾向者。

(徐文朝)

第六节 胆管损伤

胆管损伤主要由于手术不慎所致,是一种严重的医源性并发症,90％发生在胆囊切除术等胆道手术。综合国内外文献报道,剖腹胆囊切除术(OC)的胆管损伤发生率为 0.1％～0.3％,腹腔镜胆囊切除术(LC)的胆管损伤发生率约为 OC 的 2 倍。随着胆囊结石发病率的上升、腹腔镜胆囊切除术的推广应用及部分单位采用小切口胆囊切除术,胆管损伤的病例比以前有所增加。一部分胆管损伤病例虽可在手术的当时被发现而及时处理,但常可因处理不够恰当,为后期的处理带来许多不必要的麻烦。尤其不幸的是大部位病例常在手术后才发现,造成处理上的困难,也影响了治疗的效果。不少患者遭受多次手术痛苦或终身残疾(胆道残废),甚至失去生命。

一、病理

胆管损伤大多位于肝总管(邻近它与胆囊管的汇合处),约有 10％位于左右肝管汇合部或更高。在损伤部位(损伤可为完全断裂、部分缺损或结扎)发生炎症和纤维化,最后引起狭窄和闭塞。狭窄近侧的胆管发生扩张、管壁增厚;远侧胆管也有壁增厚,但管腔缩小,甚至闭塞。近侧胆管内胆汁几乎都有革兰氏阴性肠道细菌的感染,引起反复发作的胆管炎。胆管狭窄的另一后果是肝脏损害。胆管持续阻塞时间超过10周后,肝细胞即发生不可逆和进行性的损害。胆管狭窄并发反复的胆管炎的结果是肝小叶内出现再生结节,导致肝硬化。Scoble 报道 457 例胆汁性肝硬化患者,有 1/3 是在胆管梗阻后 12 个月内即发生肝硬化的。在伴有胆外瘘的患者,肝脏损害虽可较轻,但因经常丧失胆汁,可引起营养和吸收方面的问题。

二、病因

胆管损伤大多数发生在胆囊切除过程中。胆总管探查、肝脏手术、十二指肠憩室手术所致的胆管损伤也偶有发生。肝门部胆管和胆总管上段的损伤,多发生在胆囊切除术,LC 多于 OC;胆总管下段的损伤,主要发生于胆总管、胃和十二指肠的手术。尚有少数发生于胆总管切开探查术后(如胆总管剥离太多,以致影响管壁的血供,或机械性损伤等)。腹部损伤直接造成胆管损伤者甚为少见。

分析胆囊切除术时造成胆管损伤的原因和类型可大致归纳为以下几种。

(一)解剖因素

文献报道肝外胆管和血管解剖变异的发生率超过 50％,尤以胆道变异多见。

胆道变异主要有两个方面:①右肝管的汇合部位异常,副右肝管多见;②胆囊管与肝外胆管汇合部位异常。

一般认为胆囊管缺乏或直接开口于右肝管、副肝管开口于胆囊管及肝外胆管管径细小者均对手术构成潜在危险,术者对此应有足够认识和准备。

1.胆囊管解剖变异

胆囊管解剖变异包括胆囊管的数目、长度、汇入肝外胆管部位及汇合形式等多种变异。

一般胆囊管只有 1 条,个别报道有胆囊管缺如或 2～3 条胆囊管。胆囊管过短或缺如者,特别是在病变情况下胆囊颈与胆总管粘连时，术中误将胆总管作为胆囊管而切断，或在分离胆囊颈和壶腹部时易损伤黏着的肝外胆管前壁或侧壁；在结扎胆囊管时过于靠近胆总管，致使结扎部分胆总管壁而致胆总管狭窄。

胆囊管绝大多数（96％）汇入胆总管，少数（4％）汇入右肝管或副肝管。胆囊管汇入胆总管的部位多在肝外胆管中 1/3 范围内（65％以上），下 1/3 者次之（25％以上），上 1/3 者较少。胆囊管多以锐角汇入胆总管右壁（60％以上），其他变异型有胆囊管与肝总管并行于右侧一段后汇入胆总管，胆囊管斜经肝总管后方而汇入胆总管左壁，胆囊管潜行于并汇入肝总管后方，胆囊管汇入胆总管前方等。

胆囊管本身的种种变异是增加胆囊切除术复杂性的重要解剖学因素，在合并其他病变的情况下此种变异可使情况更为复杂，可能在判断和识别上造成困难而致错误的处理。如与肝总管并行低位开口于胆总管下段的胆囊管，未解剖清晰即行钳夹切断会造成胆总管损伤，若胆囊管汇入走行位置低的右肝管，在分离胆囊与肝门部结缔组织时可误将右肝管切断。在胆囊切除术中分离胆囊管时必须追溯至胆囊管汇入胆总管处，认清胆囊管与胆总管及肝总管的关系之后，方可切断。

2.副肝管变异

副肝管是肝内外胆道中最复杂而且最常见的解剖变异之一，随着磁共振胆道成像（MRCP）的不断普及和腹腔镜胆囊切除术（LC）的广泛开展，副肝管的诊断及其临床意义越来越受到重视。副肝管的认识为各种胆道手术，特别是 LC 的顺利开展提供了详细的胆道解剖和变异资料，在预防胆管损伤及其他胆道并发症的发生中起了重要作用。副肝管多位于胆囊三角或肝门附近，与胆囊管、胆囊动脉、肝右动脉的毗邻关系密切，胆囊切除术或肝门区手术时容易受到损伤。根据其汇入肝外胆管的部位不同，分为 3 种类型。

（1）汇接于肝总管或胆总管：副肝管开口越低，越接近胆囊管开口，则胆囊切除时被损伤的机会越大；低位开口于胆总管右侧的副肝管，若不加注意，可能被误认为是胆囊管的延续或粘连带而被切断。

（2）汇接于胆囊管：开口于胆囊管的右侧副肝管，在首先切断胆囊管的逆行法胆囊切除术，常被认为胆囊管而被切断，或当胆囊管被切断后才发现连接于其上的副肝管。

（3）胆囊副肝管：副肝管始于胆囊邻近之肝组织直接开口于胆囊，胆囊副肝管在做胆囊切除时必定被切断。

副肝管损伤所致胆漏在术中常难发现，细小的副肝管损伤后胆漏，经一段时间引流后漏胆量逐渐减少以致停止，不会遗留严重后果。但若腹腔未放置引流或引流不充分，胆汁聚积于肝下区及胆总管周围，可引起胆汁性腹膜炎、膈下感染，日久可致胆管狭窄。

副肝管虽然常见，但其出现并无一定的规律性，主要依靠手术时的细心解剖，对未辨明的组织，绝不可贸然结扎或切断，以避免损伤副肝管。术中胆道造影对确定副肝管的来源、走向、汇合部位等很有帮助。近年来，国外许多医院在腹腔镜胆囊切除术中常规做胆道造影以发现可能存在的胆管变异。

对不同类型的副肝管损伤，在处理上应分别对待。若副肝管管径较细，其引流肝脏的范围有限，被切断后只需妥善结扎，防止胆汁漏，并无不良后果。多数副肝管可以结扎。对管径较粗的副肝管被切断后则应作副肝管与肝外胆管端-侧吻合或肝管-空肠吻合。

3.肝管变异

具有临床意义的肝管变异主要是一级肝管在肝门区汇合方式的变异。肝门区胆管的解剖主要受右肝管变异的影响,较少来自左肝管变异。最常见的右肝管变异是肝右叶段肝管分别开口于肝总管而不形成主要的右肝管,在这种分裂型右肝管中可能有一支段肝管开口于左肝管,最多见为右前叶肝管(占51%),其次为右后叶肝管(占12%)。由于右肝管有部分收纳变异的前、后叶肝管及右前叶下部胆管,在行左半肝切除术时,应分别在上述异位肝管汇入点左侧结扎切断肝管。在作右半肝切除时,应在肝切面上妥善处理上述可能出现的肝管。上述肝管变异,事先很难发现,若在开口处切断左肝管,则将切断异位开口的肝管。左肝管在肝门部的解剖较恒定,很少无左肝管,但左内叶段肝管与左肝管汇合的变异较常见。如左内叶段肝管汇入左外上段肝管、左外叶上与下段肝管汇入处,其中一些变异在作左侧肝段切除术时肝切面不当会导致损伤。术中胆道造影有助于判别变异的肝管。

4.血管变异

肝右动脉和胆囊动脉变异,是胆囊切除术术中出血的主要原因之一,盲目止血则易导致胆管损伤。

(二)病理因素

病理因素包括急慢性或亚急性炎症、粘连;萎缩性胆囊炎;胆囊内瘘;Mirizzi综合征;胆囊颈部结石嵌顿及慢性十二指肠溃疡等。

(三)思想因素

对胆管损伤的潜在危险性认识不足、粗心大意,盲目自信,多在胆囊切除手术很顺利时损伤胆管。过分牵拉胆囊使胆总管屈曲成角而被误扎。

(四)技术因素

经验不足、操作粗暴;术中发生大出血,盲目钳夹或大块结扎,损伤或结扎了胆管;胃和十二指肠手术时损伤胆总管。

(五)腹腔镜胆囊切除术胆管损伤的原因

(1)操作粗暴,套管针及分离钳扎破、撕裂胆管。

(2)分断胆囊管及胆囊颈时,电灼误伤或热传导损伤胆管。

(3)将较细的胆总管误断。

(4)胆道变异,主要是胆囊管与胆管、肝管的关系异常及出现副肝管引起的损伤。

(5)断胆囊管时,过分牵拉胆囊颈引起胆管的部分夹闭而狭窄。

(6)盲目操作,如出血时盲目钳夹,对重度粘连引起分离难度及变异、变形估计不足。

(六)胆管损伤的类型

1.分类

(1)单纯性胆管损伤:占70%以上。

(2)复合性胆管损伤:即右上腹部胃切除等手术,损伤胆管外的同时又损伤了胰管,甚至大血管,病情特别严重,病死率较高。

(3)损伤性质:误扎、钳夹伤、撕裂伤、切割伤、穿通、灼伤和热传导伤及缺血性损伤等。

(4)损伤程度:胆管壁缺损和横断伤。

2.复杂单管损伤

(1)高位胆管损伤。

(2)复合性胆管损伤:同时损伤其他脏器(如伴有胰腺损伤的胆总管下段损伤),甚至大血管,术中大出血。

(3)伴有严重腹腔感染的胆管损伤等。

(4)因胆汁漏、反复炎症或初次或多次手术修复失败,形成损伤后胆管狭窄。

3.胆管损伤后狭窄的分型(Bismuth 分型)

Ⅰ型:低位肝管狭窄,肝管残端＞2 cm 以上。

Ⅱ型:中位肝管狭窄,肝管残端＜2 cm。

Ⅲ型:高位肝管狭窄,肝总管狭窄累及肝管汇合部,左右肝管尚可沟通。

Ⅳ型:超高位肝管狭窄,肝管汇合部缺损,左右肝管尚不能沟通。

三、临床表现和治疗

按照发现胆管损伤的时间,可分为术中、术后早期、术后晚期 3 种情况,其表现和处理有所不同。胆管损伤处理的基本原则:保持胆肠的正常通路;保持 Oddi 括约肌的正常功能;避免胆管狭窄,防止反流性胆管炎;根据损伤的时间、部位、范围和程度,制订合理的治疗方案。

(一)术中发现的胆管损伤

胆囊切除术中出现下列情况,应仔细检查是否发生胆管损伤:①手术野有少量胆汁渗出、纱布黄染,多见于肝、胆总管的细小裂口。②胆囊切除后,发现近侧胆管出持续有胆汁流出,或发现远侧胆管有一开口,探条能进入胆总管远端。这种情况见于 Mirizzi 综合征Ⅳ型,尤其是胆囊胆管瘘处还有巨大结石嵌顿时,使术者将胆管壁误认为胆囊壁高分离解剖,胆囊一旦切下来,胆总管已完全离断。③经"胆囊管"行术中胆道造影后,胆总管清楚显示,其上端截断,胆总管和肝内胆管不显影。这种情况见于逆行法切除胆囊时,胆总管较细,被误认为胆囊管行插管造影,在等待洗片过程中已将胆囊切下,看 X 线片才发现胆总管已被横断。

术中发现胆管损伤后,宜请有经验的医师到场指导或上台协助做修复手术。必要时改用全身麻醉,扩大伤口,以利手术野显露。胆管壁的细小裂口或部分管壁切除,可用 3-0 丝线或 6-0 薇乔(Vicry1)线横行缝合,在其近侧或远侧的胆管处切开,放置 T 管支撑引流,也可酌情不放置 T 管。如果胆管壁缺损区较大,可在 T 管支撑的同时,在脐部稍上处切断肝圆韧带(也可用残留的胆囊壁、胃窦前壁等组织),游离后,以其浆膜面覆盖缺损处,周围稍加固定,在小网膜孔处放置粗乳胶管引流。胆管横断伤,经修正断端,剪除结扎过的胆管壁后,胆管缺损长度＜2 cm,应争取作胆管对端吻合术。"松肝提肠":先做 Kocher 切口,充分游离十二指肠和胰头,必要时切断左右三角韧带和镰状韧带,使肝脏下移。同时可切断胆管周围神经束,但要注意保护胆管的血供,使胆管上下断端在无张力的情况下,用 5-0 或 6-0 单乔线(或 PDS 线)行一层间断外翻缝合,间距不宜过密,并根据胆管的口径和血供、吻合口张力、周围组织有无炎症等情况,决定是否放置 T 管支撑引流。如放置 T 管,通常在吻合口近侧或远侧切开胆管,一般放置 3～6 个月。定期检查 T 管固定线是否脱落,观察胆汁是否澄清,有无胆泥形成和沉积,并做胆道冲洗,拔管前经 T 管行胆道造影。如果胆管横断缺损超过 2 cm,或虽将十二指肠、肝脏游离,对端吻合仍有张力时,宜施行胆管空肠 Roux-en-Y 吻合术,行一层外翻间断缝合,切忌怕再发生胆漏而行二层缝合,也不作胆管十二指肠吻合,不需要放置双套管引流,在小网膜孔处放置粗乳胶管 1 根引流即可,即使有少量胆漏也能自行愈合。如果胆漏引流量大,可将 T 管接肠减压器,行负压引流。

肝门部的胆管损伤需行肝门胆管成形、胆管空肠 Roux-en-Y 吻合术。胆管下段合并胰腺损伤的贯通伤,可在胆道镜的引导下找到胆管破口处,切开表面胰腺实质,完全显露胆管破口,以 5-0 或 6-0 单乔线(或 PDS 线)修补满意后,再修补切开的胰腺实质,同时放置 T 管支撑。

(二)术后早期发现的胆管损伤

术后数天到 2 周有下列情况出现应高度怀疑胆管损伤：①术后引流口大量漏胆汁，而大便颜色变浅。可见于副胆管、肝总管、胆总管损伤后胆漏。②胆囊切除术后未放引流，或引流物已拔除后，患者出现上腹痛、腹胀、低热、胃肠功能不恢复。这是由于胆漏后胆汁积聚在肝下间隙，形成包裹性积液，进而可扩展到肝脏周围，甚至发生弥漫性胆汁性腹膜炎。这种情况可发生在开腹胆囊切除术后，更多见于腹腔镜胆囊切除术后，在分离 Calot 三角时，电凝电切产生的热效应会引起胆管壁灼伤，近期内可引起胆管壁的坏死穿孔，远期还可引起胆管纤维性狭窄。在重新观看这种患者手术过程的连续录像时，并不能发现明显的操作错误。③术后梗阻性黄疸。术后 2～3 天起巩膜皮肤进行性黄染，大便呈陶土色、小便如浓茶、全身皮肤瘙痒，肝功能检查亦提示梗阻性黄疸。当胆总管、门静脉、肝固有动脉三管都结扎切断后，患者出现腹胀、腹水、黄疸急速加重，转氨酶极度升高，病情迅速恶化，犹如急性重症肝炎，患者很快死亡。

当术后发现存在胆漏后，应立即做超声和 CT 检查，了解胆漏的程度，肝周及腹腔有无积液，同时行 MRCP 检查了解胆道的连续性是否存在。如患者无腹膜炎症状和体征，可在超声引导下置管引流，必要时可行 ERCP 检查，明确损伤部位是狭窄或完全不通还是结石引起的梗阻，通过注射造影剂可了解胆漏的部位和程度，并可放置胆管支撑管（ERBD 或 ENBD），起到胆道减压、减少胆漏的作用。2 周后经窦道注入造影剂摄片检查，观察窦道与胆道的关系，确定有无胆管损伤和损伤的部位、类型，以便做相应的后期处理。

当胆漏量大，并出现弥漫性腹膜炎的症状和体征时，宜即刻施行剖腹探查术。吸尽原来手术野、肝脏周围和腹腔内的胆汁，用大量生理盐水冲洗。寻找胆管断端，用探条探查其与胆道的关系，由于肝门周围组织水肿、感染，一般需遵守损伤控制的原则，只能施行胆管外引流术，将导管妥善缝扎固定。在其旁边放粗乳胶管引流。等待 3 个月后，再施行胆管空肠 Rouxen-Y 吻合术。但考虑到以后再次手术十分困难且疗效多不佳的实际情况，对少数年轻患者，在生命体征稳定的情况下，也可行 I 期修复手术，但必须予 T 管支撑，行胆肠吻合者，T 管支撑吻合口，经肠襻壁穿孔引出体外。

当术后表现为梗阻性黄疸时，应与引起胆管梗阻的其他疾病相鉴别，如胆总管结石、胆管炎性狭窄或胆管癌肿。在未查清原因之前，切忌仓促手术探查，可稍加等待。先行 B 超检查，了解肝下有无积液、肝内胆管是否扩张、肝总管和胆总管是否连贯、胆总管下端有无结石或新生物。必要时可行 CT 检查。待患者能耐受 ERCP 检查时再作本项检查，损伤的肝、胆总管往往呈截断样改变，有时还可见少量造影剂从断端溢入腹腔，而截断水平以上的胆管大多不能显示，或损伤处呈极度缩窄，有纤细通道与其近侧胆管相通。对决定治疗最有帮助的当属 PTC 检查，能确定胆管损伤的部位、程度，缺点是一小部分患者因肝内胆管扩张不明显而检查失败。有条件的单位亦可采用磁共振胆道成像（MRCP），可起到与 PTC 相似的诊断作用。当确诊为胆管损伤且胆管较粗时，视胆管损伤的类型、长度不同，可施行胆管整形，对端吻合或胆管空肠 Roux-en-Y 吻合。如胆管较细，可再等待 2～4 周，待近端胆管扩张后再施行修复手术。如在修复手术时仍发现近侧胆管较细，且管壁薄，行胆肠吻合亦相当困难时，可行肝门空肠 Roux-en-Y 吻合，将胆管断端种植在肠襻内，胆管内置导管支撑，日后胆管断端必然会逐渐狭窄，直至完全闭锁。但在这过程中，由于胆道渐进性高压的存在，胆管腔逐渐增厚。为下一步重建胆肠吻合口创造较好的条件。

(三)术后晚期发现的胆管损伤

胆囊切除后数月至数年，患者反复发生胆道感染甚至出现上腹疼痛、寒战高热、黄疸等症状，经过抗生素治疗后,症状可以缓解,但发作间期缩短,症状日益加重。这是由于胆管被不完全结扎或缝扎,或电凝灼伤后引起胆管炎性损伤、胆管狭窄所致,随着胆管狭窄程度的加重,甚至在其近侧胆管内形成色素性结石,症状日趋明显。术者可能在手术中并未发现胆管损伤,或在术中已加以处理,但对患者隐瞒了胆管损伤这一事实,凭手术过程和术后的临床表现便可推测胆管损伤的存在。通过 B 超、ERCP、PTC、CT 或 MRI 检查,可以确定胆管损伤的部位和程度,并与胆管癌、胆管结石、硬化性胆管炎等疾病相鉴别。

这种患者因反复炎症或多次手术,而形成损伤后胆管狭窄,损伤部位近侧的胆管大多明显扩张,管壁增厚,而损伤部位的纤维化、瘢痕较严重,残留的胆管会越来越短,甚至深埋在瘢痕组织中。高位胆管损伤性狭窄的修复手术十分困难,最困难的步骤是显露肝门部的近端胆管并整形,应由经验丰富的外科医师执行。常用的方法:①切开肝正中裂途径;②肝方叶切除途径;③左肝管横部途径。技术要点如下:不要在纤维瘢痕部位切割寻找胆管腔。应在其上方扩张的胆管处用细针穿刺(或超声引导下穿刺置管引导),抽到胆汁后切开胆管,再向下切开狭窄部,切除瘢痕组织,并向上沿左右肝管纵行切开至Ⅱ级胆管开口,使胆管吻合口足够大,以免术后胆肠吻合口再狭窄。在通常的情况下,不能采用记忆合金胆道内支架解除胆管狭窄,只有在极端特殊的高位胆管损伤患者,可用胆道内支架解除一侧的肝管狭窄,另一侧肝管仍宜施行胆管空肠 Roux-en-Y 吻合术。

对因胆管狭窄而导致胆汁性肝硬化和门脉高压症等严重病例可先行 PTBD 等胆道减压、控制感染,必要时先行门-体分流术,再行胆道的修复和重建。

近年来,通过内镜和介入方法治疗胆道良性狭窄取得进展,但仍存争议。通常在以下情况时可考虑经 PTBD 或 ERCP 球囊扩张临时或永久胆道内支架支撑引流(ERBD、ENBD、网状金属支架、可回收带膜支架等):①患者年高体弱,有心血管疾病,不能耐受手术;②有严重并发症,如门脉高压症、胆汁性肝硬化、有明显出血倾向;③胆肠吻合术后再次出现吻合口狭窄,而肝门部位分离异常困难。

对胆汁性肝硬化,肝功能衰竭的患者,肝移植是最后的"救命稻草",但费用昂贵,肝源少。

四、胆管损伤的预防

(1)思想重视:"从来没有一个简单的胆囊切除术",对手术难度和危险性要有充分的估计。

(2)有良好的胆道手术素养和处理意外情况的能力。

(3)良好的手术视野:满意的麻醉和恰当的切口。

(4)细心解剖胆囊三角区是关键,熟悉胆道的解剖变异。

(5)切忌大块组织切断结扎,以免误伤副胆管。

(6)结扎胆囊管时应辨清肝总管、胆囊管和胆总管三管位置关系:牵拉胆囊和肝十二指肠韧带时,不要使它们形成锐角。

(7)有出血时,不要盲目钳夹或缝扎。

(8)采用合适的手术方法:胆囊切除术有顺行法和逆行法,一般先用顺行法,有困难时亦可两法交叉使用;对胆囊切除确有困难,亦可采用胆囊大部切除术,不要勉强切除损伤胆管;胆囊颈部结石嵌顿、结石巨大,可先切开胆囊取出结石;仔细检查切下的胆囊标本有无胆管损伤;用白纱布压迫手术区检查腹腔有无胆汁渗出;放置适当的引流物,如有胆瘘,可早期发现。

(9)LC 胆管损伤的预防:选用良好的摄成像系统;正确掌握 LC 手术指征及 LC 中转手术指

征;正确暴露 Calot 三角;避免电凝电切的热效应损伤胆道;术前 MRCP、术中胆道造影及术中超声的应用。

（徐文朝）

第七节 胆 囊 癌

1777 年 Stoll 首先报道了尸检发现的 3 例胆囊癌。1890 年 Hochengy 成功地进行了第一例胆囊癌切除术。1894 年 Aimes 综述分析了胆囊癌的病史、临床特点及凶险预后。1932 年报道了胆囊癌经扩大切除邻近肝脏后生存 5 年的病例。国内自 1941 年首次报道,到目前报道病例已达 2 400 多例。近些年原发性胆囊癌(primary gallbladder carcinoma,PGC)越来越多地受到关注。

一、流行病学

(一)发病率

受多种因素的影响,目前胆囊癌尚无确切的发病率统计数字。不同国家、不同地区及不同种族之间发病率有着明显差异。

世界上发病率最高的国家为玻利维亚和墨西哥等。美国胆囊癌的发病率为 2.2/10 万～2.4/10 万,占消化道恶性肿瘤发病率及病死率第五位,每年有 4 000～6 500 人死于胆囊癌。法国胆囊癌的发病率为男性 0.8/10 万,女性 1.5/10 万。欧美等国胆囊癌手术占同期胆管手术的4.1%～5.6%。而同在美国,白人发病率明显高于黑人,印第安人更高。美国印第安女性的胆囊癌是最常见肿瘤的第三位。

原发性胆囊癌发病在我国占消化道肿瘤第 5～6 位,胆管肿瘤的首位。但目前其发病率的流行病学调查仍无大宗资料。第七届全国胆管外科学术会议 3875 例的资料表明,胆囊癌手术占同期胆管手术的0.96%～4.9%;近 10～15 年的患病调查显示,我国大部分地区呈递增趋势,尤以陕西、河南两省较高,而国外有报道近年发病率无明显变化。

(二)发病年龄和性别

胆囊癌的发病率随年龄增长而增多。我国胆囊癌的发病年龄分布在 25～87 岁,平均 57 岁,50 岁以上者占 70%～85%,发病的高峰年龄为 50～70 岁,尤以 60 岁左右居多。同国外相比,发病高发年龄与日本(50～60 岁)相近,比欧美(68～72 岁)年轻。文献报道,国外发病年龄最小者12 岁,国内最小者 15 岁。

胆囊癌多见于女性,女性与男性发病率之比为(2.5～6):1。有研究认为与生育次数、雌激素及口服避孕药无关,但另有研究发现胆囊癌的发病与生育次数有关。

(三)种族和地理位置分布

不同人种的胆囊癌发病率亦不相同。

不同地域胆囊癌的发病情况各有不同。在我国西北和东北地区发病率比长江以南地区高,农村比城市高。智利是胆囊癌病死率最高的国家,约占所有肿瘤死亡人数的 6.7%,胆囊癌是发病率仅次于胃癌的消化道肿瘤。该病在瑞士、捷克、墨西哥、玻利维亚发病率较高,而在尼日利亚和新西兰毛利人中极其罕见。

(四)与职业和生活习惯的关系

调查表明,与胆囊癌发病有关的职业因素包括印染工人、金属制造业工人、橡胶工业从业人员、木材制成品工人。以上职业共同的暴露因素是芳香族化合物。

国外病例对照研究表明,总热量及糖类摄入过多与胆囊癌的发生呈正相关,而纤维素、维生素 C、维生素 B_6、维生素 E 及蔬菜水果能减少胆囊癌发病的危险性。还有研究表明,常吃烧烤肉食者患胆囊癌的危险性增高。

调查还显示了随肥胖指数增加,胆囊癌发病危险性增高。

二、病因

胆囊癌的病因尚未完全清楚,可能与下列因素有关。

(一)胆囊结石与胆囊癌

1.流行病学研究

原发性胆囊癌和胆囊结石患者在临床上有密切联系,40%~100%的胆囊癌患者合并胆囊结石,引起了临床医师和肿瘤研究人员的高度重视。一项国际协作机构调查表明,在校正混杂因素如年龄、性别、调查单位影响、受教育程度、饮酒和抽烟以后,胆囊癌的高危因素最重要的是胆囊临床症状史,另外还有体重增加、高能量饮食、高糖类摄入和慢性腹泻,这些危险因素均与胆囊结石发病相关,提示胆囊结石是胆囊癌发病的主要危险因素。从胆囊结石方面分析,胆囊结石患者有 1%~3%合并胆囊癌,老年女性患者的20年累积发病危险率为 0.13%~1.5%。

综合流行病学资料可以看出,胆囊结石发生胆囊癌以下列情况多见:①老年人。②女性。③病程长。④结石直径大于 2 cm。⑤多发结石或充满型结石。⑥胆囊壁钙化。⑦胆囊壁明显增厚或萎缩。⑧合并胆囊息肉样病变。⑨Mirizzi 综合征。以上情况可视为原发性胆囊癌的高危因素,要积极治疗胆囊结石。

2.临床病理学研究

流行病学调查结果使得人们认识到有必要探讨胆囊结石和胆囊癌发病关系的病理学机制。已经确认正常黏膜向癌的发展过程中,黏膜上皮的不典型增生是重要的癌前病变,在消化道肿瘤发生中占重要地位。于是,有学者从这方面着手研究。Duarte 等对 162 例结石病胆囊标本的研究发现,不典型增生占 16%,原位癌占 2.7%。类似的一些研究也提示胆囊癌的发生是由单纯增生、不典型增生、原位癌到浸润癌的渐进过程,胆囊癌与黏膜上皮的不典型增生高度相关,而有结石患者胆囊黏膜不典型增生发生率显著高于非结石性胆囊炎,结石慢性刺激可能是这种癌前病变的重要诱因。

3.分子生物学等基础研究

胆囊结石所引起的黏膜不典型增生和胆囊癌组织中,有 *K-ras* 基因的突变和突变型 *p53* 基因蛋白的过表达。从正常黏膜、癌前病变到癌组织,突变型 p53 蛋白表达逐渐增高。对多种肿瘤基因产物和生长因子(如 ras、p21、c-myc、erbB-2、表皮生长因子、转化生长因子 β)表达的研究表明,不仅胆囊癌组织中有多种肿瘤相关基因和生长因子的改变,而且在结石引起的慢性胆囊炎组织中,同样也有多种值得重视的变化。但是,也有观点认为炎症改变的程度与癌基因的活化并无正相关关系。

在慢性结石性胆囊炎中受损伤的细胞如果不能通过凋亡及时清除,损伤修复反复发生,长期可引起基因突变,胆囊癌发生。在对胆囊癌的研究中发现,从单纯性增生到轻、中、重度不典型增生及原位癌、浸润癌,AgNOR 颗粒计数、面积和 DNA 倍体含量、非倍体细胞百分比均逐渐升高。说明结石引起的黏膜损害细胞增生旺盛,有癌变的倾向。

胆囊结石患者胆汁中细菌培养阳性率明显高于无结石者,胆囊结石核心中发现细菌的基因片段,说明了胆囊结石的生成中有细菌参与,而研究发现胆囊癌组织中有细菌的基因片段,与结石中的菌谱相同。应该考虑某些细菌如厌氧菌、细菌 L 型在结石性胆囊炎向胆囊癌转化中的作用,强调胆囊结石治疗中的抗菌问题。

胆石所引起的胆囊黏膜损伤与胆囊癌发生发展之间存在着极密切的关系。虽然从本质上未能直接找到结石致癌的证据,但是合理治疗胆囊结石对预防胆囊癌无疑是有价值的。

(二)胆囊腺瘤与胆囊癌

Kozuka 等根据 1605 例手术切除的胆囊标本行病理组织学检查,提出以下六点证明腺瘤是癌前病变:①组织学可见腺瘤向癌移行。②在腺癌组织中有腺瘤成分。③随着腺瘤的增大,癌发生率明显增加。④患者的发病年龄从腺瘤到腺癌有递增的趋势。⑤良性肿瘤中有 94% 的肿瘤直径小于 10 mm,而恶性肿瘤中有 88% 的肿瘤直径大于 10 mm。⑥患腺瘤或浸润癌的患者中女性居多。研究发现,腺瘤的恶变率为 28.5%,其中直径大于 1.5 cm 的占 66.6%,大于 1 cm 的占 92.9%,合并结石的占 83.3%,并发现腺肌增生症及炎性息肉癌变 1 例。研究表明胆囊腺瘤无论单发还是多发,都具有明显的癌变潜能,一般认为多发性、无蒂、直径大于 1 cm 的腺瘤和伴有结石的腺瘤及病理类型为管状腺瘤者,癌变概率更大。但是,对胆囊腺瘤癌变也有不同的观点,理由是在其研究中发现胆囊腺瘤与胆囊癌的基因方面的异常改变并不相同。

(三)胆囊腺肌病与胆囊癌

胆囊腺肌病以胆囊腺体和平滑肌增生为特征,近年来的临床观察和病理学研究发现其为癌前病变,或认为其具有癌变倾向。因此,即使不伴有胆囊结石也应行胆囊切除术。

(四)异常胆胰管连接与胆囊癌

异常胆胰管连接(anomalous junction of pancreaticobiliary duct,AJPBD)是一种先天性疾病,主胰管和胆总管在十二指肠壁外汇合。由于结合部位过长及缺少括约肌而造成两个方向的反流,相应的引起了多种病理改变。Babbit 于 1969 年发现 AJPBD 且无胆管扩张的患者常合并胆囊癌。以后的临床研究大多证实了 AJPBD 患者中胆囊癌的发病率显著高于胆胰管汇合正常者。AJPBD 患者胆系肿瘤高发的机制尚不清楚,近年来对 AJPBD 患者的胆管上皮的基因改变研究甚多,结果发现 AJPBD 患者胆胰混合液对胆管上皮细胞具有诱变性,胆囊黏膜上皮增生活跃且 K-ras 基因突变,使其遗传性改变,最终发生癌变,并且在胆管上皮细胞形态学变化之前遗传物质已经发生变化。

(五)Mirizzi 综合征与胆囊癌

Mirizzi 综合征是因胆囊管或胆囊颈部结石嵌顿或合并炎症所致梗阻性黄疸和胆管炎,是胆囊结石的一种少见并发症,占整个胆囊切除术的 0.7%～1.4%。Redaelli 等对 1759 例行胆囊切除术的患者进行回顾性研究,发现了 18 例 Mirizzi 综合征,其中有 5 例(27.8%)伴发胆囊癌,而所有标本中有 36 例(2%)发现胆囊癌,两者间有显著差异。18 例患者中有 12 例肿瘤相关抗原 CA19-9 上升,而 5 例合并胆囊癌者更为明显,与无 Mirizzi 综合征者有显著差异。大多数学者认为胆囊结石可以引起胆囊黏膜持续性损害,并可导致胆囊壁溃疡和纤维化,上皮细胞对致癌物质的防御能力降低,加上胆汁长期淤积有利于胆汁酸向增生性物质转化,可能是胆囊癌高发的原因,而 Mirizzi 综合征包含了上述所有的病理变化。

(六)其他

有研究证明腹泻是胆结石的危险因素,有腹泻者患胆囊癌的危险性是无腹泻者的 2 倍;手术治疗消化性溃疡与胆囊癌的发病有关,有手术史者患胆囊癌的危险性是对照组的 3 倍,而内科治疗者较对照组无明显增加;胆囊癌的发生还与家族史、伤寒杆菌、溃疡性结肠炎、接触造影剂及"瓷样"胆囊有关。胆总管囊肿行内引流术后患者有较高的胆管癌肿发生率。

还有一些因素被认为与胆囊癌的发生有关,溃疡性结肠炎的患者,胆管肿瘤的发生率约为一般人群的 10 倍,其发病机制尚不清楚,可能与胆汁酸代谢的异常有关。胆管梗阻感染,可能使胆汁中的胆酸转化成去氧胆酸和石胆酸,后者具有致癌性。胃肠道梭形芽孢杆菌可将肝肠循环中的胆汁酸还原成化学结构上与癌物质相似的 3-甲基胆蒽,也可能是胆管癌诱发因素之一。

三、临床表现

原发性胆囊癌早期无特异性症状和体征,常表现为患者已有的胆囊或肝脏疾病,甚至是胃病的临床特点,易被忽视。大多数以上腹疼痛、不适为主诉,继而发生黄疸、体重减轻等。西安某医院的资料显示有 34.3% 的患者查体时可触及胆囊包块,黄疸发生率为 38.8%,有 45.8% 的病例体重明显下降。以上表现往往是肝胆系统疾病所共有的,而且一旦出现常常已到胆囊癌的中晚期,故在临床上遇到这些表现时要考虑到胆囊癌的可能性,再做进一步的检查。

胆囊癌起病隐匿,无特异性表现,但并非无规律可循。按出现频率由高至低临床表现依次为腹痛、恶心呕吐、黄疸和体重减轻等。临床上可将其症状群归为五大类疾病的综合表现:①急性胆囊炎:某些病例有短暂的右上腹痛、恶心、呕吐、发热和心悸病史,提示急性胆囊炎。约 1% 因急性胆囊炎手术的病例有胆囊癌存在,此时病变常为早期,切除率高,生存期长。②慢性胆囊炎:许多原发性胆囊癌的患者症状与慢性胆囊炎类似,很难区分,要高度警惕良性病变合并胆囊癌,或良性病变发展为胆囊癌。③胆管恶性肿瘤:一些患者可有黄疸、体重减轻、全身情况差、右上腹痛等,肿瘤病变常较晚,疗效差。④胆管外恶性肿瘤征象:少数病例可有恶心、体重减轻、全身衰弱,以及内瘘形成或侵入邻近器官症状,本类肿瘤常不能切除。⑤胆管外良性病变表现:少见,如胃肠道出血或上消化道梗阻等。

(一)慢性胆囊炎症状

30%～50% 的病例有长期右上腹痛等慢性胆囊炎或胆结石症状,在鉴别诊断上比较困难。慢性胆囊炎或伴结石的患者,年龄在 40 岁以上,近期右上腹疼痛变为持续性或进行性加重并有较明显的消化障碍症状者;40 岁以上无症状的胆囊结石,特别是较大的单个结石患者,近期出现右上腹持续性隐或钝痛;慢性胆囊炎病史较短,局部疼痛和全身情况有明显变化者;胆囊结石或慢性胆囊炎患者近期出现梗阻性黄疸或右上腹可扪及肿块者,均应高度怀疑胆囊癌的可能性,应做进一步检查以明确诊断。

(二)急性胆囊炎症状

占胆囊癌的 10%～16%,这类患者多系胆囊颈部肿瘤或结石嵌顿引起急性胆囊炎或胆囊积脓。此类患者的切除率及生存率均较高,其切除率为 70%,但术前几乎无法诊断。有些患者按急性胆囊炎行药物治疗或单纯胆囊造瘘而误诊。故对老年人突然发生的急性胆囊炎,尤其是以往无胆管系统疾病者,应特别注意胆囊癌的可能性争取早行手术治疗,由于病情需要必须做胆囊造瘘时,亦应仔细检查胆囊腔以排除胆囊癌。

(三)梗阻性黄疸症状

部分患者是以黄疸为主要症状而就诊,胆囊癌患者中有黄疸者占 40% 左右。黄疸的出现提示肿瘤已侵犯胆管或同时伴有胆总管结石,这两种情况在胆囊癌的切除病例中都可遇到。因此胆囊癌患者不应单纯黄疸而放弃探查。

(四)右上腹肿块

肿瘤或结石阻塞或胆囊颈部,可引起胆囊积液、积脓,使胆囊胀大,这种光滑而有弹性的包块多可切除,且预后较好。但硬而呈结节状不光滑的包块为不能根治的晚期癌肿。

(五)其他

肝大、消瘦、腹水、贫血都可能是胆囊癌的晚期征象,表明已有肝转移或胃十二指肠侵犯,可能无法手术切除。

四、诊断

(一)症状和体征

前已述及,胆囊癌临床表现缺乏特异性,其早期征象又常被胆石症及其并发症所掩盖。除了首次发作的急性胆囊炎便得以确诊外,一般情况根据临床表现来做到早期诊断非常困难。因而,无症状早诊显得甚为重要。而要做到此点,必须对高危人群密切随访,如静止性胆囊结石、胆囊息肉、胆囊腺肌增生病等患者,必要时积极治疗以预防胆囊癌。

(二)影像学检查

1.X 线造影检查

早年的 X 线造影检查常用口服胆管造影,胆囊癌患者往往表现为胆囊不显影或显影很差,现在由于更多快速、先进的方法普及,已基本不用。血管造影诊断准确率高,但胆囊动脉显影并不常见,需要通过超选择性插管,胆囊动脉可有僵硬、增宽、不规则而且有间断现象,出现典型的肿瘤血管时可确诊,但此时大多是晚期,肿瘤不能切除。

2.超声诊断

超声诊断是诊断本病最常用也是最敏感的检查手段,包括常规超声、内镜超声、彩色多普勒等。能检出绝大多数病变,对性质的确定尚有局限。B 超检查目前仍是应用最普遍的方法,它简便、无创、影像清晰,对微小病变识别能力强,可用于普查及随访。但对定性诊断和分期帮助不大,易受到肥胖和胃肠道气体干扰,有时有假阳性和假阴性结果。因胆囊癌的病理类型以浸润型为多,常无肿块,易漏诊,故要警惕胆囊壁不规则增厚的影像特征。近年发展的超声内镜检查法(EUS)通过内镜将超声探头直接送入胃十二指肠检查胆囊,不受肥胖及胃肠道气体等因素干扰,对病灶的观察更细微。其分辨率高,成像更清晰,可显示胆囊壁的三层结构,能弥补常规超声的不足,对微小病变确诊和良恶性鉴别诊断价值高,但设备较昂贵,而且作为侵入性检查,难免有并发症发生。彩色多普勒检查可显示肿瘤内部血供,根据病变中血流状况区别胆囊良恶性病变,敏感度和特异性较高。超声血管造影应用也有报告,通过导管常规注入二氧化碳微泡,在胆囊癌和其他良性病变中有不同的增强表现,可以区分增厚型的胆囊癌与胆囊炎,亦可鉴别假性息肉、良性息肉与息肉样癌。

3.计算机断层成像(CT)诊断

CT 在发现胆囊的小隆起样病变方面不如 B 超敏感,但在定性方面优于 B 超。CT 检查不受胸部肋骨、皮下脂肪和胃肠道气体的影响,而且能用造影剂增强对比及薄层扫描,是主要诊断方法之一。其早期诊断要点有：①胆囊壁局限或整体增厚，多超过 0.5 cm，不规则，厚薄不一，增强扫描有明显强化。②胆囊腔内有软组织块，基底多较宽，增强扫描有强化，密度较肝实质低而较胆汁高。③合并慢性胆囊炎和胆囊结石时有相应征象。厚壁型胆囊癌需与慢性胆囊炎鉴别，后者多为均匀性增厚；腔内肿块型需与胆囊息肉和腺瘤等鉴别，后者基底部多较窄。CT 越来越普遍用于临床，对胆囊癌总体确诊率高于 B 超，结合增强扫描或动态扫描适用于定性诊断、病变与周围脏器关系的确定，利于手术方案制订。但对早期诊断仍无法取代 B 超。

4.磁共振（MRI）诊断

胆囊癌的 MRI 表现与 CT 相似，可有厚壁型、腔内肿块型、弥漫型等。MRI 价值和 CT 相仿，但费用更昂贵。近年出现的磁共振胰胆管成像（MRCP），是根据胆汁含有大量水分且有较长的 T_2 弛豫时间，利用 MR 的重 T_2 加权技术效果突出长 T_2 组织信号，使含有水分的胆管、胰管结构显影，产生水造影结果的方法。胆汁和胰液作为天然的对比剂，使得磁共振造影在胆管胰管检查中具有独特的优势。胆囊癌表现为胆囊壁的不规则缺损、僵硬，或胆囊腔内软组织肿块。MRCP 在胆胰管梗阻时有很高价值，但对无胆管梗阻的早期胆囊癌效果仍不如超声检查。

5.经皮肝穿刺胆管造影（PTC）应用

PTC 在肝外胆管梗阻时操作容易，诊断价值高，对早期诊断帮助不大，对早期诊断的价值在于如果需要细胞学检查时可用来取胆汁。

6.内镜逆行胆胰管造影（ERCP）应用

对胆囊癌常规影像学诊断意义不大，仅有一半左右的病例可显示胆囊，早期诊断价值不高，适用于鉴别肝总管或胆总管的占位病变或采集胆汁行细胞学检查。

（三）细胞学检查

术前行细胞学检查的途径有 ERCP 收集胆汁、B 超引导下经皮肝胆囊穿刺抽取胆汁或肿块穿刺抽吸组织细胞活检，通常患者到较晚期诊断相对容易，故细胞学检查应用较少。但早期诊断确有困难时可采用，脱落细胞检查有癌细胞可达到定性目的。

（四）肿瘤标志物检测

迄今为止未发现对胆囊癌有特异性的肿瘤标志物，故肿瘤标志物检测只能作为诊断参考，要结合临床具体分析。对胆囊癌诊断肿瘤标志物检查可包括血清和胆汁两方面。恶性肿瘤的常用标志如广谱肿瘤标志物 DR-70 可见于 20 多种肿瘤患者血液中，大部分阳性率在 90% 以上，对肝胆肿瘤的敏感性较高。肿瘤相关糖链抗原 CA19-9 和癌胚抗原（CEA）在胆囊癌病例有一定的阳性率，升高程度与病期相关，对诊断有一定帮助，在术前良恶性病变鉴别困难时可采用。检测胆汁内的肿瘤标志物较血液中更为敏感，联合检测能显著提高术前确诊率，提示我们术前可应用一些手段采集胆汁做胆囊癌的检测。近年来有报道通过血清中的游离 DNA 检测，可发现某些肿瘤基因的异常改变，已经在临床用于其他肿瘤。通过现代分子生物学发展，深入研究开发适用于临床的新指标是研究的方向。

（五）早期诊断的时间和意义

术前若能确诊原发性胆囊癌最为理想，据此可制订合理的手术方案，避免盲目的 LC，因为胆囊癌早期 LC 术后种植转移时有报道。

术前怀疑而不能确诊的原发性胆囊癌，术中应对切除标本仔细地观察，必要时结合术中冰冻病理检查，条件许可时可应用免疫组化等方法检查一些肿瘤相关基因的突变表达，对发现胆囊癌，及时调整手术方式有很大帮助。

因良性病变行胆囊切除术,而术后病检确诊的早期病例,如属 Nevin Ⅰ期则单纯胆囊切除术已足够;对Ⅱ期病例,应该再次手术行肝脏楔形切除及区域淋巴结清扫或扩大根治术。

五、治疗

(一)外科治疗

多年来,人们对胆囊癌临床病理分期与预后关系的认识逐渐加深,影像学检查日益普及使得胆囊癌术前诊断率有所提高,原发性胆囊癌的外科治疗模式产生了一定的发展和变革。

1.外科治疗原则

胆囊癌的手术治疗方式主要取决于患者的临床病理分期。经典的观念认为,对于 NevinⅠ、Ⅱ期的病例,单纯胆囊切除术已足够,对Ⅲ期病例应采用根治性手术,范围包括胆囊切除术和距胆囊2 cm的肝脏楔形切除术、肝十二指肠韧带内淋巴结清扫术,而对于Ⅳ、Ⅴ期的晚期病例手术治疗已无价值。过去胆囊癌的诊断多为进行其他胆管良性病变手术时意外发现,随着人们对胆囊癌的重视程度提高,术前确诊的胆囊癌病例逐渐增多,加上近年对胆囊癌转移方式的研究深入,使许多学者对胆囊癌的经典手术原则提出了新的看法。基本包括两方面:①对于 NevinⅠ、Ⅱ期的病例应做根治性胆囊切除术。②对于 NevinⅣ、Ⅴ期的病例应行扩大切除术。这些观点均包括了肝脏外科的有关问题,尚存有一定争论,以下分别叙述。

2.早期胆囊癌的根治性手术

(1)早期胆囊癌手术方式评价:早期胆囊癌是指 NevinⅠ、Ⅱ期或 TNM 分期 0、Ⅰ期,对此类患者以往以为认为仅行胆囊切除术可达治疗目的。近年研究表明,由于胆囊壁淋巴管丰富,胆囊癌可有极早的淋巴转移,并且早期发生肝脏转移也不少见,因而尽管是早期病例,亦有根治性切除的必要。许多学者的实践证明,对 NevinⅠ、Ⅱ期病例行根治性胆囊切除术的长期生存率显著优于单纯胆囊切除术,故强调包括肝楔形切除在内的胆囊癌根治手术的重要性。目前基本认可的看法是,术前确诊为胆囊癌者应该做根治性的手术,因良性病变行胆囊切除术后病检意外发现胆囊癌者,如为 NevinⅠ期不必再次手术,如为NevinⅡ期应当再次手术清扫区域淋巴结并楔形切除部分肝脏。

(2)手术方法:应用全身麻醉。体位可根据切口不同选取仰卧位或右侧抬高的斜卧位。手术步骤如下。①开腹:可依手术医师习惯,取右上腹长直切口,自剑突起至脐下 2~4 cm,亦可采用右侧肋缘下斜切口,利于暴露,切除肝组织更为方便,多用后者。②探查:探查腹膜及腹腔内脏器,包括胆囊淋巴引流区域的淋巴结有无转移,以决定手术范围。③显露手术野:以肋缘牵开器将右侧肋弓尽量向前上方拉开,用湿纱布垫将胃及小肠向腹腔左侧和下方推开,暴露肝门和肝下区域。④游离十二指肠和胰头:剪开十二指肠外侧腹膜,适当游离十二指肠降段及胰头,以便于清除十二指肠后胆总管周围淋巴结。⑤显露肝门:在十二指肠上缘切开肝十二指肠韧带的前腹膜,依次分离出肝固有动脉、胆总管、门静脉主干,分别用橡皮片将其牵开以利于清除肝十二指肠韧带内淋巴组织。⑥清除肝门淋巴结:向上方逐步地解剖分离肝动脉、胆总管、门静脉以外的淋巴、神经、纤维、脂肪组织,直至肝横沟部。⑦游离胆囊:切断胆囊管并将断端送冰冻病理切片检查。沿肝总管向上分离胆囊三角处的淋巴、脂肪组织,妥善结扎、切断胆囊动脉。至此,需要保存的肝十二指肠韧带的重要结构便与需要切除的组织完全分开。⑧切除胆囊及部分肝:楔形切除肝中部的肝组织连同在位的胆囊。在预计切除线上用电凝器烙上印记,以肝门止血带分别控制肝动脉及门静脉,沿切开线切开肝包膜,钝性分离肝实质,所遇肝内管道均经钳夹后切断,将肝组织、胆囊连同肝十二指肠韧带上的淋巴组织一同整块切除。肝切除也可用微波刀凝固组织止血而不必阻断肝门。⑨处理创面:缝扎肝断面上的出血处,经仔细检查,不再有漏胆或出血,肝断面可对端合拢缝闭,或用就近大网膜覆盖缝合固定。⑩放置引流:肝断面处及右肝下间隙放置硅橡胶管引流,腹壁上另做戳口引出体外。

3.中晚期胆囊癌的扩大切除术

(1)中晚期胆囊癌手术方式的评价:因为中晚期的概念范围较大,临床常用的 Nevin 分期和 TNM 分期中包括的情况在不同病例中也有很大差别,故对此类患者不能一概而论。如有些位于肝床面的胆囊癌很早发生了肝脏浸润转移,而此时尚无淋巴结转移,这种患者按临床病理分期已属晚期,但经过根治性胆囊切除术可能取得良好效果。由于胆囊的淋巴引流途径很广,更为常见的是一些病例无肝转移,但淋巴结转移已达第三站,这时虽然分期比前面例子早,但治疗效果却明显要差。通常所谓的扩大切除术基本是指在清扫肝十二指肠韧带淋巴结、胰十二指肠后上淋巴结、腹腔动脉周围淋巴结和腹主动脉下腔静脉淋巴结的同时,做肝中叶、扩大的右半肝或肝三叶切除,仅做右半肝切除是不合适的,因为胆囊的位置在左右叶之间,胆囊癌常见的转移包括肝左内叶的直接浸润和血行转移。目前有人加做邻近的浸润转移脏器的切除,甚至加做胰头十二指肠切除术。这些手术创伤大、并发症多、病死率高,尽管在某些病例中取得较好疗效,但还是应该谨慎选择。

(2)扩大切除术的方法:麻醉选用全身麻醉。体位取右侧抬高的斜卧位。手术步骤以扩大的右半肝切除并淋巴结清扫为例做简要介绍。①切口:采取右侧肋缘下长的斜切口,或双侧肋缘下的"∧"形切口。②显露:开腹后保护切口,用肋缘牵开器拉开一侧或双侧的肋弓,使肝门结构及肝十二指肠韧带、胰头周围得以良好暴露。③探查:探查腹腔,包括腹膜和肝、胆、胰、脾及胆囊引流区域的淋巴有无转移,必要时取活组织行冰冻病理切片检查,如果转移范围过广,需同时做肝叶切除和胰头十二指肠切除时应权衡患者的全身状况和病变的关系,慎重进行。④肝门部清扫:决定行淋巴结清扫和肝叶切除后,在十二指肠上缘切开肝十二指肠韧带的前腹膜,分离出胆总管、肝固有动脉、门静脉主干。由此向上清除周围淋巴、神经、纤维和脂肪组织直至肝脏横沟处。⑤清除胰头后上淋巴结:切开十二指肠外侧腹膜,将十二指肠及胰头适度游离,紧靠胆总管下端切断胆总管,两端予以结扎。暴露胰头十二指肠周围淋巴结,清除胰头后、上的淋巴及其他软组织。⑥清除腹腔动脉系统淋巴结:沿胃小弯动脉弓外切断小网膜向上翻起,贴近肝固有动脉向左分离肝总动脉至腹腔动脉,清除周围淋巴等软组织。⑦处理肝门部胆管和血管:将切断游离的近侧胆总管向上翻开,在肝横沟处分离出部分左肝管,距肝实质 1 cm 切断,近端预备胆肠吻合,远端结扎。在根部切断结扎肝右动脉及门静脉右支。⑧游离肝右叶:锐性分离肝右叶的冠状韧带和右三角韧带,分开肝脏与右侧肾上腺的粘连,将肝右叶向左侧翻转,暴露下腔静脉前外侧面。⑨切除肝右叶:在镰状韧带右侧拟切除的肝脏表面用电凝划一切线至下腔静脉右侧,切开肝包膜,分离肝实质内的管道系统分别结扎。尤其要注意肝静脉系统应妥善结扎或缝扎,在进入下腔静脉之前分别切断结扎肝中静脉、肝右静脉及汇入下腔静脉的若干肝短静脉。切除肝脏时可行肝门阻断,方法如上文所述。⑩整块去除标本:至此切除的肝脏与下腔静脉分离,将肝右叶、部分左内叶、胆囊、胆总管以及肝十二指肠韧带内的软组织整块去除。⑪检查肝脏创面:将保留的肝左叶切面的胆管完全结扎并彻底止血。肝脏切除后的创面暂时用蒸馏水纱垫填塞。⑫胆管空肠吻合:保留第 1 根空肠血管弓,距 Treitz 韧带约 20 cm 切断空肠,远端缝合关闭。按照 Roux-en-Y 胆管空肠吻合术的方法处理空肠,将空肠远侧由横结肠前提起,行左肝管空肠端侧吻合,再行空肠近端与远端的端侧吻合,一般旷置肠襻约 50 cm。间断缝合关闭空肠襻系膜与横结肠系膜间隙。⑬处理肝脏创面:取出创面填塞的纱垫,检查创面无渗血及漏胆后,用大网膜覆盖肝左叶的断面。⑭引流:在右侧膈下及肝脏断面处放置双套管引流,由腹壁另做戳口引出。

不需做扩大的肝右叶切除,而行肝中叶切除者按照相应的肝脏切除范围做肝切除的操作,其余步骤相同;有必要做胰头十二指肠切除术的病变可按 Whipple 方式进行操作,在此不做赘述。

4.无法切除的胆囊癌肝转移的外科治疗

胆囊癌肝转移方式多样,有些情况下无法行切除手术,多见于:①肝内转移灶广泛。②转移灶过大或侵犯肝门。③肝转移合并其他脏器广泛转移。④全身状况较差,不能耐受肝切除手术。⑤合并肝硬化等。

不能切除的原发性肝癌和其他肝转移癌的治疗方法同样适用于胆囊癌肝转移。主要有经股动脉穿刺插管肝动脉化疗栓塞、经皮 B 超引导下无水酒精注射等。全身化疗毒性反应大、疗效差,无太大价值。有时手术中发现不能切除的胆囊癌肝转移时,可采用动脉插管和/或肝动脉选择结扎,也可联合应用门静脉插管化疗,放入皮下埋置式化疗泵。术中病灶微波固化、冷冻治疗等亦可考虑。对于合并肝门或远端胆管侵犯所致的各种梗阻性黄疸,应积极采取多种方式引流术以减轻痛苦,提高生存质量。

(二)非手术治疗

1.放射治疗

为防止和减少局部复发,可将放疗作为胆囊癌手术的辅助治疗。有学者对一组胆囊癌进行了总剂量为 30 Gy 的术前放疗,结果发现接受术前放疗组的手术切除率高于对照组,而且不会增加组织的脆性和术中出血量。但由于在手术前难以对胆囊癌的肿瘤大小和所累及的范围做出较为准确的诊断,因此,放疗的剂量难以控制。而术中放疗对肿瘤的大小及其所累及的范围可做出正确的判断,具有定位准确、减少或避免了正常组织器官受放射损伤的优点。西安某医院的经验是,术中一次性给予肿瘤区域 20 Gy 的放射剂量,时间 10~15 分钟,可改善患者的预后。临床上应用最多的是术后放射治疗,手术中明确肿瘤的部位和大小,并以金属夹对术后放疗的区域做出标记,一般在术后 4~5 周开始,外照射 4~5 周,总剂量 40~50 Gy。综合各家术后放疗结果报道,接受术后放疗的患者中位生存期均高于对照组,尤其是对于 NevinⅢ、Ⅳ期或非根治性切除的病例,相对疗效更为明显。近年亦有报道通过 PTCD 的腔内照射与体外照射联合应用具有一定的效果。

2.化学治疗

胆囊癌的化疗仍缺少系统的研究和确实有效的化疗方案,已经使用的化疗方案效果并不理想。我们对正常胆囊和胆囊癌标本的 P-糖蛋白含量进行了测定,发现胆囊自身为 P-糖蛋白的富集器官,所以需要合理选用化疗药物,常用的是氟尿嘧啶、阿霉素、卡铂和丝裂霉素等。

目前胆囊癌多采用 FAM 方案(5-FU 1 g,ADM 40 mg,MMC 20 mg)和 FMP 方案(5-FU 1 g,MMC 10 mg,卡铂 500 mg)。国外一项应用 FAM 方案的多中心临床随机研究表明,对丧失手术机会的胆囊癌患者,化疗后可使肿瘤体积明显缩小,生存期延长,甚至有少部分病例得到完全缓解。选择性动脉插管灌注化疗药物可减少全身毒性反应,我们一般在手术中从胃网膜右动脉置管入肝动脉,经皮下埋藏灌注药泵,于切口愈合后,选用 FMP 方案,根据病情需要间隔 4 周重复使用。此外,通过门静脉注入碘化油(加入化疗药物),使其微粒充分进入肝窦后可起到局部化疗和暂时性阻断肿瘤扩散途径的作用。临床应用取得了一定效果,为无法切除的胆囊癌伴有肝转移的患者提供了可行的治疗途径。腹腔内灌注顺铂和 5-FU 对预防和治疗胆囊癌的腹腔种植转移有一定的疗效。目前正进行 5-FU、左旋咪唑与叶酸联合化疗的研究,可望取得良好的疗效。

3.其他治疗

近年来的研究发现,$K-ras$、$c-erbB-2$、$c-myc$、$p53$、$p15$、$p16$ 和 $nm23$ 基因与胆囊癌的发生、发展和转归有密切关系,但如何将其应用于临床治疗仍在积极的探索中。免疫治疗和应用各种生物反应调节剂如干扰素、白细胞介素等,常与放射治疗和化学治疗联合应用以改善其疗效。此外,温热疗法亦尚处于探索阶段。

在目前胆囊癌疗效较差的情况下,积极探索各种综合治疗的措施是合理的,有望减轻患者的症状和改善预后。

(李步军)

第八节 胆 管 癌

胆管分为肝内胆管和肝外胆管,通常所谓的胆管癌是指肝外胆管的恶性肿瘤,本节主要讨论肝外胆管癌的有关内容。

1889 年 Musser 首先报告了 18 例原发性肝外胆管癌,之后不少学者对此病的临床和病理特点进行了详细的描述。

一、流行病学

(一)发病率

以往曾认为胆管癌是一种少见的恶性肿瘤,但从近年来各国胆管癌的病例报告看,尽管缺乏具体的数字,其发病率仍显示有增高的趋势,这种情况也可能与对此病的认识提高及影像学诊断技术的进步有关。早在 20 世纪 50 年代国外收集的尸检资料 129 571 例中显示,胆管癌的发现率为 0.012%～0.458%,平均为 0.12%。胆管癌在全部恶性肿瘤死亡者中占 2.88%～4.65%。我国的尸检资料表明肝外胆管癌占 0.07%～0.3%。目前西欧国家胆管癌的发病率约为 2/10 万。我国上海市统计 1988—1992 年胆囊癌和胆管癌的发病率为男性 3.2/10 万,女性 5.6/10 万;1993 年和 1994 年男性分别为 3.5/10 万和 3.9/10 万,女性分别为 6.1/10 万和 7.1/10 万,呈明显上升趋势。

(二)发病年龄和性别

我国胆管癌的发病年龄分布在 20～89 岁,平均 59 岁,发病的高峰年龄为 50～60 岁。

胆管癌男性多于女性,男性与女性发病率之比为 (1.5～3)∶1。

(三)种族和地理位置分布

胆管癌具有一定的种族及地理分布差异,如美国发病率为 1.0/10 万,西欧为 2/10 万,以色列为 7.3/10 万,日本为 5.5/10 万,而同在美国,印第安人为 6.5/10 万。在泰国,肝吸虫病高发区的胆管癌发病率高达 54/10 万。

在我国以华南和东南沿海地区发病率为高。

二、病因

胆管癌的发病原因尚未明了,据研究可能与下列因素有关。

(一)胆管结石与胆管癌

1.流行病学研究

约 1/3 的胆管癌患者合并胆管结石,而胆管结石患者的 5%～10%将会发生胆管癌。流行病学研究提示了胆管结石是胆管癌的高危因素,肝胆管结石合并胆管癌的发病率为0.36%～10%。

2.病理学研究

病理形态学、组织化学和免疫组织化学等研究已发现,结石处的胆管壁有间变的存在和异型增生等恶变的趋势,胆管壁上皮细胞 DNA 含量增加,增生细胞核抗原表达增高。胆管在结石和长期慢性炎症刺激的基础上可以发生胆管上皮增生、化生,进一步发展成为癌。

肝内胆管结石基础上发生胆管癌是尤其应该引起注意,因为肝内胆管结石起病隐匿,临床表现不明显,诊断明确后医师和患者大多首选非手术治疗,致使结石长期刺激胆管壁,引起胆管反复感染、胆管狭窄和胆汁淤积,从而诱发胆管黏膜上皮的不典型增生,最终导致癌变。

(二)胆总管囊状扩张与胆管癌

先天性胆管囊肿具有癌变倾向。由于本病大多合并有胰胆管汇合异常,胰液反流入胆管,胆汁内磷脂酰胆碱被磷脂酶氧化为脱脂酸磷脂酰胆碱,后者被吸收造成胆管上皮损害。在胰液的作用下,胆管出现慢性炎症、增生及肠上皮化生,导致癌变。囊肿内结石形成、细菌感染也是导致癌变发生的主要原因。

有报告 2.8%～28%的患者可发生癌变,成年患者的癌变率远远高于婴幼儿。

过去认为行胆肠内引流术除了反流性胆管炎外无严重并发症,但近年来报告接受胆肠内引流手术的患者发生胆管癌者逐渐增多。行囊肿小肠内引流术后,含有肠激肽的小肠液进入胆管内,使胰液中的蛋白水解酶激活,加速胆管壁的恶变过程。有调查表明接受胆肠内引流术后发生的胆管癌与胆管炎关系密切,因此,对接受胆肠内引流手术并有反复胆管炎发作的患者,要严密观察以发现术后远期出现的胆管癌。

(三)原发性硬化性胆管炎与胆管癌

原发性硬化性胆管炎组织学特点是胆管壁的大量纤维组织增生,与硬化型的胆管癌常难区别。一般认为原发性硬化性胆管炎是胆管癌的癌前病变。在因原发性硬化性胆管炎而死亡的患者尸解和行肝移植手术的病例中,分别有 40%和 9%～36%被证明为胆管癌。1991 年,Rosen 对Mayo 医院 70 例诊断为原发性硬化性胆管炎的患者追踪随访 30 个月,其中 15 例死亡,12 例尸检发现 5 例合并有胆管癌,发生率占尸检者的 42%。

(四)慢性溃疡性结肠炎胆管癌

有 8%的胆管癌患者有慢性溃疡性结肠炎;慢性溃疡性结肠炎患者胆管癌的发生率为0.4%～1.4%,其危险性远远高于一般人群。慢性溃疡性结肠炎患者发生胆管癌的平均年龄为40～50 岁,比一般的胆管癌患者发病时间提早 10～20 年。

(五)胆管寄生虫病与胆管癌

华支睾吸虫病是日本、朝鲜、韩国和中国等远东地区常见的胆管寄生虫病,泰国东北地区多见由麝猫后睾吸虫所引起的胆管寄生虫病。吸虫可长期寄生在肝内外胆管,临床病理学上可见因虫体梗阻胆管导致的胆汁淤积和胆管及其周围组织之慢性炎症。有报道此种病变持续日久可并发胆汁性肝硬化或肝内外胆管癌,因而认为华支睾吸虫具有作为胆管细胞癌启动因子作用的可能性。研究发现胆管细胞癌发生率与肝吸虫抗体效价、粪便中虫卵数量之间呈显著的相关性。本虫致癌机制:①虫体长期寄生在胆管内,其吸盘致胆管上皮反复溃疡和脱落,继发细菌感染,胆管长期受到机械刺激。②本虫代谢产物及成虫死亡降解产物所致的化学刺激。③与其他因素协同作用。如致癌物(亚硝基化合物等)及本身免疫、遗传等因素导致胆管上皮细胞发育不良及基因改变。

(六)其他

过去认为,丙型肝炎病毒(HCV)是肝细胞病毒,病毒复制及其引起的细胞损伤局限于肝脏,但近来研究发现,HCV可以在肝外组织如肾、胰腺、心肌、胆管上皮细胞等存在或复制,并可能通过免疫反应引起肝外组织损伤。HCV感染可致胆管损伤,胆管上皮细胞肿胀,空泡形成,假复层化,基膜断裂伴淋巴细胞、浆细胞和中性粒细胞浸润。目前认为HCV的致癌机制是通过其蛋白产物间接影响细胞增生分化或激活癌基因、灭活抑癌基因而致癌,其中C蛋白在致癌中起重要作用。C蛋白可作为一种基因调节蛋白,与癌基因在内调节细胞生长分化的一种或多种因子相互作用,使正常细胞生长失去控制形成肿瘤。

有报告结、直肠切除术后,慢性伤寒带菌者均与胆管癌的发病有关。有的放射性核素如钍可诱发胆管癌,另外一些化学致癌剂如石棉、亚硝酸胺,一些药物如异烟肼、卡比多巴、避孕药等,都可能和胆管癌的发病相关。

三、病理

(一)大体病理特征

根据肿瘤的大体形态可将胆管癌分为乳头状型、硬化型、结节型和弥漫浸润型四种类型。胆管癌一般较少形成肿块,而多为管壁浸润、增厚、管腔闭塞;癌组织易向周围组织浸润,常侵犯神经和肝脏;患者常并发肝内和胆管感染而致死。

1.乳头状癌

大体形态呈乳头状的灰白色或粉红色易碎组织,常为管内多发病灶,向表面生长,形成大小不等的乳头状结构,排列整齐,癌细胞间可有正常组织。好发于下段胆管,易引起胆管的不完全阻塞。此型肿瘤主要沿胆管黏膜向上浸润,一般不向胆管周围组织、血管、神经淋巴间隙及肝组织浸润。手术切除成功率高,预后良好。

2.硬化型癌

表现为灰白色的环状硬结,常沿胆管黏膜下层浸润,使胆管壁增厚、大量纤维组织增生,并向管外浸润形成纤维性硬块;伴部分胆管完全闭塞,病变胆管伴溃疡,慢性炎症,以及不典型增生存在。好发于肝门部胆管,是肝门部胆管癌中最常见的类型。硬化型癌细胞分化良好,常散在分布于大量的纤维结缔组织中,容易与硬化性胆管炎、胆管壁慢性炎症所致的瘢痕化、纤维组织增生相混淆,有时甚至在手术中冷冻组织病理切片检查亦难以做出正确诊断。硬化型癌有明显的沿胆管壁向上浸润、向胆管周围组织和肝实质侵犯的倾向,故根治性手术切除时常需切除肝叶。尽管如此,手术切缘还经常残留癌组织,达不到真正的根治性切除,预后较差。

3.结节型癌

肿块形成一个突向胆管远方的结节,结节基底部和胆管壁相连续,其胆管内表面常不规则。

瘤体一般较小,基底宽、表面不规则。此型肿瘤常沿胆管黏膜浸润,向胆管周围组织和血管浸润程度较硬化型轻,手术切除率较高,预后较好。

4.弥漫浸润型癌

较少见,约占胆管癌的7%。癌组织沿胆管壁广泛浸润肝内、外胆管,管壁增厚、管腔狭窄,管周结缔组织明显炎症反应,难以确定癌原始发生的胆管部位,一般无法手术切除,预后差。

(二)病理组织学类型

肝外胆管癌组织学缺乏统一的分类,常用的是按癌细胞类型分化程度和生长方式分为6型:①乳头状腺癌。②高分化腺癌。③低分化腺癌。④未分化癌。⑤印戒细胞癌。⑥鳞状细胞癌等。以腺癌多见。分型研究报告各家不尽一致,但最常见的组织学类型仍为乳头状腺癌、高分化腺癌,占90%以上,少数为低分化腺癌与黏液腺癌,也有罕见的胆总管平滑肌肉瘤的报告等。

(三)转移途径

由于胆管周围有血管、淋巴管网和神经丛包绕,胆管癌细胞可通过多通道沿胆管周围向肝内或肝外扩散、滞留、生长和繁殖。胆管癌的转移包括淋巴转移、血行转移、神经转移、浸润转移等,通过以上多种方式可转移至其他许多脏器。肝门部胆管癌细胞可经多通道沿胆管周围淋巴、血管和神经周围间隙,向肝内方向及十二指肠韧带内扩散和蔓延,但较少发生远处转移。

1.淋巴转移

胆管在肝内与门静脉、肝动脉的分支包绕在Glisson鞘内,其中尚有丰富的神经纤维和淋巴。Glisson鞘外延至肝十二指肠韧带,其内存在更丰富的神经纤维、淋巴管、淋巴结及疏松结缔组织,而且胆管本身有丰富的黏膜下血管和淋巴管管网。近年来随着高位胆管癌切除术的发展,肝门的淋巴结引流得到重视。有人在27例肝门部淋巴结的解剖中,证明肝横沟后方门静脉之后存在淋巴结,粗大的引流淋巴管伴随着门静脉,且在胆囊淋巴结、胆总管淋巴结与肝动脉淋巴结之间有粗大的淋巴管相通。

淋巴转移为胆管癌最常见的转移途径,并且很早期就可能发生。有报道仅病理检验限于黏膜内的早期胆管癌便发生了区域淋巴结转移。胆管癌的淋巴结分组有:①胆囊管淋巴结。②胆总管周围淋巴结;③小网膜孔淋巴结。④胰十二指肠前、后淋巴结。⑤胰十二指肠后上淋巴结。⑥门静脉后淋巴结。⑦腹腔动脉旁淋巴结。⑧肝固有动脉淋巴结。⑨肝总动脉旁前、后组淋巴结。⑩肠系膜上动脉旁淋巴结,又分为肠系膜上动脉、胰十二指肠下动脉和结肠中动脉根部及第一支空肠动脉根部4组淋巴结。总体看来,肝门部胆管癌淋巴结转移是沿肝动脉途径为主;中段胆管癌淋巴结转移广泛,除了侵犯胰后淋巴结外,还可累及肠系膜上动脉和主动脉旁淋巴结;远段胆管癌,转移的淋巴结多限于胰头周围。

2.浸润转移

胆管癌细胞沿胆管壁向上下及周围直接浸润是胆管癌转移的主要特征之一。癌细胞多在胆管壁内弥漫性浸润性生长,且与胆管及周围结缔组织增生并存,使胆管癌浸润范围难以辨认,为手术中判断切除范围带来困难。此外,直接浸润的结果也导致胆管周围重要的毗邻结构如大血管、肝脏受侵,使手术切除范围受限而难以达到根治性切除,而癌组织残留是导致术后很快复发的主要原因之一。

3.血行转移

病理学研究表明,胆管癌标本中及周围发现血管受侵者达58.3%～77.5%,说明侵犯血管是胆管癌细胞常见的生物学现象。胆管癌肿瘤血管密度与癌肿的转移发生率明显相关,且随着肿瘤血管密度的增加而转移发生率也升高,提示肿瘤血管生成在胆管癌浸润和转移中发挥重要的作用。临床观察到胆管癌常常发生淋巴系统转移,事实上肿瘤血管生成和血管侵犯与淋巴转移密切相关。因此,在胆管癌浸润和转移发生过程中,肿瘤血管生成和血管侵犯是基本的环节。

4.沿神经蔓延

支配肝外胆管的迷走神经和交感神经在肝十二指肠韧带上组成肝前神经丛和肝后神经丛。包绕神经纤维有一外膜完整、连续的间隙,称为神经周围间隙。以往多认为,神经周围间隙是淋巴系统的组成部分,但后来许多作者通过光镜和电镜观察证明,神经周围间隙是一个独立的系统,与淋巴系统无任何关系,肿瘤细胞通过神经周围间隙可向近端或远端方向转移。统计表明,神经周围间隙癌细胞浸润与肝及肝十二指肠韧带结缔组织转移明显相关,提示某些病例肝脏、肝十二指肠韧带及周围结缔组织的癌转移可能是通过神经周围间隙癌细胞扩散而实现的。因此,神经周围间隙浸润应当是判断胆管癌预后的重要因素。

四、临床分型和临床表现

(一)胆管癌分类

从胆管外科处理胆管癌的应用角度考虑,肝外胆管癌根据部位的不同又可分为高位胆管癌(又称肝门部胆管癌)、中段胆管癌和下段(低位)胆管癌三类。不同部位的胆管癌临床表现也不尽相同。肝门部胆管癌又称为 Klatskin 肿瘤,一般是指胆囊管开口水平以上至左右肝管的肝外部分,包括肝总管、汇合部胆管、左右肝管的一级分支及双侧尾叶肝管的开口的胆管癌。中段胆管癌是发生于胆总管十二指肠上段、十二指肠后段的肝外胆管癌。下段胆管癌是指发生于胆总管胰腺段、十二指肠壁内段的肝外胆管癌。其中肝门部胆管癌最常见,占胆管癌的 $1/2 \sim 3/4$,而且由于其解剖部位特殊及治疗困难,是胆管癌中讨论最多的话题。

Bismuth-Corlette 根据病变发生的部位,将肝门部胆管癌分为如下五型,现为国内外临床广泛使用。Ⅰ型:肿瘤位于肝总管,未侵犯汇合部;Ⅱ型:肿瘤位于左右肝管汇合部,未侵犯左、右肝管;Ⅲ型:肿瘤位于汇合部胆管并已侵犯右肝管(Ⅲa)或侵犯左肝管(Ⅲb);Ⅳ型:肿瘤已侵犯左右双侧肝管。在此基础上,国内学者又将Ⅳ型分为Ⅳa及Ⅳb型。

(二)症状和体征

早期可无明显表现,或仅有上腹部不适、疼痛、食欲缺乏等不典型症状,随着病变进展,可出现下列症状及体征。

1.黄疸

90%以上的患者可出现,由于黄疸为梗阻性,大多数是无痛性渐进性黄疸,皮肤瘙痒,大便呈陶土色。

2.腹痛

主要是右上腹或背部隐痛,规律性差,且症状难以控制。

3.胆囊肿大

中下段胆管癌患者有时可触及肿大的胆囊。

4.肝大

各种部位的胆管癌都可能出现,如果胆管梗阻时间长,肝脏损害至肝功能失代偿期可出现腹水等门静脉高压的表现。肝门部胆管癌如首发于一侧肝管,则可表现为患侧肝脏的缩小和健侧肝脏的增生肿大,即所谓"肝脏萎缩-肥大复合征"。

5.胆管炎表现

合并胆管感染时出现右上腹疼痛、寒战高热、黄疸。

6.晚期表现

可有消瘦、贫血、腹水、大便隐血试验阳性等,甚至呈恶病质。有的患者可触及腹部包块。

五、诊断

胆管癌可结合临床表现、实验室及影像学检查而做出初步诊断。术前确诊往往需行胆汁脱落细胞学检查,术中可做活检等。肝外胆管癌术前诊断目的包括:①明确病变性质。②明确病变的部位和范围。③确定肝内外有无转移灶。④了解肝叶有无萎缩和肥大。⑤了解手术切除的难度。

(一)实验室检查

由于胆管梗阻之故,患者血中总胆红素(TBIL)、直接胆红素(DBIL)、碱性磷酸酶(ALP)和 γ-谷氨酰转移酶(γ-GT)均显著升高,而转氨酶 ALT 和 AST 一般只出现轻度异常,借此可与肝细胞性黄疸鉴别。另外,维生素 K 吸收障碍,致使肝脏合成凝血因子受阻,凝血酶原时间延长。

(二)影像学检查

1.超声检查

B 超是首选的检查方法,具有无创、简便、价廉的优点。可初步判定:①肝内外胆管是否扩张,胆管有无梗阻。②梗阻部位是否在胆管。③胆管梗阻病变的性质。彩色多普勒超声检查可以明确肿瘤与其邻近的门静脉和肝动脉的关系,利于术前判断胆管癌尤其是肝门部胆管癌患者根治切除的可能性。但常规超声检查易受肥胖、肠道气体和检查者经验的影响,有时对微小病变不能定性,而且对手术切除的可能性判断有较大局限性。近年发展的超声内镜检查法(EUS)通过内镜将超声探头直接送入胃十二指肠检查胆管,不受肥胖及胃肠道气体等因素干扰,超声探头频率高,成像更清晰,对病灶的观察更细微,能弥补常规超声的不足,但作为侵入性检查,难免有并发症发生。

2.计算机断层成像(CT)

计算机断层成像是诊断胆管癌最成熟最常用的影像学检查方法,能显示胆管梗阻的部位、梗阻近端胆管的扩张程度,显示胆管壁的形态、厚度及肿瘤的大小、形态、边界和外侵程度,可了解腹腔转移的情况。

(1)直接征象:受累部胆管管腔呈偏心性或管腔突然中断。①肿块型:局部可见软组织肿块,直径为2~6 cm,边界不清,密度不均匀。②腔内型:胆管内可见结节状软组织影,凸向腔内大小为0.5~1.5 cm,密度均匀并可见局限性管壁增厚。③厚壁型:表现为局限性管壁不均匀性增厚,厚度为 0.3~2 cm,内缘凹凸不平,占据管壁周径 1/2 以上。增强扫描后病灶均匀或不均匀强化,肝门区胆管癌肿瘤低度强化,胆总管癌强化低于正常肝管强化程度,胆总管末端肿瘤强化低于胰头的强化程度。值得注意的是胆管癌在 CT 增强扫描中延迟强化的意义,在动态双期扫描中呈低密度者占大多数,但是经过 8~15 分钟时间后扫描,肿瘤无低密度表现,大部分有明显强化。

(2)间接征象:①胆囊的改变,肝总管癌如累及胆囊管或胆囊颈部,可使胆囊壁不规则增厚、胆囊轻度扩张;晚期累及胆囊体部表现为胆囊软组织肿块。胆总管以下的癌呈现明显的胆囊扩大,胆汁淤积。②胰腺的改变,胰段或 Vater 壶腹癌往往胰头体积增大,形态不规则,增强扫描受累部低度强化;常伴有胰管扩张。③十二指肠的改变,Vater 壶腹癌可见十二指肠壁破坏,并可见肿块突入十二指肠腔内。④肝脏的改变,肝门部胆管癌直接侵犯肝脏时表现为肿块与肝脏分界不清,受累的肝脏呈低密度;肝脏转移时表现为肝脏内多发小的类圆形低密度灶。

3.磁共振(MRI)

MRI 与 CT 成像原理不同,但图像相似,胆管癌可表现为腔内型、厚壁型、肿块型等。近年出现的磁共振胰胆管成像(MRCP),是根据胆汁含有大量水分且有较长的 T_2 弛豫时间,利用 MR 的重 T_2 加权技术效果突出长 T_2 组织信号,使含有水分的胆管、胰管结构显影,产生水造影结果的方法。

(1)肝门部胆管癌表现:①肝内胆管扩张,形态为"软藤样"。②肝总管、左肝管或右肝管起始部狭窄、中断或腔内充盈缺损。③肝门部软组织肿块,向腔内或腔外生长,直径可达 $2\sim4$ cm。 T_1、T_2 均为等信号,增强后呈轻度或中等强化。④MRCP 表现肝内胆管树"软藤样"扩张及肝门部胆管狭窄、中断或充盈缺损。⑤肝内多发转移可见散在低信号影,淋巴结转移和/或血管受侵有相应的表现。

(2)中下段胆管癌表现:①肝内胆管"软藤样"扩张,呈中度到重度。②软组织肿块,T_1 呈等信号,T_2 呈稍高信号,增强后呈轻度强化。③梗阻处胆总管狭窄、中断、截断和腔内充盈缺损等征象。④胆囊增大。⑤MRCP 表现肝内胆管和梗阻部位以上胆总管扩张,中到重度,梗阻段胆总管呈截断状、乳头状或鼠尾状等,胰头受侵时胰管扩张呈"双管征"。

4.经皮肝穿刺胆管造影(PTC)和内镜逆行胆胰管造影(ERCP)

经 B 超或 CT 检查显示肝内胆管扩张的患者,可行 PTC 检查,能显示肿瘤部位、病变上缘和侵犯肝管的范围及其与肝管汇合部的关系,诊断正确率可达 90% 以上,是一种可靠实用的检查方法。但本法创伤大,且可能引起胆漏、胆管炎和胆管出血,甚至需要急症手术治疗,因此 PTC 检查要慎重。PTC 亦可与 ERCP 联用,完整地显示整个胆管树,有助于明确病变的部位、病灶的上下界限及病变性质。单独应用 ERCP 可显示胆总管中下段的情况,尤其适用于有胆管不全性梗阻伴有凝血机制障碍者。肝外胆管癌在 ERCP 上的表现为边缘不整的胆管狭窄、梗阻和非游走性充盈缺损。胆管完全梗阻的患者单纯行ERCP检查并不能了解梗阻近侧的肿瘤情况,故同时进行 PTC 可加以弥补。

PTC 在肝外胆管癌引起的梗阻性黄疸具有很高的诊断价值,有助于术前确定肿瘤确切部位、初步评估能否手术及手术切除范围。虽然影像学诊断发展了许多新的方法,但不能完全替代 PTC。行 PTC 时如能从引流的胆汁中做离心细胞学检查找到癌细胞,即可确诊。还可以在 PTC 的基础上,对窦道进行扩张以便行经皮经肝胆管镜检查(PTCS),观察胆管黏膜情况,是否有隆起病变或黏膜破坏等。PTCS 如能成功达到肿瘤部位检查有很高价值,确诊率优于胆管造影,尤其是早期病变和多发病变的诊断。

5.选择性血管造影(SCAG)及经皮门静脉造影(PTP)

可显示肝门部血管情况及其与肿瘤的关系。胆管部肿瘤多属血供较少,主要显示肝门处血管是否受侵犯。若肝动脉及门静脉主干受侵犯,表示肿瘤有胆管外浸润,根治性切除困难。

(三)定性诊断方法

术前行细胞学检查的途径有 PTCD、ERCP 收集胆汁、B 超引导下经皮肝胆管穿刺抽取胆汁或肿块穿刺抽吸组织细胞活检,还可行 PTCS 钳取组织活检。国外还有人用经十二指肠乳头胆管活检诊断肝外(下段)胆管癌,报告确诊率可达 80%。

胆汁脱落细胞检查、经胆管造影用的造影管和内镜刷洗物细胞学检查,胆汁的肿瘤相关抗原检查、DNA 流式细胞仪分析和 ras 基因检测等方法,可提高定性诊断率,但阳性率不高。故在临床工作中不要过分强调术前定性诊断,应及时手术治疗,术中活检达到定性诊断目的。

（四）肿瘤标志物检测

胆管癌特异性的肿瘤标志物迄今为止仍未发现,故肿瘤标志物检测只能作为诊断参考,要结合临床具体分析。

1.癌胚抗原（CEA）

CEA 在胆管癌患者的血清、胆汁和胆管上皮均存在。检测血清 CEA 对诊断胆管癌无灵敏度和特异性,但胆管癌患者胆汁 CEA 明显高于胆管良性狭窄患者,测定胆汁 CEA 有助于胆管癌的早期诊断。

2.CA19-9 和 CA50

血清 CA19-9>100 U/mL 时对胆管癌有一定诊断价值,肿瘤切除患者血清 CA19-9 浓度明显低于肿瘤未切除患者,因此 CA19-9 对诊断胆管癌和监测疗效有一定作用。CA50 诊断胆管癌的灵敏度为 94.5%,特异性只有 33.3%。有报道用人胆管癌细胞系 TK 进行体内和体外研究,发现组织培养的上清液和裸鼠荷胆管癌组织的细胞外液中,有高浓度的 CA50 和 CA19-9。

3.IL-6

在正常情况下其血清值不能测出。研究发现 92.9% 肝细胞癌、100% 胆管癌、53.8% 结直肠癌肝转移和 40% 良性胆管疾病患者的血清可测出 IL-6,从平均值、阳性判断值、灵敏度和特异性等方面,胆管癌患者显著高于其他肿瘤。IL-6 可能是诊断胆管癌较理想的肿瘤标志物之一。

六、外科治疗

（一）肝门部胆管癌的外科治疗

1.术前准备

由于肝门部胆管癌切除手术范围广,很多情况下需同时施行肝叶切除术,且患者往往有重度黄疸、营养不良、免疫功能低下,加上胆管癌患者一般年龄偏大,所以良好的术前准备是十分重要的。

（1）一般准备:系统的实验室和影像学检查,了解全身情况,补充生理需要的水分、电解质等,并在术前和术中使用抗菌药物。术前必须确认心肺功能是否能够耐受手术,轻度心肺功能不良术前应纠正。凝血功能障碍也应在术前尽量予以纠正。

（2）保肝治疗:对较长时间、严重黄疸的患者,尤其是可能采用大范围肝、胆、胰切除手术的患者,术前对肝功能的评估及保肝治疗十分重要。有些病变局部情况尚可切除的,因为肝脏储备状态不够而难以承受,丧失了手术机会。术前准备充分的患者,有的手术复杂、时间长、范围大,仍可以平稳渡过围手术期。术前准备是保证手术实施的安全和减少并发症、降低病死率的前提。有下列情况时表明肝功能不良,不宜合并施行肝手术,尤其禁忌半肝以上的肝或胰切除手术:①血清总胆红素在 256 μmol/L 以上。②血清蛋白在 35 g/L 以下。③凝血酶原活动度低于 60%,时间延长大于 6 秒,且注射维生素 K 一周后仍难以纠正。④吲哚氰绿廓清试验（ICGR）异常。

术前应用 CT 测出全肝体积、拟切除肝体积,计算出保留肝的体积,有助于拟行扩大的肝门胆管癌根治性切除的肝功能评估。另外,糖耐量试验、前蛋白的测定等都有助于对患者肝功能的估计。术前保肝治疗是必需的,但是如果胆管梗阻不能解除,仅依靠药物保肝治疗效果不佳。目前常用药物目的是降低转氨酶、补充能量、增加营养。常用高渗葡萄糖、清蛋白、支链氨基酸、葡醛内酯、辅酶 Q_{10}、维生素 K、大剂量维生素 C 等。术前保肝治疗还要注意避免使用对肝脏有损害的药物。

(3)营养支持:术前给予合适的营养支持能改善患者的营养状况,使术后并发症减少。研究表明,肠外营养可使淋巴细胞总数增加,改善免疫机制,防御感染,促进伤口愈合。目前公认围手术期营养支持对降低并发症发生率和手术病死率,促进患者康复有肯定的效果。对一般患者,可采用周围静脉输入营养;重症患者或预计手术较大者,可于手术前 5~7 天留置深静脉输液管。对肝轻度损害的患者行营养支持时,热量供应 2 000~2 500 kcal/d,蛋白质 1~1.5 g/(kg·d)。糖占非蛋白质热量的 60%~70%,脂肪占 30%~40%。血糖高时,可给予外源性胰岛素。肝硬化患者热量供给为 1 500~2 000 kcal/d,无肝性脑病时,蛋白质用量为 1~1.5 g/(kg·d);有肝性脑病时,则需限制蛋白质用量,根据病情限制在 30~40 g/d。可给予 37%~50% 的支链氨基酸,以提供能量,提高血液中支链氨基酸与芳香族氨基酸的比例,达到营养支持与治疗肝病的双重目的。支链氨基酸用量 1 g/(kg·d),脂肪为 0.5~1 g/(kg·d)。此外,还必须供给足够的维生素和微量元素。对于梗阻性黄疸患者,热量供应应为 25~30 kcal/(kg·d),糖量为 4~5 g/(kg·d),蛋白质为 1.5~2 g/(kg·d),脂肪量限制在 0.5~1 g/(kg·d)。给予的脂肪制剂以中链脂肪和长链脂肪的混合物为宜。必须给予足够的维生素,特别是脂溶性维生素。如果血清胆红素 >256 μmol/L,可行胆汁引流以配合营养支持的进行。

(4)减黄治疗:对术前减黄、引流仍然存在争论,不主张减黄的理由有:①减黄术后病死率和并发症发生率并未降低。②术前经内镜鼻胆管引流(ENBD)难以成功。③术前经皮肝穿刺胆管外引流(PTCD)并发症尤其嵌闭性胆管感染的威胁大。

主张减黄的理由是:①扩大根治性切除术需良好的术前准备,减黄很必要。②术前减压3 周,比 1 周、2 周都好。③内皮系统功能和凝血功能有显著改善。④在细胞水平如前列腺素类代谢都有利于缓解肝损害。⑤有利于大块肝切除的安全性。国内一般对血清总胆红素高于 256 μmol/L 的病例,在计划实施大的根治术或大块肝切除术前多采取减黄、引流。普遍认为对于黄疸重、时间长(1 个月以上)、肝功不良,而且需做大手术处理,先行减黄、引流术是有益和必要的。如果引流减黄有效,但全身情况没有明显改善,肝功能恢复不理想,拟行大手术的抉择也应慎重。国外有人在减黄成功的同时,用病侧门静脉干介入性栓塞,促使病侧肝萎缩和健侧肝的增生,既利于手术,又利于减少术后肝代偿不良的并发症,可做借鉴。

(5)判断病变切除的可能性:是肝门部胆管癌术前准备中的重要环节,有利于制订可行的手术方案,减少盲目性。主要是根据影像学检查来判断,但是在术前要达到准确判断的目的非常困难,有时需要剖腹探查后才能肯定,所以应强调多种检查方式的互相补充。如果影像学检查表明肿瘤累及 4 个或以上的肝段胆管,则切除的可能性为零;如果侵犯的胆管在 3 个肝段以下,约有50% 可能切除;如仅累及一个肝段胆管,切除率可能达 83%。如果发现肝动脉、肠系膜上动脉或门静脉被包裹时,切除率仍有 35%,但如血管完全闭塞,则切除率为零。有下列情况者应视为手术切除的禁忌证:①腹膜种植转移。②肝门部广泛性淋巴结转移。③双侧肝内转移。④双侧二级以上肝管受侵犯。⑤肝固有动脉或左右肝动脉同时受侵犯。⑥双侧门静脉干或门静脉主干为肿瘤直接侵犯包裹。

2.手术方法

根据 Bismuth-Corlette 临床分型,对Ⅰ型肿瘤可采取肿瘤及肝外胆管切除(包括低位切断胆总管、切除胆囊、清除肝门部淋巴结）；Ⅱ型行肿瘤切除加尾叶切除，为了便于显露可切除肝方叶，其余范围同Ⅰ型；Ⅲa型应在上述基础上同时切除右半肝，Ⅲb型同时切除左半肝；Ⅳ型肿瘤侵犯范围广，切除难度大，可考虑全肝切除及肝移植术。尾状叶位于第一肝门后，其肝管短、距肝门胆管汇合部近，左右二支尾状叶肝管分别汇入左右肝管或左肝管和左后肝管。肝门部胆管癌的远处转移发生较晚，但沿胆管及胆管周围组织浸润扩散十分常见。侵犯汇合部肝管以上的胆管癌均有可能侵犯尾叶肝管和肝组织，有一组报道占97%。因而，尾状叶切除应当是肝门区胆管癌根治性切除的主要内容。胆管癌细胞既可直接浸润，也可通过血管、淋巴管，或通过神经周围间隙，转移至肝内外胆管及肝十二指肠韧带结缔组织内，因此，手术切除胆管癌时仔细解剖、切除肝门区神经纤维、神经丛，有时甚至包括右侧腹腔神经节，应当是胆管癌根治性切除的基本要求之一。同时，尽可能彻底地将肝十二指肠韧带内结缔组织连同脂肪淋巴组织一并清除，实现肝门区血管的"骨骼化"。

（1）切口：多采用右肋缘下斜切口或上腹部屋顶样切口，可获得较好的暴露。

（2）探查：切断肝圆韧带，系统探查腹腔，确定病变范围。如有腹膜种植转移或广泛转移，根治性手术已不可能，不应勉强。必要时对可疑病变取活检行组织冰冻切片病理检查。肝门部肿瘤的探查可向上拉开肝方叶，分开肝门板，进入肝门横沟并向两侧分离，一般可以发现在横沟深部的硬结，较固定，常向肝内方向延伸，此时应注意检查左右肝管的受累情况。继而，术者用左手食指或中指伸入小网膜孔，拇指在肝十二指肠韧带前，触摸肝外胆管的全程、肝动脉、门静脉主干，了解肿瘤侵犯血管的情况。可结合术中超声、术中造影等，并与术前影像学检查资料进行对比，进一步掌握肿瘤分型和分期。根据探查结果，调整或改变术前拟定的手术方式。

（3）Ⅰ型胆管癌的切除：决定行肿瘤切除后，首先解剖肝十二指肠韧带内组织。贴十二指肠上部剪开肝十二指肠韧带前面的腹膜，分离出位于右前方的肝外胆管，继而解剖分离肝固有动脉及其分支，再解剖分离位于后方的门静脉干。三种管道分离后均用细硅胶管牵开。然后解剖Calot三角，切断、结扎胆囊动脉，将胆囊从胆囊床上分离下来，胆囊管暂时可不予切除。

在十二指肠上缘或更低部位切断胆总管，远端结扎；以近端胆总管作为牵引，向上将胆总管及肝十二指肠韧带内的淋巴、脂肪、神经、纤维组织整块从门静脉和肝动脉上分离，直至肝门部肿瘤上方。此时肝十二指肠韧带内已达到"骨骼化"。有时需将左、右肝管的汇合部显露并与其后方的门静脉分叉部分开。然后在距肿瘤上缘约1cm处切断近端胆管。去除标本，送病理检验。如胆管上端切缘有癌残留，应扩大切除范围。切缘无癌残留者，如果胆管吻合张力不大，可直接行胆管对端吻合；但是通常切断的胆总管很靠下方，直接吻合往往困难，以高位胆管和空肠Roux-en-Y吻合术为宜。

（4）Ⅱ型胆管癌的切除：判断肿瘤能够切除后，按Ⅰ型肝门部胆管癌的有关步骤进行，然后解剖分离肝门板，将胆囊和胆总管向下牵引，用S形拉钩拉开肝方叶下缘，切断肝左内外叶间的肝组织桥，便可显露肝门横沟的上缘。如果胆管癌局限，不需行肝叶切除，则可在肝门的前缘切开肝包膜，沿包膜向下分离使肝实质与肝门板分开，使肝门板降低。此时左右肝管汇合部及左右肝管已经暴露。如汇合部胆管或左右肝管显露不满意，可在切除胆管肿瘤之前先切除部分肝方叶。

尾状叶切除量的多少和切除部位视肿瘤的浸润范围而定，多数医者强调完整切除。常规于第一肝门和下腔静脉的肝上下段预置阻断带，以防门静脉和腔静脉凶猛出血。尾叶切除有左、中、右三种途径，左侧（小网膜）径路是充分离断胃韧带，把肝脏向右翻转，显露下腔静脉左缘；右侧径路是充分游离右半肝，向左翻转，全程显露肝后下腔静脉；中央径路是经肝正中裂切开肝实质，直达肝门，然后结合左右径路完整切除肝尾叶。应充分游离肝脏，把右半肝及尾叶向左翻起，在尾叶和下腔静脉之间分离疏松结缔组织，可见数目不定的肝短静脉，靠近下腔静脉端先予以钳夹或带线结扎，随后断离。少数患者的肝短静脉结扎也可从左侧径路施行。然后，在第一肝门横沟下缘切开肝被膜，暴露和分离通向尾叶的 Glisson 结构，近端结扎，远端烧灼。经中央径路时，在肝短静脉离断之后即可开始将肝正中裂切开，从上而下直达第一肝门，清楚显露左右肝蒂，此时即能逐一游离和结扎通向尾叶的 Glisson 系统结构。离断尾状叶与肝左右叶的连接处，切除尾叶。

左右肝管分离出后，距肿瘤 1.0 cm 以上切断。完成肿瘤切除后，左右肝管的断端成形，可将左侧和右侧相邻的肝胆管开口后壁分别缝合，使之成为较大的开口。左右肝管分别与空肠行 Roux-en-Y 吻合术，必要时放置内支撑管引流。

（5）Ⅲ型胆管癌的切除：Ⅲ型胆管癌如果侵犯左右肝管肝内部分的距离短，不需行半肝切除时，手术方式与Ⅱ型相似。但是大多数的Ⅲ型胆管癌侵犯左右肝管的二级分支，或侵犯肝实质，需要做右半肝（Ⅲa型）或左半肝（Ⅲb型）切除，以保证根治的彻底性。

Ⅲa型胆管癌的处理：①同上述Ⅰ、Ⅱ型的方法游离胆总管及肝门部胆管。②距肿瘤 1 cm 以上处切断左肝管。③保留肝动脉左支，在肝右动脉起始部切断、结扎。④分离肿瘤与门静脉前壁，在门静脉右干的起始处结扎、缝闭并切断，保留门静脉左支。⑤离断右侧肝周围韧带，充分游离右肝，分离肝右静脉，并在其根部结扎。⑥向内侧翻转右肝显露尾状叶至腔静脉间的肝短静脉，并分别结扎、切断。⑦阻断第一肝门，行规则的右三叶切除术。

Ⅲb型胆管癌的处理与Ⅲa型相对应，保留肝动脉和门静脉的右支，在起始部结扎、切断肝左动脉和门静脉左干，在靠近肝左静脉和肝中静脉共干处结扎、切断，游离左半肝，尾叶切除由左侧径路，将肝脏向右侧翻转，结扎、切断肝短静脉各支。然后阻断第一肝门行左半肝切除术。

半肝切除后余下半肝可能尚存左或右肝管，可将其与空肠吻合。有时余下半肝之一级肝管也已切除，肝断面上可能有数个小胆管开口，可以成形后与空肠吻合。无法成形者，可在两个小胆管之间将肝实质刮除一部分，使两管口沟通成为一个凹槽，然后与空肠吻合；如果开口较多，难以沟通，而开口又较小，不能一一吻合时，则可在其四周刮去部分肝组织，成为一个含有多个肝管开口的凹陷区，周边与空肠行肝肠吻合。

（6）Ⅳ型胆管癌的姑息性切除：根据肿瘤切除时切缘有无癌细胞残留可将手术方式分为：R_0 切除——切缘无癌细胞，R_1 切除——切缘镜下可见癌细胞，R_2 切除——切缘肉眼见有癌组织。对恶性肿瘤的手术切除应当追求 R_0，但是Ⅳ型肝门部胆管癌的广泛浸润使 R_0 切除变得不现实，以往对此类患者常常只用引流手术。目前观点认为，即使不能达到根治性切除，采用姑息性切除的生存率仍然显著高于单纯引流手术。因此，只要有切除的可能，就应该争取姑息性切除肿瘤。如果连胆管引流都不能完成，则不应该再做切除手术。采取姑息性切除时，往往附加肝方叶切除或第Ⅳ肝段切除术，左右肝断面上的胆管能与空肠吻合则行 Roux-en-Y 吻合。如不能吻合或仅为 R_2 切除，应该在肝内胆管插管进行外引流，或将插管的另一端置入空肠而转为胆管空肠间"搭桥"式内引流，但要特别注意胆管逆行感染的防治问题。

（7）相邻血管受累的处理：肝门部胆管癌有时浸润生长至胆管外，可侵犯其后方的肝动脉和门静脉主干。若肿瘤很大、转移又广，应放弃切除手术；若是病变不属于特别晚期，仅是侵犯部分肝动脉或（和）门静脉，血管暴露又比较容易，可以行包括血管部分切除在内的肿瘤切除。

如胆管癌侵犯肝固有动脉，可以切除一段动脉，将肝总动脉、肝固有动脉充分游离，常能行断端吻合。如侵犯肝左动脉或肝右动脉,需行肝叶切除时自然要切除病变肝叶的供血动脉;不行肝叶切除时,一般说来,肝左动脉或肝右动脉切断,只要能维持门静脉通畅,不会引起肝的坏死,除非患者有重度黄疸、肝功能失代偿。

如胆管癌侵犯门静脉主干,范围较小时,可先将其无癌侵犯处充分游离,用无损伤血管钳控制与癌肿粘连处的门静脉上下端,将癌肿连同小部分门静脉壁切除,用 5-0 无损伤缝合线修补门静脉。如果门静脉受侵必须切除一段,应尽量采用对端吻合,成功率高;如切除门静脉长度超过 2 cm,应使用去掉静脉瓣的髂外静脉或 Gore Tex 人造血管搭桥吻合,这种方法因为吻合两侧门静脉的压力差较小,闭塞发生率较高,应尽量避免。

(8)肝门部胆管癌的肝移植:肝门部胆管癌的肝移植必须严格选择病例,因为肝移植后癌复发率相对较高,可达 20%～80%。

影响肝移植后胆管癌复发的因素:①周围淋巴结转移状况:肝周围淋巴结有癌浸润的受体仅生存7.25 个月,而无浸润者为 35 个月。②肿瘤分期:UICC 分期Ⅲ、Ⅳ期者移植后无 1 例生存达 3 年,而Ⅰ、Ⅱ期患者移植后约半数人生存 5 年以上。③血管侵犯情况:有血管侵犯组和无血管侵犯组肝移植平均生存时间分别为 18 个月和 41 个月。

因此,只有在下列情况下胆管癌才考虑行肝移植治疗:①剖腹探查肯定是 UICC Ⅱ期。②术中由于肿瘤浸润,不能完成 R_0 切除只能做 R_1 或 R_2 切除者。③肝内局灶性复发者。肝移植术后,患者还必须采用放射治疗才能取得一定的疗效。

(9)肝门部胆管癌的内引流手术:对无法切除的胆管癌,内引流手术是首选的方案,可在一定时期内改善患者的全身情况,提高生活质量。适用于肝内胆管扩张明显,无急性感染,而且欲引流的肝叶有功能。根据分型不同手术方式也不同。

左侧肝内胆管空肠吻合术:适用于 BismuthⅢ型和少数Ⅳ型病变。经典的手术是 Longmire 手术,但需要切除肝左外叶,手术创伤大而不适用于肝管分叉部的梗阻。目前常采用的方法是圆韧带径路第Ⅲ段肝管空肠吻合术。此段胆管位于圆韧带和镰状韧带左旁,在门静脉左支的前上方,在肝前缘、脏面切开肝包膜后逐渐分开肝组织应先遇到该段肝管,操作容易。可沿胆管纵轴切开 0.5～1 cm,然后与空肠做 Roux-en-Y 吻合。此方法创伤小,简便、安全,当肝左叶有一定的代偿时引流效果较好,缺点是不能引流整个肝脏。为达到同时引流右肝叶的目的,可加 U 形管引流,用探子从第Ⅲ段肝管切开处置入,通过汇合部狭窄段进入右肝管梗阻近端,然后引入一根硅胶 U 管,右肝管的胆汁通过 U 管侧孔进入左肝管再经吻合口进入肠道。

右侧肝内胆管空肠吻合术:右侧肝内胆管不像左侧的走向部位那样恒定,寻找相对困难。最常用的方法是经胆囊床的肝右前叶胆管下段支的切开,与胆囊-十二指肠吻合,或与空肠行 Roux-en-Y 吻合。根据肝门部的解剖,此段的胆管在胆囊床处只有 1～2 cm 的深度,当肝内胆管扩张时,很容易在此处切开找到,并扩大切口以供吻合。手术时先游离胆囊,注意保存血供,随后胆囊也可作为一间置物,将胆囊与右肝内胆管吻合后,再与十二指肠吻合或与空肠行 Roux-en-Y 吻合,这样使操作变得更容易。

双侧胆管空肠吻合:对Ⅲa 或Ⅲb 型及Ⅳ型胆管癌,半肝引流是不充分的。理论上引流半肝可维持必要的肝功能,但是实际上半肝引流从缓解黄疸、改善营养和提高生活质量都是不够的。因此,除Ⅰ、Ⅱ型胆管癌外,其他类型的如果可能均应做双侧胆管空肠吻合术,暴露和吻合的方法同上述。

（二）中下段胆管癌的外科治疗

位于中段的胆管癌，如果肿瘤比较局限，可采取肿瘤所在的胆总管部分切除、肝十二指肠韧带淋巴结清扫和肝总管空肠 Roux-en-Y 吻合术；下段胆管癌一般需行胰头十二指肠切除术（Whipple 手术）。影响手术效果的关键是能否使肝十二指肠韧带内达到"骨骼化"清扫。然而，有些学者认为，中段和下段胆管癌的恶性程度较高，发展迅速，容易转移至胰腺后和腹腔动脉周围淋巴结，根治性切除应包括胆囊、胆总管、胰头部和十二指肠的广泛切除，加上肝十二指肠韧带内的彻底清扫。对此问题应该根据"个体化"的原则，针对不同的患者而做出相应的处理，不能一概而论。手术前准备及切口、探查等与肝门部胆管癌相同。

1.中段胆管癌的切除

对于早期、局限和高分化的肿瘤，特别是向管腔内生长的乳头状腺癌，可以行胆总管切除加肝十二指肠韧带内淋巴、神经等软组织清扫，但上端胆管切除范围至肝总管即可，最好能距肿瘤上缘 2 cm 切除。胆管重建以肝总管空肠 Roux-en-Y 吻合为好，也可采用肝总管-间置空肠-十二指肠吻合的方式，但后者较为烦琐，疗效也与前者类似，故一般不采用。

2.下段胆管癌的切除

（1）Whipple 手术及其改良术式：1935 年 Whipple 首先应用胰头十二指肠切除术治疗 Vater 壶腹周围肿瘤，取得了良好效果。对胆管癌患者，此手术要求一般情况好，年龄<70 岁，无腹腔内扩散转移或远处转移。标准的 Whipple 手术切除范围对治疗胆总管下段癌、壶腹周围癌是合适及有效的。

胰头十二指肠切除后消化道重建方法主要有：①Whipple 法，顺序为胆肠、胰肠、胃肠吻合，胰肠吻合方法可采取端侧方法，胰管与空肠黏膜吻合，但在胰管不扩张时，难度较大，并容易发生胰瘘。②Child 法，吻合排列顺序是胰肠、胆肠和胃肠吻合。Child 法胰瘘发生率明显低于 Whipple 法，该法一旦发生胰瘘，则仅有胰液流出，只要引流通畅，尚有愈合的机会。Whipple 与 Child 法均将胃肠吻合口放在胰肠、胆肠吻合口下方，胆汁与胰液经过胃肠吻合口酸碱得以中和，有助于减少吻合口溃疡的发生。③Cattell 法，以胃肠、胰肠和胆肠吻合顺序。

（2）保留幽门的胰头十二指肠切除术（PPPD）：保留全胃、幽门及十二指肠球部，在幽门以远 2~4 cm 切断十二指肠，断端与空肠起始部吻合，其余范围同 Whipple 术。1978 年 Traverso 和 Longmire 首先倡用，20 世纪 80 年代以来由于对生存质量的重视，应用逐渐增多。该术式的优点在于：简化了手术操作，缩短了手术时间，保留了胃的消化贮存功能，可促进消化、预防倾倒综合征及有利于改善营养，避免了与胃大部分切除相关的并发症。施行此手术的前提是肿瘤的恶性程度不高，幽门上下组淋巴结无转移。该手术方式治疗胆管下段癌一般不存在是否影响根治性的争论，但是要注意一些并发症的防治，主要是术后胃排空延缓。胃排空延迟是指术后 10 天仍不能经口进流质饮食者，发生率为 27%~30%。其原因可能是切断了胃右动脉影响幽门与十二指肠的血供，迷走神经鸦爪的完整性破坏，切除了十二指肠蠕动起搏点及胃运动起搏点受到抑制。胃排空延迟大多可经胃肠减压与营养代谢支持等非手术疗法获得治愈，但有时长期不愈需要做胃造瘘术。

（3）十二指肠乳头局部切除。①适应证：远端胆管癌局限于 Vater 壶腹部或十二指肠乳头；患者年龄较大或合并全身性疾病，不宜施行胰十二指肠切除术。手术前必须经影像学检查及十二指肠镜检查证明胆管肿瘤局限于末端。②手术方法：应进一步探查证明本术式的可行性，切开十二指肠外侧腹膜，充分游离十二指肠，用左手拇指和示指在肠壁外可触及乳头肿大。在乳头对侧(十二指肠前外侧壁)纵行切开十二指肠壁,可见突入肠腔、肿大的十二指肠乳头。纵行切开胆总管,并通过胆管切口插入胆管探子,尽量将胆管探子从乳头开口处引出,上下结合探查,明确肿瘤的大小和活动度。确定行本手术后,在乳头上方胆管两侧缝2针牵引线,沿牵引线上方0.5 cm用高频电刀横行切开十二指肠后壁,直至切开扩张的胆管,可见有胆汁流出。轻轻向下牵引乳头,用可吸收线缝合拟留下的十二指肠后壁和远端胆总管;继续绕十二指肠乳头向左侧环行扩大切口,边切边缝合十二指肠与胆管,直至胰管开口处。看清胰管开口后,将其上壁与胆总管缝合成共同开口,前壁与十二指肠壁缝合。相同方法切开乳头下方和右侧的十二指肠后壁,边切边缝合,待肿瘤完整切除,整个十二指肠后内壁与远端胆总管和胰管的吻合也同时完成。用一直径与胰管相适应的硅胶管,插入胰管并缝合固定,硅胶管另一端置于肠腔内,长约15 cm。胆总管内常规置T管引流。

(4)中下段胆管癌胆汁内引流术:相对于肝门部胆管癌较为容易,一般选择梗阻部位以上的胆管与空肠做 Roux-en-Y 吻合。下段胆管梗阻时,行胆囊空肠吻合术更加简单,然而胆囊与肝管汇合部容易受胆管癌侵犯而堵塞,即使不堵塞,临床发现其引流效果也较差,故尽量避免使用。吻合的部位要尽可能选择肝总管高位,并切断胆管,远端结扎,近端与空肠吻合。不宜选择胆管十二指肠吻合,因十二指肠上翻太多可增加吻合口的张力,加上胆管肿瘤的存在,可很快侵及吻合口。中下段胆管癌随着肿瘤的生长,可能造成十二指肠梗阻,根据情况可做胃空肠吻合以旷置有可能被肿瘤梗阻的十二指肠。

(李步军)

第十二章

胰 腺 疾 病

第一节 急性胰腺炎

急性胰腺炎(acute pancreatitis,AP)是指胰腺及其周围组织被胰腺分泌的消化酶自身消化而引起的急性化学性炎症,临床表现以急性腹痛、发热,伴有恶心呕吐、血尿淀粉酶升高为特征。大多数患者病程呈自限性,20％～30％的病例临床经过凶险,总体病死率5％～10％。AP按病情程度可分为轻症急性胰腺炎(mild acute pancreatitis,MAP)和重症急性胰腺炎(severe acute pancreatitis,SAP)。MAP无器官功能障碍和局部并发症,保守治疗效果好。SAP病情发展迅猛,并发症多,病死率高,短期内可引起多器官系统功能障碍,乃至衰竭而危及生命。

一、病因

(一)胆道疾病

胆道疾病在我国仍是主要的发病因素,胆石症、胆道感染、胆道蛔虫等均可引起AP。胆道结石常是AP首发及反复发作的主要原因,发病机制主要为"共同通道学说"(图12-1),也与梗阻或Oddi括约肌功能不全有关,导致胆汁或十二指肠液反流入胰管,激活消化酶,损伤胰管黏膜,进而导致胰腺组织自身消化而引起胰腺炎。Lankisch等总结过去50年各国关于AP的20项研究显示,胆道疾病是AP发病的首要原因,占41％。

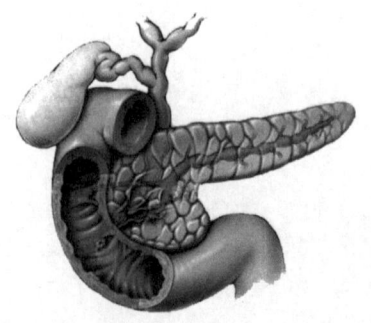

图12-1 胆道结石阻塞胆胰共同通道

(二)高脂血症

自 Klatskin 1952 年首次报道 1 例高脂血症胰腺炎以来,国内外学者对其进行了大量研究,发现高脂血症胰腺炎与甘油三酯有关,而与胆固醇无关。近年来随着我国居民饮食结构发生改变,动物性食物比例上升,使高脂血症引起的 AP 数量上升,国内有些报道认为高脂血症已成为 AP 的第二位病因。目前高脂血症引起 AP 的原因尚不明确,可能由于其导致动脉粥样硬化,使内皮细胞损伤,合成或分泌前列腺素(PGI_2)减少,可激活血小板,释放血栓素(TXA_2),使 PGI_2-TXA_2 平衡失调,胰腺发生缺血性损伤。另外高脂血症时血液黏稠度增加,有利于血栓形成;过高的乳糜微粒栓塞胰腺微血管或在胰腺中发生黄色瘤;胰腺毛细血管内高浓度的甘油三酯被脂肪酶水解,生成大量具有毒性的游离脂肪酸,引起毛细血管脂肪栓塞和内膜损伤,均可引起胰腺炎发作。随着人们生活水平的提高,高脂血症引起的 AP 患病率正逐渐增高,故在 AP 防治中应重视控制血脂水平。

(三)大量饮酒

酗酒是西方国家急、慢性胰腺炎的首要病因,在我国占次要地位。一般认为乙醇通过下列机制与酒精性胰腺炎有关:刺激胰腺分泌,增加胰腺对胆囊收缩素的敏感性,使胰液中胰酶和蛋白质含量增加,小胰管内蛋白栓形成,引起胰管阻塞,胰液排出受阻;使胰腺腺泡细胞膜的流动性和完整性发生改变,线粒体肿胀,细胞代谢障碍,细胞变性坏死;引起胆胰壶腹括约肌痉挛,导致胰管内压力升高;引起高甘油三酯血证直接毒害胰腺组织;刺激胃窦部 G 细胞分泌胃泌素,激发胰腺分泌;从胃吸收,刺激胃壁细胞分泌盐酸,继而引起十二指肠内胰泌素和促胰酶素分泌,最终导致胰腺分泌亢进。

(四)暴饮暴食

暴饮暴食使短时间内大量食糜进入十二指肠,引起乳头水肿和 Oddi 括约肌痉挛,同时刺激大量胰液和胆汁分泌,进而由于胰液和胆汁排泄不畅而引发 AP。故养成良好的进食习惯非常重要,尤其对患有胆源道疾病的患者进行饮食指导可能对预防 AP 有重要作用。

(五)其他病因

包括药物、妊娠、手术和创伤、胰腺肿瘤、特发性胰腺炎等。

1.药物

迄今为止已经发现超过 260 种药物与胰腺炎发病有关,常用药物如氢氯噻嗪、糖皮质激素、磺胺类、华法林、拉米夫定、他汀类药物等均能导致胰腺炎发生,其发病机制至今仍未完全阐明,其发病率呈逐年上升趋势。

2.手术和创伤

胃、胆道手术或 ERCP 容易引发术后胰腺炎。

3.感染

感染是 AP 的少见病因。现已发现细菌感染(伤寒杆菌、大肠杆菌、溶血性链球菌)、病毒感染(柯萨奇病毒、HIV、泛嗜性病毒、乙肝病毒)和寄生虫感染(蛔虫、华支睾吸虫等)均能引起胰腺炎。

4.肿瘤

胰腺或十二指肠附近的良恶性肿瘤压迫导致胰管梗阻、胰腺缺血或直接浸润胰腺激活胰酶均可诱发 AP。

5.特发性胰腺炎(idiopathic acute pancreatitis,IAP)

部分胰腺炎未能发现明确病因,临床上称为特发性胰腺炎。

二、病理生理

正常情况下,胰液中的胰蛋白酶原在十二指肠内被胆汁和肠液中的肠激酶激活后,方具有消化蛋白质的作用。如果胆汁和十二指肠液逆流入胰管,胰管内压增高,使腺泡破裂,胰液外溢,大量胰酶被激活。胰蛋白酶又能激活其他酶,如弹性蛋白酶及磷脂酶 A。弹性蛋白酶能溶解弹性组织,破坏血管壁及胰腺导管,使胰腺充血、出血和坏死。磷脂酶 A 被激活后,作用于细胞膜和线粒体膜的甘油磷脂,使其分解为溶血卵磷脂,后者可溶解破坏胰腺细胞膜和线粒体膜的脂蛋白结构,致细胞坏死,引起胰腺和胰周组织的广泛坏死。饮酒能刺激胃酸分泌,使十二指肠呈酸性环境,刺激促胰液素分泌增多,使胰液分泌增加。乙醇还可增加 Oddi 括约肌阻力,或者使胰管被蛋白阻塞,导致胰管内压和通透性增高,胰酶外渗引起胰腺损伤。乙醇还可使自由脂肪酸增高,其毒性作用可引起胰腺腺泡细胞和末梢胰管上皮细胞损害。氧自由基损伤也是乙醇诱发胰腺损伤的机制之一。此外,细胞内胰蛋白酶造成细胞的自身消化也与胰腺炎发生有关,人胰腺炎标本的电镜观察发现细胞内酶原颗粒增大和较大的自身吞噬体形成。另外,脂肪酶使脂肪分解,与钙离子结合形成皂化斑,可使血钙降低。大量胰酶被吸收入血,使血淀粉酶和脂肪酶升高,并可导致肝、肾、心、脑等器官损害,引起多器官功能不全综合征(MODS)。

三、临床表现

AP 发病多较急,主要表现有腹痛、腹胀、腹膜炎体征及休克等,因病变程度不同而使临床表现复杂。

(一)腹痛

不同程度的腹痛常在饱餐或饮酒后 1~2 小时突然起病,呈持续性,程度多较重,也可因结石梗阻或 Oddi 括约肌痉挛而有阵发性加剧。腹痛位于上腹正中或偏左,有时呈带状,并放射到腰背部、左肩,患者常喜弯腰前倾,一般镇痛剂不能使疼痛缓解。腹痛原因包括胰腺肿胀,包膜张力增高,胰胆管梗阻和痉挛,腹腔化学性物质刺激和腹腔神经丛受压。

(二)恶心、呕吐

90%以上患者在起病时有频繁恶心、呕吐,呕吐后腹痛并不减轻,病程初期呕吐为反射性,呕吐物为食物和胆汁,至晚期因胰腺炎症渗出致麻痹性肠梗阻,呕吐物可有粪臭味。

(三)发热

根据胰腺炎的发病原因和是否继发感染,患者可出现不同程度的发热。若为胆源性胰腺炎,胆道感染可有寒战、高热。MAP 多为中等程度发热,体温一般不超过 38.5 ℃,SAP 体温常超过 39 ℃。早期的发热是由于组织损伤及代谢产物引起,后期发热常提示胰周感染、脓肿形成或其他部位如肺部感染的存在。若继发感染发生的较晚,病程中可有一个体温下降的间歇期。

(四)黄疸

胆源性胰腺炎时胆道感染、梗阻,胰头水肿造成胆总管下端梗阻,或 Oddi 括约肌痉挛水肿,都可引起梗阻性黄疸。病程长、感染严重者,可因肝功能损害而发生黄疸。

(五)休克

为 SAP 的全身表现,患者烦躁、出冷汗、口渴、脉细速、四肢厥冷、呼吸浅快、血压下降、尿少,进一步发生呼吸困难、发绀、昏迷、血压测不到、无尿等,主要原因是胰酶外渗、组织蛋白分解、多肽类物质释放使毛细血管通透性增加,腹膜及胰周组织受到刺激,大量组织液渗出至腹膜后和腹腔内,导致血容量大量减少。

(六)体征

1.腹膜刺激征

MAP 时腹部压痛轻,局限于上腹或左上腹,肌紧张不明显。SAP 时有明显的腹部压痛,范围广泛可遍及全腹,腹肌紧张明显。

2.腹胀、肠鸣音消失

腹膜后渗液、内脏神经刺激、腹腔内渗液导致肠麻痹,引起腹胀,随之肠鸣音消失。

3.腹水

MAP 一般无腹水或仅有少量淡黄色腹水。SAP 腹水多见,可从淡黄色、粉红色至暗红色,颜色深浅常可反映胰腺炎症的程度,腹水内胰淀粉酶通常很高。诊断性腹腔穿刺抽出血性腹水对 SAP 有诊断价值。

4.皮下出血征象

较少见,仅发生于严重的 SAP,在起病数天内出现,常伴有血性腹水。其发生机制为含有胰酶的血性渗液沿组织间隙到达皮下,溶解皮下脂肪,发生组织坏死、毛细血管破裂出血,表现为局部皮肤青紫色瘀斑。发生在腰部两侧的皮肤瘀斑称为 Grey-Turner 征,发生在脐周者称为 Cullen 征。

5.腹部包块

在部分患者由于胰腺水肿增大,小网膜囊积液,胰腺周围脓肿或假性胰腺囊肿形成,在上腹部可扪及边界不清有压痛的肿块。

四、辅助检查

(一)血清酶学检查

强调血清淀粉酶测定的临床意义,尿淀粉酶变化仅作参考。血清淀粉酶活性高低与病情不呈相关性。AP 血淀粉酶升高始于发病后 1～3 小时,24 小时达到高峰,超过 500 U/dL(Somogyi 法)有诊断意义,72 小时后降至正常;尿淀粉酶升高始于发病后 24 小时,可持续 1～2 周,超过 250～300 U/dL(Somogyi 法)有诊断意义。血清淀粉酶持续增高要注意病情反复、并发假性囊肿或脓肿、存在结石或肿瘤、肾功能不全、巨淀粉酶血证等。要注意鉴别其他急腹症引起的血清淀粉酶增高。血清脂肪酶活性测定具有重要临床意义,尤其当血清淀粉酶活性已经下降至正常,或其他原因引起血清淀粉酶活性增高时,血清脂肪酶活性测定有互补作用。血清脂肪酶活性与疾病严重度亦不呈正相关。

(二)血清标志物

推荐使用 C 反应蛋白(CRP),发病 72 小时后 CRP＞150 mg/L 提示胰腺组织坏死。动态测定血清白细胞介素-6(IL-6),增高提示预后不良。

(三)影像学诊断

在发病初期 24～48 小时行 B 超检查,可以初步判断胰腺形态变化,同时有助于判断有无胆道疾病。但受 AP 时胃肠道积气影响,B 超可能不能做出准确判断,故推荐 CT 作为诊断 AP 的标准影像学方法,必要时可行增强 CT 或动态增强 CT 检查,根据炎症程度分为 A～E 级(Balthazar 分级)。A 级:正常胰腺。B 级:胰腺实质改变,包括局部或弥漫性腺体增大。C 级:胰腺实质及周围炎症改变,胰腺轻度渗出。D 级:除 C 级外,胰周渗出显著,胰腺实质内或胰周单个液体积聚。E级:胰腺或胰周有2个或多个积液区,不同程度的胰腺坏死。

五、诊断

以上腹痛为主诉的急腹症患者均需考虑急性胰腺炎可能,并进行相关检查,常规有血淀粉酶检查和B超或CT。根据临床表现,实验室检查和影像学检查诊断并不困难。

六、治疗

因生长抑素类药物和外科营养支持的发展,现在MAP的治疗效果普遍较好。而SAP病情重,临床变化多样,存在较大的个体差异,虽经国内外学界多年探索,仍属复杂而疑难的临床问题,其治疗观点近年来也多有变化。AP的基本治疗要点如下。

(一)发病初期的处理和监护

目的是纠正水、电解质紊乱,支持治疗,防止局部及全身并发症。内容包括血、尿常规检查,粪便隐血、血糖、肝肾功能、血脂、血清电解质测定,血气分析,心电监护,胸片,中心静脉压(IVP)测定,动态观察腹部体征和肠鸣音变化,记录24小时出入量。上述指标可根据患者具体病情作选择。常规禁食,对有严重腹胀、麻痹性肠梗阻者应留置胃管胃肠减压。在患者腹痛减轻或消失、腹胀减轻或消失、肠道动力恢复或部分恢复时可以考虑恢复流质饮食,开始以碳水化合物为主,逐步过渡至低脂饮食。血清淀粉酶活性不作为恢复饮食的判断指标。

(二)补液

补液量包括基础需要量和丢失液体量及继续丢失量,并根据间断复查实验室指标,调整水、电解质和酸碱平衡。

(三)镇痛

AP诊断明确后,腹痛剧烈时可给予镇痛治疗,在严密观察病情下,可注射盐酸哌替啶。不推荐应用吗啡或胆碱能受体拮抗剂,如阿托品,等,因前者会收缩壶腹部和十二指肠乳头括约肌,后者则可能诱发或加重肠麻痹。

(四)抑制胰腺外分泌和应用胰酶抑制剂

生长抑素类药物可以有效抑制胰腺外分泌,已成为AP治疗的重要措施。H_2受体拮抗剂和质子泵抑制剂可通过抑制胃酸分泌间接抑制胰腺分泌,并可预防应激性溃疡。蛋白酶抑制剂主张早期、足量应用,可选用加贝酯等。

(五)血管活性物药物

由于微循环障碍在AP发病中起重要作用,推荐应用改善胰腺和其他器官微循环的药物,如前列腺素E_1制剂、血小板活化因子拮抗剂、丹参制剂等。

(六)抗生素应用

对非胆源性MAP不推荐常规使用抗生素,而对胆源性AP应常规使用抗生素。AP感染的致病菌主要为革兰氏阴性菌和厌氧菌等肠道常驻菌。使用抗生素应选用抗菌谱以革兰氏阴性菌和厌氧菌为主,脂溶性强,能有效通过血胰屏障的种类。推荐甲硝唑联合喹诺酮类药物为一线用药,疗效不佳时改用其他广谱抗生素,疗程不宜超过7~14天,否则可能导致二重感染。要注意真菌感染的诊断,如无法用细菌感染来解释的发热等表现,应考虑到真菌感染可能,可经验性应用抗真菌药,同时进行血液或体液真菌培养。

（七）营养支持

MAP 患者只需短期禁食，可仅需短期的肠外营养支持。SAP 患者常先施行全肠外营养支持，待病情趋向缓解，则过渡至肠内营养支持。肠内营养支持时需将鼻饲管放至 Treitz 韧带远端，输注能量密度为 4.187 J/mL 的要素营养物质，若能量不足，可辅以部分肠外营养支持。应注意观察患者反应，如能耐受则逐渐加大肠内营养支持剂量。应注意补充谷氨酰胺制剂。对于高脂血症患者，应减少脂肪类物质的补充。进行肠内营养支持时，应注意患者的腹痛、肠麻痹、腹部压痛等胰腺炎症状和体征是否加重，并定期复查电解质、血脂、血糖、总胆红素、血清白蛋白、血常规及肝肾功能等，以评价机体代谢状况，调整营养支持剂量。

（八）免疫增强剂

对于重症病例，可选择性使用胸腺素等免疫增强制剂。

（九）预防和治疗肠道衰竭

对于 SAP 患者，应密切观察腹部体征和排便情况，监测肠鸣音变化。早期给予促肠道动力药物，包括生大黄、硫酸镁、乳果糖等；给予微生态制剂调节肠道菌群；应用谷氨酰胺制剂保护肠道黏膜。同时可应用中药外敷，如皮硝。病情允许时应尽早恢复流质饮食或实施肠内营养支持，对预防肠道衰竭具有重要意义。

（十）中医中药

单味中药，如生大黄，复方制剂，如清胰汤、柴芍承气汤等被临床实践证明有效。中药制剂通过降低血管通透性、抑制巨噬细胞和中性粒细胞活化、清除内毒素而达到治疗功效。

（十一）胆源性 AP 的内镜治疗

对于怀疑或已经证实的胆源性 AP，如果符合重症指标，和/或存在胆管炎、黄疸、胆总管扩张，或最初判断是 MAP，但在治疗中病情恶化，应首选内镜下括约肌切开术（EST）和鼻胆管引流。

（十二）并发症的处理

并发症是 AP 治疗中较困难和复杂的部分，并发症多发生于 SAP，种类多样，个体差异较大。急性呼吸窘迫综合征（ARDS）是 AP 的严重并发症，治疗包括机械通气和大剂量、短程应用糖皮质激素，如甲泼尼龙，必要时行气管镜下肺泡灌洗术。对急性肾衰竭主要采取支持治疗，稳定血液循环，必要时透析。低血压与高动力循环相关，治疗包括密切的血流动力学监测，静脉补液和使用血管活性药物。AP 有胰液周围积聚者，部分会发展为假性胰腺囊肿，应密切观察，部分病例可自行吸收，若假性囊肿直径>6 cm，且出现周围压迫症状，可行穿刺引流或外科手术引流。胰腺脓肿是外科手术的绝对指征。上消化道出血可应用制酸剂，如 H_2 受体拮抗剂和质子泵抑制剂。

（十三）手术治疗

手术治疗主要针对 SAP，而确定其手术时机和手术方式仍是临床疑难问题，观点不甚统一。而对处于高度应激状态的 SAP 患者实施手术，创伤大，风险高，更应慎重决定。现在较多支持的观点包括对胆源性 SAP 伴有胆道梗阻和胆管炎但无条件行 EST 者，经积极保守治疗 72 小时病情未有好转者，出现胰周感染者应予手术干预。

1.手术步骤

（1）切口：上腹正中纵向切口对腹腔全面探查的灵活性较大，组织损伤小，但对暴露全部胰腺，探查腹膜后间隙和清除坏死组织较困难，在切口开放者或栅状缝合者更易发生肠道并发症。

两侧肋缘下切口可以良好暴露全部胰腺,有利于清理两侧腹膜后间隙的坏死组织,且网膜与腹膜缝闭后,将小肠隔离于大腹腔,对横结肠系膜以上的小网膜囊可以充分引流或置双套管冲洗,若须重复手术,肠道损伤机会亦减少。近年来一些有经验的医师倾向于选择两侧肋缘下切口或横切口(图 12-2)。

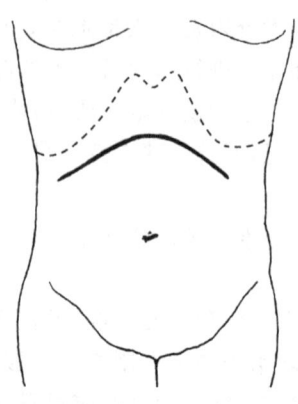

图 12-2　两侧肋缘下切口

(2)暴露胰腺:进入腹腔后先检查腹腔渗液,包括渗液量、性状及气味,抽取渗液做常规、生化、淀粉酶、脂肪酶检查和细菌培养。之后尽可能吸尽渗液,切开胃结肠韧带即可显露胰腺。

(3)确定胰腺坏死部位及坏死范围:发病 3 天内的手术,判断胰腺坏死部位和范围仍然是关键问题,也是当前尚未解决的问题。胰腺坏死范围一般分为局灶坏死(30%),大片坏死(50%～75%),和次全、全部坏死(75%～100%)。亦有以切除坏死组织的湿重区别程度,即局灶坏死(切除坏死组织湿重<50 g),大片坏死(<120 g),次全坏死(<190 g),超过 190 g,其中未检查到有活力组织者为完全坏死。

(4)胰腺坏死组织清除:用指捏法清除坏死组织,保护目测大致正常的组织。清除坏死组织无须十分彻底,对肠系膜根部的坏死组织切忌锐性解剖或试图完全清除,这样很可能会误伤肠系膜上动、静脉,发生致死性危险,明智的做法是任其自行脱落,经冲洗排出。坏无效腔内应彻底止血,以免术中或术后发生大出血。清除的坏死物应称湿重并记录,以判断坏死范围,同时立即送细菌学检查,做革兰氏染色涂片和需氧、厌氧菌培养。标本需做病理检查,以进一步判断坏死程度。

胰腺坏死严重者往往在胰周和腹膜后间隙存留有大量渗出物,其中富含血管活性物质和毒素、脂肪坏死组织,故在清除胰内坏死组织的同时还应清除胰周和腹膜后间隙的坏死组织。探查腹膜后间隙时对胰腺头、颈部病变主要分离十二指肠结肠韧带,游离结肠肝曲、右侧结肠旁沟、肠系膜根部和肾周围;胰体尾部病变累及脾门、肾周围时,应游离结肠脾曲和左侧结肠旁沟、肠系膜根部。凡属病变波及范围均应无遗漏地探查,清除坏死组织,吸尽炎性渗液,特别应注意肾周围及两侧结肠后间隙的探查和清理。

(5)局部灌洗腔形成:将胰内、胰周和腹膜后间隙的坏死组织、渗出物清理后,用大量生理盐水冲洗坏无效腔。缝合胃结肠韧带,形成局部灌洗腔。

(6)引流和灌洗:单纯胰腺引流目前已无人采用,无论胰腺坏死组织清除后或是胰腺规则性切除术后都必须放置引流和/或进行双套管灌洗,放置位置包括小网膜囊,腹膜后间隙或结肠旁沟。胰腺广泛坏死者还须进行"栽葱"引流。有胆囊和胆总管结石并伴有黄疸,又不允许施行胆囊切除者应切开胆囊或胆总管取石,放置胆囊引流和胆总管 T 管引流。术后冲洗小网膜囊平均需 25 天,根据坏死范围大小而有不同,局灶性坏死平均 13 天,大片坏死平均 30 天,次全或全部胰腺坏死平均 49 天,最长 90 天。灌洗液体量局灶性坏死平均 6 L/24 h,大片、次全或全部坏死平均 8 L/24 h,最多可达 20 L/24 h。冲洗液体可以是等渗或稍高渗的盐水。停止灌洗的指征为吸出液培养无菌生长;组织碎片极少或未见(<7 g/24 h);淀粉酶同工酶和胰蛋白酶检查阴性。

(7)三造口术:指胆囊造口,胃造口和空肠造口。由于急性坏死性胰腺炎伴有肠梗阻、肠麻痹,特别是十二指肠空肠曲近端胃肠液潴留,胃液、胆汁和十二指肠液淤积,且胃肠道梗阻往往持续数周甚至数月,三造口术即针对此状况。近年来由于肠外营养支持的质量不断提高,加之三造口术在病变剧烈进展期难以达到预期目的,反而增加并发症危险,故而主张选择性应用。

(8)腹壁切口处理:急性坏死性胰腺炎病理变化复杂,尚无一种手术能将本病一次性治愈。胰腺坏死清除术辅以坏死区冲洗虽然手术次数减少,但再次乃至多次手术仍难避免。胰腺早期规则性切除术结果更差,据统计其再次手术的次数较坏死清除术更多。再次和多次坏死组织清除手术需要多次打开腹部切口,针对此点,提出对腹壁切口的几种不同处理方法:①如前所述将坏死区作成灌洗腔,插入两根粗而软的双套管,持续灌洗引流,切口缝合。②用不易粘连的网眼纱布覆盖内脏,再以湿纱垫填充于腹内空间和腹壁切口,腹壁切口不缝合,或做全层栅状缝合数针固定。根据病情需要,定期更换敷料。此法可动态观察病情,及时清除不断形成的坏死组织,进行局部冲洗,避免多次切开、缝合和分离粘连。但每次更换敷料均需在全麻下进行,切口形成肉芽创面后方可能在病房内更换敷料。此法仅适用于胰腺坏死已有明显感染,胰腺脓肿形成,或有严重弥漫性腹膜炎的病例。③胰腺坏死组织清除后,切口开放,填塞敷料,然后盖以聚乙烯薄膜,在腹壁安装尼龙拉链闭合切口。此法优点与切口开放填塞法相同,更因有拉链闭合切口,减少了经蒸发丢失的液体量。但反复全身麻醉,出血、肠瘘、感染等严重并发症风险也决定了此类方法必须严格选择病例,不可轻率施行。

2.术中要点

(1)胰腺坏死组织清除术的关键步骤是有效清除胰内、胰周和腹膜后间隙坏死组织及感染病灶,保护仍有活力的胰腺组织,尽量用手指做钝性分离,保护主要血管。肠系膜根部周围的坏死组织无须分离,切忌追求彻底清除而导致术中或术后大出血。必须彻底止血,必要时结扎局部主要供血血管,但若为肠系膜根部血管受累,只能修补不可结扎。

(2)选择引流管质地应柔软,以避免长期使用形成肠瘘。有严重腹膜炎时腹腔应灌洗 1~3 天。腹膜后间隙坏死,感染严重时应作充分而有效的引流。

(3)为不可避免的再次手术或重复手术所设计的腹部开放填塞或腹壁安装拉链术,要注意严格选择病例,不宜作为常规方式。

3.术后处理

(1)患者需 ICU 监护治疗。

(2)应用抗生素防治感染。选择广谱、对需氧及厌氧菌均有效的药物,或联合用药。

(3)严密监测主要脏器功能,及时治疗肺、肾、心、循环及脑功能不全。若有指征及时应用呼吸机辅助呼吸,观察每小时尿量及比重,观察神志、瞳孔变化。

(4)肠外营养支持,一旦肠功能恢复,即逐渐过渡至肠内营养支持。

(5)持续双套管冲洗,严格记录出入量,测量吸出坏死组织重量,吸出液行细菌培养,以决定何时停止冲洗。

（6）发现需要再次手术的指征,主要是经过坏死组织清除及冲洗,症状一度缓解却又再度恶化,高热不退,局部引流不畅。

（7）若发现坏无效腔出血,应停止冲洗,出血量不大时可采用填塞压迫止血,出血量大则应急诊手术。

（8）发现继发性肠瘘,应立刻进行腹腔充分引流。

（9）主要并发症:胰腺坏死清除术的主要并发症为胰腺坏死进展,继发严重感染,形成胰腺脓肿或感染性假性胰腺囊肿;胰腺坏死累及主要血管发生大出血,继发休克;严重感染、中毒导致脓毒血症;多因素导致 MODS。①感染。坏死性胰腺炎手术中胰腺坏死组织细菌培养阳性率为62.8％。手术引流不畅或感染进展时,细菌培养阳性率增高,术中培养阳性者病死率比培养阴性者高 1 倍。感染未能控制,发生脓毒血症者则存活率很低。②出血。往往由于术中企图彻底切除坏死组织或坏死、感染侵蚀血管引起。预防方法是术中对血管周围或肠系膜根部的坏死组织不必彻底清除,及时发现和处理出血。若发生大出血则病死率接近 40％。③肠瘘。包括小肠瘘和结肠瘘,是最常见的并发症之一。约 1/10 的患者发生肠瘘。与坏死病变侵蚀,反复行胰腺坏死组织清除术,或切口开放有关。④胰瘘。坏死性胰腺炎术后约 8% 的病例发生胰瘘,经充分引流,多可自行愈合。超过半年不愈合者应手术治疗。⑤假性胰腺囊肿。多在 SAP 发病 4 周以后形成,是由纤维组织或肉芽组织囊壁包裹的胰液积聚。直径<6 cm 无症状者可不处理,若发生感染或>6 cm 者,需作 B 超或 CT 引导下的介入引流,或手术行内引流或外引流。

（李步军）

第二节　慢性胰腺炎

一、概述

慢性胰腺炎是各种原因所致的胰实质和胰管的不可逆慢性炎症,其特征是反复发作的上腹部疼痛伴不同程度的胰腺内、外分泌功能减退或丧失。

长期酗酒是慢性胰腺炎最主要的病因。甲状旁腺功能亢进的高钙血症和胰管内蛋白凝聚沉淀均可形成胰腺结石,导致慢性胰腺炎;此外,高脂血症、营养不良、血管因素、遗传因素、先天性胰腺分离畸形及急性胰腺炎造成的胰管狭窄等均与本病的发生有关。

病理病变为不可逆改变。典型的病变是胰腺缩小,呈不规则结节样变硬。胰管狭窄伴节段性扩张,其内可有胰石或囊肿形成。显微镜下见:大量纤维组织增生,腺泡细胞缺失,胞体皱缩、钙化和导管狭窄。电子显微镜下可见致密的胶原和成纤维细胞增生,并将胰岛细胞分隔。

二、临床表现

腹痛是本病最常见症状。疼痛位于上腹部剑突下或偏左,常放射到腰背部,呈束腰带状。平时为隐痛,发作时疼痛剧烈,酷似急性胰腺炎。随着急性发作的次数增加,间歇期逐渐变短,最后呈持续痛。

疼痛的发作主要是由于结石或胰管上皮增生所造成的胰管阻塞,使胰液不能通畅流入十二指肠,管内压力增高所引起;在手术解除梗阻后,疼痛就得到缓解。如果梗阻原因得不到解除,反复急性发作,纤维化病变逐渐加重,最后是胰腺的主要管道多处出现狭窄,犹如串珠状,疼痛就更难缓解。

血糖增高和出现糖尿是胰腺内分泌腺遭到破坏的表现。由于胰腺炎的反复发作,胰岛破坏严重,胰岛素分泌减少。但与急性胰腺炎不一样,糖尿病不仅不会缓解,且日趋严重。

腹胀、不耐油腻、腹泻是胰腺外分泌缺少的症状。由于胰管的阻塞,腺泡被破坏,使蛋白酶、脂肪酶和淀粉酶的分泌减少,蛋白质、脂肪等吸收都受到影响,表现为大便次数增多,粪便量大、不成形、色浅、发亮带油粒,即所谓"脂肪泄"。由于吸收不良,加以进食后引起疼痛而畏食,患者逐渐消瘦,体质量减轻。

少数患者出现黄疸,是因为慢性胰腺炎在胰头的纤维病变,压迫胆总管下端,或因为同时伴有胆管疾病。如果引起慢性胰腺炎的病因是慢性酒精中毒,还可出现营养不良性肝硬化所引起的一系列症状。

三、诊断

依据典型临床表现,可作出初步诊断。

(一)常规检查

粪便检查可发现脂肪滴,胰功能检查有功能不足。

(二)超声检查

B超可见胰腺局限性结节,胰管扩张,囊肿形成,胰大或纤维化。

(三)腹部 X 线

腹部 X 线平片可显示胰腺钙化或胰石影。

(四)CT

CT 扫描可见胰实质钙化,呈结节状,密度不均,胰管扩张或囊肿形成等。CT 检查的准确性远较 B 超为高。

四、治疗

(一)非手术治疗

(1)病因治疗:治疗胆管疾病,戒酒。

(2)镇痛:可用长效抗胆碱能药物,也可用一般止痛药,要防止药物成瘾,必要时行腹腔神经丛封闭。

(3)饮食疗法:少食多餐,高蛋白、高维生素、低脂饮食,按糖尿病的要求控制糖的摄入。

(4)补充胰酶:消化不良,特别对脂肪泻患者,大量外源性胰酶制剂有一定治疗效果。

(5)控制糖尿病:控制饮食,并采用胰岛素替代疗法。

(6)营养支持:长期慢性胰腺炎多伴有营养不良。除饮食疗法外,可有计划地给予肠外和/或肠内营养支持。

(二)手术治疗

手术治疗目的主要在于减轻疼痛,延缓疾病的进展,但不能根治。

1.纠正原发疾病

若并存胆石症应行手术取出胆石,去除病因。

2.胰管引流术

(1)经十二指肠行肝胰壶腹括约肌切开术或成形术：可解除括约肌狭窄，使胰管得到引流；也可经ERCP行此手术。

(2)胰管空肠侧侧吻合术：全程切开胰管，取除结石，与空肠做侧侧吻合。

3.胰腺切除术

有严重胰腺纤维化而无胰管扩张者可根据病变范围选用适宜的手术。

(1)胰体尾部切除术：适用于胰体尾部病变。

(2)胰腺次全切除术：胰远侧切除达胆总管水平，适用于严重的弥漫性胰实质病变。术后有胰岛素依赖性糖尿病的危险，但大部分患者可获得疼痛的减轻。

(3)胰头十二指肠切除术：适宜于胰头肿块的患者。可解除胆管和十二指肠梗阻，保留了富有胰岛细胞的胰体尾部。

(4)保留幽门的胰头十二指肠切除术：由于保留了幽门，较前者更为优越。

(5)保留十二指肠的胰头切除术：残留胰腺与空肠施 Roux-en-Y 吻合术，与 PPPD 效果相似。

(6)全胰切除术：适用于顽固性疼痛患者。半数以上患者可解除疼痛，但术后发生糖尿病、脂肪泻和体重下降，患者需终生依靠注射胰岛素及口服胰酶片的替代治疗。

（李步军）

第三节　胰腺囊肿

一、胰腺真性囊肿

（一）诊断

1.症状

胰腺先天性囊肿常伴发肝肾等多发囊肿，很少见，常无明显症状。潴留性囊肿常有上腹部胀痛或钝痛，囊肿增大压迫胃肠道可出现消化道症状，还可以出现体重下降等。

2.体征

部分患者在上腹部可扪及肿块，常为单发、圆形、界限清楚的囊性肿块，可有不同程度的压痛。

3.实验室检查

部分潴留性囊肿患者可出现血液白细胞计数增加、血清淀粉酶升高。穿刺检查可发现囊液淀粉酶含量高。囊壁活检可以发现上皮样囊壁结构。

4.辅助检查

B超检查先天性囊肿，一般较小，常伴有肝肾等多发囊肿；潴留性囊肿多为沿主胰管或其分支处出现单房无回声区。CT检查能明确肿物为囊性及其与周围器官的关系，了解胰腺的情况。

(二)鉴别诊断

1.胰腺囊性疾病

如胰腺假性囊肿、胰腺囊性肿瘤,仅能通过手术切除后的病理诊断进行确诊。

2.胰腺脓肿

胰腺脓肿可出现发热、畏寒等脓毒血症表现,上腹部可出现腹膜刺激征,血液中白细胞计数显著增加,腹平片和 CT 上有时可见气体影。

3.胰腺癌

部分胰腺癌出现中心区坏死液化,可出现小囊肿,影像学检查有助于鉴别诊断。

(三)治疗原则

如无禁忌证需行手术探查,明确病理诊断。对于较大的囊肿,尤其是突出于胰腺表面的囊肿应尽量予以切除。难以切除的囊肿可考虑行胰腺囊肿空肠 Roux-en-Y 吻合术。

二、胰腺假性囊肿

(一)诊断

1.症状

病史多有急、慢性胰腺炎或胰腺外伤史。有不同程度的腹胀和腹部隐痛,常放射至右肩部。有胃肠道症状;压迫胆管可引起胆管扩张和黄疸;胰腺外分泌功能受损引起吸收不良。并发感染、消化道梗阻、破裂和出血时,可出现相应的症状。

2.体征

可在上腹部扪及肿块,圆形或椭圆形,边界不清,较固定,不随呼吸移动,有深压痛,巨大囊肿可测出囊性感。

3.实验室检查

在早期囊肿未成熟时部分患者可有血尿淀粉酶升高。囊壁活检无上皮细胞覆盖。囊液一般混浊,淀粉酶一般很高。

4.辅助检查

腹平片可见胃和结肠推挤移位,胃肠钡餐造影则可见到胃、十二指肠、横结肠移位及压迹。B 超可显示分隔或不分隔的囊性肿物。CT 检查对假性囊肿影像更清晰明确,并可了解胰腺破坏的情况。必要时行逆行胰胆管造影(ERCP),观察囊肿与胰管是否相通。

(二)鉴别诊断

术前不易与其他胰腺囊性疾病(胰腺真性囊肿、胰腺囊性肿瘤)进行鉴别诊断,仅能通过手术切除后的病理诊断进行确诊。

(三)治疗原则

(1)胰腺假性囊肿形成早期(<6 周),囊壁较薄或较小时,如无明显并发症,无全身中毒症状,可在B 超或 CT 随诊下观察。

(2)急性假性囊肿,特别是在伴有感染时,以及不适于手术的慢性胰腺假性囊肿,可在 B 超和 CT 引导下行囊肿的穿刺外引流。

(3)囊肿直径超过 6 cm,且有症状的胰腺假性囊肿,特别是胰头部假性囊肿而又不适宜手术的患者,可选择内镜进行囊肿造瘘或十二指肠囊肿造瘘。

(4)手术疗法是治疗胰腺假性囊肿的主要方法,对非手术疗法无效的病例,均应在囊壁充分形成后进行手术疗法,一般在发病后 3 个月以上手术为宜。

外引流术作为急症手术用以治疗囊肿破裂、出血及感染。术后多形成胰瘘或囊肿复发,而需再次行内引流术。

内引流术有囊肿胃吻合和囊肿空肠 Roux-en-Y 吻合术,吻合口应尽可能足够大,宜切除一块假性囊肿壁,而不是切开囊壁。吻合口应尽量选择在囊肿的最低点,以便重力引流。术中应注意:①先行囊肿穿刺,抽取部分囊液送淀粉酶测定。②对囊腔应做全面探查,发现赘生物应冰冻切片检查,同时切取部分囊壁做冰冻切片,确定是否囊腺瘤和有无恶变,并除外腹膜后肿瘤或恶性肿瘤坏死后囊性变。③如发现囊内有分隔,应将其分开,变成单囊后再做引流术。

对于一些多房性胰腺假性囊肿,估计内引流术的引流效果不彻底,可选择切除,如假性囊肿位于胰腺尾部可以连同脾脏一并切除外,胰头部囊肿可行胰十二指肠切除术。

三、胰腺囊腺瘤和胰腺囊腺癌

(一)诊断

1.症状

早期多无症状,生长慢,随肿瘤生长和病情发展可能出现上腹部持续性隐痛或胀痛。位于胰头部的囊腺瘤可压迫胆总管下端,发生梗阻性黄疸。病变广泛时,胰腺组织受损范围大,部分患者出现糖尿病;压迫胃肠道可发生消化道梗阻。位于胰尾部的囊性肿瘤,可压迫脾静脉导致脾肿大、腹水、食管静脉曲张。恶性变时体重减轻,胰腺囊性癌可发生远处转移。

2.体征

上腹部可有压痛,程度不一,多不伴有肌紧张。上腹部可扪及无压痛的肿块,稍活动,可出现腹水和脾肿大。

3.实验室检查

穿刺囊液测定的淀粉酶一般正常,囊液涂片发现富有糖原的浆液或黏液细胞,对囊腺瘤的诊断具有较高的特异性。囊液中 CEA 等肿瘤标记物有助于鉴别诊断。

4.辅助检查

(1)B超发现病变部位的液性暗区,囊腔内为等回声或略强回声光团,并有粗细不等的分隔光带及等回声漂浮光点;囊壁厚薄不均或有乳头状突起,常提示恶性病变的可能。多数胰管不扩张,胰腺组织本身形态回声正常。

(2)CT 和 MRI 检查:可了解肿瘤的大小,部位和内部情况。进行增强扫描后出现囊壁结节提示囊性癌可能性大。

(3)X 线检查:腹平片可见上腹部肿块影,胃肠钡餐检查可出现周围肠管、胃等脏器受压移位。囊壁出现钙化灶影提示恶变的可能。

(4)术中必须进行全面探查,囊肿外观无特异性,良性病变和恶性病变可以并存,并多点多次取材才能避免误诊。

(二)鉴别诊断

1.胰腺假性囊肿

胰腺假性囊肿多发生在胰腺外伤或胰腺炎后,囊壁无上皮覆盖,而由囊肿与周围脏器共同构成。B超和CT多显示单腔囊肿,呈水样密度,腔内无分隔。囊壁薄而均匀无强化,无囊壁结节。

ERCP 检查常发现胰管变形,大部分囊肿与胰管相通,囊液淀粉酶明显增高。

2.乳头状囊性肿瘤

乳头状囊性肿瘤极少见疾病,极易与黏液性囊腺瘤或囊性癌混淆。瘤体部分较黏液性囊腺瘤更多,壁厚而不规则,可见乳头伸入,囊内充斥血块和坏死组织,CT 值较高,内无分隔。恶性程度低,根治术后可长期存活。

3.胰腺导管扩张症

胰腺导管扩张症多发生于胰腺钩突部,是由主胰管及其分支局限性囊状扩张所致,瘤体约 3 mL 大小早葡萄串状,囊内无分隔。ERCP 的典型表现是囊腔与主胰管相通充满造影剂。

(三)治疗原则

胰腺囊腺癌对放疗化疗不敏感,手术切除是其唯一的治疗方法,彻底切除肿瘤可获长期存活。肿瘤一般与周围组织粘连较少,切除不难。因囊腺癌的囊腔较大并且呈多房性,故不可做外引流术和内引流术,以免引发感染或贻误手术切除时机。手术中注意进行全面探查并行病理检查,如怀疑胰腺囊腺瘤应多处取材送病理检查,注意局部恶变的可能。手术方式:位于胰体尾者可行胰体尾切除,一般同时行脾切除术;位于胰头者可行胰头十二指肠切除术。除非病变范围广泛,患者不能耐受根治性手术,或肿瘤已经有转移外,一般不作单纯肿瘤切除。

(李步军)

第四节 胰 腺 癌

一、概述

胰腺癌是一种较常见的恶性肿瘤,其发生率有逐年增加的趋势。本病 40 岁以上好发,男性多见,男女之比为 1.6∶1。胰腺癌恶性程度高,不易早期发现,切除率低,预后差。癌肿70%～80%发生于胰头部,少数为多中心癌肿。Vater 壶腹周围癌是指 Vater 壶腹部、十二指肠乳头周围及胆总管下端所发生的癌肿。胰头部的恶性肿瘤与壶腹周围恶性肿瘤在临床上有很多相似之处,故在本节中一并予以叙述。

二、病因与病理

胰腺癌的病因尚不十分清楚,慢性胰腺炎和糖尿病可能和胰腺癌的发生有一定关系。胰腺癌可以发生在胰腺的任何部位,胰头癌较胰体、胰尾癌约多一倍。胰体癌又较胰尾癌多见。也有少数癌弥散于整个腺体,而难于确定其部位。胰腺癌常位于胰腺实质的深部,边界不清,与周围组织不可分开。胰腺癌多数起源于导管上皮,只有少数发生于腺泡。这种癌的特点为长成致密的纤维性硬癌或硬纤维癌,肿瘤硬实,浸润性强,切面常呈灰白色。胰头癌常早期侵犯胆总管。壶腹周围癌一般在发现时较胰头癌小,1～2 cm 直径,为实质性,可侵入胰头组织,也可向十二指肠腔内生长,显微镜下多为分化较好的乳头状腺癌。

三、临床表现

(一)症状

1.黄疸

黄疸为梗阻性黄疸,是胰腺癌,特别是胰头癌的重要症状。约 1/3 的患者黄疸为最初症状。伴有小便深黄及陶土样大便。黄疸为进行性加重,虽可以有轻微波动,但不可能完全消退。壶腹癌所产生的黄疸因肿瘤的坏死脱落,较容易出现波动。约 1/4 的患者合并顽固性皮肤瘙痒,往往为进行性的。

2.腹痛

2/3～3/4 的患者会有腹痛表现,以往认为胰头癌的特点是无痛性进行性加重的黄疸,这是不完全符合实际情况的。一般表现为上腹部深在的疼痛,根据肿瘤部位的不同可偏左或偏右,开始为隐痛,多伴有胀满不适。腹痛为持续性,逐渐加重,常有后背牵涉痛。典型的胰腺疼痛是平卧时诱发上腹部疼痛或原有的腹痛加重,夜间上腹尤其是腰背部疼痛是胰腺癌特征性的表现。

3.体重减轻

在消化道肿瘤中,胰腺癌造成的体重减轻最为突出,发病后短期内即出现明显消瘦,伴有衰弱乏力等症状。

4.消化道症状

胰腺癌常有不同程度的各种消化道症状,最常见的是消化不良和食欲不振,有时伴有恶心、呕吐。也有发生腹泻、上消化道出血者。

5.精神症状

胰腺癌患者往往有郁闷、急躁、焦虑、失去信心等情绪变化,且常自觉有身患重病感。

(二)体征

胰腺癌早期一般无明显体征,患者出现症状而就诊时,多已有显著的消瘦,巩膜及皮肤黄染,皮肤可见抓痕。胆囊肿大是胰头癌或壶腹周围癌的一个重要体征。部分患者可在上腹部摸到结节状或硬块状肿物。晚期患者出现腹水,少数患者出现锁骨上淋巴结肿大。

四、辅助检查

(一)实验室检查

(1)血、尿和粪便常规检查:可发现贫血、尿糖、尿胆红素,以及大便潜血阳性或大便中有脂肪滴。血生化检查,血清胆红素有不同程度的升高,以直接胆红素升高为主。转氨酶会有不同程度升高。碱性磷酸酶升高提示胆管梗阻。凝血酶原时间可以延长。

(2)癌胚抗原(CEA)、胰腺肿瘤胎儿抗原(POA)和用人结肠癌细胞制备的单克隆抗体的对应抗原物质 CA19-9 均可升高,但它们对胰腺癌的诊断缺乏特异性。

(二)影像学检查

1.B 超

B 超是怀疑胰腺癌患者的首选检查方法。可发现胰腺有无占位,肝内外胆管是否扩张,胆囊是否肿大,肝脏是否有转移灶。

2.CT 和 MRI

CT 和 MRI 能够提供与 B 超基本类似的信息,但能发现更小的病灶。可以了解胰腺的外

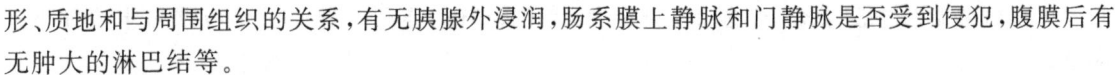

形、质地和与周围组织的关系,有无胰腺外浸润,肠系膜上静脉和门静脉是否受到侵犯,腹膜后有无肿大的淋巴结等。

3.超声内镜检查

经纤维十二指肠镜(带有 B 超探头),在接近病变的部位进行扫描,对乳头肿瘤的诊断很有帮助。

4.钡剂造影

上消化道低张造影可发现十二指肠曲增宽,十二指肠降部可见"反 3 字征"等。

5.逆行胰胆管造影(ERCP)

ERCP 可发现壶腹部有无肿瘤。通过造影可发现胆管有无占位、胰管是否有扩张、狭窄、扭曲或中断。

6.经皮肝穿刺胆管造影(PTC)

胰腺癌并发较重的黄疸时,静脉胆管造影多不显影,PTC 可显示胆总管下端梗阻的情况,同时可确定梗阻的部位及与结石鉴别。

7.选择性动脉造影

选择性动脉造影可了解肿物的血供情况及肿物与周围血管的关系,尤其是肠系膜上动脉是否受到侵犯。

(三)细胞学检查

可在 B 超或 CT 引导下用细针穿刺肿瘤,吸取活组织做病理检查。对疑难患者可提供有意义的证据。

五、诊断与鉴别诊断

胰腺癌早期无明显症状,患者就诊时多属晚期,因此早期诊断十分困难。对中老年突然患有糖尿病、不明原因腹泻等的患者应有所警惕。临床上出现明显黄疸等症状的患者,借助上述辅助检查等手段,进行全面检查和综合分析,诊断不难作出。在鉴别诊断方面要注意与肝炎、胆石症、慢性胰腺炎等疾病进行鉴别。还要注意鉴别恶性肿瘤的部位,是胰头癌还是壶腹癌,或者是胆管癌、胆囊癌等。

六、治疗

(一)手术治疗

手术治疗效果虽不满意,但仍然是胰腺癌的主要治疗方法。适应证包括:凡临床症状明显,不能排除胰腺癌,但经过各种检查仍不能确定诊断的患者,均应手术探查;诊断比较明确,患者一般情况较好,无晚期转移体征的患者应手术探查,争取施行根治术。如有锁骨上淋巴结转移、肝转移或出现腹水则放弃探查。术前应给予积极的准备,如输血、补充蛋白质、改善肝功能等。黄疸患者应用维生素 K 以改善凝血机制。有的学者主张黄疸患者,特别是重症黄疸患者术前应做胆管内引流或外引流,以降低血清胆红素水平,改善肝肾功能,从而降低术后并发症及手术死亡率。但该方法增加了再次手术的难度,并使切除率降低。胰体尾癌一般施行包括脾切除在内的胰体尾切除术。现重点叙述胰头癌的手术方法。

1.胰十二指肠切除术(Whipple 手术)

切除范围包括胰头部、十二指肠全部及胆囊、胆总管远侧段,然后将近侧胆总管、胰体部断端及胃体部的断端和空肠吻合,恢复胃、胆管、胰管和肠道的连续。做此手术应严格掌握如下适应证。

（1）胰腺癌的诊断已肯定。

（2）患者一般情况尚好,可以耐受这种手术。

（3）肿瘤局限于胰头,或仅侵及十二指肠,其周围的重要器官如门静脉、下腔静脉、肠系膜上动脉和静脉未受侵犯。

（4）无腹腔内组织如肝、腹主动脉周围淋巴结或腹膜、大网膜的广泛转移。

2.全胰腺十二指肠切除术

为了提高手术治愈率及减少胰瘘这一最常见并发症的发生,有作者主张施行全胰腺十二指肠切除术,但该手术死亡率并不低于胰十二指肠切除术,5年生存率无显著提高,且术后丧失了胰腺的全部内分泌和外分泌功能,故多数报告不主张施行这种术式。

3.胰腺癌扩大根治术

切除范围包括全胰腺、十二指肠,还切除胰腺后方的一段门静脉,甚至切除一段肠系膜上动脉、腹腔动脉及肝动脉,并清扫区域淋巴结。切除的血管用吻合或移植的方法重建。对这种手术的价值也尚难做出结论。

4.姑息性手术

晚期患者合并较严重的黄疸而又无法行根治术时,可以做胆囊空肠,或胆总管空肠吻合内引流术,以减轻黄疸及有关症状。并可经动脉插管术后行区域性灌注化疗。

5.疼痛的对症处理

晚期胰腺癌可引起顽固而剧烈的疼痛,开腹探查时可在腹腔神经丛处注射95%酒精。也可应用 X 线照射的方法。

（二）放疗和化疗

胰腺癌对于放疗和化疗均不敏感,但可以作为辅助治疗手段。

（李步军）

第十三章

腹 外 疝

第一节　腹股沟斜疝

一、普通腹股沟斜疝

腹股沟疝有斜疝和直疝两种。小儿腹股沟疝几乎均为斜疝,直疝极罕见。小儿腹股沟斜疝为先天性发育异常,是最常见的小儿外科疾病。出生后即可发病,出生后3月内发生率最高。随着经 NICU 救治成活的早产儿的增加,其发生腹股沟斜疝的概率更高。当腹腔脏器进入疝囊后不能还纳而停留在疝囊内即发生嵌顿,称为嵌顿性腹股沟斜疝,是小儿腹股沟斜疝最常见的并发症,新生儿发生嵌顿的危险性特别高。因而虽然新生儿及早产儿的手术和麻醉风险高,但是对这些患儿提倡尽早手术。

(一)流行病学

先天性腹股沟斜疝的发病率在足月的新生儿为 3.5%～5%,早产儿的发病率相当高,为9%～11%,当体重下降至 500～700 g 时发病率可达 60%。腹股沟斜疝男性比女性更常见。大多数文献报道男与女的比率为 5∶1 甚至 10∶1。所有的腹股沟斜疝 60% 发生在右侧,25%～30%为左侧,10%～15%为双侧。早产儿双侧疝更常见,据报道发生率占早产患儿的 44%～55%。一侧疝发生对侧疝的危险性为7%～10%。腹股沟斜疝有家族发生倾向,患者的双胞胎和兄弟姐妹腹股沟斜疝的发生率增加,现尚未发现区域和种族不同腹股沟斜疝发生率不同的报道。

(二)病因学

实际上所有的先天性腹股沟斜疝是因为生后鞘状突未闭合。在胚胎早期,原始睾丸位于腹腔后上方的腹膜后,相当于第 1～2 腰椎平面。随着胚胎的发育,睾丸逐渐下降,第 6 个月达腹股沟管内环附近,第 7 个月时沿腹股沟管下降,到第 8～9 个月降至阴囊内。鞘状突是胚胎第三个月首次见到的通过腹股沟内环处的腹膜向外突出形成的一个憩室样管状突起。鞘状突伴随着睾丸从腹股沟管到阴囊的下降的过程中。睾丸下降完成后很快鞘状突开始从内环部闭合,然后近睾丸端闭合,最后整个精索部的鞘膜闭塞,萎缩成纤维索。遗留睾丸部分的鞘状突包绕睾丸形成睾丸固有鞘膜腔。与腹膜腔不再相通(图 13-1)。在女孩,鞘状突随着子宫圆韧带一同穿过腹股沟管进入大阴唇。大多数婴儿生后数月鞘状突仍未闭。文献报道鞘状突新生儿期 80%～94% 未闭,4～12 个月 57% 未闭,成人有 20% 未闭。鞘状突未闭不等于是腹股沟斜疝,大多数没有临床症状。在腹压增高的情况下,腹腔内脏进入未闭的鞘状突而形成腹股沟斜疝。

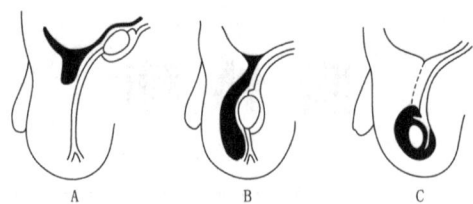

图 13-1 鞘状突下降闭锁过程

A.鞘状突开始下降;B.鞘状突随睾丸下降;C.睾丸下降至阴
囊底后鞘状突精索部闭塞,远端形成睾丸固有鞘膜腔

鞘状突未闭是腹股沟疝形成的病因,而腹压增高则为其诱因。婴儿哭闹、排便、用力、站立、跳动、咳嗽、喘憋等均可使腹压增高,而诱发腹股沟斜疝。

有下列疾病时腹股沟疝的发生率增加:①睾丸下降不全、下尿路梗阻、膀胱外翻;②脑室腹腔分流术后;③腹膜透析后;④囊性纤维性病;⑤胎粪性肠梗阻、坏死性小肠结肠炎、乳糜腹、腹水、腹裂及脐膨出关闭后所致的腹腔压力增高、腹内肿物、病理性便秘、巨结肠;⑥结缔组织疾病,如皮肤松弛症、Ehlers-Anlos 和 Marfan 综合征,或 Hurler-Hunter 黏多糖症。

(三)病理解剖

由于鞘状突未闭合程度不同及疝囊与睾丸的关系不同,小儿腹股沟斜疝可分为两种类型。

1.睾丸疝

由于整个鞘状突未闭与睾丸固有鞘膜腔相连通,疝内容物直接疝至阴囊内,与睾丸同在一个鞘膜腔内。此类疝称睾丸疝,在儿童占 5% 左右(图 13-2A)。

2.精索疝

鞘状突在腹股沟中段或上段闭塞,随着腹压增高,疝内容物进入残余鞘状突,迫使残余鞘状突沿精索前内方下降形成一个盲囊,与睾丸固有鞘膜腔不相通。多数的疝早期尚未进入阴囊,常称为精索疝。晚期即使疝内容物降入阴囊,睾丸也仍保持在疝囊以外。此种疝占婴幼儿疝的 95% 左右(图 13-2B)。

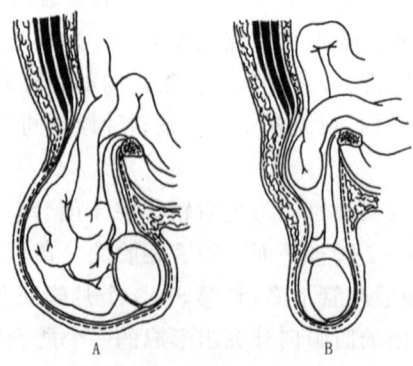

图 13-2 小儿腹股沟斜疝的分类

A.睾丸疝;B.精索疝

婴儿疝入疝囊的腹腔脏器最常多见的是小肠,有时右侧的疝囊内可见到阑尾和盲肠,女婴疝囊内可有卵巢、输卵管,少数疝囊较大时腹腔的一些腹膜外脏器如膀胱或盲肠部分升结肠等可构成疝囊壁的一部分称为滑动性疝。手术时应特别注意,防止高位结扎疝囊时误伤器官。有时大网膜疝入疝囊内并与之粘连,不能还纳。

小儿腹股沟管短,腹壁发育较薄弱,内外环均较易被撑大,甚至互相重叠成为一个大缺损,有如直疝。但腹壁下动脉仍在疝囊颈内侧,可与直疝区别。

(四)临床表现

新生儿常常表现为由母亲发现的随哭闹而出现并增大的腹股沟包块,患儿安静、放松时包块可以自行消失,但有时可以持续存在数小时,引起哭闹,明显不适,甚至出现呕吐。腹股沟包块还纳后,由于存在疝囊,通常可以触及增粗的精索结构。女孩的腹股沟包块绝大多数是由卵巢疝入疝囊引起,因此包块较小,往往不仔细观察不易发现,包块呈卵圆形,有触痛、不易回纳。

虽然可能性非常罕见,但确有早产儿及足月儿在疝囊内的阑尾感染的报道。

(五)诊断

可靠的病史及触及增粗的精索可高度怀疑腹股沟斜疝,检查腹股沟部或阴囊部位出现可复性软包块,即可作出诊断。睾丸疝产前可以通过B超检查发现。

(六)治疗

腹股沟斜疝有极少数可能自愈,只见于内环口较小,临床上偶尔出现腹股沟包块的病例,但这样的患儿发生嵌顿性腹股沟斜疝的危险性同样增高。因此除非有明确禁忌证,均应手术治疗。目前无论是国际还是国内绝大多数儿外科医师的主张是不用疝气带或其他所谓的保守治疗方法,即使是低出生体重儿也不主张。

1.手术时间的选择

小儿年龄越小,嵌顿性腹股沟斜疝发生率越高,危险性越大。虽然小儿腹壁肌肉不发达,嵌顿疝较易缓解。但是小儿肠管及血管都很薄弱细小,易受损伤。特别是新生儿易引起睾丸梗死,因此理想的手术时间是诊断后尽早手术。尽早手术除可以防止嵌顿的发生外,早产患儿疝囊结扎术后往往一般状况多明显改善,体重增加。一些以前有窒息发作史的早产儿疝囊结扎术后发作停止。

现在大多数腹股沟斜疝手术可以门诊或一日病房完成。虽然早产儿和伴有心脏、呼吸或其他疾病的患儿麻醉并发症的危险性增加,但大多数作者认为对这些患儿实行手术是相对安全的。由于新生儿、早产儿疝修补术对麻醉及手术技术要求高,目前国内因为多数单位对新生儿手术仍有顾虑,所以多希望年龄大于6个月再行手术。一旦技术有了把握,就应该尽早手术。

2.手术方法

腹股沟斜疝的手术目标是消灭疝囊修补腹壁缺损。婴幼儿腹股沟斜疝为先天性腹膜鞘状突未闭,腹壁缺损一般不重要,并且随生长而恢复。故手术仅做疝囊高位结扎术,而不需要腹壁修补即可达到治愈目的,这与成人及老人腹股沟斜疝治疗要求不同。

(1)经外环口疝囊结扎术:手术包括单纯的疝囊结扎,不打开腹股沟管,国内绝大多数小儿外科医师采用此方法。

1)麻醉:全麻气管插管对于新生儿及小婴儿是首选。低出生体重患儿应用脊麻醉术后出现窒息的发生率低。

2)手术操作步骤:在患侧腹横纹处做横切口,年长患儿也可在腹横纹下方1 cm处做平行腹横纹的切口,以便更接近腹股沟外环口,切口长 1.5 cm。切开皮肤皮下组织,于外环口发现精索。钝性分离精索外筋膜和提睾肌,在精索前内侧见到疝囊,分离疝囊可采用的方法有两种:①打开疝囊前壁(图 13-3),用止血钳探查疝囊,近端可探入腹腔,远端可探入疝囊底。将疝囊后壁与精索血管及输精管分离后切断(图 13-4)。②不打开疝囊,仔细将完整疝囊与精索血管及输精管分离,然后横断疝囊。提起疝囊近断端向内环处分离至疝囊颈处(局部有腹膜外脂肪显露后即标志抵达内环)贯穿结扎(图 13-5,图 13-6)。③关闭切口:皮下组织用 4-0 可吸收线缝合 2～3针,皮肤切口用 5-0 可吸收线皮下缝合关闭。近年来也可选用氰基丙烯酸盐黏合剂粘合皮肤切口。注意在关闭切口前一定要将手术中上牵的睾丸拉至阴囊,避免医源性睾丸下降不全。女孩手术更容易,因为没有损伤输精管及血管的危险,疝囊结扎后可以关闭外环口。

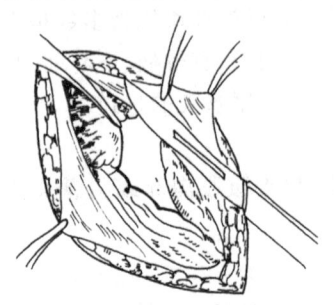

图 13-3　打开疝囊前壁

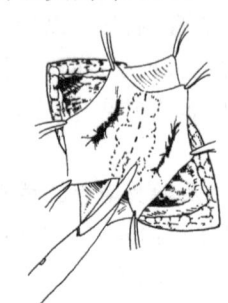

图 13-4　分离剪断疝囊后壁

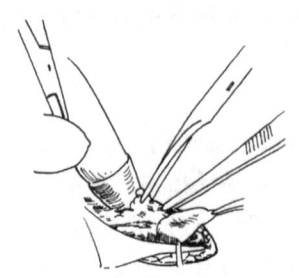
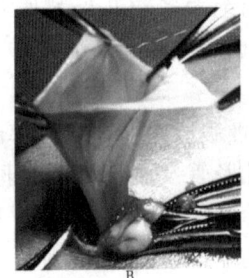

图 13-5　分离近端疝囊

A.分离近端疝囊;B.术中近端疝囊分离后

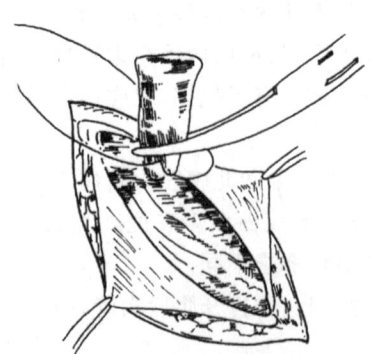
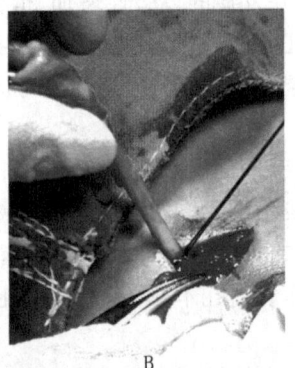

图 13-6　疝囊颈部贯穿结扎

A.疝囊颈部贯穿结扎;B.术中结扎疝囊颈部

（2）经腹股沟管疝囊结扎术：是经典的手术方法。手术中切开腹股沟管，在管内分离疝囊，高位结扎疝囊并切断，再将腹股沟管紧缩修复，精索置原位。这是其他疝手术的基础。

（3）腹腔镜疝囊高位结扎术：腹腔镜直视下，内环口高位缝合结扎疝囊。

1）麻醉：全麻气管插管。

2）手术操作步骤。①常规建立人工气腹。②Trocar放置：首先在脐窝置入一个 2.5～5 mm Trocar，放入腹腔镜，探查腹腔，如果为单侧鞘突未闭合，在同侧相当于麦氏点的稍上方置入另外一个 2.5 mm Trocar；如果为双侧鞘突未闭合，第二个 Trocar 置于脐窝与剑突之间。③于内环口体表投影的外上方腹壁穿入腹腔—2-0带针丝线，将针尾留在体外。④以持针器加持针，避开血管、精索及输精管，自内环口外侧开始分3～4次将缝针在腹膜下潜行环绕内环口鞘完整一周，收紧缝线检查无漏洞后，用体内持针器配合体外尾线打结结扎。打结时应挤出疝囊内积气积液，并下拉睾丸，避免阴囊气肿及医源性下降不全。⑤最后采用穿腹壁途径取出缝针。

手术的优点：①利用微型腹腔镜直径 0.35 mm 至 0.5 mm，以带线的缝针直接缝合疝内口之腹膜，无需解剖腹股沟管。②腹腔镜下放大的精索血管及输精管清晰可见，缝合时可以有效避开防止损伤。③手术操作简便。④可以同时探查对侧，一次完成双侧疝囊高位结扎。⑤切口小，不需缝合，术后无明显瘢痕。

现在应用腹腔镜完成疝囊高位结扎的例数已超过 5 000 例，不同学者报告了各种改良式，包括经脐部的单孔法、二孔法；应用各种特制的疝缝合针将缝线引出腹腔，在皮下打结等。目的是使手术操作更简单，缩短手术时间，切口更微小、隐蔽。

但对于婴儿腹腔镜疝囊高位结扎术仍有争论。与常规手术相比术后复发率高。由于早产儿双侧腹股沟斜疝的发生率高，据不同学者报道可达 44％～55％，腹腔镜手术可以探查对侧。然而，有学者认为对侧探查是没有必要的，因为这些患儿只有 10％ 以后出现对侧腹股沟斜疝。

3.术后处理

局部止痛可以用局部麻醉，髂腹股沟和髂腹下神经阻断，其可以在术前或手术结束时应用。婴儿醒后可以喂养。大多数患儿手术当天可以出院。早产儿腹股沟疝术后发生窒息的危险性众所周知，虽然这些患儿窒息多数发生在手术后 4 小时内，但要住院观察 24 小时预防这一并发症。术后窒息与胎龄和孕龄逆相关，但是手术时的体重和以前呼吸功能不全与这一危险性直接有关。

（七）合并症

选择性疝修补术后总的并发症率为 2％ 左右，包括以下几种。

1.阴囊血肿、水肿

术后阴囊血肿或水肿可使阴囊肿得很大、很硬、发亮，有时有胀痛。多因疝囊大，手术时分离面广，止血不完全引起。阴囊水肿和小的血肿均可自然吸收，有时至术后 2～3 个月方完全吸收。如血肿进行性增大，疼痛，阴囊青紫，张力大，应立即打开切口，清除血肿，止血引流，再缝合切口。全身应用抗生素，防止继发感染。通过术中仔细止血，血肿是可以避免的。

2.伤口感染

很低，不超过 1％。

3.医源性睾丸下降不全

相对罕见，约有稍多于 1％ 小婴儿疝修补术以后发生睾丸下降不全，需要再行睾丸固定术。

原因:术中结扎疝囊后,没有将上提的睾丸拉至阴囊或在重建外环时将精索缝在一起,造成精索短缩,睾丸移至阴囊上方。术中结扎疝囊后,缝合切口前应注意把睾丸拉入阴囊底部,即可避免。

4.斜疝复发

有史以来似乎疝的复发不可避免,腹股沟疝可接受的复发率应小于1%,但手术在新生儿期进行时复发率可以达到8%。患儿手术麻醉清醒后,腹腔内压增高,腹股沟肿块又复现为即刻复发,多为错将其他组织误认为疝囊结扎,而真正的疝囊未处理,应立即手术。术后1~2周复发称近期复发。造成的原因:疝囊结扎位置低而没有在疝囊颈部结扎;脆弱的疝囊撕裂;疝囊颈部的结扎线滑落;滑疝误为一般斜疝及切口感染等。造成术后易于复发的因素有脑室腹膜分流术,嵌顿疝和结缔组织异常。复发后需再次修补。

二、嵌顿性腹股沟疝

腹股沟斜疝的疝内容物在疝囊颈部阻塞而不能还纳入腹腔时即为嵌顿性腹股沟斜疝,简称嵌顿疝。由于颈部持续的收缩,疝内容物出现血运障碍时发生绞窄。疝内容物可以由小肠、阑尾、网膜,或卵巢和输卵管组成。如果治疗延误,可迅速进展至绞窄而导致肠坏死,甚至死亡。

(一)发病率

嵌顿疝是腹股沟斜疝最常见的并发症,具有较大的危险性,国内统计发病率约占17%,国外大宗病例统计占12%~17%,其中男性占12%,女性占17%,嵌顿疝约82%在右侧,67%发生于1岁以内,新生儿和小婴儿嵌顿疝的发生率为24%~40%不等。早产儿与足月儿比较嵌顿疝的发生率明显增高。而嵌顿疝发生年龄越小生命危险性越大。

(二)病因病理

各种使腹压增高的因素,如剧烈哭闹或阵咳都可使腹压突然增高,迫使更多的腹腔脏器扩张疝环进入疝囊。当腹压暂时减低时,疝环弹性回缩,阻止内容物回纳腹腔而发生嵌顿,疝嵌顿后引起局部疼痛。疼痛反射性引起腹壁肌肉痉挛,加重嵌顿。

进入疝囊的肠管嵌顿后,血液循环受障碍。小儿疝囊颈和疝环较成人富有弹性,腹肌不发达,而且小儿的血管弹性较好,因此,血液循环障碍由静脉回流受阻、淤血、水肿发展到肠坏死的进程较缓慢,较少像成人那样疝嵌顿4小时即发生绞窄坏死。但是脏器受压水肿,进而压迫精索,特别是新生儿可并发睾丸梗死。年龄小于3月的小婴儿嵌顿疝睾丸发生梗死据报告可达30%,10%~15%的嵌顿疝急诊手术后出现睾丸萎缩。但有学者报告将婴儿期嵌顿疝通过手法复位、随后择期行疝修补术的一组患儿与年龄匹配的对照组进行睾丸容积的比较,结果两组没有明显差异,因而提出睾丸萎缩的危险性被过分强调了。女孩嵌顿疝也可以发生卵巢坏死,并且有报道子宫嵌顿后出现阴道出血者。当卵巢滑疝不能复位时有性腺损伤的危险性,因此大多数外科医师提倡对患儿要进行及时手术。

(三)临床表现

嵌顿疝的新生儿通常表现为哭闹,易激惹,以后逐渐出现呕吐,腹胀和停止排便等肠梗阻症状。局部检查可触及有张力、触痛的腹股沟或阴囊包块(图13-7),包块近端边界不清,同侧的睾丸可以正常或由于血运障碍而肿硬,晚期局部皮肤发红,腹部膨胀,甚至有腹膜刺激征。出现便血多表示肠管已坏死,如不能及时诊断和正确处理,可发生死亡。

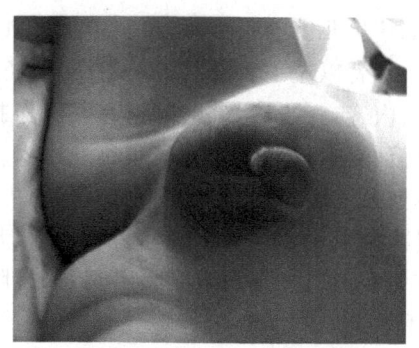

图 13-7　嵌顿性腹股沟斜疝

(四)诊断与鉴别诊断

当腹股沟或阴囊部出现不能自行复位的疼痛性包块时,首先应考虑嵌顿疝。结合既往发生过可复性腹股沟斜疝的病史,诊断更为肯定。腹部 X 线片显示腹股沟包块内肠管气影,可以明确诊断。如果出现肠梗阻腹平片可显示伴有液平面的扩张的肠襻。超声检查可以辅助诊断。

嵌顿疝临床诊断通常容易,但需要与以下疾病鉴别。

1.鞘膜积液

腹股沟或阴囊的包块,形态与腹股沟疝极为相似,但包块无触痛,由于包块内为液体,有囊性感,透光试验阳性,但要注意小婴儿透光试验不可靠,嵌顿性腹股沟斜疝时由于肠壁薄,肠管可以是透光的;当鞘膜积液继发感染或出血时,包块突然增大,疼痛,变硬,透光阴性。诊断困难时,可通过直肠指检内环处有无嵌顿之肠管而鉴别,超声检查可以明确诊断。

2.腹股沟淋巴结炎

早期肿块硬,皮肤红肿,境界不太清楚,有触痛,全身有急性化脓性炎症表现如发热或中毒症状,但无肠梗阻表现,精索及睾丸正常。

3.睾丸扭转或睾丸附件扭转

患儿表现为腹股沟或阴囊出现疼痛性包块,偶尔也有恶心呕吐等消化道症状,但无肠梗阻表现。当睾丸扭转时,睾丸常位于腹股沟部,同侧的阴囊空虚。在阴囊的睾丸附件扭转时,睾丸有触痛并且位置比对侧稍微提高。

4.睾丸肿瘤

阴囊肿大,阴囊内肿物与疝相似,但肿瘤多为实质性,有沉重感,不能还纳腹腔,易与疝相鉴别。

(五)治疗

1.手法复位

由于小儿嵌顿疝的病理特点,嵌顿疝发生肠绞窄时间较晚;疝嵌顿后疝囊周围组织水肿,解剖关系不清,小婴儿疝囊菲薄,水肿后更易撕破,急诊手术并发症高。因此一般认为嵌顿 12 小时以内,无明显肠坏死征象的患儿首选手法复位。首先给患儿适当的镇静以松弛腹肌,通过这一方法如果在 1 小时内不能自行复位,即可实施温和的手法复位,手法复位时一定应轻柔。因为小儿组织脆弱,疝囊及脏器均因嵌顿而水肿,粗暴的挤压复位,可导致疝囊撕裂或肠管浆肌层破裂甚至肠穿孔。绝大多数嵌顿疝可以通过这一方法成功复位。疝复位后,疝囊结扎术应选择在 24~48 小时水肿和肿胀减退后再进行。

操作方法：给予一定镇静剂使患儿安静入睡，疝内容物巨大估计复位较为困难时可给予全身或基础麻醉，头低足高位仰卧。术者以左手轻轻固定外环处，轻轻按摩以减轻外环及疝囊颈部水肿，然后以右手轻轻持续压迫疝内容物。若此时患儿稍有哭闹挣扎，暂不要放松，待患儿安静时再继续轻轻加压，加压时常可感到有少量气液体通过疝囊颈进入腹腔，继之疝块逐渐缩小，常常在听到"咕咕"声后疝内肠管迅速还纳腹腔，此时疝块完全消失，患儿疼痛及肠梗阻症状缓解，安静入睡。如果肛门有排气、排便，则更说明肠梗阻已解除。据文献报道70%～84%患儿手法复位成功。复位后应观察患儿有无腹痛或腹膜刺激症状出现，以排除疝内容物还纳后有肠穿孔或坏死，必要时应紧急剖腹探查手术。

2.手术治疗

(1)嵌顿疝有如下情况之一者，应停止手法复位转为紧急手术治疗：①嵌顿时间超过12小时。②全身中毒情况严重或已有便血者。③新生儿嵌顿疝，因不能明确发病准确时间。④女性嵌顿疝，卵巢及输卵管嵌顿不易复位；最近美国的调查显示，至少半数的外科医师建议急诊手术。⑤手法复位不成功或几经手法复位后患儿出现腹膜刺激征不能除外肠损伤或穿孔者。

(2)术前准备：鼻胃管加压并纠正水电解质紊乱，应用抗生素，但应尽量缩短术前准备时间。

(3)手术方法：选择腹股沟斜切口或腹横纹切口。患儿麻醉后，如果肠管没有自行复位，不试图复位肠管。打开疝囊，检查疝内容物，如果肠管有活性再复位肠管，当复位肠管困难时，可扩张内环口或小心切开内环，使嵌顿完全松解（常常内外环已重叠在一起，一次完全切开）。如果肠管的活性可疑时，将其提出，用温盐水湿敷，5～10分钟后再检查肠管（图13-8）。如果肠管颜色转为正常，血液灌注充足，可见肠蠕动和肠系膜血管搏动，将肠管还纳腹腔，完成疝囊高位结扎术。如果肠管无活性，行肠切除肠吻合术。如果肠管活性不能确定，可暂时外置，24小时后再手术，根据肠管情况选择保留或切除。大网膜已坏死时应予以切除。在术中切开内环者，应当将内环修复并紧缩。睾丸无论正常或缺血都将其拉至阴囊，只有证实真正的睾丸坏死才能切除。污染严重者应在疝囊内置橡皮片引流。

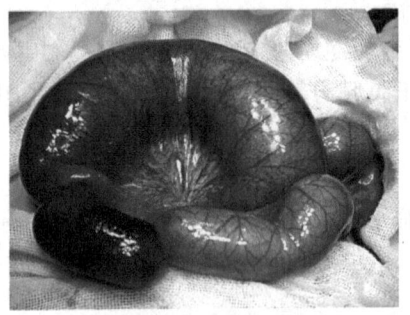

图 13-8　术中打开疝囊见嵌顿暗紫的肠管

患儿麻醉后如果疝自行复位，打开疝囊后要仔细检查肠管。如果没有肠管缺血则行疝囊高位结扎术。如果疝囊内有血性液或打开疝囊后发现腹腔内暗紫色肠管时，即怀疑复位肠管坏死时，应通过同一切口或右下探查切口行探查检查肠管。

近年来有报告采用小儿腹腔镜协助治疗嵌顿疝，复位成功后还可检查腹腔肠管的血液运输情况。

3.术后管理

如果进行了肠切除肠吻合，给予胃肠减压和静脉输液直到肠蠕动恢复、可以喂养后。应用抗生素 5 天。

(六)并发症

选择性疝修补术后总的并发症率为 2％ 左右,而嵌顿疝急诊手术后的并发症率增加到 8％～33％。腹股沟疝修补的并发症包括以下几种。

1.血肿

据报告发生率约 10％,主要原因为嵌顿疝时疝囊广泛出血水肿,局部组织不易辨认,切开疝囊的主要目的是检查及还纳肠管等疝内容物,故有些小的出血点易于隐藏在水肿的疝囊中造成术后渗血不止而出现该并发症,故术中应在还纳疝内容物后仔细检查出血点止血。

2.睾丸萎缩

多数因嵌顿疝时间较长,压迫精索血管造成。嵌顿疝术中见很多睾丸外观无活性,但真正术后发生睾丸萎缩率低,因而除非真正的坏死,否则不能切除睾丸。

3.鞘膜积液

多为残留在疝囊中的渗液或渗血造成,因与腹腔不相通,故可穿刺抽吸。

4.疝复发

急诊手术时,切开的组织较多,疝内容物还纳后又没有很好的修补内环口。另外疝囊水肿,高位结扎时结扎的位置高度不够,疝囊水肿口径较大时单纯采用荷包缝合易造成组织消肿后缝线松弛,导致肠管通过缝隙再次降入疝囊。

5.与肠切除有关的并发症

在不能复位的患儿中需要肠切除者为 3％～7％,其可以引起与切除本身和术野污染相关的一些并发症,如切口感染、肠吻合口瘘、腹膜炎等。

(七)预后

婴幼儿嵌顿性腹股沟斜疝手法复位成功率在 95％ 以上,手术治愈率到达 97.5％ 以上,术后患儿发育不受影响,2.3％～15％ 出现患侧睾丸不同程度萎缩,1.2％～2.2％ 疝复发。

(廉恩英)

第二节　股　　疝

一、概述

腹腔或盆腔内脏器经由股环进入股管或通过股管向股部卵圆窝突出的为股疝。老年妇女尤其多次妊娠和分娩后多见。由于股管较窄和股环周围缺乏弹性韧带,疝内容物突出后易被嵌顿和绞窄。确诊后应及早手术。

二、临床表现

(1)腹股沟韧带下卵圆窝处出现一半球形肿块。老年妇女多见。肥胖患者易被忽视。

(2)肿块突出后局部有胀痛下坠感。

(3)肿块嵌顿后有恶心、呕吐和腹痛等消化道症状。

(4)有一部分嵌顿股疝的病变为肠壁疝。此组患者的局部肿块较小,无典型肠梗阻表现,但多合并腹泻。有时由于被嵌顿的肠壁局部坏死并向皮肤破溃,可在局部流出恶臭液体或粪性液体。

三、诊断要点

(1)腹股沟韧带下卵圆窝处出现一半球形肿块应高度怀疑,尤其老年经产妇。应详细追问病史和有否消化道症状。

(2)腹部 X 线检查确定有否肠梗阻的影像特征。

(3)局部 B 超检查有助于确定是否在肿块处有肠管征象。

(4)需要与腹股沟淋巴结肿大、大隐静脉曲张、腹股沟斜疝和局部脂肪瘤做鉴别诊断。

四、治疗方案及原则

(1)一旦诊断为股疝,应积极手术治疗。对于已嵌顿或绞窄的股疝,除积极准备急症手术外要注意全身情况的处理,如高血糖、心功能不全和水、电解质紊乱等。

(2)做腹股沟上切口时常用斜疝修补切口,按解剖层次在腹横筋膜下寻得进入股管的疝囊。如返纳困难则应切开疝囊确认疝内容物无血运障碍,并返纳内容物后关闭疝囊。按规程介绍的方法修补。

(3)腹股沟下切口常用股部纵形切口,经卵圆窝处理疝囊,疝囊颈要尽量高位缝合结扎,处理多余疝囊后,缝合腹股沟韧带、阔筋膜镰状缘和耻骨肌筋膜,结扎线结扎时注意勿使股静脉受压。

(4)用人工合成材料修补股疝,仅适用于无嵌顿和无绞窄的股疝。无论腹股沟上或下切口处理疝囊后置网塞于股管内,网塞内瓣宜大部分切除,勿把网塞固定于股静脉,避免使股静脉受压。不再置入另一平片。

(廉恩英)

第三节 脐 疝

脐疝为少量腹腔内脏器(肠管或网膜)在腹压增高时经脐环疝出。是最常见的一种脐部疾病。婴儿发病率较高,尤以早产儿、低体重儿好发。随着年龄的增长,发病率逐渐下降。女孩比男孩多 2～3 倍。特别要注意的是肝胆系统状态异常时常伴有脐疝发生。

一、病因及病理

脐疝的发生原因与脐部的解剖特点有关。在胎儿期,脐环下半部通过 2 根脐动脉和脐尿管,脐环上部通过脐静脉。出生后,这些管道随即闭塞而变成纤维索,与脐带脱落后的瘢痕性皮肤相愈合,因此该部位是一个薄弱区。此外,在婴儿期,由于腹壁肌肉和筋膜发育不全,两侧腹直肌及前后鞘在脐部尚未合拢,当各种引起使腹压增高因素存在时,如过多哭闹、咳嗽、便秘、腹泻等,均能促使脐部外突。脐疝表现为脐环缺损,缺损处覆盖正常皮肤和皮下组织,其下为突出的腹膜憩室形成的疝囊,腹膜与皮肤深层及脂肪组织有粘连。突出的内脏多为大网膜或小肠,囊壁与其内容物间一般无粘连。

二、临床表现

大多数婴儿脐疝在出生后脐带脱落后几周内被发现,几乎所有的患儿在出生后 6 个月内发病。表现为哭闹、咳嗽、排便等使腹压增高时脐部出现圆形或卵圆形突出包块(图 13-9),包块通常直径在1.5～2.5 cm,张力通常不高,安静或平卧后包块消失,脐部皮肤松弛。当出现包块时,用手指压迫突出部,膨出脏器很容易还纳腹腔,有时可闻及清晰的气过水声。指端深入即可触及脐环缺损边缘,并可估计其直径,1 岁以下婴儿脐环直径一般在 0.5～1.5 cm。年长儿童由于疝的长期外突,疝囊与皮肤均有扩张,直径可达 3～4 cm。小儿咳嗽或哭闹时指端有明显冲击感。当疝内容物不能回纳腹腔时即发生嵌顿,但这种情况非常少见。

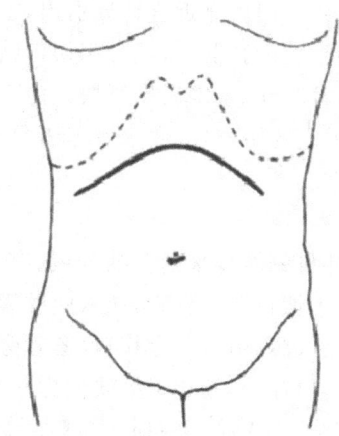

图 13-9 脐疝(脐部圆形或椭圆形突出包块)

绝大多数婴儿脐疝无症状,也不引起胃肠功能紊乱,少数病儿伴有消化不良、腹泻、易惊等症状。脐疝在唐氏综合征、18-三体、13-三体和粘多糖累积症中较常见。

三、诊断

通常无需借助其他辅助手段即可明确诊断。注意与小型脐膨出鉴别,后者膨出中央无正常皮肤。

四、治疗

婴儿脐疝绝大多数可以自愈。随着年龄增长,腹肌发育完善,脐环缺损直径逐渐变小,进而闭合。一般认为1～2岁甚至到3～4岁仍可期望其自愈。脐环的大小与自愈的可能性有关:一般脐环直径为1 cm左右,不作任何处理均能自行愈合;但脐环直径在 2 cm 以上者,特别是有增大趋向的患儿,自愈可能性较小。

脐疝的治疗常规是 2 岁以下可暂不作任何处理;2 岁以上,小的脐疝可试行保守治疗 3～6 月;如果不闭合,即施行手术治疗;脐环直径大于 2 cm 者,建议早期施行修补手术。

(一)保守治疗

粘膏法应用的原则是必须减少腹壁向两侧的张力,使脐疝得以缩小。粘贴时,疝囊须处于空虚状态,以免疝环中有组织插入。采用两条5 cm 宽的粘膏,腹壁先涂上安息香酸酊,以增加粘性和保守皮肤。粘膏粘合的部位,先在腹壁皮肤的两侧,再将此两条膏布的游离端互相向对侧牵引,直到脐孔部皮肤变松而起皱褶为止。助手可用指揿压,使疝内陷,同时继续牵引,最后粘牢。粘膏每1~2周必须更换1次。如果连续6个月无进步,则应放弃此法。

(二)手术治疗

1.脐疝修补术

手术入路可以经脐上或脐下做半圆形切口,切开皮肤、皮下组织及两侧筋膜上脂肪组织,显露疝囊,切开疝囊腔,切除疝囊。最重要的步骤是间断紧密缝合二侧筋膜。脐疝修补术简单,疗效良好,并保留了脐的正常外貌。

2.脐环结扎术

在脐环下方中央切开皮肤5 mm,轻分皮下组织,暴露脐环处筋膜,于筋膜间穿入动脉瘤针(带线),使其在脐环筋膜内环形潜行一周后靠近进针处引出,上提腹壁,还纳疝出脏器,结扎缝线使脐环紧缩,确认安全可靠未影响腹腔内脏器后,缝合小切口结束手术。该手术方式的特点是创口小、过程简单、结扎结实可靠、手术时间短、术后恢复快。由于带线的动脉瘤针潜行穿过脐环时有一定的盲目性并可能损伤腹腔内空腔脏器,故要求手术者具备娴熟的手术操作技巧并有麻醉师的密切配合。此法应用者较少。

3.腹腔镜脐环结扎术

近年来随着腹腔镜手术在儿外科领域越来越多的开展,有一些医师采用腹腔镜行脐疝修补术,方法:建立人工气腹后,脐环上小切口置入套管,放入腹腔镜,腹腔镜直视下,第一根缝线于脐环下小切口进入带针丝线或涤纶线入腹,由脐环上切口(套管旁)出针,再将针由脐环上切口进入筋膜内潜行脐环左半圈于脐环下切口穿出,第二根缝线同方法脐下切口入腹脐上切口出针后,再潜行脐环右半圈,两根缝线同时打结,消灭脐环缺损。与脐环结扎术比较腹腔镜直视下更安全。但本腹腔镜手术应用时间短,需要进一步随访观察效果。

五、预后

术后复发者极少,疗效满意。但部分患者由于原脐部疝出面积较大,局部皮肤扩张严重,术后脐部皮肤松弛,外观稍差,少数患者最终也无法恢复至正常的外观水平,因此在必要时行脐成形重建术以获得满意的外观效果。

(廉恩英)

第四节　腹部切口疝

腹部切口疝系指发生于腹部手术切口的疝,临床上相当多见,占腹外疝的第3位。

一、发病机制

(一)解剖基础

腹部纵切口除腹直肌外,切断了所有横行走向的腹壁各层肌肉、筋膜、腹膜、鞘膜组织纤维;在缝合后,又容易受到肌肉的横向牵引力而易发生裂开。即使是腹直肌,也因切断肋间神经而有损它的强度。为此,应尽量少用腹直肌旁切口,代之以横行切口、正中切口或旁正中切口。

(二)直接诱因

1.术中处理不当

例如术中缝合层次有误,对合不当,缝合不密,嵌入其他组织,或缝腹膜时留有缺口,麻醉效果不佳,强行拉拢创缘缝合引起组织撕裂。

2.术后处理不当

手术后留置引流物过久合并切口发生感染。据统计,切口一期愈合,切口疝发生率少于1%,一旦感染,发生率增至10%左右。

3.手术后腹内压力升高

如手术后肠麻痹引起的腹胀、频繁呕吐,以及原有的老年慢性支气管炎和术后并发肺炎所致的剧烈咳嗽,均可使缝线撕脱或组织撕裂。

二、诊断

(1)腹部切口疝一般多见于纵切口,多发生于手术后几个月内。

(2)疝囊多不完整,疝环较大,不易发生嵌顿,内容多为大网膜和小肠,可与疝囊壁发生粘连,形成难复性疝。

(3)症状及体征:①腹壁切口有肿块突出,在患者站立、行走、用力时更为明显,平卧时则消失。②小的切口疝无其他症状,大的和巨型切口疝可引起腹部不适和牵拉感,并有消化不良、腹胀、腹部隐痛和慢性便秘等。③切口瘢痕处可见肿块,柔软,大者直径可达 10~20 cm,甚至更大。疝内容物回纳后,可清楚地摸到疝环边缘。有时疝内容物为小肠,可见蠕动波及听到肠鸣音。

三、治疗

治疗主要是手术治疗,仅在年老体弱不能忍受手术,或有顽固性剧咳不能控制者可使用弹性绷带包扎。手术疗法有两种:单纯修补和成形术。

（廉恩英）

第十四章

血管外科疾病

第一节　急性动脉栓塞

急性动脉栓塞是由于心脏或动脉壁脱落的血栓、斑块或外源性栓子进入动脉,随血流向远端流动,造成远端的动脉管腔堵塞、血流障碍的急性病变。血栓栓子约90%来源于心脏,下肢动脉栓塞较为常见。

一、病因

急性动脉栓塞的栓子来源非常广泛。心源性的栓子是动脉栓塞的主要原因,约占所有病因的90%。在心脏疾病中,心房颤动是心源性栓子的主要原因,患者左心房内常有血栓形成;心肌梗死的患者,左心室扩大,收缩乏力,血液排空不畅,可形成附壁血栓;人工心脏瓣膜置换术后,血栓常易发生在人工瓣膜缝线周围或在瓣叶交界处;其他如心房黏液瘤、细菌性心内膜炎及风湿性心脏病等均是心源性血栓的病变因素。非心源性栓子主要为动脉硬化性斑块的脱落、动脉瘤附壁血栓脱落引起动脉栓塞。近年来由于心血管手术及介入诊断治疗的广泛开展,医源性动脉栓塞的比例有所增加。

二、病理与病理生理

动脉栓塞的部位与栓子的大小密切相关。一般情况下,小栓子易沿升主动脉,通过无名动脉、右颈总动脉,最后流入脑部动脉(占20%),6%~7%小栓子流向内脏动脉(主要为肠系膜上动脉和肾动脉),少部分流向上肢动脉(其中肱动脉约占2%)。较大的栓子常流向腹主动脉,最终在腹主动脉末端或下肢动脉(约占70%以上)形成动脉栓塞。绝大多数栓塞位于动脉分叉处。其在局部的作用及对全身的影响如下。

(一)动脉痉挛

栓子直接刺激动脉和管腔内压力增高,刺激动脉上分布末梢感受器,通过神经反射,兴奋动脉上的交感神经,使动脉壁平滑肌出现强烈收缩。由于血栓内存在大量的血小板凝聚,其释放出组胺与5-HT等物质,可加重动脉痉挛。明显的动脉痉挛主要发生于栓塞动脉及其相邻的侧支。

较长时间的动脉痉挛可造成比栓塞动脉范围更广程度更重的远端缺血。

(二)动脉壁退行性变

栓塞动脉及其远段动脉由于严重缺血、缺氧、其组织结构发生退行性变，主要有血管内皮细胞变性、弹力纤维张力消失，大量纤维素沉着等。如急性发病后 6 小时内解除栓塞，上述变化尚属可逆。如栓塞时间更长，则该退行性变将不可恢复。

(三)血栓形成

动脉栓塞后，其远段血管容易发生新的血栓形成。主要机制可能与下列因素有关：①动脉痉挛致血管内皮受损，动脉壁退行性变，血管抗栓能力下降；②远段动脉内压力下降，血流缓慢，促凝物质局部浓集，加速血液凝固；③邻近组织缺血、前列腺素等抑制血小板聚集的生理物质产生减少。新形成的血栓与动脉壁并无紧密粘连，较易摘除。如新的血栓阻塞侧支动脉的开口处，可进一步加重肢体的缺血。

(四)受累肢体的变化

栓塞动脉远段肢体可发生一系列缺血缺氧变化，如皮色苍白、感觉异常或消失、功能障碍、动脉搏动消失等。如动脉栓塞达 6 小时以上可发生组织细胞坏死。坏死的发生尚与闭塞部位及侧支循环状况有关。更长时间栓塞可出现不同程度的坏疽。

(五)栓塞对心脏的影响

动脉栓塞常发生于心脏病患者。动脉栓塞可加重心脏负担，引起血流动力学的变化，因此而诱发心力衰竭、心源性休克。栓塞对血液流变学的影响与栓塞部位有关系。一般而言，栓塞动脉愈大、其对心血管的影响亦愈明显。

(六)栓塞对全身代谢的影响

如果栓塞使受累肢体发生大面积组织缺氧性坏死，坏死物质随静脉回流入血，可造成全身代谢障碍。一般发生于栓塞后 10～12 小时，主要异常有氮质血症、高钾血症、肌红蛋白尿和代谢性酸中毒，严重者可导致肾衰竭。如果较大范围的组织发生不可逆坏死后再摘除栓子，循环重建后，大量坏死组织内的代谢产物迅速进入全身循环中，迅速发生严重的全身代谢障碍。这种发生于栓塞性坏死后再通的代谢障碍综合征称为血管再灌注综合征或肌肾毒性代谢综合征或肌病-肾病-酸中毒综合征。

三、临床表现

急性动脉栓塞可发生于任何年龄。原发病为风湿性心脏病者年龄较轻，原发病为冠心病者，年龄多在 50 岁以上。其临床表现的轻重与栓塞的位置、程度、侧支循环情况及栓塞后的病理生理变化等因素有关。

(一)疼痛

最早的症状为急性锐痛，少数患者无疼痛但有麻木感觉。疼痛开始发作时，位于栓塞平面处，逐渐加重，并发展至远侧，甚至整个患肢。开始为间歇性跛行，以后增剧为静息痛。疼痛部位伴有明显触痛。

(二)皮色和温度改变

肢体动脉供血阻断后，静脉回流导致皮层乳头下静脉丛血流减少，如完全排空则皮色呈花白状；若部分排空，可表现为在苍白的皮肤上出现散在小岛状紫斑。患肢皮肤温度降低，触诊时有冰冷感。皮肤温度下降以肢体远段最明显。发生皮肤温度降低的部位比实际发生栓塞的平面要低。如大腿上部、中部或小腿下部等皮肤温度下降往往对应髂总动脉、股总动脉或腘动脉栓塞。如果皮温骤降并向近段发展,则提示新的血栓继续向近侧发展。

(三)动脉搏动减弱或消失

动脉栓塞、继发性血管痉挛和新的血栓形成等因素使栓塞平面以下的动脉搏动减弱或消失。

(四)感觉和运动障碍

患肢的远段可发生感觉异常或感觉消失。如股动脉栓塞时,足部有麻木感。接近栓塞平面部位可有感觉受损、感觉过敏的区域。患肢尚可出现运动功能受损表现。如趾(指)活动困难、足下垂或手下垂等。

四、实验室检查

(一)皮肤测温试验

该试验结果可较精确地指示皮肤温度正常与降低交界处转移带的部位,并从温度下降程度了解动脉痉挛情况。

(二)节段性测压

通过测定上肢和下肢各个节段的血压,计算踝肱指数(ABI),ABI<0.3 且踝部血压低于4.0 kPa,提示肢体严重缺血。

(三)多普勒超声检查

准确定位肢体动脉栓塞部位,测动脉内径、血流速度及阻力指数等指标,能判断肢体缺血程度和间接判断侧支循环情况。

(四)数字减影血管造影(DSA)

血管造影是诊断肢体缺血的"金标准"。DSA 显示:管腔径路在栓塞近端骤然中断,形似圆顶状;动脉本身无病变者,管腔粗细均匀,管壁光整而柔软,侧支形态和行程正常。

(五)其他检查

1.心电图、心脏 B 超

有助于对动脉栓塞病因作出判断。

2.血液流变学、高凝状态分子标志物

主要了解患者的血液流变学、高凝状态及纤溶状态的情况,对判断血栓形成等有一定价值。

五、诊断与鉴别诊断

(一)诊断

根据患者有心脏病史、突然发病及有 5P 症:下肢疼痛(pain)、苍白(palor)、脉搏减弱或消失(pulselessness)、感觉障碍(paresthesia)和运动障碍(paralysis)的表现诊断多无困难。动脉示波、阻抗血流图和血管超声检查对诊断和判定栓塞位置有重要的辅助价值。动脉造影对诊断有疑问或需手术治疗的患者价值较大。

(二)鉴别诊断

1.急性动脉血栓形成

(1)该病发生前动脉本身已存在病变,最多见的病变是动脉粥样硬化性闭塞症和血栓闭塞脉管炎,亦可为大动脉炎或糖尿病性动脉炎。

(2)该病发生前常有某些诱因,如外伤、手术、介入创伤等。

(3)其临床表现中有长期患肢血管闭塞所致循环不良的症状,如麻木感、畏寒、间歇性跛行;体征有脱毛、趾(指)甲畸形、皮肤干燥且薄而光滑、汗毛脱落、肌肉萎缩等;起病前常有一段肢体缺血的前驱期;血栓形成所致的皮肤苍白、皮温下降、搏动消失等分界平面不甚分明。

(4)存在某些脉粥样硬化的证据如血胆固醇水平升高;X线平片可见动脉壁存在钙化斑;动脉造影显示受累动脉管壁粗糙、不完整或扭曲、节段性狭窄、有较多侧支循环。

2.急性深静脉血栓形成

主要表现为水肿、发绀,浅静脉充盈,皮肤温度正常或略升高,动脉搏动存在,疼痛在小腿部、沿大腿内侧的股静脉附近,波及腹股沟部压痛。

3.急性外伤性动脉闭塞症

股动脉在肢体外伤时受到损伤发生急性闭塞;股骨髁上骨折时损伤动脉、使之发生痉挛或闭塞。主要依据该症有外伤史、缺血表现不严重,多无心脏病,中青年人多发等特点加以鉴别。

六、介入治疗

(一)适应证

不同的介入治疗方法可能在具体的适应证方面有所差异,不过总体来说急性肢体动脉栓塞介入治疗的适应证包括:肢体动脉的急性栓塞、移植血管发生的急性栓塞。其中动脉内导管溶栓对患者的治疗时机有较高的要求,主要适用于急性缺血发生时间<14天并且能够耐受溶栓的患者。

(二)禁忌证

1.介入治疗的绝对禁忌证

(1)近期有内脏出血病史,如胃肠道出血病史。

(2)近期的脑血管病史。

(3)近3个月内行神经外科手术或介入治疗。

2.相对禁忌证

(1)近期严重创伤。

(2)10天内心肺复苏患者。

(3)严重高血压。

(4)颅内肿瘤。

(5)近期非血管大手术。

(6)凝血功能障碍。

(7)妊娠。

对于急性肢体动脉栓塞患者,不仅要考虑介入治疗的适应证和禁忌证,还要考虑患者的肢体缺血程度及挽救的可能性。根据患者的临床症状、体征可以将急性肢体缺血分为3型。Ⅰ型患者通常没有急性组织缺血坏死的风险。Ⅱa型患者中只有较少的感觉缺失(如足趾部分),没有肌力减弱,经过适当的治疗是可以挽救这类患者的缺血肢体。这两类患者的病情能够允许医师进行充分的影像学检查及评估。Ⅱb型患者则可能存在更多的感觉缺失并伴有肌力减弱,他们往往需要紧急手术治疗并结合术中动脉造影以重建血运。Ⅲ型患者已经存在了不可逆的缺血损伤,往往存在大量组织坏死或永久性神经损伤,这类患者只能接受截肢。

(三)器材准备

介入治疗的器材准备主要包括常用的血管造影材料,如穿刺针、导管鞘、普通造影导管、相应导丝,还需要准备溶栓所需的溶栓导管、配套导丝及药物注射泵。溶栓药物主要有尿激酶(UK)、链激酶(SK)和组织型纤溶酶原激活剂(t-PA),其中链激酶因为具有抗原性,目前已经很少使用,导管溶栓较常使用的是尿激酶和组织型纤溶酶原激活剂。

(四)介入过程

血管穿刺部位根据血管栓塞部位不同进行选择,可以是对侧或同侧股动脉,也可以是肱动脉。若动脉栓塞部位在髂动脉或股动脉,穿刺部位可选择为对侧股动脉。若栓塞部位在股动脉以下,可选择同侧股动脉进行顺行穿刺。若双侧股动脉有严重钙化病变或者栓塞发生于腹主动脉-股动脉搭桥的移植血管,可考虑选择肱动脉进行穿刺。

在穿刺成功置入导管鞘后,用造影导管行动脉造影以明确栓塞部位。在栓塞部位送入超滑导丝并贯穿血栓。如果导丝能无阻力地穿过血栓,这说明血栓比较新鲜,这类患者的溶栓效果较好。如果导丝在穿过血栓时感到明显的阻力,说明血栓比较陈旧,有一定程度的机化,这类患者的溶栓效果稍差。导丝穿过血栓后交换溶栓导管并埋入血栓中进行灌注溶栓。若导丝不能顺利通过血栓,可以把溶栓导管置于血栓近端进行灌注。溶栓药物的灌注方法有多种,以尿激酶为例,根据 TOPAS 试验的结果,对于 14 天内的急性下肢缺血患者,可以每分钟 4 000 U 的速率连续灌注 4 小时,然后以每分钟 2 000 U 的速率持续灌注最多 48 小时,这一方案的血栓完全溶解率为 71%,出血发生率为 2%。

在溶栓过程中需要定期行血管造影复查,使用尿激酶持续灌注溶栓的患者一般可在溶栓后间隔 24～48 小时进行造影复查,评估血栓溶解情况。根据溶栓情况可以调整溶栓导管的位置。使用溶栓药物剂量较大时可以适当缩短复查时间间隔。

在溶栓过程中出现以下情况时需中断溶栓:①血栓已基本溶解或全部溶解,阻塞的血管腔血流已恢复;②出现了较严重的并发症,如出血、过敏等;③在连续溶栓治疗 24～48 小时后仍未出现血栓溶解,患肢不能存活;④无法耐受保留导管溶栓的患者;⑤外科医师认为患者需要手术开通血管或截肢。

完成溶栓治疗后不能立即拔出导管,停药 1 天后再拔除导管,或者促凝时间在 200 秒以下时可以考虑拔除导管。拔除导管后穿刺部位需压迫 20～30 分钟,若仍有出血,可继续压迫 10～20 分钟,直至不出血。局部加压包扎后用沙袋压迫 6 小时。拔除导管后也可用缝合器封闭穿刺,这样比单纯压迫止血的出血风险较小。术后应注意观察穿刺点,如有出血需要及时处理。

在溶栓治疗成功后,有些患者可能存在明显的血管病变,尤其是急性动脉血栓形成的患者,如果患肢动脉存在 50% 以上的狭窄,可在溶栓成功后行球囊扩张或支架置入治疗。术后患者需长期服用阿司匹林或氯吡格雷,以减少血栓复发或支架内血栓形成。

(五)并发症及处理

急性肢体缺血溶栓治疗的主要并发症是出血,其中严重的全身出血或颅内出血是最为严重的并发症。对于急性肢体缺血考虑进行溶栓治疗的患者,临床医师一定要严格把握适应证和禁忌证,尤其是那些已经存在出血倾向的患者,在进行溶栓治疗时一定要慎重,需要密切监测患者的出血情况,如有严重的大出血或颅内出血表现,需立即停止溶栓和抗凝剂,再予血浆、凝血因子等促凝剂,明确出血部位,必要时可行外科手术治疗。溶栓治疗的穿刺点出血也十分常见,不过这类出血往往是局限性的小出血,一般无生命危险。尽量使用直径较小的导管和导管鞘以减少穿刺部位出血的发生率。在持续溶栓期间,需要患者尽可能保持穿刺肢体制动。若发生导管周围渗血,可局部压迫15～20分钟,若仍不能止血,可考虑更换较大直径的导管或导管鞘或者在穿刺部位持续压迫。如仍未能有效控制出血,可考虑在穿刺处切开进行外科缝合止血。

在溶栓过程中由于血栓部分溶解可能会出现血栓碎片并进入远端血管网,最终导致末梢部血管的栓塞。小的末梢动脉栓塞可能不会出现临床症状,或者只会引起患者短暂疼痛,较大的血栓碎片可能会阻塞小腿和足部的动脉,从而加重患者的临床症状,甚至会引起下肢末端的急性坏死。对于这类情况,可考虑继续溶栓治疗。可以先行动脉造影,明确远端栓塞部位,并将溶栓导管置于更远端,继续注入溶栓药物。同时需要监测患者的症状改善情况,如果症状不能得到改善,可考虑选用血栓抽吸或者外科手术治疗。

目前普遍使用的溶栓药物为尿激酶和rt-PA,变态反应比较少见。不过如果患者在使用溶栓药物后出现变态反应,应立即停止药物灌注,并予抗过敏治疗,同时监测生命体征,必要时行支持治疗。其他少见的并发症有急性肾衰竭、DIC、高钾血症等,一旦出现需进行相应的治疗。

(崔国伟)

第二节　主动脉夹层

一、病因

80%以上主动脉夹层的患者有高血压,不少患者有囊性中层坏死。高血压并非引起囊性中层坏死的原因,但可促进其发展。临床与动物实验发现,不是血压的高度而是血压波动的幅度,与主动脉夹层分裂相关。遗传性疾病马方综合征中主动脉囊性中层坏死颇常见,发生主动脉夹层的机会也多,其他遗传性疾病如特纳(Turner)综合征、埃-当(Ehlers-Danlos)综合征,也有发生主动脉夹层的趋向。主动脉夹层还易在妊娠期发生,其原因不明,猜想妊娠时内分泌变化使主动脉的结构发生改变而易于裂开。

二、病理生理及病理解剖

动脉中层弹性纤维有局部断裂或坏死,基质有黏液样和囊肿形成。夹层分裂常发生于升主动脉,此处经受血流冲击力最大,而主动脉弓的远端则病变少而渐轻。主动脉壁分裂为2层,其间积有血液和血块,该处主动脉明显扩大,呈梭形或囊状。病变如涉及主动脉瓣环则环扩大而引起主动脉瓣关闭不全。病变可从主动脉根部向远处扩延,最远可达髂动脉及股动脉,亦可累及主动脉的各分支,如无名动脉、颈总动脉、锁骨下动脉、肾动脉等。冠状动脉一般不受影响,但主动脉根部夹层血块对冠状动脉开口处可有压迫作用。多数夹层的起源有内膜的横行裂口,常位于主动脉瓣的上方,裂口也可有两处,夹层与主动脉腔相通。少数夹层的内膜完整无裂口。部分病例外膜破裂而引起大出血,破裂处都在升主动脉,出血容易进入心包腔内,破裂部位较低者亦可进入纵隔、胸腔易进入心包腔内,破裂部位较低者亦可进入纵隔、胸腔或腹膜后间隙。慢性裂开的夹层可以形成一双腔主动脉,一个管道套于另一个管道之中,此种情况见于胸主动脉或主动脉弓的降支。

三、临床表现

(一)疼痛

夹层分离突然发生时,多数患者突感胸部疼痛,向胸前及背部放射,随夹层涉及范围可以延至腹部、下肢及颈部。疼痛剧烈难以忍受,起病后即达高峰,呈刀割或撕裂样。少数起病缓慢者疼痛不显著。

(二)高血压

患者因剧痛而有休克外貌,焦虑不安、大汗淋漓、面色苍白、心率加速,如外膜破裂出血则血压降低。不少患者原有高血压,起病后剧痛使血压更增高。

(三)心血管症状

(1)主动脉瓣关闭不全:夹层血肿涉及主动脉瓣或影响心瓣-叶的支撑时发生,故可突然在主动脉瓣区出现舒张期吹风样杂音,脉压增宽,急性主动脉瓣反流可以引起心力衰竭。

(2)脉搏改变:一般见于颈、肱或股动脉,一侧脉搏减弱或消失,反映主动脉的分支受压迫或内膜裂片堵塞其起源。

(3)胸锁关节处出现搏动或在胸骨上窝可触到搏动性肿块。

(4)心包摩擦音:夹层破裂入心包腔可引起心包堵塞。

(5)胸腔积液:夹层破裂入胸膜腔内引起。

(四)神经症状

主动脉夹层延伸至主动脉分支颈动脉或肋间动脉,可造成脑或脊髓缺血,引起偏瘫、昏迷、神志模糊、截瘫、肢体麻木、反射异常、视力与大小便障碍。

(五)压迫症状

主动脉夹层压迫腹腔动脉、肠系膜动脉时可引起恶心、呕吐、腹胀、腹泻、黑便等症状;压迫颈交感神经节引起霍纳(Horner)综合征;压迫喉返神经致声嘶;压迫上腔静脉致上腔静脉综合征;累及肾动脉可有血尿、尿闭及肾缺血后血压增高。

四、辅助检查

(一)心电图检查

可示左心室肥大,非特异性 ST-T 改变。病变累及冠状动脉时,可出现心肌急性缺血甚至急性心肌梗死改变。心包积血时可出现急性心包炎的心电图改变。

(二)X 线胸部平片检查

可见上纵隔或主动脉弓影增大,主动脉外形不规则,有局部隆起。如见主动脉内膜钙化影,可准确测量主动脉壁的厚度。正常在 2～3 mm,增到 10 mm 时则提示夹层分离可能性,若超过 10 mm 则可肯定为本病。

(三)超声检查

(1)呈在 M 型超声检查中可见主动脉根部扩大,夹层分离处主动脉壁由正常的单条回声带变成两条分离的回声带。

(2)在二维超声检查中可见主动内分离的内膜片呈内膜摆动征,主动脉夹层分离形成主动脉真假双腔征。有时可见心包或胸腔积液。

(3)多普勒超声不仅能检出主动脉夹层分离管壁双重回声之间的异常血流,而且对主动脉夹层的分型、破口定位及主动脉瓣反流的定量分析都具有重要的诊断价值。

(四)磁共振成像(MRI)扫描

MRI 扫描能直接显示主动脉夹层的真假腔,清楚显示内膜撕裂的位置和剥离的内膜片或血栓。能确定夹层的范围和分型,及与主动脉分支的关系。

(五)数字减影血管造影(DSA)检查

无创伤性 DSA 检查可发现夹层的位置及范围,有时还可见撕裂的内膜片。还能显示主动脉的血流动力学和主要分支的灌注情况。易于发现血管造影不能检测到的钙化。

(六)血和尿检查

白细胞计数常迅速增高。可出现溶血性贫血和黄疸。尿中可有红细胞,甚至肉眼血尿。

五、介入治疗

主动脉夹层的介入治疗是 20 世纪 90 年代初发展起来的新方法,包括初期的经皮内膜开窗术、分支血管支架置入术及胸主动脉腔内修复术(TEVAR)。TEVAR 的开展,开创了治疗主动脉夹层的新纪元。1991 年 Parodi 等开始应用覆膜支架治疗腹主动脉瘤,1994 年 Dake 等将这一技术应用于胸降主动脉瘤的治疗,1999 年 Nienaber 与 Dake 又将该技术应用于 Stanford B 型主动脉夹层的治疗,经过 10 多年的发展,随着支架的改进与技术的完善,这一微创技术得到更广泛地应用,近、中期结果令人满意,在一定范围内取代了外科手术,成为 Stanford B 型主动脉夹层的重要治疗方法。

TEVAR 的目的是以覆膜支架封闭原发内膜破口,并扩张真腔、压缩假腔、促进假腔血栓化、防止夹层破裂、达到主动脉重构,改善远端分支血管供血的目的。与外科手术相比,TEVAR 具有操作相对简便、手术成功率高、创伤小、患者恢复快等优点。平均住院时间及 ICU 住院时间均显著低于外科手术,围术期死亡率及并发症率,特别是神经系统并发症,明显低于外科手术。

TEVAR 广泛应用于急性复杂及非复杂型 Stanford B 型主动脉夹层的治疗及急诊抢救,取得了良好的近期疗效。Eggebrecht 等对 609 例主动脉夹层患者腔内修复术的分析显示其操作成功率在 98.2% 以上,主要并发症发生率仅为 11.1%,其中神经系统并发症发生率为 2.9%,30 天死亡率为 5.3%,6 个月、1 年、2 年的累计生存率分别为 90.6%、89.9% 和 88.1%。但中远期疗效尚需进一步研究。另外,对于非复杂型 Stanford B 型主动脉夹层的治疗,TEVAR 与内科药物治疗的疗效尚缺乏随机对照研究。

(一)适应证

根据 Stanford 分型,主动脉夹层分 Stanford A 型和 Stanford B 型,而 TEVAR 的临床适应证主要针对 Stanford B 型主动脉夹层。根据临床表现,又将 Stanford B 型主动脉夹层分为简单型(即非复杂型,无脏器缺血或病变进展征象)和复杂型。2014 年欧洲心脏病学会主动脉夹层治疗的指南中指出:TEVAR 已广泛用于急性 Stanford B 型主动脉夹层的治疗,但由于 TEVAR 治疗主动脉夹层的中远期疗效尚不明确,故对于慢性无症状夹层患者是采取内科保守治疗,还是采取积极介入治疗尚存在争议,需要进一步的随机对照研究来证实。由于 TEVAR 创伤小、操作成功率高、围术期并发症及死亡率明显少于外科手术,在临床的应用日趋广泛,临床适应证有扩大趋势。2014 年欧洲心脏病学会主动脉夹层治疗的指南中对 Stanford B 型主动脉夹层TEVAR 适应证定义为:TEVAR 是急性复杂型主动脉夹层治疗的首选方法,腔内隔绝的治疗目的是封闭原发内膜破口和降主动脉的再破口,使得血流重新回到真腔内,并改善远端分支血管灌注,同时,促进假腔内血栓形成,加速主动脉重塑。指南指出,复杂型 Stanford B 型主动脉夹层是指反复或持续的胸痛、药物难以控制的高血压,早期的主动脉明显扩张,夹层破裂或具有破裂倾向(血性胸腔积液、逐步增多的主动脉周围和纵隔血肿),血流动力学不稳定,腹腔脏器或下肢缺血的病例。此外,假腔直径大小、原发破口的位置、夹层逆向剥离至主动脉弓部等也都是影响患者预后的关键因素。对于简单型 Stanford B 型主动脉夹层药物保守治疗后的长期随访发现,大部分患者假腔持续增大,逐渐形成夹层动脉瘤,仍存在相当的破裂风险,故即使是简单型 Stanford B 型主动脉夹层,采用 TEVAR 介入干预的远期效果可能会优于单纯药物保守治疗。根据的情况,将 Stanford B 型主动脉夹层的腔内治疗适应证放宽为:各期复杂型 Stanford B 型主动脉夹层均建议行急诊 TEVAR 治疗(尤其是出现相应缺血症状的患者);亚急性期简单型 Stanford B 型主动脉夹层(即患者发病在 2 周~2 个月)提倡行 TEVAR 治疗;慢性期(病程超过 2 个月)简单型患者,主动脉直径>5 cm,或随访中增大超过 0.5 cm/6 个月者亦提倡 TEVAR 治疗;急性期(发病时间 2 周以内)简单型 Stanford B 型主动脉夹层患者可视情况先考虑保守治疗待病情稍稳定后再择期行 TEVAR 治疗。

除临床适应证外,主动脉夹层 TEVAR 还有其影像学适应证,传统 TEVAR 的影像学适应证主要包括:①锚定区(破口距离左锁骨下动脉)长度>15 mm,且锚定区正常主动脉直径≤38 mm;②腹部重要脏器供血分支血管起自真腔或分支血管开口附近存在再破口;③降主动脉走行无严重成角;④髂动脉股动脉无严重扭曲或弥漫狭窄,股动脉直径大于支架输送系统直径;⑤覆膜支架远端锚定区内膜片要完整。近年来随着介入医师技术的不断提高及介入器材的飞速发展,影像学适应证也相应拓宽:锚定区距离不再严格要求>15 mm,通常>10 mm 即可考虑行 TEVAR 术 TEVAR,而对于头臂动脉的处理,也涌现了一系列新技术,如"烟囱"技术及逆向"烟囱"技术、体外开窗及原位开窗技术等。

此外,近年来 Stanford A 型主动脉夹层的 TEVAR 治疗也越来越受到广泛的关注,在国内一些中心也进行了一些尝试,但是这种技术尚缺乏近中远期疗效的相关报道,故将 TEVAR 用于治疗 Stanford A 型主动脉夹层仍需临床验证。

(二)禁忌证

TEVAR 手术无绝对禁忌证,但存在以下因素则不适合介入治疗,①近端锚定区长度不足时,需封堵或部分封堵左锁骨下动脉开口,若右椎动脉发育差或大脑动脉基底环不完整,则应同时做左锁骨下动脉重建(如"烟囱"手术、开窗技术或复合手术等);②覆膜支架远端锚定区内膜片不完整;③腹部主要血管分支完全由假腔供血,附近无较大再破口;④髂股动脉严重迂曲或弥漫狭窄;⑤对比剂过敏者。

(三)主要器材

1.覆膜支架结构

1994 年 Dake 等使用 TEVAR 治疗胸降主动脉瘤时使用的覆膜支架为直筒型,主要针对动脉瘤设计。1999 年 Nienaber 与 Dake 首次将 TVEVAR 应用于治疗 Stanford B 型主动脉夹层,随后针对夹层,覆膜支架也逐步得到了改进:①从支架近端无裸支架到近端出现裸支架;②释放方式也从近端直接释放改进成为近端后释放;③支架覆膜段长度从最初的 100 mm 逐渐延长,现在的支架覆膜段长度为 150~200 mm,最长的甚至达到 230 mm;④出现不同直径渐变的锥形支架等。

金属支架镍钛记忆合金部分呈正弦曲线走行和闭合环状的设计,相邻两个闭合环状结构的排列包括两种方式:对峰设计,即金属支架前环的波谷对应后环的波峰,优点是保持了支架的一致性,减少释放过程出现的支架缩短及折曲,但缺点因为其支架整体一致性,相应地降低了顺应性和柔韧性;错峰设计,即金属支架后环的波峰与前环的波谷错开(叠瓦式),优点是支架的顺应性及柔韧性明显提高,避免了释放过程主动脉小弯侧支架折曲成角,缺点是支架整体在释放过程中会出现缩短。

大部分覆膜支架在近段增加了一段没有覆膜的裸支架区(微支撑环),起到辅助支撑作用,同时在支架两端有 2～4 个不透 X 线的铂金标记,近端为覆膜端起始标记,末端为终止标记,为置入第 2 枚支架计算重叠设计。

2.覆膜支架输送释放系统

覆膜支架释放系统是释放覆膜支架的装置。因为主动脉覆膜支架为自膨式支架,释放系统多为后撤鞘式释放。分为拉杆式释放、旋转式、压盘式、和拉线式两端释放(由中间向两端释放,设计理念同样是起到减少主动脉血流阻断,保证支架定位稳定的作用)。输送器大小从 16F 到 22F(3F 约为 1 mm),国产输送器直径相对细,故要求股动脉入路需要 7 mm 以上直径,部分品牌输送器表面有亲水涂层,保证输送器润滑,而 TAG/Comfortable TAG 系统因为是捆绑式支架,所以需配套应用长鞘,直径从 18F 到 24F。

后释放系统是为减少主动脉血流导致的"风袋效应"而设计,在主体支架释放过程中,支架近端没有完全释放,主动脉血流并没有完全阻断,保证了覆膜支架释放时的相对稳定,减少移位,同时还可以对支架释放定位进行微量调整。

(四)手术过程

1.术前准备

(1)术前应明确患者的相关病史,如心脑血管疾病史、过敏史、哮喘史、手术史、近期出血史等。

(2)实验室检查:了解肝、肾功能,心脏及凝血相关实验室检查。

(3)完善相关的影像学检查、测量及制订手术计划。①明确患者夹层累及血管范围,原发破口的位置及大小,真腔的走行,真假腔之间的关系,腹腔干动脉、肠系膜上动脉、肠系膜下动脉、双侧肾动脉及双侧髂动脉受累情况。②夹层远端再破口的个数、位置及大小,主动脉及分支血管管壁动脉硬化程度。③了解双侧股动脉直径及走行,确定入路方法,采用穿刺预埋缝合器或切开暴露股动脉;④依据全主动脉 CTA 测量夹层原发破口与左锁骨下动脉的距离、胸主动脉长度、左锁骨下动脉开口近端及远端主动脉直径、左心房后壁水平主动脉直径(真腔)、膈水平主动脉直径(真腔)等。

(4)确认手术知情同意书签字,检查术前准备情况。

2.手术操作过程

(1)麻醉通常采用局部麻醉加强化方式,建立中心静脉及右桡/肱动脉通路用以监测患者血压及术中用药。

(2)监护开通肢体导联心电图、血氧饱和度和动脉血压的监测。术前常规给予地塞米松 10 mg。

(3)入路建立。①穿刺预埋缝合器技术:常规器械准备包括股动脉穿刺套、6F 及 9F 动脉鞘、Perclose 血管缝合器(鉴于胸主动脉覆膜支架输送器直径均＞16F,故缝合器应用 2 把预埋)。常规腹股沟区消毒铺巾,以大转子中上 1/3 水平股动脉搏动最强区域为穿刺点,利多卡因局部麻醉并穿刺股动脉,以 6F 动脉鞘芯扩张通路,预埋 Perclose 缝合器 2 把,两者的倾斜夹角应＞60°。置入 9F 动脉鞘。生理盐水冲管并给予 6 000 单位肝素化。②切开暴露股动脉技术:常规器械包括血管切开包、电刀。常规腹股沟区消毒铺巾,以腹股沟皱褶上 2/3、下 1/3 范围内股动脉搏动最强区域切开 6 cm 皮肤,逐层分离,游离暴露一侧股动脉,确定暴露段股动脉无分支,套带备用,于暴露股动脉中点(无动脉硬化斑块)正上壁穿刺,置入 5F 动脉鞘,生理盐水冲管并给予 6 000单位肝素化。

(4)详细手术过程如下所述。

1)DSA 造影:将铂金标记猪尾导管置入真腔,依据术前 CTA 检查确定的真腔方向及位置,沿股动脉鞘管先送入超滑导丝至升主动脉,以确定真腔途径。如超滑导丝无法到达升主动脉或中途受阻,考虑导丝已进入夹层假腔,需将导丝及导管撤回到股动脉水平重新输送;如送导丝入真腔困难,可应用 JR3.5 冠状动脉造影管从股动脉水平分段造影前送,务必确保导丝全程位于主动脉夹层真腔内。

腹主动脉造影:固定导丝并沿超滑导丝送入铂金标记猪尾导管至腹主动脉上段(腰 1 上缘水平)FOV 包括胸 12 椎体及髂外动脉范围(影像增强器视野为 48 cm),撤出超滑导丝,冲洗导管连接高压注射器,行标准后前位数字减影腹主动脉血管造影,造影条件为造影剂总量 25 mL,流速 15 mL,压力上限 600 Pa。时间轴选定视野内主动脉及分支全部显影为止。

沿桡/肱动脉送入带有超滑导丝的铂金标记猪尾导管,全程透视下将猪尾导管经肱动脉、腋动脉、左锁骨下动脉送至升主动脉,冲洗、备用。

胸主动脉造影:超滑导丝导引股动脉入路的铂金标记猪尾导管至升主动脉,分别行后前位、左前斜 45 度数字减影升主动脉造影。造影剂总量 30~35 mL,流速 15~18 mL,压力上限600 Pa,FOV 应包括部分头臂动脉及全部胸主动脉。⑤如夹层近端破口距左锁骨下动脉开口较近,则需加做头臂动脉造影,重点观察双侧椎动脉发育及后循环,双侧颈动脉有无病变。每次造影后注意询问患者有无异常情况。

2)手术计划:以术中 DSA 测量为标准,同时参考术前主动脉 CTA 测量,确定近端锚定区、远端锚定区,分别测量近端锚定区主动脉直径、近端锚定区长度、远端锚定区主动脉直径及两者间距离。综合考虑主动脉弓的类型及受累程度选择支架类型,依据近端锚定区主动脉直径选择支架直径,依据远端锚定区的位置确定支架长度,据近、远端锚定区主动脉直径差异及病变情况确定需使用支架枚数,是否需要使用锥形支架及锥度大小。

3)支架置入流程:沿股动脉侧铂金标记猪尾导管送入超硬导丝,保留超硬导丝置换造影导管。

预埋缝合器的病例,穿刺部位周围局部麻醉,压迫股动脉近心端止血,撤出 9F 动脉鞘;切开暴露股动脉者,阻断暴露的股动脉近、远端,沿穿刺部位横向全层切开股动脉,开口不得超过股动脉半周。

充分冲洗支架,沿超硬导丝送入支架输送系统,至主动脉峡部、左锁骨下动脉水平,应注意缓慢推送,使输送器适应主动脉弓的曲度。依据气管、周围骨性标志及经桡/肱动脉送入的铂金标记导管手推造影剂等方法精确定位左锁骨下动脉开口前后缘,释放支架,保留导丝并撤出输送系统到支架以远。连接桡/肱动脉猪尾导管到高压注射器,以 25 mL 总量,15 mL 流速,600 Pa 上限压力,左前斜 45 度角度行升主动脉 DSA 造影。观察近端破口是否已完全封闭及远端真、假腔血流情况。

4)术后处理:保留加硬导丝,撤出支架操作系统。穿刺预埋缝合器的病例要注意撤出支架系统同时拉紧两根血管缝合器的蓝线,观察是否出血,确定血管缝合成功后再撤出加硬导丝,逐步完成缝合器缝合步骤。切开暴露股动脉的病例应撤出加硬导丝及支架操作系统并阻断股动脉近端,缝合股动脉并包扎。沿桡/肱动脉送入超滑导丝至升主动脉并一起撤出桡动脉鞘,桡/肱动脉止血器压迫止血,股动脉入路处加压包扎。注意检查下肢足背动脉搏动。

5)远端破口的处理:TEVAR 治疗结果是封堵了夹层的近端破口,远端破口仍旷置,真腔血供得以改善,假腔血流减少,达到假腔血栓化。但是远端破口的持续存在可能导致夹层继续发展或影响主动脉重塑效果。因此,2008 年主动脉夹层治疗指南明确建议远端破口位于肾动脉以上,且破口较大时提倡与近端破口同期修复。近年,有关远端破口腔内治疗的文献报道逐渐增多,方法包括限制性裸支架、传统覆膜支架、多层裸支架、封堵器、假腔钢圈填塞、受累内脏动脉支架置入、分支型支架、烟囱技术和复合手术等。

目前夹层远端破口腔内治疗的措施不少,但临床却没有广泛开展。存在的顾虑:①破口大小和流量评估仅能凭术者的经验;②准确判断相邻内脏动脉的受累类型有时很困难(动力型缺血、静力型缺血和混合型缺血);③破口到底是一期还是分期处理更稳妥;④远端破口的干预是否绝对利大于弊,并无共识。因此,期待更多中远期关于远端破口腔内治疗后主动脉重塑的报道,尤其是与远端破口旷置患者的对照研究,以此筛选影响远端主动脉重塑的危险因素。

(五)并发症及处理

TEVAR 治疗胸主动脉疾病具有技术成功率高、创伤小、死亡率低等优点,已成为 Stanford B 型夹层的主要治疗方法。但 TEVAR 也可造成一些严重并发症,主要包括以下几类:支架相关并发症、操作相关并发症及其他并发症。

1.支架相关并发症

(1)逆行性 Stanford A 型夹层:逆行性 Stanford A 型夹层是 TEVAR 后最严重的并发症之一,即 TEVAR 后覆膜支架近端出现新破口,内膜片逆行剥离累及升主动脉。临床表现与 A 型夹层相同,常表现为突发胸痛,难以控制的高血压,累及头臂动脉可引起头晕、视物模糊、昏迷等症状。一旦发生,则病情十分危急,需外科急诊手术干预。逆行性 Stanford A 型夹层发生的原因不明,考虑为多种危险因素作用的结果,可能原因包括①急性期主动脉内膜本身水肿、较为脆弱,在覆膜支架压力作用下,形成新的内膜破口;②术中操作损伤内膜,如加硬导丝、支架输送系统反复通过,或术中因内漏反复球囊扩张覆膜支架,均可造成动脉壁损伤;③覆膜支架相关因素,如覆膜支架选择过大,近端裸支架部分张力过高,支架形态与主动脉弓部曲度不适应等,均可导致内膜损伤。

因此,为避免逆行性 Stanford A 型夹层的发生,需要严格把握手术适应证:如简单型 Stanford B 型夹层尽量避免急性期介入治疗;术中应轻柔操作,避免损伤动脉壁;支架一旦释放,避免再推拉调整位置;马方综合征不推荐采用 TEVAR 治疗。

(2)内漏:内漏是指覆膜支架置入后血液以各种途径继续流入假腔的现象,原因是支架释放后未能完全隔绝假腔内血流。内漏可分如下四型。①Ⅰ型内漏:血液经支架近心端与主动脉间的缝隙流入假腔,造成的原因包括主动脉弓降部过于迂曲和扩张、锚定区不适当及支架直径选择不当等引起的近端内膜破口封堵不严。Ⅰ型内漏必须及时处理。因为在支架置入后,支架近端的高速血流会使假腔变为只进不出的高压腔,从而增加假腔动脉瘤形成甚至破裂的概率。对支架远端存在再破口的,持续的近端高速血流也会导致假腔内难以完全血栓化。处理办法包括:采用高压球囊扩张支架近端,使支架贴紧主动脉壁封闭内漏。内漏较大者,可在内漏近端再加一个较短的覆膜支架完全封闭漏口。②Ⅱ型内漏:在近端夹层封闭后,血流经夹层远端破口逆向灌注进入假腔或假腔与分支动脉相通,假腔不缩小或压力不减低。Ⅱ型内漏如漏口不大无需立刻处理。可采用CTA随访观察,如假腔完全性或假腔扩张不明显,则不需要进一步治疗。但对于大量逆流造成假腔不血栓化甚至假腔持续增大者,则应考虑另外置入覆膜支架以覆盖远端破口,但此时应特别注意覆膜支架覆盖范围不能过长,避免影响脊髓动脉供血造成脊髓缺血。③Ⅲ型内漏:支架覆膜撕裂或放置多个支架时支架之间对合不佳,真腔与假腔之间存在持续血流交通。随着支架覆膜材料的不断改进,覆膜撕裂已相对少见,而多支架连接处间隙所致的内漏一般也无需即刻处理,可留待随访观察。④Ⅳ型内漏:与覆膜材料的渗透特性有关,无需特殊处理。

(3)覆膜支架导致的新破口:有时在覆膜支架的张力作用下,支架近端或远端可形成新的内膜破口,进而可发展成为内漏、溃疡、假性动脉瘤等,严重时支架远端内膜片完全撕裂,覆膜支架末端滑入假腔,使假腔获得大量血流灌注而明显扩张。近年来,覆膜支架导致的新破口逐渐引起人们的关注。近年来随访研究显示,覆膜支架导致的新破口为随访期主要并发症,发生原因尚不明确,目前认为支架本身的因素在新破口的形成过程中起重要作用。首先,由于胸主动脉覆膜支架原是为胸主动脉瘤设计,两端多为一样直径,呈直筒型,而降主动脉直径自近端起逐渐减小,如覆膜支架两端直径相同,依据近端直径选择的支架,远端直径相对局部降主动脉容易过大,容易造成管壁损伤、新破口形成。其次,覆膜支架形态不适应弓部曲度,恢复伸直状态的特性及纵向连接条的设计,造成支架两端主动脉弓大弯侧张力过大而损伤内膜。此外,支架两端锚定区内膜片是否完整、动脉壁是否有病变与新破口的形成也有一定关系。

新破口形成后,可再次行TEVAR,置入cuff或另一枚覆膜支架,隔绝破口。特别是支架近端破口应积极治疗,以免进展为逆行性A型夹层。

(4)其他:如支架内狭窄、血栓形成;支架变形、打折;支架贴壁不良、支架覆膜破裂等。

2.操作相关并发症

如支架置入过高、过低;支架移位;支架置入假腔;入路血管及其周围组织并发症如皮下血肿、假性动脉瘤、动静脉瘘、淋巴管瘘、入路血管破裂等。

支架置入位置过低,常容易造成病变隔绝不完全,引起内漏。支架置入位置过高,则容易挤坏外封闭头臂血管,如完全封闭左锁骨下动脉,甚至封闭左颈总动脉等,引起相应的临床症状。支架置入假腔在临床中并不罕见,特别是在一些复杂夹层病例中,因此,术中应仔细辨别真假腔,确保导丝全程位于真腔内,同时应特别注意主动脉远端的再破口,避免支架远端锚定于较大再破口上。

造成入路血管及周围组织并发症的主要危险因素:血管条件差,如弥漫粥样硬化斑块、溃疡、血管迂曲、瘤样扩张等;术中应用大量肝素;术中使用器材硬度大,如特硬导丝、输送鞘等,操作欠轻柔等。

3.其他并发症

如脊髓缺血性损伤、急性缺血性脑卒中、移植术后综合征、肾功能不全等。

(1)脊髓缺血性损伤:胸腰段脊髓的主要供血动脉为脊髓前动脉,而根大动脉是脊髓前动脉的主要滋养动脉,根大动脉约75%起自第6～12肋间动脉,约15%起自上3个腰动脉之一。根据国内外文献报道,TEVAR治疗主动脉夹层的截瘫发生率远低于外科手术,原因考虑为绝大多数 TEVAR 治疗的主动脉夹层破口距左锁骨下动脉开口较近,覆膜封闭段位置相对较高。另外支架治疗常出现Ⅱ型内漏,经远端破口反流的血液对肋间动脉有较为持久的血液供应,而假腔血栓化的缓慢发生也为侧支循环的建立提供了时间,因此降低了脊髓缺血的风险。

但 TEVAR 治疗主动脉夹层时仍需警惕截瘫的发生,术中应尽量避免将支架置于胸腰段(胸 8 至腰 2 椎体水平)。在不得不覆盖远端降主动脉时,应首先详细了解脊髓前动脉或根大动脉的分布和供血情况。此外,支架置入后即刻释放脑脊液,降低蛛网膜下腔压力,并于术后 4 天内持续释放脑脊液,降低蛛网膜下腔的压力,可以有效预防脊髓缺血的发生。

(2)急性缺血性脑卒中:脑血管并发症曾被认为是 TEVAR 的致命弱点,发生率高于脊髓缺血性损伤。Resch 等报道急性期患者缺血性脑卒中的发生率达 11.3%,但 Eggebrecht 等对 609 例夹层 TEVAR 患者分析显示,发生率仅为 1.9%~2.6%。导致该并发症的原因,目前认为主要包括以下因素:操作导丝、导管及覆膜支架输送的过程中,有病变的主动脉弓部或头臂干开口斑块脱落或血栓形成脱落,甚至气体栓子等,均可导致脑梗死;覆膜支架覆盖左锁骨下动脉开口,以延长近端锚定区,导致左锁骨下动脉急性闭塞,引起后循环缺血导致脑梗死;覆膜支架释放过程中,向前移位,覆盖左颈总动脉甚至头臂干开口,导致相应供血区急性脑梗死;术中血压过低或低血压时间过长,或患者本身合并脑血管病变,可引起急性缺血性脑卒中。

(3)移植术后综合征:移植术后综合征指 TEVAR 后非感染因素所致的机体过多炎症反应。常表现为发热(多<38 ℃)、白细胞轻度增高。

(4)肾功能不全:多由于夹层累及肾动脉,特别是双肾动脉均起自假腔时,TEVAR 后,假腔血流灌注减少,导致肾动脉血供明显减少所致。

(崔国伟)

第三节　急性肠缺血

肠系膜上动脉阻塞性病变可导致肠道缺血,属于急腹症范畴,临床上并不罕见,死亡率可高达 90%,患者得不到早期诊断和有效的治疗是导致死亡的主要原因。随着人口的老龄化,肠系膜上动脉阻塞性病变发病率明显增加,约占住院患者的 0.1%。同时,由于临床诊断水平,尤其是影像诊断水平的提高,慢性肠缺血的发病率亦有增加的趋势,而孤立性肠系膜上动脉夹层导致急腹症及慢性肠缺血的患者亦有明显增加。

急性肠缺血一般是指小肠缺血,呈节段性或弥漫性分布,肠壁部分坏死或全层坏死。主要死亡原因包括肠坏死和/或再灌注损伤引起的休克、腹膜炎、败血症和多器官衰竭等。另外引起肠缺血的原发病亦是死亡的原因之一。

急性肠缺血患者的预后,主要由症状发生和接受有效治疗之间的时间差决定,早期诊断和治疗是降低致残率和死亡率的关键。急性肠缺血的临床表现和实验室检查缺乏特异性,迄今影像学检查仍是确诊的主要方法,其中血管造影是诊断肠缺血的金标准。近年来,超声、磁共振成像和 CT 的发展使急性肠缺血的诊断发生显著变化。介入治疗在临床上的广泛应用,使这一危症的死亡率明显下降。

一、解剖与生理

腹腔干、肠系膜上动脉和肠系膜下动脉是消化道的主要供血动脉。腹腔干主要供应胃和十二指肠，肠系膜上动脉供应小肠和近端结肠，肠系膜下动脉供应远端结肠和直肠。肠系膜上动脉的分支逐级形成动脉弓，动脉弓之间有良好的侧支循环，三支供血动脉之间也存在着丰富的侧支循环。其中较重要的侧支包括：肠系膜上动脉和腹腔干之间胰十二指肠动脉弓，当肠系膜上动脉闭塞时，此侧支可供给长约 50 cm 的空肠；肠系膜上动脉与腹腔干之间尚有吻合袢（Bühler 弓）但较为少见；肠系膜上动脉和肠系膜下动脉之间存在两个主要通路，Drummond 边缘动脉和 Riolan 弓，边缘动脉由回结肠动脉、左、右、中结肠动脉分支组成，邻近并平行于肠壁，供应小肠和结肠的直动脉，Riolan 弓只存在于部分人中，吻合中、左结肠动脉；肠系膜下动脉和腹主动脉腰支、骶动脉、髂内动脉之间存在数个吻合通路。

肠系膜静脉伴随动脉分布，引流入门静脉，与体循环静脉之间也存在吻合。

肠道的直动脉垂直于肠管分布，小肠的直动脉较结肠分布密集且迂曲，空肠首段的直动脉较粗，回肠末段的直动脉少且排列不规则。在约 16% 的正常人中，供应末段回肠的回结肠动脉的回肠支与盲肠支之间有长 3～5 cm 的空隙，因而不能确保此段肠管的血供。直动脉在浆膜下形成肌层外动脉丛，穿过肌层后形成黏膜下动脉丛，遍及整个肠道。因此，当结扎直动脉后，该动脉供血区的小肠仍可通过动脉丛吻合存活（长度约数厘米）。

肠道的微循环由三部分组成：小动脉、毛细血管和小静脉。小动脉由黏膜下动脉丛发出，沿绒毛或腺窝间分布，供应黏膜层。在每一个绒毛中，均有一只中央小动脉达绒毛顶部，进入毛细血管网，引流入中央小静脉。绒毛内邻近的小动脉和小静脉之间可发生逆流交换，当肠道血供减少时，逆流交换机制亢进以维持绒毛基底部的氧分压，使绒毛顶端氧分压明显下降，导致绒毛顶端细胞发生坏死。小动脉的主要功能是控制肠道循环的血压和血运。小静脉的功能是储存血液并在需要时释放，低氧损伤时小静脉的内皮细胞成为中性粒细胞的黏附对象，造成内皮细胞通透性升高，使液体、电介质和细胞漏入间质。内皮细胞（最常见的微循环内的细胞类型）通过释放收缩和舒张血管的物质调节血流，而且所有的物质交换均通过内皮细胞。因此，心血管系统的完整性和血流控制较对内皮细胞的正常状态依赖性较大。肠道血供 3/4 以上的血液供应黏膜组织，只有 20% 供应肌层，反映了黏膜层巨大的功能和代谢状态，也是黏膜层组织易受缺氧损伤的原因。

正常静息状态下，小肠血供占心排血量 1/10，结肠血供仅为小肠的 1/2，肠道血供约占心排血量的 20%。特殊情况下（如运动等），肠道血供可下降至 10%。肠道血供受多种因素调节；心血管系统是决定肠道血供和血管状态的主要因素。肠道自主神经系统包括交感神经、副交感神经、原发感受器和肠道神经系统四部分。每部分都发出神经纤维，止于肠道小动脉的平滑肌，释放特殊的神经递质，多数递质作用于血管，使肠道血流增加或减少。

二、病因和病理

1967 年 Ottinger 将急性肠缺血依病因分为动脉栓塞、动脉血栓形成、非阻塞性肠缺血和静脉血栓形成四型。近来有学者认为肠系膜静脉血栓形成应视为独立疾病，但是其引发的急性肠缺血临床上并不罕见，治疗方法类似，因此，本文仍将沿用 Ottinger 分型。

肠系膜上动脉栓塞占急性肠缺血病因的 15%～40%，动脉栓子多源于左心房、左心室或人工瓣膜上的血栓。由于肠系膜上动脉管腔较大且以锐角起于腹主动脉,体循环中的栓子极易进入该动脉造成栓塞。栓塞好发于肠系膜上动脉起始处或其他狭窄部位(主要为距起始部 3～10 cm,发出中结肠动脉后逐渐变细的部分),其中 10%～15% 的栓塞发生于周围分支。肠缺血的范围取决于栓塞部位,栓塞越靠近主干的远心端,受累的小肠范围越小。

肠系膜上动脉血栓形成占急性肠缺血病因的 10%～15%,多在原有动脉粥样硬化性狭窄的基础上发生,肠系膜上动脉起始处是最常见部位,患者多有慢性肠缺血或心脑血管供血不足病史。

非阻塞性肠缺血占急性肠缺血病因的 30%～50%,由其他心血管病变引起的肠系膜动脉收缩造成,常见于中重度动脉粥样硬化合并心排血量减低患者肠系膜静脉血栓占急性肠缺血病因的 5%～10%,见于高凝状态、感染、手术、外伤、门静脉高压或肿瘤患者,有 20%～35% 的静脉血栓患者无明确病因。

另外其他系统性疾病(如红斑狼疮、白塞病等)累及中小动脉、静脉时也可造成急性节段性肠缺血。

急性肠缺血发生后的病理变化首先见于黏膜层,通过电子显微镜观察,缺血 10 分钟,黏膜层可出现损伤改变,30 分钟后损伤改变明显,普通显微镜即可发现。在完全缺血的情况下,8～16 小时内将会发生全层坏死。缺血肠管的大体表现随病程而异,早期肠缺血,肠管浆膜面光滑、有光泽、呈蓝紫色;随时间延长,肠管扩张,呈暗红色或暗紫色,表面呈颗粒状。动脉栓塞造成的肠缺血病灶界限清晰,非阻塞性肠缺血和肠系膜静脉血栓引起的肠缺血病灶界限不清。

三、临床表现

腹痛是最常见的表现,见于 75%～98% 的患者,可表现为突发剧烈腹痛或逐渐加重的隐痛。动脉栓塞引起的急性肠缺血多表现为与体征不成比例的突发腹痛、肠道排空,常同时具备心源性因素,较易诊断;亚急性肠缺血多表现为含糊不清的腹部症状和体征,且逐渐加重,包括腹部隐痛、恶心、呕吐和大便习惯改变,查体腹部膨胀,但肠鸣音活跃,通常大便隐血阳性,这种类型在肠坏死之前难以确诊。尽管急性肠缺血的病因不同,但临床症状发展规律相似。例如,动脉栓塞症状出现数小时即可发生全层坏死,而静脉血栓病程可以是数天。临床表现基本可以分为四个节段。①活动亢进期:栓塞后即刻发生,突发剧烈腹痛,间歇发作,伴有腹泻、呕吐,体检肠鸣音活跃。②麻痹期:腹痛程度减弱,但疼痛持续且弥漫,体检触痛明显,肠鸣音消失。③体液平衡紊乱期:液体、蛋白和电解质漏出,当肠管全层坏死时可发生腹膜炎,体检体液丢失显著。④休克期:体液失衡逐渐加重,很快发生不可逆休克。急性肠缺血临床表现随病程而异,多种多样,缺乏特异性,易与其他肠道疾病混淆。

慢性肠缺血主要表现为餐后腹疼或腹部不适,大便习惯改变,以及进行性消瘦等,有时要与肿瘤鉴别。慢性肠缺血急性发作表现同急性肠缺血。

四、实验室检查

急性肠缺血的实验室检查特异性低,且多数检查到病程晚期才有显著变化,对早期诊断价值不大。白细胞显著升高较为常见,发生于 75% 的患者,同时合并核左移。部分患者淀粉酶、乳酸、LDH 和 CK 可升高,CO_2、CP 可下降,半数患者出现代谢性酸中毒。尽管实验室检查的预测值很低,但是当患者出现无法解释的腹痛和代谢性酸中毒时,应高度怀疑急性肠缺血,进行积极的影像学检查。

五、影像学检查

腹部 X 线片主要用于排除其他引起腹痛的病变,而不是诊断肠缺血。约 25% 的急性肠缺血患者腹部 X 线片显示正常,其他可表现为肠管扩张,气液平面、肠壁增厚等非特异性表现。晚期可出现肠壁内积气和门静脉内积气,特异性较高,但发生率和敏感性较低。

超声检查可发现肠系膜血管(主干)血流异常、肠管扩张、肠壁增厚、蠕动异常和腹水,但特异性低,而且多不能显示血管分支和侧支情况,受肠气影响,与个人技术相关。虽然超声检查可提供肠系膜上动脉主干血流速度参数,但血流参数与缺血程度并不一致。

核素可显示缺血区,但分辨率低,且只能显示全层梗死,不能准确显示黏膜缺血和坏死,核素检查不受肠气干扰,速度快是其理论优势,由于检查会延长患者的入院、治疗时间,临床较少应用。

MRI 能发现肠壁增厚,肠壁内积气,肠系膜和门静脉内积气,肠系膜血管内血栓、栓子等改变。MRI 检查和 MRA 在显示肠壁和肠系膜血管方面与 CT 相近。已有临床研究利用 PC 法测定肠系膜上动脉血流速度,根据餐后 30 分钟肠系膜上动脉血流速度的改变判断有无慢性肠缺血。近期 MRI 小肠造影技术逐渐完善,已应用于肠梗阻、肿瘤等小肠疾病的诊断。若应用于急性肠缺血,可发现肠管活动度的异常,利于肠缺血的早期诊断。

自 20 世纪 80 年代中期以来,CT 诊断急性肠缺血的重要作用得到了许多学者的肯定。在过去的 20 年里,由于 CT 技术的进步,CT 诊断急性肠缺血的敏感性显著提高,甚至可与血管造影相媲美。多层螺旋 CT 检查不仅可以发现肠管的缺血改变,结合三维血管重建,有助于进一步明确病因。目前 CT 已成为小肠疾病检查的一线手段。各种病因引起的急性肠缺血 CT 表现大致相同。常见表现包括肠壁增厚、肠壁密度均匀或不均匀的增高或减低、肠管扩张、肠管内积气积液、肠系膜血管内血栓或栓子、肠壁不强化或异常强化、肠系膜水肿、肠壁内积气、肠系膜静脉和或门静脉内积气、腹水,病变可弥漫性或局限性分布。CT 表现随肠壁自缺血向坏死发展而发生变化,早期表现为肠壁增厚,主要由水肿造成,随着病程进展可出现肠壁内出血和肠周脂肪的液性渗出。缺血早期由于壁内水肿和存留的黏膜血管系统,肠管表现为靶征,随缺血加重,肠壁强化减弱,肠壁可变薄。早期缺血改变(厚壁和靶征)特异性差,还可见于炎症性肠病和肠壁内出血等多种疾病。

目前 DSA 仍是诊断急性肠缺血的金标准,敏感性 100%,特异性 >90%。主要检查方法包括动脉造影、间接门静脉造影和直接门静脉造影。不同病因 DSA 有不同表现:肠系膜动脉内栓子表现为血管内边缘清晰的圆形充盈缺损,合并血流中断或管腔高度狭窄,多位于生理性狭窄处,若栓塞后 24 小时造影由于血栓形成阻塞段边缘欠锐利;肠系膜上动脉血栓形成多位于主干起始处或近端 2 cm 内,常合并动脉粥样硬化性狭窄,多伴有血管痉挛;非阻塞性肠缺血表现为肠系膜动脉及分支弥漫性痉挛,壁内动脉不充盈;肠系膜静脉血栓形成表现为静脉不充盈、静脉内的充盈缺损、动脉期延长和动脉痉挛。DSA 不仅用于诊断,还是介入治疗的必须步骤。但是DSA 不能判断肠缺血的程度,对肠系膜静脉血栓形成诊断的敏感性和特异性均劣于 CTA。

六、介入治疗

(一)适应证

任何病因导致的肠系膜上动脉狭窄或阻塞,在出现完全肠坏死前均适用于介入治疗。适应证包括:非闭塞性肠系膜血管缺血(NOMI)、急性肠系膜上动脉闭塞(栓塞、血栓形成)、肠系膜静脉血栓形成(MVT)、孤立性肠系膜上动脉夹层及肠系膜上动脉狭窄等。针对不同病因,以下介入治疗方法可采用:经肠系膜上动脉灌注罂粟碱、经动脉取栓、经动脉溶栓、动脉球囊扩张术、支架置入术(PTS)及复合手术等治疗。

(二)器材准备

1.动脉造影方法及器材

常规行正侧位主动脉造影,以除外肠系膜口部阻塞或肾动脉栓塞(有时亦是腹痛原因);再行选择性肠系膜上动脉造影,了解梗阻部位、范围。应准备各种导管:如,猪尾导管、眼镜蛇导管、西蒙导管等。

2.肠系膜上动脉取栓方法及器材

将超滑导丝跨越梗阻段,以 8F 动脉鞘更换造影导管;动脉鞘沿导丝跨越梗阻段,退出扩张管,根据栓塞动脉的直径选用相应的指引导管沿鞘管通过,以 20 mL 注射器抽负压,缓慢回抽指引导管至有血液进入注射器;将注射器内血液推出,检查有无栓子;复查动脉造影,了解动脉开通情况。上述操作可反复进行,直至栓子完全取出。当取出的栓子伴有新鲜血栓时,可经动脉给予尿激酶溶栓,方法同肢体动脉溶栓,不赘述。

取栓时,经静脉给予肝素,每小时 600~1 000 U,使 APTT 延长至正常值的 2~3 倍。若动脉造影显示肠系膜上动脉分支纤细或痉挛,可经动脉导管给予罂粟碱(每小时 30~60 mg)。

3.肠系膜静脉取栓方法及器材

临床可采用经皮(或颈静脉)经肝穿刺肝内门静脉分支,引入造影导管,行直接肠系膜上静脉、门静脉造影,明确诊断后,将 8F 动脉鞘配合 8F 指引导管,插入血栓内,以 20 mL 注射器抽吸取栓。尽量将栓子取出,不要求取净。溶栓治疗,选用带侧孔的溶栓导丝或溶栓导管,在血栓局部注入尿激酶,先采用脉冲-喷射溶栓方法,快速溶栓 2 小时;后以输液泵经导管持续动脉灌注尿激酶。尿激酶用量:总量每 24 小时 150 万单位。留置导管系统,根据病情或每 24 小时复查。近年来临床应用 rt-PA 溶栓效率更高,但是价格昂贵,应注意出血风险。

4.肠系膜动脉球囊扩张及支架置入

当肠系膜动脉狭窄需要行动脉成形术,可根据动脉直径、病变段长度选用各种动脉用球囊导管和/或支架。

(三)方法及疗效

1.非闭塞性肠系膜血管缺血介入治疗

非闭塞性肠系膜血管缺血是继发于心排血量减少、血容量降低、脱水、低血压或应用血管升压素之后,由于肠系膜血管的持续性收缩和血流量锐减引起的肠管缺血。易发生此病的原发病有心肌梗死、充血性心力衰竭、腹部大手术、心脏手术、严重烧伤、败血症、低血压、应用洋地黄类药物、长期透析。

内脏血管收缩通常是一种严重生理代偿机制,但过度代偿将导致持久的血管收缩,甚至原刺激因素已经消除,血管收缩依然存在。当血管内流体静力压小于血管壁张力时,血管塌陷,黏膜下层形成短路,绒毛顶部出现缺氧、坏死,继而累及黏膜及肠壁的深层。目前认为肾素-血管紧张素轴与血管升压素及再灌注损伤是非闭塞性急性肠缺血重要病理改变。因此,积极恢复有效血容量、纠正低血容量、低心排血量及休克是该病的基础治疗。

NOMI 在出现肠坏死前没有器质性病理改变,介入治疗是唯一的早期治疗方法。一旦确诊,尽快行动脉灌注扩血管药治疗。Boley 提出一次性注入妥拉苏林 25 mg 后,接着用罂粟碱 30~60 mg/h,持续 24~36 小时,取得较好效果。Boley 报道一组患者死亡率为 40%,有学者用罂粟碱或其他血管扩张药,结果与 Boley 相近。李选等报道一组 18 例 NOMI 患者,经肠系膜上动脉灌注罂粟碱治疗,从就诊到接受治疗时间为 3~26 小时,9 例在 12 小时内,痊愈 15 例,随访 30 天未复发。其余 2 例患者就诊时已有腹膜炎的表现,行动脉灌注罂粟碱后腹痛症状减轻,怀疑有肠坏死,转外科行手术治疗,1 例切除约 2 米小肠,1 例切除约 1 米小肠,术后均存活。30 天内死亡 1 例,该患者合并冠心病、高血压、2 型糖尿病,持续灌注罂粟碱 96 小时,腹痛症状消失,重复造影 SMA 痉挛缓解后拔管。拔除导管后 10 天患者因肺部感染,呼吸衰竭死亡。18 例患者在随访期内均未发现与介入治疗相关的并发症。

灌注血管扩张药有罂粟碱、妥拉苏林、胰高血糖素、前列腺素。罂粟碱是最常用的血管扩张药,当患者对血管扩张药无反应或血生化监测提示肠坏死或腹膜炎,则需开腹手术。血管扩张药灌注持续到血管痉挛缓解,有报道灌注最长达 7 天的病例。

如诊断及时,无腹膜刺激征者,一般不需要手术治疗,若腹膜刺激征明显时,仍需剖腹探查,以切除坏死的肠段。

选择性肠系膜血管造影、持续罂粟碱灌注是安全、快速、有效的诊断和治疗方法,可减少剖腹探查。持续灌注罂粟碱并发症少见,伴有严重心律失常者应注意及时停药。

辅助治疗:胃肠减压、输氧、经静脉给予广谱抗生素。

2.急性肠系膜上动脉闭塞(栓塞、血栓形成)的介入治疗

急性肠系膜上动脉闭塞是肠缺血最常见的原因,可由于栓子栓塞和/或动脉血栓形成。介入治疗根据病因不同,采用相应的治疗方法。

经导管动脉内灌注血管扩张药(如罂粟碱),能解除闭塞性肠缺血导致的肠系膜血管痉挛。应将其视为整体治疗的一部分,用于 AMI 术前、术中、术后治疗。

动脉内溶栓剂(如,链激酶、尿激酶、rt-PA)已被用于经选择的病例。Simo 等首先报道用导管直接溶栓治疗肠系膜上动脉血栓,并取得了满意疗效。当血管未完全闭塞、血栓在肠系膜上动脉远端或回结肠动脉起始部,发病 12 小时内,溶栓容易成功。

经导管取栓可用于有溶栓禁忌证患者,也可单独使用。李选报道,利用长动脉鞘或配合指引导管经皮穿刺 SMA 吸栓治疗急性肠系膜上动脉栓塞,7 例肠系膜上动脉栓塞患者均成功吸出栓子,动脉开通;5 例痊愈,1 例行开腹探查术,切除坏死小肠后痊愈;1 例患者因拒绝继续治疗,20 小时后死亡。

经皮穿刺腔内血管成形术(PTA)及支架置入术(PTS)已广泛用于慢性缺血性肠病(CMI)及肠系膜动脉夹层的治疗,疗效确切。PTA 及 PTS 亦可用于 AMI 的治疗。

3.肠系膜静脉血栓形成的介入治疗

肠系膜静脉血栓常在腹部 CT 扫描或彩色多普勒扫描时偶然发现,对无症状患者,可以不治疗,也可行短期抗凝治疗。对于有症状的肠系膜静脉血栓患者,早期处理包括充分补液,恢复有效循环血容量,纠正水、电解质紊乱与酸碱失衡,给予胃肠减压,应用抗生素等,同时积极治疗原发病。无腹膜炎症状患者,应接受抗凝治疗:肝素 5 000~7 000 单位,每 8 小时 1 次,连续用 7~10 天,将凝血酶原时间维持在正常的 2~3 倍,维持用华法林治疗 3 个月;亦可选用低分子肝素、利伐沙班等抗凝治疗。

近年来,随着影像技术的发展,MVT 的早期诊断已成为可能,因此,越来越多的学者开始尝

试应用介入技术治疗 MVT。介入治疗包括将导管放置于肠系膜动脉局部灌注溶栓药物治疗和经皮经肝门静脉、肠系膜静脉溶栓治疗。尿激酶是首选的溶栓药物,常规用量为每天 150 万~200 万单位。溶栓治疗同时给予肝素治疗。

Brunaud 和 Train 等认为在治疗效果上经导管溶栓优于外周溶栓。经导管血栓内给药可增加药物与血栓的接触面积,药物充分渗透在血栓内,从而避免血液稀释的不利影响和在血浆中与纤溶酶抑制剂结合,局部灌注消除了各种体内脏器在药物作用前发生的滤过作用。直接灌注药物于血栓处增加了病变局部药物浓度、相应地减少了全身浓度,从而加快血栓溶解速度和减少出血性并发症的发生。经颈静脉肝内门体静脉支架分流术(TIPSS)可以更有效地开通血管,使血流通过,促进血栓溶解,缩短肠缺血时间,防止肠坏死。但当患者腹痛进行性加重,出现腹膜刺激症状,诊断性腹腔穿刺为血性腹水或出现血便,应为外科手术指征。术后立即抗凝;如大部分或全部小肠坏死,切除将致短肠综合征,需全胃肠外营养。部分病例可行肠系膜静脉血栓清除术。

李选等采用经皮经肝(或经颈静脉经肝)肠系膜静脉取栓、溶栓联合经肠系膜上动脉灌注罂粟碱治疗肠系膜静脉血栓 12 例,7 例痊愈,3 例手术,2 例死于其他疾病。随访期内,10 例存活,7 例未复发,手术 3 例切除 1~3 米小肠,未发生短肠综合征。李选等认为经皮经肝(或经颈静脉经肝)肠系膜静脉取栓联合经肠系膜上动脉灌注罂粟碱治疗肠系膜静脉血栓安全、有效,可降低该病死亡率。

(四)并发症及处理

同其他介入治疗,缺血性肠病的介入治疗并发症包括血管造影相关并发症、药物治疗(抗凝,溶栓药物等)并发症及介入治疗相关并发症。

血管内操作最严重并发症是血栓脱落致远端血管栓塞,尤其是支架置入前预扩张,血管内溶栓治疗也能增加远端栓塞风险。因此,细心操作是避免这一并发症的关键;支架置入前最小限度预扩张或无扩张是安全的,支架应首选低截面自膨式支架。

肠缺血患者动脉梗阻因素祛除后应警惕再灌注损伤的发生,持续胃肠减压,输氧,经静脉给予广谱抗生素是必要的。但是,目前尚没有对这一并发症的特效治疗方法。

(崔国伟)

第四节　下肢静脉曲张

一、定义

下肢静脉曲张是指下肢浅表静脉发生扩张、延长、弯曲成团状,晚期可并发慢性溃疡的病变。本病多见中年男性、长时间负重或站立工作者。

下肢静脉曲张分为原发性(单纯性)和继发性两大类。

二、病因

下肢静脉瓣膜起着血液向心回流的单向限制作用。静脉中瓣膜的破坏使倒流的血液对静脉壁产生巨大的压力,即可引起静脉相对薄弱的部分膨胀。而长期站立、重体力劳动、妊娠、慢性咳嗽、长期便秘等可使静脉内压力增高,进一步加剧了血液对瓣膜的冲击力和静脉壁的压力,导致静脉曲张。

三、诊断

(一)临床表现

患肢常感酸、沉、胀痛、易疲劳、乏力;患肢浅静脉隆起、扩张、变曲,甚至迂曲或团块状,站立时更明显;肿胀;在踝部、足背可出现轻微的水肿,严重者小腿下段亦可有轻度水肿。

并发症:①皮肤的营养变化,皮肤变薄、脱屑、瘙痒、色素沉着,湿疹样皮炎和溃疡形成。②血栓性浅静脉炎,曲张静脉处疼痛,呈现红肿硬结节和条索状物,有压痛。③出血,由于外伤或曲张静脉或小静脉自发性破裂,引起急性出血。④继发感染,由于患者抵抗力减弱,容易发生继发感染。常见的有血栓性浅静脉炎、丹毒、急性蜂窝织炎、象皮肿等。

(二)诊断

根据典型的临床症状,诊断下肢静脉曲张并不难,但需进一步了解静脉瓣功能。

传统检查包括:大隐静脉瓣膜功能试验(Trendelenburg 试验)、深静脉通畅试验(Perthes 试验)和交通静脉瓣膜功能试验(Pratt 试验)。

下肢深静脉造影仍是诊断静脉系统病变的"金标准",此外,双功彩超具有无创、安全等优点,已逐渐成为下肢静脉系统疾病的首选检查方法。

四、鉴别诊断

(一)下肢深静脉瓣功能不全

多发生在股静脉、腘静脉,主要病变为瓣叶的游离缘松弛下垂,合拢时留有漏斗形间隙,发生血液向远侧逆流。特点如下。

(1)患肢有较严重的不适及肿胀,行走时因瓣膜失去单向开放功能而症状加重,只有在平卧时才能缓解。

(2)因早期破坏小腿交通支静脉瓣膜,常迅速出现皮肤营养不良性变化。

(3)小隐静脉瓣膜破坏的发生率,远比单纯性下肢静脉曲张多见。

(4)顺行造影:深静脉主干呈筒状扩张,失去竹节状形态,瓣膜影模糊,常伴有浅静脉扩张。做 Valsalva 动作时见造影剂即刻反流。

(二)下肢静脉血栓形成后综合征

患者有突发性下肢肿痛病史。在深静脉血栓形成后期出现下肢浅静脉曲张,以小腿分支静脉及小静脉曲张为主。患肢肿胀明显,伴有肢体沉重、胀痛不适,活动、站立后诸症加重,卧床休息后不能完全缓解,胫前、足踝部呈凹陷性水肿,皮肤营养障碍较明显。多普勒超声检查,提示深静脉血液回流不畅,同时存在血液倒流。下肢静脉造影显示:深静脉管壁毛糙,静脉管腔呈不规则狭窄,部分静脉显示扩张。交通支静脉功能不全和浅静脉曲张。

(三)静脉畸形骨肥大综合征(Klippel-Trenaunay 综合征)

特点是"肢体增长、增粗,浅静脉异常粗大并曲张,皮肤血管瘤"三联症,下肢静脉造影可以发现深部静脉畸形呈部分缺如,分支紊乱而多,浅静脉曲张等。

(四)动静脉瘘

常有明显的浅静脉曲张,后天性动静脉瘘多由创伤引起,有外伤史,局部可扪及持续性震颤,

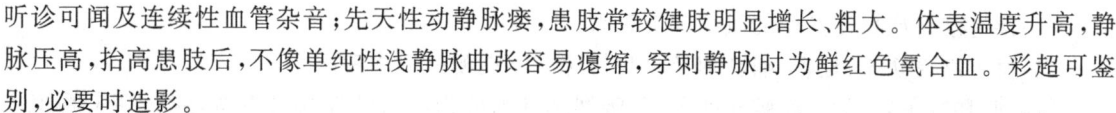

听诊可闻及连续性血管杂音;先天性动静脉瘘,患肢常较健肢明显增长、粗大。体表温度升高,静脉压高,抬高患肢后,不像单纯性浅静脉曲张容易瘪缩,穿刺静脉时为鲜红色氧合血。彩超可鉴别,必要时造影。

五、介入治疗

(一)超声引导射频治疗静脉曲张

下肢静脉曲张是一种常见病,许多欧美国家的发病率高达40%。在我国15岁以上人群中,发病率为8.6%,45岁以上为16.4%。大隐静脉曲张在成年男性中最高达17%,女性中最高达40%,严重地影响患者的生活质量。推算现有患者8 000万至1亿例。如1/20患者需要积极治疗,就有400万~500万例,以射频闭合术为代表的微创治疗方法,创伤小、恢复快。

早在1964年就有人用高频电凝治疗下肢静脉曲张,但由于当时的设备及技术原因,其产生的并发症,如皮肤Ⅲ度烧伤、隐神经损伤、周围静脉炎、腓神经炎及伤口感染等,使其初步的治疗结果蒙上了阴影。近年来,随着仪器的改进,这一疗法又重新应用于临床。最具有代表性和使用最多的仪器是美国产的VNUS系统。该仪器包括微电脑控制射频热能发生器和静脉内导管。导管由带鞘的多个双极射频热电极和热电偶电极组成,前者将射频热传递到静脉壁,而后者监测管壁的温度。导管中央为空腔,可注水冲洗电极以防血栓形成,或插入导丝以在静脉迂曲时引导插管。系统通过反馈机制监测静脉壁局部的电阻、温度和消耗的功率,并能控制温度在(85±3)℃以防止温度过高造成副损伤或温度过低而达不到治疗效果。射频治疗大隐静脉曲张的原理是:通过射频热能使静脉血管内膜破坏,管壁胶原收缩,从而使血管腔闭塞。

慢性下肢静脉功能不全患者中大隐静脉反流最常见,经彩超和X线静脉造影排除深静脉阻塞性病变后,治疗大隐静脉是整个治疗方案中最重要的一环。传统治疗主要采取大隐静脉高位结扎结合剥脱术,创伤较大,住院时间相对较长,术后留下较明显瘢痕,合并隐神经与淋巴管损伤等。腔内射频闭合术采用射频热能直接破坏静脉内皮,使胶原纤维收缩,闭合血管腔,同时对管壁外组织影响小。其仅需局麻下患者即可耐受,创伤小、术后恢复快。用超声与X线联合引导下进行射频闭合术,进一步简化了操作的步骤。利用超声引导下直接穿刺大隐静脉,技术简便可行,避免切开显露大隐静脉从而减少了损伤,还可以避开足靴部溃疡,灵活选择穿刺部位。在超声引导下注射局麻药,特别对于隐股汇合处和肥胖者等位置较深处大隐静脉,能准确到位,有效地减轻疼痛,提高了患者对手术的耐受性。

1.适应证

(1)原发性大隐静脉瓣膜功能不全所致的下肢静脉曲张,适合传统的大隐静脉高位结扎加抽剥术治疗的患者。

(2)不能耐受传统手术腰麻或硬膜外麻醉。

(3)要求美观,不愿意采用传统手术治疗的患者。

(4)术前患者行多普勒超声检查示下肢深静脉通畅,血液回流良好及无血液倒流或血液倒流属Ⅰ、Ⅱ级,无功能不全的穿静脉与大隐静脉主干或迂曲静脉相连。

2.禁忌证

(1)下肢深静脉血栓形成。

(2)伴有动脉闭塞症、感染炎症的急性期。

(3)先天性动静脉瘘。

（4）伴有溃疡或反复发作的浅静脉炎患者。

（5）血液高凝状态、妊娠、哺乳期及全身情况差不能耐受手术者。

对一些特殊患者，如有心脏起搏器、除颤器和其他体内植入性器材的患者，应仔细了解植入材料是否允许射频干扰。

3.操作方法

（1）术前检查：交通静脉功能不全导致由深静脉倒灌入浅静脉的血流量明显增多，下肢皮肤营养障碍加重，最终发生静脉性溃疡。在溃疡的周围总是发现异常的交通静脉，通过结扎或阻断交通静脉，可加速溃疡的愈合。术前全面并有针对性地评价下肢交通静脉功能，对于认识溃疡的形成及指导手术方案具有重要的作用。

交通静脉沟通深、浅静脉系统，部位比较恒定的，有在小腿下部的 CockettⅠ、Ⅱ、Ⅲ静脉，小腿上中部（膝关节周围）的 Boyd 静脉，大腿段的 Dodd 静脉。X 线静脉造影可以全面地显示上述交通静脉（尤其是小腿段者），但它只能显示交通静脉的存在和形态，却难以评价其功能状态。超声是常用的无创评价方法，但其整体观较差，检查费时，并可能会造成遗漏。

联合应用 X 线与超声在术前评价交通静脉成为医师的首选。通过 X 线静脉造影，先在体表描记出交通静脉的位置，再利用彩超分别评价其功能。可以观察到功能不全的交通静脉大部分集中在溃疡附近，有逆向血流者管径均大于 2 mm。同时，在下肢的交通静脉中，甚至是在溃疡周围，相当部分的静脉并无功能不全表现。

由交通静脉的正常功能可以推测，正常的交通静脉引流浅静脉的血液，降低浅静脉的压力。那么区别对待正常的和异常的交通静脉，实行"个体化"治疗，即离断或结扎功能不全的交通静脉，保留正常的交通静脉，有重要的临床意义。术前采用 X 线静脉造影和彩超全面地评价交通静脉，使之成为可能。临床实践中，采取优化的治疗方案，对于数目不多的异常交通静脉，在超声引导下行电凝或射频闭合术；对于广泛者，则行交通静脉离断术，从而避免了不必要地扩大手术创伤。

采用超声判断交通静脉功能时，采取了诸如多种体位、充分挤压组织等方法，尽量保证检查的敏感性。但考虑到彩超探测逆向血流及诱导方法的限度，所示"正常"的交通静脉的远期变化仍有待进一步观察。

（2）操作过程：术前常规予哌替啶和地西泮（或苯巴比妥）肌内注射；常规避开皮肤溃疡或色素明显沉着部位，超声引导下穿刺大隐静脉主干，Seldinger 法置入 6F 导管鞘，再引入 6F 射频导管，在导丝引导下，至大隐静脉隐股交汇处下方 1 cm 处打开射频导管头端。同时于超声引导下，在大隐静脉周围（尤其是大隐静脉近腹股沟部、肥胖者）注射局麻药和肿胀液。手术床取头低足高位，助手按压射频导管头部以驱除静脉内血液，打开射频仪，保持温度在 85 ℃左右缓慢后撤导管直至大隐静脉全程。术毕予弹力袜或棉垫加压包扎患肢以加强闭合作用。

术中疼痛程度评级：0 级：无明显不适；Ⅰ级：有轻度疼痛，可耐受，无需增加局麻药；Ⅱ级：中度疼痛，需增加局部或经导管注入局麻药后可耐受，射频闭合过程无需停止；Ⅲ级：增加局部或导管注入局麻药后仍有显著疼痛感，需暂停射频闭合过程。

单纯大隐静脉射频闭合术毕着弹力袜后，即嘱自行返回病房，鼓励患者适当行走。合并行点式剥脱术和行内镜下筋膜下交通静脉结扎术，予棉垫加压包扎，术后第三天改着弹力袜即可自由活动。

（3）术后随访：观察技术成功率、术后住院时间、临床症状及并发症等情况，术后 3 天、1 个月、6个月及12个月行彩超复查。技术成功的标准：超声显示静脉内无血流。复发的标准：静脉细丝状血流，超过5 cm。

（4）疗效评价：疗效的判断主要根据治疗后血管的闭塞（部分或完全）、再通和反流情况。大隐静脉射频闭合术成功率高，总的闭塞率为73.3%～100%，近期效果较远期好。临床症状改善明显。但有一定比例的再通和反流，其中再通的病例包括治疗失败者。再通的原因可能与大隐静脉粗致物理性闭合不完全、驱血不完全致血栓性闭合及术后未予弹力袜充分加压等因素有关。尽管大隐静脉再通在超声下表现为线样血流，观察期间内症状亦未加重，但远期再通表现、再通率及其对临床症状的影响等资料有待进一步的随访证实。

4.并发症

超声引导下大隐静脉曲张腔内射频闭合治疗的主要并发症有：深静脉血栓形成、局部组织灼伤、隐神经损伤、局部感觉异常（如局部牵拉感）、静脉炎、术后瘀斑或皮肤颜色改变。有报道采用膝以上段大隐静脉射频消融，可降低隐神经损伤发生率。而局部皮肤感觉异常，主要是酸麻感，不影响功能，考虑为术中隐神经热损伤所致，术后随访均可恢复。

2008年Luebke等总结了176篇腔内射频闭合术治疗大隐静脉曲张的文献报道，其中24篇文献有术后早期超声随访，术后7周～24个月超声检查大隐静脉主干闭塞率96%，术后3年超声随访大隐静脉主干闭塞率为82%（258/315）；22篇文献把深静脉血栓作为术后观察指标，发生率为0.455%（17/3 821）；10篇文献报道了术后皮下瘀斑或肤色变化发生情况，发生率为9.1%（63/692）；16篇文献把感觉异常作为观察指标，发生率为11.0%（341/3 102），均于术后1～4周自愈；19篇文献报道术后有静脉炎发生，发生率为3.2%（108/3 332）。与手术治疗比较，并发症发生率差异无统计学意义，腔内射频闭合并发症多与射频治疗操作有关（瘀斑、血肿、疼痛、硬结与血管炎）。

胡何节等治疗20例大隐静脉曲张，并发症还包括硬化剂外渗形成持久性血栓、过敏。术后大隐静脉径路上的条索状硬结也应加以关注，3例患者存有该体征，但在术后1个月内软化消退。

电极导管的热穿透能力约1 mm，可能引起皮肤及隐神经损伤，黄弘伟等报道了4例早期应用患者术后出现小腿前内侧麻木，考虑与隐神经热损伤有关。沿导管两侧注射肿胀液（1%利多卡因）可以避免此并发症。

5.注意事项

（1）射频探头的输出功率设为6 W。射频探头后退的速度由计算机根据静脉壁的温度自动调节，如果探头设置的温度为85 ℃，则导管后退的速度为2.5 cm/min，当温度设在90 ℃，则导管后退的速度为4.0 cm/min。后退速度太慢会在探头和导管上形成血栓影响功能，太快不会对管壁产生热损伤。

（2）术前均行下肢静脉彩超明确下肢深、浅静脉通畅情况，了解静脉内有无血栓，股-隐静脉瓣膜位置，膝关节内侧大隐静脉走行位置。

（3）肝素50 mg加入生理盐水500 mL中，以输液器连接于射频导管尾部，液体通过导管内通道至球形电极头部，滴速保持20～30滴/分钟，防止电极片形成血栓。

（4）发射射频功率前应沿大隐静脉走行皮下注射麻醉肿胀液，使曲张静脉与周围组织适当分离，其主要作用有：①局部麻醉作用；②麻醉肿胀液可以将静脉压扁，有助于射频电极头端与静脉壁更紧密地贴合；③麻醉肿胀液可作吸热装置，降低周围组织的热损伤；④降低了术后下肢感觉异常的发生率。

(5)适当抬高患肢,加压驱血,促进浅静脉血向深静脉回流,尽可能创造一个无血环境,使治疗更为安全、可靠。

(6)可采用高位结扎大隐静脉,见到属支则一并结扎,以降低闭塞的大隐静脉再通可能,减少复发,而且避免导管误入股静脉引起损伤。Salles-Cunha 等的研究结果表明,在射频治疗时未行高位结扎大隐静脉会增高术后大隐静脉再通率。复发率提高,同时还存在大隐静脉闭合不全及大隐静脉血栓向股静脉蔓延的危险。

(7)大隐静脉曲张膝关节上下段的表现程度不同,膝关节以上的大隐静脉以管径增宽为主要表现,术后以管腔闭锁纤维化为主要表现,术后不能闭合及再通概率小,膝关节以下以曲张多见,血管增宽,走行迂曲,其内血流淤滞,术后以管腔中血栓形成为主要表现,术后不能闭合及再通发生率较高;大隐静脉与静脉交通处不容易完全闭合,也是再通发生的主要部位。

6.临床价值

超声引导下腔内射频消融作为治疗大隐静脉曲张的一种微创方法,其创伤小、安全、美观、疗效可靠、并发症少,患者易于接受,近期疗效满意,在治疗下肢静脉曲张方面具有广阔的前景。Rautio 的一项对比研究表明,与大隐静脉抽剥手术相比,射频治疗患者术后疼痛更轻,恢复正常活动的时间和休病假的时间更短,虽然直接治疗费用较高,但如果考虑休病假造成的损失减少的因素,还是能为社会节省费用。Merchant 的多中心研究提示,随访 1~2 年时分别有 92.0%(195/212)和 94.5%(121/128)的患者表示对治疗满意。Luebke 总结认为,与外科手术比较,在消除治疗段大隐静脉反流、预防复发和新生血管形成方面,腔内射频闭合术疗效与手术治疗相同,其创伤小、疼痛轻、恢复快。

利用超声引导下直接穿刺大隐静脉,技术简便可行,避免切开显露大隐静脉从而减少了损伤,还可以避开足靴部溃疡,灵活选择穿刺部位。超声引导下注射局麻药,特别对于隐股汇合处和肥胖者等位置较深处大隐静脉,能准确到位,有效地减轻疼痛,提高了患者对手术的耐受性。

由于射频治疗时温度被限制在 85 ℃左右,避免了组织的燃烧、凝固和炭化,并且当治疗温度和电阻持续超过射频机设定的安全范围,机器会自动关闭,从而确保了治疗的安全;同时静脉壁胭胶原收缩使治疗静脉再管化的可能性降低到最低。

但是超声引导下腔内射频消融治疗大隐静脉曲张术后存在一定的再通率,临床应用方面还需要积累更多的经验,远期疗效也有待于进一步随访观察。

(二)超声引导下泡沫硬化治疗下肢静脉曲张

大隐静脉曲张是一种常见的外科疾病,主要包括明显可见的下肢浅静脉的迂曲扩张、继发于静脉瓣膜功能不全的静脉病变,下肢静脉血液倒流,主要表现在大隐静脉和/或小隐静脉的倒流,小腿交通静脉、穿静脉的倒流则多为后期继发表现。下肢静脉曲张的发病机制现在还不清楚,可能与静脉瓣膜功能不全导致静脉管腔内压力过高,最终导致管腔扩张有关。目前的治疗方法主要有外科手术、静脉腔内激光消融术(EVLA)、射频消融术(RFA)和超声引导下泡沫硬化治疗(USFS)等。外科手术治疗的方法始于 20 世纪初,主要是结扎大隐静脉-股静脉或大隐静脉-胭静脉连接部、剥脱反流的大隐静脉、切除曲张的静脉分支。这种方法疗效确切,但操作烦琐,患者疼痛感明显,且术后恢复时间长。2 000 年前后,随着腔内激光及射频消融术的应用,传统的手术方法受到了挑战。研究表明,激光消融术与大隐静脉高位结扎剥脱术比较,后者在阻止静脉反流方面略优于激光治疗,但是这种差异没有统计学意义。手术和激光消融术疗效近似,但消融术后患者恢复正常活动所需时间更少,术后疼痛症状也减轻。射频消融是将电极插入静脉管腔内、加热电极,实现对曲张静脉的破坏和阻塞。该技术的关键在于射频的能量和温度要适中,既使静脉发生可靠持久的阻塞,同时伴发的损伤又最小。随着微创技术的发展,静脉曲张的治疗呈现由外科手术向超声引导下泡沫、激光、射频等治疗转变的趋势,目前硬化治疗可以根据需要硬化的静脉的尺寸,选择不同的硬化剂;泡沫技术的发展使硬化剂的效力明显增强;超声检查的出现可以观察皮下静脉曲张。硬化治疗是向静脉管腔内注射化学药物,使曲张静脉闭塞,达到治疗的目的。

泡沫硬化剂是指把液体硬化剂与气体相混合而形成的泡沫状物质。硬化疗法是 1853 年 Cassigness 首先提出的,即向曲张静脉内注入化学性硬化剂,使静脉管壁继发炎症反应,术后持续压迫使静脉萎陷,肉芽组织及继之纤维化在萎陷的静脉腔内生长,最终形成纤维索条使静脉腔永久性闭塞,达到使曲张静脉萎陷的治疗目的。由于需要多次注射、复发率高和偶有严重并发症等缺点,1944 年和 1950 年 Orbach 提出泡沫硬化剂的治疗新概念,可以使大隐静脉主干闭塞率至少增加 10%。1963 年 Fegan 报道加压硬化疗法使静脉内膜直接接触和闭塞,可获较好效果。早期,硬化治疗主要作为一种补充手段来处理手术治疗后残余的静脉曲张及近端没有瓣膜功能不全的静脉。1997 年,Cabrera 报道了使用"微泡沫"硬化剂治疗静脉疾病的 5 年随访结果,影像学及临床效果都是惊人的,堪称是硬化剂治疗领域的一次革命。以后 Monfreux 和 Benigni 介绍了制作泡沫硬化剂的方法。2003 年 4 月欧洲泡沫硬化剂疗法协调会议上学者们认为泡沫硬化剂疗法是静脉曲张治疗的有效方法之一,允许有经验的医师应用泡沫硬化剂疗法治疗包括大隐静脉、小隐静脉主干在内的大的静脉曲张。超声引导治疗可以实时引导将针精准刺入目标静脉,减少周围组织损伤。尤其对管径较小的静脉,该技术的优势更明显;超声检查可以判断硬化剂是否进入目标静脉管腔。泡沫硬化剂在超声图像上显示高回声,是良好的造影剂,在无回声的静脉管腔内像一朵云,对比明显、易于观察。通过超声的实时观察,可以用手或超声探头将硬化剂推压至目标区域,从曲张静脉的分支到主干,直至股静脉-大隐静脉连接部都可以看到硬化剂进展的过程。泡沫硬化剂的出现,适应证更广泛,加之泡沫硬化治疗操作简单、无需麻醉,使该技术越来越受到重视。

1.治疗机制

硬化治疗主要是让硬化剂直接作用于血管内膜,随后产生血管壁的破坏,局部形成血栓,最终血栓机化,整个血管成为一个纤维条索,这个过程被称为硬化。所以硬化治疗的目的不只是形成血栓,而是使血管最终形成纤维条索,最后实现与手术剥脱静脉类似的效果。硬化剂的硬化作用与硬化剂的浓度和作用时间的长短有关。

2.适应证

早期出现的液体硬化剂的优点是不产生泡沫,不良反应较少,适用于内径小于 3 mm 的静脉曲张,尤其是网状静脉和蜘蛛状静脉。但当曲张静脉的内径超过 3 mm 时,硬化剂会迅速被扩张静脉中的血液稀释,造成硬化剂的浓度降低、效力减弱,达不到理想的治疗效果。与此相反,泡沫硬化剂可以迅速完全地充满整个静脉管腔,从而有效地与管壁起作用。泡沫硬化治疗适用于大部分下肢表浅静脉曲张,尤其是静脉内径大于 3 mm 的病例,有报道称该方法在 15 mm 以上的静脉曲张治疗上也取得过成功。主要适用于中重度下肢静脉曲张;有下肢活动后酸胀感及下肢乏力;存在大隐静脉中、重度反流,深静脉正常;有选择微创治疗的意愿;美容考虑不愿意外科治疗的。

超声引导下泡沫硬化治疗适用于大隐静脉功能不全及其属支功能不全的患者,尤其是内径大于 3 mm 的患者。有报道称该方法在 15 mm 以上的静脉曲张治疗上也取得过成功。如患者合并重度的深静脉功能不全,必要时应进行联合其他相应的手术。

3.禁忌证

(1)长期卧床患者,行走功能障碍者。

(2)严重淤滞性皮炎及并发感染、重症湿疹者。

(3)服用避孕药者及妊娠或哺乳期妇女。

(4)静脉穿刺和压迫困难的肥胖者。

(5)先天性蛋白 S 和 AT-Ⅲ 缺乏症等。

(6)下肢深静脉血栓形成。

(7)动脉硬化闭塞症。

(8)室间隔缺损、先天性卵圆孔未闭者。

(9)发热、急性肺部疾病,包括呼吸困难,如支气管哮喘。

(10)血液高凝状态。

(11)全身状况较差者、深静脉炎及动静脉瘘患者。

对曲张伴重度下肢深静脉瓣膜功能不全患者,疗效不可靠,复发率高且症状无改善,应慎用或禁用。需特别指出的是下肢静脉曲张并非完全由于大隐静脉瓣膜功能不全引起,其他因素尚有深静脉功能不全、下肢静脉压迫综合征及下腔静脉梗阻等,均须进行相应治疗。

4.操作方法

(1)器械选择:线阵探头频率 5～12 MHz。20～22G 穿刺针或选用 2～5 号头皮针头(注射用针头要细,针头斜面要短)连接 5 mL 注射器若干,准备止血带、弹力绷带、与注射点数目相对应的绷带卷和合适型号的弹力袜。

(2)泡沫硬化剂的制备:泡沫硬化剂中液体硬化剂与气体混合的比例主要是 1∶4。

(3)用来制备泡沫硬化剂的液体硬化剂中,应用最多是十四羟基硫酸钠(1%或 3%)和聚乙二醇单十二醚(1%或 3%)等。3%与 1%泡沫硬化剂的浓度疗效是一样的。而制备泡沫硬化剂的气体主要是"空气",也有人报道二氧化碳气体的应用等。Morrison 等对比研究了由空气和二氧化碳制作的泡沫硬化剂的不良反应发生情况,发现应用二氧化碳与硬化剂制作成的泡沫硬化剂治疗下肢浅静脉曲张的不良反应发生率明显比空气的低。①3%十四羟基硫酸钠稀释成 1.5%稀释液(1 mL 加 1 mL 生理盐水),取稀释液 2 mL 加 8 mL 空气,充分混合成 10 mL 泡沫硬化剂。②1 mL 硬化剂＋3 mL 消毒(过滤)空气(也可使用 O_2、N_2、CO_2)充分混合成 10 mL 泡沫硬化剂,现用现配制。③1%乙氧硬化醇 2 mL 加 8 mL 空气经混合成 10 mL 泡沫硬化剂。④5%的鱼肝油酸钠。

5.术前准备

深静脉畅通试验。注射前仔细检查局部皮肤,用甲紫标明要注射的部位,注射点每次不宜超过 8 处;各注射点相距 3～5 cm;如注射点超过 8 处的需分期治疗,时间间隔应在 8 周以上。常规行下肢静脉血管超声检查。

6.术式选择

下肢浅静脉曲张、网状及蛛网状静脉曲张、毛细血管扩张的直接泡沫硬化治疗;超声引导下大隐静脉曲张的泡沫硬化治疗;大隐静脉高位结扎或主干静脉剥脱＋浅表静脉曲张的泡沫硬化治疗。

操作步骤：在皮肤上画出静脉网络图，选择穿刺点，决定需要硬化的静脉节段，患者取仰卧位，将患肢垫高，使下肢与治疗床呈 60°，常规消毒铺巾，穿刺点局部麻醉，在距大隐静脉汇入深静脉 10 cm 处及其以远的大隐静脉主干，取大隐静脉长轴切面，显示最大管径切面，管壁显示最清晰时，超声引导注射器针尖刺入拟治疗的静脉腔内，针尖斜面朝下，检查导管中是否有血液回流，将针固定于皮肤上，将硬化剂注射器连到无菌导管上，回抽有血时，超声引导推注泡沫硬化剂，确认泡沫硬化剂在静脉管腔内，逐步加量注射硬化剂，根据大隐静脉主干的直径大小和远端静脉扩张静脉球的多少选择注射部位和剂量，每条肢体用量 4~8 mL，超声见烟雾状强回声在静脉腔内散开，表明注射成功。注射治疗后，超声检查大隐静脉主干及远端迂曲静脉，可见静脉内有漂浮状强回声。用超声探头将其按摩推压到曲张静脉及其分支中，检查硬化剂是否填充所有目标曲张静脉，检查是否出现静脉痉挛，拔针，局部加压包扎。使用泡沫橡胶垫（选用）、弹性胶带、2 级医疗弹力袜压迫硬化剂分布区域。术后即刻穿医用治疗型弹力袜，并立即下地慢步走 20 分钟，观察无不适反应后，嘱其术后注意事项，即可自行离去。术后严格要求穿治疗型医用弹力袜 2 周，无须辅助用药。嘱术后定期随访。

如果注射 5% 的鱼肝油酸钠，用量一般不超过 6 mL，并向远端推挤，使硬化剂均匀散开。

第 2 次注射治疗的标准：第 1 次注射治疗后 1 个月仍然有较明显的曲张畸形，或复查超声时大腿中上段大隐静脉主干直径大于 5 mm。第 2 次注射治疗的方法与剂量同第 1 次注射治疗。

7.疗效标准

(1)治愈：经 1 次硬化剂治疗后，曲张静脉出现硬化呈索条状，局部无疼痛或不适，随访无复发。

(2)无效：经硬化剂治疗后，曲张静脉仍同治疗前，并未出现索条状硬化现象。

(3)复发：经一次硬化剂治疗后，曲张静脉部分硬化，呈索条状；经 8 周治疗后复查有一段或数段被治疗静脉仍呈曲张状态，须经第 2 次硬化治疗者。

8.并发症

硬化剂注射存在着一定的风险，硬化剂注射液外渗导致皮肤坏死，硬化剂流入深静脉，可导致血栓形成，严重者发生肺栓塞。近年来，国际上对硬化剂注射作了一系列改良，微泡沫技术的出现，可使得闭塞效果更好的同时，减少了硬化剂的浓度和用量，极大避免了过去的并发症。各种并发症常在股静脉隐静脉连接部或者静脉交通支发生硬化剂泄漏时产生，按照发生的严重程度可以分为以下三种。

(1)发生频率高、持续时间短的并发症：术后色素沉着（发生率 10%~30%）、血管扩张（发生率 10%~30%）、注射疼痛、注射后刺痒。

(2)少见但是能够自愈的并发症：皮肤坏死、血栓性静脉炎、局部神经损伤、短暂视觉障碍（尤其是偏头痛患者）、血尿。最为常见的是视觉障碍，这在注射液体硬化剂时也有发生，但是泡沫硬化治疗的发生率明显增高，是 0.5%~1%。到目前为止这种现象的病理生理基础还不清楚，有人认为这与卵圆孔未闭及内皮细胞毒性的成分释放入血有关。局部神经损伤发生发生率为 3/8 464。头疼发生率为 57/7 122。

(3)少见但是严重的并发症：这类并发症少见，包括变态反应、深静脉血栓、肺栓塞。硬化治疗发生变态反应的概率远低于青霉素。肺动脉栓塞发生率为 1/1 753。与外科手术相比，只有少数患者会出现深静脉血栓，主要发生在小腿肌间静脉，发生率约为 3/1 000。皮肤坏死发生率为 8/7 221。

第二届欧洲泡沫硬化剂疗法协调会议建议，MUS 法泡沫硬化剂的用量应控制在 4 mL 以下，SFT 法泡沫硬化剂的用量 6～8 mL 是安全的；常规应用 40 mL 以内的泡沫硬化剂都未见严重并发症，但超过这个剂量可见干咳、胸闷、一过性缺血性休克和黑等。Cabrera 等应用超过 80 mL 的泡沫硬化剂尚未出现神经或呼吸道并发症，因为 CO_2 的溶解率高于氮气。有研究表明静脉内注射 50～100 mLCO_2 可用于心包积血的诊断，右心注射 CO_2 并未引起严重并发症，并且在主动脉造影的单次极限量达到 450 mL。Bush 等报道 2 例室间隔缺损，应用泡沫硬化剂治疗后出现了严重神经系统并发症，分别为椎动脉系统，未经治疗缓解，大脑系统症状给予高压氧治疗。Forlee 也报道了一例合并先天性卵圆孔未闭患者治疗后发生了脑缺血性休克。

多数文献报道的不良反应为可接受的。具有循证医学意义的文献也给出了积极的评价。Jia 等在一组有 69 个研究中心参加，目的在调查研究泡沫硬化剂的安全有效性的研究中结果显示：安全性方面中位数：严重的并发症（包括肺动脉栓塞、下肢深静脉血栓）发生率小于 1%；视觉障碍 1.4%；头痛 4.2%；血栓性静脉炎 4.7%；皮肤色素沉着 17.8%；穿刺点疼痛 25.6%。得出的结论是：泡沫硬化剂的应用引发相关严重并发症的事件是很少的。

9.注意事项

(1)单纯抬高下肢而不压迫是阻止术后硬化剂进入身体静脉系统的最好办法。Douglas Hill 等比较了三种不同的方法：手指压迫大隐静脉-股静脉连接处、压迫加下肢抬高 30°、单纯抬高下肢不压迫，心脏出现回声的比例分别是：压迫(20/20)、压迫加抬高下肢(16/19)、单纯抬高下肢(9/19)，单纯抬高下肢的泄漏是最少的。主要原因是：泡沫硬化剂较血液轻，抬高下肢易于药物向远端目标静脉聚集，不会进入深静脉；抬高下肢使静脉管腔缩小，有利于硬化剂充分与管壁发生作用；由于管腔的缩小，注射剂量较少，有助于减少并发症。

(2)有学者主张在第一个曲张部位注射量不宜超过 4 mL，一次治疗的总量不宜超过 12 mL。另外，由于泡沫硬化剂的稳定性不足 5 分钟，如一次治疗需要多次注射，则需要少量多次准备新鲜泡沫硬化剂，这样可以减少视觉障碍的发生。

(3)诊断为重度下肢深静脉瓣膜功能不全者，硬化术后复发率高，可首先改善深静脉瓣膜功能，再行大隐静脉治疗，如瓣膜腔外修复术及瓣膜腔内成形术等。

(4)Kaymon 等提出硬化治疗的疗效与硬化剂浓度、深静脉瓣膜反流大小及持续时间呈正相关。

(5)由于硬化剂的浓度过高会产生很多不良反应，目前硬化剂的浓度逐渐降低，从 3% 降到 1% 或 1.5%。注射剂量在不同的病例也有很大差别，因为注射剂量主要是由静脉曲张的数量、长度及内径决定的。

(6)严格按照适应证和禁忌证选择患者，术前确保深静脉畅通，均匀压迫是硬化治疗成功和防止血栓形成的关键。

(7)为了阻止泡沫或微小粒子进入机体静脉系统，应局部压迫和抬高下肢。Anamay Bidwai 等使用球囊压迫大隐静脉和股静脉连接部，这种方法在预防泄漏的同时还会延长泡沫与静脉内膜的接触时间，使治疗更易于控制、疗效更好，但压迫实际上会造成一个微泡脉冲，从而使其通过交通支进入中心静脉系统；压迫虽阻止了大量粒子，解除压迫后，残留粒子又可以进入静脉系统中；压迫解除时也会形成反向抽吸力，造成近端大隐静脉的硬化剂进入股静脉。Douglas Hill 等认为单纯抬高下肢而不压迫是阻止术后硬化剂进入身体静脉系统的最好办法。

10.临床价值

研究已证明超声引导下大隐静脉曲张泡沫硬化治疗术后早期、中期的治疗效果令人满意,其中近期有效率超过80%。术后早期和中期的静脉曲张复发率约为20%,但可以重复注射治疗,而且再次治疗与首次治疗的简易程度及疗效接近,再次注射有效率可达95%。2008年Luebke等复习了107篇泡沫硬化剂治疗静脉曲张的文献,总闭塞率为84%。2003年Labas等总结了近10年文献报道的硬化剂治疗曲张静脉1622例的近期和远期疗效,6个月和5年的平均治愈率(闭塞)分别为83.6%和78.54%。该治疗方法适用于大部分静脉曲张,尤其是扩张程度较重的病例。欧洲泡沫硬化剂疗法协调会议达成的共识是,泡沫硬化剂疗法已经成为静脉曲张治疗的确切选择之一,改进了静脉曲张的治疗手段。

超声引导下泡沫硬化剂注射技术的优点:超声实时引导将针精准刺入目标静脉,减少周围组织损伤。尤其对管径较小的静脉,该技术的优势更明显。穿刺针最初使用注射器,现在主要使用微型导管、蝶形针等。穿刺针刺入管腔后,超声可以判断硬化剂是否进入目标静脉管腔,管腔内出现血液回流或者静脉管腔内出现高回声像一朵云时,说明穿刺针已经进入静脉管腔,超声穿刺的实施监测可以区分静脉与动脉。用手或超声探头将硬化剂推压至目标区域,从曲张静脉的分支到主干,直至股静脉-大隐静脉连接部都可以观察到硬化剂进展的过程。超声引导下泡沫硬化剂经皮注射治疗下肢静脉曲张,大隐静脉主干闭塞或近闭塞的为82%;导管引导下治疗,大隐静脉主干闭塞率在90%。Brodersen等应用双腔带气囊导管引导下注射泡沫硬化剂治疗大隐静脉曲张的新方法(KAVS导管法)。双腔中的一个腔充起气囊阻断血流,另一腔用来注射泡沫硬化剂并可回抽吸出泡沫,治疗后90%的大隐静脉闭合。

超声引导下注射泡沫硬化剂治疗大隐静脉反流所致下肢浅表静脉曲张,治愈率疗效达80%以上,可与外科手术相媲美。超声引导下注射泡沫硬化剂治疗大隐静脉反流所致下肢静脉曲张,操作简单,可在门诊进行,方便、痛苦小、可重复治疗、并发症少、无瘢痕形成、安全、有效、易于重复,且可以达到与手术剥脱近似的效果,为一种治疗与美容兼备的微创治疗方法,具有自身优势。超声可以显示大隐静脉结构及血流情况、实时引导注射治疗、观察治疗后大隐静脉形态结构改变等,是很好的引导和随访手段。

(三)超声引导经皮腔内激光治疗下肢静脉曲张

下肢静脉曲张是一种常见病,大约25%的女性和15%的男性有下肢浅静脉功能不全。一般认为静脉瓣膜功能不全致血液倒流从而引起静脉腔内高压是引起下肢静脉曲张最主要的原因。其他少见原因有静脉腔阻塞、肌肉泵功能不全和先天异常。长期以来,手术是治疗该病的首选方法,传统手术通过大隐静脉高位结扎及剥脱术切断了血液倒流的途径以达到治疗目的。其效果肯定,但创伤大,出血多,术后疼痛明显,恢复慢且皮肤留有瘢痕。经皮腔内激光治疗下肢静脉曲张(EVLT)是近年来出现的一种被认为极具前途的技术。是利用激光能量在静脉腔内造成内皮及血管壁的热损伤致纤维化,从而达到闭锁血管腔的目的。这种技术一定程度上避免了抽剥大隐静脉所带来的一些并发症。比如:血肿、隐神经损伤等。和激光类似治疗原理的技术还有:射频闭合技术和冷冻闭合技术。这些技术的共同点都是避免了大隐静脉抽剥,但是对于小腿的曲张静脉却无能为力,往往还得结合传统的剥离手术。

1.治疗原理

EVLT 主要是利用特殊波长的激光,通过光纤介入大隐静脉主干,在静脉内输送不同波长的红外线激光产生热效应,使血液沸腾产生蒸气气泡引起静脉壁热损伤,热损伤引起血凝状态升高进而使静脉内广泛血栓形成,最后形成纤维化,闭锁静脉主干和其属支,阻断血液倒流,最终闭锁静脉从而达到治疗目的。Proebstle 等通过体外试验和对大隐静脉的组织病理检查证实,940 nm激光治疗的作用机制是通过间接热损伤静脉内壁实现的。Proebstle 观察到 940 nm 激光束进入血液后,其穿透深度约 0.3 mm,激光束自光纤顶部发射后,保持聚焦于一非常小的点。可观察到激光顶部蒸气气泡形成,且蒸气气泡的体积与激光能量呈正相关,15 J的激光可以产生直径约 6 mm 大小的蒸气气泡,并认为 15 J 是使血液产生蒸气气泡的阈值,激光导致血液沸腾产生气泡,蒸气气泡致使内皮细胞和内膜广泛产生间接热损伤,导致静脉全程血栓形成,最终使静脉闭锁。

2.适应证

下肢静脉曲张多普勒超声检查示下肢深静脉通畅,血液回流良好及无血液倒流或血液倒流属 1、2 级的患者均可采用此手术。

3.禁忌证

主要为妊娠或哺乳期女性、行走功能障碍、急性静脉疾病(下肢深静脉血栓形成、血栓性浅静脉炎等)、血液高凝状态、动脉闭塞症、严重下肢静脉曲张伴有溃疡或全身状况较差者及经腔内激光或射频治疗后复发的患者等。

4.操作方法

(1)激光设备:激光治疗仪,功率 0.5～15 W。一般来说,选用不同波长的激光发生器其参数选择不同,目前成功应用于临床的有 810 nm、940 nm、980 nm、1 064 nm 和 1 320 nm 波长。国内应用较多的为 810 nm 波长的激光发生器。超声仪器,探头频率 5～10 MHz。18G 穿刺针或 18 号静脉穿刺针。

(2)术前准备:所有患者接受 EVLA 之前,患肢均行顺行性深静脉造影和彩色多普勒检查,保证深静脉通畅,瓣膜功能良好,无血栓形成。

(3)大隐静脉主干的处理。①穿刺与插管:先嘱患者垂直站立用甲紫标记曲张静脉,随后取仰卧位,常规消毒铺巾,根据曲张静脉的严重程度行局部浸润麻醉、硬膜外麻醉或静脉全身麻醉。硬膜外麻醉效果确切,持续时间长,故静脉曲张范围广泛合并有小隐静脉曲张者(特别是局部形成静脉团者)采用硬膜外麻醉,但由于其麻醉操作比较复杂及并发症等问题,采用时应慎重,所以静脉曲张程度轻或年龄偏大者选用局部麻醉。超声引导下穿刺针在膝关节上方大腿内侧处或内踝上方 2 cm 处直接穿刺大隐静脉,穿刺针进入大隐静脉后退出针芯,插入直径 0.89 mm 的超滑导丝,借助导丝导入 4F 直导管并超声检查了解大隐静脉主干的走行及血流状况,最后将导管尖一直插至大隐静脉主干上端但不能进入深静脉(体表标志为腹股沟韧带下方 2～3 cm 处)。②导入光纤:撤出导丝,沿导管插入光纤至导管相同的长度(体外事先标记)后回撤导管 1～2 cm,使光纤暴露于血管腔内,开启激光治疗仪后从皮肤上可看到光纤顶端红色光标。③参数设定:激光发射功率一般选择 10～12 W,单个脉冲时间 1 秒,间隔时间 1 秒。④激光治疗:在脚踏开关控制下,每发射一个脉冲激光,将导管和光纤同步后撤 0.3～0.5 cm,以 3～5 mm/s 同步后撤光导纤维和导管,同时另一术者用双手沿大隐静脉走向加压,以加速静脉壁收缩闭合。当治疗至小腿时,应该将功率相应调低。当小腿段大隐静脉曲张严重时,有时不能直接经内踝处置入激光纤维至大腿上段大隐静脉内,此时可先治疗小腿段大隐静脉,再经膝关节内下方穿刺或切开大隐静脉,向上置入激光光导纤维治疗大腿段大隐静脉。治疗大隐静脉主干后,在曲张明显的大隐静脉属支处再行穿刺,同法导入激光进行治疗。对静脉曲张成团导入激光困难处可切小口,将曲张静脉分段剥脱,若有交通支瓣膜功能不全者行交通支切断结扎术。如果大隐静脉穿刺失败,则在卵圆窝处切 2 cm 切口,暴露、切断大隐静脉,近端结扎,自远端置入光导纤维至内踝处,打开激光治疗机,以同样的速度由远端向近端拔出光导纤维,完成大隐静脉主干的治疗,对静脉属支病变的治疗,根据术前标记,应用同法置入光导纤维分段治疗。国内亦有学者主张无论能否穿刺大隐静脉,均应于大隐静脉根部高位结扎并剪断大隐静脉。认为这样可以防止光纤进入深静脉而引起损伤,也可以防止治疗后浅静脉血栓脱落的危险及大隐静脉纤维化不完全造成再通的可能性。

(4)大隐静脉属支的处理:对大隐静脉属支引起的轻度或中度曲张静脉,可用多点穿刺的方法,通过短导丝引入扩张管,再导入光纤;或直接通过穿刺针,插入光纤。激光发射方式和治疗与前述方法相同。手术完成后患肢用弹力绷带加压包扎,随后改穿循序减压弹力袜 3 个月;有缝线的伤口 12～14 天拆线;同时使用抗生素预防感染 3～5 天。随访观察,主要观察临床症状改善与曲张静脉的变化。

5.EVLA 操作的技术要点

主要是大隐静脉的穿刺和将导管顺利插至大隐静脉主干大腿根部。关于大隐静脉的穿刺,文献报道了 2 个穿刺点,即膝关节上方大腿内侧处和内踝上方 2 cm 处。当膝关节上方大腿内侧有肉眼可见的静脉曲张时,穿刺比较容易,可作为第一选择;当膝关节上方大腿内侧没有肉眼可见的静脉曲张时,选择内踝上方 2 cm 处穿刺。膝关节上方穿刺时导管比较容易插至大隐静脉主干大腿根部,而内踝上方穿刺时,由于小腿处静脉迂曲往往较严重,加之血管细且交通支多,导管有时较难插入至大隐静脉主干大腿根部,行足背静脉穿刺顺行性下肢静脉造影有助于指导插管成功。超声引导下穿刺有助于提高成功率。

6.并发症

EVLT 并发症少。激光发射时,患者有轻度局部疼痛。目前报道较多的并发症主要是皮肤损伤,多发生于胫前皮肤,此处皮下组织菲薄,易发生皮肤灼伤。可适当降低激光治疗仪功率,加快激光光纤回退速度,同时也可以在浅表静脉和皮下迅速注射生理盐水或应用浸润麻醉以避免灼伤皮肤。大部分患者曲张静脉周围有血栓样硬结及皮肤淤血,3～6 周后逐渐消退。

其他少见的并发症还有皮肤感觉异常、隐神经损伤、血栓形成,但这些一般可以恢复正常。血管破裂和光纤断裂及出现动静脉瘘等罕见。EVLA 不良反应轻微,无严重并发症和后遗症发生,因此用于治疗下肢静脉曲张是安全的。

7.临床价值

1998－1999 年,有学者报道了 EVLA 治疗技术,此后,这一技术受到国内外的高度关注和重视。2001 年 Min 等 EVLA 治疗曲张的大隐静脉,99％保持闭合。认为激光治疗的效果优于外科手术、硬化治疗等方法。2004 年,Perkowski 等也报道了 EVLA 治疗大隐静脉闭塞成功率为 97％,随访 1 年 84％的患者症状消失。Siani 等随访再通率为 2.6％;Ravi 等治疗了 990 条大隐静脉,随访再通率为 3.3％。EVLA 治疗后患者患肢大隐静脉均闭塞,患肢原肉眼可见的浅静脉曲张塌陷消失,无皮肤瘢痕。患肢酸胀、疼痛、乏力等症状消失,行走正常,水肿或色素沉着的患者,水肿消失,色素沉着显著减轻,无曲张静脉再现或症状复发。

目前评价 EVLT 的疗效主要采用所治疗的静脉闭塞率为指标,Min 等以彩色多普勒看不到静脉腔内血流信号方视为闭塞。他对腔内激光治疗大隐静脉曲张进行了随访研究,在总共治疗的 499 条曲张大隐静脉中,用多普勒检测曲张大隐静脉内的血流信号,在治疗后即刻检测发现 98.2% 没有血流信号;在术后 9 个月 97.8% 曲张大隐静脉关闭;在术后 2 年 93.4% 曲张大隐静脉血栓形成,大隐静脉闭塞率可达到 90%~100%。同时 Min 等还认为由于 EVLT 使侧支血管闭塞,术后再通率较传统外科手术明显降低。Pannier 等亦报道 EVLT 术后 2 年大隐静脉闭塞率达到 95%。陈晓明等对 EVLT 术后患肢大腿静脉即刻造影见大隐静脉主干已闭塞,血流中止,小腿及大腿部原来肉眼可见的曲张浅静脉已生明显塌陷;随访 3~12 个月,所有患肢原肉眼可见的浅静脉曲张均消失,无皮肤瘢痕。患肢酸胀、疼痛、乏力等症状消失,行走正常;8 例水肿或色素沉着的患者,水肿消失,色素沉着显著减轻;无明显并发症发生。宋清斌等对行 EVLT 术后患肢大隐静脉行组织病理学检查发现,大体标本肉眼可见与激光纤维头接触处的大隐静脉壁均有不同程度的穿破,有附壁血栓形成。经 HE 染色显微镜下观察,可见静脉壁有穿破,周围内膜有热损伤后的变性和坏死,局部有炭化,激光治疗后 15 分钟损伤处大隐静脉腔内即有血栓形成。黄建华等通过对下肢静脉曲张患者行传统手术和腔内激光比较,手术时间分别为(72.4±18.4)分钟和(46.5±15.5)分钟;手术失血量分别为(110.1±40.7)mL 和(10.7±12.5)mL;住院时间分别为(5.8±2.4)天和(3.8±1.3)天;差异均有统计学意义(均 $P<0.01$),激光腔内治疗组术后疼痛轻,下床活动早,两组术后并发症无差异,提示腔内激光治疗下肢静脉曲张手术时间短,失血少,术后疼痛轻,下床活动早,住院时间短,患者恢复快,疗效明显优于传统手术。

EVLA 与腔内射频消融闭合术(RFO)治疗下肢静脉曲张不同,从治疗原理看,两者略有不同。EVLA 主要是损伤血管内皮细胞,导致血栓形成,从而达到闭合大隐静脉的目的;而 RFO 是使静脉内膜剥脱并伴中层胶原变性、管壁增厚和收缩;继发腔内纤维化,最终导致静脉闭合。鉴于这种差别;有人认为,理论上讲 EVLA 治疗后静脉再通的机会大于 RFO,而杨国凯等最近对两种方法进行了比较研究,二组临床效果统计学无显著性差异,且均未见复发再通病例。单平等认为,由于射频消融导管较粗且弯曲度有限,当大隐静脉主干过于扭曲成团时,导管不一定能通过,需做多个切口分段治疗;而小腿广泛曲张的浅静脉和交通支往往也需做多个切口处理,因此 RFO 所花时间较 EVLA 更长。

EVLT 作为一项新的微创治疗手段,自应用于临床以来,疗效确切,其安全性和有效性已得到证实,而且 EVLT 扩大了传统手术的适应证。EVLT 治疗下肢静脉曲张操作简单、创伤小、显效快、手术时间短、疼痛轻、恢复快、治疗后不留皮肤瘢痕,具有安全、有效、微创及并发症少等优点,EVLA 较其他方法更容易为患者所接受,有着非常广阔的应用前景。血管再通、再次治疗、血管腔闭塞率及术后血液倒流等问题尚需长期追踪以进一步评价其疗效。EVLT 也有其本身的不足,如对于局部曲张成团的静脉就很难将激光导入;对于深静脉瓣膜功能不全和交通支瓣膜功能不全也不能进行修复,不能单纯为了微创而忽略了治疗的效果,根据不同病因、不同病情的下肢静脉曲张选用合适治疗方法,各种微创手术之间、微创手术和传统手术之间相互结合,取长补短,是下肢静脉曲张治疗发展的趋势。

(崔国伟)

第五节 下肢深静脉血栓

一、概述

下肢深静脉血栓形成(LEDVT)是血液在下肢深静脉内不正常凝结引起的疾病,血液回流受阻,出现下肢肿胀、疼痛、功能障碍。血栓脱落可引起肺栓塞(PE)。DVT 和 PE 合称为静脉血栓栓塞症(VTE)。LEDVT 如在早期未得到有效治疗,血栓机化,常遗留静脉功能不全,称为血栓后综合征(PTS)。

(一)LEDVT 的病理分型

1.周围型

股浅静脉下段以下的深静脉血栓形成。

2.中央型

髂-股静脉血栓形成。

3.混合型

全下肢深静脉血栓形成。

重症 LEDVT:①股青肿:下肢深静脉严重淤血;②股白肿:伴动脉痉挛持续存在。

(二)LEDVT 的临床分期

(1)早期。①急性期:发病后 7 天以内。②亚急性期:发病第 8 天至 30 天。

(2)慢性期:发病 30 天以后。

(3)后遗症期:出现 PTS 症状。

(4)慢性期或后遗症期急性发作。

1960 年 Greenfield 开始在 X 线透视下采用静脉切开后导管抽吸血栓。1984 年 Sniderman 开始用经皮穿刺导管抽吸术,成为介入治疗血管腔内血栓形成的首创。目前,介入治疗 LEDVT 的方法主要有:介入性溶栓治疗,介入性血栓清除术,深静脉腔内成形及支架植入术。

对 LEDVT 实施介入治疗宜从安全性、时效性、综合性和长期性等四方面考虑:①安全性:在对长段急性血栓作介入治疗前植入腔静脉滤器可有效预防肺动脉栓塞。采用机械性血栓清除、介入性药物溶栓,可明显降低抗凝剂和溶栓剂的用量,减少内脏出血并发症。②时效性:急性 LEDVT 一旦明确诊断,宜尽快介入处理,以缩短病程,提高管腔完全再通比率,避免或减少静脉瓣膜粘连,降低瓣膜功能不全、血栓复发的发生率,尽量阻止病程进入慢性期和后遗症期。③综合性:常采用几种介入方法综合治疗深静脉血栓,如对急性血栓在介入性药物溶栓的基础上,可采用导管抽吸、机械消融等介入性血栓清除;对伴有髂静脉受压综合征或伴有髂静脉闭塞的 LEDVT 者,可结合使用 PTA 和支架植入术,以迅速恢复血流,提高介入治疗的疗效。④长期性:在综合性介入治疗后,宜继续抗凝 6 个月以上,定期随访、复查,以减少 LEDVT 的复发。

二、介入治疗适应证和禁忌证

(一)介入性溶栓治疗

1.适应证

(1)急性期 LEDVT。

(2)亚急性期 LEDVT。

(3)LEDVT 慢性期或后遗症期急性发作。

2.禁忌证

(1)伴有脑出血、消化道及其他内脏出血者。

(2)患肢伴有较严重感染。

(3)急性期髂、股静脉或全下肢深静脉血栓形成,血管腔内有大量游离血栓而未做下腔静脉滤器植入术者。

(二)介入性血栓清除术

1.适应证

(1)大腔导管抽吸:适用于急性期 LEDVT。

(2)Amplatz 血栓消融器:适用于长段急性期 LEDVT。

(3)Roterax 血栓清除系统:适用于急性期或亚急性期髂股静脉血栓。

2.禁忌证

(1)慢性期 LEDVT。

(2)后遗症期 LEDVT。

(3)膝下深静脉 LEDVT。

三、手术操作

(一)术前准备

(1)观察、测量并记录双下肢和会阴部、腹股沟部肤色、浅静脉显露情况及回流方向、肤温、肢体周径。

(2)检查并记录 Homan 征及 Neuhof 征、软组织张力、髋及膝关节主动和被动活动幅度。

(3)血浆 D-二聚体测定:酶联免疫吸附法(ELISA)检测,$>500\ \mu g/L$ 对诊断急性 DVT 有重要参考价值;凝血功能测定,包括凝血酶原时间(PT)、纤维蛋白原(FIB)、活化部分凝血活酶时间(APTT)、凝血酶时间(TT)。

(4)完善下肢静脉相关检查:Doppler 超声、下肢深静脉加压超声显像、顺行性静脉造影、下肢静脉 CT/MRA。

(5)抗凝治疗:常用低分子肝素和华法林,也可应用普通肝素和华法林。

(二)介入性溶栓治疗

溶栓剂一般选用尿激酶,常用剂量为每天 25 万~75 万 U。

1.顺流溶栓

(1)经患肢足背浅静脉或大隐静脉起始段穿刺插入导管针或留置针,给药时小腿、膝上下间断性扎止血皮条。

(2)经股、腘静脉穿刺插管并保留导管进行溶栓。

2.逆流溶栓

(1)经健侧股静脉插管至患侧髂股静脉,保留导管进行溶栓。

(2)经颈内静脉插管至患侧髂骨静脉,保留导管进行溶栓。

3.经动脉留管顺流溶栓

(1)经健侧股动脉插管至患侧髂股动脉内,保留导管进行溶栓。

(2)经患侧股动脉顺流插管至同侧股动脉远端留管溶栓。

对局限于股静脉中、上段的急性血栓,推荐经腘静脉穿刺,做顺流溶栓;对全下肢深静脉急性血栓形成,推荐做逆流溶栓或经动脉留管顺流溶栓。

(三)介入性血栓清除术

1.大腔导管抽吸

大腔导管包括各种 6F~12F 导管鞘和大腔导引管,沿导丝插至血栓处,以 50 mL 或 30 mL 注射器反复抽吸。

2.Amplatz 血栓消融器(ATD、Helix)

植入 7F 导管鞘,插入 4~5F 普通造影导管。注入对比剂了解血栓的位置和范围后,用导丝配合导管穿过血栓。经导管鞘将 ATD 导管缓慢插入,在透视监视下,将 ATD 导管推进至近血栓处,启动 ATD 导管进行血栓消融。

3.Roterax 血栓清除系统

穿刺成功后插入 8F 或 9F 导管鞘,插入 4F 或 5F 猎人头或单弯导管,注入对比剂造影。明确狭窄或阻塞的部位、性质与程度。

经导管插入金属导丝,退出导管,旋切导管通过导丝抵达血栓近端,开始旋切,新鲜血栓可以每秒钟推进 1 cm,陈旧血栓需 3~4 秒推进 1 cm。

(四)静脉腔内成形术及支架植入术

1.静脉腔内成形术

(1)对髂总静脉及髂外静脉上段阻塞推荐从同侧股静脉穿刺入路。

(2)对累及髂外静脉下段、股总静脉及股静脉上段的阻塞,推荐从同侧腘静脉穿刺入路。

(3)髂静脉腔内成形术推荐使用 10~12 mm 球囊导管,股总静脉和股静脉腔内成形术推荐使用 8~10 mm 球囊导管。

(4)推荐使用压力泵充盈球囊,至球囊命名压后维持 1~3 分钟。

2.支架植入术

(1)髂股静脉支架植入术推荐在球囊腔内成形术后进行。

(2)髂总静脉及髂外静脉的上段推荐使用 12~14 mm 自膨式激光雕刻支架。

(3)髂外静脉下段及股总静脉(跨髋关节时)推荐使用 10~12 mm 自膨式网编支架。

(五)并发症

1.出血和溶血

在抗凝溶栓过程中,要注意有无皮下及黏膜出血,还要注意观察有无内脏出血征象。由介入性血栓清除术所导致的创伤性溶血常为一过性,一般不需特别处理。

2.血管壁损伤

导管、导丝、血栓清除器械及球囊均可造成血管壁损伤。如造影发现组织间隙有对比剂滞留或弥散,可确定为血管损伤破裂。在导管导丝探寻通过狭窄或闭塞的静脉时,宜尽可能使用较为柔软的超滑导丝导引。发现血管壁损伤时,下肢部位可采取体表局部按压止血,髂静脉可采取暂时性球囊封堵,必要时可考虑植入覆膜支架。

3.残留血栓和血栓复发

溶栓治疗及介入性血栓清除术往往难以完全清除静脉腔内血栓。血栓复发多与基础病变造成血液高凝状态和血栓清除术及成形术致静脉内膜损伤有关。在介入操作过程中,宜同时注入肝素抗凝。介入操作术后,宜皮下注射低分子肝素。经保留导管溶栓或顺流溶栓 5～7 天。

4.肺栓塞

在药物溶栓、血栓清除术、血管腔内成形术过程中,患者如出现呼吸困难、发绀、胸闷、咳嗽和咯血、休克、血氧饱和度降低等症状,应考虑为肺栓塞。在作介入治疗前,对下腔静脉、髂股静脉内存在新鲜血栓或漂浮性血栓者,植入下腔静脉滤器阻挡脱落的血栓是预防发生肺栓塞的有效方法。对未植入滤器者,宜采用单纯性抗凝治疗而不作溶栓、血栓清除和血管腔内成形术。一旦发生肺栓塞,可视具体情况选择进行综合性介入治疗。

5.腔内成形和支架植入术后血管阻塞和再狭窄

在行介入性腔内成形和支架植入术后,患者下肢肿胀疼痛不减轻或症状复发、加重,应考虑为急性血栓形成,其诊断和处理同急性下肢深静脉血栓形成的介入治疗。术中及术后抗凝,腔内成形和支架植入后保留导管局部溶栓治疗可降低急性血栓形成的发生。腔内成形和支架植入后推荐长期口服抗凝剂和抗血小板药,以降低再狭窄的发生率和程度。

(崔国伟)

第六节 血 管 炎

一、概述

血管炎是以血管的炎症与破坏为主要病理改变的一组异质性疾病,其临床表现各异,多引起系统损害,故又称为系统性血管炎。继发于系统性红斑狼疮、类风湿关节炎等结缔组织疾病,以及肿瘤、感染、药物等,称为继发性血管炎;排除了各种继发原因的血管炎,称为原发性血管炎。其他的非炎性动脉疾病少见,包括先天性主动脉缩窄、先天性纤维肌发育不良、法洛四联症、弹力纤维性假黄瘤、神经纤维瘤病等遗传性血管病变,放射性动脉炎、药物相关性动脉病、运动相关的髂外动脉病变等。

二、流行病学

目前,我国关于血管炎的流行病学资料尚不全面、确切。

大动脉炎(Takayasu arteritis,TA)好发于中国、日本、韩国、土耳其等亚洲国家。多见于40岁以下女性;巨细胞动脉炎(giant cell arteritis,GCA)则好发于 50 岁以上的北欧人群。结节性多动脉炎(polyarteritis nodosa,PAN)主要见于 40～60 岁男性人群;川崎病(Kawasaki disease,KD)多见于5 岁以下儿童。ANCA 相关性血管炎(ANCA associated vasculitis,AAV)多见于 65～70 岁老年人,男性多于女性。白塞病(Behcet disease,BD)主要以土耳其、地中海、中国、日本等地高发,故又被称为丝绸之路病。男性发病高于女性。科根综合征(Cogan syndrome)见于青壮年,平均发病年龄在 30 岁。

三、病因

血管炎的发病原因迄今未明。一般认为与下列因素有关。

(一)遗传因素

血管炎存在遗传易感性。

(二)感染因素

多种病毒感染与血管炎发病相关,如细小病毒 B19、副流感病毒、人类免疫缺陷病毒、丙型肝炎病毒、巨细胞病毒、人类 T 细胞嗜淋巴病毒Ⅰ型等,还包括结核分枝杆菌、非结核分枝杆菌、肺炎支原体、肺炎衣原体等。其中,PAN 患者中约 1/3 与乙型肝炎病毒感染相关;变应性鼻炎和哮喘在 EGPA 患者中很常见,可能与吸入或接触某些特殊的变应原或化学物质有关。

四、病理

组织病理检查是诊断血管炎金标准。系统性血管炎基本病理表现为白细胞破碎性血管炎、淋巴细胞肉芽肿性动脉炎、巨细胞血管炎、坏死性血管炎。皮肤白细胞破碎性血管炎、IgA 血管炎、冷球蛋白血症性血管炎、低补体荨麻疹性血管炎在组织病理上表现为破碎性血管炎;大动脉炎、巨细胞动脉炎、肉芽肿性多血管炎、嗜酸性肉芽肿性血管炎均以肉芽肿性病变为典型表现;ANCA 血管炎和结节性多动脉炎突出表现为坏死性血管炎。变应性肉芽肿性血管炎、结节性多动脉炎中易见嗜酸性粒细胞;肉芽肿性多血管炎中淋巴细胞占绝大多数。

五、临床表现

(一)大动脉炎(TA)

主要表现为系统性炎症症状(全身症状)及病变血管狭窄或闭塞后导致的局部缺血症状。

1.全身症状

常在局部症状或体征出现前数周至数月,表现为发热、全身不适、疲劳、盗汗、体重下降、食欲缺乏、肌痛、关节炎、结节红斑等。

2.血管狭窄导致的局部症状

TA 主要累及主动脉弓及其主要分支,好发部位依次为:锁骨下动脉、主动脉弓上分支、颈总动脉、肾动脉、腹主动脉、降主动脉等。常见表现为患肢发凉、麻木无力、肢体跛行、桡动脉搏动减弱或消失,头晕、高血压、晕厥、脑梗死、偏瘫;视网膜缺血可有一过性黑矇、单眼或双眼视力减退直至黑矇;当肺动脉明显狭窄时可出现肺动脉高压征,即乏力、气急、右心室肥大等,少数有咯血;9%~11%冠状动脉受累,主要为闭塞性病变,也有发生动脉瘤的报道,可出现心绞痛及心肌梗死。

目前多采用 1994 年东京会议上公布的根据动脉造影分型法。

(1)Ⅰ型:病变多累及左锁骨下动脉、左颈总动脉及无名动脉起始部,其中锁骨下动脉受累最常见;也可累及腋动脉、颈内动脉、个别累及颅内动脉(如大脑中动脉)。

(2)Ⅱ型:病变位于累及升主动脉,主动脉弓和分支,胸降主动脉可伴有相应分支受累,其中Ⅱa 型累及升主动脉、主动脉弓和分支,Ⅱb 型累及升主动脉、主动脉弓和分支、胸降主动脉。

(3)Ⅲ型:累及胸降主动脉、腹主动脉,伴有或累及肾动脉。病变广泛,既有主动脉弓三分支受累,又有胸腹主动脉和/或其分支的病变。

(4)Ⅳ型:累及腹主动脉和/或肾动脉。病变累及腹主动和/或肾动脉可同时伴有其他动脉受累。

(5)Ⅴ型:兼有Ⅱb和Ⅳ型的特点(又称混合型、Inada型)。

(二)巨细胞动脉炎 GCA

典型的三联征:头痛、视物不清、咀嚼痛。其中,头痛可伴随头皮压痛及颞动脉壁增厚或结节状改变,颞动脉超声、活检病理等均有助于疾病诊断。视物不清为常见的眼部症状,还可出现复视、一过性黑矇等症状,甚至发展为永久性视力丧失。咀嚼痛,又称颌跛行,约1/3患者可出现,为GCA特征性症状。GCA患者常可伴有风湿性多肌痛,表现为颈、肩、背、四肢等部位的疼痛、僵硬及压痛。GCA主要累及颈动脉的颅外段,也可以累及腋动脉、椎动脉、胸主动脉等。

(三)结节性多动脉炎 PAN

早期以不典型的全身症状为多见,也可以某一系统或脏器为主要表现。

常见全身症状为发热、乏力、食欲缺乏、关节痛、体重减轻等。50%～70%患者可出现周围神经系统病变,为多发性单神经根炎;出现广泛分布的肌痛、非对称性非破坏性下肢大关节痛。网状青斑、痛性溃疡、肢端缺血、坏疽等表现;消化系统:肠系膜动脉血栓形成致缺血致腹痛,小动脉瘤破裂可致消化道或腹腔出血,表现为剧烈腹痛、腹膜炎体征,严重者可出现肠梗死、穿孔、出血、腹膜炎等。常见肾性高血压、氮质血症、急性肾动脉血栓形成、肾动脉瘤、肾梗死、肾脏微动脉瘤、动脉瘤破裂出血等,但不会出现肾小球肾炎;可出现冠状动脉炎、高血压、充血性心力衰竭、心包炎、心律失常等。

(四)ANCA 相关性血管炎(AAV)

全身症状包括发热、乏力、消瘦、盗汗等。局部症状,可累及上呼吸道、下呼吸道、肾脏、眼、神经系统等;上呼吸道多见于 GPA 和 EGPA 患者,可表现为流脓鼻涕、鼻窦炎、鼻黏膜溃疡和结痂、鼻出血,听力下降、中耳炎等,部分患者可因声门下狭窄出现声音嘶哑和呼吸喘鸣。EGPA初始可表现为变应性鼻炎,伴有反复发作的鼻窦炎和鼻息肉。AAV均可有肺部受累,可表现为咳嗽、咯血、胸痛(胸膜炎)、胸闷和气短等。哮喘是 EGPA 主要的临床症状之一,通常在确诊之前患者已有多年变应性鼻炎和哮喘的病史。肾脏损害见于绝大多数 GPA 和 MPA,以及 ANCA阳性的 EGPA 患者,表现为镜下血尿、蛋白尿、红细胞管型及水肿等。AAV 常见五官受累,包括眼球突出、视神经及眼肌损伤、巩膜炎、虹膜炎、视网膜血管炎、视力障碍、失明、听力下降等。EGPA、GPA 较多见多发性单神经炎,表现为四肢麻木和乏力,也可有中枢受累。

(五)白塞病复发性口腔溃疡

白塞病复发性口腔溃疡是诊断白塞病的必备条件。亦常见复发性外阴溃疡,女性常见外阴、阴道黏膜处,男性常见于阴囊、阴茎及肛周处。皮肤以结节红斑最常见,多见于双侧下肢小腿伸侧面,还包括非细菌性化脓性毛囊炎、痤疮样病变、毛囊炎及血栓性浅静脉炎,针刺反应可呈阳性。眼部病变包括虹膜睫状体炎(前葡萄膜炎)、视网膜炎(后葡萄膜炎)、视网膜血管炎、前房积脓等。可以自上而下累及整个消化道,内镜检查或者钡餐检查均可发现多发黏膜溃疡,回盲部最常受累,其次是升结肠、降结肠、胃、食管等处,需要与溃疡性结肠炎、克罗恩病、肠结核、肠淋巴瘤等疾病相鉴别。白塞病可发生心肌梗死、心包炎、心包积液、房室传导阻滞、右心功能不全等,也可致主动脉根部瘤样扩张引起主动脉瓣关闭不全。可出现肺动脉瘤、肺小动脉栓塞,表现胸闷、胸痛、气急、咯血等。

六、实验室检查和辅助检查

(一)常规检查

血管炎缺乏特异性的实验室检查指标。急性期炎症指标如 ESR、CRP,有助于疾病活动度的评价;部分患者还可伴有贫血、白细胞和血小板数增多、纤维蛋白原增多等。EGPA 外周血嗜酸性粒细胞增多,一般在 $1.5 \times 10^9 / L$ 以上,同时伴血清中 IgE 升高。肾脏累及时可出现蛋白尿、镜下血尿和红细胞管型尿,血清肌酐和尿素氮水平升高。

(二)自身抗体

ANCA 是 ANCA 相关性血管炎的血清学标记,是明确诊断、监测病情活动和预测复发的重要指标。ANCA 按其免疫荧光类型可分为 p-ANCA 和 c-ANCA;p-ANCA 为核周型,其主要靶抗原为髓过氧化物酶(MPO);c-ANCA 为胞浆型,靶抗原为蛋白水解酶 3(PR3)。PR3-ANCA 对活动性 GPA 的诊断有较高敏感性及特异性。MPO-ANCA 主要见于 MPA 和 EGPA。

(三)辅助检查

肺部高分辨率 CT 对于血管炎肺部累及的探查非常重要,肺功能检测及 6 分钟步行试验有助于进一步评价肺功能改变情况。若出现心血管受累,心电图常有左心室肥厚、劳损或高电压,少数出现冠状动脉供血不足或心肌梗死图形,心脏超声有助于发现瓣膜病变、评价房室结构及血流动力学改变。

血管造影(DSA):可显示血管走行与形态,评估血管病变的范围。但鉴于其有创性、造影剂肾毒性、电离放射性等,且无法显示管壁情况,已逐渐被其他影像学方法所取代。

CT 血管造影(CTA):可通过造影剂显影而了解动脉管腔及血管周围组织情况,活动期病变动脉壁增厚可呈双环征;血管三维重建可更直观的了解病变血管的范围和程度。肺动脉受累时,可呈枯树枝样改变,表现为叶、段肺动脉变细小,管壁增厚及管腔狭窄对于动脉瘤、动脉夹层有诊断价值。

磁共振血管造影(MRA):可显示血管管壁厚度、管腔及炎症情况,对于判断受累血管范围、探查管壁炎症等有重要意义,目前已被证实在大动脉炎等大血管病变的疾病诊断与活动度评价方面具有优势。

PET-CT:近年来在血管炎的诊断与鉴别诊断方面得到了很好的应用,但检查费用昂贵。

血管超声:可探查颞动脉、颈动脉等动脉壁水肿及炎症信号,其无创、安全、方便、便宜等诸多优点有利于血管炎患者的诊断、评价与长期随访;但对锁骨下动脉、腋动脉、肾动脉、腹主动脉等探查受限。

核素肺灌注扫描:在肺动脉受累患者中可发现肺野放射性缺损区;核素肾扫描,当肾动脉狭窄影响肾功能时,肾图表现为低功能或无功能,血管段或分泌段降低。

七、诊断

各类血管炎的临床表现复杂多样、实验室检查无特异性。对不明原因发热、皮疹、关节痛、腹痛、心血管病、间质性肺炎、肾炎、多发性单神经炎等多系统病变,原因不明的白细胞增高、贫血、红细胞沉降率增快等应想到血管炎可能。诊断时应首先排除因其他结缔组织病、感染、肿瘤、药物等引起的继发性血管炎。受累器官的活检对诊断有重要意义,根据受累器官和严重程度选择合适的治疗和判断预后。

八、鉴别诊断

大血管性血管炎(包括大动脉炎和巨细胞动脉炎)需和先天性主动脉缩窄、肾动脉纤维肌发育不良、血栓闭塞性脉管炎、胸廓出口综合征、动脉粥样硬化相鉴别。此外,对不明原因发热的患者,在诊断巨细胞动脉炎时应注意和感染性心内膜炎、非霍奇金淋巴瘤、多发性骨髓瘤、大动脉炎、结核、系统性红斑狼疮等疾病相鉴别。

中等血管性血管炎中结节性多动脉炎需要与 ANCA 相关性血管炎相鉴别,由于其累及中小动脉,一般无肾小球肾炎及肺间质病变,ANCA 多为阴性。川崎病多见于儿童,需与出疹性传染病、病毒感染、急性淋巴结炎、其他结缔组织病、病毒性心肌炎、风湿性心脏病互相鉴别。

小血管性血管炎根据其有无免疫复合物形成分为 ANCA 相关性血管炎(寡免疫复合物性)和免疫复合物性血管炎。ANCA 相关性血管炎需和结节性多动脉炎、感染性心内膜炎、感染和肿瘤的模拟血管炎、Good pasture 综合征相鉴别,并排除其他结缔组织病和药物等继发因素。免疫复合物性血管炎通过其血清标志物和病理、免疫荧光特点可与其他血管炎相鉴别。变应性血管炎中白塞病需与感染性疾病、肿瘤性疾病所致的口眼皮肤病变、其他风湿结缔组织病相鉴别。继发性血管炎根据患者的血管炎表现,结合风湿病病史、乙丙肝感染或其他感染的依据及有无特殊药物使用史可鉴别。

九、治疗

原发性血管炎发病机制多为免疫异常,因此糖皮质激素、免疫抑制剂治疗可取得一定的疗效。继发性血管炎需同步针对原发疾病进行治疗。治疗方案基于具体诊断及疾病的严重程度和预后。总的来说,血管炎的治疗包括诱导缓解期和维持缓解期两个阶段,目的是控制病情和防止复发,维持重要脏器功能,减少药物不良事件。

(一)药物治疗

1.糖皮质激素

有系统损害或疾病显著活动者在诱导缓解期常使用中至高剂量的糖皮质激素,通常用泼尼松 1 mg/(kg·d)。对于有严重脏器损害的危重患者(如 ANCA 相关性血管炎和 Goodpasture 综合征的患者出现弥漫性肺泡出血和肾功能减退,巨细胞动脉炎患者出现视力丧失等)可用糖皮质激素冲击[最多可用(500~1 000)mg/d×3 d]治疗,然后减量至 1~1.5 mg/(kg·d),维持 4~6 周后病情缓解后逐渐减量,直至小剂量维持。

2.免疫抑制剂

当糖皮质激素治疗效果不佳、用药有禁忌、减药后复发、难治性患者,需要联合免疫抑制剂治疗。

(1)环磷酰胺(CTX):在 ANCA 相关性血管炎、结节性多动脉炎和大动脉炎等血管炎中常用,剂量为每天口服 CTX 1.5~2 mg/kg,也可静脉滴注 0.8~1.0 g,每月 1 次。待病情缓解后,替换为硫唑嘌呤(AZA)、甲氨蝶呤(MTX)、吗替麦考酚酯等。用药期间需注意骨髓抑制、肝功能损害、感染及性腺抑制等不良反应。

(2)硫唑嘌呤(AZA):为嘌呤类似药。可用于诱导期治疗或 CTX 治疗缓解后的维持期治疗,一般用量为 1~2 mg/(kg·d)。

(3)甲氨蝶呤(MTX)

一般用量为 10～25 mg,每周 1 次,口服、肌内注射或静脉注射疗效相同。Meta 分析证实,MTX 能减少巨细胞动脉炎的复发。另外,MTX 可用于大动脉炎和 ANCA 相关性血管炎 CTX 治疗缓解后的维持期治疗。

(4)其他免疫抑制剂:其他药物如环孢素(CsA)、吗替麦考酚酯等,在以上药物治疗效果不佳或不能耐受时可选用。白塞病患者皮肤和黏膜病变首选秋水仙碱(0.6～1.8 mg/d 口服)或沙利度胺(50～150 mg/d,口服)治疗。

(5)对症治疗:包括扩血管、降压及抗血小板(如阿司匹林、双嘧达莫)等治疗,主要用于改善脏器缺血、预防血管内栓塞事件。

3.静脉注射丙种球蛋白(IVIG)

丙种球蛋白可抑制 T 淋巴细胞增殖及减少自然杀伤细胞的活性,还具有广谱抗病毒、细菌及其他病原体作用。一般与激素及其他免疫抑制剂合用,用于难治性或重症血管炎如 ANCA 相关性血管炎、结节性多动脉炎和 Goodpasture 综合征等,剂量为 300～400 mg/(kg·d),连用 5～7 天。

4.生物制剂

近年来有较多患者报道显示,白细胞介素-6 单抗对大血管炎可能有效。此外,CD20 单抗能诱导 ANCA 相关性血管炎患者疾病缓解并预防复发,特别对于复发和难治患者疗效甚至优于 CTX。白塞病患者也有使用 TNF-α 拮抗剂成功的案例。

(二)血浆置换

对于难治性、活动期或危重血管炎,如急性肾损伤患者、严重的肺出血、HBV 相关结节性多动脉炎患者可用血浆置换治疗联合激素及其他免疫抑制剂治疗。

(三)外科治疗

主要用于大动脉炎、巨细胞动脉炎及白塞病引起的动脉狭窄、动脉闭塞、动脉瘤、主动脉根部扩张伴主动脉瓣关闭不全的治疗。

1.大动脉炎的外科治疗

大动脉炎患者多为青年,肢体及内脏血管的阻塞可建立较丰富的侧支循环;当出现重要脏器缺血症状时,需考虑手术治疗。本病手术治疗的主要目的:改善脑部供血不足及肢体缺血症状;治疗引起高血压的主动脉和肾动脉狭窄;动脉瘤形成是手术适应证之一。需要强调,在大多数情况下,需要经内科积极治疗控制血管炎症后,可以提高手术成功率和减少并发症。手术方法可分以下几类。

(1)颈动脉重建术。手术适应证为:①颈部血管阻塞并出现明显的脑缺血症状,如头晕、晕厥、黑矇等影响生活、工作者;②因颈部血管阻塞既往发生过脑梗死;③因锁骨下动脉窃血而出现肢体活动后脑部出现明显缺血症状者。具体包括:锁骨下动脉-颈动脉旁路术、颈总动脉-颈内动脉旁路术、颈动脉-锁骨下动脉旁路术、腋动脉-腋动脉旁路术等。

(2)主动脉旁路术:主动脉狭窄后,形成狭窄近段的高血压及远段供血不足,肾脏供血不足更加重高血压,药物治疗往往效果不佳;主动脉旁路术可取得良好疗效。具体包括:降主动脉旁路术、降主动脉-腹主动脉旁路术、升主动脉-腹主动脉旁路术等。

(3)肾动脉重建术。适应证为:①有明确的肾动脉狭窄或肾动脉水平腹主动脉狭窄;②肾功能尚存;③测定两侧肾静脉肾素、血管紧张素水平,患肾较健肾高 1.4～1.5 倍者,手术指征强,术后效果佳。具体包括:肾动脉旁路术、脾肾动脉吻合术、自体肾移植、肾动脉体外成形术。

(4)介入手术治疗:包括血管腔内球囊扩张术、人工支架置入术。对发生动脉瘤的患者,可放置腔内支架隔绝动脉瘤。腔内血管介入治疗远期效果不佳可能与 TA 所致的病变段炎症未控制、血管纤维化等有关。

（5）动脉瘤切除术：大动脉炎动脉瘤好发于锁骨下动脉、降主动脉、腹主动脉等，常与狭窄合并存在。动脉瘤最有效的治疗手段为手术治疗，多需要行人工血管移植。累及重要内脏动脉者还需要同时行内脏动脉重建。

（6）其他手术：出现主动脉瓣关闭不全者可行主动脉瓣膜置换，累及冠状动脉者可行冠状动脉旁路术。

2.巨细胞动脉炎的外科治疗

在巨细胞动脉炎的治疗中，很少需要进行至四肢的动脉血运重建术，因为会形成丰富的侧支循环。通过糖皮质激素治疗后，GCA 导致的上肢间歇性运动障碍常可缓解或消失。仅在一些特殊情况下（如发生锁骨下动脉窃血综合征、严重的上肢间歇性运动障碍且糖皮质激素治疗无效）才应考虑进行血运重建。

3.结节性多动脉炎的外科治疗

对于出现脏器缺血、梗死（如肾脏、睾丸）等并发症时，需考虑手术治疗。

4.白塞病的外科治疗

白塞病患者动脉瘤的修复治疗应考虑动脉瘤的大小、生长速度及症状。手术治疗可能会出现手术部位动脉或动脉旁路吻合口部位的动脉瘤复发，由于吻合口动脉瘤和血栓形成常需再次手术。应用腔内修复技术治疗动脉瘤可减少手术创伤导致的并发症。糖皮质激素、免疫抑制剂及抗凝药物治疗，可有效减少术后复发和移植血管闭塞。

5.ANCA 相关性血管炎的外科治疗

对于出现声门下狭窄、支气管狭窄等患者可考虑内镜治疗或外科治疗。

（陶园园）

参考文献

[1] 钟锋.临床普通外科手术技术[M].北京:科学技术文献出版社,2019.

[2] 鲍广建.现代临床普通外科诊疗精粹[M].上海:上海交通大学出版社,2019.

[3] 王杉.外科与普通外科诊疗常规[M].北京:中国医药科技出版社,2020.

[4] 符洋.实用临床普通外科疾病诊治[M].北京:科学技术文献出版社,2019.

[5] 陈宁恒,周剑,牛文洋,等.临床普通外科疾病诊断与治疗[M]开封:河南大学出版社,2021.

[6] 樊盛军.临床常见普通外科疾病诊治[M].北京:中国人口出版社,2019.

[7] 陈少华.现代临床普通外科诊疗精粹[M].北京:科学技术文献出版社,2019.

[8] 袁磊.普通外科基础与临床[M].天津:天津科学技术出版社,2020.

[9] 王洪涛.普通外科疾病诊治与手术应用[M].北京:中国纺织出版社,2021.

[10] 杨柳.普通外科诊疗思维与临床研究[M].长春:吉林大学出版社,2019.

[11] 王科学.实用普通外科临床诊治[M].北京:中国纺织出版社,2020.

[12] 高曰文.临床普通外科诊疗[M].北京:科学出版社,2020.

[13] 高坤范.新编普通外科疾病基础与临床[M].长春:吉林大学出版社,2019.

[14] 孙丕忠.普通外科诊疗实践[M].天津:天津科学技术出版社,2019.

[15] 于锡洋.现代临床普通外科治疗学[M].上海:上海交通大学出版社,2019.

[16] 王萍.普通外科疾病诊治策略[M].长春:吉林科学技术出版社,2020.

[17] 张海洋.现代普通外科基础与临床[M].北京:科学技术文献出版社,2019.

[18] 汪佳明.普通外科手术精要与内镜应用[M].北京:科学技术文献出版社,2018.

[19] 张广东.普通外科疾病诊疗与并发症处置[M].昆明:云南科技出版社,2020.

[20] 梁君峰.实用普通外科临床外科疾病诊治[M].天津:天津科学技术出版社,2020.

[21] 李海靖.实用普通外科疾病治疗学[M].上海:上海交通大学出版社,2018.

[22] 陈秀迎.现代普通外科手术治疗精要[M].北京:科学技术文献出版社,2018.

[23] 吴建波.实用普通外科疾病诊断与处理[M].北京:科学技术文献出版社,2018.

[24] 朱岩举.普通外科疑难病临床诊治精要[M].北京:科学技术文献出版社,2020.

[25] 王征.临床普通外科疾病诊治[M].北京:科学技术文献出版社,2018.

［26］苟小军.现代普通外科临床诊疗［M］.北京:科学技术文献出版社,2018.

［27］王文鹏.现代普通外科临床诊治［M］.上海:上海交通大学出版社,2018.

［28］梁锋.普通外科疾病诊治教程［M］.北京:科学出版社,2018.

［29］陈凛,贾宝庆.普通外科临床路径［M］.北京:人民军医出版社,2018.

［30］周岩.临床普通外科诊疗［M］.北京:科学技术文献出版社,2018.

［31］贺志云.普通外科疾病诊断与治疗［M］.北京:科学技术文献出版社,2018.

［32］张晓宇.普通外科常见疾病诊疗与护理［M］.北京:科学技术文献出版社,2017.

［33］谢光伟.普通外科疾病诊断与处理［M］.北京:科学技术文献出版社,2017.

［34］刘洪翔.临床普通外科疾病诊治与手术精要［M］.北京:科学技术文献出版社,2017.

［35］高明.现代普通外科治疗精要［M］.北京:科学技术文献出版社,2017.

［36］张广防,戴双华,郭玲崧,等.超声引导胸椎旁阻滞对乳腺炎换药的镇痛效果［J］.实用医学杂志,2021,37(9):1177-1181.

［37］熊静薇,张利东,嵇晴,等.经鼻导管高流量氧疗技术在老年胃肠外科患者麻醉诱导中的应用［J］.实用老年医学,2021,35(11):1140-1143.

［38］陈川,官禹,黄扬眉,等.急性腹部钝性伤休克患者肠道菌群特征观察［J］.创伤外科杂志,2021,23(12):916-919.

［39］孙伯尧,鄢超,杨雯棋,等.胃肠外科术后切口感染病原菌分布及耐药性分析［J］.中国实验诊断学,2021,25(1):77-79.

［40］李健文,乐飞,张云.腹腔内和腹膜外微创技术治疗腹壁切口疝的思考［J］.外科理论与实践,2021,26(5):377-382.